FACHBUCHREIHE
für Berufe im Gesundheitswesen

Dr. Patricia Aden
Dr. Helga Eitzenberger-Wollring
Dr. Claudia Geister
Dr. Susanne Nebel
Edeltraud Wolf

Behandlungsassistenz

Medizinische Fachangestellte

10. Auflage

Verlag Europa-Lehrmittel · Nourney, Vollmer GmbH & Co. KG
Düsselberger Straße 23 · 42781 Haan-Gruiten

Europa-Nr.: 69611

Autorinnen:
Dr. Patricia Aden, Essen
Dr. Helga Eitzenberger-Wollring, Mülheim an der Ruhr
Dr. Claudia Geister, Köln
Dr. Susanne Nebel, Mettmann
Edeltraud Wolf, Nürtingen

Lektorat:
Dr. Patricia Aden

Verlagslektorat:
Tanja Löhr-Michels

Illustrationen:
Steffen Faust, 12619 Berlin
Verlag Europa-Lehrmittel, Zeichenbüro, 73760 Ostfildern
CMS – Cross Media Solutions, 97082 Würzburg

10. Auflage 2025, korrigierter Nachdruck 2026
Druck 5 4 3 2

Alle Drucke derselben Auflage sind parallel einsetzbar, da sie bis zur Behebung von Druckfehlern untereinander identisch sind.

ISBN 978-3-8085-6436-3

Bei Fragen zur Produktsicherheit wenden Sie sich bitte an produktsicherheit@europa-lehrmittel.de.

Umschlag: tiff.any GmbH, 10999 Berlin
Umschlagfoto: Hero Images Inc. / Alamy Stock Photo

Satz: CMS – Cross Media Solutions, 97082 Würzburg
Druck: Triangl a. s., 199 02 Prag 9 (CZ)

Vorwort

Wir freuen uns sehr, Ihnen die **Behandlungsassistenz** MFA bereits in der 10. Auflage vorlegen zu können. In diesem Lehrbuch liegt der Fokus zusätzlich zur **Vermittlung von Fachwissen** in besonderem Maße auch auf der **Handlungskompetenz**.

So wurden neben einer **gründlichen inhaltlichen Überarbeitung** auch **die praktischen Tätigkeiten**, die den Alltag einer Arztpraxis prägen, durchgesehen und in besonderer Weise verfügbar gemacht:

- Durch einen **Praxiskompass** am Anfang des Buches sind typische medizinische Handlungsfelder auf einen Blick zu erkennen und leicht im Text durch die Kennzeichnung **PRAXIS** zu finden.
- Das **kostenlose Digitalmaterial** mit **Filmen** und **Animationen** wurde um vier Lehr-Videos mit Selbstüberprüfung und ein Reel ergänzt. Der Zugang zu den Filmen erfolgt über **QR-Codes** in der Randspalte.
- Die Zeichnungen und Tabellen des Buches erlauben eigenständiges Lernen oder auch die Erstellung von Arbeitsblättern für Lehrkräfte, indem die **Beschriftungen ein- und ausblendbar** sind.
- Die Bildausstattung des Buches wurde umfassend angepasst und erweitert.
- Jedes Lernfeld beginnt mit einem **typischen Praxisfall**, der von unserm sympathischen **Praxisteam Dres. König** und insbesondere der **Auszubildenden Svenja** verdeutlicht wird.
- Die Vielzahl an **Bildern**, didaktisch hilfreichen **Skizzen** und **Tabellen** sowie die leicht verständlichen Erklärungen von Fachbegriffen und die einprägsamen **Merksätze** ermöglichen eine zielsichere Vor- und Nachbereitung des Unterrichts.
- Am Ende jedes Lernfelds helfen die nach Sachgebieten geordneten und insgesamt mehr als **650 Fragen**, das Erlernte zu festigen. Im **kostenlosen digitalen Zusatzmaterial** (Medienpaket) finden Sie die **Antworten zu allen** Fragen im Buch.

Durch ein detailliertes Sachwortverzeichnis ist das Buch zur **Wissensvermittlung**, zur **Prüfungsvorbereitung** sowie als **Nachschlagewerk** in vielen Berufen des Gesundheitswesens einsetzbar.

Zum Buch gibt es umfangreiches **online abrufbares Zusatzmaterial** für Lehrende und Lernende. Dazu gehören u. a. alle Zeichnungen und aussagekräftige Tabellen aus dem Buch, bei denen sich zum eigenständigen Lernen die Beschriftung ein- und ausblenden lässt. Nähere Infos dazu auf der Umschlaginnenseite.

Wir wünschen viel Freude und Erfolg bei der Arbeit mit dem Lehrbuch und hoffen, dass es ein wertvoller Begleiter für Lehrende und Lernende wird. Kritische Hinweise und Vorschläge, die der Weiterentwicklung des Buches dienen, nehmen wir gerne per E-Mail unter lektorat@europa-lehrmittel.de entgegen.

Herbst 2025 — Autorinnen und Verlag

*Unser **besonderer Dank** für Hinweise und Korrekturen gilt Herrn Dr. Matthias Benn, Frau Dr. Marie-Theres Eveld, Frau Dr. Barbara Paniczek und Frau Dr. Ursula Traub. Für Abbildungen danken wir Herrn Wieland Dietrich, Frau Dr. Friederike Gieseking, Herrn Dr. Armin Schmidt, Frau Andrea Stagge, Herrn Dr. Axel Stöckmann und Herrn Dr. Ludger Wollring.*

Aus Gründen der besseren Lesbarkeit wurde bei Berufs- und Gruppenbezeichnungen auf die Verwendung beider Geschlechter verzichtet. Es sind immer **die Medizinische Fachangestellte** und **der Medizinische Fachangestellte** sowie **die Ärztin** und **der Arzt** gemeint.

Praxiskompass

Hier finden Sie eine Übersicht über wichtige praktische Tätigkeiten in einer Arztpraxis. Diese Übersicht verweist auf die Stellen im Buch, wo ihre Durchführung beschrieben ist, gekennzeichnet durch dieses Zeichen: PRAXIS

Lernfeld 1: Im Beruf und Gesundheitswesen orientieren

Lernfeld 2: Patienten empfangen und begleiten

Lernfeld 3: Praxishygiene und Schutz vor Infektionskrankheiten organisieren

Lernfeld 4: Bei Diagnostik und Therapie von Erkrankungen des Bewegungsapparates assistieren

Lernfeld 5: Zwischenfällen vorbeugen und in Notfallsituationen Hilfe leisten

Lernfeld 8: Patienten bei diagnostischen und therapeutischen Maßnahmen der Erkrankungen des Urogenitalsystems begleiten

Lernfeld 9: Patienten bei diagnostischen und therapeutischen Maßnahmen der Erkrankung des Verdauungstrakts begleiten

Lernfeld 10: Patienten bei kleinen chirurgischen Behandlungen begleiten und Wunden versorgen

Lernfeld 11: Patienten bei der Prävention begleiten

Anhang

Praxisteam Dres. König

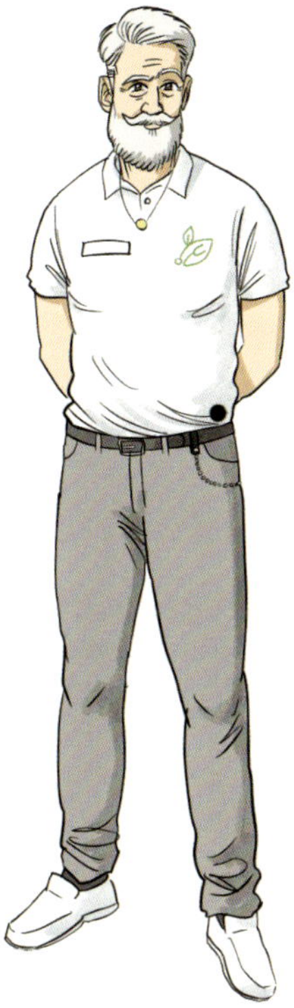

Dr. med.
Rainer König
Facharzt für Innere Medizin und Gastroenterologie

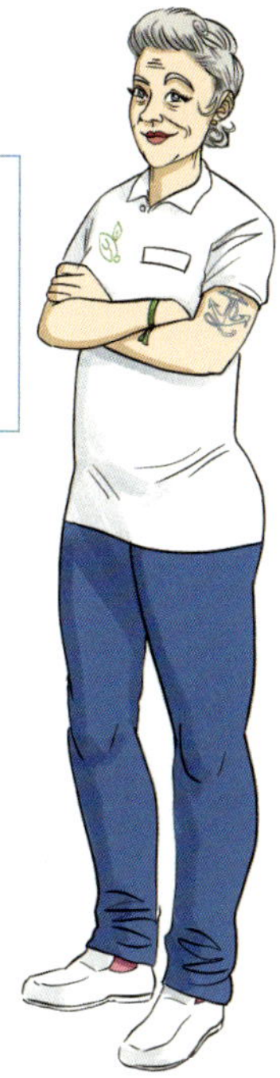

Dr. med.
Christine König
Fachärztin für Allgemeinmedizin und Naturheilverfahren

PRAXIS

Dr. med. Christine König
Fachärztin für Allgemeinmedizin und Naturheilverfahren

Dr. med. Rainer König
Facharzt für Innere Medizin und Gastroenterologie

Herderstraße 45, 57072 Siegen
Tel. 0271 2351206

Sprechzeiten
Mo–Fr 8:30–12:30 Uhr
Mo, Di und Do 14:30–18:30 Uhr
Fr 14:30–17:00 Uhr

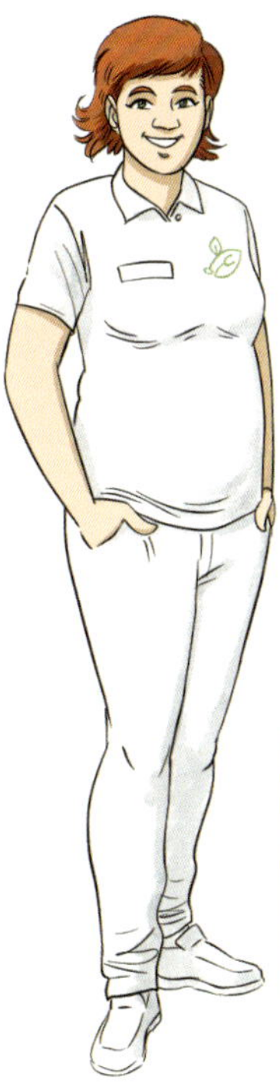

Svenja Reifenrath
Auzubildende
Medizinische Fachangestellte
im 1. Ausbildungsjahr
16 Jahre

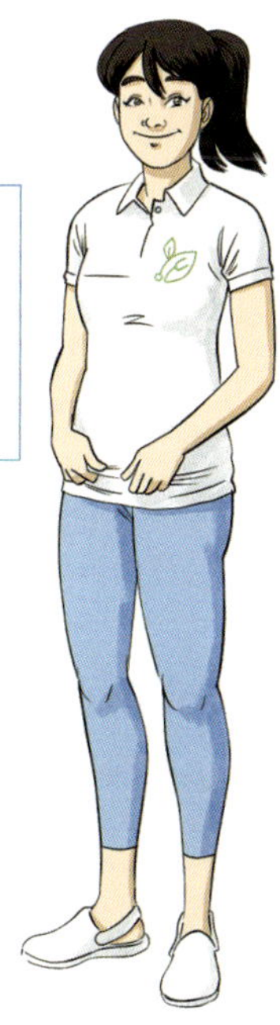

Margarethe Meyer
Medizinische Fachangestellte
Vollzeit, Erstkraft
Fachwirtin für ambulante medizinische Versorgung

Lernfeld 1
Im Beruf und Gesundheitswesen orientieren

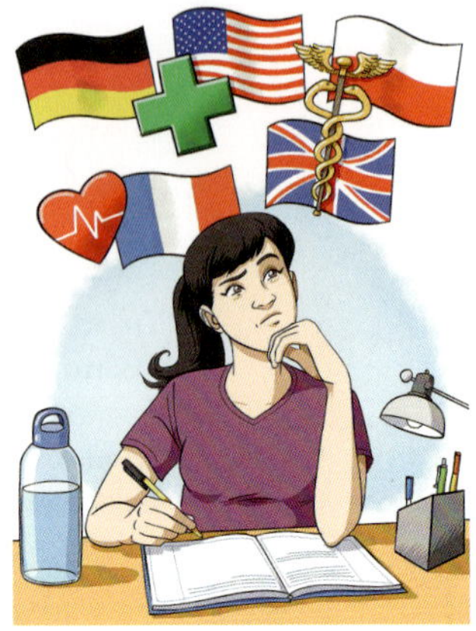

Praxisfall: Das Gesundheitssystem

Svenja Reifenrath freut sich über ihren Ausbildungsplatz zur Medizinischen Fachangestellten in der Gemeinschaftspraxis Dres. König. Ihr Ausbildungsvertrag wurde von der Ärztekammer und Herrn und Frau Dr. König unterzeichnet.

Sie erhält zudem ein Berichtsheft, das sie in regelmäßigen Abständen mit Inhalt füllen muss. Als Hausaufgabe für das erste Wochenende soll sie sich mit dem Aufbau des Gesundheitswesens auseinandersetzen. Svenja überlegt, welche verschiedenen Berufe im Gesundheitswesen sie kennt und wer eigentlich für die Kosten der Behandlungen aufkommt.

Das Gesundheitssystem umfasst alle Einrichtungen, die der Förderung und Erhaltung der Gesundheit sowie der Vorbeugung von Krankheiten und Verletzungen dienen. In Deutschland zählt das Gesundheitssystem zu den wichtigsten Beschäftigungszweigen. Im Gesundheitswesen arbeiten derzeit etwa 6 Millionen Menschen, davon sind über drei Viertel weiblichen Geschlechts.

Jedes Land auf dieser Erde hat ein mehr oder weniger gut funktionierendes Gesundheitssystem. Die Qualität der Gesundheitsversorgung ist abhängig von vielen verschiedenen Faktoren, wie z. B. den allgemeinen Lebensbedingungen eines Landes, dem politischen System und den finanziellen Ressourcen. In Deutschland wird es in den kommenden Jahren zu Einsparungen im Bereich der Gesetzlichen Krankenversicherungen (GKV) kommen, da viele Leistungen nicht mehr finanzierbar sind.

1 Institutionen des Gesundheitswesens

Die Institutionen des Gesundheitswesens in Deutschland sind, wie der ganze Staat, auf drei Ebenen organisiert: Kommunale Ebene (Städte und Gemeinden), Länderebene und Bundesebene. Dabei haben alle drei Ebenen eigene Kompetenzen. Grundsätzlich gilt die **Subsidiarität,** d. h., Entscheidungen werden möglichst auf der unteren Ebene getroffen.

1.1 Behörden der Städte und Gemeinden

Die **Gesundheitsämter** sind die vor Ort tätigen gesundheitlichen Behörden der Städte und Gemeinden (Bild 1). Sie sind Teil des öffentlichen Gesundheitsdienstes und werden in der Regel durch einen **Amtsarzt** geleitet.

Die Gesundheitsämter sind mit vielfältigen Aufgaben betraut, die von Einstellungsuntersuchungen von Arbeitnehmern über die Beurteilung des Gesundheitszustandes von Asylbewerbern, Überwachung des Infektionsschutzes bis zu Schuluntersuchungen reichen.

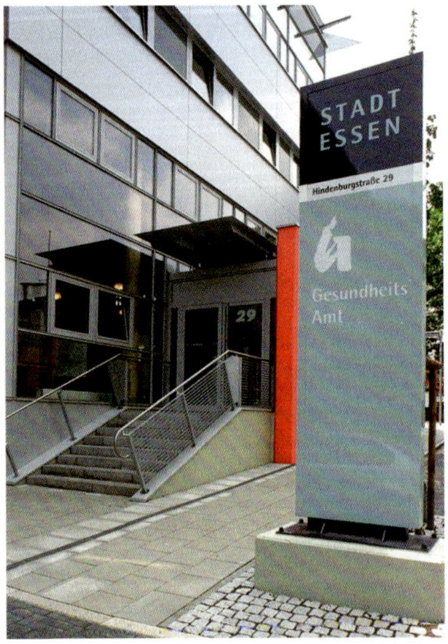

Bild 1 *Gesundheitsamt der Stadt Essen*

1.2 Behörden des Gesundheitswesens auf Landesebene

Das **Landesministerium** ist die oberste Behörde auf Landesebene und hat ihren Sitz in der jeweiligen Landeshauptstadt. Das Gesundheitswesen ist in den verschiedenen Bundesländern jeweils unterschiedlichen Ministerien, z. B. dem Arbeits- oder Sozialministerium, zugeordnet.

1.3 Behörden des Gesundheitswesens auf Bundesebene

Die oberste deutsche Behörde für das Gesundheitswesen ist das **Bundesministerium für Gesundheit** (BMG) mit Sitzen in Bonn und Berlin (Bild 1). Das inzwischen eigenständige Ministerium wird vom jeweiligen Gesundheitsminister geleitet.

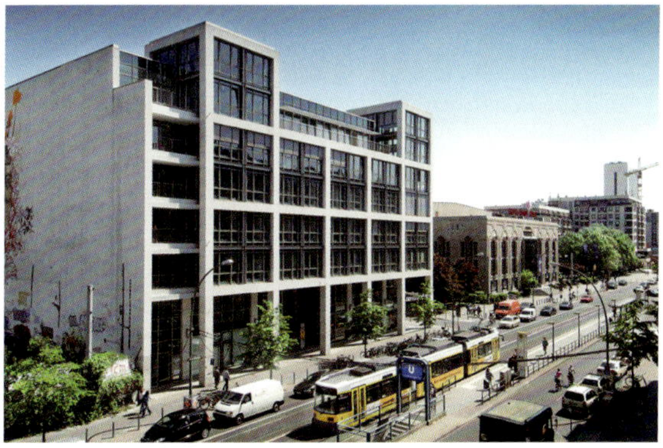
Bild 1 *Bundesgesundheitsministerium, Dienstsitz Berlin*

Mit den Themen der **Gesundheit** befassen sich noch weitere Ministerien:

- **BMAS:** Bundesministerium für Arbeit und Soziales
- **BMEL:** Bundesministerium für Ernährung, Landwirtschaft
- **BMUV:** Bundesministerium für Umwelt, Naturschutz, nukleare Sicherheit und Verbraucherschutz
- **BMBF:** (Bundesministerium für Bildung und Forschung) Ministerium zur Unterstützung für medizinische Forschung und Innovation

Diese Ministerien arbeiten oft zusammen, um umfassende Strategien und Maßnahmen zur Verbesserung der Gesundheit und des Wohlbefindens der Bevölkerung zu entwickeln und umzusetzen. Dem BMG unterstehen weitere Institute, die ebenfalls mit verschiedenen Aufgaben im Gesundheitsbereich betraut sind:

- Robert-Koch-Institut (RKI, Bild 2)
- Paul-Ehrlich-Institut (PEI, Bundesinstitut für Impfstoffe und biomedizinische Arzneimittel)
- Bundeszentrale für gesundheitliche Aufklärung (BZgA)
- Bundesinstitut für Arzneimittel und Medizinprodukte (BfArM). Hierzu gehört auch die Bundesopiumstelle in Bonn und das Deutsche Medizinprodukte-Informations- und Datenbanksystem DMIDS.

Sozialversicherungsgesetze

Es gibt eine Vielzahl von Sozialversicherungsgesetzen die im Sozialgesetzbuch (SGB) zusammengefasst sind.

Im **Fünften Sozialgesetzbuch** (SGB V) sind die Rechtsbeziehung der Krankenkassen zu den Ärzten, Zahnärzten und Apothekern, einschließlich der Versicherungspflicht und Leistungen der gesetzlichen Krankenversicherungen definiert.

Robert-Koch-Institut (RKI)

Aufgaben des RKI sind die Erkennung, Verhütung und Bekämpfung von Krankheiten, insbesondere der Infektionskrankheiten. Das Institut soll die Ursachen von gefährlichen Erkrankungen analysieren und ihre Ausbreitung verhindern. Es berät die zuständigen Bundesministerien, insbesondere das Bundesministerium für Gesundheit (BMG), und wirkt bei der Entwicklung von Normen und Standards mit.

Es erfasste während der **Coronapandemie** kontinuierlich die aktuelle Infektionslage im Land, schätzte das Risiko für die Bevölkerung ein und empfahl verschiedene Maßnahmen zum Schutz vor COVID-19, wie z. B. Impfungen und Hygienemaßnahmen.

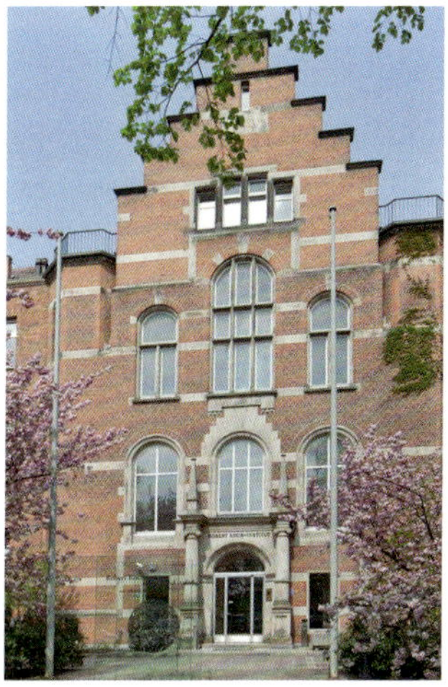
Bild 2 *Eingang des RKI in Berlin*

Gemeinsamer Bundesausschuss (G-BA)

Der G-BA wurde 2004 im Rahmen des Gesetzes zur Modernisierung der gesetzlichen Krankenversicherung neu errichtet. Er entscheidet darüber, welche Therapien, diagnostischen Verfahren oder Präventionsmaßnamen Leistungen der GKV sind.

Während der Gesetzgeber den Rahmen vorgibt, ist es die Aufgabe des G-BA diesen Rahmen nach den gesetzlichen Vorgaben in die Praxis umzusetzen. Die gesetzliche Grundlage dafür findet sich im **Fünften Sozialgesetzbuch** (SGB V).

Die vom G-BA beschlossenen Richtlinien gelten für die gesetzlichen Krankenkassen, deren Versicherte und die behandelnden Ärzte sowie andere medizinische Leistungserbringer.

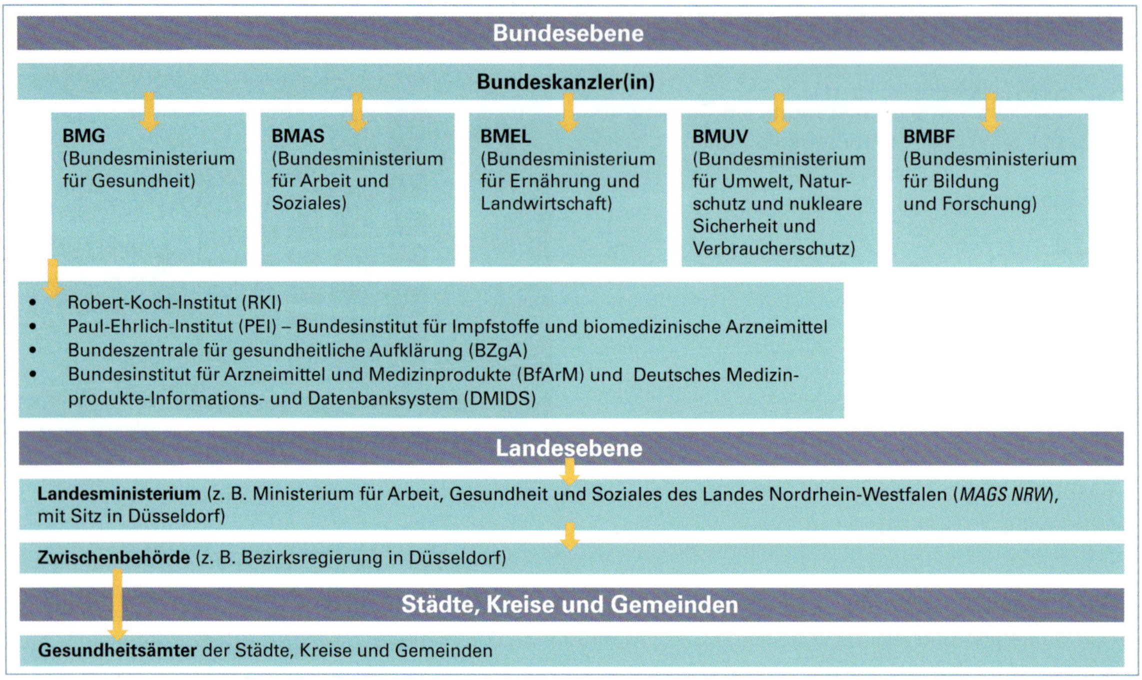

Bild 1 *Behörden des deutschen Gesundheitswesens*

1.4 Internationale Organisationen

Krankheiten und Seuchen beschränken sich nicht auf einzelne Länder. Vor allem in der heutigen Zeit des schnellen Reisens breiten sie sich über den ganzen Globus aus. Gesundheitspolitik erfolgt daher nicht nur auf Landesebene, sondern auch länderübergreifend.

1.4.1 Weltgesundheitsorganisation (WHO)

Ursprünglich wurde die Weltgesundheitsorganisation (WHO, **W**orld **H**ealth **O**rganization) am 7. April 1948 als Sonderorganisation der Vereinten Nationen zur Eindämmung von Seuchen gegründet (Bild 2). Bald aber befasste sie sich mit dem Austausch von medizinischem Wissen und Erfahrungen, die in den verschiedenen Ländern gesammelt wurden.

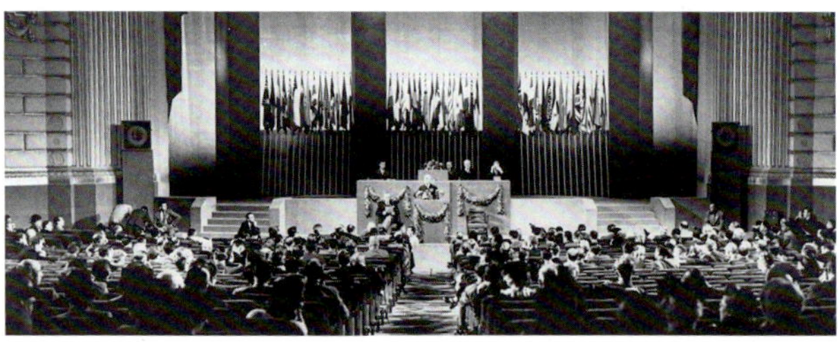

Bild 2 *Konferenz der Vereinten Nationen zur Gründung der WHO, 1945*

Heute ist sie die Koordinierungsbehörde der Vereinten Nationen für die Gesundheitswissenschaften (Public Health) und hat ihren Hauptsitz in Genf (Schweiz). Ihre Aufgabe ist, den bestmöglichen Gesundheitszustand aller Völker zu erreichen: Hierzu hat sie den Zustand der Gesundheit wie folgt definiert: „**Gesundheit** ist der Zustand des vollkommenen körperlichen, seelischen und sozialen Wohlbefindens und nicht nur die Abwesenheit von Krankheit und Gebrechen."
Mittlerweile wurde diese ursprüngliche Definition ergänzt. Gesundheit wird nun als wesentlicher Bestandteil des alltäglichen Lebens verstanden und nicht nur als vorrangiges Ziel. Es soll ein Grad an Gesundheit erreicht werden, der es allen Menschen ermöglicht, ein sozial und wirtschaftlich produktives Leben zu führen. Dank der WHO sind inzwischen weltweit über 85% aller Kinder gegen Diphtherie, Tetanus und Pertussis geimpft.

Merke

Alle Menschen sollen einen Zustand des vollkommenen **körperlichen, seelischen und sozialen Wohlbefindens** erreichen, der es ihnen ermöglicht, ein sozial und wirtschaftlich produktives Leben zu führen.

1.4.2 Europäische Union (EU)

Aus der 1958 gegründeten Europäischen Wirtschaftsgemeinschaft wurde 1993 die Europäische Union (Bild 1). Sie ist ein wirtschaftlicher und politischer Zusammenschluss von 27 der insgesamt 47 geografisch europäischen Ländern (Stand: Mai 2025). Die EU hat ihren Sitz in Brüssel und trifft Entscheidungen in allen politischen Bereichen. Um Regelungen im Bereich der Gesundheitspolitik zu erörtern und zu entscheiden, kommen die Gesundheitsminister der EU mehrmals im Jahr zusammen. Die EU gibt jährlich mehr als 50 Millionen Euro für Maßnahmen zur Verbesserung des Gesundheitsschutzes aus.

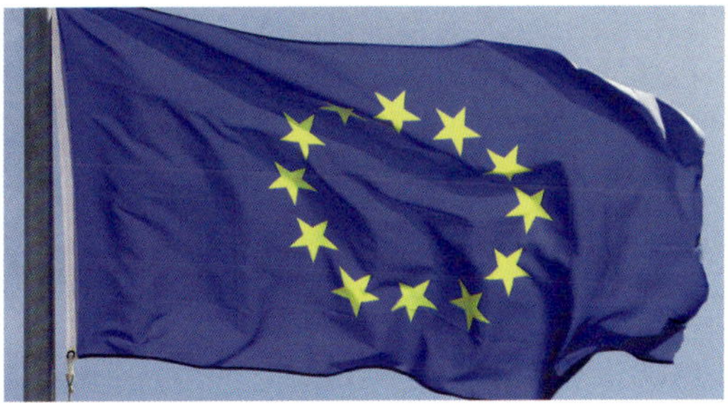

Bild 1 *Flagge der Europäischen Union*

Droht eine länderübergreifende Ausbreitung einer Infektionserkrankung (Pandemie), stellt die EU einen Plan für eine koordinierte Reaktion auf, wie beispielsweise im Falle der immer wieder auftretenden Vogelgrippe und von COVID-19 (Coronavirus). Der Plan wird an die entsprechenden Gesundheitsministerien der europäischen Länder weitergegeben, die ihrerseits ihre Behörden, wie in Deutschland das RKI, mit der Umsetzung beauftragen.

1.4.3 Europäische Behörden

Das deutsche Gesundheitssystem wird in erheblichem Maße durch rechtliche Vorgaben und durch Institutionen der Europäischen Union gelenkt. Beispiele für europaweit tätige Gesundheitsbehörden sind:

- Die **Europäische Arzneimittelagentur** (European Medicines Agency, EMA) ist für die europaweite Beurteilung, Zulassung und Überwachung von Arzneimitteln zuständig.
- Das **Europäische Zentrum für die Prävention und die Kontrolle von Krankheiten** (European Centre for Disease Prevention and Control, ECDC) hat auf europäischer Ebene dieselbe Aufgabe wie das Robert-Koch-Institut in Deutschland, nämlich die Eindämmung von Infektionserkrankungen.

  Das ECDC verfügt über ein rund um die Uhr verfügbares Team von Seuchenexperten, die bei Bedarf weltweit tätig werden können, wenn Seuchen wie Influenza, SARS, Corona oder EHEC (enterohämorrhagische Escherichia coli) auftreten.

1.5 Finanzierung des Gesundheitswesens

Die Finanzierung des Gesundheitssystems ist weltweit unterschiedlich. Grundsätzlich findet man fünf verschiedene Systeme:

- **Sozialversicherungsmodell**: Hier erfolgt die Finanzierung über eine gesetzliche Pflichtversicherung durch gesetzliche und private Krankenkassen (z. B. Deutschland, Frankreich, Benelux, Japan).
- **Steuerfinanziertes Versicherungsmodell**: Die Finanzierung erfolgt aus Steuermitteln über einen nationalen Gesundheitsdienst (National Health Service) (z. B. Großbritannien, Irland, Skandinavien, Portugal). Gesundheitsdienstleistungen werden in der Regel kostenlos oder zu geringen Kosten angeboten.

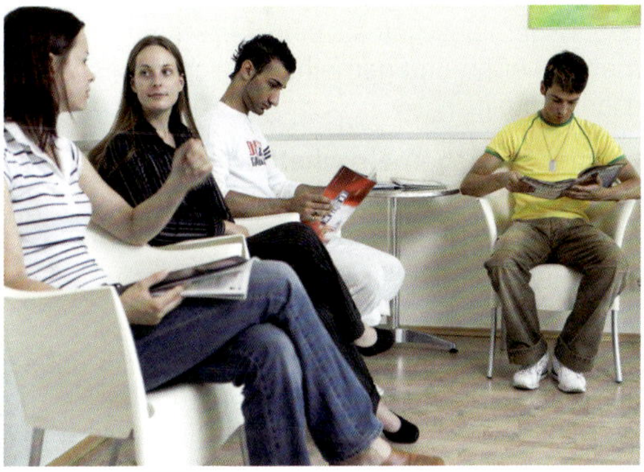

Bild 2 *Wartezimmer einer Arztpraxis*

- **Privatversicherungsmodell:** Die Krankenversicherung ist freiwillig und wird nicht vom Gesetzgeber vorgegeben (z. B. USA, Schweiz).
- **Out-of-Pocket-Modell:** Patienten zahlen direkt für die Gesundheitsdienstleistungen, ohne Versicherung oder staatliche Unterstützung. Dies ist in vielen Ländern mit niedrigem Einkommen verbreitet (z. B. in vielen Entwicklungsländern).
- **Mischmodell:** Kombinationen der oben genannten Modelle, um die Gesundheitsfinanzierung zu diversifizieren. In diesen Systemen können Elemente der steuerfinanzierten Gesundheitsversorgung, der Sozialversicherung und der privaten Versicherung gleichzeitig existieren (z. B. Kanada, Australien).

Das deutsche Gesundheitssystem gehört weltweit zu den besten. Dennoch klagen viele Menschen in diesem Land über teure Zuzahlungen bei Medikamenten oder Arztleistungen, lange Wartezeiten in Arztpraxen, Klinikambulanzen und bei der Terminvergabe. Aufgrund des medizinischen Fortschritts werden die Behandlungen vielseitiger und damit kostenintensiver. Die Lebensdauer der Menschen ist gestiegen und damit auch die Kosten für medizinische Behandlungen.

2 Gesundheitliche Versorgung in Deutschland

Die gesundheitliche Versorgung in Deutschland gliedert sich in drei große, miteinander verzahnte Bereiche:
- Ambulante Versorgung
- Stationäre Versorgung
- Öffentlicher Gesundheitsdienst

2.1 Ambulante Versorgung

Die ambulante medizinische Versorgung wird größtenteils durch niedergelassene Haus-, Fach- und Zahnärzte in **Praxen** (Bild 1) und durch Apotheker in Apotheken sichergestellt.
Eine ambulante Versorgung kann auch durch örtliche Krankenhäuser oder **Medizinische Versorgungszentren** (MVZ) erfolgen. Alle gemeinsam haben die Pflicht, die Versorgung der Patienten auch in der sprechstundenfreien Zeit zu organisieren. Dies geschieht durch entsprechende Notdienste.

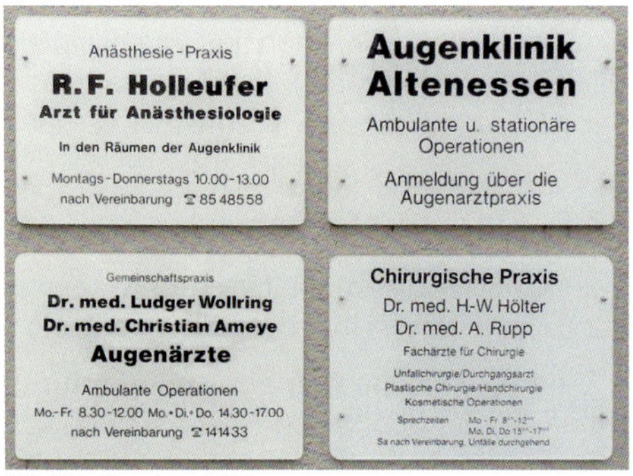

Bild 1 *Praxisschilder*

2.1.1 Arztpraxen

Die ambulante Versorgung der Patienten umfasst alle Leistungen, die nicht stationär erbracht werden.

Der **niedergelassene Arzt** ist die erste Anlaufstelle für Patienten. Die Besonderheit in Deutschland ist, dass fast die gesamte ambulante Versorgung von niedergelassenen Ärzten geleistet wird. In den meisten anderen Ländern wird die fachärztliche Leistung nur an Kliniken erbracht.

Eine **Berufsausübungsgemeinschaft** ist ein Zusammenschluss von Ärzten oder Zahnärzten meist in einer Gemeinschaftspraxis oder einem Medizinischen Versorgungszentrum. Vertragsärzte werden in einer Berufsausübungsgemeinschaft als eine wirtschaftliche Einheit behandelt. Verschiedene Fachärzte können sich so zusammenschließen und gemeinsam eine Praxis oder ein MVZ betreiben. Kosten und Einnahmen werden entsprechend geteilt.

In einer **Praxisgemeinschaft** schließen sich zwei oder mehr Ärzte zusammen und nutzen gemeinsam die Praxisräume. Sie sind aber keine wirtschaftliche Einheit, denn sie üben die ärztliche Tätigkeit getrennt aus und teilen sich lediglich die Kosten für die Praxis, nicht aber die Einnahmen. Es handelt sich also um selbstständige Ärzte in gemeinsam genutzten Räumen.

Weitere ambulante Bereiche sind die psychotherapeutische und die Heilmittelversorgung durch beispielsweise Ergotherapie oder Krankengymnastik. **Apparate-** und **Laborgemeinschaften** sind weitere Formen einer Organisationsgemeinschaft und bieten eine effektivere Auslastung medizinischer Geräte, die oft in der Anschaffung sehr teuer sind.

2.1.2 Medizinische Versorgungszentren (MVZ)

MVZ sind Einrichtungen, die im Jahr 2004 durch den Gesetzgeber eingeführt wurden und der ambulanten medizinischen Versorgung dienen. Ähnlich wie früher in den Polikliniken der neuen Bundesländer können hier beliebig viele angestellte Ärzte arbeiten. Ein MVZ muss an der medizinischen Versorgung der gesetzlichen Krankenversicherungen (GKV) teilnehmen. Es muss immer unter ärztlicher Leitung stehen. Dabei kann es verschiedene Fachgruppen umfassen oder arztgruppengleich sein, z.B. gibt es reine Hausarzt- oder Facharzt-MVZ. Ziele dieser MVZ sind die kurzen Wege innerhalb der verschiedenen Fachgruppen, die gemeinsame Nutzung von Personal und Geräten sowie eine Entlastung der Verwaltungsaufgaben und somit Kosteneinsparungen gegenüber den herkömmlichen Fachpraxen. Für die Patienten ähnelt die Struktur einer Gemeinschaftspraxis oder einem Ärztehaus, in dem ebenfalls mehrere Fachrichtungen in einem Gebäude vereint sind. In einem MVZ sind alle Ärzte angestellt tätig.

2.2 Stationäre Versorgung

Bei einer stationären Behandlung bleibt der Patient im Rahmen eines diagnostischen oder therapeutischen Eingriffs über Nacht. Daher muss die Einrichtung Betten vorhalten. Eine stationäre Behandlung erfolgt meist in Krankenhäusern.

Träger	Beispiel
öffentlich	• Bundeskrankenhaus • Landeskrankenhaus • Kreiskrankenhaus • Gemeindekrankenhaus
freigemeinnützig	• Kirchliches Krankenhaus (katholisch oder evangelisch) • Rotes Kreuz Krankenhaus
privat	• Privatkliniken, z. B. Rhön-Kliniken, Helios-Kliniken, Asklepios-Kliniken

Tabelle 1 *Krankenhäuser in Deutschland*

Krankenhäuser

Krankenhäuser werden nach der Art ihrer Versorgung und Trägerschaft unterschieden:

- **Krankenhäuser mit Maximalversorgung:** Diese sind häufig Universitätskliniken, die alle Fachrichtungen vorhalten.
- **Krankenhäuser der Schwerpunktversorgung:** Sie halten große Fachabteilungen vor und erfüllen Aufgaben der Ärzte- und Krankenpflegeausbildung.
- **Krankenhäuser der Grund- und Regelversorgung:** Diese sind zuständig für die flächendeckende Versorgung mit Chirurgie, Innerer Medizin sowie Gynäkologie und Geburtshilfe.

Krankenhausträger sind Personen, Körperschaften oder Institutionen, die das Krankenhaus besitzen oder betreiben. Es werden öffentliche, freigemeinnützige und private Träger unterschieden (Tabelle 1).

- **Öffentliche Krankenhäuser:** Die Finanzierung erfolgt durch Bund, Land oder Gemeinden.
- **Freigemeinnützige Krankenhäuser:** Sie werden von Kirchen oder freien Wohlfahrtsverbänden finanziert.
- **Private Krankenhäuser:** Sie erhalten keine öffentlichen Zuschüsse, sondern werden, wie der Name schon sagt, rein privat finanziert.

Weiterhin gibt es Akutkrankenhäuser, Rehabilitations- und Tageskliniken. Diese Krankenhausformen decken gemeinsam das breite Spektrum der medizinischen Versorgung in Deutschland ab und sorgen dafür, dass Patienten entsprechend ihrer Bedürfnisse und Erkrankungen behandelt werden können.

2.3 Ambulante und stationäre Schnittstelle

Die Krankenhauseinweisung eines Patienten erfolgt in der Regel durch die behandelnden Haus- oder Fachärzte. Nach einem Krankenhausaufenthalt stellt sich die Frage der Weiterbehandlung.

Ist die akute Erkrankung überwunden, können
- Rehabilitationsmaßnahmen,
- eine ambulante Weiterbehandlung oder
- der Übergang in eine Pflegeeinrichtung

nötig sein.

Wichtig ist dabei der zügige qualifizierte Austausch der behandlungsrelevanten Informationen zwischen den Praxen, Kliniken und Pflegeheimen.

Eine sehr gute Lösung stellen hierbei **Patientenüberleitungsbögen** dar (Bild 1). Sie vermeiden nicht nur unnötige Belastungen für Patienten und Angehörige, sondern erleichtern und verbessern die Kommunikation und Kooperation aller beteiligten Fachgruppen.

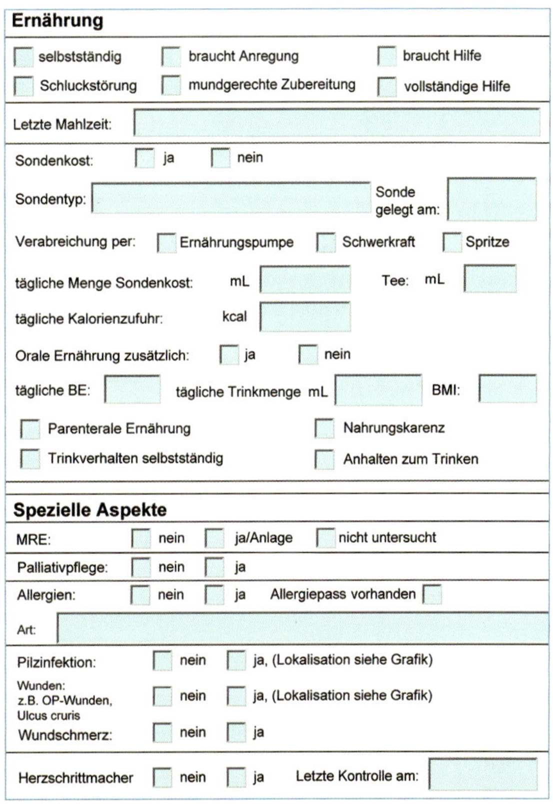
Ernährung

☐ selbstständig ☐ braucht Anregung ☐ braucht Hilfe
☐ Schluckstörung ☐ mundgerechte Zubereitung ☐ vollständige Hilfe

Letzte Mahlzeit:

Sondenkost: ☐ ja ☐ nein

Sondentyp: Sonde gelegt am:

Verabreichung per: ☐ Ernährungspumpe ☐ Schwerkraft ☐ Spritze

tägliche Menge Sondenkost: mL Tee: mL

tägliche Kalorienzufuhr: kcal

Orale Ernährung zusätzlich: ☐ ja ☐ nein

tägliche BE: tägliche Trinkmenge mL BMI:

☐ Parenterale Ernährung ☐ Nahrungskarenz
☐ Trinkverhalten selbstständig ☐ Anhalten zum Trinken

Spezielle Aspekte

MRE: ☐ nein ☐ ja/Anlage ☐ nicht untersucht

Palliativpflege: ☐ nein ☐ ja

Allergien: ☐ nein ☐ ja Allergiepass vorhanden ☐

Art:

Pilzinfektion: ☐ nein ☐ ja, (Lokalisation siehe Grafik)

Wunden: z.B. OP-Wunden, Ulcus cruris ☐ nein ☐ ja, (Lokalisation siehe Grafik)

Wundschmerz: ☐ nein ☐ ja

Herzschrittmacher ☐ nein ☐ ja Letzte Kontrolle am:

Bild 1 *Ausschnitt aus einem Patientenüberleitungsbogen*

2.4 Öffentlicher Gesundheitsdienst

Neben der ambulanten und stationären Versorgung ist der Öffentliche Gesundheitsdienst die „dritte Säule" des Gesundheitswesens. Seine vorrangigen Aufgaben liegen im Bereich der Bevölkerungsmedizin, der Prävention und der Gesundheitsförderung.

Die **Gesundheitsämter** sind die Behörden des öffentlichen Gesundheitsdienstes. Man findet sie in Kreisen und kreisfreien Städten. Die Aufgaben der Gesundheitsämter werden durch Bundesgesetze, Landesgesetze und -verordnungen und zum Teil durch EU-Recht festgelegt (siehe S. 14). Ihre Schwerpunkte sind von Bundesland zu Bundesland verschieden, z. B. überwachen sie die Einhaltung hygienischer Vorschriften in Arztpraxen, Schulen, Kindergärten, Altenheimen, öffentlichen Schwimmbädern und in vielen anderen öffentlichen und nicht öffentlichen Einrichtungen.

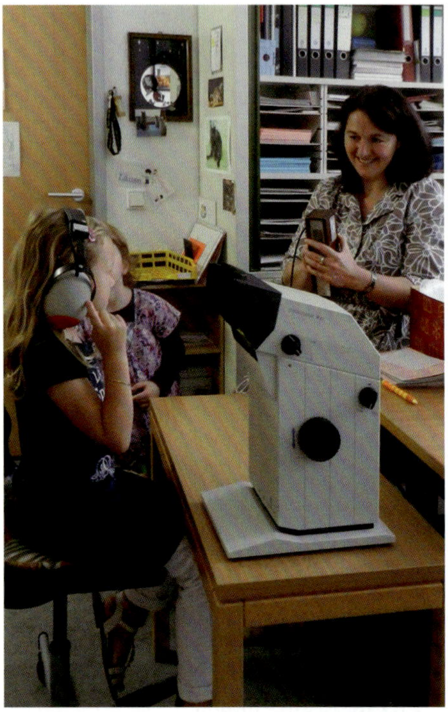

Bild 1 *Schuleingangsuntersuchung beim Gesundheitsamt*

Weitere Aufgaben der Gesundheitsämter sind:

- AIDS-Beratung
- Amtsärztliche Überprüfung vor Zulassung zum Heilpraktiker
- Amtsärztlicher Dienst
- Gesundheitsberichterstattung
- Gesundheitsförderung
- Impfwesen
- Kinder- und Jugendzahnärztlicher Dienst
- Schuleingangsuntersuchungen (Bild 1)
- Schwangeren- und Schwangerenkonfliktberatung
- Sozialpsychiatrischer Dienst

Ambulante Versorgung

z. B. in:

- Praxen
- Apotheken
- MVZ

z. B. durch:

- Ärzte, Zahnärzte
- Apotheker
- Psychologen
- Optiker, Hebammen Logopäden

Öffentlicher Gesundheitsdienst

Bundesbehörden: RKI, PEI, BZgA, BfArM, DMIDS, BfR, BVL

Zentrale Einrichtungen der Länder: Landeskliniken, Lebensmittelchemische Untersuchungsämter, Landesgewerbeärzte

Gesundheitsämter

Stationäre Versorgung

z. B. in:

- Krankenhäusern

z. B. durch:

- Ärzte, Zahnärzte
- Apotheker
- Physiotherapeuten
- Ergotherapeuten
- Hebammen
- Logopäden

Bild 2 *Die drei Bereiche des deutschen Gesundheitswesens*

Merke

Ambulante Versorgung: Der Patient kehrt nach der medizinischen Versorgung oder dem Eingriff nach Hause zurück.

Stationäre Versorgung: Der Patient bleibt im Rahmen eines diagnostischen oder therapeutischen Eingriffs über Nacht.

3 Berufe im Gesundheitswesen

1

Damit das Gesundheitswesen funktioniert und der Bevölkerung eine optimale Behandlung ermöglicht wird, müssen viele verschiedene Berufsgruppen zusammenarbeiten. Es gibt eine Vielzahl von Gesundheitsberufen, die unterschiedliche schulische Abschlüsse vom Haupt- oder Realschulabschluss bis hin zum Hochschulstudium mit Staatsexamen voraussetzen.

Tabelle 1 zeigt eine Auswahl verschiedener Berufe im Gesundheitssystem.

Akademische Heilberufe	Therapeutisch-rehabilitative Berufe
• Arzt • Zahnarzt • Tierarzt • Apotheker • Psychologe, Psychotherapeut	• Diätassistent • Ergotherapeut • Logopäde • Physiotherapeut • Orthoptist

Pflegeberufe	Diagnostisch-technische Berufe
• Gesundheits- und Krankenpfleger • Altenpfleger	• Medizinisch-technischer Assistent (MTA) • Pharmazeutisch-technischer Assistent (PTA)

Assistenzberufe	Sonstige medizinische Berufe
• Medizinische Fachangestellte (MFA) • Zahnmedizinische Fachangestellte (ZFA) • Tiermedizinische Fachangestellte (TFA)	• Hebamme • Notfallsanitäter • Heilpraktiker

Tabelle 1 *Beispiele von Berufen im Gesundheitswesen*

3.1 Ärztliche Aus- und Weiterbildung

Die Ausbildung zum Arzt erfordert in Deutschland ein mindestens zwölf Semester langes Studium der Humanmedizin an einer Universität. Das Studium endet mit der ärztlichen Prüfung.

Anschließend kann die staatliche Zulassung zur Berufsausübung als Arzt, die **Approbation**, beim Regierungspräsidium beantragt werden. Der Arzt könnte sich nun niederlassen, dürfte aber nur Privatpatienten behandeln und nur privat abrechnen. Um als Vertragsarzt tätig werden zu können, d.h. Versicherte der Gesetzlichen Krankenversicherung zu behandeln, ist eine mehrjährige Weiterbildung zum Facharzt nötig (Bild 1).

Diese mehrjährige Weiterbildung zum Facharzt nach der Approbation erfolgt in der Regel an einer Klinik und wird mit einer Facharztprüfung abgeschlossen. Je nach Fachrichtung dauert diese Ausbildung zwischen vier und acht Jahren.

Unabhängig von der Approbation kann der Arzt eine Doktorarbeit schreiben, um anschließend den Titel **Dr. med.** führen zu dürfen. Dieses Verfahren wird als Promotion bezeichnet. Am Ende dieser schriftlichen Arbeit erfolgt eine mündliche Prüfung an einer Medizinischen Universität. Der Titel wird erst mit der Approbation verliehen. Ein praktizierender Arzt muss nicht zwingend einen Doktortitel führen.

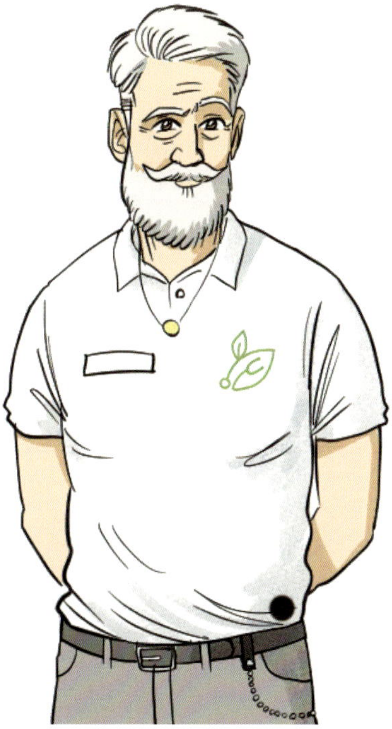

Bild 1 *Dr. König, Facharzt*

Ärzte und Fachärzte

Ein Arzt, der als Vertragsarzt arbeiten möchte, muss eine Facharztausbildung haben. Innerhalb eines Fachgebietes gibt es weitere Spezialisierungen, die als „Schwerpunkt" bezeichnet werden. So kann auf einem Praxisschild stehen: „Facharzt für Innere Medizin und Kardiologie". Neben der Facharztbezeichnung kann der Arzt weitere Zusatzbezeichnungen erwerben, die er zusätzlich führen darf, z. B. im Bereich Sportmedizin, Allergologie oder Naturheilverfahren. Tabelle 1 zeigt eine Auswahl von Fachgebieten und Facharztbezeichnungen. In bestimmten Gebieten kommen mehrere Facharztbezeichnungen vor.

Gebiet	Facharztbezeichnung
Allgemeinmedizin	Facharzt für Allgemeinmedizin (Hausarzt)
Anästhesiologie	Anästhesist
Ophthalmologie (Augenheilkunde)	Augenarzt
Chirurgie 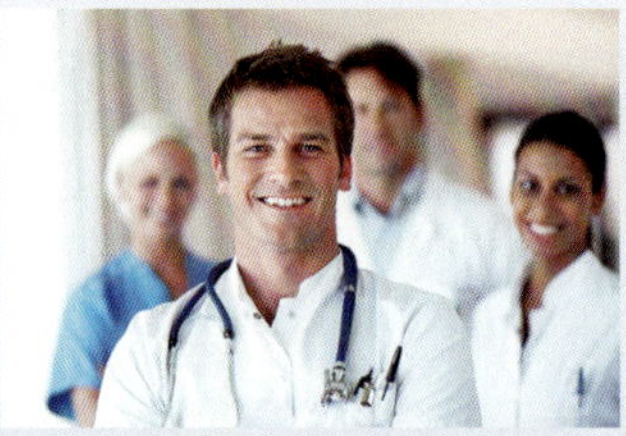	Allgemeinchirurg Gefäßchirurg Herzchirurg Kinderchirurg Orthopäde und Unfallchirurg Thoraxchirurg Neurochirurg 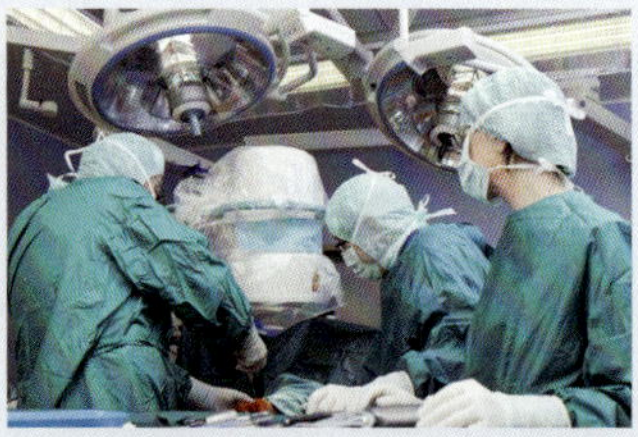
Gynäkologie und Geburtshilfe	Frauenarzt
Hals-Nasen-Ohrenheilkunde	Hals-Nasen-Ohren-Arzt
Dermatologie (Haut- und Geschlechtskrankheiten)	Hautarzt
Innere Medizin 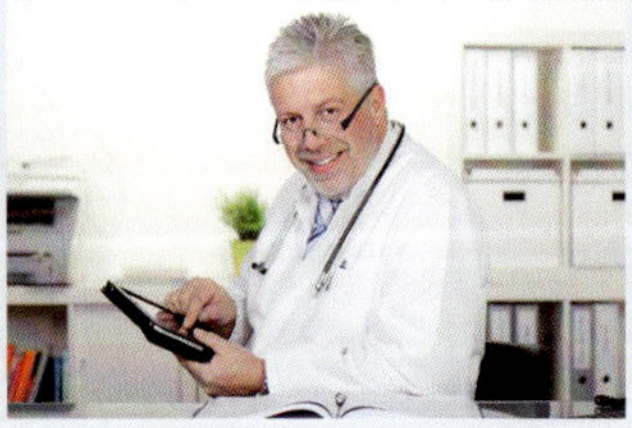	Internist Gastroenterologe (Spezialist für Magen-Darm-Erkrankungen) Kardiologe (Spezialist für Herzerkrankungen) Nephrologe (Spezialist für Nierenerkrankungen) Pneumologe (Spezialist für Lungenerkrankungen)
Kinder- und Jugendmedizin	Kinder- und Jugendarzt 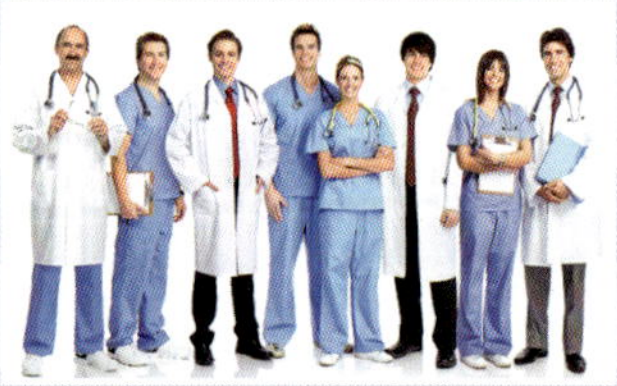
Laboratoriumsmedizin	Laborarzt
Neurologie (Nervenheilkunde)	Neurologe
Nuklearmedizin	Nuklearmediziner
Pathologie (Krankheitslehre)	Pathologe
Psychiatrie und Psychotherapie	Psychiater und Psychotherapeut
Radiologie (Strahlenheilkunde)	Radiologe
Rechtsmedizin	Rechtsmediziner
Urologie (Heilkunde der ableitenden Harnorgane und der männlichen Geschlechtsorgane)	Urologe

Tabelle 1 *Gebiete und Facharztbezeichnungen (Auswahl)*

3.2 Das Berufsbild der Medizinischen Fachangestellten

In den 1950er Jahren nannte sich das Berufsbild der heutigen **MFA** „Sprechstundenhilfe", später „Arzthelferin". Mit den steigenden Ansprüchen und den neuen Ausrichtungen und Anforderungen einer modernen Arztpraxis trafen die Bezeichnungen nicht mehr zu. Daher wurden 2006 die und der **„Medizinische Fachangestellte"** (MFA) als neues Berufsbild eingeführt.

Nach wie vor steht die **medizinische Betreuung** der Patienten im Vordergrund, aber heute muss eine MFA auch über **Computerkenntnisse** verfügen, viele verschiedene Verwaltungsarbeiten erledigen können und mit dem **Qualitätsmanagement** vertraut sein.

3.2.1 Aus- und Weiterbildung der MFA

Die Ausbildung einer MFA erfolgt im **dualen System**, das heißt die Schüler werden vom ersten Tag an in den Praxen oder Krankenhäusern ausgebildet und nehmen in der Regel zweimal wöchentlich am Berufsschulunterricht teil.

In manchen Bundesländern erfolgt der fachtheoretische Unterricht in einem zentralen Fortbildungszentrum durch mehrwöchige Lehrgänge.

Die Ausbildung hat zwei Schwerpunkte: **Medizin** und **Verwaltung**. Die Lehrinhalte sind durch die Kultusministerien vorgegeben und werden in sogenannten Bündelungsfächern und Lernfeldern unterrichtet. Die dreijährige Ausbildung endet mit einer schriftlichen und praktischen Abschlussprüfung vor der **Ärztekammer**, für deren Bestehen die Teilnehmer ein Prüfungszeugnis erhalten (Bild 1).

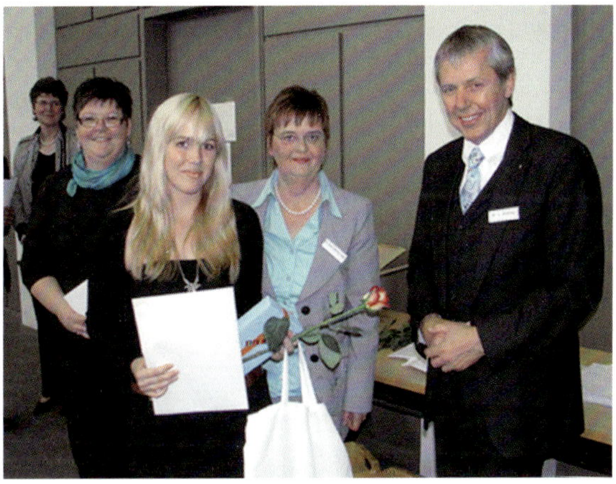

Bild 1 *Abschlussfeier der Medizinischen Fachangestellten durch die Ärztekammer*

Nach ihrer Ausbildung können sich Medizinische Fachangestellte unter anderem weiterbilden zum/zur:

- Fachwirt/in für ambulante medizinische Versorgung
- Entlastenden Versorgungsassistenten/in (EVA)
- Sterilgutassistenten/in (Bild 2)
- Praxismanager/in
- Betriebswirt/in für Management im Gesundheitswesen
- Versorgungsassistent/in in der Hausarztpraxis (VERAH)

Die hierfür benötigten Fortbildungsmaßnahmen und Kurse werden von den Ärztekammern, Kassenärztlichen Vereinigungen oder privaten Schulen oder Hochschulen angeboten. Bei den Ärztekammern und Kassenärztlichen Vereinigungen erfolgt die Weiterbildung neben der beruflichen Tätigkeit in Wochenendkursen.

Die Weiterbildungen sind in der Regel gebührenpflichtig. Es gibt allerdings eine Reihe von öffentlichen Fördermöglichkeiten, die es Medizinischen Fachangestellten erleichtern, sich beruflich weiterzuentwickeln.

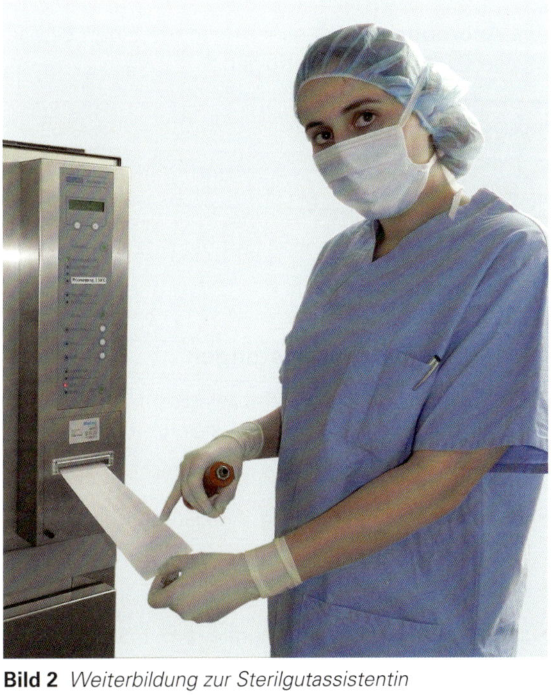

Bild 2 *Weiterbildung zur Sterilgutassistentin*

3.2.2 Delegation von Leistungen

Durch das Berufs- und Kassenarztrecht ist der Arzt zur persönlichen Leistungserbringung verpflichtet. Nun können aber nicht alle Aufgaben, die im Praxisalltag anfallen, vom Arzt persönlich erbracht werden.

Delegierbare Leistungen

Der Arzt ist berechtigt, bestimmte Leistungen, wie beispielsweise Injektionen, Blutentnahmen oder das Anlegen von Verbänden, zu **delegieren**, das heißt auf Mitarbeiter zu übertragen.

Er muss sich allerdings vorher über die allgemeine Qualifikation seiner Mitarbeiter informieren und sich persönlich von deren spezieller Qualifikation, z. B. in der Injektionstechnik, überzeugt haben. Im Rahmen eines Qualitätsmanagements sollten diese Qualifikationen in regelmäßigen Abständen kontrolliert und schriftlich erfasst werden.

Anschließend entscheidet er, ob diese Delegation mit den medizinischen Erfordernissen vereinbar ist. Der Arzt bleibt dabei für die Anordnung und ordnungsgemäße Durchführung der Eingriffe sowie für die Auswahl und Überwachung der Medizinischen Fachangestellten **verantwortlich**. Grundsätzlich sollte er sich bei allen delegierten Leistungen in Rufweite befinden. Allerdings dürfen angeordnete Blutentnahmen vor Beginn der Sprechstunde durchgeführt werden, wenn der Arzt erreichbar ist und kurzfristig persönlich in der Praxis sein kann.

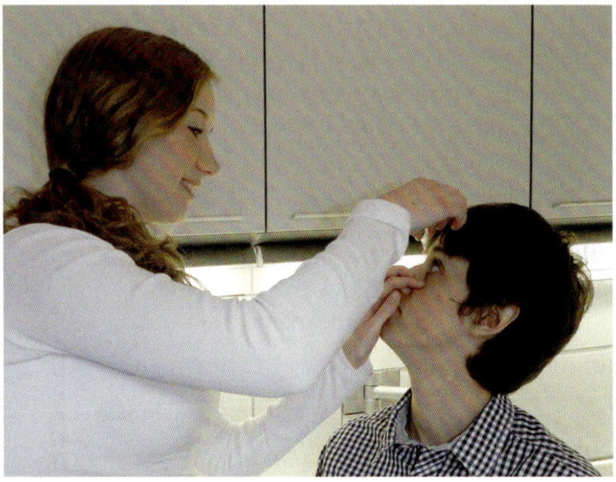

Bild 1 *Delegierbare Leistung: Augentropfen verabreichen*

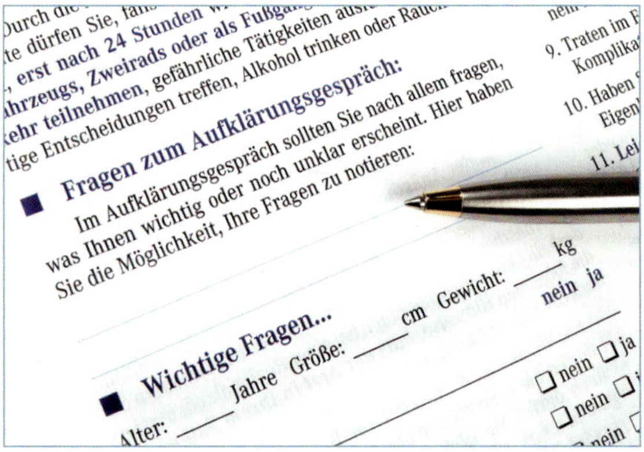

Bild 2 *Aufklärungsbogen*

Intravenöse Injektionen und das Anlegen von Infusionen sollten grundsätzlich vom Arzt selbst durchgeführt werden. Sollte er sie dennoch delegieren, muss er in diesem Fall zwingend anwesend sein.

Alle **Anordnungen**, ob es sich nun um einen Verbandswechsel oder die Ausstellung eines Rezeptes handelt, müssen durch den Arzt erfolgen.

Merke

Medizinische Anordnungen erfolgen durch den Arzt.

Die Durchführung von Injektionen, Blutentnahmen oder Verbänden darf der Arzt an die MFA delegieren.

Nicht delegierbare Leistungen

Es gibt Leistungen, die nicht delegiert werden dürfen, auch nicht aus Zeitgründen. Hierbei handelt es sich um folgende ärztliche Tätigkeiten:

- operative Eingriffe
- Anamnese, Untersuchung, Aufklärung (Bild 2) und Beratung von Patienten
- Psychotherapie
- invasive diagnostische Eingriffe, z. B. Endoskopien (Bild 3)
- eine Vielzahl von therapeutischen Maßnahmen

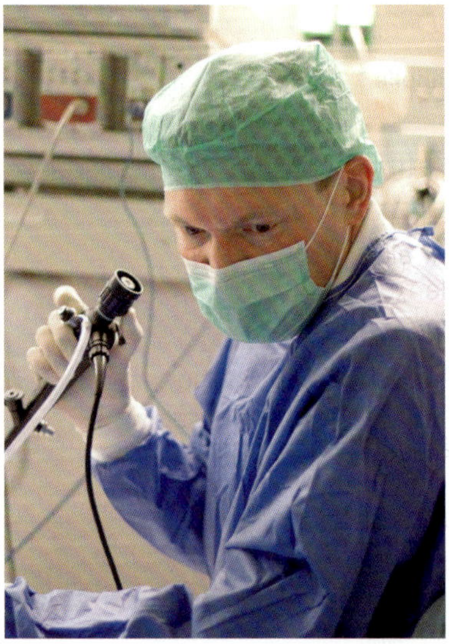

Bild 3 *Nicht delegierbare Leistung: Endoskopie*

Die nachfolgende Tabelle gibt einen Überblick der im Praxisalltag gängigen Leistungen und ihrer Delegierbarkeit (Tabelle 1).

Leistung	Stellungnahme
subkutane (s.c.) Injektionen und intramuskuläre (i.m.) Injektionen	Delegierbar, wenn die erforderliche Qualifikation gewährleistet ist.
Blutentnahme	Delegierbar, wenn die erforderliche Qualifikation gewährleistet ist, Kenntnisse über biologische Arbeitsstoffe müssen vorhanden sein.
Impfungen	Die Aufklärung zur Impfung ist nicht delegierbar, die Impfinjektion ist nach den üblichen Kriterien delegierbar.
intravenöse (i.v.) Injektionen und Infusionen	Delegierbar, wenn die erforderliche Qualifikation gewährleistet ist, sich der Arzt hiervon persönlich überzeugt hat und anwesend ist.
Allergietestungen	Prick- oder Subcutantestungen dürfen delegiert werden, allerdings erfordert das Risiko eines allergischen Schocks die Anwesenheit eines Arztes in unmittelbarer Nähe.
Anlegen eines Verbandes, Verbandswechsel	Delegierbar, wenn die erforderliche Qualifikation gewährleistet ist.
Ruhe-EKG	Die technische Durchführung mit Anlegen der Elektroden ist delegierbar, wenn die erforderliche Qualifikation gewährleistet ist, nicht aber die Auswertung der EKG-Kurven.
Belastungs-EKG	Die technische Durchführung mit Anlegen der Elektroden ist nur in Anwesenheit des Arztes delegierbar. Auch hier muss die erforderliche Qualifikation gewährleistet sein. Die Auswertung erfolgt durch den Arzt.
Laborleistungen	Delegierbar, wenn die erforderliche Qualifikation gewährleistet ist.
physikalisch-medizinische Leistungen (Bestrahlungen)	Delegierbar, wenn die erforderliche Qualifikation gewährleistet ist.
Anfertigen von Röntgenaufnahmen	Die technische Durchführung der Anwendung von Röntgenstrahlen darf nur an Mitarbeiter delegiert werden, die eine Qualifikation nach der Röntgenverordnung besitzen oder Kenntnisse im Strahlenschutz nachweisen können. Die Beurteilung der Röntgenbilder erfolgt durch den Arzt (Bild 1).

Tabelle 1 *Delegierbare und nicht delegierbare Leistungen*

Haftung

Aufgrund des Behandlungsvertrages haftet der Arzt für alle Leistungen, die am Patienten erbracht wurden, also auch für Maßnahmen, die er delegiert hat.

Aber auch die Medizinische Fachangestellte kann zur Haftung herangezogen werden, wenn sie grob fahrlässig oder eigenmächtig handelt. Beispielsweise haftet eine MFA für die Folgen einer Injektion, die sie ohne Anordnung des Arztes durchgeführt hat.

Eine solche Situation kann vermieden werden, wenn sich die MFA strikt an die Weisungen des Arztes hält und wenn sie alle Maßnahmen so durchführt, wie sie ihr gezeigt worden sind.

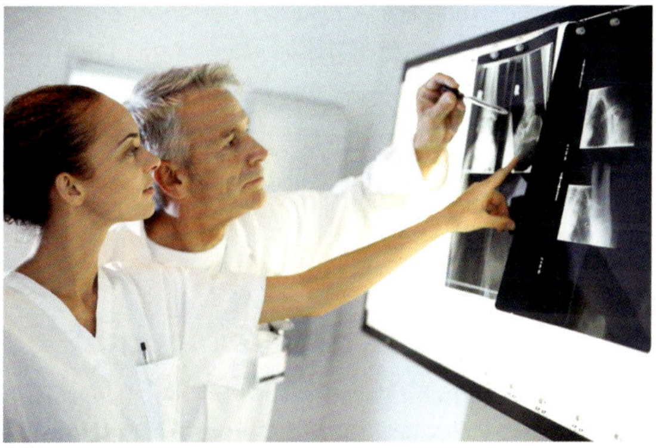

Bild 1 *Beurteilung von Röntgenaufnahmen*

4 Berufliche Organisationen im Gesundheitswesen

Alle Ärzte in Deutschland müssen Mitglieder einer Landesärztekammer sein. Alle niedergelassenen Ärzte, die gesetzlich Versicherte behandeln, sind außerdem **Pflichtmitglieder** der Kassenärztlichen Vereinigung (KV). Sowohl die **Ärztekammer** als auch die **Kassenärztliche Vereinigung** sind Körperschaften des öffentlichen Rechts.

> **Körperschaften des öffentlichen Rechts**
>
> sind Selbstverwaltungsorgane durch Gesetzeskraft. Sie übernehmen hoheitliche Aufgaben des Staates, wie z. B. die Überwachung der ärztlichen Berufstätigkeit.

Für Ärzte gibt es weitere Verbände mit **freiwilliger Mitgliedschaft,** die in erster Linie berufspolitische Ziele verfolgen wie z. B. den Deutschen Hausärzteverband. Auch für Medizinische Fachangestellte gibt es Verbände mit freiwilliger Mitgliedschaft wie den Verband medizinischer Fachberufe e.V.

4.1 Ärztekammern

Der Beruf des Arztes gehört zu den sogenannten freien Berufen. Weitere Beispiele von freien Berufen sind Zahnärzte, Tierärzte, Apotheker, Steuerberater, Architekten oder Rechtsanwälte. Die freien Berufe zeichnen sich dadurch aus, dass der Leistungserbringer (z. B. Arzt) aufgrund besonderer Qualifikation dem Auftraggeber (z. B. Patienten) eine Leistung (z. B. ärztliche Behandlung) eigenverantwortlich und fachlich unabhängig erbringt.

Alle freien Berufen regeln ihre Berufsangelegenheiten in einer eigenen Berufsvertretung – sie verwalten sich also selbst (Selbstverwaltung). Die **Selbstverwaltung** erfolgt im Kammersystem. In jedem Bundesland gibt es eine **Landesärztekammer** mit ihren Untergliederungen, den **Kreis- und Bezirksstellen.**

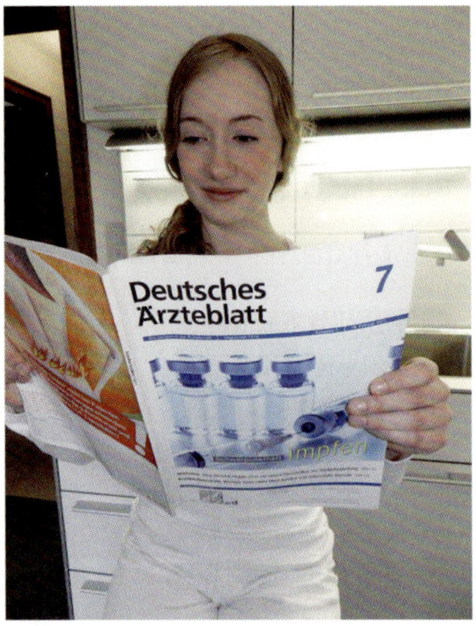

Bild 1 *Deutsches Ärzteblatt*

Für den Arzt gilt, wie für die anderen freien Berufe auch, ein besonderes Berufsrecht, dessen Einhaltung von der **Ärztekammer** überwacht wird. Alle Ärzte sind zu einer Mitgliedschaft in ihrer Landesärztekammer verpflichtet. Die Ärztekammer finanziert sich durch die einkommensabhängigen Beiträge ihrer Mitglieder. **Aufgaben** der Landesärztekammern:

- ärztliche Fort- und Weiterbildung
- Abnahme von Facharztprüfungen
- Überwachung der Berufsausübung von Ärzten
- Ausbildung der Medizinischen Fachangestellten
- Errichtung einer Schlichtungs- und Gutachterkommission für ärztliche Behandlungsfehler
- Organisation des Notdienstes

Alle Landesärztekammern sind in der **Bundesärztekammer** zusammengeschlossen. Zu den Aufgaben der Bundesärztekammer gehört die Erarbeitung bundesweiter Regelungen zum Berufsrecht, die Stellungnahme zu ethischen Fragen und zu gesundheitspolitischen Themen.

Die jährliche Hauptversammlung der Bundesärztekammer ist der **Deutsche Ärztetag**. Das offizielle Mitteilungsorgan der Bundesärztekammer ist das **Deutsche Ärzteblatt** (Bild 1).

> **Merke**
>
> Jeder in Deutschland lebende Arzt ist Pflichtmitglied der Ärztekammer.

4.2 Kassenärztliche Vereinigung

Die **Kassenärztliche Vereinigung** (KV) ist ebenfalls eine Körperschaft des öffentlichen Rechts. Ihr gehören nur Ärzte und Psychotherapeuten an, die zur **ambulanten** Behandlung von Versicherten der **Gesetzlichen Krankenkassen** zugelassen oder ermächtigt sind, man bezeichnet sie auch als **Vertragsärzte**.

Ein niedergelassener Arzt, der ausschließlich Privatpatienten behandelt, muss somit kein Mitglied der KV sein. Die Kassenärztlichen Vereinigungen gliedern sich, wie die Ärztekammern, in eine Vereinigung auf Bundesebene, die sogenannte Kassenärztliche Bundesvereinigung (KBV) und Kassenärztliche Vereinigungen auf Länderebene (Bild 1). Sie sind entsprechend den Landesministerien bzw. dem Bundesgesundheitsministerium unterstellt.

Kassenärztliche Vereinigung Nordrhein

Bild 1 *Logo der Kassenärztlichen Vereinigung Nordrhein*

Hauptaufgabe der Kassenärtzlichen Vereinigungen ist die Erfüllung der ihnen durch das Sozialgesetzbuch V (SGB V) übertragenen Aufgaben:

- Sicherstellung der ambulanten ärztlichen Versorgung
- Vertretung der Rechte der Ärzte gegenüber den Krankenkassen
- Überwachung der Pflichten der Vertragsärzte

Die Abrechnung der erbrachten ärztlichen Leistungen erfolgt nicht direkt zwischen Arzt und Patient, sondern zwischen Arzt und KV. Die KV wiederum rechnet mit den verschiedenen Krankenkassen ab, die mit ihnen Verträge geschlossen haben.

Merke

Den **Kassenärztlichen Vereinigungen** (KV) gehören nur **Vertragsärzte** an.

Die Patienten haben grundsätzlich die freie Wahl unter allen zur vertragsärztlichen Versorgung zugelassenen Ärzten und Einrichtungen (§76 SGB V).

4.3 Organisationen der Medizinischen Fachangestellten

Jeder Arbeitnehmer in Deutschland hat die Möglichkeit zur Vertretung seiner wirtschaftlichen und sozialen Interessen einer Gewerkschaft beizutreten. Die bekannteste große Gewerkschaft für Angestellte ist die **Ver**einte **Di**enstleistungsgewerkschaft (ver.di), die über 1000 verschiedene Berufe vertritt.

Der **Verband medizinischer Fachberufe e.V.** (Bild 2) ist eine unabhängige Gewerkschaft und Interessenvertretung speziell für die medizinischen Fachberufe wie die der medizinischen, zahnmedizinischen und tiermedizinischen Fachangestellten sowie angestellte Zahntechniker, die sich vor allem für die gesellschaftliche Anerkennung und leistungsgerechte Vergütung dieser Berufe einsetzt.

Verband medizinischer Fachberufe e.V.

Bild 2 *Logo des Verbands medizinischer Fachberufe e. V.*

5 Übungsaufgaben (die Lösungen finden Sie in der Europathek)

Institutionen des Gesundheitswesens

1. Wer leitet das Bundesministerium für Gesundheit in Deutschland?
2. Welche weiteren Institute unterstehen dem BMG?
3. Welche Aufgaben hat der Gemeinsame Bundesausschuss (G-BA)?
4. Welche Aufgaben haben die städtischen Gesundheitsämter?
5. Welche Aufgabe hat das Robert-Koch-Institut?
6. Nennen Sie verschiedene international tätige Institutionen des Gesundheitswesens.
7. Wie definiert die WHO den Zustand der Gesundheit?
8. Welche Aufgabe hat der Gesundheitsminister?
9. Was regelt das SGB V?

Gesundheitliche Versorgung in Deutschland

1. Erklären Sie den Unterschied zwischen ambulanter und stationärer Versorgung.
2. Was unterscheidet ein MVZ von einer Arztpraxis?
3. Welche verschiedenen Träger der Krankenhäuser kennen Sie? Nennen Sie Beispiele aus Ihrer Stadt bzw. Gemeinde.
4. Was versteht man unter dem Öffentlichen Gesundheitsdienst?
5. Nennen Sie unterschiedliche Finanzierungsmodelle der weltweiten Gesundheitssysteme.
6. Welche Behörde verfügt über ein rund um die Uhr bereitstehendes Team von Seuchenexperten und kann bei Bedarf Fachkräfte rekrutieren, die weltweit tätig werden können?
7. Welche Institution empfiehlt Maßnahmen zum Schutz vor COVID-19?
8. Was versteht man unter einem Patientenüberleitungsbogen?
9. Was ist ein Schwerpunktkrankenhaus?

Berufe im Gesundheitswesen

1. Nennen Sie fünf verschiedene Berufe im Gesundheitswesen, die einen Hochschulabschluss erfordern.
2. Welche diagnostisch-technischen Berufe im Gesundheitswesen kennen Sie?
3. Nennen Sie drei Assistenzberufe im Gesundheitswesen.
4. Was versteht man unter der „Approbation"?
5. Ist ein Arzt ohne Doktortitel ein richtiger Arzt? Begründen Sie Ihre Antwort.
6. Was versteht man unter „freien Berufen"? Nennen Sie verschiedene Beispiele.
7. Erklären Sie den Unterschied zwischen einer Gebiets- und einer Schwerpunktbezeichnung.
8. Nennen Sie 10 verschiedene Facharztbezeichnungen mit dem Fachbegriff.
9. Übersetzen Sie folgende Facharztbezeichnungen:
   a) Ophthalmologe
   b) Dermatologe
   c) Pädiater
   d) Gynäkologe
10. Erläutern Sie das duale System am Beispiel der Ausbildung zur MFA.
11. Erklären Sie anhand fünf verschiedener Beispiele, welche medizinischen Leistungen Sie als MFA durchführen dürfen und welche nicht. Begründen Sie Ihre Entscheidung.
12. Durch welche Institution erfolgt die Abschlussprüfung der MFA?
13. Welche weiteren Qualifikationen kann eine MFA nach der Ausbildung erwerben?

Berufliche Organisationen im Gesundheitswesen

1. Was versteht man unter einer Körperschaft des öffentlichen Rechts?
2. Ist die Mitgliedschaft bei der Ärztekammer für Ärzte freiwillig?
3. An wen richtet sich das „Deutsche Ärzteblatt"?
4. Erklären Sie den Unterschied zwischen Ärztekammer und Kassenärztlicher Vereinigung.
5. Wie heißt die jährliche Hauptversammlung der Bundesärztekammer?
6. In welchen Berufsorganisationen kann eine MFA Mitglied werden? Nennen Sie verschiedene Beispiele.
7. Ist jeder Arzt in Deutschland Mitglied der Kassenärztlichen Vereinigung? Begründen Sie Ihre Antwort.

Lernfeld 2
Patienten empfangen und begleiten

Praxisfall: Ein langsamer Patient

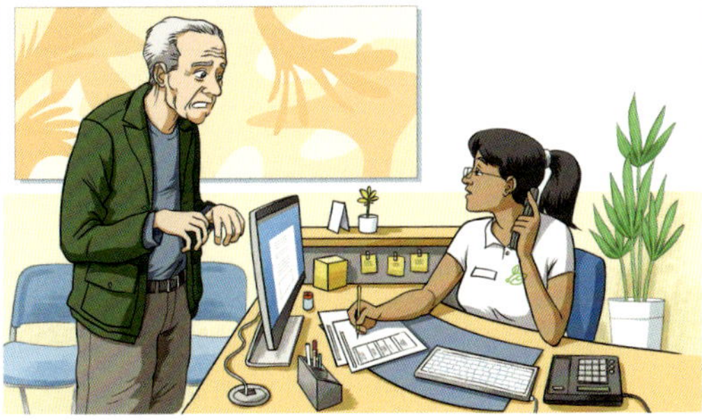

Herr Bernd Zimmermann, ein freundlicher älterer Herr von 76 Jahren, kommt in die Sprechstunde. Die Auszubildende Aylin Kaya sitzt an der Anmeldung. Sie beobachtet, wie der Patient die Tür zur Praxis öffnet und sehr langsam auf den Tresen zugeht. Sein Körper ist leicht nach vorne gebeugt. Er geht mit kleinen Schritten, die Arme sind angewinkelt und bewegen sich beim Gehen nicht mit. Aylin begrüßt Herrn Zimmermann und fragt nach seiner Versichertenkarte. Mühsam zieht Herr Zimmermann die Karte aus seiner Tasche. Aylin liest die Versichertenkarte ein und bittet Herrn Zimmermann, im Wartezimmer Platz zu nehmen. Als der Patient außer Hörweite ist, sagt sie zu der Erstkraft: „Dieser Patient kommt mir merkwürdig vor. Er bewegt sich so zögerlich." Die Erstkraft antwortet: „Herr Zimmermann hat Morbus Parkinson. Glücklicherweise hat die chronische Krankheit bisher bei ihm einen milden Verlauf genommen. Er weiß, dass wir auf ihn Rücksicht nehmen, daher kann er seine Arztbesuche ohne Begleitung machen."

Der Besuch einer Arztpraxis beginnt an der **Anmeldung**. Hier wird der Termin abgeglichen, die Versichertenkarte des Patienten eingelesen und die Krankenakte herausgelegt. Insofern gehört die Tätigkeit an der Anmeldung zu den Verwaltungsaufgaben einer Arztpraxis.

Einen „Patienten zu empfangen" heißt aber auch, sein Anliegen zu erfassen (Bild 1). Schon die ersten Fragen sollten die Situation des Patienten klären: Handelt es sich um eine Routineuntersuchung oder um einen Notfall? Wurde der Patient gerade aus dem Krankenhaus entlassen und kommt, um die Weiterbehandlung einzuleiten oder braucht er ein Wiederholungsrezept?

In der Anmeldung sitzt die Medizinische Fachangestellte an einer wichtigen Schaltstelle der Praxis. Sie entscheidet, wie dringend der Patient behandelt werden muss, in welchem Raum er warten soll, und ob er besondere Zuwendung braucht. Der Patient bildet sich häufig schon bei der Anmeldung eine Meinung darüber, ob er der Praxis vertrauen kann.

Nicht nur der **erste Kontakt** ist für den Patienten wichtig, sondern auch die Betreuung während seines Aufenthaltes in der Praxis. Oft gibt es mehrere Stationen, z. B. die Untersuchung beim Arzt, eine Blutabnahme, ein EKG. Der Patient darf sich während dieser verschiedenen Maßnahmen nicht allein gelassen fühlen, sondern er muss wissen, dass er während des gesamten Aufenthaltes in der Arztpraxis begleitet wird.

Um dies zu erreichen, muss die Medizinische Fachangestellte in der Lage sein, sich dem Patienten mitzuteilen, d. h. mit ihm zu kommunizieren. Die Fähigkeit zur **Kommunikation** ist genauso wichtig wie andere Fertigkeiten, die im Laufe der Ausbildung erworben werden, z. B. Blut abnehmen oder ein EKG anlegen. Darum gehört es zur Berufsausbildung, einige Regeln der Kommunikation zu erlernen und zu wissen, welche Hindernisse in der Kommunikation möglicherweise auf Seiten des Patienten bestehen.

Merke

Bei der Anmeldung entsteht der erste Kontakt des Patienten mit der Arztpraxis. Hier entscheidet sich schon, ob der Patient sich in der Praxis wohlfühlt und zu den Mitarbeitern der Praxis Vertrauen hat.

1 Der kranke Mensch

Ein Mensch, der in eine Arztpraxis kommt, um behandelt zu werden, heißt **Patient**. Schmerzen, körperliche Einschränkungen oder gar das Wissen um eine unheilbare Krankheit erfordern von dem Kranken Geduld. Auch die Medizinische Fachangestellte und der Arzt brauchen **Geduld** und **Einfühlungsvermögen**, denn kranke Menschen benötigen eine besondere Zuwendung.

1.1 Gesundheit und Krankheit

Das Ziel der medizinischen Behandlung ist es, die **Gesundheit** des Patienten zu erhalten oder eine **Krankheit** zu behandeln und damit die Gesundheit im Rahmen des Möglichen wiederherzustellen.

Neben der **Diagnose** (Erkennung von Krankheiten) und der **Therapie** (Behandlung von Krankheiten) ist die **Prävention** (Vorbeugung von Krankheiten) eine wichtige Aufgabe des Arztes.

Durch Maßnahmen der Prävention kann das Auftreten von Krankheiten verhindert oder der Verlauf von Krankheiten gemildert werden. Je nachdem, in welchem Stadium der Krankheitsentstehung die Prävention ansetzt, spricht man von **Primär-, Sekundär- oder Tertiärprävention**.

Merke

Ziel der ärztlichen Tätigkeit ist es, die Gesundheit des Patienten zu erhalten oder wiederherzustellen.

Definition der Weltgesundheitsorganisation (WHO) für Gesundheit

„Gesundheit ist der Zustand völligen körperlichen, seelischen und sozialen Wohlbefindens." Diese Definition beschreibt einen Idealzustand, der kaum jemals erreicht wird. Sie macht aber deutlich, dass Gesundheit auch mit seelischen und sozialen Faktoren zusammenhängt.

Primärprävention: Das Entstehen von Krankheiten wird verhindert. Beispiel: Impfungen

Sekundärprävention: Krankheiten werden in einem frühen Stadium erkannt. Beispiel: Krebsfrüherkennung, Mutterschaftsvorsorge

Tertiärprävention: Folgeschäden bestehender Krankheiten werden verhindert. Beispiel: Chronikerprogramme für Diabetiker oder an Brustkrebs Erkrankte

1.2 Die Einstellung des Patienten zu seiner Krankheit

Die Behandlung einer Krankheit wird nicht allein vom Arzt geleistet, auch der Patient muss mitwirken. Ein Patient, der die Anweisungen des Arztes befolgt, wird als **kooperativ** bezeichnet. Man sagt auch, er hat eine hohe **Compliance** (Therapietreue).

Die Bereitschaft des Patienten, selbst etwas für seine Gesundheit zu tun, ist eine wichtige Voraussetzung für den Heilungsprozess. Das gilt besonders für chronisch Kranke. Es ist daher wichtig, den Patienten so zu lenken, dass er **Vertrauen** in die eingeschlagene Therapie gewinnt. Dazu sind nicht nur die Erklärungen des Arztes nötig. Auch die Medizinische Fachangestellte kann zur **Motivation** des Patienten beitragen, wenn sie die Behandlungsmaßnahmen in einer verständlichen Sprache erklärt.

Verbesserung der Compliance durch

- Einsicht in die Folgen der Erkrankung
- Vertrauen in die Therapie
- Vertrauen in die Arztpraxis
- Unterstützung durch Angehörige

Merke

Compliance (Therapietreue) ist ein Begriff für das kooperative Verhalten des Patienten bei der Behandlung seiner Krankheit.
Eine hohe Compliance des Patienten führt zu besseren Behandlungsergebnissen.

1.3 Behandlungsziele

Jeder einzelne Arztbesuch, aber auch die Behandlung als Ganzes verfolgt ein bestimmtes Ziel (Bild 1). Solche Ziele können sein:

- Diagnostik von Krankheiten
- Behandlung von Krankheiten
- Linderung von Schmerzen
- Notfallmaßnahmen
- Beratung
- Prävention

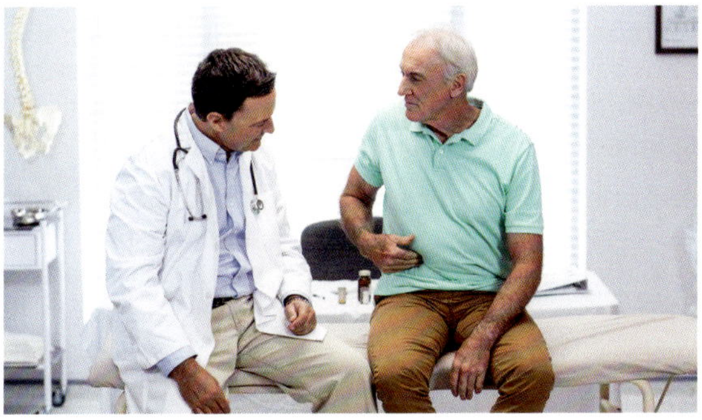

Bild 1 *Ein Arztbesuch kann verschiedene Gründe haben.*

Um diese Ziele zu erreichen, muss der Arzt seine Leistungen in einer guten **Qualität** erbringen. Maßstab für die Qualität sind die **Patientenzufriedenheit** und der **Behandlungserfolg**. Dieser kann durch das Erreichen bestimmter **Messwerte** nachgewiesen werden, z. B. beim Diabetiker durch die Normalisierung des Blutzuckerspiegels.

Da die Versorgung chronisch Kranker die Krankenkassen finanziell stark belastet, wird das Konzept der **qualitätsorientierten Vergütung** (Pay for Performance) diskutiert. Dabei hängt die Honorierung des Arztes davon ab, ob der Patient die zuvor definierten Messwerte erreicht. Der Gedanke dabei ist, den Arzt in die Verantwortung für die Compliance des Patienten zu nehmen. Dieses Konzept hat sich bisher in Deutschland nicht durchgesetzt. Die Überlegungen zeigen aber, wie wichtig es ist, eine **Bindung** des Patienten an die Arztpraxis herzustellen und an seiner **Motivation** zu arbeiten.

1.4 Soziale Situation und Krankheit

Krankheiten haben meistens mehrere Ursachen. Neben rein körperlichen Ursachen, wie der Ansteckung mit einem Krankheitserreger oder einer Stoffwechselstörung, gibt es auch **soziale Risikofaktoren**.

Krankheiten haben aber auch **soziale Folgen**: Häufige Krankschreibungen können den Arbeitsplatz des Patienten gefährden. Aufgrund von Behinderungen können bestimmte Berufe nicht mehr ausgeübt werden. Patienten, die z. B. an einer Harninkontinenz oder an offenen Beinen leiden, meiden oft soziale Kontakte und verlassen seltener ihr Haus. Die Diagnose einer unheilbaren Krankheit verändert die Lebensplanung eines Menschen.

Soziale Risikofaktoren

- niedriges Einkommen
- Arbeitslosigkeit
- fehlende Bildung
- Konflikte in der Familie
- Einsamkeit
- fehlende Anerkennung

1.5 Krankheitsrisiken bei verschiedenen Patientengruppen

Jeder Patient hat individuelle Eigenschaften und seine persönliche Geschichte. Zugleich kann man Patienten nach bestimmten Kriterien, z. B. nach Lebensalter, Geschlecht oder Beruf einteilen. Die Kenntnis dieser Daten hilft, Krankheitsrisiken besser einzuschätzen.

1.5.1 Lebensalter

Jedes Lebensalter ist mit spezifischen Krankheitsrisiken verbunden. **Kinderkrankheiten** heißen so, weil sie meistens im Kindesalter auftreten. Es können allerdings auch Erwachsene an einer Kinderkrankheit erkranken. Die Hauterkrankung **Akne** tritt typischerweise in der **Pubertät** auf. Das Risiko, an **Osteoporose** zu erkranken, nimmt für Frauen nach den Wechseljahren deutlich zu. Auch der **graue Star** (Katarakt) tritt typischerweise im Alter auf.

1.5.2 Geschlecht

Bei Männern und Frauen bestehen verschiedene Krankheitsrisiken. Aus anatomischen Gründen kann **Prostatakrebs** nur beim Mann und **Gebärmutterhalskrebs** nur bei der Frau auftreten. Aber auch bei Krankheiten, die nicht die Geschlechtsorgane betreffen, ist die Verteilung auf die Geschlechter ungleich. **Migräne** und **Gelenkrheuma** treten z. B. häufiger bei Frauen auf, die entzündliche Darmerkrankung **Colitis ulcerosa** häufiger bei Männern und die **Bluterkrankheit** fast ausschließlich bei Männern.

Auch die **Symptome** einer Krankheit können bei den Geschlechtern verschieden ausgeprägt sein. Ein bekanntes Beispiel ist der Herzinfarkt. Während beim Mann die Schmerzen fast immer in der linken Brust auftreten, sind sie bei Frauen häufig im Oberbauch lokalisiert.
Männer und Frauen sprechen auf eine Reihe von **Medikamenten** unterschiedlich an und brauchen deshalb verschiedene Dosierungen.

1.5.3 Beruf

Bei bestimmten Berufen gibt es typische Krankheitsrisiken, wie z. B. die **Silikose** (Staublunge) bei Bergarbeitern.

Für die Medizinische Fachangestellte besteht das größte Risiko in der **Infektion** durch Nadelstichverletzung oder Kontakt mit infektiösem Material.

Berufliche Tätigkeiten, bei denen schwer gehoben werden muss, wie z. B. in der Altenpflege oder im Baugewerbe, führen verstärkt zu **Rückenbeschwerden** und zu **Arthrose im Kniegelenk**. Lehrer, die starkem Stress und Lärmbelastung ausgesetzt sind, bekommen überdurchschnittlich häufig einen **Hörsturz**.

Häufige Berufskrankheiten

- Lärmschwerhörigkeit
- Asbestose
- Silikose
- Hauterkrankungen
- Atemwegerkrankungen
- bandscheibenbedingte Erkrankungen der Wirbelsäule

Von einer **Berufskrankheit** spricht man, wenn der Zusammenhang zwischen der beruflichen Tätigkeit und der Erkrankung von der Berufsgenossenschaft anerkannt worden ist.

1.6 Folgekrankheiten

Aus Krankheiten können sich **Folgekrankheiten** entwickeln. Besonders deutlich ist das bei den sogenannten Volkskrankheiten **Diabetes** und **Bluthochdruck**, die unbehandelt eine Reihe von Folgeerkrankungen nach sich ziehen können. Es trifft aber auch für viele andere Krankheiten zu (Tabelle 1).

Krankheiten können verschiedene Auswirkungen zur Folge haben. Wenn ein Patient über längere Zeit einen Gips trägt, kann es zur **Atrophie** (Abbau) von Muskulatur und Knochen kommen, die erst nach einem längeren Training wieder ausgeglichen werden kann. Bei bettlägerigen Patienten können **Liegegeschwüre** auftreten, und es steigt das Risiko für eine **Pneumonie** (Lungenentzündung). **Sehschwäche** und **Schwindel** erhöhen das **Sturzrisiko** bei älteren Menschen. Sie sind daher mittelbar die Ursache für Verletzungen und den Verlust der Mobilität.

Grundkrankheit	Folgekrankheit
Diabetes	Bluthochdruck; diabetischer Fuß; Durchblutungsstörungen an Auge, Nieren und Beinen
Bluthochduck	Durchblutungsstörungen an Auge, Nieren und Beinen; Koronare Herzkrankheit; Schlaganfall
Masern	Entzündung des Gehirns, Lungenentzündung, Bronchitis
Scharlach	Herzklappenfehler, Nierenentzündung
Hepatitis	Leberkarzinom
Chronische Gastritis	Magengeschwür, Magenkarzinom
Brustkrebs	Wirbelfraktur, Blutarmut

Tabelle 1 *Beispiele für Folgekrankheiten*

Merke

Krankheiten führen zu Folgekrankheiten. Gelingt es, die Grundkrankheit zu behandeln, kann eine Vielzahl von späteren gesundheitlichen Störungen vermieden werden.

2 Kommunikation mit kranken Menschen und ihren Angehörigen

2.1 Grundbegriffe der Kommunikation

Jede Art von Mitteilung eines Menschen an einen anderen ist **Kommunikation**. Geschieht dieses mithilfe von Sprache bzw. Worten, handelt es sich um **verbale Kommunikation** (Bild 1a). Wenn die Botschaft durch die Körperhaltung und durch Gesten ausgedrückt wird, bezeichnet man das als **nonverbale Kommunikation** (Bild 1b).

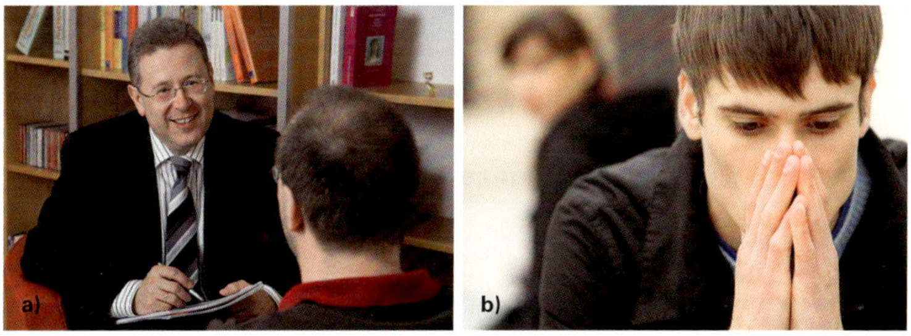

Bild 1 *a) Verbale Kommunikation, b) Nonverbale Kommunikation*

Merke

Verbale Kommunikation ist Mitteilung durch Worte.
Nonverbale Kommunikation ist Mitteilung ohne Worte, z. B. durch Mimik, Gestik.

Die Medizinische Fachangestellte hat eine wichtige Aufgabe, da sie wesentlich dazu beiträgt, dass die Kommunikation sachgerecht und in einem guten Klima abläuft. Damit schafft sie Voraussetzungen für den Behandlungserfolg, bzw. die Compliance (siehe S. 30) des Patienten.

Der Kommunikationswissenschaftler Paul Watzlawick sagt: „Man kann nicht nicht kommunizieren." Auch Schweigen, das Unterbrechen des Gesprächspartners oder das Übergehen einer Äußerung sind Kommunikation.

Jede Botschaft hat verschiedene Bedeutungsebenen. Nach dem Kommunikationswissenschaftler Friedemann Schulz von Thun wird sie mit **vier Ohren** gehört (Bild 2).

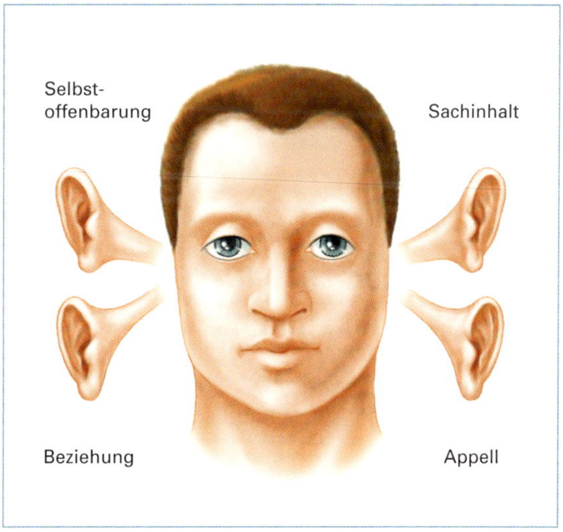

Bild 2 *Vier-Ohren-Modell nach Schulz von Thun*

Wenn eine Medizinische Fachangestellte zu einem Patienten sagt: „Herr Müller, Sie sollten heute eigentlich Ihren Impfpass mitbringen", kann das auf vier verschiedene Arten verstanden werden (Tabelle 1).

Bedeutungsebene	Aussage
Sachinhalt	Wir brauchen heute Ihren Impfpass.
Appell	Denken Sie in Zukunft an Ihre Unterlagen!
Beziehung	Als Mitarbeiterin der Praxis bin ich für Sie zuständig.
Selbstoffenbarung	Ich bin es, die hier für Ordnung sorgt.

Tabelle 1 *Bedeutungsebenen der Kommunikation*

Je nach der Persönlichkeit eines Menschen sind die vier Ohren verschieden stark ausgeprägt. Deshalb können Botschaften, die man übermitteln will, bei dem Empfänger anders ankommen, als es beabsichtigt ist.

Aus diesem Grund ist es wichtig, sich durch **Rückfragen** zu versichern, dass die Botschaft von dem Patienten oder der Arbeitskollegin richtig verstanden wurde.

Besondere Bedeutung hat die Kommunikation bei Empfang und Verabschiedung des Patienten als Rahmen für das gesamte Geschehen beim Arztbesuch.

2.2 Anamnese

Die gezielte Befragung des Patienten zu seiner Krankenvorgeschichte heißt **Anamnese**. Sie steht am Anfang der Behandlung. Der Arzt befragt den Patienten nach aktuellen Beschwerden, nach früheren Erkrankungen und Risikofaktoren. Dieses bezeichnet man als **eigene Anamnese**.

Je nach dem Anliegen des Patienten kann die Ausführlichkeit der Anamnese unterschiedlich sein. Wird auch nach Krankheiten in der Familie gefragt, handelt es sich um eine **Familienanamnese**.

Bei Bewusstlosigkeit oder Verwirrtheit kann der Patient nicht selbst Auskunft geben, ebenso wenig sind Säuglinge und Kleinkinder dazu in der Lage. In diesen Fällen müssen Angehörige oder Begleitpersonen befragt werden. Diese Form der Anamnese heißt **Fremdanamnese**.

Die Erhebung der Anamnese ist eine Aufgabe des Arztes, die er nicht delegieren kann (siehe S. 24). Er kann aber die Medizinische Fachangestellte beauftragen, dem Patienten einen **Anamnesebogen** (Bild 1) auszuhändigen und ihn bei der Beantwortung der Fragen zu unterstützen.

Erst nach einer sorgfältigen Anamnese wird die körperliche Untersuchung durchgeführt. Daran schließen sich Laboruntersuchungen und apparative Untersuchungen wie z. B. Ultraschall, Röntgen oder Endoskopie an.

Gemeinschaftspraxis Dres. König

Dr. med. Christiane König Fachärztin für Allgemeinmedizin	Sprechstunden: Mo. – Do. von 9 – 12 Uhr und 15 – 17 Uhr
Dr. med. Rainer König Facharzt für Innere Medizin und Gastroenterologie	Tel. 0855 3344-0 Fax 0855 3344-10

Name Vorname Geburtsdatum

Straße PLZ Wohnort

Fragebogen Kontrastmitteluntersuchung

1. Wurde bei Ihnen schon einmal eine Kontrastmitteluntersuchung durchgeführt?
   ☐ Nein ☐ Ja Wann: Welche:
2. Haben Sie das Kontrastmittel gut vertragen?
   ☐ Nein ☐ Ja
3. Sind bei Ihnen Allergien bekannt?
   ☐ Nein ☐ Ja Welche:
4. Sind bei Ihnen Schilddrüsenerkrankungen bekannt?
   ☐ Nein ☐ Ja Welche:

Datum Unterschrift

Bild 1 *Anamnesebogen*

2.3 Verborgene Inhalte der Kommunikation

Das **Gespräch** ist das wichtigste Mittel zur Kommunikation zwischen dem Arzt und dem Patienten sowie seinen Angehörigen. Der Arzt nimmt auf, was ihm erzählt wird (verbale Kommunikation). Zugleich beobachtet er den Patienten – seine Haltung, seine Stimme, seine Bewegungen (nonverbale Kommunikation). Dabei muss er auch erkennen können, an welcher Stelle der Patient ihm wichtige Umstände seiner Krankheit **nicht** erzählt.

Die Gründe für dieses **Verschweigen** sind oft Scham, Angst oder die Unfähigkeit, seine Gefühle auszudrücken. Durch einfühlsames Nachfragen kann der Arzt dem Patienten helfen, über seine Probleme zu sprechen.

Die Fähigkeit zu erkennen, dass etwas verschwiegen wird, kann besonders in Fällen von Kindesmisshandlung und häuslicher Gewalt wichtig werden. Denn in solchen Fällen verschweigen sowohl Täter als auch Opfer die Hintergründe von Erkrankungen und Verletzungen.

WAS KANN PASSIEREN, WENN ICH EIN BABY SCHÜTTLE?

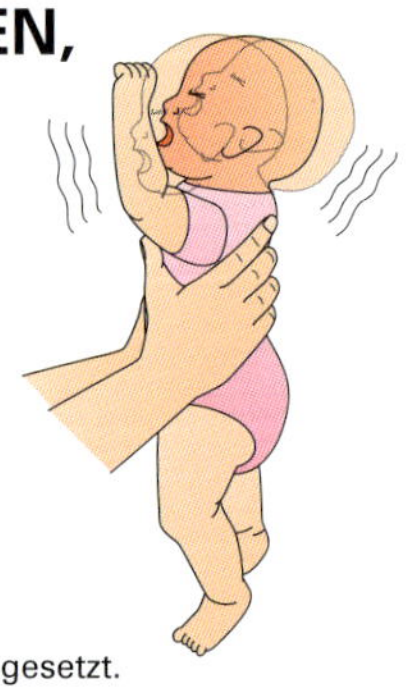

Ein Baby kann seinen großen Kopf noch nicht von alleine halten, weil die Nackenmuskulatur noch nicht kräftig genug ist. Schwere Schäden können die Folge sein, wenn der Kopf heftig und unkontrolliert bewegt wird:

- Das Gehirn wird extremen Kräften ausgesetzt. Dadurch kann es zu Einrissen und inneren Blutungen kommen.
- Das Rückenmark wird extrem überdehnt. Nervenbahnen können geschädigt werden.
- Das Baby kann eine körperliche und geistige Behinderung davon tragen.
- Es kann für immer ertauben oder erblinden.
- Es kann einen Atemstillstand erleiden und sterben.
- Schütteln von Babys und Kleinkindern ist körperliche Gewalt.

Schütteln Sie ein Baby oder Kleinkind niemals, nicht einmal 1 Sekunde lang!

Bild 2 *Aufklärung über das Schütteltrauma*

Kindesmisshandlung

Bei einer Kindesmisshandlung erleidet das Kind z. B. Gewalt durch Schlagen, Würgen, Verbrühung oder Schütteln (Bild 2, S. 34). Aber auch Vernachlässigung oder der Entzug von Nahrung und Wasser sind Formen der Kindesmisshandlung.

Meist wird die Kindesmisshandlung von den **Eltern** oder den **Pflegepersonen** verheimlicht. Die Begleitpersonen geben als Ursache für die Verletzungen oft einen **Unfall** an: Das Kind sei vom Wickeltisch oder aus dem Bett gefallen. Hier ist es wichtig, dass der Arzt die nonverbalen **Signale** versteht.

Oft wird das volle Ausmaß der Misshandlung erst deutlich, wenn das Kind vollständig entkleidet ist. Der Verdacht auf Misshandlung muss dem **Jugendamt** gemeldet werden.

Merke

Bei Verdacht auf Misshandlung muss das Kind stets vollständig körperlich untersucht werden.

Häusliche Gewalt

Häusliche Gewalt stellt ein ernstzunehmendes Gesundheitsrisiko dar. Die Täter sind überwiegend Männer, die Opfer fast ausschließlich **Frauen** und **Kinder.**

Für das Opfer ist es schwierig, den Übergriffen zu entkommen, da sich die Gewalt innerhalb einer Familien- oder Paarbeziehung abspielt. Der Arzt ist meistens die einzige außenstehende Person, die die Möglichkeit hat, die Situation zu erkennen. Verletzungen im Gesicht, Hämatome, Brandwunden und Würgemale legen den Verdacht auf häusliche Gewalt nahe.

Opfer häuslicher Gewalt sind meistens eingeschüchtert, es fehlt ihnen das Vertrauen, über ihre Situation zu sprechen. Oft werden sie in die Praxis oder in die Krankenhausambulanz vom Täter begleitet, der sich als fürsorglicher Partner ausgibt. Der Arzt hat in dieser Situation eine große Verantwortung. Von ihm hängt es ab, ob er die verborgenen Inhalte der Kommunikation versteht.

Die ordnungsgemäße Befunderhebung und **Dokumentation** sind die Grundlage für weitere polizeiliche und juristische Maßnahmen.

Neben der Therapie ist die Beratung wichtig. In einer Arztpraxis sollte es immer möglich sein, den Kontakt zu Beratungsstellen und Frauenhäusern herzustellen.

Körperlicher Befund:
Zeichnen Sie die Verletzungen in das Schaubild ein, kennzeichnen Sie diese mit fortlaufenden Ziffern und beschreiben Sie die Einzelheiten unter Angabe des entsprechenden Buchstabens der Legende in der Tabelle. Notieren Sie Größe, Alter und Charakeristika jeder Verletzung.

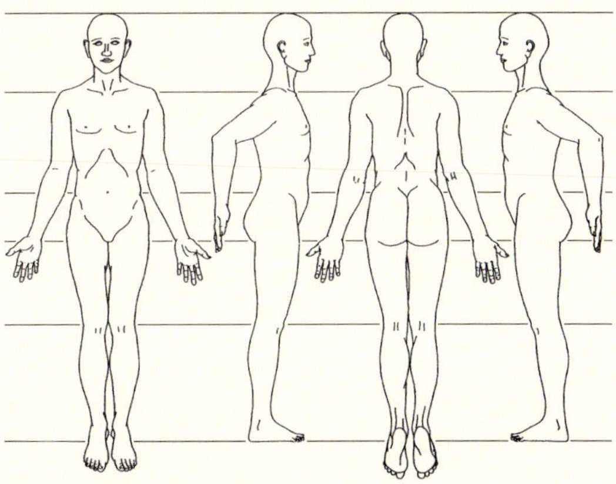

Verletzungsarten (bitte in die Tabelle eintragen) :
A: Schnittwunde / B: Stichwunde / C: Bisswunde / D: Schürfwunde / E: Würgemal / F: Hämatome / G: blutende Wunden / H: Brandwunden I: Frakturen / J: Sonstiges

Ziffer	Art (s. oben)	Größe	Alter	Charakteristik, Besonderheit, Schmerz
1				
2				

Bild 1 *Dokumentationsbogen Häusliche Gewalt (Ausschnitt)*

2.4 Hindernisse der Kommunikation

Patienten, die eine **Seh- oder Hörbehinderung**, eine **psychische Erkrankung** oder **geistige Behinderung** haben, sind auch in ihrer Kommunikation mit anderen Menschen beeinträchtigt. Eine Medizinische Fachangestellte muss solche Hindernisse der Kommunikation erkennen und damit umgehen können, um auch diese Patienten freundlich und sachkundig in der Praxis zu begleiten. Eine wichtige Voraussetzung dafür sind Kenntnisse über die Funktion des Nervensystems und der Sinnesorgane sowie deren Erkrankungen.

3 Körperliche Untersuchung

Die Erhebung der Anamnese ist der erste Schritt im Untersuchungsgang. Darauf folgt als nächster Schritt die körperliche Untersuchung des Patienten durch **Inspektion** (Betrachtung), **Palpation** (Abtasten), **Auskultation** (Abhorchen) oder **Perkussion** (Abklopfen). Wenn sich aus der körperlichen Untersuchung Hinweise auf Krankheiten ergeben, werden weitere Untersuchungen, wie Laboruntersuchungen oder apparative Untersuchungen, z. B. Ultraschall oder Röntgen, durchgeführt. Ein erfahrener Arzt kann allein durch die körperliche Untersuchung wichtige Befunde erheben.

Hier geht es zum Video *Untersuchungsgang*

Inspektion

Durch die Inspektion (Betrachtung des Patienten) können wichtige Erkenntnisse gewonnen werden. Den **Allgemeinzustand** und den **Ernährungszustand** kann man auf den ersten Blick erkennen. Die **Hautfarbe** gibt ebenfalls Aufschluss über den Gesundheitszustand. Sie kann blass oder gerötet sein, der Patient kann z. B. an **Gelbsucht** oder an einem **Hautausschlag** leiden. Mithilfe von Spatel und Taschenlampe kann die Mundhöhle inspiziert werden, um Entzündungszeichen zu entdecken.

Palpation

Die Palpation (Abtasten) ist wichtig bei der Untersuchung weicher Organe, wie z. B. dem Bauch oder der Brust. Beim Abtasten kann eine Verhärtung oder eine besondere Schmerzempfindlichkeit festgestellt werden, die auf eine krankhafte Veränderung hinweist.

Auskultation

Bei der Auskultation (Abhorchen) werden die Lungen, das Herz oder der Bauchraum mithilfe eines **Stethoskops** untersucht (Bild 1). So ist zu hören, ob es **Herzgeräusche** bei Herzklappenfehlern oder **Rasselgeräusche** bei Bronchitis gibt.

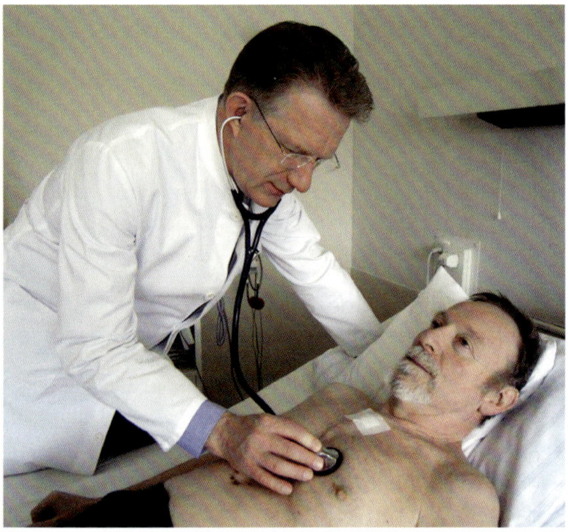

Bild 1 *Auskultation*

Perkussion

Bei der Perkussion (Abklopfen) klopft der untersuchende Arzt mit zwei Fingern auf die Bauchdecke oder auf den Brustkorb (Thorax). Der dabei entstehende Schall gibt dem Arzt Auskunft darüber, ob z. B. die Lungen mit Luft oder mit einer entzündlichen Flüssigkeit gefüllt sind.

Reflexprüfung

Reflexe sind unwillkürliche Reaktionen des Körpers auf bestimmte Auslöser. Sie erlauben Rückschlüsse auf die Funktionsfähigkeit des Nervensystems.
Beim **Kniesehnenreflex** schlägt der Arzt mit dem Reflexhammer kurz auf die Kniesehne (Bild 2). Die Reflexantwort ist eine Streckung des Unterschenkels. Ein weiteres Beispiel für eine Reflexprüfung ist der **Pupillenreflex**. Richtet man den Lichtkegel einer Taschenlampe auf das Auge, zieht sich eine gesunde Pupille zusammen.
Andere Reflexe werden durch Berührung der Haut oder durch Schmerzreize ausgelöst.

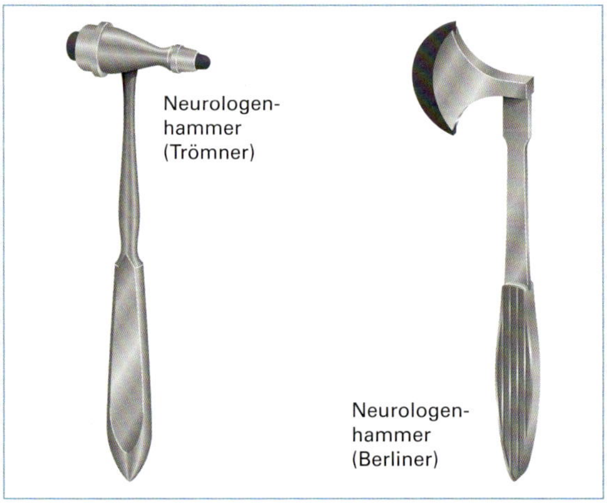

Bild 2 *Reflexhämmer zur Prüfung des Kniesehnenreflexes*

Merke

Der Untersuchungsgang hat eine festgelegte Reihenfolge: Anamnese – körperliche Untersuchung – Laboruntersuchung – apparative Untersuchung.

4 Aufbau und Krankheiten des Nervensystems

Das Nervensystem hat die Aufgabe, **Reize** aufzunehmen, weiterzuleiten und zu verarbeiten. Mithilfe der **Sinnesorgane** erhält der Organismus Informationen über die Außenwelt. Das geschieht durch Riechen, Schmecken, Fühlen, Sehen und Hören.

Die Sinneseindrücke werden über die **peripheren Nerven** zum **Gehirn** geleitet. Dort entsteht aus den verschiedenen Informationen ein Gesamteindruck. Das Gehirn verknüpft die Sinneseindrücke mit früheren Erfahrungen und kann auf diese Weise Entscheidungen treffen.

Die vegetativen Nerven **Sympathikus** und **Parasympathikus** vermitteln dem Gehirn Informationen über die Tätigkeit der inneren Organe.

Einteilung des Nervensystems

- Zentrales Nervensystem: Gehirn und Rückenmark
- Peripheres Nervensystem: periphere Nerven und Hirnnerven
- Vegetatives (autonomes) Nervensystem: Sympathikus und Parasympathikus

2

4.1 Aufbau des Nervensystems

Zum Nervensystem gehören Gehirn, Rückenmark und Nerven. Es gliedert sich in das zentrale, das periphere und das vegetative Nervensystem.

4.1.1 Zentrales Nervensystem

Das **Gehirn** besteht aus verschiedenen Abschnitten, die unterschiedliche Funktionen haben (Bild 1):

- Das **Großhirn** ist der Sitz des Bewusstseins, des Gedächtnisses und des Denkens. Bestimmte Leistungen, wie Hören, Sprechen oder Lesen, sind bestimmten Hirnregionen, den Rindenfeldern, zugeordnet (Bild 2). Wird eine bestimmte Region geschädigt, erkennt man das an einer Störung der entsprechenden Leistung. Beim Schlaganfall ist oft das Sprachzentrum betroffen.
- Das **Kleinhirn** koordiniert die Motorik und das Gleichgewicht. Wenn man auf einem schwankenden Schiff das Gleichgewicht behält oder auf einem schnellen Karussell weiß, wo oben und unten ist, ist das eine Leistung des Kleinhirns. Patienten mit einer Schädigung des Kleinhirns können nicht auf einer geraden Linie laufen.
- Das **Zwischenhirn** reguliert die Tätigkeit der inneren Organe. Hier befinden sich die Zentren für Hunger und Durst, Schlaf und Sexualität.
- Die **Hirnanhangsdrüse** (Hypophyse) steuert die Tätigkeit von verschiedenen Hormondrüsen im Körper. Sie ist mit der Unterseite des Zwischenhirns verbunden.
- Das **verlängerte Mark** enthält die Zentren für Atmung und Blutkreislauf. Bei einer Verletzung kann es zu extrem hohen Blutdruckwerten und zu einem abnormen Atemrhythmus kommen.

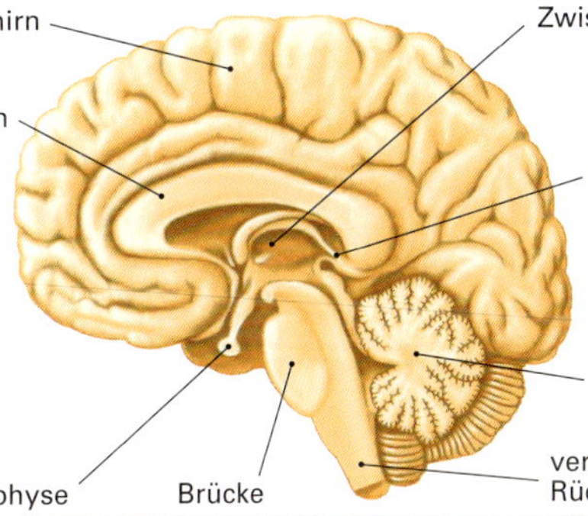

Bild 1 *Längsschnitt des Gehirns*

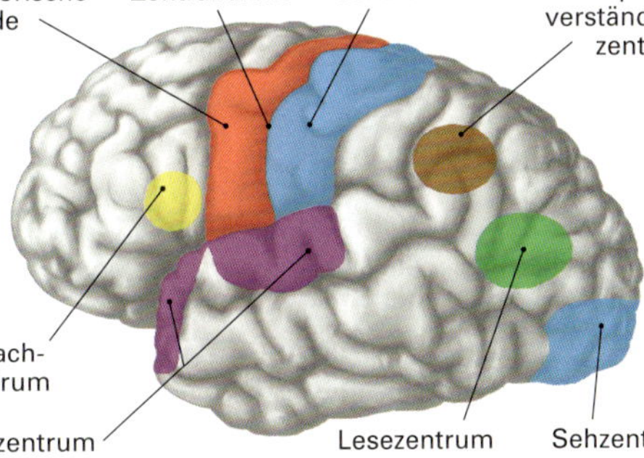

Bild 2 *Rindenfelder des Gehirns*

Das **Rückenmark** ist die Fortsetzung des Gehirns. Es enthält Leitungsbahnen, die das Gehirn mit den peripheren Nerven verbindet (Bild 1, S. 38). Wie das Gehirn, enthält das Rückenmark motorische und sensible Nervenzellen. **Motorische Nervenzellen** steuern die Muskeltätigkeit. **Sensible Nervenzellen** nehmen Empfindungen auf. Das Rückenmark ist die Schaltstation für Reflexe. Bei einer Schädigung des Rückenmarks können bestimmte Reflexe nicht mehr ausgelöst werden.

Das Gehirn ist von **Hirnhäuten** (Meningen) umgeben, die sich im Bereich des Rückenmarks fortsetzen. Zwischen den Hirnhäuten und in den Hohlräumen des Gehirns befindet sich eine Flüssigkeit, der **Liquor**. Der Liquor dient zur Polsterung, z. B. bei Stößen.

4.1.2 Peripheres Nervensystem

Zum peripheren Nervensystem gehören die **Spinalnerven** und die **Hirnnerven**. Die Spinalnerven entspringen mit einer Vorder- und einer Hinterwurzel aus dem Rückenmark. Es gibt 31 Spinalnervenpaare.

Die Hirnnerven entspringen aus dem Gehirn und versorgen hauptsächlich das Gesicht und die Sinnesorgane. Es gibt 12 Hirnnervenpaare.

4.1.3 Vegetatives Nervensystem

Die vegetativen (autonomen) Nerven steuern die Tätigkeit der inneren Organe. Sie sind nicht mit dem Willen steuerbar. Die beiden Anteile, **Sympathikus** und **Parasympathikus**, haben **entgegengesetzte Funktionen** (Tabelle 1). Der Sympathikus ist der Nerv der Wachheit und Aktion, der Parasympathikus ist der Nerv der Ruhe und Erholung.

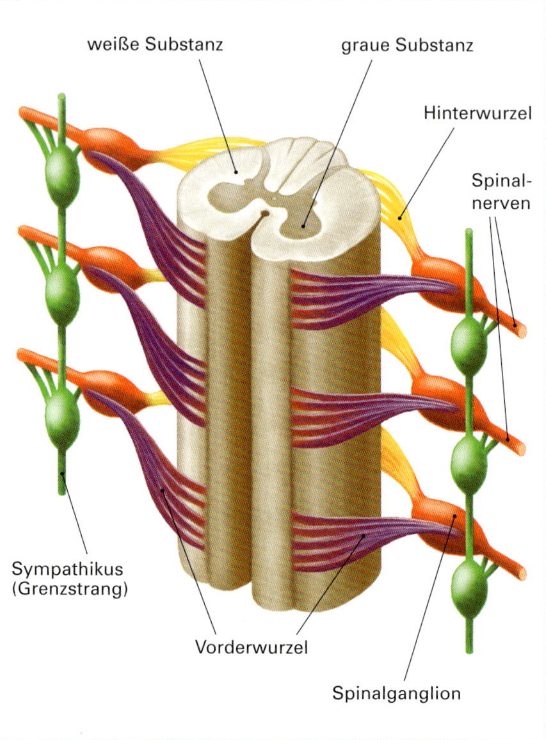

Bild 1 *Rückenmark*

Organ	Sympathikus	Parasympathikus
Auge	Pupillenerweiterung	Pupillenverengung
Bronchien	Erweiterung	Verengung
Herz	Beschleunigung des Herzschlags	Verlangsamung des Herzschlags
Blutdruck	Steigerung	Senkung
Magen-Darm-Trakt	Hemmung der Tätigkeit	Anregung der Tätigkeit

Tabelle 1 *Entgegengesetzte Wirkung von Sympathikus und Parasympathikus*

4.2 Krankheiten des Nervensystems

4.2.1 Schlaganfall

Beim Schlaganfall (Apoplex) wird eine Region des Gehirns plötzlich von der Blutversorgung abgeschnitten. Die unmittelbare Ursache ist entweder eine **Blutung** oder die Bildung eines **Blutgerinnsels** (Thrombus) in einem Blutgefäß. In beiden Fällen liegt dem akuten Ereignis eine Herz-Kreislauf-Erkrankung zugrunde, sehr häufig haben die Patienten schon lange vor dem Schlaganfall **Bluthochdruck**.

Wenn nicht sofort eine Therapie eingeleitet wird, besteht die Gefahr einer bleibenden Schädigung des Gehirns, die zu einer schweren Behinderung des Patienten führen kann.

Checkliste Schlaganfall

- Eine Seite des Gesichts hängt herab.
- Ein Arm sinkt im Vergleich zum anderen ab.
- Der Patient spricht verwaschen oder gar nicht.

Trifft einer dieser Punkte zu, besteht höchster Verdacht auf einen Schlaganfall.

Um diese Schäden zu vermeiden, muss der Patient beim Verdacht einen auf Schlaganfall auf schnellstem Wege in ein **spezialisiertes Krankenhaus** mit einer Abteilung für Schlaganfälle (stroke unit) eingewiesen werden. Dazu ist es wichtig, einen Schlaganfall, auch bei einer telefonischen Beschreibung, erkennen zu können.

Symptome sind starke Kopfschmerzen, plötzlicher Bewusstseinsverlust, Sprachstörungen und Halbseitenlähmung. Die Halbseitenlähmung betrifft typischerweise das Gesicht und den Arm. Wenn der Schlaganfall in der linken Seite des Gehirns auftritt, ist die linke Gesichtshälfte, aber die rechte Körperseite von der Lähmung betroffen (Bild 1).

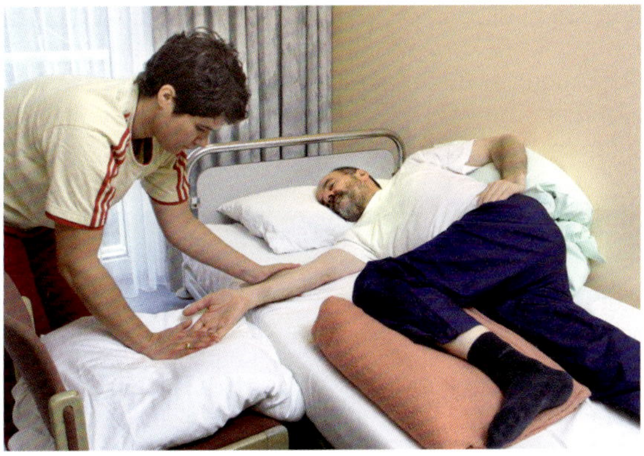

Bild 1 *Behandlung eines halbseitengelähmten Schlaganfallpatienten*

Merke

Bei einem Schlaganfall muss der Patient umgehend in ein spezialisiertes Krankenhaus eingewiesen werden.

4.2.2 TIA, PRIND

Die transitorisch-ischämische Attacke (TIA) ist eine vorübergehende Durchblutungsstörung des Gehirns. **Symptome** sind Schwindel, Sprach- oder Sehstörungen, Lähmungen von Gesichts- oder Armmuskulatur.
Ursache einer TIA können unter anderem kleinere Embolien oder starke Gefäßverengungen, vor allem der Halsschlagadern sein. Die Symptome bilden sich innerhalb von 24 Stunden zurück. Transitorisch-ischämische Attacken sind Vorboten eines drohenden Schlaganfalls. Wenn die Rückbildung der neurologischen Ausfälle länger als 24 Stunden dauert, spricht man von PRIND (prolongiertes reversibles ischämisches neurologisches Defizit).

4.2.3 Morbus Parkinson

Beim Morbus Parkinson (Parkinson-Krankheit) fehlt im Gehirn der Überträgerstoff **Dopamin**. Es gibt im Gehirn verschiedene Überträgerstoffe. Sie haben die Aufgabe, die Information von einer Nervenzelle zur anderen zu übertragen. Der Dopaminmangel führt zu den typischen Symptomen der Parkinson-Krankheit: Zittern, Bewegungsarmut und Muskelstarre. Diese Veränderungen schränken das Leben des Patienten stark ein. Das Zittern der Hände macht es oft unmöglich, eine Tasse zum Mund zu führen. Aufgrund der Bewegungsarmut bleibt der Patient im Bett auf einer Stelle liegen, ohne seine Haltung zu verändern. Das kann zu Liegegeschwüren führen. Auch die geistigen Abläufe werden langsamer und starrer.

4.2.4 Demenz

Unter Demenz versteht man eine Erkrankung des Gehirns, die zum fortschreitenden **Verlust geistiger Fähigkeiten** führt. Die Demenz verläuft in mehreren Stadien. Zunächst fällt eine Beeinträchtigung des Kurzzeitgedächtnisses auf. Danach kommt es zu Störungen der örtlichen und zeitlichen Orientierung, des Denkens und der Sprache. Der Kranke kann oft lange über seine Leistungsausfälle hinwegtäuschen.
Wenn die Krankheit fortschreitet, wird der Patient ängstlich oder depressiv. Eine schwere Beeinträchtigung für den Kranken und seine Familie ist erreicht, wenn die **Aktivitäten des täglichen Lebens**, wie persönliche Hygiene, Waschen, Anziehen und Essen nicht mehr geleistet werden können. Dann kann der Kranke in der Regel nicht mehr zuhause betreut werden, sondern ist auf ein Pflegeheim angewiesen.

Demenz vom Alzheimer-Typ

Die Ursache ist nicht bekannt. Im Gehirn bilden sich Ablagerungen, die die Funktionsfähigkeit der Nervenzellen beeinträchtigen. Mit Medikamenten kann allenfalls das Fortschreiten der Krankheit verlangsamt werden.

Demenz vom vaskulären Typ

Arteriosklerotische Veränderungen der Blutgefäße im Gehirn führen zu einer Schädigung des Hirngewebes. Die Einstellung einer Hypertonie (Bluthochdruck) kann das Fortschreiten der Erkrankung verlangsamen.

5 Aufbau und Krankheiten des Auges

Das Auge gehört zu den fünf Sinnesorganen des Menschen (Tabelle 1). Mit den fünf Sinnen wird die Umwelt wahrgenommen. Die Informationen werden von den Sinnesorganen durch Nerven zum Gehirn geleitet, wo die Informationsverarbeitung stattfindet.

Sinnesorgan	Aufgabe	Sinn
Auge	Wahrnehmung von Licht	Sehen
Ohr	Wahrnehmung von Schallwellen	Hören
Nase	Wahrnehmung von Stoffen in der Atemluft	Riechen
Zunge	Wahrnehmung von Stoffen in der Nahrung	Schmecken
Haut	Wahrnehmung von Berührung, Druck, Schmerz, Temperatur	Fühlen

Tabelle 1 *Die Sinnesorgane des Menschen*

5.1 Aufbau des Auges

Das Auge liegt in der knöchernen **Augenhöhle** (Orbita). Es ist ein sehr empfindliches Organ, das durch verschiedene Strukturen geschützt wird (Bild 1).

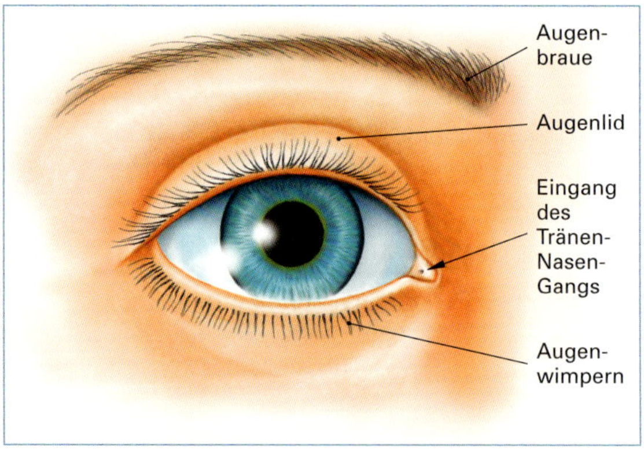

Bild 1 *Äußeres Auge*

5.1.1 Anhangsorgane des Auges

Das obere und das untere **Augenlid** können beim Schlaf und durch den Lidschlussreflex geschlossen werden. Sie schützen den Augapfel vor **Austrocknung** und vor **Fremdkörpern.**

Die Augenlider sind von innen mit einer Schleimhaut, der **Konjunktiva** (Bindehaut) ausgekleidet. Die Bindehaut setzt sich auf dem vorderen Augapfel bis zum Beginn der Hornhaut fort.

Die **Tränendrüsen** produzieren Tränenflüssigkeit. Diese hält das Auge feucht und schwemmt kleine Fremdkörper aus dem Auge heraus. Die Tränenflüssigkeit fließt durch den Tränen-Nasen-Gang ab.

Die **Augenbrauen** schützen das Auge vor herabrinnendem Schweiß und vor kleinen Fremdkörpern.

Sechs **Augenmuskeln** (Bild 2) bewegen den Augapfel. Die Augenmuskeln werden von Hirnnerven gesteuert.

Der Raum zwischen dem Augapfel und den Augenmuskeln ist von Fettgewebe ausgefüllt. Es stabilisiert die Lage des Auges in der knöchernen Höhle und dient als Druckpolster.

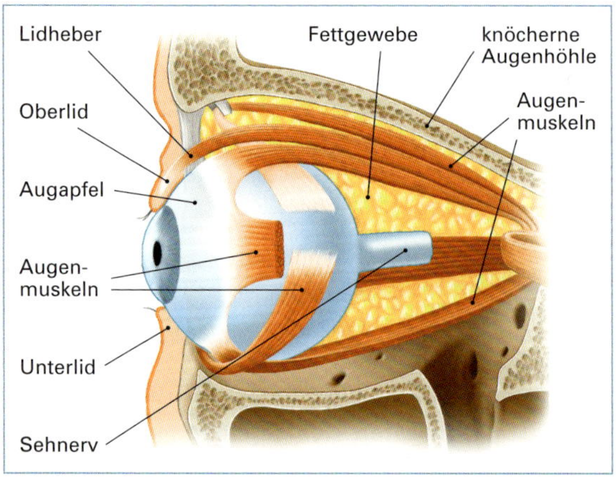

Bild 2 *Augenmuskeln*

5.1.2 Augapfel

Der Augapfel (Bulbus) besteht aus **drei Schichten**, der äußeren, der mittleren und der inneren Augenhaut.

Die **äußere Augenhaut** wird von der Lederhaut und der Hornhaut gebildet. Die **Lederhaut** (Sklera) ist weiß und verleiht dem Augapfel seine Form. An ihrer Außenseite setzen die Augenmuskeln an. Im hinteren Teil des Auges tritt der Sehnerv durch die Lederhaut in das Schädelinnere. Im vorderen Teil geht die Lederhaut in die Hornhaut (Bild 1) über.

Die **Hornhaut** ist durchsichtig und leicht gewölbt. Zwischen Lederhaut und Hornhaut befindet sich ein Ring kleiner Venen, der **Schlemm-Kanal** (Bild 2). Dorthin fließt das Kammerwasser ab, das vom **Ziliarkörper** gebildet wird (Bild 1 und 2).

Die **mittlere Augenhaut** besteht aus Aderhaut, Ziliarkörper und Regenbogenhaut (Bild 1). Die **Aderhaut** enthält Blutgefäße und kleidet fast die gesamte Lederhaut aus. Der **Ziliarkörper** schließt sich vorne an die Aderhaut an. Er bildet den Aufhängeapparat für die Linse. Die **Regenbogenhaut** (Iris) regelt wie eine Blende den Lichteinfall durch die Pupille.

Die **innere Augenhaut** ist die Netzhaut. Sie enthält Sinneszellen für das Sehen. Diese Sinneszellen heißen **Stäbchen** und **Zapfen**. Die Stäbchen vermitteln das Schwarz-Weiß-Sehen, die Zapfen das Farbsehen. Die Fortsätze der Sinneszellen bilden den **Sehnerven**. Dieser verlässt den Augapfel am hinteren Pol und leitet die Sinneseindrücke zum Gehirn.

Einen Überblick über die drei Schichten gibt der Längsschnitt des Auges (Bild 1).

Wenn die Pupille durch Augentropfen weitgestellt wird, kann der Arzt den **Augenhintergrund** (Fundus) untersuchen (Bild 3). Folgende Strukturen sind zu sehen:

Der **gelbe Fleck** (Macula lutea) ist die Stelle des schärfsten Sehens. Die Dichte der Zapfen ist hier besonders hoch.

Der **blinde Fleck** (Papille) ist die Durchtrittsstelle des Sehnerven durch die Netzhaut. An dieser Stelle ist kein Sehen möglich, da keine Sinneszellen vorhanden sind.

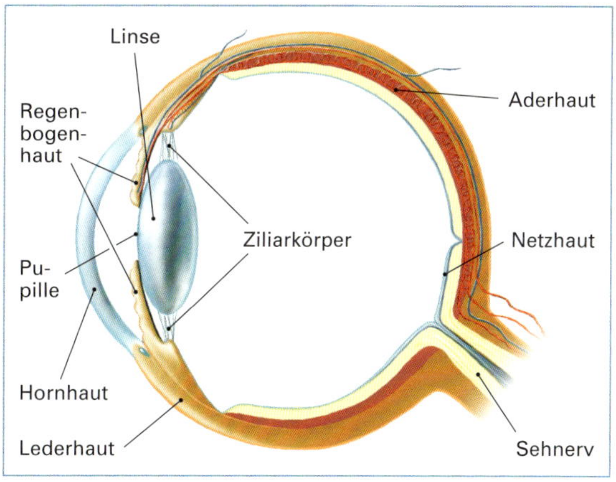

Bild 1 *Längsschnitt des Auges*

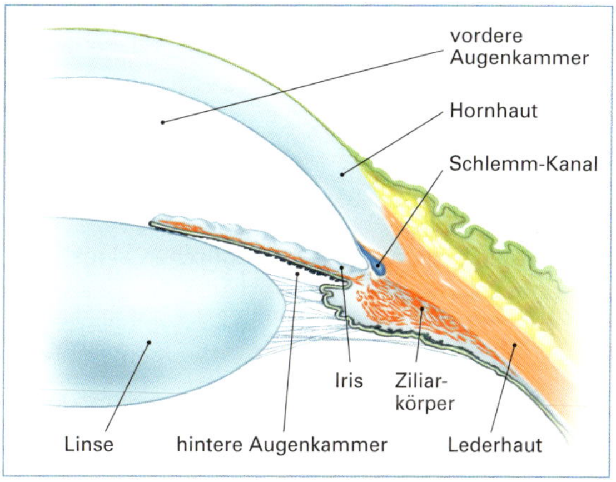

Bild 2 *Detailansicht des Auges*

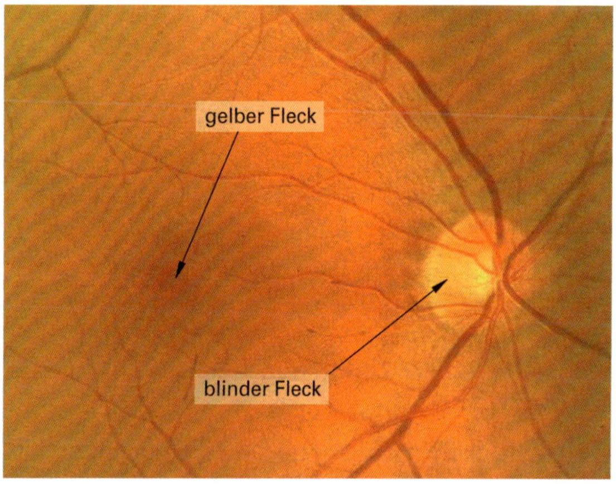

Bild 3 *Augenhintergrund*

Die Aderhaut enthält die Blutgefäße, die die Netzhaut versorgen. Einzig an dieser Stelle des Körpers können die Blutgefäße direkt betrachtet werden. Deshalb wird bei Patienten mit **Hypertonie** und **Diabetes** regelmäßig eine **Funduskontrolle** vorgenommen.

Der größte Teil des Augapfels wird von einer gallertartigen durchsichtigen Masse, dem **Glaskörper**, ausgefüllt.

Die **Linse** schließt den Augapfel nach vorne ab. Sie ist vorne und hinten nach außen gewölbt (bikonvex) und hat die Funktion einer Sammellinse. Die ankommenden Strahlen werden so gebrochen, dass der Schnittpunkt auf die Netzhaut fällt und ein scharfes Bild entsteht. Je nachdem ob ein Gegenstand weiter oder näher liegt, muss die Linse ihre Brechkraft verändern. Die Anpassung an Nah- und Fernsicht durch die Anpassung der Linsenkrümmung wird als **Akkommodation** bezeichnet. Voraussetzung für die Akkomodation ist die Elastizität der Linse.

Der Raum zwischen der Hornhaut und der Linse ist die **vordere Augenkammer,** der Raum zwischen Linse und der Regenbogenhaut die **hintere Augenkammer**. Die vordere und die hintere Augenkammer enthalten **Kammerwasser**, das vom Ziliarkörper gebildet wird. Der Abfluss des Kammerwassers aus den Augenkammern erfolgt durch den **Schlemm-Kanal.** Solange die Bildung und der Abfluss von Kammerwasser im Gleichgewicht sind, bleibt der **Augeninnendruck** im Normalbereich von 10 bis 21 mm Hg.

5.2 Krankheiten des Auges

Krankheiten des Auges führen zu einer Einschränkung oder dem Verlust des Sehvermögens. Krankhafte Veränderungen des Auges können auch als Folgekrankheit auftreten. So führen z. B. Diabetes und Bluthochdruck zu einer Schädigung der Netzhaut (siehe S. 32).

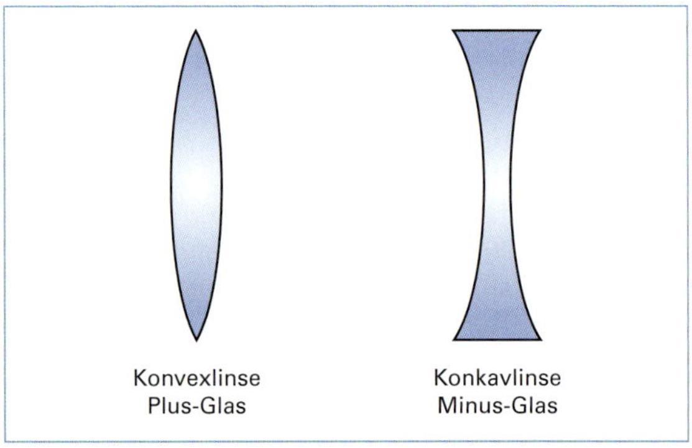

Bild 1 *Linsen zur Korrektur von Fehlsichtigkeit*

5.2.1 Fehlsichtigkeit

Fehlsichtigkeit ist keine Krankheit im engeren Sinn, sondern eine Fehlfunktion des optischen Apparates im Auge. Dabei stehen die Brechkraft der Linse und die Länge des Augapfels in einem Missverhältnis, sodass kein scharfes Bild auf der Netzhaut entsteht.

Die Fehlsichtigkeit wird mit einer **Brille** oder mit **Kontaktlinsen** korrigiert. Es besteht auch die Möglichkeit einer **operativen Korrektur**.

Die Stärke des Brillenglases wird in der Einheit **Dioptrie** (Dpt) angegeben. Je höher der Dioptrie-Wert, desto stärker ist die Brechkraft der Linse. Eine Sammellinse (Konvexlinse) wird mit einem Plus (+), eine Zerstreuungslinse (Konkavlinse) mit einem Minus (–) gekennzeichnet (Bild 1).

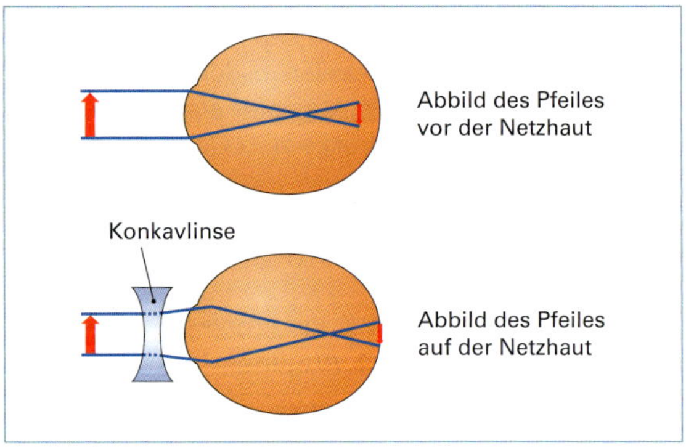

Bild 2 *Strahlengang bei Kurzsichtigkeit*

Kurzsichtigkeit (Myopie) ist die Unfähigkeit, entfernte Gegenstände deutlich zu sehen. Gegenstände in der Nähe erscheinen scharf.

Bei einem kurzsichtigen Menschen ist der Augapfel zu lang, sodass der Brennpunkt der Augenlinse vor der Netzhaut liegt (Bild 2). Die Kurzsichtigkeit wird mit einer **Zerstreuungslinse** (Konkavlinse) korrigiert.

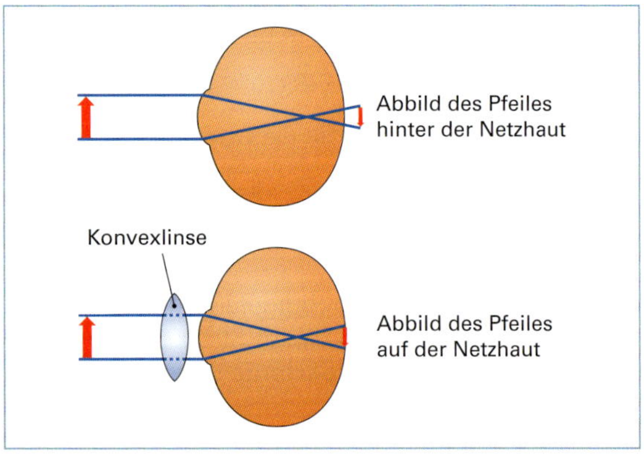

Bild 3 *Strahlengang bei Weitsichtigkeit*

Weitsichtigkeit (Hypermetropie, Hyperopie) ist die Unfähigkeit, nahe gelegene Gegenstände deutlich zu sehen. Weiter entfernt liegende Dinge werden gut erkannt.

Bei einer weitsichtigen Person ist der Augapfel zu kurz, der Brennpunkt der Linse liegt hinter der Netzhaut (Bild 3). Die Weitsichtigkeit wird mit einer **Sammellinse** (Konvexlinse) korrigiert.

Bei der **Altersweitsichtigkeit** (Presbyopie) können Gegenstände, die in der Nähe liegen, nicht mehr scharf auf der Netzhaut abgebildet werden. Der Grund für diese Fehlsichtigkeit liegt in einem Elastizitätsverlust der Linse. Diese kann sich beim Blick in die Nähe nicht mehr ausreichend anpassen (akkommodieren).

Die Korrektur erfolgt, wie bei der Hyperopie, durch eine **Sammellinse** (Konvexlinse). Da die Korrektur der Altersweitsichtigkeit nur beim Blick in die Nähe erforderlich ist, wird die benötigte Brille auch als **Lesebrille** bezeichnet (Bild 1).

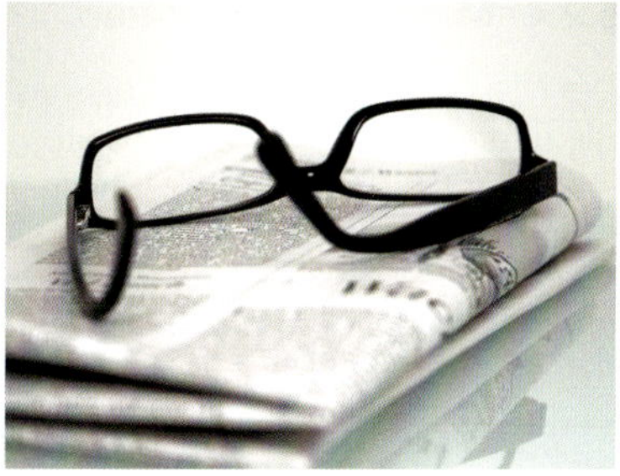

Bild 1 *Lesebrille*

2

Merke

Die Weitsichtigkeit wird mit einer Sammellinse korrigiert (+ Dpt).
Die Kurzsichtigkeit wird mit einer Zerstreuungslinse korrigiert (– Dpt).

5.2.2 Grauer Star

Beim grauen Star (Katarakt) ist die Linse des Auges milchig grau getrübt (Bild 2). Lichtstrahlen können diese Trübung nicht durchdringen. Hat die Trübung die gesamte Linse erfasst, ist der Patient blind.

Für eine Katarakt gibt es folgende **Ursachen**:

- angeborene Störung
- Verletzung
- altersbedingte Veränderung ab dem 60. Lebensjahr
- Diabetes

Die Katarakt wird operativ behandelt. Dabei wird die getrübte Linse entfernt und eine neue künstliche Linse eingesetzt.

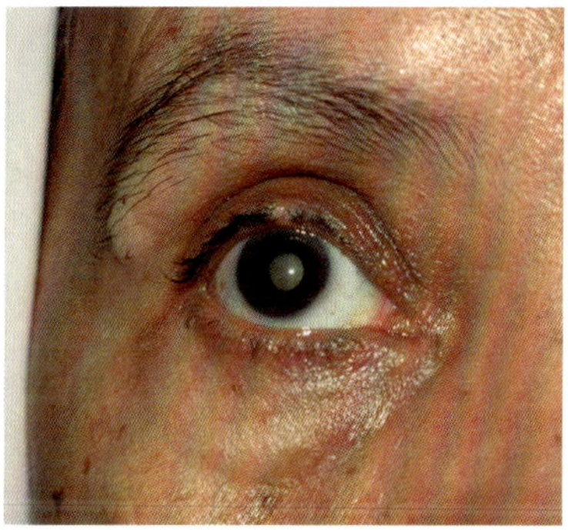

Bild 2 *Katarakt*

5.2.3 Grüner Star

Der grüne Star (Glaukom) entsteht durch eine **Erhöhung des Augeninnendrucks.** Ursache kann eine Abflussbehinderung des Kammerwassers im Schlemm-Kanal sein.

Die Druckerhöhung führt zu einer Schädigung der Netzhaut und des Sehnerven. Im schlimmsten Fall führt der grüne Star zur Erblindung. Ein Glaukom kann in verschiedenen Formen auftreten.

Augeninnendruck

Der Augeninnendruck liegt beim gesunden Menschen zwischen 10 und 21 mm Hg. Er unterliegt im Tagesverlauf geringfügigen Schwankungen.

Der **akute Glaukomanfall** ist durch folgende Symptome charakterisiert:

- starke Kopfschmerzen, Übelkeit, Erbrechen
- Sehen von Nebeln und Regenbogenfarben
- steinharter Augapfel

Das **chronische Glaukom** ruft beim Patienten keine subjektiven Symptome hervor. Es ist jedoch für die Sehfähigkeit längerfristig ebenso gefährlich wie der akute Anfall. Die Therapie erfolgt entweder medikamentös oder operativ.

Merke

Beim grünen Star ist der Augeninnendruck erhöht. Die Druckerhöhung führt zu einer Schädigung der Netzhaut und des Sehnerven. Im schlimmsten Fall führt der grüne Star zur Erblindung.

5.2.4 Makuladegeneration

Die Makuladegeneration ist die häufigste Ursache für Blindheit im höheren Lebensalter. Bei dieser Krankheit bildet sich der **gelbe Fleck** (Macula lutea), die Stelle des schärfsten Sehens, zurück (Bild 1).

Ein Symptom der Makuladegeneration ist die Abnahme der **Sehschärfe**, vor allem im mittleren Teil des Gesichtsfelds. Das bedeutet, dass man von einem Bild die Mitte verschwommen, den Rand aber noch deutlich erkennen kann. Für die Makuladegeneration gibt es bisher keine Therapie.

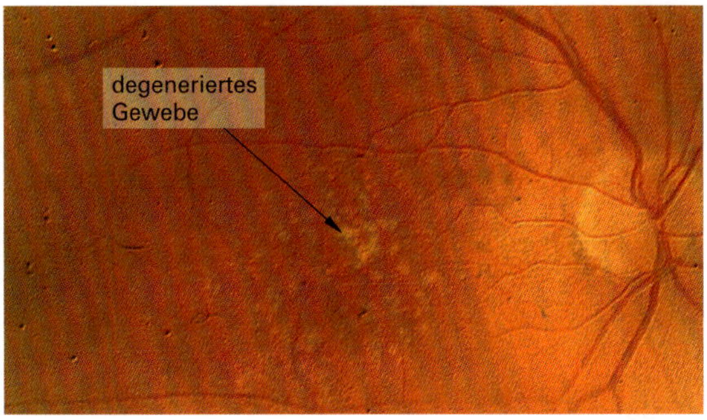

Bild 1 *Makuladegeneration*

5.2.5 Entzündung der Bindehaut

Die häufigste Entzündung am Auge ist die **Bindehautentzündung** (Konjunktivitis). **Ursachen** für eine Konjunktivitis können chemische oder physikalische Reize, Infektionen oder Allergien sein. Bei der **akuten** Form ist die Augenbindehaut geschwollen und gerötet und das Auge tränt. Eine Eiterbildung ist ein Hinweis auf eine Infektion. In diesem Fall muss streng auf Hygiene geachtet werden, da die Gefahr der Übertragung groß ist.

Bei der **chronischen** Form liegt keine Schwellung vor und der Tränenfluss ist nicht so stark wie bei der akuten Form. Die **Therapie** richtet sich nach der Ursache.

6 Aufbau und Krankheiten des Ohres

Das Ohr ist ein Doppelorgan. Es ermöglicht die Wahrnehmung von akustischen Sinneseindrücken. Außerdem ermittelt es die Lage des Körpers im Raum und leitet Informationen über den Gleichgewichtszustand an das Gehirn weiter. Nur die Ohrmuschel ist äußerlich sichtbar. Das eigentliche Sinnesorgan, das **Hör- und Gleichgewichtsorgan,** befindet sich im Schädel rechts und links im Felsenbein.

6.1 Abschnitte des Ohres

Das Ohr gliedert sich in drei Abschnitte (Bild 2):

Das **äußere Ohr** besteht aus der Ohrmuschel und dem Gehörgang. Dieser endet an der Außenfläche des Trommelfells. Der Gehörgang ist leicht nach unten geneigt. Wenn der Patient mit dem **Otoskop** (Ohrenspiegel) untersucht wird, muss das äußere Ohr leicht nach oben gezogen werden, um den Gehörgang zu strecken und eine freie Sicht auf das Trommelfell zu ermöglichen.

Das **Mittelohr** beginnt an der Rückseite des Trommelfells mit den Gehörknöchelchen und endet am ovalen Fenster (Bild 1, S. 45).

Das **Innenohr** beginnt am ovalen Fenster und besteht aus der Schnecke (Hörorgan) sowie dem Vorhof und den drei Bogengängen (Gleichgewichtsorgan).

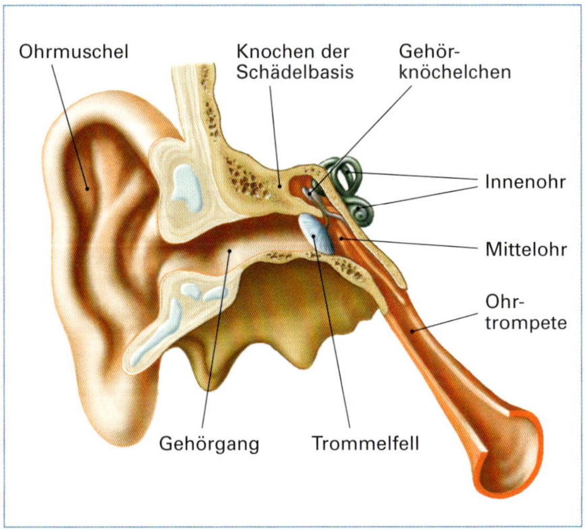

Bild 2 *Abschnitte des Ohres*

Merke

Das Trommelfell wird mit dem Otoskop untersucht. Dabei wird das äußere Ohr leicht nach oben gezogen.

2

6.1.1 Äußeres Ohr

Das äußere Ohr mit Gehörmuschel, Gehörgang und der Außenfläche des Trommelfells nimmt Schallwellen aus der Umwelt auf und leitet sie an der Innenseite des Trommelfells an die Gehörknöchelchen weiter.

Schall entsteht durch Bewegungen von Molekülen der Luft. Im luftleeren Raum gibt es keinen Schall. Der Mensch hört Frequenzen im Bereich von 16 bis 20000 Hertz. Frequenzen um 16 Hertz verursachen die tiefsten Töne und die um 20000 Hertz die höchsten. Frequenzen oberhalb des menschlichen Hörbereichs werden **Ultraschall** genannt und in der Diagnostik und Therapie genutzt.

6.1.2 Mittelohr

An der Innenseite des Trommelfells befinden sich die drei **Gehörknöchelchen** Hammer, Amboss und Steigbügel (Bild 1).

Der **Hammer** ist mit dem Trommelfell verwachsen und gelenkig mit dem **Amboss** verbunden.

Dieser wiederum steht über ein Gelenk mit dem **Steigbügel** in Verbindung. Der Steigbügel ist mit seiner Fußplatte durch ein Band beweglich an der Außenseite des ovalen Fensters aufgehängt.

Die drei Gehörknöchelchen leiten den Schall vom Trommelfell zum Innenohr weiter und verstärken ihn dabei. Der Raum, in dem sie sich befinden, heißt **Paukenhöhle.**

Die Paukenhöhle ist durch einen schmalen Gang, die **Ohrtrompete,** mit der Rachenhinterwand verbunden. Durch diese Verbindung wird das Mittelohr belüftet und, wenn nötig, der Druckunterschied zwischen dem Mittelohr und der Umgebung ausgeglichen.

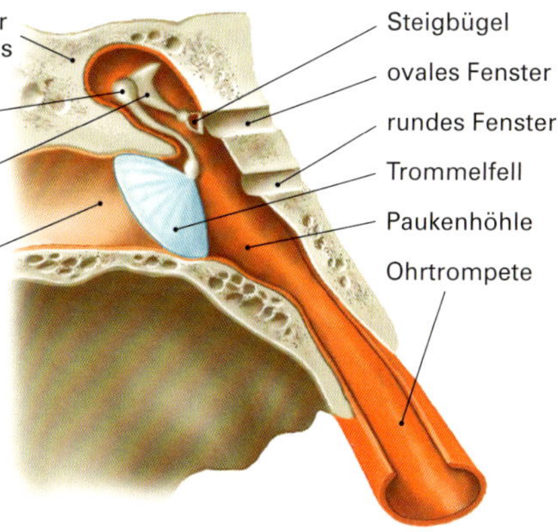

Bild 1 *Mittelohr*

Weitere Namen der Ohrtrompete

- Ohrtube
- Eustachische Röhre
- Tuba auditiva

6.1.3 Innenohr

Das Innenohr (Bild 2) liegt in der Schädelbasis im **Felsenbein**, dem härtesten Knochen des Schädels. Es ist von der Paukenhöhle durch das **ovale Fenster** getrennt. Der Schall wird im Mittelohr durch die drei Gehörknöchelchen auf das ovale Fenster übertragen. Dort setzen sich die Schallwellen in einer Flüssigkeit, der **Endolymphe** (Bild 1, S. 46)**,** fort. Das Innenohr besteht aus drei Abschnitten:

- Schnecke
- Vorhof
- Bogengänge

Die **Schnecke** ist ein spiralig gewundener Schlauch. Er enthält die Sinneszellen für das **Hören**. Die Hörzellen in ihrer Gesamtheit werden auch als das **Corti-Organ** bezeichnet.

Merke

Das Innenohr liegt im Felsenbein des Schädels.

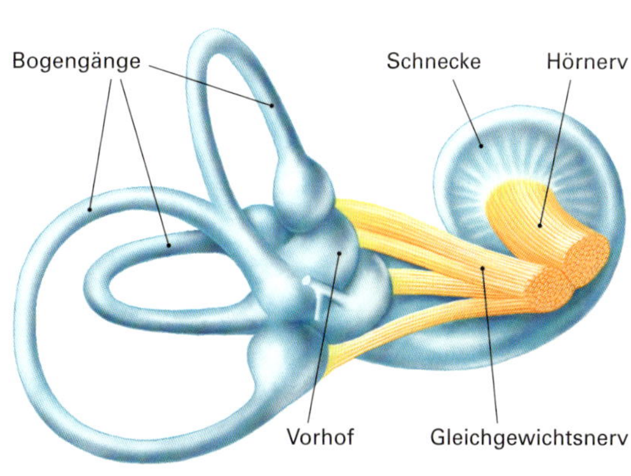

Bild 2 *Innenohr*

Die Schallwellen werden vom ovalen Fenster auf die Endolymphe übertragen (Bild 1). Das **Corti-Organ** wandelt die Schallwellen in Sinnesreize um. Diese werden über den **Hör-Gleichgewichtsnerven** (VIII. Hirnnerv) an das Gehirn weitergeleitet. Dort entsteht der Höreindruck.

Der **Vorhof** und die **Bogengänge** bilden zusammen das **Gleichgewichtsorgan**. Die Sinneszellen im Vorhof registrieren die **geradlinige Beschleunigung** (z.B. im Fahrstuhl), die Bogengänge die Drehbeschleunigung (z.B. Karussell).

Auch diese Sinneseindrücke werden über den Hör-Gleichgewichtsnerven an das Gehirn weitergeleitet. Dort wird die Lage im Raum und die Art der Bewegung registriert.

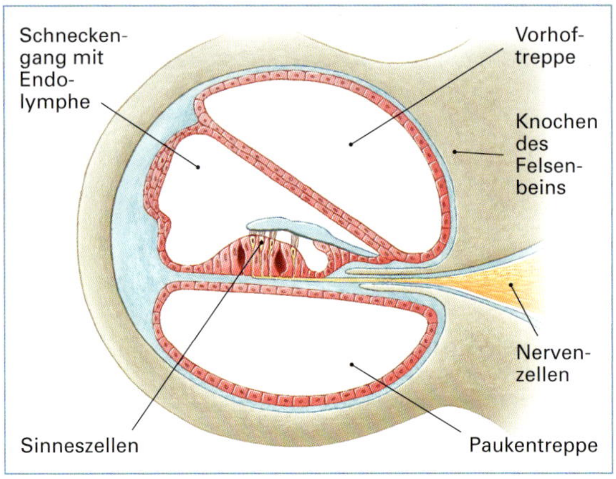

Bild 1 *Sinneszellen im Schneckengang*

Merke

Das Innenohr ist das Hör- und Gleichgewichtsorgan:
Die Schnecke ist das Hörorgan (Corti-Organ).
Der Vorhof und die Bogengänge bilden zusammen das Gleichgewichtsorgan. Der Vorhof registriert geradlinige Bewegungen, die Bogengänge registrieren Drehbewegungen.

6.2 Krankheiten des Ohres

Erkrankungen des Ohres können das **Gehör** oder den **Gleichgewichtssinn** betreffen. Ist das Gehör betroffen, kann die Ursache im äußeren Ohr, im Mittelohr oder im Innenohr liegen. Bei Gleichgewichtsbeschwerden liegt die Ursache, wenn diese vom Ohr ausgehen, im Innenohr.

6.2.1 Schwerhörigkeit

Schwerhörigkeit ist eine Behinderung, die den ungezwungenen Kontakt mit anderen Menschen stark einschränkt. Sie ist auch in der Arztpraxis ein Hindernis für die Kommunikation. Unter Umständen registrieren die Betroffenen selbst nicht, dass ihnen Informationen entgehen. Daher ist es für die Medizinische Fachangestellte wichtig, sich zu vergewissern, dass ihre Worte bei dem schwerhörigen Patienten ankommen.

Menschen, die gar nicht mehr hören können, werden als gehörlos bezeichnet. Für sie gibt es die **Gebärdensprache,** mit der sie sich verständigen können (Bild 2). Gehörlose Menschen haben nach dem **Behindertengleichstellungsgesetz** Anspruch auf einen **Gebärdensprachdolmetscher**.

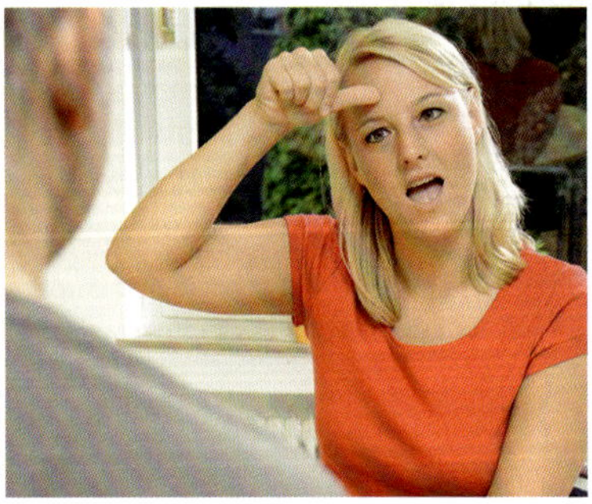
Bild 2 *Gebärdensprache*

Schwerhörigkeit führt bei **Kindern** dazu, dass sie nicht oder nur verzögert sprechen lernen. Daher ist die rechtzeitige Diagnose von Hörstörungen im Rahmen der **Kinderfrüherkennungsuntersuchungen** besonders wichtig (siehe S. 431).

Auch eine Schädigung des Hörnerven oder bestimmter Hirnareale kann zu Schwerhörigkeit führen.

Merke

Schwerhörigkeit führt bei Kindern zu Entwicklungsverzögerungen. Daher ist es wichtig, die Schwerhörigkeit im Rahmen der Kinderfrüherkennungsuntersuchungen früh zu entdecken.

Schallleitungsschwerhörigkeit

Bei der Schallleitungsschwerhörigkeit ist die Leitung der Schallwellen auf dem Weg vom äußeren Ohr zum Innenohr unterbrochen. Dafür gibt es verschiedene Ursachen:

- **Ohrschmalzpfropf** (Ceruminalpfropf): Verhärtetes Ohrenschmalz verstopft den äußeren Gehörgang.
- **Otosklerose**: Der Steigbügel ist mit dem ovalen Fenster verwachsen und kann die ankommenden Schallwellen nicht an das Innenohr weiterleiten.
- **Mittelohrentzündung:** Die Paukenhöhle ist nicht mit Luft, sondern mit Sekret gefüllt.

Der Weg des Schalls im Ohr

1. Ohrmuschel und Gehörgang
2. Trommelfell
3. Hammer, Amboss, Steigbügel
4. Ovales Fenster
5. Schnecke mit Corti-Organ

2

Schallempfindungsschwerhörigkeit

Bei der Schallempfindungsstörung sind die Nervenzellen des Innenohres, des Hörnerven oder des Gehirns geschädigt, sodass der Schall nicht registriert werden kann. Auch hier gibt es verschiedene Ursachen:

- **Mumps**: Als Folge der Infektion kann eine Innenohrtaubheit entstehen.
- **Lärm**: Ein hoher Schallpegel in Beruf und Freizeit, z. B. in Diskotheken, führt zu einer Verminderung des Hörvermögens.
- **Tumor**: Durch Druck auf den Hörnerven kann der Sinnesreiz von den Hörzellen nicht weitergeleitet werden.

6.2.2 Mittelohrentzündung

Bei der akuten Mittelohrentzündung (Otitis media) kommt es zu einer Entzündung und Sekretbildung in der Paukenhöhle. Das Trommelfell ist gerötet und nach außen gewölbt. Wenn das Trommelfell reißt, läuft das entzündliche Sekret aus.

Die Ursache der Otitis media sind Infekte, die aus dem Rachen in das Mittelohr aufsteigen. Besonders Kleinkinder sind von der Mittelohrentzündung betroffen, da bei ihnen der Weg vom Rachen zum Innenohr kurz ist (Bild 1).

Die Symptome der Otitis media sind:

- hohes Fieber
- starke, meistens einseitige Ohrenschmerzen
- Hörverminderung

Merke

Die Mittelohrentzündung ist außerordentlich schmerzhaft. Am häufigsten sind Kleinkinder betroffen.

Ursachen der Mittelohrentzündung

- Scharlach
- Angina tonsillaris
- grippaler Infekt
- Masern

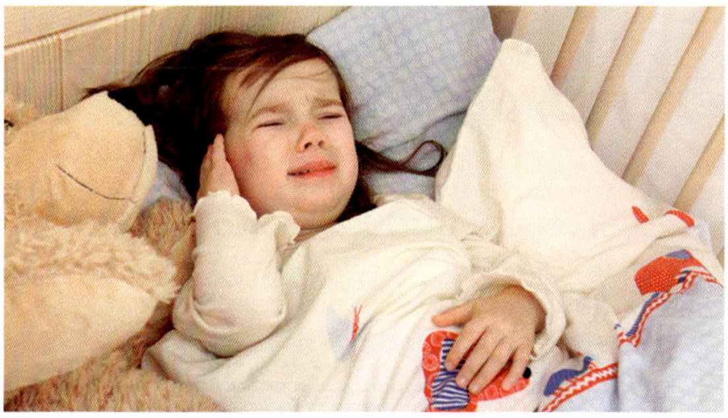

Bild 1 *Schmerzhafte Mittelohrentzündung*

6.2.3 Hörsturz

Ein Hörsturz ist eine plötzlich auftretende, meist einseitige, starke Hörminderung. Die unmittelbare Ursache ist eine Störung der **Durchblutung** im Innenohr. In der Anamnese des Patienten findet man akuten Stress und eine starke, meistens beruflich bedingte Belastung durch Lärm. Als Folge eines Hörsturzes, aber auch unabhängig davon, können **Ohrgeräusche** (Tinnitus) auftreten.

Ziel der **Therapie** ist es, schnellstmöglich die Durchblutung des Innenohres zu verbessern.

7 Psychische Erkrankungen

Psychische Erkrankungen kommen häufig vor. Untersuchungen zeigen, dass etwa 30 % der Menschen mindestens einmal in ihrem Leben psychisch erkranken und deshalb behandlungsbedürftig sind. Jedoch wird nur ein kleiner Teil dieser Menschen auch tatsächlich behandelt. Ein Grund dafür ist die Scheu, wegen einer psychischen Erkrankung zum Arzt zu gehen.

Wenn ein Patient mit einem psychischen Problem den Arzt aufsucht, geht er meistens nicht zum Psychiater, sondern zum Hausarzt. Für einen Allgemeinmediziner oder einen Facharzt außerhalb der Psychiatrie ist es nicht immer einfach, psychische Krankheiten zu erkennen. Die häufigsten psychischen Erkrankungen in der Praxis eines Allgemeinarztes sind **Depression, Angsterkrankungen** und **Alkoholabhängigkeit.**

7.1 Depression

Der Ausdruck **„depressiv"** bedeutet so viel wie „niedergedrückt". Damit wird die Stimmung des Patienten beschrieben. Einen depressiven Patienten erkennt man oft schon an seinem Auftreten: Er spricht mit leiser Stimme, hält den Blick gesenkt. Die Mimik und Gestik sind erstarrt. Wird der Patient gezielt nach Symptomen befragt, könnten folgende Beschwerden geäußert werden:

- gedrückte Stimmung
- Konzentrationsstörung
- Schlafstörung
- Selbstmordgedanken

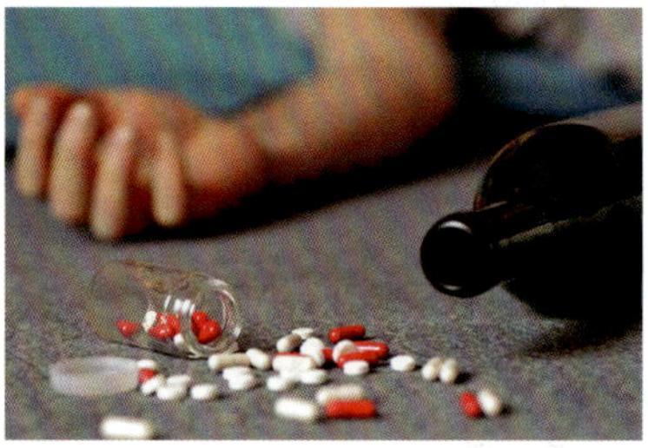

Bild 1 *Selbstmordgefahr bei Depression*

Nach Schätzungen leiden 10 % der Patienten einer Allgemeinarztpraxis an einer Depression. Die Hälfte davon wird nicht erkannt, weil eine Depression sich auch durch **körperliche Symptome** äußern kann. Diese können die Diagnostik in eine ganz andere Richtung lenken.

Viele depressive Patienten denken an Selbstmord (Suizid), z. B. durch die Einnahme von Tabletten (Bild 1). Ein Laie kann nicht abschätzen, wie ernst diese Gedanken sind. Daher muss man bei einem depressiven Patienten immer von Suizidgefahr ausgehen.

Depressionen unterscheiden sich hinsichtlich Ursache, Verlauf und Therapie. Ein depressiver Patient braucht immer ärztliche Begleitung.

Merke

Bei einem depressiven Patienten ist immer von einer Suizidgefahr auszugehen.

Körperliche Symptome der Depression

- Antriebslosigkeit
- starke Ermüdbarkeit
- Appetitlosigkeit
- Missempfindungen
- Engegefühl in der Brust

7.2 Angst- und Panikstörungen

Das Gefühl von Angst erlebt jeder Mensch in Situationen, die bedrohlich und nicht beherrschbar erscheinen. Die Angst hat eine Alarmfunktion, sie hilft, eine gefährliche Situation zu erkennen und zu bewältigen. Tritt Angst scheinbar grundlos oder unangemessen stark auf, ist sie ein Hinweis auf eine **Angststörung** (Bild 2). Die Steigerung von Angst ist **Panik.**

Eine Angststörung kann sich in einer allgemeinen, schwer greifbaren Ängstlichkeit äußern. Sie kann auch auf bestimmte Objekte oder Situationen gerichtet sein, wie beispielsweise Höhe, große Plätze, enge Räume oder bestimmte Tiere, z. B. Spinnen. Diese spezielle Form der Angst heißt auch **Phobie.**

Angststörungen können mit **Psychotherapie** und mit **Psychopharmaka** behandelt werden.

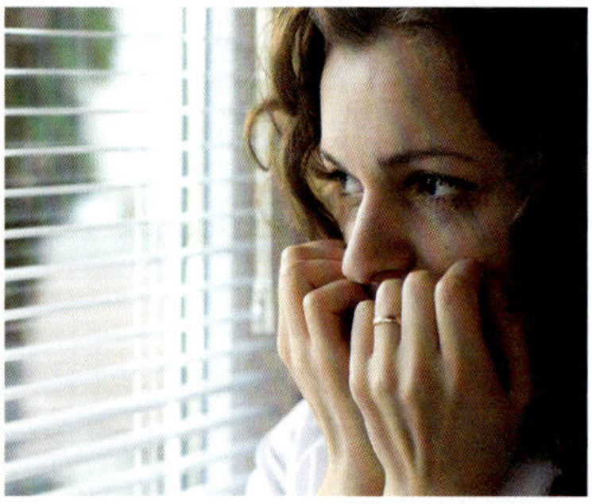

Bild 2 *Angst*

7.3 Alkoholismus

Etwa 2,5 Millionen Menschen in Deutschland sind alkoholabhängig. Männer sind häufiger betroffen als Frauen. Alkoholiker suchen den Arzt wegen Nervosität, Schlafstörungen oder Magen-Darmbeschwerden auf. Dabei wird oft nicht erkannt, dass Alkoholismus die Ursache ist.

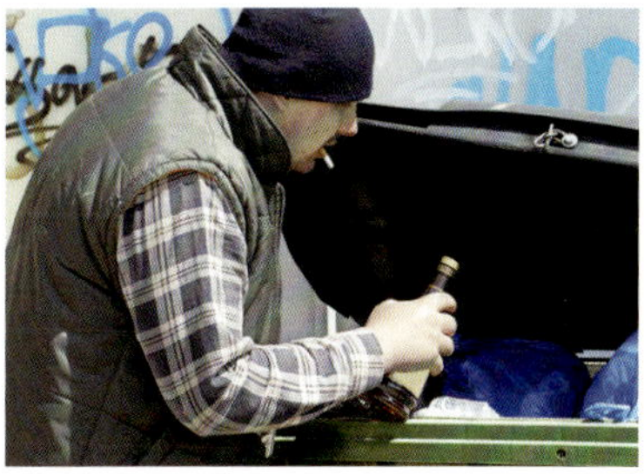

Bild 1 *Verwahrlosung bei Alkoholismus*

Alkoholabhängigkeit erhöht das **Risiko** für Krebserkrankungen, Herz-Kreislauf-Erkrankungen, Störungen der Leberfunktion, Vergiftungen, Unfälle und Selbstmord. Auch **soziale Folgen** stellen sich ein: Verlust des Arbeitsplatzes und des Führerscheins, häusliche Gewalt sowie Vereinsamung und Verwahrlosung (Bild 1).

Wenn ein Alkoholiker im Rahmen einer stationären Behandlung keinen Alkohol trinken kann, droht die Gefahr eines sogenannten **Entzugsdelirs** mit Kreislaufbeschwerden, Übelkeit und Krampfanfällen.

Alkoholismus kann behandelt werden, wenn der Betroffene motiviert ist. **Selbsthilfegruppen** können dem Alkoholiker dabei helfen, „trocken" zu bleiben.

7.4 Psychosomatische Erkrankungen

Bei psychosomatischen Erkrankungen spielen in der Entstehungsgeschichte **psychische Faktoren** eine wichtige Rolle. Die Krankheit äußert sich aber als **körperliche Erkrankung**. Zu den psychosomatischen Erkrankungen gehören z. B. das Zwölffingerdarmgeschwür, Asthma bronchiale und Essstörungen wie Anorexie (Magersucht) und Bulimie (Ess-Brechsucht).

8 Hausärztlich-geriatrisches Basis-Assessment

In jeder Praxis gibt es Patienten höheren Alters, ihr Anteil in der Gesamtbevölkerung wird in den kommenden Jahren noch steigen. Mit zunehmendem Alter stellen sich gesundheitliche Beeinträchtigungen ein, wie z. B. eingeschränkte Mobilität, verminderte Hör- und Sehfähigkeit. Auch geistige und seelische Beeinträchtigungen können auftreten, wie z. B. Gedächtnisstörungen, Orientierungsverlust, Stimmungsschwankungen oder Depression.

Hausärzte und Geriater benutzen standardisierte Untersuchungen, um die Beeinträchtigungen zu erfassen und einzuschätzen, ob der Patient noch allein zuhause leben kann oder welche Unterstützung er braucht. Eine Einschätzung mithilfe standardisierter Tests bezeichnet man als hausärztlich-geriatrisches Basis-Assessment (assessment, engl. Bewertung, Einschätzung).

Merke

Die sogenannte Geriatrie, auch Altersmedizin genannt, ist die Lehre von den Krankheiten des alternden Menschen. Fachärzte in diesem Bereich werden entsprechend Geriater genannt.

Das **hausärztlich-geriatrische Basis-Assessment** ist für Patienten ab 70 Jahren vorgesehen, wenn aufgrund des Krankheitsverlaufes ein geriatrischer Versorgungsbedarf besteht. Hinweis auf einen solchen Bedarf sind z. B. Gehbehinderung, Schwindel, Schluckstörung oder Inkontinenz. Ziel der Untersuchung ist es, die aktuelle Situation des Patienten einzuschätzen und zu verbessern.

Bei Patienten, die bereits wegen einer demenziellen Erkrankung in einer Pflegeeinrichtung untergebracht sind, hätte eine solche Untersuchung keinen Sinn – ebenso wenig bei Patienten, die keinen Hinweis auf eine Beeinträchtigung geben.

Der Test kann von einer gut ausgebildeten Medizinischen Fachangestellten durchgeführt werden (Bild 1). Es ist sinnvoll, bei einem Patienten immer dieselben Tests anzuwenden, um im Verlauf die Ergebnisse vergleichen zu können. Daher werden standardisierte Untersuchungen durchgeführt.

Die verschiedenen **Tests erfassen unterschiedliche Bereiche**, wie
- die Aktivitäten des täglichen Lebens,
- die Mobilität,
- die kognitiven Fähigkeiten oder
- die Stimmungslage des alten Menschen.

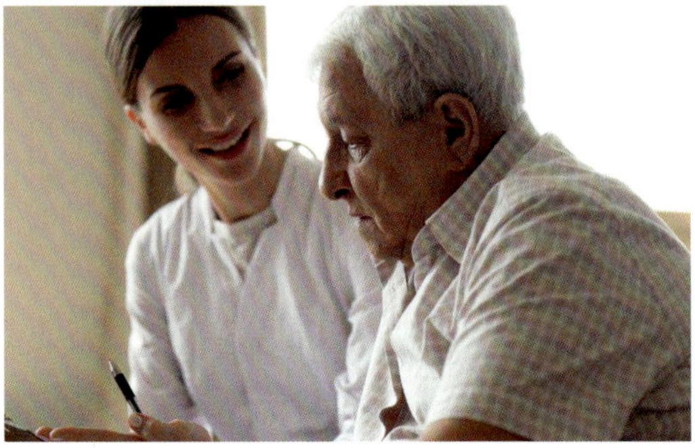

Bild 1 *MFA und Patient beim Assessment*

Erst wenn man alle Aspekte berücksichtigt, und zusätzlich die soziale und ökonomische Situation des Patienten mit einbezieht, bekommt man ein einigermaßen vollständiges Bild vom Zustand des Patienten.

Infos zu den Untersuchungen sind folgend aufgeführt. Es ist wichtig zu erwähnen, dass es bei allen Untersuchungen nicht nur darum geht, Defizite zu entdecken, sondern auch Ressourcen des Patienten.

Aktivitäten des täglichen Lebens

Zu den Aktivitäten, die jeder Mensch täglich verrichten muss, gehören Waschen, auf die Toilette gehen, sich selbstständig in der Wohnung bewegen, Treppen gehen und Essen. Diese Fähigkeiten werden im **Barthel-Test** abgefragt. Die Antworten geben einen Hinweis darauf, wie weit der Patient sich allein versorgen kann. Auch das Lachs-Screening gibt einen Überblick über den geriatrischen Status eines Patienten.

Mobilität

Um die Dinge des täglichen Lebens zu tun, muss man sich sicher bewegen können. Unsicherheit bei der Fortbewegung erhöht das Sturzrisiko. Ein Sturz im Alter kann ein Schicksalsschlag sein, denn er führt oft zu einer dauerhaften Einschränkung der Mobilität. Beim **Motilitätstest nach Tinetti** (MNT) wird untersucht, ob der Patient vom Stuhl aufstehen kann, wie sicher seine Balance im Stehen ist und wie er auf einen Stoß reagiert. Ein ähnlicher Test ist Timed up and go. Hierbei wird die Zeit gemessen, die der Patient braucht, um vom Stuhl aufzustehen, eine bestimmte Strecke zu gehen und zum Stuhl zurückzukehren.

Kognitiver Status

Auch die geistigen Funktionen sind für ein selbstständiges Leben unerlässlich. Nicht immer kann man schon aus einem Gespräch erschließen, wie weit ein Mensch sich erinnert und wie er neue Informationen verarbeitet. Ein einfacher Test ist der **Uhrentest**. Dabei muss der Patient in einen vorgezeichneten Kreis die Ziffern der Uhr eintragen. Werden die Zahlen an falschen Stellen eingetragen, ist das ein Hinweis auf das Vorliegen einer demenziellen Erkrankung (Bild 2).

Bei der **Mini-Mental-State-Examination** (MMSE) werden Fragen zur Orientierung gestellt, z. B.: Welcher Wochentag ist heute? Wo sind wir? Zusätzlich werden Aufgaben gestellt, z. B. soll der Patient einen Satz nachsprechen oder eine einfache Zeichnung kopieren.

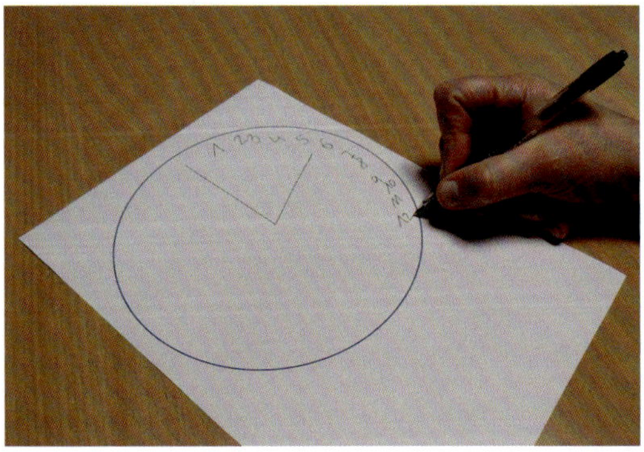

Bild 2 *Uhrentest einer Patientin mit Demenz*

Psychischer Zustand

Der psychische Zustand eines Menschen ist für die Bewältigung des Alltags ganz entscheidend, denn mit Zuversicht und Offenheit anderen Menschen gegenüber lassen sich viele Beschwerden besser ertragen. Gerade bei alten Menschen trifft man jedoch oft auf eine depressive Stimmungslage. Die **Geriatrische Depressions-Skala** (GDS) hilft, Depressionen zuerkennen und ihren Schweregrad zu bestimmen. Die Fragen beziehen sich auf die allgemeine Lebenszufriedenheit, auf Ängste und auf die Tendenz, sich zurückzuziehen.

9 Übungsaufgaben (die Lösungen finden Sie in der Europathek)

Der kranke Mensch

1. Welche Ziele hat die medizinische Behandlung?
2. Was versteht man unter der Compliance eines Patienten?
3. Woran ist die Qualität der Patientenversorgung in einer Arztpraxis zu erkennen?
4. Was können Ziele der Behandlung sein?
5. Welche sozialen Risikofaktoren begünstigen das Auftreten von Krankheiten?
6. Wann wird eine Krankheit als Kinderkrankheit bezeichnet?
7. Geben Sie Beispiele für Krankheiten, die überwiegend oder ausschließlich beim männlichen oder weiblichen Geschlecht auftreten.
8. Was ist eine Berufskrankheit?
9. Geben Sie Beispiele für Folgekrankheiten.

Kommunikation

1. Nennen Sie den Begriff für Kommunikation mit Worten.
2. Nennen Sie den Begriff für Kommunikation ohne Worte.
3. Welches sind die „vier Ohren", mit denen man eine Botschaft hören kann?
4. Mit welcher Sprache können sich Schwerhörige verständigen?
5. Herr Dr. König befragt Frau Werner nach der Vorgeschichte ihrer Gallenbeschwerden. Um welche Form der Anamnese handelt es sich?
6. Frau Dr. König befragt die Mutter des dreijährigen Peter, bei dem Fieberkrämpfe aufgetreten sind. Um welche Form der Anamnese handelt es sich?
7. Welche weiteren Schritte im Untersuchungsgang folgen auf die Anamnese?
8. Welche Verhaltensweisen und welche Symptome weisen auf häusliche Gewalt hin?
9. Warum ist bei einem Verdacht auf häusliche Gewalt die Dokumentation der Befunde besonders wichtig?
10. Welche Verhaltensweisen und welche Symptome weisen auf Kindesmisshandlung hin?

Körperliche Untersuchung

1. Welche Aufgabe kann die MFA bei der Erhebung der Anamnese übernehmen?
2. Welche Symptome kann man bei der Inspektion eines Patienten erkennen?
3. Linda Schramm hat starke Bauchschmerzen und wird deshalb untersucht. Frau Dr. König tastet ihren Bauch ab. Wie heißt diese Untersuchung?
4. Welche Organe kann man mithilfe der Perkussion untersuchen?
5. Mit welchem Instrument werden Organe auskultiert?
6. Welche Organe können mithilfe der Auskultation untersucht werden?

Nervensystem

1. Nennen Sie Abschnitte des Gehirns und ihre Aufgaben.
2. In welchem Teil des zentralen Nervensystems werden die Reflexe gesteuert?
3. Welche Aufgabe hat die Hirnanhangsdrüse?
4. Wie viele periphere Nervenpaare gehen vom Rückenmark ab?
5. Welche Symptome weisen auf einen akuten Schlaganfall hin?
6. Welche Patienten haben ein erhöhtes Risiko für einen Schlaganfall?
7. Welcher Botenstoff im Gehirn wird bei Herrn Zimmermann zu wenig gebildet?
8. Welche Gedächtnisleistung ist bei der Entstehung der Demenz zuerst beeinträchtigt?
9. Welche beiden Typen von Demenz werden unterschieden?
10. Bei der Einschätzung des Pflegebedarfs eines Demenzkranken werden „Aktivitäten des täglichen Lebens" zugrunde gelegt. Was gehört zu den Aktivitäten des täglichen Lebens?

Auge

1. Wo werden die Tränen gebildet?
2. Welche Aufgabe hat die Tränenflüssigkeit?
3. Wie heißt der Begriff für die Anpassung der Linse an Nah- und Fernsicht?
4. Welche Aufgabe haben die Stäbchen?
5. Welche Aufgabe haben die Zapfen?
6. In welchem Teil des Auges wird das Kammerwasser produziert?
7. Wohin wird das Kammerwasser abgeleitet?
8. Wie hoch ist der normale Augeninnendruck?
9. Welche Aufgaben haben die Augenlider?
10. Was bedeuten „blinder Fleck" und „gelber Fleck" auf der Netzhaut?
11. Beschreiben Sie den akuten Glaukomanfall.
12. Welche krankhaften Veränderungen am Auge kann man beim grauen Star feststellen?
13. Nennen Sie Ursachen bzw. Risikofaktoren für den grauen Star.
14. In welcher Einheit wird die Stärke eines Brillenglases angegeben?
15. Mit welcher Linsenform wird die Kurzsichtigkeit korrigiert?
16. Mit welcher Linsenform wird die Weitsichtigkeit korrigiert?
17. Bei welcher Veränderung des Auges ist eine Lesebrille erforderlich?

Ohr

1. Beschreiben Sie den Weg des Schalls vom äußeren Gehörgang bis zum Innenohr.
2. Welche Aufgaben haben die Gehörknöchelchen?
3. Welche Räume verbindet die Ohrtrompete?
4. In welchem Abschnitt des Innenohrs wird eine geradlinige Beschleunigung registriert?
5. In welchem Abschnitt des Innenohrs wird eine Drehbeschleunigung registriert?
6. Welche Aufgabe hat die Schnecke des Innenohres?
7. Welche Symptome weisen auf eine Mittelohrentzündung hin?
8. In welchem Abschnitt des Ohres wird der Schall aufgefangen?
9. In welchem Frequenzbereich kann das menschliche Ohr Schallwellen wahrnehmen?
10. Wie heißen die drei Gehörknöchelchen?
11. In welchem Teil des Schädels liegt das Innenohr?
12. Wo werden die Schallwellen in Sinnesreize umgewandelt?
13. Wie können sich gehörlose Menschen verständigen?
14. Was ist die Folge, wenn bei einem Kind eine Schwerhörigkeit nicht erkannt wird?
15. Welche Störung liegt bei einer Otosklerose vor?
16. Welche Risikofaktoren begünstigen einen Hörsturz?
17. Welches sind typische Symptome der Otitis media?

Psychische Erkrankungen

1. Welche körperlichen Symptome können bei einer Depression auftreten?
2. An welche Gefahr muss man bei einer Depression immer denken?
3. Wie nennt man Ängste vor bestimmten Situationen, z. B. Aufenthalt in engen Räumen?
4. Erklären Sie den Begriff „Psychosomatische Krankheit".
5. Geben Sie Beispiele für verschiedene Essstörungen.
6. Welche Komplikation kann eintreten, wenn ein Alkoholiker abrupt den Alkoholkonsum unterbricht?
7. Welche sozialen Folgen kann Alkoholismus haben?
8. Mithilfe welcher Einrichtung kann ein Alkoholkranker nach dem Entzug langfristig stabilisiert werden?
9. Welche körperlichen Folgen kann ein erhöhter Alkoholkonsum haben?

Lernfeld 3
Praxishygiene und Schutz vor Infektionskrankheiten organisieren

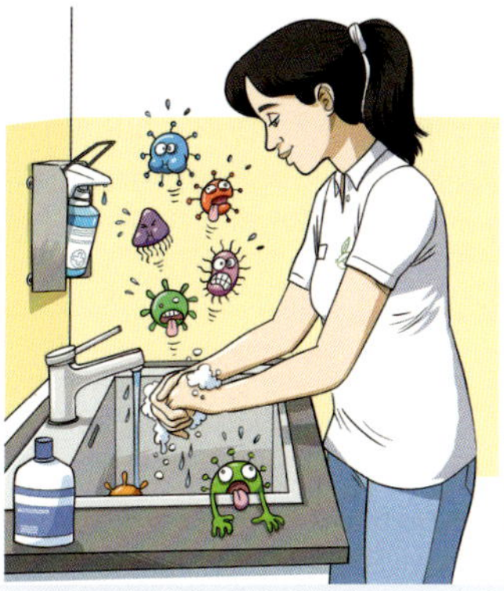

Praxisfall: Der erste Arbeitstag

Mit großer Freude und neugierig auf die neue Umgebung beginnt Svenja Kaiser ihren ersten Ausbildungstag in der Praxis. Nachdem die Erstkraft Frau Meyer ihr den Umkleideraum gezeigt und die Arbeitskleidung überreicht hat, weist sie Svenja in die Hygienevorschriften ein und zeigt ihr, wo sie sich die Hände waschen kann.

Svenja weiß bereits, dass es „ansteckende" Krankheiten gibt und möchte nun wissen wie sie sich und andere vor diesen Erkrankungen schützen kann. Frau Meyer erklärt ihr, dass das Wissen um die Mikroorganismen seit ihrer Entdeckung vielen Menschen das Leben gerettet hat.

3

Gesundheitsschutz, Sicherheit und Hygiene sind unerlässliche Prinzipien der medizinischen Versorgung. Durch die zunehmende Verlagerung von Operationen aus dem stationären Bereich in die ambulante Praxis der niedergelassenen Ärzte gewinnt das Hygienemanagement immer mehr an Bedeutung. Auch in Praxen ohne operative Tätigkeit spielt die Hygiene und somit der Infektionsschutz eine große Rolle. Kenntnisse in diesem Bereich dienen nicht nur dem Schutz der Mitarbeiter eines Praxisteams, sondern auch den Patienten. Alle Mitarbeiter einer Arztpraxis müssen in der Lage sein, Maßnahmen zum Schutz vor Infektionen zu treffen.

Mit dem Begriff **Hygiene** werden alle Maßnahmen zur Förderung und Erhaltung der Gesundheit zusammengefasst. In das Gebiet der **Praxishygiene** fallen zusätzlich alle Maßnahmen zum Schutz vor Unfällen und Infektionen. Dazu gehören auch Grundkenntnisse der **Mikrobiologie** und der **Infektionslehre** sowie über den Aufbau des Immunsystems. Um die Ursache von Infektionen zu verstehen, ist es wichtig, sich mit dem Aufbau lebender Organismen und somit der Zelle, dem Grundbaustein des menschlichen Organismus, auseinanderzusetzen. Die meisten Mikroorganismen bestehen aus einer einzigen Zelle.

1 Die Zelle

Der menschliche Körper setzt sich aus einer sehr großen Anzahl von Zellen zusammen. Er entsteht ursprünglich aus einer einzigen Zelle, der Verschmelzung von Ei- und Samenzelle. Aus dieser einen Zelle bilden sich durch Teilung zwei Zellen, aus diesen vier, dann acht und so weiter, bis aus Billionen von Zellen der menschliche Körper erwachsen ist (Bild 1). Nur wenige Tage nach der Befruchtung differenzieren sich die ursprünglich gleich aussehenden Zellen zu verschiedenen Zellverbänden, aus denen später die verschiedenen Gewebetypen des Körpers entstehen. Die Organe des Körpers setzen sich aus diesen unterschiedlichen Gewebetypen zusammen.

Die **Zelle** ist somit die kleinste selbstständige Einheit aller Lebewesen. Manche Lebewesen, die sogenannten **Einzeller**, bestehen nur aus einer einzigen Zelle. Der menschliche Körper dagegen besteht aus einer Vielzahl verschiedener Zellen. Der Mensch ist ein **Viel-** oder **Mehrzeller**.
Die Lehre von der Zelle wird **Zytologie** genannt.

Merke

Die Zelle ist die kleinste lebende Einheit des menschlichen Körpers.

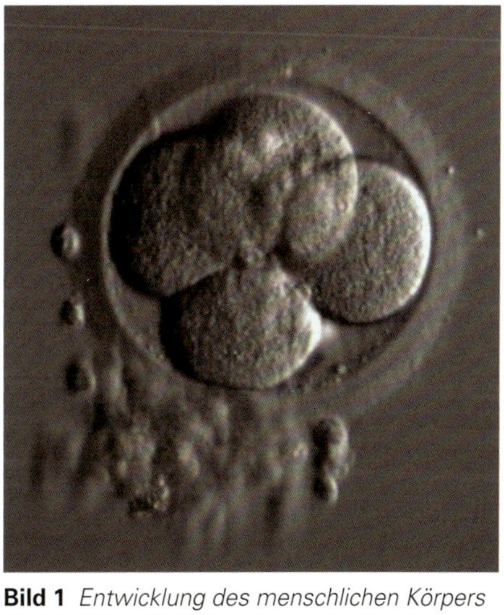

Bild 1 *Entwicklung des menschlichen Körpers im Vierzellstadium*

Alle Zellen des Körpers haben, mit wenigen Ausnahmen, gemeinsame **Grundeigenschaften**:

- Sie haben einen eigenen Stoffwechsel.
- Sie reagieren auf Reize und können Informationen verwerten.
- Sie können sich entwickeln und wachsen.
- Sie vermehren sich durch Zellteilung.

Einige Zellen haben zusätzlich die Fähigkeit sich zu bewegen: Leukozyten können zum Ort einer Entzündung wandern, Muskelzellen bewegen sich bei ihrer Tätigkeit.

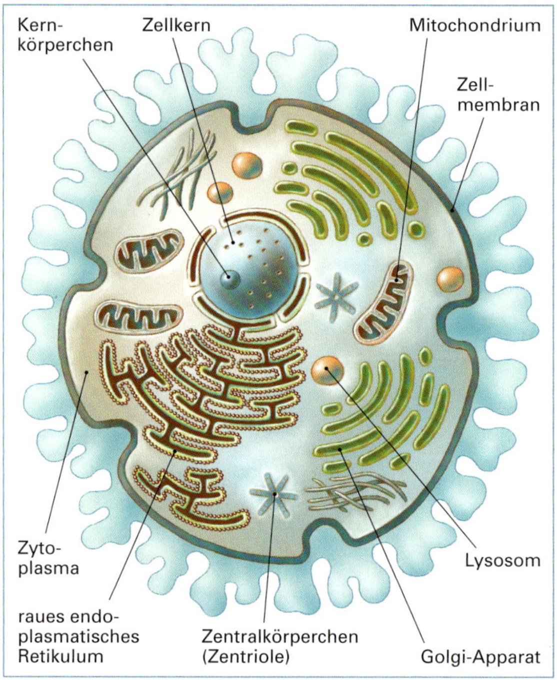

Bild 1 *Zelle mit Zellorganellen*

1.1 Aufbau der Zelle

Zellen haben unterschiedliche Größen und Formen. Manche messen nur wenige Mikrometer, andere sind einige Millimeter groß. Die menschlichen Zellen sind, mit Ausnahme der Eizelle, mit dem bloßen Auge nicht erkennbar. Sie sind nur unter dem **Mikroskop** zu sehen.

Die unterschiedlichen **Zellformen** richten sich nach ihren verschiedenen Funktionen. Es gibt runde, ovale, längliche oder unregelmäßig geformte Zellen.

Alle Zellen haben den gleichen Aufbau (Bild 1). Jede Zelle ist von einer Hülle, der **Zellmembran**, umgeben, die sie von ihrer Umgebung abgrenzt. Komplizierte chemische Mechanismen kontrollieren an dieser Zellgrenze, was in die Zelle hinein gelangen darf und was aus ihr heraustransportiert werden soll. Das Innere einer Zelle nennt man **Zytoplasma**. Es enthält **Wasser** mit darin **gelösten Stoffen**, außerdem die **Zellorganellen** und einen meist mittig gelegenen **Zellkern**.

1.1.1 Zellorganellen

Eine Zelle ist mit einer kleinen Fabrik vergleichbar, die verschiedene Produkte herstellt. Dabei bilden die Nahrung und der Sauerstoff die „Rohstoffe", die über die Atmungs- und Verdauungsorgane zugeführt werden. Den „Fabrikarbeitern" entsprechen die **Enzyme** einer Zelle und den „Maschinen" dieser Zellfabrik die verschiedenen **Zellorganellen** (Bild 1). Jedes Organell hat innerhalb der Zelle ganz bestimmte Aufgaben zu erfüllen.
Diese reichen von der Energiebeschaffung für den Zellstoffwechsel über alle Verdauungsvorgänge in der Zelle bis hin zu den Prozessen bei der Zellteilung. Die Zellorganellen und ihre Aufgaben sind in Tabelle 1 zusammengestellt. Das „Produkt" der Fabrik Zelle sind verschiedene neue Zellbausteine.

Zellorganelle	Hauptaufgabe/Funktion
Mitochondrium	Energiegewinnung
raues und glattes endoplasmatisches Retikulum	Eiweißstoffwechsel und Stofftransport
Ribosomen	Eiweißsynthese
Golgi-Apparat	Stoffwechsel, Bildung und Speicherung von Sekreten
Zentriole	Beteiligung an der Zellteilung
Lysosomen	Abbau und Entsorgung verschiedener Substanzen

Tabelle 1 *Aufgaben und Funktion der Zellorganellen*

1.1.2 Zellkern

Der Zellkern (Nukleus) der menschlichen Zelle enthält die Erbsubstanz in Form von **Chromosomen**, die ihrerseits aus **Desoxyribonukleinsäure** (abgekürzt DNS oder international DNA) bestehen. Einzelne Abschnitte auf den Chromosomen nennt man **Gene**.
Der Mensch besitzt **46 Chromosomen**, von denen jeweils 2 ein Paar bilden. Man spricht deshalb auch von **23** Chromosomenpaaren. **22 Chromosomenpaare** sind nicht geschlechtsgebundene Chromosomen, sogenannte **Autosomen**, **1 Paar** besteht aus den **Geschlechtschromosomen** (Gonosomen). Bei der Frau bestehen die Geschlechtschromosomen aus zwei X-Chromosomen, beim Mann aus einem X- und einem Y-Chromosom.

Der Zellkern wird zur Teilung der Zelle benötigt. Zellen ohne Zellkern können sich nicht teilen.

Merke

Die meisten Zellen besitzen einen **Zellkern**, der die Erbinformation in Form von Chromosomen enthält.
Frauen haben 44 Autosomen + 2 Geschlechtschromosomen XX.
Männer haben 44 Autosomen + 2 Geschlechtschromosomen XY.

1.2 Zellteilung

Damit aus der einen Zelle zu Beginn des menschlichen Lebens viele Zellen werden und schließlich ein Organismus wächst, müssen diese sich fortwährend teilen. Im Mutterleib und auch nach der Geburt findet ein ständiges Wachstum des Körpers und der Organe statt, folglich auch viele Zellteilungen. Auch nachdem das Körperwachstum am Ende der Pubertät abgeschlossen ist, teilen sich die Zellen weiter.

Manche Zellen haben nur eine kurze Lebensdauer und müssen ständig ersetzt werden, andere unterliegen Reparaturvorgängen, etwa nach Verletzungen, wieder andere erneuern sich nie. Die Teilung von Zellen heißt **Mitose**. Am Ende der Mitose muss jede Tochterzelle dasselbe Erbmaterial wie die Mutterzelle enthalten (Bild 1).

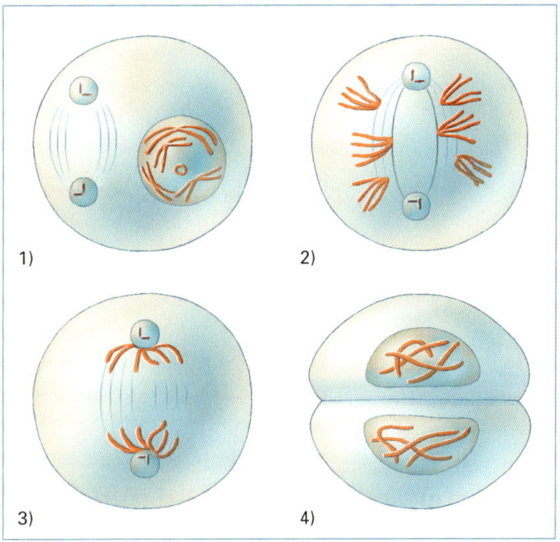

Bild 1 *Stadien der Mitose*

Die zweite Art einer Zellteilung wird nötig, wenn sich eine Eizelle bzw. Samenzelle auf die Befruchtung vorbereitet. Bei dieser Teilung, der **Meiose**, wird der Chromosomensatz auf die Hälfte reduziert. Dies ist nötig, weil bei der **Befruchtung** die Erbmaterialien von Eizelle und Samenzelle zusammenkommen und eine neue Zelle bilden: die **befruchtete Eizelle**, die wieder 46 Chromosomen enthält. Mitose und Meiose verlaufen in mehreren unterschiedlich lang andauernden Phasen.

Fehler bei der Zellteilung

Nicht immer verläuft eine Zellteilung regelrecht. Bei sogenannten spätgebärenden Frauen (älter als 35 Jahre) besteht ein erhöhtes Risiko, dass sie ein Kind mit Chromosomenfehlern zur Welt bringen. Eine besondere Rolle kann daher die Chromosomenuntersuchung in der **vorgeburtlichen** (pränatalen) Diagnostik spielen. Eltern, die sich eine Aufklärung über mögliche Fehlbildungsrisiken ihrer zukünftigen Kinder wünschen, können eine **genetische Beratung** in Anspruch nehmen. Dabei werden sie auch über mögliche Untersuchungen informiert.

Möchte eine Frau beispielsweise wissen, ob ihr ungeborenes Kind ein dreifach vorhandenes **21. Chromosom** (Trisomie 21, Down-Syndrom) aufweist, werden die Chromosomen daraufhin untersucht. Bei der **Chromosomenuntersuchung** wird die Zellteilung in dem Stadium unterbrochen, in dem die Chromosomen gut sichtbar sind. Sie werden fotografiert, geordnet und gezählt. Heute geschieht dies größtenteils mittels Computer. Diese geordnete Darstellung nennt man **Karyogramm** (Bild 2).

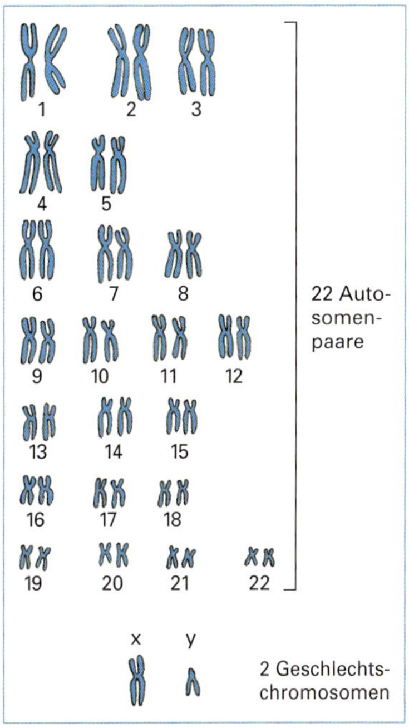

Bild 2 *Chromosomensatz des Mannes, Karyogramm*

1.3 Phagozytose

Zellen können schädliche Stoffe aktiv in sich aufnehmen und vernichten. Diesen Vorgang nennt man Phagozytose. Sie spielt eine Rolle bei der Immunabwehr des Körpers, die gegen Fremdkörper und Krankheitserreger gerichtet ist.

Die Lysosomen liefern ein Enzym, mit dem sie die zellfremden Stoffe auflösen (Bild 1). Wurde ein zellfremder Teil phagozytiert, verbleiben unverdauliche Reste entweder in der Zelle oder sie werden ausgeschleust.

Folgende Arten von weißen Blutkörperchen (Leukozyten) sind zur Phagozytose befähigt:

- Mikrophagen (neutrophile und eosinophile Granulozyten)
- Makrophagen (Monozyten)

Diese Zellen des Immunsystems werden auch „Fresszellen" genannt.

Merke

Phagozytose nennt man das Fressen und Verdauen von Fremdstoffen innerhalb der Zelle.

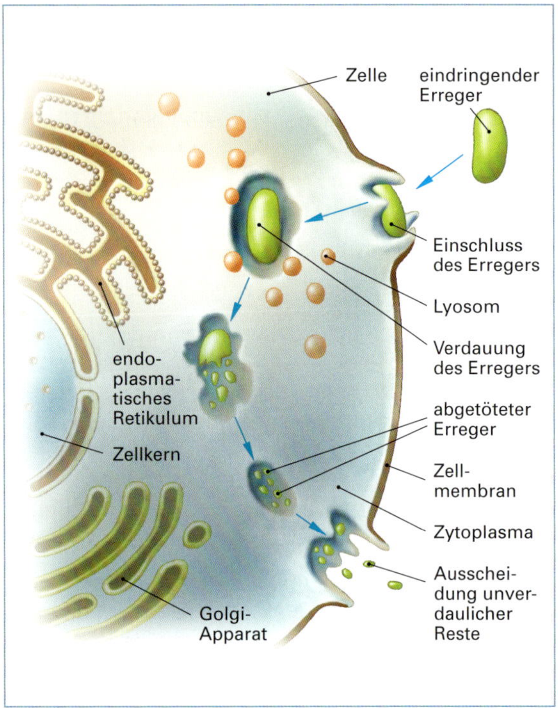

Bild 1 *Phagozytose*

1.4 Untersuchungsmethoden der Zelle

Zur Betrachtung von menschlichen Zellen oder Einzellern wie z. B. Bakterien wird ein Gerät benötigt, das diese Objekte vergrößert: ein **Lichtmikroskop** (Bild 2a).

Ein Mikroskop kann Objekte aber nicht unendlich vergrößern, sondern hat seine Grenze bei einem Auflösungsvermögen von ca. **200 nm** (Nanometer). Dies ist durch die Wellenlänge des sichtbaren Lichts bedingt. Das bedeutet, dass Zellen und oftmals auch der Zellkern oder sogar der in der Teilung befindliche Kern erkennbar sind, Mitochondrien oder andere Zellorganellen jedoch nicht mehr.

Möchte man ganz kleine Objekte bis hin zu den **Atomen** sehen, benötigt man ein **Elektronenmikroskop** (Bild 2b).

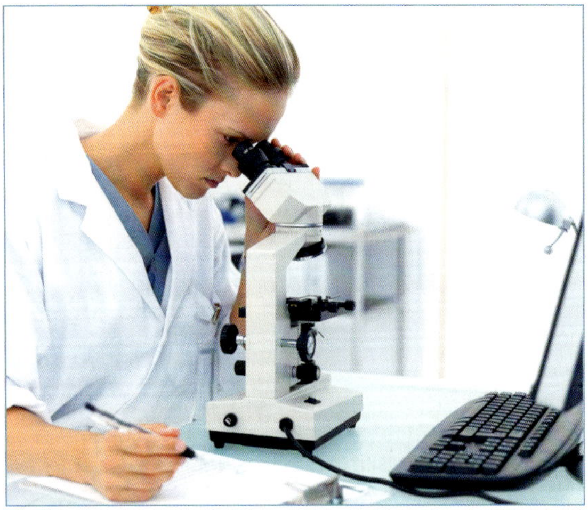

Bild 2a) *Mikroskopieren mit einem Lichtmikroskop*

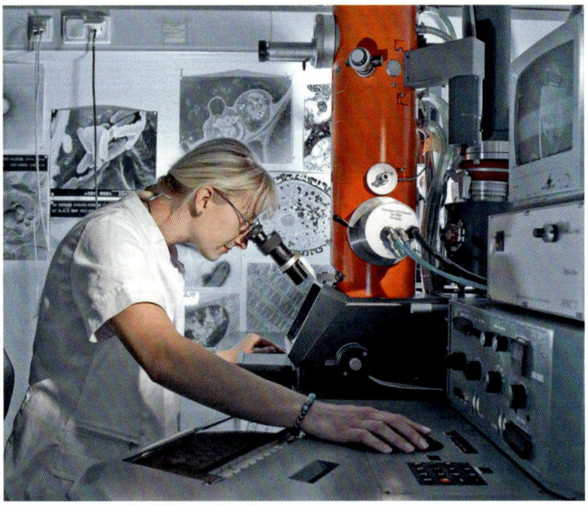

Bild 2b) *Arbeit am Elektronenmikroskop*

2 Medizinische Mikrobiologie

Zu den Lebewesen auf der Erde zählen nicht nur Menschen, Tiere und Pflanzen, sondern auch weitere Organismen. Diese sind so klein, dass sie mit bloßem Auge nicht zu erkennen sind. Deshalb bezeichnet man sie als **Mikroorganismen** (Bild 1), umgangssprachlich auch „Mikroben" genannt.

Die **Medizinische Mikrobiologie** (Lehre von den Kleinstlebewesen) befasst sich mit diesen Mikroorganismen. Hierzu gehören:

- Bakterien
- Pilze
- Viren
- Protozoen (tierische Einzeller)

Mehrzellige tierische Parasiten zählen nicht mehr zu den Mikroorganismen, da sie meist mit dem bloßen Auge sichtbar sind. Zu ihnen zählen:

- Würmer
- Flöhe
- Läuse
- Wanzen
- Zecken
- Milben

Eine ganz eigenständige Gattung bilden **Prionen.** Sie zählen weder zu den Mikroorganismen, noch zu den Parasiten, sondern sind pathogene Glykoproteine (krankmachende Eiweißmoleküle).

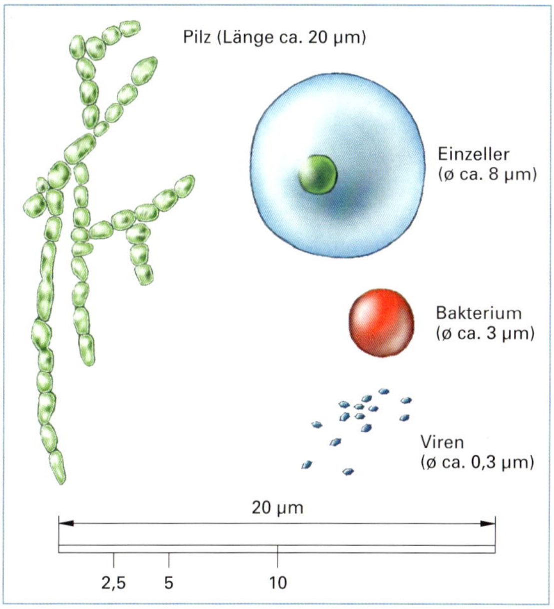

Bild 1 *Größenverhältnis verschiedener Mikroorganismen*

3

2.1 Mensch und Mikroorganismen

In und auf dem menschlichen Körper lebt eine Vielzahl von Mikroorganismen, die in ihrer Gesamtheit als **Mikrobiom** bezeichnet werden. Der Körper eines Erwachsenen wird von ca. 1 Billiarde solcher Mikroorganismen besiedelt, die mehrheitlich keinen Schaden verursachen oder sogar nützlich sind. Das Mikrobiom macht rund 1 bis 3 Prozent des Körpergewichtes aus, das entspricht ca. 2 kg Körpergewicht beim Erwachsenen. Der Großteil lebt im Darm und auf der Haut.

Die folgenden Begriffe helfen, die Beziehung zwischen Mensch und Mikroorganismen zu verstehen.

Wirt: Ein Mensch oder Organismus, der einen anderen (Mikro-)Organismus „beherbergt", egal ob dieser ihm nutzt oder schadet, wird als **Wirt** bezeichnet. Eine Zelle, die von einem Virus befallen wird, wird daher auch **Wirtszelle** genannt (Bild 2).

Symbiose: Der Körper beherbergt Mikroorganismen, die ihm nicht schaden, sondern sogar nutzen. Ein Beispiel hierfür sind die Kolibakterien. Sie leben im Darm, ernähren sich von den Resten des Speisebreis und produzieren das für die menschliche Blutgerinnung wichtige **Vitamin K**. Diese Lebensgemeinschaft zum gegenseitigen Nutzen heißt **Symbiose**.

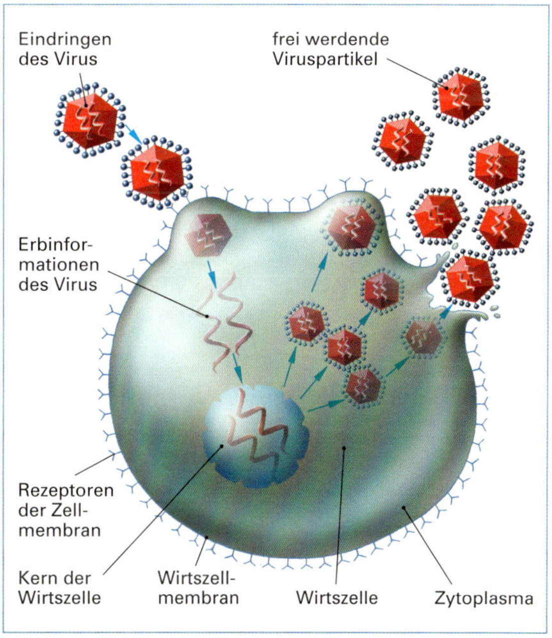

Bild 2 *Grippevirus in einer Wirtszelle*

Parasitismus: Es gibt auch Organismen, die dem Körper schaden und ihn ausnutzen. Diese sogenannten **Schmarotzer** oder **Parasiten** leben auf Kosten anderer. Sie ernähren sich von anderen Lebewesen oder nutzen diese zu Fortpflanzungszwecken. Hierzu zählen unter anderem Viren, Würmer, Läuse, Flöhe, Wanzen und Milben.

Kommensalismus: Profitiert ein Lebewesen von einem anderen Organismus, schadet ihm dabei aber nicht, handelt es sich um einen **Kommensalen**. Nach einer Infektion mit **Windpockenviren** beispielsweise leben diese weiter in Teilen der Nervenzellen, ohne ihrem Wirt zu schaden. Erst wenn bei diesem Menschen eine Immunschwäche vorliegt, werden die Viren wieder aktiv und verursachen die Zweitinfektion **Gürtelrose**.

Pathogenität ist die Fähigkeit eines Mikroorganismus – im Folgenden auch Keim genannt –, eine Erkrankung auszulösen (er wird dann als **pathogen** bezeichnet). Sie ist bei den verschiedenen Keimen unterschiedlich ausgeprägt. Im Gegensatz dazu lösen **apathogene** Keime keine Krankheiten aus. Es wird zusätzlich zwischen fakultativ und obligat pathogenen Keimen unterschieden.

Fakultativ pathogen heißt, dass ein Keim nur unter bestimmten Umständen krank macht, wenn beispielsweise das Immunsystem geschwächt ist oder ein Kolibakterium vom Darm in die Harnwege gelangt. Nach einer Behandlung mit Antibiotika können fakultativ pathogene Hefepilze im Mund eine Pilzerkrankung hervorrufen, obwohl sie zu den normalen Bewohnern der Mundschleimhaut gehören.

Obligat pathogen bedeutet, dass ein Erreger unabhängig von der Abwehrlage eines Organismus eine Infektion hervorrufen kann. Obligat pathogene Keime leben normalerweise nicht in einem gesunden Körper und lösen fast immer eine Erkrankung aus.

Ob ein pathogener Keim krank macht, hängt auch von seiner Infektionskraft, der sogenannten **Virulenz**, ab. Diese wiederum wird von verschiedenen Virulenzfaktoren beeinflusst, z. B. ob ein Bakterium eine Kapsel hat oder ob es ein **Toxin** (Giftstoff) enthält.

Merke

Pathogene Keime sind krank machende Erreger.
Als apathogene Keime werden alle nicht krank machenden Mikroorganismen bezeichnet.

2.2 Bakterien

Bakterien sind einzellige Lebewesen. Ihre DNS befindet sich in keinem abgegrenzten Zellkern wie in menschlichen Zellen, sondern liegt als sogenanntes **Kernäquivalent** frei im Zytoplasma. Zusätzliches Erbmaterial befindet sich im ringförmigen **Plasmid** (Bild 1). Der Grundaufbau aller Bakterien ist gleich. Manche haben zusätzliche Strukturen, wie z. B. Geißeln (Bild 2), um sich fortzubewegen, oder Kapseln zu ihrem eigenen Schutz. Nur circa 30 Bakterienarten verursachen 90 % aller bakteriellen Infektionserkrankungen.

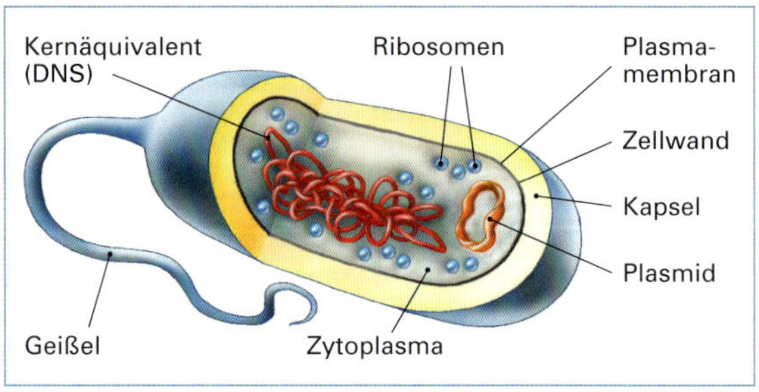

Bild 1 *Allgemeiner Aufbau eines Bakteriums*

Einteilung der Bakterien

Die vielen verschiedenen Bakterienarten werden anhand ihrer Merkmale unterschieden. **Fünf Kriterien** werden für die Einteilung herangezogen:

- Form
- Anfärbbarkeit nach Gram
- Verhalten gegenüber Sauerstoff
- Vorhandensein von Geißeln (Bild 2)
- Sporenbildung

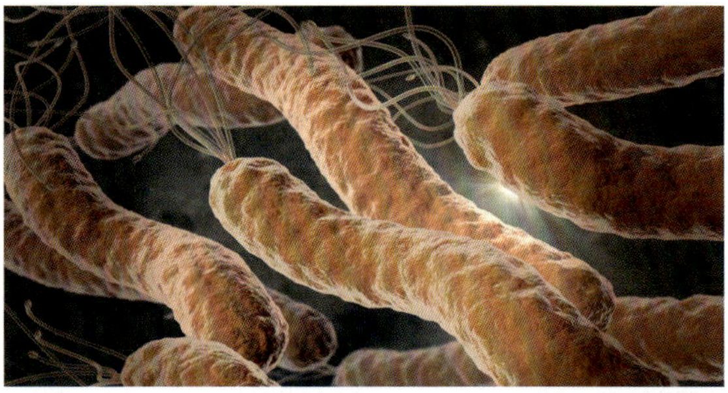

Bild 2 *Bakterien mit Geißeln*

2.2.1 Bakterienformen

Bei der Beobachtung von Bakterien unter dem Mikroskop lassen sich drei verschiedene äußere Formen unterscheiden (Bild 1):

- runde Bakterien
- stäbchenförmige Bakterien
- schraubenförmige Bakterien

Runde, kugelförmige Bakterien werden auch **Kokken** genannt. Folgende Kokken werden unterschieden:

- **Staphylokokken:** Sie liegen in Trauben oder in einer Ansammlung.
- **Streptokokken:** Sie liegen wie bei einer Perlenkette aufgereiht hintereinander.
- **Diplokokken:** Sie liegen paarweise vor.

Stäbchen sind längliche Bakterien, die oft zusätzlich mit Geißeln ausgestattet sind.

Schraubenförmige Bakterien, **Spirochäten**, sind schlangen- oder schraubenförmig gewunden (Bild 1).

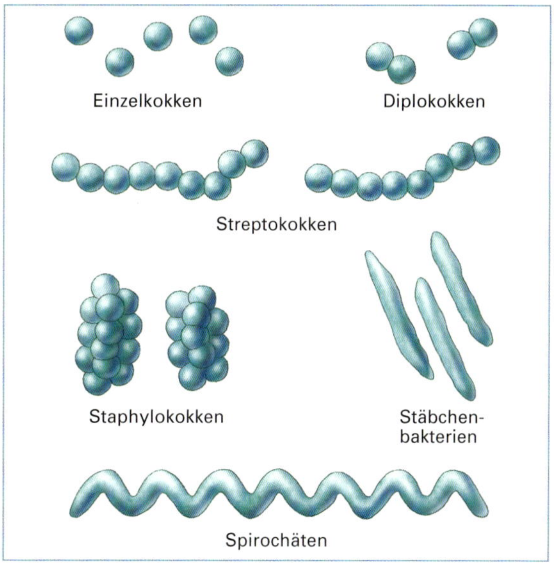

Bild 1 *Verschiedene Bakterienformen*

2.2.2 Färbeverhalten nach Gram

Um Bakterien voneinander zu unterscheiden, werden sie mit Farbstoffen markiert. Eine häufig angewandte Färbemethode ist die **Gram-Färbung**.

Die unterschiedliche Anfärbbarkeit beruht auf den verschiedenen chemischen und physikalischen Eigenschaften der verschiedenen Bakterienzellwände. Je nach Farbe wird das Ergebnis als **gramnegativ** (rot) oder **grampositiv** (blau) bezeichnet.

Merke

Gramnegativ bedeutet, dass sich die Bakterien rot anfärben.

Grampositiv bedeutet, dass sich die Bakterien blau anfärben.

Erfinder der Gram-Färbung

Der dänische Arzt und Pharmakologe Hans Christian J. Gram (1853–1938) entwickelte die Gram-Färbemethode, um verschiedene Bakterienformen unter dem Mikroskop unterscheiden zu können.

2.2.3 Verhalten der Bakterien gegenüber Sauerstoff

Von Bedeutung für Bakterien ist der Sauerstoffgehalt ihrer Umgebung. Arten, die ohne Sauerstoff leben können, werden **anaerobe Bakterien** genannt. Arten, die für ihren Stoffwechsel Sauerstoff benötigen, bezeichnet man als **aerobe Bakterien**.

Merke

Aerobe Bakterien können nur mit Sauerstoff leben.
Anaerobe Bakterien können nur ohne Sauerstoff leben.
Fakultativ anaerobe Bakterien leben vorzugsweise mit Sauerstoff, können aber auch ohne ihn existieren.

2.2.4 Geißeln

Geißeln sind fadenförmige Gebilde, die aktiv bewegt werden können. Mit ihnen können sich Bakterien sehr schnell fortbewegen. Sie können sich an unterschiedlichen Stellen befinden (Bild 2, S. 58).

2.2.5 Sporen

Zum Überleben benötigen Bakterien günstige Umweltbedingungen. Da sie diese nicht immer vorfinden, bilden einige Bakterien Dauerstadien, sogenannte **Sporen**, die ihnen helfen, auch schlechte Umweltbedingungen, wie z. B. Kälte, Trockenheit, Hitze oder Dürren zu überstehen und jahrelang zu überleben.

Werden die Bedingungen wieder günstig, wandelt sich die Spore zum Bakterium zurück und kann sich wie gewohnt teilen. Ein Beispiel für diese Lebensform sind die **Tetanusbakterien**, die sich als Sporen im Erdreich aufhalten und durch Verletzungen in die Haut des Menschen eindringen können.

Aerobe Sporenbildner heißen **Bazillen**, anaerobe Sporenbildner **Clostridien**.

Die Entdeckung des Penicillins

Die Entdeckung der Antibiotika durch verschiedene Wissenschaftler im 19. und 20. Jahrhundert gehört zu den bedeutendsten Entdeckungen der Medizingeschichte.

Einer dieser Wissenschaftler war der schottische Bakteriologe **Alexander Fleming**, der 1928 per Zufall entdeckte, dass der in seine Staphylokokken-Kulturen hineingeratene Schimmelpilz **Penicillium** (Bild 1) eine keimtötende Wirkung hatte. Für diese Entdeckung erhielt er 1945 den Nobelpreis.

2.2.6 Behandlung bakterieller Erkrankungen

Bakterien können mit **Antibiotika** behandelt werden. Es handelt sich hierbei um Medikamente, die auf verschiedene Weise wirken:

- **Bakteriostatisch:** Die Bakterien werden an der Vermehrung gehindert, aber nicht abgetötet.
- **Bakteriozid:** Die Bakterien werden abgetötet, indem ihre Stoffwechselvorgänge blockiert werden, sie sind aber weiterhin physisch vorhanden.

Wenn dabei die Zellwand aufgelöst wird, spricht man von **Bakteriolyse**.

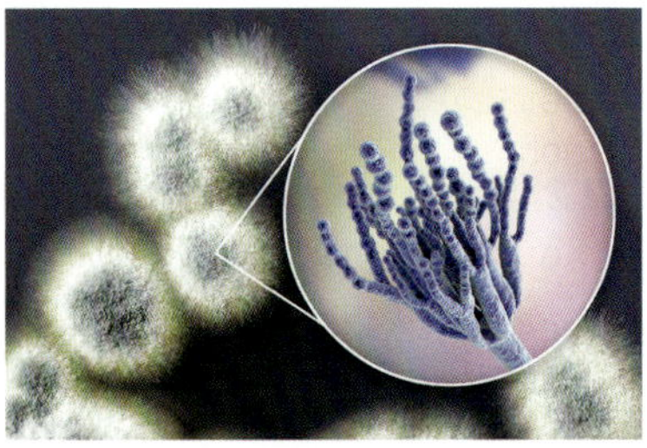

Bild 1 *Schimmelpilz Penicillium*

2.3 Viren

Im Gegensatz zu den Bakterien sind Viren Zellparasiten. Tabelle 1 zeigt weitere Unterschiede zwischen Viren und Bakterien. Viren besitzen keinen eigenen Stoffwechsel und sind zur Vermehrung immer auf **Wirtszellen** (siehe Kap. 2.1, S. 57) angewiesen.

Viren befallen sowohl Bakterien als auch pflanzliche, tierische und menschliche Zellen. In ihrem Inneren befindet sich entweder **RNS** (Ribonukleinsäure) **oder DNS** (Desoxyribonukleinsäure). Aus diesem Grund benötigen Viren eine **Wirtszelle**, um sich vermehren zu können, da jede Zelle **RNS und DNS** zur Vermehrung braucht. Die Wirtszelle geht nach der Vermehrung des Virus zugrunde.

Viren lassen sich aufgrund ihrer Größe nur mithilfe eines Elektronenmikroskops betrachten (siehe Kap. 1.4., S. 56). Einige Viren können mit Virustatika behandelt werden.

Merke

Viren sind Zellparasiten. Sie sind auf eine Wirtszelle angewiesen. Unter einem Lichtmikroskop sind sie nicht sichtbar.

Eigenschaften	Bakterien	Viren
unterm Lichtmikroskop sichtbar	ja	nein
unterm Elektronenmikroskop sichtbar	ja	ja
eigener Stoffwechsel	ja	nein
eigenständige Vermehrung	ja	nein
auf Wirtszelle angewiesen	nein, Ausnahme: Chlamydien	ja
RNS und DNS vorhanden	ja	entweder RNS oder DNS
mit Antibiotika behandelbar	ja	nein

Tabelle 1 *Vergleich zwischen Bakterien und Viren*

2.3.1 Aufbau eines Virus

Ähnlich wie Bakterien haben auch Viren einen gemeinsamen Bauplan. Im Inneren des Virus befindet sich als Nukleinsäure entweder RNS oder DNS. Dementsprechend werden die Viren in **RNS-Viren** und **DNS-Viren** eingeteilt. Die Nukleinsäuren sind von einer **Proteinhülle** (Kapsid) umgeben (Bild 1). Bei einem Teil der Viren gibt es zusätzlich noch eine **Virushülle**, die aus Lipidproteinen besteht. Die **Größe** der Viren liegt zwischen 20 und 300 nm.

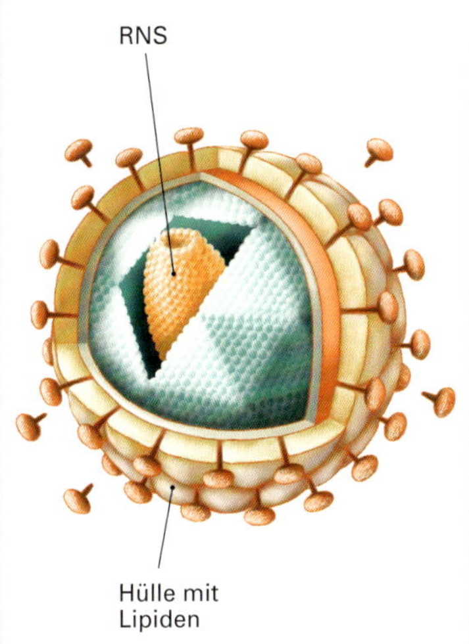

Bild 1 *HI-Virus, Eiweißkapsel und RNS*

2.3.2 Virusvermehrung

Zu Beginn seiner Vermehrung heftet sich das Virus an die Zellmembran der Wirtszelle und schleust sein Erbmaterial (RNS oder DNS) in das Zellinnere ein. Das Viruserbmaterial wird von der Wirtszelle in die eigene Erbsubstanz eingebaut und zwingt sie, neue Viren zu produzieren. Nach der Produktion vieler neuer Viren geht die Wirtszelle zugrunde (siehe Bild 2, S. 57).

Jedes Virus befällt nur eine für es geeignete Zelle, das heißt, die Wirtszelle muss einen passenden **Rezeptor** besitzen, an dem das Virus „andocken" kann. Als **Rezeptor** werden in der Biologie molekulare Komplexe bezeichnet, die sich an der Oberfläche einer Zellmembran befinden. So befällt das HI-Virus z. B. gezielt die T-Helferzellen des Immunsystems, obwohl es auf dem Weg dorthin auf jede Menge anderer Zellen trifft.

2.3.3 Behandlung von Viruserkrankungen

Bisher gibt es nur gegen wenige Virusarten Arzneimittel, die ihr Wachstum hemmen. Diese Mittel heißen **Virustatika**. Arzneimittel, die Viren abtöten, gibt es noch nicht.

2.4 Pilze

Nicht nur Bakterien und Viren lösen beim Menschen Erkrankungen aus, auch **Pilzerkrankungen** sind eine zunehmende Gefährdung und in der täglichen Praxis häufig anzutreffen. Die Zahl der verschiedenen Pilzarten wird in der Literatur mit bis zu 500000 angegeben. Für den Menschen von Bedeutung ist davon nur ein kleiner Teil.

Pilzen begegnet man als Nahrungsmittel in Form von essbaren Champignons, Pfifferlingen oder als Schimmelpilz auf dem Käse und, weniger genießbar, in verschimmelten Lebensmitteln.

Im Praxisalltag spielen vorwiegend menschliche Pilzerkrankungen, sogenannte **Mykosen**, eine Rolle. Sie finden sich vor allem auf der Haut. Insbesondere bei immunschwachen Menschen, Kindern und älteren Patienten können innere Organe von Pilzen befallen werden.

Pilze haben in einem gesunden Körper normalerweise keine Chance, sich auszubreiten. Um sich vermehren zu können, müssen bestimmte Voraussetzungen für ihr Wachstum geschaffen werden.

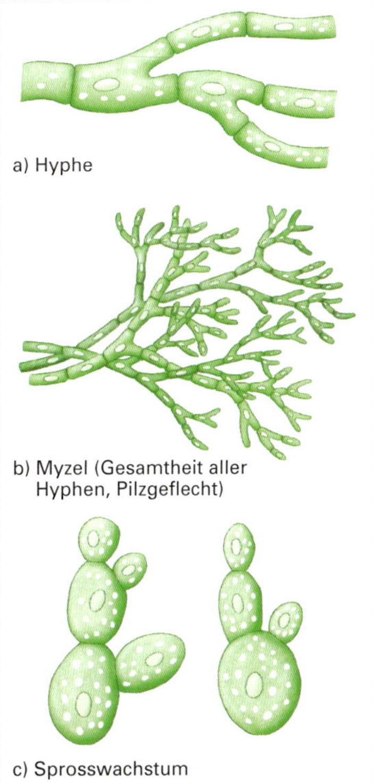

Bild 2 *Pilzwachstum: Sprossung, Hyphen*

2.4.1 Aufbau und Vermehrung der Pilze

Pilze werden weder den Tieren, noch den Pflanzen zugeordnet, sie bilden aufgrund ihrer Eigenschaften ein eigenes Reich. Von Bakterien unterscheiden sie sich durch ihren Kern mit Membranbildung und die Mitochondrien im Zytoplasma. Pilze sind zudem größer als Bakterien und wachsen durch Bildung sogenannter **Hyphen** oder durch **Sprossung** (Bild 2), d. h. durch Ausstülpungen der Zellwand.

2.4.2 Behandlung von Pilzerkrankungen

Haben sich Pilze erst einmal im Körper ausgebreitet, entwickeln sie im befallenen Bereich ihr eigenes Milieu, um ihre Vermehrung zu sichern. Pilzerkrankungen der Haut und Nägel werden meist mit pilzabtötenden oder das Pilzwachstum hemmenden Salben und Cremes, den **Antimykotika**, behandelt. Bei Pilzerkrankungen der Scheide kommen **Ovula** (Scheidenzäpfchen) zum Einsatz. Bei Befall innerer Organe können Antimykotika in Form von Tabletten oder Injektionen verabreicht werden. Einer der häufigsten Erreger von Pilzerkrankungen beim Menschen ist der Hefepilz Candida albicans (Bild 1). Er löst z. B. Soor aus.

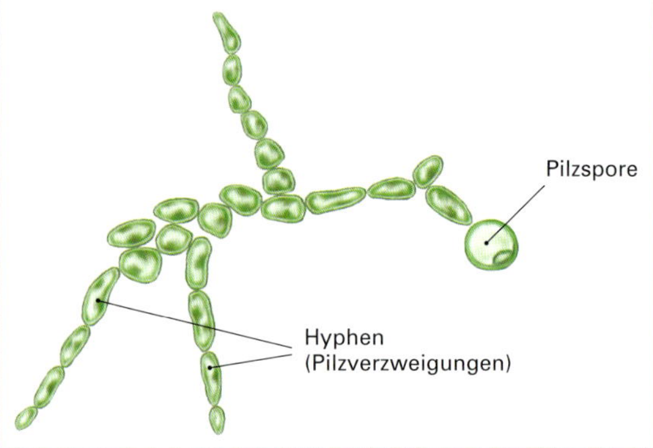

Bild 1 *Hefepilz Candida albicans*

2.5 Protozoen

Protozoen sind **tierische Einzeller**, die einen abgegrenzten Zellkern besitzen. Sie bestehen aus einer einzigen Zelle. Es gibt ca. 40 000 Protozoenarten, aber nur etwa 40 können beim Menschen eine Krankheit hervorrufen.

Die meisten Protozoen leben in einer wässrigen Umgebung. Sie lassen sich entweder in ihrer flüssigen Umgebung treiben oder bewegen sich aktiv mithilfe von Geißeln. Manche leben auch als Parasiten in Tieren. Sie leben so lange in ihren Wirtszellen, bis diese zu klein werden und aufbrechen. Die freigesetzten Einzeller können dann neue Zellen befallen. Meist durchlaufen sie innerhalb und außerhalb der Zellen verschiedene Entwicklungsstadien.

Sie sind durch das Mikroskop sichtbar, einige wenige Arten sind mit dem bloßen Auge zu erkennen. **Malariaerreger, Toxoplasmen** und **Trichomonaden** gehören zu den bekanntesten Protozoen.

2.6 Hautparasiten

Zu den Parasiten, die auf der Haut oder dicht unter der Haut ihres Wirtes leben, zählen Läuse, Milben, Flöhe und Zecken (Bild 2).

2.6.1 Flöhe

Flöhe sind mit bloßem Auge gut sichtbare, sehr agile Parasiten. Sie leben von Säugetieren oder Vögeln. Flöhe befallen Menschen auf direktem Wege oder werden in hiesigen Breiten von Hunden, Katzen, Igeln und Vögeln übertragen.

Flöhe kommen zwei Monate lang ohne Nahrung aus und verbleiben in dieser Zeit gerne in Kleidern, Polstermöbeln, Teppichen oder Betten. Sie fügen dem Wirt mehrere sehr kleine, nahe beieinander liegende **Bisswunden** zu. Diese schwellen an, verursachen Juckreiz und können sich entzünden. Durch das Auftragen von antiallergisch wirksamen Salben oder Cremes kann der starke Juckreiz gemindert werden. Flöhe in Kleidern werden beim Waschen vernichtet.

Merke

Läuse, Milben, Flöhe und Zecken sind Hautparasiten und mit dem bloßen Auge erkennbar.

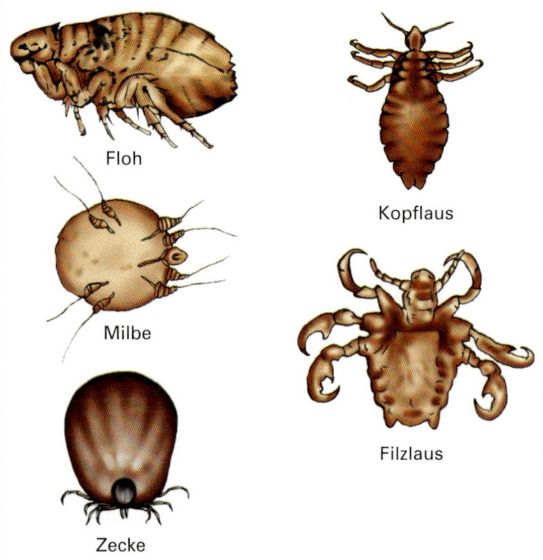

Bild 2 *Hautparasiten*

2.6.2 Milben

Milben verursachen unter anderem **Krätze** (Scabies). Sie sind sehr klein, kaum mit dem Auge sichtbar und schieben sich dicht unter der Haut in das Gewebe (Bild 1). Milbenbefall verursacht starken Juckreiz. Er wird mit Arzneimitteln zur äußerlichen Anwendung behandelt.

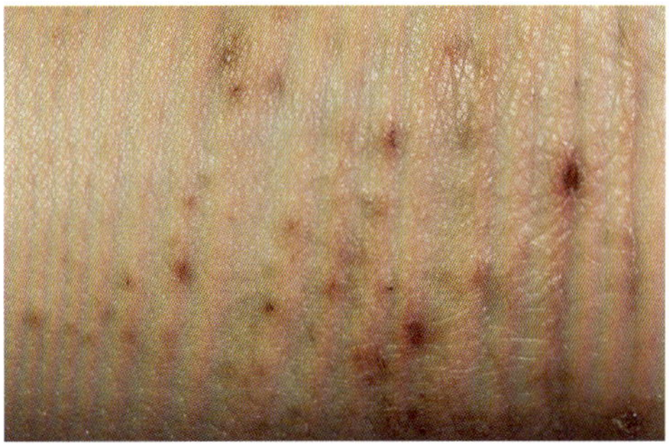

Bild 1 *Milbengänge unter der Haut bei Krätze*

2.6.3 Läuse

Je nachdem, welche Körperregion von Läusen befallen ist, unterscheidet man:

- **Kopfläuse:** Sie befallen die Kopfhaut und -haare.
- **Filzläuse:** Sie sind nur an Scham-, bzw. Achselhaaren und Augenbrauen zu finden.

Läuse setzen sich am Haar fest (Bild 3) und legen ihre **Nissen** (Eier) ab. Ihre Ausscheidungen verursachen starken Juckreiz, das Kratzen führt zu tiefen Wunden. Diese können eine Eintrittspforte für weitere Krankheitserreger sein, die zu schweren Erkrankungen bis letztlich zur Blutvergiftung führen können.

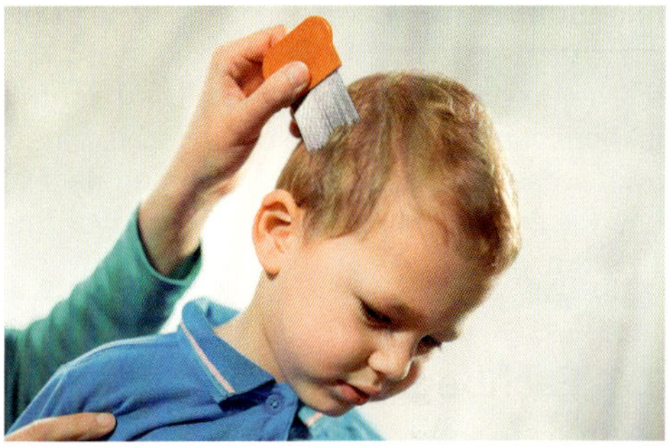

Bild 2 *Durchkämmen der Kopfhaut und der Haare mit dem Läusekamm*

Zur Behandlung stehen chemische Arzneimittel zur Verfügung. Mit einem speziellen **Läusekamm** werden die Kopfhaut nach Läusen und die einzelnen Haarsträhnen nach Nissen durchkämmt (Bild 2). Kopfläusebefall tritt immer wieder in Schulen und Kindergärten auf. Die Übertragung erfolgt bei Kopfläusen von Kopf zu Kopf durch Haarkontakt, bei Filzläusen durch engen Körperkontakt.

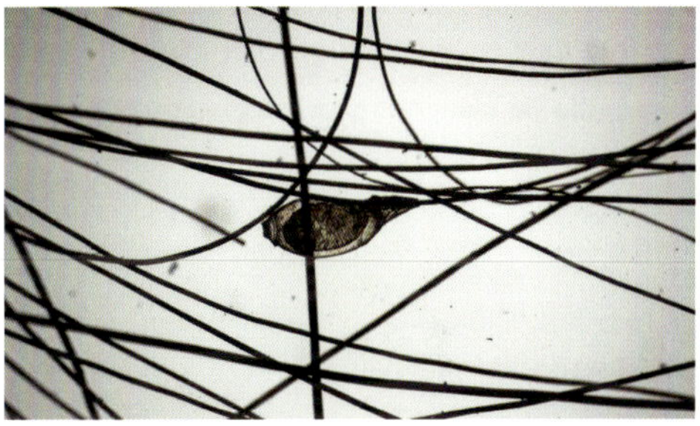

Bild 3 *Nissen kleben an Haaren fest.*

2.6.4 Zecken

Zecken (Bild 4) leben in der freien Natur, meist an Waldrändern, Lichtungen oder Bächen. Sie sind ebenso in jedem heimischen Garten zu finden. Im Gegensatz zu einer weit verbreiteten Meinung fallen sie nicht von den Bäumen, sondern bewegen sich am Boden, im hohen Gras oder im Gebüsch. Ihre Wirtstiere sind im Allgemeinen kleine und größere Säugetiere, Vögel und auch der Mensch.

Da sie Feuchtigkeit und Wärme lieben, kommen Zeckeninfektionen meist zwischen Frühjahr und Herbst vor. Zecken können mit ihrem Biss Viren oder Bakterien übertragen.

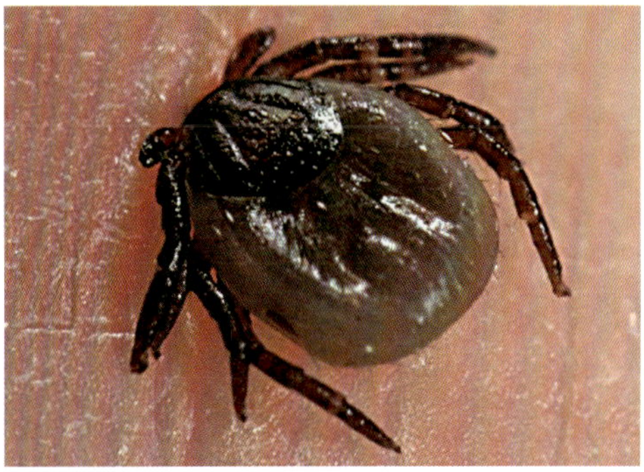

Bild 4 *In der Haut festgesaugte Zecke*

2.7 Würmer

Würmer sind mit dem bloßen Auge sichtbar, daher zählt man sie nicht mehr zu den Mikroorganismen. Sie sind Parasiten und können bei Mensch und Tier Krankheiten hervorrufen. Besonders drei Gattungen sind für Infektionen beim Menschen verantwortlich: Saugwürmer (Trematoden), Bandwürmer (Zestoden) und Fadenwürmer (Nematoden). Der Mensch ist für diese Parasiten ein Zwischenwirt oder Endwirt, gelegentlich auch ein Fehlwirt, den sie nur versehentlich infizieren.

2.8 Prionen

Prionen sind Glykoproteine (Eiweiße), deren krankmachende (pathogene) Varianten für übertragbare Erkrankungen bei Mensch und Tier verantwortlich sind. Beispiele sind die **Creutzfeldt-Jakob-Krankheit** beim Menschen und der sogenannte **Rinderwahnsinn** (eigentlich bovine spongiforme Enzephalopathie, BSE) bei Rindern. Die Übertragungswege und die Entstehung der Erkrankungen sind bisher noch nicht vollständig geklärt.

3 Infektionslehre

Dieses Kapitel befasst sich mit den Grundlagen der **Infektionslehre**. Neben den Definitionen der Fachbegriffe wird erklärt, wie die verschiedenen Krankheitserreger in den Körper gelangen. Die Kenntnis der Infektionsquellen und -wege der verschiedenen Erreger trägt wesentlich dazu bei, im Rahmen der Praxishygiene Patienten und Personal effektiver vor Infektionen zu schützen.

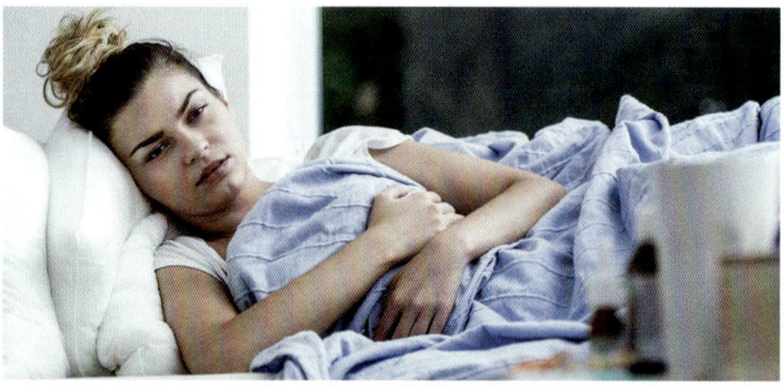

Bild 1 *Patientin im Prodromalstadium*

3.1 Fachbegriffe der Infektionslehre

Zum besseren Verständnis der Infektionserkrankungen werden die gängigen Fachbegriffe folgend erklärt (Tabelle 1).

Begriff	Erklärung
Antisepsis	Maßnahmen, die die Übertragung pathogener Keime verhindern
Asepsis	Vernichtung aller Krankheitserreger durch Sterilisation
Immunität	erworbene Unempfindlichkeit eines Organismus gegen Krankheitserreger und Gifte
Infektion	aktives oder passives Eindringen eines Erregers in den Körper und dessen anschließende Vermehrung, Ansteckung
Inkubationszeit	Zeitraum vom Tag der Ansteckung mit einem Erreger bis zum Ausbruch der ersten Symptome
Inzidenz	Anzahl der Neuerkrankungen in der Bevölkerung während eines bestimmten Zeitraums
Kontagiositätsindex	Anteil der nicht immunen Menschen bei denen es nach Kontakt mit einem Krankheitserreger zu einer Infektion kommt, unabhängig davon, ob es auch zu einer Erkrankung führt. $KI = \frac{\text{Anzahl der Infizierten}}{\text{Anzahl der Exponierten}}$
Kontamination	Verunreinigung von Materialien oder Organismen mit Schadstoffen, radioaktiven Stoffen oder Erregern
latente Infektion	ein bereits im Körper befindlicher Erreger wird weder vom Immunsystem abgetötet, noch brechen Symptome aus
Letalität	Verhältnis der Todesfälle durch eine bestimmte Erkrankung zur Zahl der klinisch Erkrankten
Mortalität	Anzahl der Sterbefälle in einem bestimmten Zeitraum bezogen auf die Gesamtanzahl der Individuen
Prodrom	uncharakteristisches Symptom, das vor dem eigentlichen Ausbruch einer Erkrankung auftritt (Bild 1)
Rekonvaleszenz	Genesungsphase, in der sich der Körper auf dem Weg der Besserung befindet
Resistenz	angeborene Widerstandskraft eines Körpers gegenüber äußeren Einflüssen
Sepsis	Blutvergiftung genannt, bezeichnet ein Eindringen von Krankheitserregern in die Blut- oder Lymphgefäße

Tabelle 1 *Fachbegriffe der Infektionslehre*

3.2 Infektionsquellen

Infektionsquellen können alle Lebewesen und Stoffe sein, auf denen sich Krankheitserreger ansiedeln. Dies können sein:

Menschen, Tiere und Pflanzen, Luft, z. B. bei Windpocken und Nahrungsmittel.

In der Praxis sind das besonders:

- mitgebrachte Gegenstände von Patienten, z. B. Taschen, Kleidung, Schirme
- Gegenstände in der Praxis, z. B. Türklinken, Garderobenständer, Spielzeug, Stühle, Liegen
- Instrumente, Verbandsstoffe und Geräte, z. B. benutzte Kanülen, Tupfer, Pflaster oder ein Inhalationsgerät

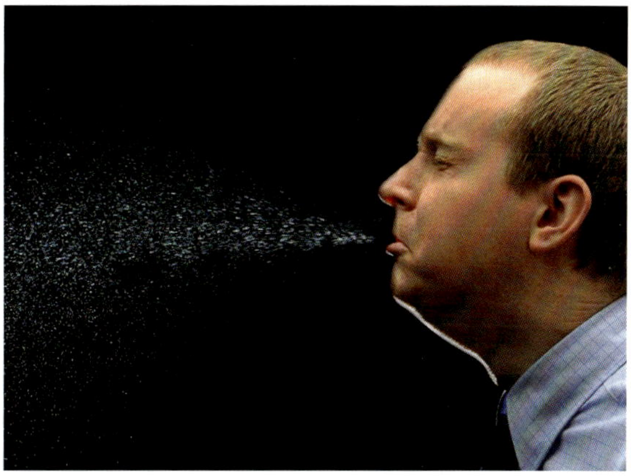

Bild 1 *Tröpfcheninfektion: Patient beim Niesen*

3.3 Übertragungswege

Um einen Menschen zu infizieren, muss ein Erreger auf irgendeinem Weg in den Körper gelangen. Dieser Weg heißt **Übertragungs-** oder auch **Infektionsweg** (Übersicht in der folgenden Tabelle).

Übertragungsart	Beschreibung	Krankheitsbeispiele
Tröpfcheninfektion (Aerosolinfektion, Bild 1)	Übertragung der Erreger durch Tröpfchen (Aerosole), die beim Sprechen, Niesen oder Husten entstehen, von einem Mensch zu einem anderen Menschen Sonderform: Infektion durch kontaminierte (verunreinigte) Staubteilchen z. B. bei Übertragung der Toxoplasmoseerreger	Masern, Mumps, Röteln, Virusgrippe, COVID-19 (Coronavirus), grippale Infekte, Keuchhusten, Diphtherie, Tuberkulose
direkte Kontaktinfektion	Übertragung der Erreger auf ein gesundes Individuum durch direkte Berührung eines infizierten Lebewesens	Eiterbakterien, Chlamydien
indirekte Kontaktinfektion (Schmierinfektion)	Übertragung der Erreger durch kontaminierte Gegenstände	Eiterbakterien, Kolibakterien
sexuelle Übertragung	Übertragung der Erreger durch den Geschlechtsverkehr	AIDS, Chlamydien, Syphilis, Hepatitis B, Gonorrhoe, Hepatitis C, HPV
perkutane Infektion	jedes Eindringen der Erreger durch die Haut, z. B. durch Insektenstiche, Bisse oder Schnittverletzungen; parenteral: Eindringen in tiefes Gewebe (z. B. Nadelstich oder Infusion), den Magen-Darmtrakt umgehend	FSME, Borreliose, Malaria, Tetanus, Tollwut, Hepatitis B und C, AIDS
enterale Infektion (über den Magen-Darm-Trakt)	alimentär: Übertragung durch infiziertes Wasser oder infizierte Nahrung fäkal-oral: Übertragung durch Vermischung von Abwässern mit Fäkalien bei der Herstellung von Trinkwasser, kleinste Mengen von Stuhl gelangen in den Mund	Salmonellen, Cholera, BSE, Hepatitis A, viele Durchfallerreger, Poliomyelitis
diaplazentare Infektion	Übertragung der Erreger von der Mutter über die Plazenta (Mutterkuchen) auf das Kind	AIDS, Hepatitis, Röteln, Syphilis, Toxoplasmose, Windpocken
Perinatalinfektion	Infektionen ab der 28. Schwangerschaftswoche bis einschließlich dem 7. Lebenstag	Toxoplasmose, Chlamydien, Hepatitis B

Tabelle 1 *Infektionswege*

3.4 Infektionsarten

In der Medizin gibt es verschiedene Bezeichnungen für die Art einer Infektion, je nachdem, wann oder wie sie entstanden ist, nach der Art, wie sie verläuft oder wie der Körper auf sie reagiert. Die wichtigsten Bezeichnungen sind in der nachfolgenden Tabelle zusammengestellt.

Begriff	Erklärung
endogene Infektion (Autoinfektion)	Bei einem geschwächten Immunsystem kann sich der Mensch durch körpereigene, ansonsten völlig harmlose Keime infizieren.
exogene Infektion	Der Erreger stammt aus der Umgebung und nicht aus dem eigenen Körper.
iatrogene Infektion	Die Übertragung von Keimen bei der Durchführung eines **medizinischen Eingriffs**, z. B. einer Operation oder Injektion im Krankenhaus, in einer Arztpraxis oder in einer anderen medizinischen Einrichtung ist eine iatrogene Infektion.
nosokomiale Infektion	Eine Infektion, die im Krankenhaus, in einer Arztpraxis oder einer anderen medizinischen Einrichtung, unabhängig von einem medizinischen Eingriff erworben wurde, ist eine nosokomiale Infektion.
opportunistische Infektion	Die fakultativ pathogenen Erreger machen sich den durch eine andere Erkrankung geschwächten Organismus zunutze und verursachen eine Infektion.
persistierende Infektion	Der Erreger bleibt auf unbegrenzte Zeit im Körper, vermehrt sich zwar, der Körper entwickelt aber keine Krankheitszeichen. Es handelt sich um eine Untergruppe der stummen Infektion.
Primärinfektion	Den ersten Kontakt eines Organismus mit einem Krankheitserreger nennt man Primärinfektion.
Sekundärinfektion	Eine zusätzliche Infektion mit einem anderen Erreger, z. B. eine Lungenentzündung, ausgelöst durch Bakterien, bei bereits ausgebrochenem grippalen Infekt, nennt man Sekundärinfektion.
stumme, symptomlose, asymptomatische oder inapparente Infektion	Bei sehr abwehrstarken Patienten kommt es zwar zu einer Infektion mit einem Erreger, nicht aber zum Ausbruch der Erkrankung bzw. der Symptome. Es findet eine Immunisierung ohne Erkrankung statt.
vertikale Infektion	Hiermit ist die Übertragung eines Erregers von einer infizierten Mutter auf ihr ungeborenes Kind gemeint (gelegentlich auch als „Übertragung auf die nächste Generation" bezeichnet).
Superinfektion (Suprainfektion)	Bei einer Superinfektion findet eine erneute Infektion mit dem gleichen Erreger, meist ein Virus statt, es erfolgt aber nur eine unvollständige Immunantwort.
Zoonose	Es handelt sich um eine vom Tier zum Mensch und vom Mensch zum Tier übertragbare Infektionserkrankung.

Tabelle 1 *Infektionsarten*

Merke

Die **Infektionsquelle** besagt, **woher** der Erreger kommt.
Der **Übertragungsweg** ist der Weg, **wie** der Erreger in den Körper gelangt.
Die **Infektionsart** erklärt, **wann** oder **wie** die Infektion entstanden ist, wie sie **verläuft** oder wie der Körper auf sie **reagiert.**

4 Infektionserkrankungen

Unter Infektionserkrankungen werden in der Medizin alle Erkrankungen zusammengefasst, die durch einen **Erreger** hervorgerufen werden. Patienten sprechen in diesem Zusammenhang von einem **„Infekt"** oder einer **„ansteckenden Erkrankung"**.

Im Praxisalltag gehören Virusinfektionen der Atem- und Verdauungswege zu den häufigsten Infektionserkrankungen. In der Kinderarztpraxis spielen neben den sogenannten Kinderkrankheiten, die meist durch Viren ausgelöst werden, auch bakterielle und Pilzinfektionen eine Rolle.

In Krankenhäusern sieht man Infektionserkrankungen, die einer stationären Betreuung bedürfen oder erst durch einen Krankenhausaufenthalt oder durch andere medizinische Einrichtungen ausgelöst werden. Letztere werden als **nosokomiale Infektionen** bezeichnet. Besonders ältere und immungeschwächte Patienten sind gefährdet, sich mit sogenannten Krankenhauskeimen zu infizieren. Der wichtigste Erreger nosokomialer Infektionen ist der **m**ethicillin**r**esistente **S**taphylokokkus **a**ureus (MRSA).

Opportunistische Infektionen treten häufig bei Menschen mit geschwächtem Immunsystem auf. Als Ursache hierfür kommen infrage:

- Medikamente, die das Immunsystem unterdrücken (Immunsuppressiva)
- Zustand nach hoher Strahlenbelastung
- Krankheiten, bei denen das Immunsystem geschädigt wurde, z. B. bei AIDS
- angeborene Immunschwäche

Verbreitung von Infektionserkrankungen

Breitet sich eine Infektionserkrankung innerhalb einer bestimmten Zeit in einem bestimmten Gebiet aus, handelt es sich um eine **Epidemie**. Beispiel: In einer Stadt erkranken innerhalb von wenigen Wochen mehrere hundert Kinder an Masern.

Bei einer **Pandemie** breitet sich eine Erkrankung über Länder und Kontinente aus. Durch die heutige Art, mittels Auto, Eisenbahn, Flugzeug oder Schiff zu reisen, ist dies schnell möglich, wie bspw. im Jahr 2020 die Ausbreitung des Coronavirus COVID-19 zeigte (Bild 1).

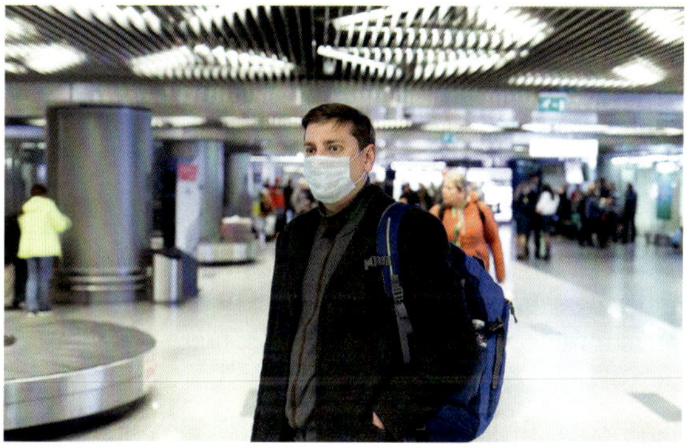

Bild 1 *Maßnahmen gegen die Ausbreitung des Coronavirus im Jahr 2020*

3

4.1 Bakterielle Infektionen

Bakterielle Infektionen sind zwar seltener als Virusinfektionen, dafür aber vielfältiger. Sie können jedes Organ betreffen, **lokal** nur an einer Stelle vorkommen oder **systemisch** den ganzen Körper in Form einer **Blutvergiftung** (Sepsis) überschwemmen. Viele Infektionserkrankungen können aufgrund ihrer Symptome und ihres Verlaufes diagnostiziert werden. Die häufigsten bakteriellen Infektionserkrankungen werden nachfolgend dargestellt.

4.1.1 Diphtherie

Die **Diphtherie** ist eine lebensbedrohliche Erkrankung der oberen Atemwege, die zwar aufgrund konsequenten Impfens in Mitteleuropa kaum noch vorkommt, in Osteuropa und Russland aber immer wieder **epidemisch** auftritt. Daher kann die Krankheit auch nach Deutschland eingeschleppt und für nicht geimpfte Personen lebensgefährlich werden. Die Diphtherieimpfung wird bereits für Säuglinge empfohlen und sollte auch bei Erwachsenen regelmäßig aufgefrischt werden.

Erreger	Corynebakterium diphtheriae
Inkubationszeit	2 bis 5 Tage
Infektionsweg	Tröpfcheninfektion oder indirekter Kontakt, z. B. durch Erreger auf dem Spielzeug
Prävention	Impfung
Therapie	Antibiotika und Antitoxin

Symptome und Verlauf

Betroffen sind in erster Linie der Nasen-Rachenraum, manchmal auch Kehlkopf, Luftröhre und Bronchien. Die Diphtherie beginnt daher meistens mit Halsschmerzen, Schluckbeschwerden und hohem Fieber.

Es bilden sich grauweiße Beläge, sogenannte Pseudomembranen (Bild 1), die sich im Rachenraum ausbreiten. Es entsteht ein typisch süßlich fauliger Mundgeruch. Die Erkrankung führt zu einem bellenden Husten, dem **Krupphusten.**

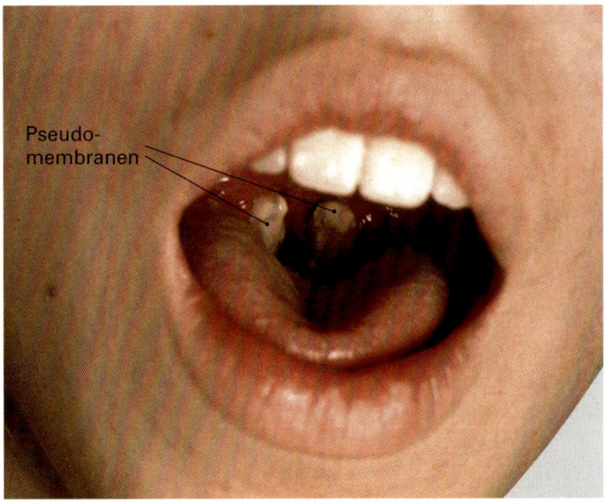

Bild 1 *Pseudomembranen bei Diphtherie*

Komplikationen

Gefahr droht dem Patienten durch Erstickung. Diphtherieerreger bilden auch **Toxine** (Giftstoffe), die zu einer Schädigung des Herzens führen können.

Merke

Die Diphtherie ist eine lebensbedrohliche, oft tödlich verlaufende Erkrankung der oberen Atemwege.

4.1.2 Tetanus

Tetanus (Wundstarrkrampf) ist eine tödlich verlaufende Infektionserkrankung, die die muskelsteuernden Nervenzellen befällt. Tetanusbakterien oder Tetanussporen können schon bei geringfügigen Verletzungen in den Körper eindringen.

Erreger	Clostridium tetani, sporenbildendes Stäbchen
Inkubationszeit	wenige Tage bis Wochen
Infektionsweg	perkutan
Prävention	Impfung
Therapie	Antibiotika und Gabe von Tetanus-Immunglobulin i. m. zur Neutralisierung des Toxins

Ein hohes Risiko besteht bei Tierbissen, Brandwunden und Verletzungen, bei denen Kontakt mit Erde oder Straßenstaub bestand. Daher kann schon ein harmloser Fahrradunfall mit kleinen Schürfwunden zu einer Tetanusinfektion führen (Bild 2). Im Krankenhaus ist es wegen der Gefahr der Übertragung von Sporen durch Gartenerde nicht erlaubt, Topfpflanzen mitzubringen.

Je kürzer die Inkubationszeit ist, desto schwerwiegender ist oft der Verlauf.

Eine Impfung wird bereits bei Säuglingen durchgeführt. Nach der Grundimmunisierung sollte die Auffrischung in Abständen von 10 Jahren erfolgen.

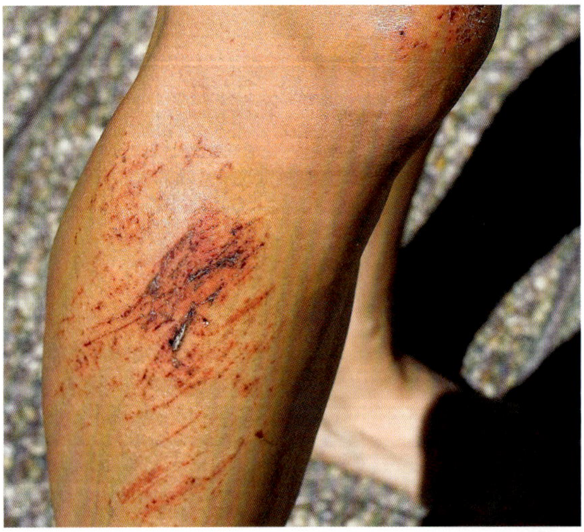

Bild 2 *Infektionsrisiko für Tetanus bei Schürfwunden*

Symptome und Verlauf

Das Tetanustoxin führt zu Verkrampfungen der Skelettmuskulatur. Die Krankheit beginnt mit Verkrampfungen der Kiefermuskulatur und der mimischen Muskulatur sowie Schluckstörungen. Die Verkrampfungen der mimischen Muskulatur erwecken den Eindruck eines „grinsenden" Patienten.

Am Ende wird die Atemmuskulatur befallen und der Patient stirbt bei vollem Bewusstsein.

4.1.3 Haemophilus influenzae Typ B

Erreger	Haemophilus-influenzae-Typ-B-Bakterium
Inkubationszeit	2 bis 5 Tage
Infektionsweg	Tröpfcheninfektion
Prävention	Impfung
Therapie	Antibiotika

Haemophilus influenzae Typ B (HIB) ist eine Erkrankung, die am häufigsten in den ersten fünf Lebensjahren auftritt und auch meist nur in dieser Phase lebensbedrohliche entzündliche Erkrankungen im Hals-Nasen-Ohren-Bereich hervorruft. Aus diesem Grund wird seit 1990 eine Impfung für alle Kleinkinder von der **Ständigen Impfkommission** (STIKO) empfohlen. Seither sind die Erkrankungsfälle deutlich zurückgegangen. Kinder bis zum 5. Lebensjahr sollten gegen HIB geimpft werden. Die häufigsten durch HIB-Bakterien verursachten Erkrankungen sind die eitrige Hirnhautentzündung (Meningitis) und die Kehldeckelentzündung (Epiglottitis), zudem Entzündungen der Nasennebenhöhlen, der Ohren und Gelenke.

3

Symptome und Verlauf

Bei einer **Meningitis** findet man Symptome wie Erbrechen, hohes Fieber, Bewusstseinstrübung und Krämpfe. Eine **Kehldeckelentzündung** kann sich innerhalb weniger Stunden entwickeln. Typische Symptome sind neben hohem Fieber und Schluckbeschwerden auch eine kloßige Sprache und ausgeprägte Atemnot.

Komplikationen

Eine durch HIB verursachte Hirnhautentzündung ist eine sehr schwere Erkrankung, die unbehandelt fast immer zum Tode führt oder bleibende Hör- und Sprachstörungen sowie eine geistige Behinderung zur Folge hat. Eine Kehldeckelentzündung ist immer ein Notfall, der zum Atemstillstand führen kann.

Merke

Haemophilus influenzae Typ B kann in den ersten fünf Lebensjahren lebensbedrohliche entzündliche Erkrankungen im Hals-Nasen-Ohren-Bereich hervorrufen.

4.1.4 Keuchhusten

Erreger	Bordetella pertussis
Inkubationszeit	7 bis 14 Tage
Infektionsweg	Tröpfcheninfektion
Prävention	Impfung
Therapie	Antibiotika

Der Keuchhusten (Pertussis) ist eine hoch ansteckende Infektionserkrankung, die mit häufigen Hustenattacken einhergeht und meist mehrere Wochen andauert.

Impfungen sind bereits im Säuglings- und Kleinkindalter möglich. Erwachsene mit Kontakt zu Säuglingen sollten ebenfalls geimpft werden. Die **STIKO** empfiehlt eine Impfung ab dem Alter von zwei Monaten.

Eine ursächliche Behandlung des Keuchhustens sollte innerhalb der ersten beiden Wochen mit einem Antibiotikum erfolgen, da die späteren Hustenanfälle nur von den Toxinen ausgelöst werden und nicht mehr auf Antibiotika ansprechen.

Symptome und Verlauf

Der Keuchhusten verläuft in **drei Stadien**, beginnend mit leichtem Fieber, Husten und Unwohlsein. In der zweiten bis sechsten Woche kommt es zu krampfartigen Hustenanfällen mit **Atemnot** (Bild 1), **Zyanose** (Blaufärbung der Lippen und Schleimhäute) und glasigem schleimigen Auswurf.

Nach weiteren zwei bis fünf Wochen nehmen die Symptome langsam wieder ab.

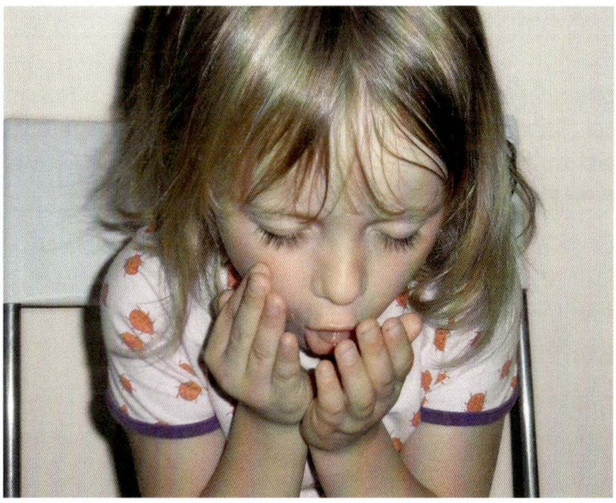

Bild 1 *Keuchhustenanfall*

Komplikationen

Für Säuglinge ist diese Erkrankung lebensbedrohlich. Bei den heftigen Hustenanfällen kann es bei ihnen zum Atemstillstand kommen. Durch den enormen Druck im Kopf können die kleinen Blutgefäße unter dem Augenweiß platzen. Manchmal kommt es zu Nasenbluten oder sogar Leisten- bzw. Rippenbrüchen. Weitere Komplikationen sind Lungen- und Mittelohrentzündungen.

Bei manchen Kindern lagert sich das **Keuchhusten-Toxin** im Gehirn ab und kann noch Jahre später zu immer wiederkehrenden Hustenanfällen führen, oft ausgelöst durch banale grippale Infekte.

4.1.5 Pneumokokkeninfektion

Erreger	Streptococcus pneumoniae
Inkubationszeit	schwer zu ermitteln
Infektionsweg	endogen
Prävention	Impfung
Therapie	Antibiotika

Die weit verbreiteten Pneumokokken verursachen beim Menschen Lungen-, Hirnhaut-, und Mittelohrentzündungen sowie Blutvergiftungen. Weltweit sterben jährlich etwa zwei Millionen Menschen an einer durch Pneumokokken verursachten Infektion, mehr als die Hälfte von ihnen sind Kinder.

Pneumokokken besiedeln die Schleimhäute des Nasenrachenraumes, bleiben aber meist symptomlos. Erst durch eine Schwächung der körpereigenen Abwehrmechanismen kommt es zur Ausbreitung der Bakterien und in Folge zu einer Erkrankung (endogener Infektionsweg).

Die **STIKO** empfiehlt eine Impfung gegen Pneumokokken für **alle Erwachsenen** über 60 Jahre sowie für Patienten, die an chronischen Herz-Kreislauf-, Lungen- oder Nierenleiden erkrankt sind.

Seit einigen Jahren steht ein Impfstoff zur Verfügung, der bereits für Säuglinge im Alter von zwei Monaten empfohlen wird.

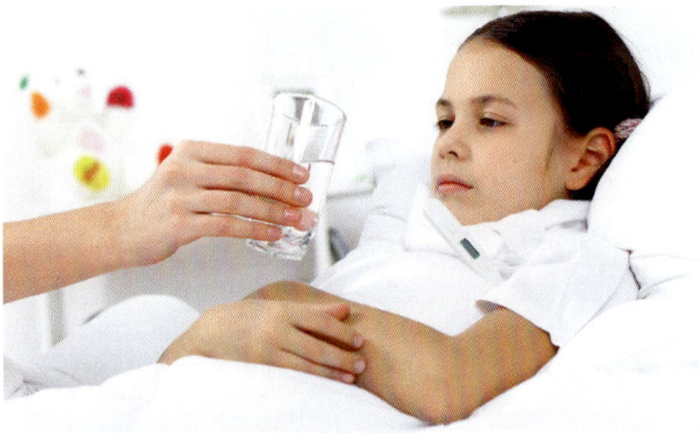

Bild 1 *Strenge Bettruhe bei Pneumokokkeninfektion*

Symptome, Verlauf und Komplikationen

Je nachdem, ob es sich um eine Lungen-, Hirnhaut- oder Mittelohrentzündung handelt, gibt es Symptome von Fieber, Kopfschmerzen, Husten, schnellem Puls, Trinkschwäche bei Säuglingen, Ohrenschmerzen bis hin zur Bewusstlosigkeit. Bei den betroffenen Kindern sollte auf strenge Bettruhe geachtet werden (Bild 1).

4.1.6 Scharlach

Erreger	Streptokokken der Gruppe A
Inkubationszeit	2 bis 8 Tage
Infektionsweg	in der Regel Tröpfcheninfektion, seltener Schmierinfektion
Prävention	Impfung bisher nicht möglich
Therapie	Antibiotika

Scharlach (Scarlatina) ist eine Infektionserkrankung, die **keine lebenslange Immunität** hinterlässt. Es ist daher möglich, mehrmals daran zu erkranken. Sie wird durch Streptokokken der Gruppe A ausgelöst. Diese werden auch **hämolysierende Streptokokken** genannt, weil sie in der Lage sind, rote Blutkörperchen im Laborversuch aufzulösen. Ein **Streptokokken-Schnelltest** aus einem Rachenabstrich kann schnell, einfach und kostengünstig die Diagnose bestätigen.

An Scharlach erkrankte Kinder dürfen Schule, Kindergarten und andere Gemeinschaftseinrichtungen erst wieder besuchen, wenn mindestens zwei Tage lang Antibiotika eingenommen wurden und keine Krankheitszeichen mehr bestehen.

Symptome und Verlauf

Die Erkrankung setzt ohne Vorzeichen ein und ist durch eine Rachenentzündung gekennzeichnet, die von hohem Fieber, Lymphknotenschwellung und Kopfschmerzen, manchmal auch Erbrechen begleitet wird.

Am zweiten Tag wird die Haut von einem sehr feinfleckigen **Exanthem** (Hautausschlag) befallen, das sich vom Gesicht aus über Hals und Brust nach unten ausbreitet. Am Rumpf ist das Exanthem stärker ausgeprägt als im

Gesicht und an Armen und Beinen. Um den Mund herum (perioral) findet sich kein Exanthem, man spricht hier auch von einer **perioralen Blässe**. Die Zunge bekommt durch das Hervortreten der entzündeten Papillen ein **himbeerähnliches** Aussehen (Bild 1).

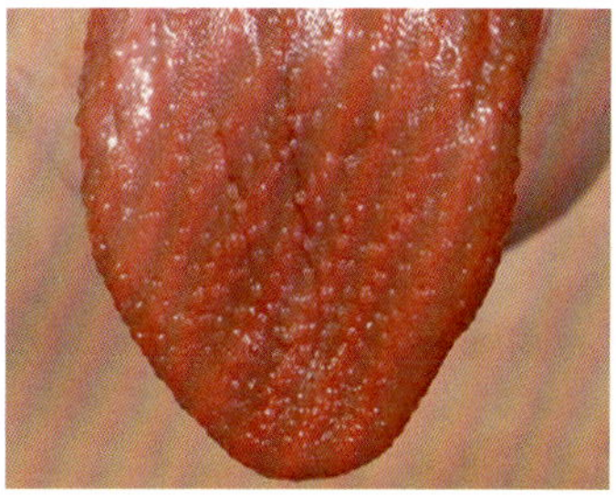

Bild 1 *Himbeerzunge bei Scharlach*

Komplikationen

Als Folgeerkrankungen können eine Herzmuskelentzündung (Myokarditis) oder eine Nierenkörperchenentzündung (Glomerulonephritis) auftreten.

4.1.7 Meningokokkeninfektion

Es erkranken jedes Jahr junge, gesunde Menschen an einer **Gehirnhautentzündung**, ausgelöst durch Meningokokken. Die Erkrankung führt immer wieder zu Todesfällen. Epidemien finden sich oftmals südlich der Sahara, in Indien oder Nepal. Grundsätzlich kann jedes Land mit schwierigen Hygieneverhältnissen als Meningitisgebiet angesehen werden. Daher sind vor allem Reisende in diese Gebiete darüber aufzuklären.

Erreger	Meningokokken (Diplokokken)
Inkubationszeit	3 bis 10 Tage
Infektionsweg	Tröpfcheninfektion
Prävention	Impfung
Therapie	Antibiotika

Impfstoffe gibt es bisher nur gegen einen bestimmten Untertyp, durch den aber 70 % aller Erkrankungsfälle verursacht werden. Fast die Hälfte aller Betroffenen sind Kinder unter vier Jahren. Die STIKO empfiehlt bei Säuglingen ab 2 Monaten die Impfung gegen Meningokokken der Gruppe B und bei Kindern und Jugendlichen im Alter von 12 bis 14 Jahren eine Impfung gegen Meningokokken der Gruppen A, C, W und Y.

Symptome, Verlauf und Komplikationen

Das Krankheitsbild reicht von leichten Verläufen mit spontaner Abheilung bis hin zu schweren Krankheitsbildern mit Symptomen wie Abgeschlagenheit, hohem Fieber, Schüttelfrost, Erbrechen, Gelenk- und Muskelschmerzen, Krämpfen, Bewusstseinsstörungen und Kreislaufkollaps.

4.1.8 Salmonelleninfektion

Salmonellen werden meistens durch verseuchte Lebensmittel wie z. B. Eier, Geflügel (Bild 2), Eis oder verunreinigtes Trinkwasser auf den Menschen übertragen. Es existieren über 2500 verschiedene Salmonellentypen, einige rufen schwere Erkrankungen wie **Typhus** und **Paratyphus** hervor. In Deutschland ist die **Salmonellose** die häufigste Erkrankung durch Salmonellen.

Erreger	Salmonellen der Enteritis-Gruppe
Inkubationszeit	Stunden bis wenige Tage
Infektionsweg	fäkal-oral, alimentär
Prävention	Nahrungsmittelhygiene
Therapie	Antibiotika

Symptome und Verlauf

Ein plötzlich einsetzender Brechdurchfall wird oft von hohem Fieber begleitet. Wegen des bisweilen großen Flüssigkeits- und Elektrolytverlustes kann es zu Kreislaufbeschwerden kommen. Normalerweise klingt die Krankheit nach wenigen Tagen ab.

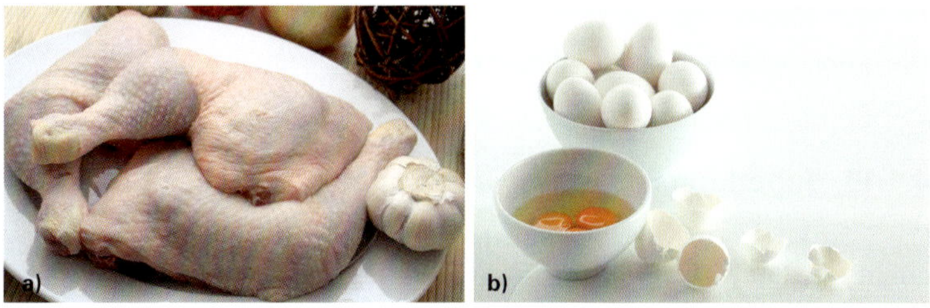

Bild 2 *Typische Überträger von Salmonellen: a) Hähnchenfleisch, b) rohe Eier*

Komplikationen

Für Säuglinge und kranke Menschen kann der schnelle Flüssigkeits- und Nährstoffverlust lebensbedrohlich werden.

4.1.9 Legionellose

Eine Infektion mit Legionellen erfolgt über Trinkwassersysteme, Klimaanlagen oder Whirlpools, bei Wassertemperaturen zwischen 25 und 55 °C durch das Einatmen sogenannter Aerosole (in Luftbläschen eingeschlossene Teilchen). Auch Mundduschen, Inhalatoren oder Luftbefeuchter können die Erreger auf den

Menschen übertragen. Gefährdet sind vor allem Patienten mit geschwächtem Immunsystem. Daher besteht die Prävention in der regelmäßigen Wartung und Desinfektion von Wassersystemen, der Überwachung der Wassertemperatur und der Sicherstellung einer guten Wasserqualität. Dies ist besonders wichtig in Einrichtungen, die anfällige Personen beherbergen, wie Krankenhäuser und Pflegeheime.

Eine Wassertemperatur von 60 °C und höher verhindert die Vermehrung von Legionellen.

Symptome und Verlauf

Eine Infektion mit Legionellen kann sowohl symptomlos als auch sehr schwer verlaufen und sogar tödlich enden. Man unterscheidet zwei verschiedene Krankheitsbilder:

Die **Legionärskrankheit** führt zu einer sehr schweren Lungenentzündung, die mit unspezifischen Symptomen wie Unwohlsein, Glieder- und Kopfschmerzen sowie Reizhusten beginnt. Innerhalb kurzer Zeit folgen Fieber bis 40 °C, Schüttelfrost und Schmerzen im Brustbereich. Hinzu kommen meist Beschwerden des Magen-Darm-Traktes wie Erbrechen, Durchfälle und Bauchschmerzen.

Das **Pontiac-Fieber** beschreibt den leichteren Verlauf der Infektion. Die betroffenen Patienten zeigen lediglich grippeähnliche Symptome, die aber nie zu einer Lungenentzündung führen und folglich auch nicht therapiert werden müssen.

Komplikationen

Bei Befall des zentralen Nervensystems (ZNS) kann es zu Benommenheit bis hin zu schwerer Verwirrtheit kommen.

Trotz Antibiotikabehandlung enden Infektionen in 10 bis 15 % der Fälle tödlich.

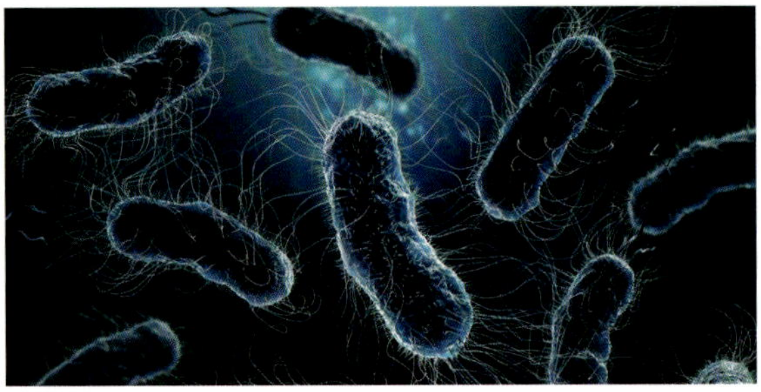

Bild 1 *Legionella pneumophila sind begeißelte Stäbchenbakterien, die bei Immungeschwächten schwere Lungenentzündungen hervorrufen können.*

Erreger	Legionella pneumophilia, sporenbildendes Stäbchenbakterium
Inkubationszeit	2 bis 10 Tage
Infektionsweg	durch Inhalation legionellenhaltiger Aerosole; durch in die Atemwege eingedrungenes, kontaminiertes Wasser
Prävention	Hygiene der warmwasserführenden Systeme, Impfung nicht möglich
Therapie	intrazellulär wirkende Antibiotika

Wie kamen die Legionärskrankheit und Pontiac-Fieber zu ihren Namen?

Im Jahr 1976 trafen sich amerikanische Kriegsveteranen der American Legion in einem Hotel in Philadelphia, USA.

Anschließend erkrankten 181 Personen, die entweder Teilnehmer des Treffens oder Hotelgäste waren.

Als Auslöser für diese Epidemie wurde das Bakterium Legionella pneumophilia identifiziert, das sich in der Klimaanlage des Hotels angesiedelt hatte.

Das **Pontiac-Fieber** erhielt seinen Namen nach dem amerikanischen Ort, in dem diese Epidemie erstmals auftrat.

4.1.10 Tuberkulose

Die Tuberkulose wird auch **Morbus Koch**, **Schwindsucht** oder kurz **Tbc** genannt.

Sie zählt weltweit zu den häufigsten, tödlich verlaufenden Infektionskrankheiten.

Symptome und Verlauf

Die Infektion betrifft in erster Linie die Lunge, sie kann sich aber auch an anderen Organen manifestieren. Man unterscheidet deshalb eine **Lungentuberkulose** und eine **Organtuberkulose.**

Erreger	Mycobakterium tuberculosis, ein säurefestes Stäbchen, das die Magensäure überlebt
Inkubationszeit	4 bis 12 Wochen
Infektionsweg	Tröpfcheninfektion, parenterale Infektion
Prävention	Impfung wird nicht mehr empfohlen
Therapie	Tuberkulostatika (verschiedene Antibiotika)

Der **Verlauf** einer Tuberkulose wird in zwei Stadien eingeteilt:
- Primärtuberkulose
- postprimäre Tuberkulose

Des Weiteren unterscheidet man:
- offene Tuberkulose
- geschlossene Tuberkulose

Primärtuberkulose

Bis sechs Wochen nach der Ansteckung bilden sich in den Lungen der betroffenen Patienten kleine abgekapselte Entzündungsherde mit Beteiligung der dazugehörigen Lymphknoten. Dieser sogenannte **Primärkomplex** lässt sich durch eine Röntgenaufnahme sichtbar machen (Bild 1). Dieses Stadium verläuft in der Regel ohne wahrnehmbare Krankheitszeichen. Durch die Abkapselung gelangen die Erreger nicht mehr nach außen.

Der Patient ist nicht ansteckend, die Erkrankung wird in diesem Stadium als **geschlossene Tuberkulose** bezeichnet.

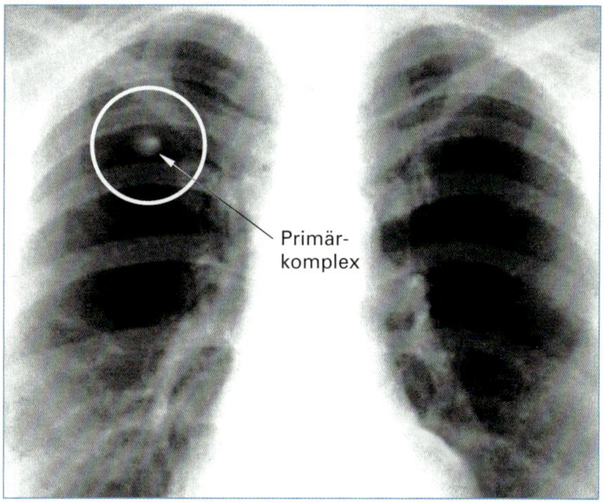

Bild 1 *Röntgenbild des Brustkorbs (Thorax): Primärtuberkulose*

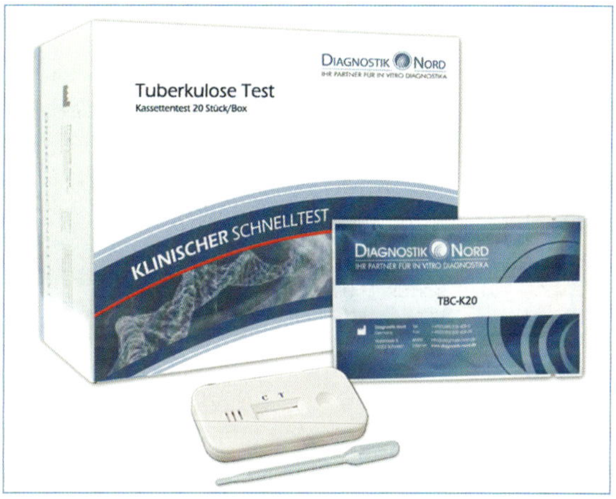

Bild 2 *Tuberkulose-Schnelltest*

Postprimäre Tuberkulose

Bei der postprimären Tuberkulose löst sich das Kapselgehäuse um den Primärkomplex herum auf und es kommt zu einer erneuten Auseinandersetzung des betroffenen Lungengewebes mit dem Erreger. Dabei entstehen **Kavernen** (Hohlräume) in der Lunge.

Die Tuberkelbakterien gelangen in diesem Stadium über die Atemwege nach außen und sind im **Sputum,** dem Sekret aus den tieferen Bronchialabschnitten des Patienten, nachzuweisen. Es handelt sich um eine **offene Tuberkulose.** Der Patient kann andere Menschen infizieren.

In diesem Stadium leiden die Patienten an Husten mit teilweise blutigem Auswurf, Atemnot, Nachtschweiß und leichtem Fieber.

Ein **Nachweis** der Infektion kann durch **Tuberkulose-Schnelltests** zum Nachweis von Antikörpern im Blut (Bild 2) oder durch eine mikroskopische Untersuchung des Sputums erfolgen.

Entdeckung der Tuberkulose

Der Erreger der Tuberkulose wurde im Jahr 1882 von Robert Koch erstmals entdeckt.

Nach ihm wurde das deutsche Robert-Koch-Institut benannt – die zentrale Einrichtung der Bundesregierung auf dem Gebiet der Krankheitsüberwachung und -prävention und Sitz der Ständigen Impfkommission STIKO.

Komplikationen

Über Blut und Lymphbahnen können die Erreger auch zu anderen Organen gelangen und diese befallen.

Durch die Beteiligung der Lymphknoten kann es zur Einengung oder Verlegung der Atemwege mit Erstickung kommen. Eine tuberkulöse Hirnhautentzündung kann ebenfalls lebensbedrohlich werden.

Merke

Bei der geschlossenen Tuberkulose sind die Tuberkelbakterien abgekapselt, der Patient ist nicht infektiös.
Bei der offenen Tuberkulose werden die Tuberkelbakterien ausgeschieden, der Patient ist infektiös.

4.1.11 Borreliose

Seit Jahren wird eine Zunahme von **Zecken** in der Natur beobachtet und folglich nimmt auch die Anzahl der durch Zeckenbisse mit Borrelien infizierten Menschen zu. Es ist davon auszugehen, dass in Deutschland derzeit ein bis zwei Millionen Menschen chronisch an Borreliose erkrankt sind, wobei diese Zahlen auf Schätzungen beruhen, da in Deutschland keine Meldepflicht für Borreliose besteht.

Prophylaktische Maßnahmen beschränken sich darauf, die Haut vor Zeckenbissen zu schützen, indem sie möglichst bedeckt wird. Eine Impfung gibt es noch nicht.

Erreger	Borrelia burgdorferi, spiralförmiges Bakterium
Inkubationszeit	wenige Tage bis Wochen
Infektionsweg	perkutan durch Zeckenbiss
Prävention	keine Impfung möglich
Therapie	Antibiotika

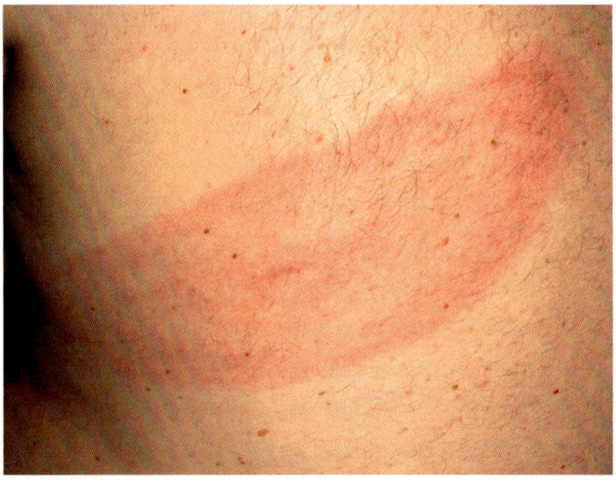

Bild 1 *Erythema migrans (Wanderröte) nach Zeckenbiss*

Symptome und Verlauf

Ein Frühsymptom der Borreliose (Lyme-Disease) ist ein typisches rotes, von der Bissstelle aus kreisförmig wanderndes **Erythem** (Hautrötung), das daher auch „Wanderröte" genannt wird (Bild 1). Daneben finden sich Allgemeinsymptome wie bei einem grippalen Infekt.

Komplikationen

Wird die Erkrankung in diesem Stadium nicht erkannt und nicht therapiert, kann es zu einer **chronisch persistierenden Borreliose** kommen, die am Herzen, an den Gelenken, im gesamten Nervensystem und an vielen anderen Organen zu Schäden und entsprechend vielfältigen Symptomen führen kann. Nicht selten konsultieren Betroffene jahrelang verschiedene Ärzte, bis endlich die richtige Diagnose gestellt wird.

Die Borreliose wird auch als „**Chamäleon der Medizin**" bezeichnet, da ihre vielseitigen Symptome bei chronischen Verläufen oft fehlgedeutet werden und zu falschen Diagnosen führen können, wenn die Erkrankung nicht rechtzeitig erkannt und behandelt wurde.

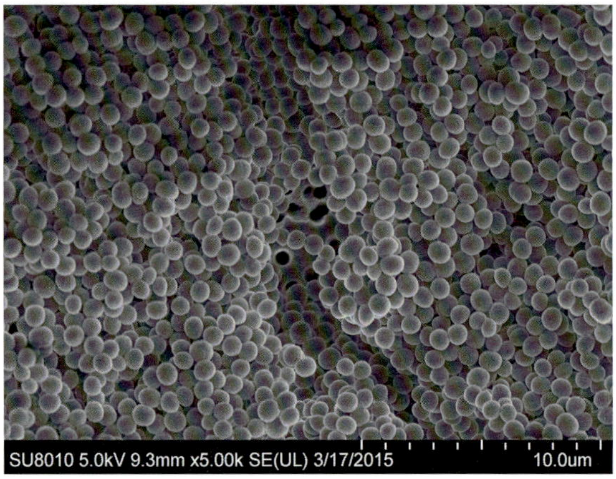

Bild 2 *MRSA-Bakterien unter dem Mikroskop*

4.1.12 MRSA

MRSA ist eine **Antibiotika-unempfindliche** Variante des **Staphylococcus aureus,** eines normalen Hautkeims. Dieser findet sich bei 20 bis 50 % aller Menschen in der normalen Haut- und Schleimhautflora (Bild 2).

Auch **gesunde Menschen** sind **Träger** der resistenten MRSA-Keime. Für sie sind sie ungefährlich. Um aus einem einfachen Hautkeim zu einem Krankheitserreger zu werden, benötigen die MRSA-Keime eine Grunderkrankung oder Risikofaktoren, die ihnen den Weg in tiefere Bereiche des Körpers eröffnen.

Erreger	**M**ethicillin- oder auch **M**ulti**r**esistenter **S**taphylococcus **a**ureus
Inkubationszeit	4 bis 10 Tage
Infektionsweg	durch Pflegepersonal und Ärzte, sowie kontaminierte Gegenstände
Prävention	systematisches Hygienemanagement
Therapie	Antibiotika

Das **Risiko**, an einer MRSA-Infektion zu erkranken, betrifft vor allem

- immungeschwächte Säuglinge,
- ältere und kranke Menschen,
- Krankenhauspatienten

und unter ihnen besonders Patienten

- chirurgischer Intensivstationen,
- Stationen für Brandverletzungen und
- Neugeborenenstationen.

Es handelt sich somit in erster Linie um eine Erkrankung, die während eines stationären Krankenhausaufenthaltes auftritt. Inzwischen werden MRSA-Infektionen auch außerhalb von Krankenhäusern und Pflegeheimen beobachtet.

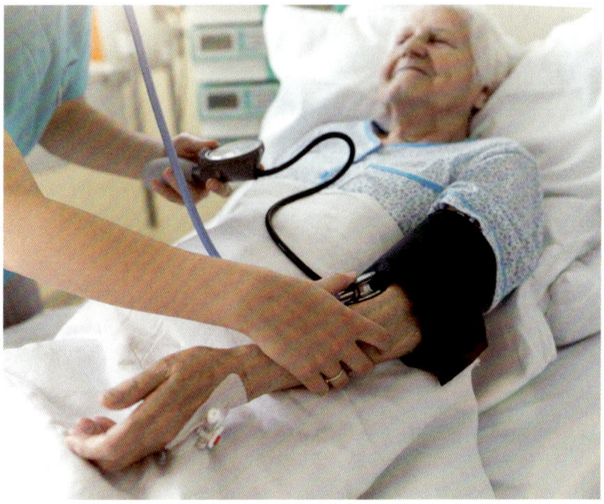

Bild 1 *Oft erfolgt die Übertragung von MRSA-Erregern beim Kontakt mit Krankenhauspersonal.*

Die **Übertragung** der MRSA-Erreger auf Patienten erfolgt meist durch das **Pflegepersonal** (Bild 1), die **Ärzte** oder durch **kontaminierte Gegenstände** wie Katheter, Atemschläuche, Versorgungsschläuche von medizinischen Geräten, Badetücher oder Flüssigkeiten. Die Bakterien haften sehr gut auf verschiedenen Oberflächen.

Häufig ist die unzureichende Umsetzung der prophylaktischen Hygienemaßnahmen und die fehlende Schulung des medizinischen Personals der Grund für die MRSA-Besiedlung von Patienten in deutschen Krankenhäusern sowie in Alten- und Pflegeheimen.

In Deutschland reichen die jährlich geschätzten Todesfälle an MRSA von 1 500 bis 40 000. Seit dem 1. Juli 2009 müssen MRSA-Infektionen in Blut oder Hirnwasser den zuständigen Gesundheitsbehörden gemeldet werden. Ein konsequentes und systematisches Hygienemanagement kann die Verbreitung von MRSA effektiv reduzieren.

Symptome, Verlauf und Komplikationen

Erst wenn der Erreger **in die Haut** eindringt und es zu einer Besiedlung von Wunden oder offenen Hautstellen kommt (Bild 2), kann es zu schweren Verläufen und Komplikationen wie einer Lungenentzündung, Harnwegsinfektionen oder einer Blutvergiftung kommen.

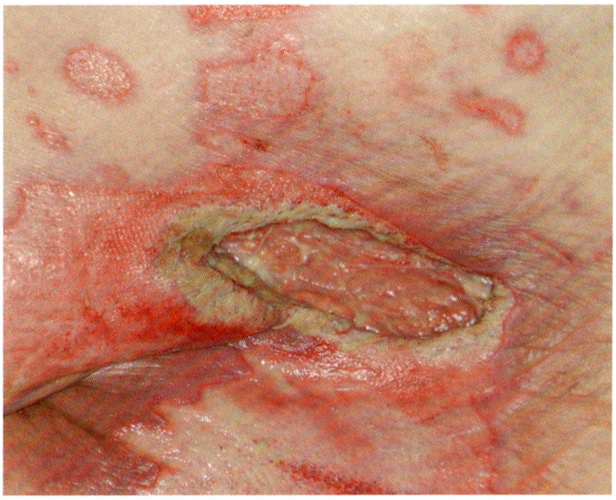

Bild 2 *MRSA-Infektion (Quelle: Dr. U. Wesselmann, Hautklinik, Helios Klinikum Wuppertal)*

Therapie

Die Therapie ist sehr schwierig und langwierig, da MRSA gegen die meisten Antibiotika resistent ist. Mithilfe eines **Antibiogramms** (siehe Infokasten rechts) lassen sich die infrage kommenden Antibiotika bestimmen. Eignet sich keines der getesteten Mittel, wird auf sogenannte **Reserveantibiotika**, zurückgegriffen, die in manchen Fällen wirken. Im klinischen Alltag gestaltet sich die Therapie jedoch nicht selten aussichtslos.

Reine Wundinfektionen müssen nicht zwingend stationär behandelt werden, sondern lassen sich ambulant in der Praxis versorgen. Hierbei sollte selbstverständlich auf eine ausreichende Händehygiene geachtet werden.

> **Antibiogramm**
>
> Das Antibiogramm ist ein Labortest zur Bestimmung der Unempfindlichkeit (Resistenz) von Krankheitserregern gegenüber verschiedener Antibiotika.

4.2 Virale Infektionen

Virusinfektionen treten häufig lokal in den Atemwegen oder im Verdauungstrakt auf. Sie können aber auch, wie alle anderen Infektionserkrankungen, generalisiert den ganzen Körper betreffen.

Im Gegensatz zu den bakteriellen Infektionen kann man sie nur symptomatisch behandeln. Bisher ist es noch nicht gelungen, virusabtötende Medikamente zu entwickeln. Es ist lediglich möglich, durch sogenannte **Virustatika** eine Virusvermehrung zu verhindern.

4.2.1 Masern

Die Masern (Morbilli) sind eine sehr ansteckende Infektionserkrankung, die zwar zu den klassischen Kinderkrankheiten gezählt wird, jedoch in jedem Alter auftreten kann. Die Infektiosität besteht 3 bis 5 Tage **vor** dem Ausbruch des Hautauschlags bis 4 Tage danach.

Erreger	Masernvirus
Inkubationszeit	10 bis 14 Tage
Infektionsweg	Tröpfcheninfektion und über die Luft
Prävention	zweimalige Impfung für Säuglinge ab 11 Monaten und Kinder
Therapie	symptomatisch

Symptome und Verlauf

Masern beginnen mit einem drei bis fünf Tage dauernden **Prodromalstadium,** das unter anderem von Schnupfen, Bindehautentzündung, Bronchitis und Lichtscheu begleitet wird.

An der Wangenschleimhaut befinden sich kleine weiße Pünktchen, die nach ihrem Entdecker **Koplik-Flecken** genannt werden. Sie bilden sich nach wenigen Tagen zurück.

In dem darauffolgenden **Exanthemstadium** entwickelt der Patient das typische Masernexanthem mit erhabenen, rosa bis violettroten Flecken (Bild 1). Diese breiten sich, hinter den Ohren beginnend, über den gesamten Körper aus und werden von einem erneuten Fieberanstieg begleitet. Nach etwa drei Tagen klingt das Exanthem ab und das Fieber lässt nach.

Es folgt das **Rekonvaleszenzstadium,** in dem der Körper sich wieder erholt, jedoch für weitere Erkrankungen noch sehr empfänglich ist.

Da es kein Medikament gibt, mit dem die Masernerreger bekämpft werden können, erfolgt hier eine Therapie, die den Symptomen entgegenwirken soll (symptomatische Therapie).

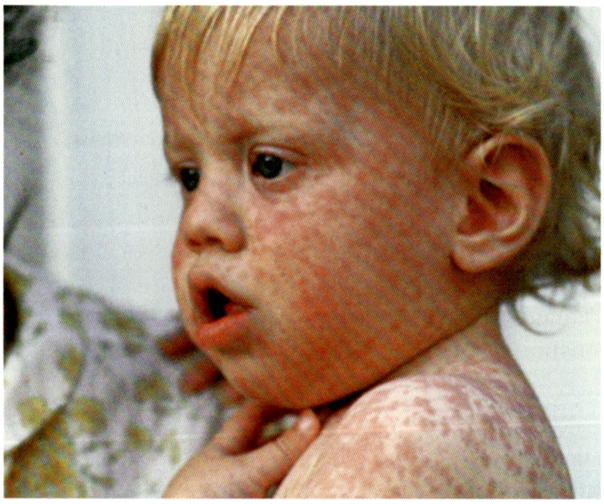

Bild 1 *Kind mit Masernexanthem*

Komplikationen

Die Masern können zu vielseitigen Komplikationen wie Lungen-, Mittelohr-, Hirnhaut- und/oder Gehirnentzündung mit oft tödlichen Verläufen oder bleibenden Behinderungen führen. Die durch die Masern ausgelöste **Gehirnentzündung** (Masernenzephalitis) verläuft bei ca. 10–20 % der betroffenen Patienten tödlich.

Im Jahr 2011 hat die Anzahl der Masernerkrankungen in Deutschland und Europa deutlich zugenommen. Da nicht alle Eltern ihre Kinder ausreichend impfen lassen und es zunehmend nicht geimpfte Erwachsene gibt, kann es immer wieder zu solchen Krankheitswellen kommen. Nur durch konsequentes Impfen ist es in einigen Regionen des amerikanischen Kontinents gelungen, Masern zu eliminieren. Um die Masern weltweit ausrotten zu können, ist eine Impfquote von 95 % erforderlich, die in Deutschland noch nicht erreicht wurde. Seit März 2020 gilt in Deutschland eine Impfpflicht für Kindergarten- und Schulkinder sowie Personen, die in Gemeinschaftseinrichtungen arbeiten, in Gemeinschaftsunterkünften leben oder beruflich Kontakt zu Kindern haben.

4.2.2 Mumps

Mumps (Parotitis epidemica), volkstümlich auch „Ziegenpeter" genannt, ist eine Viruserkrankung der Speicheldrüsen.

Erreger	Mumpsvirus
Inkubationszeit	12 bis 25 Tage
Infektionsweg	Tröpfcheninfektion
Prävention	Impfung
Therapie	symptomatisch

Symptome und Verlauf

Zunächst treten uncharakteristische Beschwerden, wie Fieber, Kopf- und Gliederschmerzen auf. Nach wenigen Tagen schwillt in der Regel zuerst die eine, nach einigen weiteren Tagen auch die andere Ohrspeicheldrüse an (Bild 1). Die Ohrläppchen stehen ab. Nach etwa einer Woche bilden sich die Schwellungen und das Fieber zurück.

Komplikationen

Das Mumpsvirus kann bei Jungen und Männern eine **Hodenentzündung** hervorrufen, die zu einer Beeinträchtigung der Fruchtbarkeit führen kann. Weitere Komplikationen sind Entzündungen der Bauchspeicheldrüse, des Herzmuskels, der Hirnhaut, der Eierstöcke, der Gelenke und der Nieren. Eine Schädigung des Hör- und Gleichgewichtsnervs kann zur **Taubheit** führen.

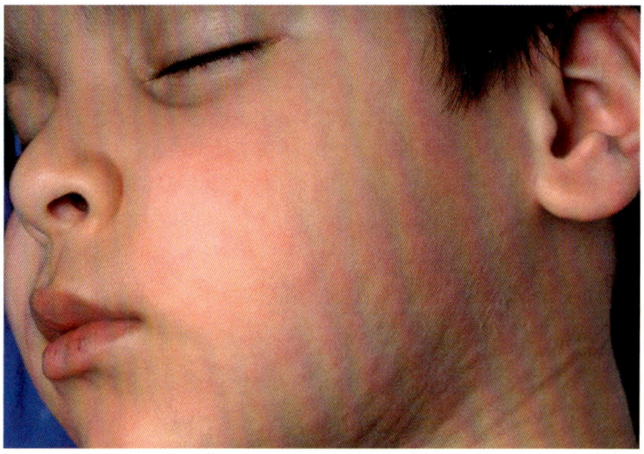

Bild 1 *Geschwollene Ohrspeicheldrüse bei Mumps*

3

4.2.3 Röteln

Die Rötelerkrankung (Rubeola) ist eine hoch ansteckende Infektion, die eine lebenslange Immunität hinterlässt. Sie zählt zu den Kinderkrankheiten und verläuft normalerweise harmlos. Selten kommt es zu Gelenk-, Gehirn- und Herzmuskelentzündungen. In der Schwangerschaft löst die Erkrankung schwere Schäden beim ungeborenen Kind aus. Eine Ansteckungsgefahr besteht bereits zwei bis vier Tage **vor** Ausbruch der Erkrankung.

Erreger	Rötelnvirus
Inkubationszeit	2 bis 3 Wochen
Infektionsweg	Tröpfcheninfektion
Prävention	Impfung im Kindesalter, spätestens vor Beginn der Pubertät
Therapie	symptomatisch

Symptome und Verlauf

Nach einem nur zwei Tage dauernden **Prodromalstadium** mit Fieber beginnt der Hautausschlag mit etwa linsengroßen einzelnen Flecken im Gesicht und breitet sich über den Rumpf aus (Bild 2a). Der Ausschlag wird begleitet von einer Lymphknotenschwellung, die hinter den Ohren beginnt. Das Exanthem, das oft mit einer Penicillinallergie verwechselt wird, klingt nach zwei bis drei Tagen ab.

Komplikationen

Eine mögliche, jedoch sehr seltene Komplikation ist die **Rötelnenzephalitis** (Hirnentzündung). Infiziert sich eine Schwangere im ersten Drittel der Schwangerschaft zum ersten Mal mit Röteln, kann das beim Kind zu einer **Rötelnembryopathie** führen, das heißt, durch das Virus kommt es beim ungeborenen Kind zu Fehlentwicklungen am Herzen, Innenohr, Auge und an anderen Organen (Bild 2b).

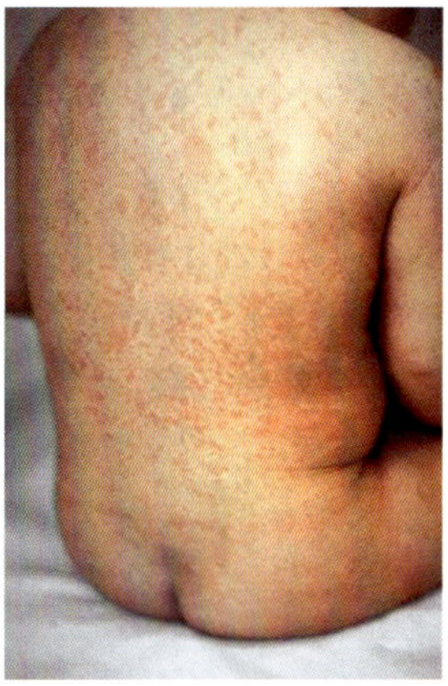

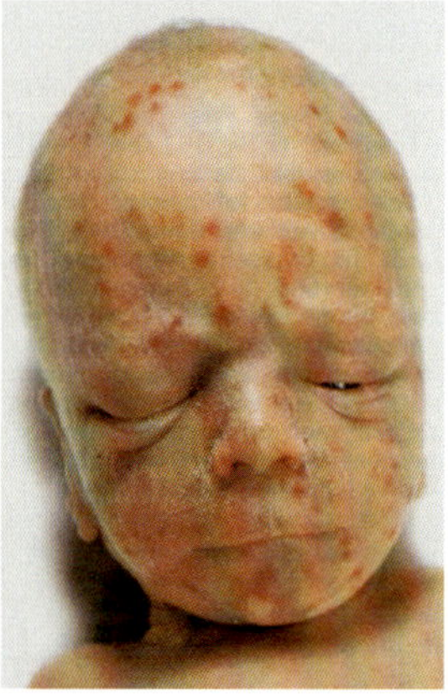

Bild 2a) *Rötelnexanthem* **b)** *Rötelnembryopathie*

4.2.4 Ringelröteln

Die Ringelröteln (Erythema infectiosum) haben mit den Röteln, außer dem Namen, nichts gemeinsam. Sie werden durch einen anderen Virustyp verursacht. Ringelröteln verlaufen oft unbemerkt oder wie ein leichter grippaler Infekt und treten am häufigsten im Vorschulalter auf.

Erreger	Ringelrötelnvirus (Parvo B19)
Inkubationszeit	1 bis 2 Wochen
Infektionsweg	Tröpfchen- oder Kontaktinfektion
Prävention	Impfung nicht möglich
Therapie	symptomatisch

Symptome und Verlauf

Fieber, Schwellung der Lymphknoten, Kopfschmerzen und Unwohlsein sind anfängliche Symptome.

Der für Ringelröteln typische **Hautauschlag** tritt ca. 1 bis 2 Wochen nach der Ansteckung auf (Bild 1). Der Ausschlag beginnt zunächst im Gesicht und befällt anschließend die Extremitäten und das Gesäß, bis er nach 7 bis 10 Tagen wieder abklingt. Die Ansteckungsgefahr für andere ist vor Auftreten des Hautausschlages am höchsten.

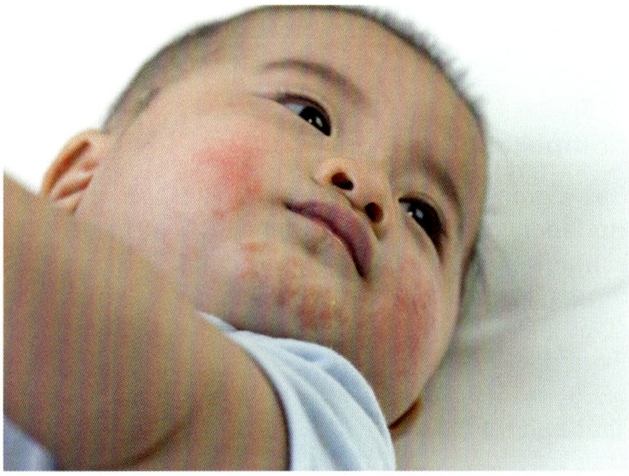

Bild 1 *Beginnender Hautausschlag bei Ringelröteln*

Komplikationen

Komplikationen sind selten, meist heilt die Erkrankung mit lebenslanger Immunität ab. Erkrankt jedoch eine schwangere Frau, so kann das ungeborene Kind erhebliche Schäden davontragen, ähnlich wie bei den Röteln.

4.2.5 Hand-Fuß-Mund-Krankheit

Die Hand-Fuß-Mund-Krankheit („falsche Maul- und Klauenseuche") ist eine hochansteckende, jedoch harmlose Viruserkrankung, an der meist Kinder bis zum 10. Lebensjahr erkranken.

Erreger	Enterovirus
Inkubationszeit	3 bis 10 Tage, in Einzelfällen bis zu 30 Tagen
Infektionsweg	fäkal-oral, über verunreinigte Gegenstände oder durch Kontaktinfektion
Prävention	Impfung nicht möglich
Therapie	symptomatisch

Symptome und Verlauf

Die Krankheit beginnt mit Fieber, Halsschmerzen und Appetitlosigkeit. Anschließend tritt ein schmerzhafter, nicht juckender Hautauschlag an Händen und Füßen in Form von roten Flecken und Bläschen auf (Bild 2). Im Mund bilden sich sogenannte **Aphten** (schmerzhafte Schleimhautgeschwüre).

Die Symptome heilen in der Regel nach 7 bis 10 Tagen folgenlos ab und die Krankheit hinterlässt eine lebenslange Immunität.

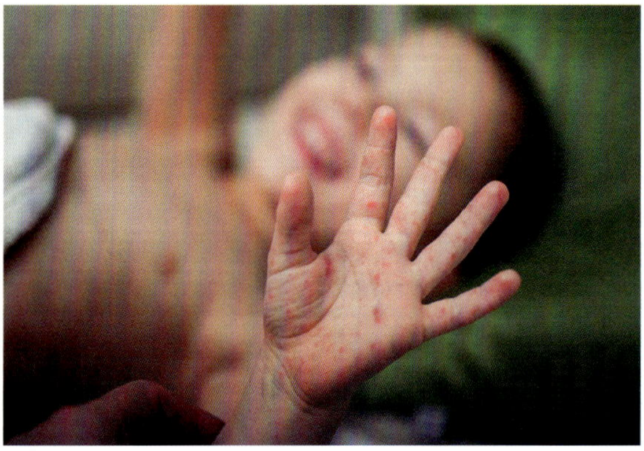

Bild 2 *Hand-Fuß-Mund-Krankheit*

Komplikationen

Bei Neugeborenen, Säuglingen und Menschen mit geschwächtem Immunsystem können sich die Viren im Körper ausbreiten und eine Hirnhautentzündung (Meningitis) oder Schäden an Herz und Leber verursachen.

4.2.6 Poliomyelitis epidemica

Die **Kinderlähmung** (Poliomyelitis) ist eine durch Viren hervorgerufene Erkrankung, die die motorischen Nerven des Rückenmarks befällt und zu Lähmungen führen kann. In Deutschland wurde diese Erkrankung durch konsequentes Impfen seit den 1960er Jahren nahezu ausgerottet. Vorher litten auch hierzulande noch viele Kinder unter den Folgen dieser Erkrankung.

Erreger	Polioviren
Inkubationszeit	3 bis 14 Tage
Infektionsweg	fäkal-oral
Prävention	drei Impfungen im Rahmen der empfohlenen Impfungen
Therapie	symptomatisch, Krankengymnastik

Symptome und Verlauf

Die Infektion verläuft in den meisten Fällen mit unspezifischen, grippeähnlichen Symptomen wie Fieber, Übelkeit, Hals-, Muskel- und Kopfschmerzen.

3

Komplikationen

Bei 5 % der Infizierten treten Lähmungserscheinungen auf, die zumeist die Beinmuskeln, aber auch die Arm-, Bauch, Brust- oder Augenmuskeln betreffen können. Bei schweren Verläufen kommt es zur Beteiligung der Atemmuskulatur mit Atemnot oder Atemstillstand. Durch krankengymnastische Übungen wird versucht, die Folgen der Lähmungen zu mildern.

4.2.7 Windpocken

Der Name Windpocken (Varizellen) stammt von der hohen Ansteckungsfähigkeit dieser Viren, die auch über einige Meter durch die Luft übertragen werden können.

Eine Infektion über die Luft ist einen Tag **vor** Krankheitsbeginn bis zum Erscheinen der ersten Symptome möglich. Danach erfolgt eine Ansteckung durch Tröpfchen- bzw. Schmierinfektion über die Bläschen auf der Haut. Bis zur Abheilung der letzten Bläschen bzw. Eintrocknung der Pusteln auf der Haut ist eine Ansteckung möglich.

Nach der Erkrankung sind die Viren jedoch nicht einfach verschwunden, sondern ziehen sich in die sogenannten Spinalganglien, große Nervenknoten rechts und links entlang der gesamten der Wirbelsäule, zurück und verbleiben dort bis sie durch eine Abwehrschwäche des Körpers wieder reaktiviert werden.

Erreger	Varizellen-Zoster-Virus
Inkubationszeit	12 bis 21 Tage, in seltenen Fällen bis zu 28 Tage
Infektionsweg	fliegende Infektion durch die Luft, Tröpfchen- und Schmierinfektion
Prävention	Impfung empfohlen
Therapie	symptomatisch, Virustatika bei Abwehrschwäche

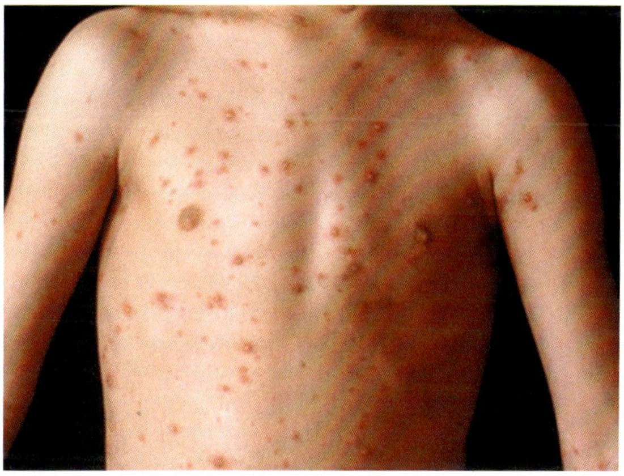

Bild 1 *Windpocken in den unterschiedlichen Stadien*

Symptome und Verlauf

Varizellen beginnen meist ohne Prodromalstadium mit Fieber und einem stark **juckenden Exanthem**, von dem Kopfhaut, Gesicht und Rumpf sowie die Schleimhäute befallen werden (Bild 1). Das Exanthem durchläuft mehrere Stadien und fällt schließlich nach zwei bis drei Wochen als Kruste ab. Das Nebeneinander der Bläschen, Flecken und Pusteln wird auch als „Sternenhimmel" bezeichnet.

Komplikationen

Komplikationen können eine Lungenentzündung oder ein Befall des zentralen Nervensystems sein. Eine diaplazentare Übertragung ist selten, kann aber zwischen der 5. und 24. Schwangerschaftswoche (SSW) zu Fehlbildungen beim ungeborenen Kind führen. Auch eine Erkrankung der Mutter an Windpocken kurz vor oder nach der Geburt kann für das Neugeborene eine gesundheitliche Bedrohung darstellen.

4.2.8 Gürtelrose

Die Gürtelrose (Herpes zoster) ist eine Zweiterkrankung nach durchstandener Windpockeninfektion. Sie kann mehrmals auftreten, immer dann, wenn die Abwehrlage des Körpers geschwächt ist. Sie ist somit eine Art **zweite Windpockenerkrankung**.

Es handelt sich um eine **endogene Reaktivierung**. Das bedeutet, dass sich die Viren nach einer Windpockeninfektion in den sensiblen Spinalnerven niederlassen, lange Zeit „stumm" (inaktiv) bleiben, um dann bei einer schwachen Immunlage entlang der sensiblen Nerven in die Haut auszuschwärmen.

Dort verursachen sie eine lokale Entzündung mit Bläschenbildung (Bild 1). Das kann im Gesicht, wo die Gürtelrose besonders schmerzhaft ist, oder irgendwo am Oberkörper sein. Sie kann auch gürtelförmig um den Bauch herum auftreten, daher der Name.

Erreger	Varizellen-Zoster-Virus
Inkubationszeit	Wochen bis Jahrzehnte nach einer Windpockeninfektion, abhängig von der Abwehrlage
Infektionsweg	endogene Reaktivierung
Prävention	Herpes-Zoster-Impfung zum Schutz gegen Gürtelrose und PHN (postherpetische Neuralgie)
Therapie	symptomatisch, Virustatika bei Abwehrschwäche

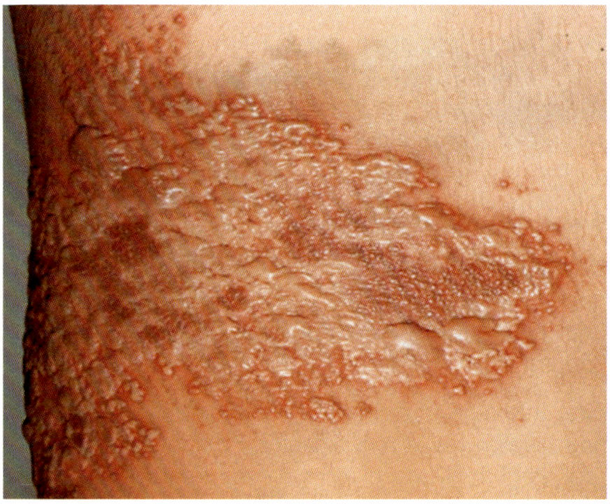

Bild 1 *Gürtelrose*

Symptome und Verlauf

Nach einem kurzen Prodromalstadium mit Fieber und Abgeschlagenheit tritt das Exanthem mit virusgefüllten Bläschen im Ausbreitungsgebiet des betroffenen sensiblen Astes des Spinalnervs auf (Bild 1).

Die Gürtelrose ist nur für Menschen ansteckend, die noch keine Immunität gegen Windpocken besitzen. Sie würden im Falle einer Ansteckung an Windpocken und nicht an Gürtelrose erkranken. Wer bereits eine Windpockeninfektion überstanden hat, kann sich an einer Gürtelrose nicht mehr anstecken. Wenn er erkrankt, dann durch das **eigene** Varizellen-Virus.

Komplikationen

Bei sehr geschwächtem Immunsystem, z. B. nach einer Krebstherapie, kann es zu einer **generalisierten Gürtelrose** am ganzen Körper kommen, die für den betroffenen Patienten sehr schmerzhaft und lebensbedrohlich ist. Bleiben die Schmerzen länger als drei Monate bestehen, spricht man von einer **postherpetischen Neuralgie** (PHN). Selten kommt es zu Gehirn- und/oder Gehirnhautentzündungen. Eine Herpes-Zoster-Infektion während der Schwangerschaft stellt keine Bedrohung für das Ungeborene dar.

4.2.9 Grippe

Bei der **Influenza** handelt es sich um die **„echte" Grippe**, die durch ein Virus ausgelöst wird. Die im Praxisalltag häufig anzutreffenden Erkältungen sind in der Regel **grippale Infekte.** Die Influenzaviren werden in die drei verschiedenen Typen A, B und C unterteilt, wobei für den Menschen nur A und B von Bedeutung sind. Diese sind auch in den jährlichen Grippeimpfstoffen enthalten.

Erreger	Influenzavirus
Inkubationszeit	wenige Stunden bis Tage
Infektionsweg	Tröpfcheninfektion, auch Kontakt- und Schmierinfektion
Prävention	einmal jährliche Impfung
Therapie	symptomatisch, Virustatika, z. B. **Tamiflu®** und **Flumandine®**

Symptome und Verlauf

Die Krankheitszeichen sind oft unspezifisch, treten meist sehr abrupt auf, sodass sich der Betroffene ganz plötzlich ausgesprochen krank fühlt. Symptome sind hohes Fieber, Schüttelfrost, Kopfschmerzen, Appetitlosigkeit, Husten, Schnupfen, eventuell Übelkeit, Erbrechen.

Komplikationen

Bei der Influenza kann es zu Komplikationen wie Herzmuskel-, Gehirn- oder Lungenentzündungen kommen, die tödlich verlaufen können. Die spanische Grippe forderte in den Jahren zwischen 1918 und 1920 weltweit 20 Millionen Todesopfer.

Merke

Influenza bezeichnet die echte Grippe, gegen die eine jährliche Impfung empfohlen wird.

Grippale Infekte sind in der Regel harmlose Erkältungskrankheiten.

Grippe-Impfung

Da sich die Influenzaviren kontinuierlich verändern, muss jedes Jahr ein neuer Impfstoff hergestellt werden.

Die WHO überwacht diese Virusveränderungen und identifiziert die Stämme, die am wahrscheinlichsten die kommende Grippesaison bestimmen werden. Sie werden den Herstellern von Grippeimpfstoffen als Ausgangsviren zur Verfügung gestellt. Für die Patienten bedeutet das, dass sie sich jedes Jahr erneut impfen lassen müssen.

Die Impfung wird für alle Menschen ab 60 Jahren sowie für Patienten mit chronischen Erkrankungen der Atmungsorgane empfohlen.

4.2.10 Grippale Infekte

Umgangssprachlich werden die grippalen Infekte als „Erkältung“ oder „Verkühlung“ bezeichnet. Es handelt sich meist um eine akute Infektionskrankheit der oberen Atemwege, ausgelöst durch verschiedene Viren. Grippale Infekte der oberen Atemwege sind die häufigsten Infektionserkrankungen, die in der Arztpraxis vorkommen.

Erreger	Rhinoviren
Inkubationszeit	Stunden bis wenige Tage
Infektionsweg	Tröpfcheninfektion und indirekte Schmierinfektion
Prävention	keine Impfung möglich
Therapie	symptomatisch, Bettruhe, ausreichend Flüssigkeit

Symptome und Verlauf

Der Infekt beginnt meist mit Abgeschlagenheit, Fieber, Husten, Schnupfen, manchmal Heiserkeit, Kopf- und Gliederschmerzen. Die Symptome klingen meist nach einigen Tagen ab.

Komplikationen

Breiten sich die Erkältungsviren von der Nasenschleimhaut auf den Rachen, den Kehlkopf, die Bronchien, die Stirn- und Nebenhöhlen, Gehörgang oder auf die Lungen aus, so kann es zu Entzündungen in den genannten Organen kommen.

4.2.11 Norovirus-Gastroenteritis

Noroviren sind weltweit verbreitet und verursachen Magen-Darm-Erkrankungen (siehe auch S. 370). Die Erreger werden von den Erkrankten mit dem Stuhl und dem Erbrochenen ausgeschieden und sind hochinfektiös. Häufig betroffen sind Kinder unter 5 Jahren und ältere Menschen über 70 Jahre. Daher finden sich Infektionen mit Noroviren oft in Gemeinschaftseinrichtungen wie Kindergärten, Schulen, Altenheimen oder Krankenhäusern.

Die meisten Ausbrüche finden zwischen Oktober und März statt.

Erreger	Noroviren
Inkubationszeit	6 bis 50 Stunden
Infektionsweg	Schmier- und Tröpfcheninfektion, kontaminierte Lebensmittel
Prävention	keine Impfung möglich
Therapie	symptomatisch, Ausgleich des Flüssigkeits- und Elektrolytverlustes

Symptome und Verlauf

Die Erkrankung beginnt 6 Stunden bis maximal 3 Tage nach der Ansteckung mit plötzlich einsetzendem heftigem Durchfall, Übelkeit und schwallartigem Erbrechen. Die Betroffenen fühlen sich sehr krank, gelegentlich kommen Fieber und Kopfschmerzen hinzu. Da die Erkrankten bereits vor Ausbruch der ersten Symptome und bis einige Wochen nach Abklingen der Beschwerden die Viren ausscheiden können, kommt es nicht selten zu Epidemien.

Wichtig ist daher die konsequente Einhaltung der allgemeinen Hygieneregeln, um eine Ausbreitung möglichst gering zu halten. Um eine Übertragung durch kontaminierte Lebensmittel, z. B. in Gemeinschaftseinrichtungen, zu vermeiden, sollten die Gerichte möglichst gut durchgegart sein. Auf Speisen wie z. B. Salate sollte während der Ausbruchsphase verzichtet werden.

Komplikationen

Bei kleinen Kindern und älteren Menschen können die Brechdurchfälle schnell zu Flüssigkeits- und Elektrolytmangel führen, die in manchen Fällen eine stationäre Therapie erforderlich machen und unbehandelt sogar zum Tode führen können.

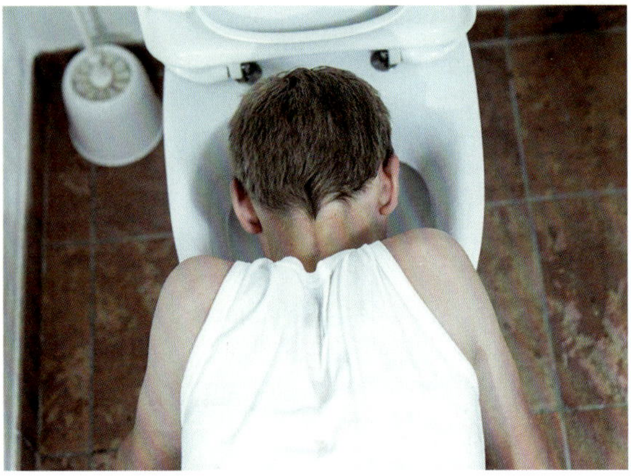

Bild 1 *Erbrechen bei Norovirusinfektion*

Merke

Noroviren verursachen plötzlich auftretendes, schwallartiges Erbrechen mit Übelkeit und Durchfällen. Die Symptome finden sich sowohl bei Kindern, als auch bei Erwachsenen.

4.2.12 Rotavirus-Gastroenteritis

Rotaviren sind in den westlichen Industrienationen die häufigste Ursache viraler Darminfektionen bei Säuglingen und kleinen Kindern bis zu zwei Jahren.

Die Ausbrüche häufen sich meist saisonal zwischen Februar und April.

Erreger	Rotaviren
Inkubationszeit	1 bis 3 Tage
Infektionsweg	Schmierinfektion, kontaminiertes Wasser und Lebensmittel
Prävention	Impfung für Säuglinge unter 6 Monaten wird empfohlen
Therapie	symptomatisch, Ausgleich des Flüssigkeits- und Elektrolytverlustes

Symptome und Verlauf

Die Symptomatik erstreckt sich von leichten Durchfällen und Übelkeit bis zu schwerem Erbrechen und wässriger Diarrhö (Durchfall). Oft finden sich Schleimbeimengungen im Stuhl.

Betroffene Kinder klagen auch meist über Bauchschmerzen. Bei älteren Kindern und Erwachsenen verläuft die Erkrankung meist milder. Bei mehr als der Hälfte aller betroffenen Kinder finden sich unspezifische Symptome der Atemorgane, wie z. B. Husten oder Atemprobleme.

Komplikationen

Wie alle Erkrankungen, die mit Durchfall und Erbrechen einhergehen, führen diese Symptome vor allem bei kleinen Kindern und älteren Menschen schnell zu Flüssigkeits- und Elektrolytmangel und somit zu einem Austrocknen des Körpers, einer sogenannten **Dehydratation**. Diese kann, wenn sie nicht rechtzeitig und angemessen behandelt wird, sogar zum Tod führen.

Merke

Rotaviren verursachen Erbrechen und Durchfälle, vor allem bei kleinen Kindern von 6 Monaten bis 2 Jahren. Mit jedem weiteren Lebensjahr verläuft die Infektion milder. Gegen Rotaviren empfiehlt die STIKO daher seit 2013 eine Schluckimpfung mit Lebendimpfstoff für Säuglinge unter 6 Monaten.

4.2.13 AIDS bzw. HIV-Infektion

AIDS wurde erstmals Anfang der 1980er Jahre als eigenständige Erkrankung beschrieben. Weltweit sind bisher ca. 40 Millionen Menschen an den Folgen einer HI-Virusinfektion, also an **AIDS** gestorben und nach Schätzungen der WHO gelten mittlerweile ca. 38 Millionen Menschen als infiziert. In Deutschland leben derzeit ca. 91 000 mit HIV infizierte Menschen.

Im Jahr 2004 hat es der Gesetzgeber zur Pflicht gemacht, Blutspenden auf das Vorhandensein von HIV-Erbmaterial zu testen. Dank dieser Maßnahmen kann die Übertragung von HIV durch Bluttransfusionen, Blutplasma und daraus hergestellten Produkte in Deutschland nahezu ausgeschlossen werden.

Das HI-Virus wird vor allem über Geschlechtsverkehr, Nadelstiche, gemeinsam benutztes Injektionsbesteck bei Drogenabhängigen, über die Mutter auf das Kind während der Schwangerschaft und über die Muttermilch während der Stillzeit übertragen.

Nachgewiesen wurden die HI-Viren bisher im Blut, in der Samenflüssigkeit, im Vaginalsekret, in Eiter, in der Muttermilch und in anderen Körperflüssigkeiten. Eine HIV-Infektion ist in jedem Stadium ansteckend.

Erreger	**H**umanes **I**mmunschwäche **V**irus (human immundeficiency virus, HI-Virus)
Inkubationszeit	6 Monate bis bisher über 40 Jahre
Infektionsweg	Geschlechtsverkehr, perkutan, diaplazentar
Prävention	keine Impfung möglich
Therapie	antiretroviral

Präventionsmaßnahmen gegen HIV

- Kondome bei neuen oder wechselnden Sexualpartnern
- Vermeidung von Bluttransfusionen, Injektionen und medizinischer Versorgung in Ländern, in denen die Kontrollen nicht oder nur lückenhaft erfolgen
- Kaiserschnittentbindungen bei HIV-infizierten Schwangeren und Verzicht auf das Stillen des Neugeborenen
- Aushändigung von Einmalspritzen an drogenabhängige Personen, die die Drogen ins Blut injizieren
- Vorsorge durch **PrEP** (Prä-Expositions-Prophylaxe) **vor** einem möglichen **HIV**-Kontakt. Die **PrEP** ist eine Safer-Sex-Methode, bei der HIV-Negative ein HIV-Medikament einnehmen, um sich **vor** einer Ansteckung mit HIV zu schützen. Die PrEP schützt vor HIV, aber nicht vor anderen Geschlechtskrankheiten.

Symptome und Verlauf

Das HI-Virus befällt eine Untergruppe der weißen Blutkörperchen, die **T-Lymphozyten,** die der Abwehr dienen. Bricht irgendwann das Immunsystem durch die defekten Lymphozyten zusammen, treten die ersten Symptome auf. Der Patient leidet dann an verschiedenen Infektionen oder Tumoren.

Ein HIV-infizierter Patient kann jedoch jahrelang **symptomlos** bleiben. In dieser Zeit wird er lediglich als **HIV positiv** bezeichnet. Erst das Auftreten verschiedener, vor allem **opportunistischer Infektionen,** die das Immunsystem ihrerseits weiter schwächen, führt zum Vollbild und der Diagnose **AIDS** (**A**cquired **i**mmuno**d**eficiency **s**yndrome, *englisch* für erworbenes Immundefektsyndrom).

Die **Lebenserwartung** von HIV-infizierten Menschen oder an AIDS Erkrankten wird von unterschiedlichen Faktoren beeinflusst: Zeitpunkt der Erkennung, Alter, Gesundheitszustand, Therapiebeginn. Die Lebensqualität hängt auch vom Verhalten der Mitmenschen ab (Bild 1). AIDS ist inzwischen gut behandelbar.

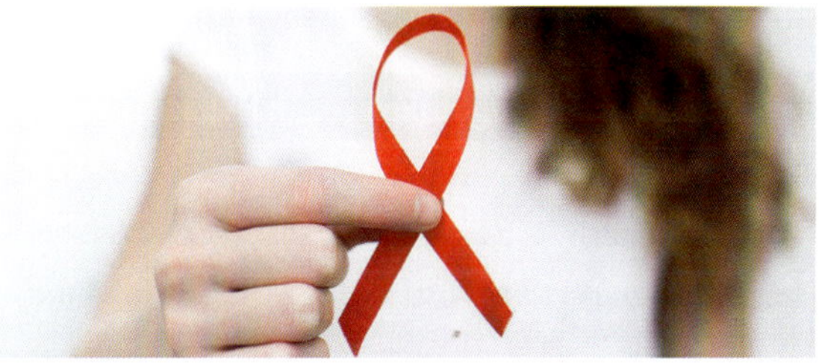

Bild 1 *Symbol der Solidarität mit HIV-Positiven am Welt-AIDS-Tag*

Behandlung

Die gezielte Behandlung einer HIV-Infektion mit Medikamenten bezeichnet man als **antiretrovirale Therapie.** Sie verhindert die Vermehrung der Viren und blockiert das Eindringen in die Wirtszellen. HIV-Patienten müssen antiretrovirale Medikamente zeitlebens und regelmäßig einnehmen.

Die Behandlungen führen zwar nicht zum gänzlichen Verschwinden des HI-Virus im Blut des Patienten, sie können aber die Vermehrung des Virus verlangsamen und die Menge der Viren erheblich reduzieren. Auf diese Weise verhindert man den Ausbruch von **AIDS.** Ist der Patient bereits an AIDS erkrankt, hat er immer mehr mit den Folgeerscheinungen des sehr geschwächten Immunsystems zu kämpfen.

Merke

HIV positiv bedeutet, der Patient ist mit dem HI-Virus infiziert. AIDS bedeutet, der Patient ist an der Immunschwäche und ihren Folgen, ausgelöst durch das HI-Virus, erkrankt.

Infos zu weiteren sexuell übertragbaren Krankheiten finden sich in Kapitel 4.6 ab S. 93 sowie im Lernfeld 8 in Kapitel 4 ab S. S. 343.

4.2.14 Hepatitis A bis E

Die Hepatitis ist eine Entzündung der Leber. Diese kann verschiedene Ursachen haben. Eine der Ursachen ist die Infektion mit Hepatitis-Viren. Je nach Virustyp werden sie mit den Buchstaben **A** bis **E** bezeichnet (Tabelle 1). Inzwischen wurden weitere Typen mit den Buchstaben **F** und **G** beschrieben.

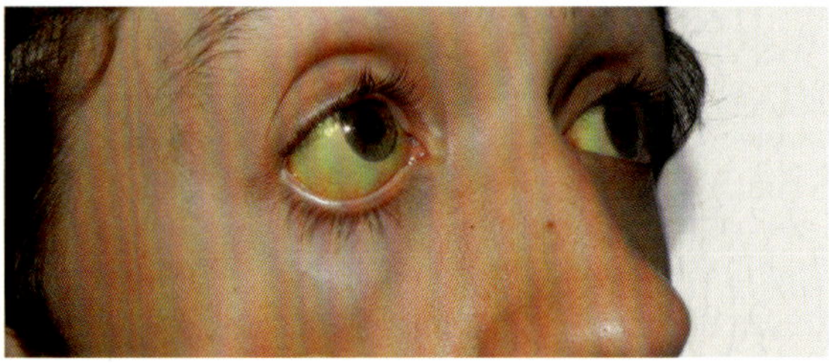

Bild 1 *Sklerenikterus (Gelbfärbung der Lederhaut der Augen)*

Die **Hepatitis A** ist die harmloseste der viralen Leberentzündungen. Sie verläuft niemals chronisch und heilt meist spontan aus. Sie wird auch als „Reisehepatitis" bezeichnet, da sie vor allem in Südamerika, Südostasien, im vorderen Orient und im Mittelmeerraum auftritt, aber auch in Deutschland ist eine Infektion mit Hepatitis-A-Viren möglich.

Die **Hepatitis B** ist eine weltweit sehr verbreitete Infektion, die in den meisten Fällen akut verläuft, aber auch chronisch werden kann. Hepatitis B und C zählen zu den häufigsten **Berufskrankheiten** der im Gesundheitswesen tätigen Menschen.

Die **Hepatitis C** wurde erstmals 1988 entdeckt. Sie verläuft ähnlich wie die Hepatitis B, ist anfangs etwas symptomärmer, verläuft hingegen in über 50 % der Fälle chronisch. Versicherte ab 35 Jahren haben einmalig den Anspruch, sich auf Hepatitis B und C als Bestandteil des sogenannten Check-ups (Gesundheitsuntersuchung) testen zu lassen. (Siehe S. 435)

Die **Hepatitis D** ist eine Infektion, die nur Menschen befällt, die bereits an **Hepatitis B** erkrankt sind, denn das Hepatitis-D-Virus kann sich nur mithilfe des Hepatitis-B-Virus vermehren.

Den **Hepatitis-E-Erreger** findet man überwiegend in Südostasien und in tropischen Gebieten. Ähnlich wie Hepatitis A wird auch Hepatitis E über das Wasser, durch Kontakt- und Schmierinfektion übertragen. Sie ist von den Symptomen kaum von der Hepatitis A zu unterscheiden, verläuft jedoch meist heftiger als diese und kann sogar tödlich enden.

Die Übertragung der **Hepatitis A** und **E** erfolgt auf fäkal-oralem Weg, meist durch verunreinigtes Wasser oder Lebensmittel, durch Kontakt- und durch Schmierinfektionen.

Der Übertragungsweg der übrigen **Typen B–D** erfolgt überwiegend parenteral, auf sexuellem Weg oder durch kleine Verletzungen in Haut/Schleimhaut, z. B. bei frischen Tätowierungen und Piercings. Durch den Umgang mit Körperflüssigkeiten und Injektionen im medizinischen Betrieb ist vor allem medizinisches Personal gefährdet.

	Hepatitis A	Hepatitis B	Hepatitis C	Hepatitis D	Hepatitis E
Erreger	Hepatitis-A-Virus	Hepatitis-B-Virus	Hepatitis-C-Virus	Hepatitis-D-Virus	Hepatitis-E-Virus
Inkubationszeit	15 bis 50 Tage	30 bis 180 Tage	20 bis 180 Tage	15 bis 60 Tage	15 bis 65 Tage
Infektionsweg	fäkal-oral und parenteral	meist parenteral und über den Geschlechtsverkehr	meist parenteral und über den Geschlechtsverkehr	meist parenteral	fäkal-oral, selten parenteral, Übertragung durch infiziertes und unzureichend erhitztes Schweinefleisch
Prävention	Impfung	Impfung, Kondome	keine Impfung, Kondome	keine Impfung, Kondome	Impfung (bisher nur in China zugelassen), Kondome
Therapie	symptomatisch, bei einigen Formen Gabe von **Interferon** und antiviralen Medikamenten				

Tabelle 1 *Hepatitis-Typen und deren Merkmale*

Symptome und Verlauf

Die klassischen Hepatitiszeichen sind: **Gelbfärbung** der Haut und Skleren (Ikterus, Bild 1, S. 84), leichtes Fieber, Übelkeit, Erbrechen, Durchfall, Bauchschmerzen, dunkler Urin, Müdigkeit und Abgeschlagenheit, Gliederschmerzen, lehmfarbener Stuhl. Zur Sicherung der Diagnose erfolgt immer eine Bestimmung des jeweiligen Virusantigens und Virusantikörpers.

Typ A heilt in der Regel spontan aus, bei Typ B erfolgt die Heilung in über 90 % der Fälle ebenfalls spontan.

Komplikationen

Eine chronische Hepatitis kann jederzeit zur Bildung einer **Leberzirrhose** oder eines **Leberzellkarzinoms** führen.

Präventionsempfehlungen

Bei Reisen in entsprechend gefährdete Gebiete wird eine Impfung gegen Hepatitis A empfohlen. Es gibt auch Kombinationsimpfungen, die gleichzeitig gegen Hepatitis B schützen.

In Risikogebieten sollte auf das Trinken von Leitungswasser, den Gebrauch von Eiswürfeln und den Genuss von Meeresfrüchten, vor allem Muscheln verzichtet werden.

Eine Impfung gegen Hepatitis B wird für medizinisches Personal von der Berufsgenossenschaft empfohlen. Die Kosten übernimmt der Arbeitgeber.

Merke

Die Hepatitis A wird enteral, über den Magen-Darm-Trakt, übertragen. Sie heilt meist folgenlos aus.

Die Hepatitis B und C wird parenteral übertragen. Beide können chronisch verlaufen.

An Hepatitis D können nur Personen erkranken, die bereits mit Hepatitis B infiziert sind.

Die Impfung gegen Hepatitis B schützt auch vor Hepatitis D.

4.2.15 Pfeiffer-Drüsenfieber

Das Pfeiffer-Drüsenfieber, auch **Mononukleose** genannt, ist eine sehr häufige Viruserkrankung, mit der sich ca. 95 % aller Menschen in Deutschland bis zum 30. Lebensjahr infizieren. Bei den meisten Patienten verläuft die Erkrankung fast unbemerkt und mit Symptomen, die eher an einen grippalen Infekt erinnern. Die Übertragung erfolgt über den Speichel von Mund zu Mund und hat der Erkrankung den zusätzlichen Namen **Kusskrankheit** eingebracht.

Erreger	Epstein-Barr-Virus
Inkubationszeit	7 bis 30 Tage bei Kindern 4 bis 7 Wochen bei Erwachsenen
Infektionsweg	Tröpfchen-, Kontakt- und Schmierinfektion
Prävention	keine Impfung möglich
Therapie	symptomatisch

Symptome und Verlauf

Die Viren befallen die Lymphknoten und andere Organe des lymphatischen Systems, wie z. B. die Milz und führen zu entsprechenden Symptomen wie geschwollenen Lymphknoten an verschiedenen Körperstellen und tastbarer Milzvergrößerung. Als Allgemeinsymptome treten oft kräftezehrende Müdigkeit, Appetitlosigkeit, Kopf-, Bauch- und Muskelschmerzen, Nachtschweiß sowie manchmal Schwindel und Depression hinzu.

Bei einigen Patienten findet sich eine typische **Mandelentzündung** mit schmutziggrauen Belägen der Mandeln (Bild 1) die einen fauligen Mundgeruch verursacht.

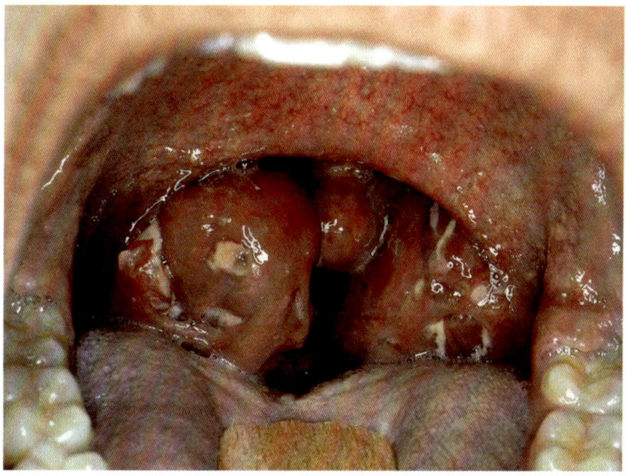

Bild 1 *Mandelentzündung bei Pfeiffer-Drüsenfieber*

Die Dauer der Erkrankung ist sehr unterschiedlich, manche Patienten leiden bis zu einem Jahr unter den genannten Symptomen.

Die Epstein-Barr-Viren bleiben nach der Infektion im Körper und können wiederkehrende oder chronische Verläufe nehmen, die aber sehr selten sind.

Komplikationen

Selten kommt es zu Entzündungen des Gehirns, des Herzens, der Lungen oder der Nieren. Solange eine Milz- und/oder Leberschwellung besteht, sollten, wegen der Gefahr eines Organrisses, körperliche Anstrengungen vermieden werden.

4.2.16 Frühsommermeningoenzephalitis (FSME)

Diese durch Zecken übertragene Viruserkrankung führt zu Entzündungen von Gehirn und Gehirnhäuten.

Bei dem Begriff Frühsommermeningoenzephalitis (FSME) stimmt aus heutiger Sicht der erste Wortteil nicht mehr, da Zecken fast zu jeder Jahreszeit und auch bei niedrigen Temperaturen anzutreffen sind.

In Gebieten mit besonderer **FSME-Gefahr** wird mit Warntafeln darauf hingewiesen (Bild 1).

Erreger	FSME-Virus
Inkubationszeit	7 bis 10 Tage
Infektionsweg	perkutan durch Zeckenbiss
Prävention	Impfung
Therapie	symptomatisch

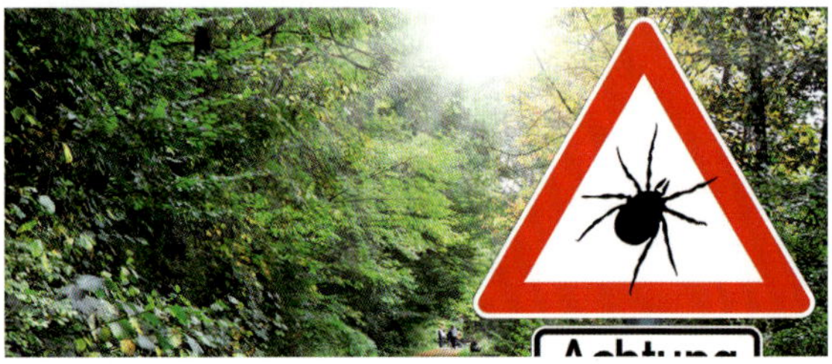

Bild 1 *FSME-Gefahrensymbole im Wald*

Symptome, Verlauf und Komplikationen

Zuerst verursacht der Krankheitserreger grippeähnliche Symptome wie Fieber, Kopfschmerzen und andere Allgemeinsymptome. Nach einigen symptomfreien Tagen folgt die zweite Phase mit Beteiligung des Nervensystems. Dabei entwickelt sich oft eine Entzündung von Gehirn sowie Gehirn- und Rückenmarkshäuten, die Meningoenzephalitis.

4.2.17 COVID-19 (Coronavirus SARS-CoV-2)

Im Dezember 2019 brach in der Stadt Wuhan, China, eine neue Lungenentzündung mit noch unbekannter Ursache aus. Im Januar 2020 wurde in **Deutschland** der erste Fall einer Infektion mit diesem zur Gruppe der **Coronaviren** gehörenden Erreger bestätigt und im Februar 2020 schlug die Weltgesundheitsorganisation (WHO) den Namen **COVID-19** für diese neue Infektionskrankheit vor. Kurz darauf wurde der Ausbruch einer weltweiten **Pandemie** bestätigt. Seither begleitet dieser Virus unseren Alltag und hat bisher weltweit ca. 7 Millionen Todesopfer gefordert. Die tatsächliche Zahl der Todesfälle könnte jedoch höher sein, da in einigen Ländern nicht alle Fälle erfasst wurden.

Erreger	SARS-CoV-2
Inkubationszeit	4 bis 10 Tage je nach Virusvariante
Infektionsweg	Tröpfcheninfektion / Aerosole, die eingeatmet werden
Prävention	Impfung, Mund-Nase-Schutz (MNS), Abstand, lüften geschlossener Räume
Therapie	Symptomatisch, z. Zt. sind verschiedene Therapien in der Entwicklungsphase

Merke

Corona oder COVID sind umgangs-sprachliche Bezeichnungen für eine Erkrankung oder Infektion durch das SARS-CoV-2-Virus.

Coronaviren sind seit langem bekannt und unter Säugetieren und Vögeln weit verbreitet. Sie verursachten bisher beim Menschen milde Erkältungskrankheiten, aber auch schwere Lungenentzündungen. Die inzwischen unterschiedlichen **Virusvarianten** werden mit zusätzlichen Buchstaben des griechischen Alphabets gekennzeichnet (Alpha, Beta, Gamma, Delta, Omikron ...)

Übertragungswege

Der Hauptübertragungsweg ist die Tröpfcheninfektion. Sogenannte **Aerosole** können über längere Zeit in der Luft schweben und sich in geschlossenen Räumen verteilen. Auch beim Atmen, Sprechen, Niesen, Schreien und Singen werden diese ausgeschieden. Ein **Mund-Nasen-Schutz (MNS)** kann die Einatmung dieser Aerosole erschweren oder sogar verhindern. Ebenso kann das regelmäßige Lüften geschlossener Räume und ein Mindestabstand von 1,5 m zu anderen Personen das Infektionsrisiko vermindern.

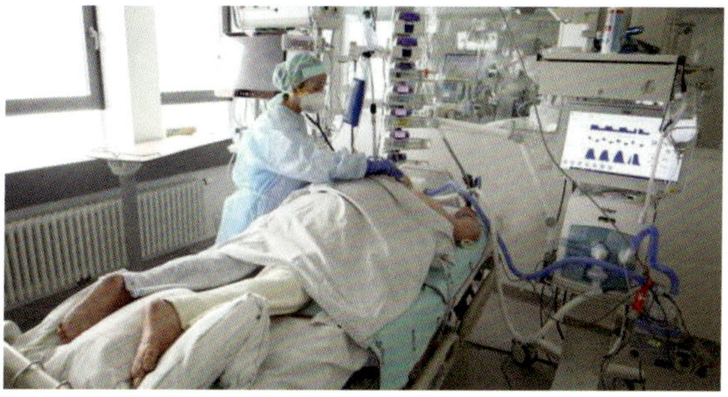

Bild 1 *An COVID-19 erkrankter Patient in intensiv-medizinischer Betreuung.* Typische Bauchlagerung zur Atmungserleichterung.

Symptome und Verlauf

Die meisten Infektionen mit **SARS-CoV-2** (ca. 80 %) verlaufen, abhängig von der Variante, mild bis mittelschwer. Das Virus befällt in erster Linie die Atmungsorgane, vor allem die Lunge, kann sich aber auch in anderen Organen manifestieren. Die Symptome ähneln zunächst einer Grippe bzw. eines grippalen Infektes und äußern sich in Husten, Schnupfen, Fieber, Hals-, Kopf-, Muskel- und Gelenkschmerzen sowie Schüttelfrost. Magen-Darmbeschwerden, Bindehautentzündungen oder Hautausschlag sowie Lymphknotenschwellung werden ebenfalls beobachtet.

Etliche Betroffene leiden auch unter dem Verlust des Geruchs- und/oder Geschmackssinns. Die meisten Infektionen mit SARS-CoV-2 sind nach kurzer Zeit und ohne weitere Folgeschäden ausgeheilt. Der Verlauf und der Schweregrad der Erkrankung hängen sowohl vom Alter der Patienten, als auch deren Vorerkrankungen ab.

Aerosole

Als Aerosol bezeichnet man ein im Nano- (10^{-9}) bis Mikrometerbereich (10^{-6}) großes, nicht sichtbares Gemisch aus einem festen oder flüssigen Schwebeteilchen und einem Gas. Aerosole finden sich in vielen Bereichen unserer Umgebung in Form von Staub, Rauch, Qualm, Pollen, aber auch Bakterien und Viren.

Risikofaktoren für einen schweren Verlauf einer Coronainfektion

- Lebensalter (Säuglinge, Kleinkinder und alte Menschen)
- Geschlecht (mehr Männer als Frauen)
- Übergewicht
- Schwangerschaft
- Down-Syndrom (Trisomie 21)
- Vorerkankungen (KHK, COPD, Diabetes mellitus, Karzinome, Immunsuppression, Demenz ...)

Komplikationen

Die meisten Komplikationen treten in der zweiten Krankheitswoche auf und können bis zum Versagen der Atem- und Kreislauffunktion führen. Auch entzündliche Veränderungen des Nervensystems oder des Herzens können den Allgemeinzustand erheblich beeinträchtigen.

Bei schwerem Verlauf kommt es häufig zu einer vermehrten Blutgerinnung mit Emboliegefahr. Auch Leber- und Nierenschäden bis hin zur Dialysepflicht sind mögliche Folgen der Erkrankung.

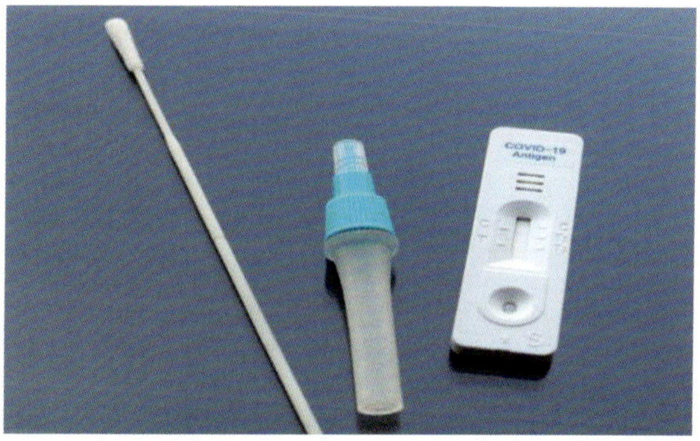

Bild 2 *Medizinischer Antigen-Schnelltest*

Therapie

Je nach Symptomen und Schweregrad der Erkrankung werden unterstützende Maßnahmen wie Sauerstoffgabe, Thromboseprophylaxe, kreislaufstabilisierende Medikamente oder Antibiotika zur Therapie von Sekundärinfektionen eingesetzt. Auch sollte stets auf ausreichende Flüssigkeitszufuhr geachtet werden.

Infizierte mussten sich während der Pandemie dabei in gesetzlich vorgeschriebene häusliche Isolierung (Quarantäne) begeben. Die hierzu erlassenen Vorschriften, Regeln und Gesetze wurden zu Beginn der Pandemie immer wieder verändert und angepasst und waren innerhalb der 16 Bundesländer, aber auch international von Land zu Land unterschiedlich.

Langzeitfolgen

Treten nach einer akuten Erkrankung Symptome auf, die mehr als 4 Wochen fortbestehen oder neu auftreten und sich nicht als Neuinfektion erweisen, dann spricht man von **Long-COVID**. Hierzu zählen sämtliche körperlichen und psychischen Beeinträchtigungen, die im Anschluss der Erkrankung auftreten und die Lebensqualität deutlich beeinträchtigen. Es finden sich einzelne oder kombinierte Symptome überwiegend des Herzkreislauf- und Nervensystems, aber auch anderer Organe.

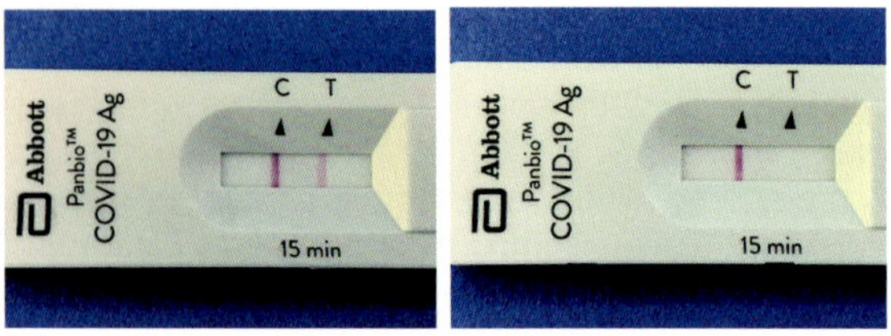

Ergebnis positiv Ergebnis negativ

Bild 1 *Testergebnisse Antigen-Schnelltests*

Diagnostik

Die Diagnostik erfolgt in erster Linie über **Antigen-Schnelltests**, **Antigen-Selbsttests**, sogenannte **PCR-Test** und **PCR-Pooltests**.

Testarten	Erklärung
PCR-Test *(polymerase chain reaction)*	Er ist das zuverlässigste Verfahren, um eine Infektion mit dem Coronavirus nachzuweisen. Die Probe wird mittels Wattetupfer von der Schleimhaut der Rachenwand oder der Nase entnommen. Die Auswertung erfolgt über ein Labor. Prinzip: mit Hilfe eines Enzyms wird Virus-Erbmaterial vervielfältigt und somit nachgewiesen. Die Auswertung dauert einige Stunden und hängt von der Kapazität des Labors ab.
Antigen-Schnelltest	Bei diesem Test werden Eiweißstrukturen des Virus nachgewiesen. Sind Viren in der Probe des Abstrichs, reagiert deren Eiweiß mit der Testsubstanz. Das Ergebnis kann direkt, je nach Hersteller in 15 Min. bis 30 Min. abgelesen werden. Sie werden von geschultem Personal durchgeführt.
Antigen- Selbsttest	Sie sind vom Prinzip her Antigen-Schnelltests, aber frei verkäuflich und können auch von ungeschulten Personen angewendet werden. Probeentnahme und -auswertung sind einfach zu handhaben.
Pool-Test	Es handelt sich um einen PCR-Sammeltest, bei dem die Proben mehrerer Personen gesammelt und gemeinsam ausgewertet werden. Das spart Zeit und Material.

Nach positiven Schnelltests sollte immer ein PCR-Test zur Bestätigung des Ergebnisses durchführt werden.

4.2.18 Das Respiratorische Synzytial-Virus (RSV)

Der Mensch ist das einzige relevante Reservoir für das humane RSV, das saisonal (November bis März) auftritt.
Das RNA-Virus, das weltweit einfache bis sehr schwere verlaufende Atemwegserkrankungen, besonders bei Säuglingen und älteren Erwachsenen verursacht, kann auch ohne jegliche Symptome, also **asymptomatisch**, verlaufen.

Die Übertragung erfolgt in erster Linie durch Tröpfcheninfektion von einer infektiösen Person auf eine Kontaktperson.

Erreger	RNA-Virus
Inkubationszeit	2–8 Tage (durchschnittlich 5 Tage)
Infektionsweg	Tröpfchen- und Kontaktinfektion
Prävention	Impfung
Therapie	symptomatisch

Die Behandlung ist meist symptomatisch, da es bisher noch keine spezifische antivirale Therapie gibt. Medizinisches Personal und andere Kontaktpersonen der Erkrankten können somit zu einer raschen, auch **nosokomialen** Ausbreitung beitragen, wenn Schutz- und Hygienemaßnahmen lückenhaft sind. Hygienemaßnahmen sind daher entscheidend, um die Ausbreitung zu verhindern.

Seit 2023 sind zwei RSV-Impfstoffe zugelassen und es gibt Empfehlungen vom RKI für deren Einsatz bei Risikogruppen. Passive Immunisierungen mit monoklonalen Antikörpern sind ebenfalls verfügbar und werden für Säuglinge empfohlen.

4.3 Pilzerkrankungen

Pilzerkrankungen bei Menschen nehmen in Vielfalt, Verbreitungsgebiet und Häufigkeit weltweit zu. Einige Pilzarten können für den Menschen ebenso gefährlich werden wie Bakterien oder Viren. Allein in Deutschland sterben rund 9000 Menschen pro Jahr an den Folgen einer Pilzinfektion. Allerdings spielen Pilzerkrankungen bei **gesunden Menschen** keine Rolle. Ist der Körper gesund und fit, kommt er mit Pilzkontakten gut zurecht.

Erst wenn ein Mensch körperlich oder seelisch geschwächt ist oder an einer Stoffwechselerkrankung leidet, können Pilze beginnen, sich im Körper einzunisten und zu vermehren. Auch bestimmte Medikamente wie Antibiotika, Kortison oder Immunsuppressiva können die Vermehrung von Pilzen begünstigen.

4.3.1 Fußpilz

Beim Fußpilz sind vor allem die Zehenzwischenräume und die Fußsohlen betroffen. Ist das Nagelbett der Zehen verletzt, werden meist auch die Fußnägel (Onychomykose) mitbefallen, was eine Behandlung sehr langwierig macht (Bild 1).

Über die Inkubationszeit mykotischer Infektionen gibt es keine genauen Studien. Meist wirken die Pilze schon längere Zeit latent im Körper und verursachen keine Symptome. Offensichtlich können Infektionen bis zu ihrem Ausbruch Jahre zurückliegen.

Die **Übertragung** erfolgt von Mensch zu Mensch und überall dort, wo Menschen barfuß gehen, z. B. in Schwimmbädern, Sauna- oder Duschanlagen. Feuchte Umgebung, Fußschweiß, mangelndes Abtrocknen oder auch enges Schuhwerk fördern die Fußpilzinfektion.

Eine **Vorbeugung** gegen Fußpilz besteht im Trockenhalten der Zehenzwischenräume und im Tragen von Badeschuhen in öffentlichen Gebäuden oder Hotels.

Fußpilz heilt nicht von allein, deshalb sollte immer ein **Antimykotikum** in Form einer Salbe oder Creme verabreicht werden. Spricht die Behandlung mit Salben bei einem Nagelbefall nicht an, muss der Nagel abgelöst werden. Das muss nicht operativ geschehen, sondern kann auch mit einer **nagellösenden Salbe** erfolgen.

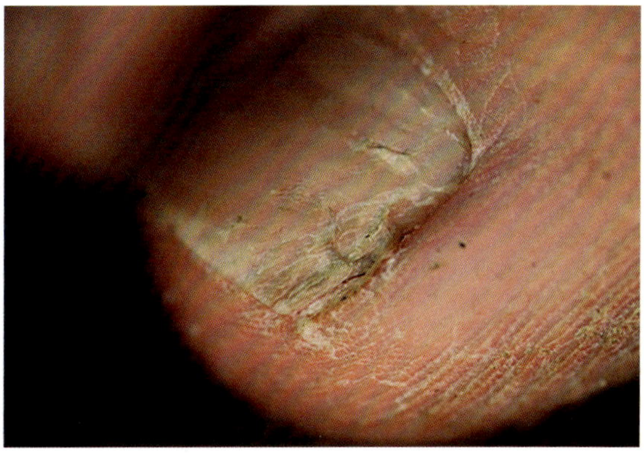

Bild 1 *Fuß- und Nagelpilz*

Erreger	Fadenpilze (Dermatophyten)
Inkubationszeit	Wochen bis Jahre
Infektionsweg	Kontaktinfektion
Prävention	keine Impfung möglich
Therapie	Antimykotika

Symptome und Verlauf

Die Symptome reichen von leichter Hautrötung über starken Juckreiz bis hin zur Hautschuppung. Wird der Fußpilz nicht behandelt, wird der Verlauf meist chronisch.

4.3.2 Soor

Bei vielen Menschen gehört der Hefepilz **Candida albicans** zur physiologischen Haut- und Schleimhautflora. Ist das natürliche Gleichgewicht zwischen Schleimhäuten des Darms, der Vagina und den mit ihnen symbiotisch lebenden Bakterien gestört, kann der Pilz die natürliche Flora überwuchern. Dies wird als **Candidose** oder **Soor** bezeichnet.

Die Infektion erfolgt daher meist **endogen.** Die Pilze können aber auch **exogen**, also von außen in den Körper gelangen.

Erreger	Hefepilz Candida albicans
Inkubationszeit	unbekannt
Infektionsweg	endogen und exogen
Prävention	nicht möglich
Therapie	Antimykotika

Eine längere Einnahme von Antibiotika, oralen Kontrazeptiva (Pille), Kortison und/oder immunsuppressiv wirkenden Medikamenten, wie sie bei der Krebstherapie eingesetzt werden, kann ebenfalls zu einer übermäßigen Besiedlung der Schleimhäute mit Candida führen.

Die am häufigsten befallenen Organe sind Haut und Schleimhäute, Harnwege, Geschlechtsorgane, Nägel und Darm. Anfällig für Candidainfektionen sind Säuglinge, ältere Menschen, Diabetiker, AIDS-Patienten und Patienten nach Antibiotika- oder Chemotherapie.

Eine **Windeldermatitis** (Wundsein der Windelregion), ausgelöst durch einen Wärmestau, mündet häufig in einen **Windelsoor** (Bild 1).

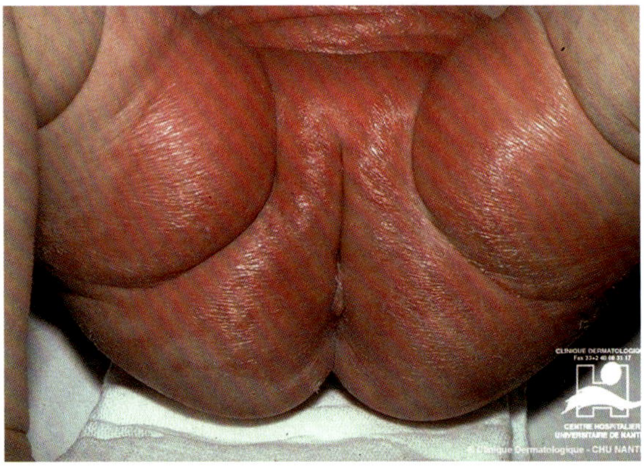

Bild 1 *Windelsoor*

Symptome und Verlauf

Soor tritt meist in Hautfalten, in der Mund- und Rachenschleimhaut, in der Speiseröhre und im Genitalbereich auf. Auf der äußeren Haut verursacht er Hautrötung und Juckreiz. Betrifft der Soor die Schleimhäute, findet sich ein weißlicher bis gelber Belag, der sich wegwischen lässt, wobei die Stelle anschließend leicht bluten kann.

Komplikationen

Der Befall innerer Organe mit Candida albicans ist eine schwere und lebensbedrohliche Komplikation, die in eine tödliche Sepsis münden kann.

4.4 Protozoenerkrankungen

Die **Protozoen** (tierische Einzeller) zeichnen sich durch ihre Größe und durch eine höher entwickelte Zellorganisation aus. Ihre Fortpflanzung geschieht ungeschlechtlich oder geschlechtlich, meist durch einen komplizierten Entwicklungszyklus mit Wechsel verschiedener Wirte.

Zu den Protozoenerkrankungen zählen z. B. die Toxoplasmose, die Amöbenruhr und die Trichomonadeninfektion. Andere, aber nicht weniger gefährliche Protozoenerkrankungen, wie z. B. die Malaria, kommen nur in tropischen Regionen der Erde vor und werden daher zu den **Tropenkrankheiten** gerechnet.

4.4.1 Toxoplasmose

Die Toxoplasmose ist eine weltweit auftretende Infektionskrankheit, die primär Katzen befällt. Der Mensch ist, ebenso wie Schwein oder Schaf, ein sogenannter **Zwischenwirt** für den Toxoplasmoseerreger.

Die befallenen Katzen scheiden nach einer Infektion große Mengen von Eiern dieses Erregers aus. Der Mensch infiziert sich durch die Aufnahme dieser Eier, z. B. bei der Gartenarbeit durch kontaminierte Erde oder bei der Reinigung der Katzentoilette.

Erreger	Toxoplasma gondii
Inkubationszeit	1 bis 3 Wochen
Infektionsweg	über Zwischenwirte wie Katzen, Genuss von rohem Fleisch
Prävention	keine Impfung möglich
Therapie	nur bei Infektionen in der Schwangerschaft

Menschen können sich auch durch andere Zwischenwirte anstecken, z. B. durch den Genuss von rohem Schweine- oder Schaffleisch. Während der **Schwangerschaft** sollte daher der Verzehr von rohem Fleisch vermieden werden. Bei der Säuberung von Katzentoiletten wird das Tragen von Handschuhen empfohlen.

Symptome und Verlauf

Die Infektion verläuft bei gesunden Menschen mit intaktem Immunsystem meistens symptomlos. Manchmal treten grippeähnliche Symptome wie leichtes Fieber, Kopf- und Gliederschmerzen sowie Müdigkeit auf. Bei der Infektion werden Antikörper gebildet, die eine erneute Ansteckung verhindern und somit eine Immunität erzeugen.

Komplikationen

Eine Erkrankung der Frau während der Schwangerschaft kann zu erheblichen Schädigungen des ungeborenen Kindes führen. Die Wahrscheinlichkeit dass das Kind bei einer Infektion Schädigungen davonträgt, nimmt ab, je weiter die Schwangerschaft fortschreitet.

Im ersten Drittel der Schwangerschaft führt eine Infektion häufig zur Fehlgeburt. Im zweiten und letzten Drittel kommt es zu Schädigungen des Kindes an Leber, Gehirn, Augen, Herz und Lunge (Bild 1).

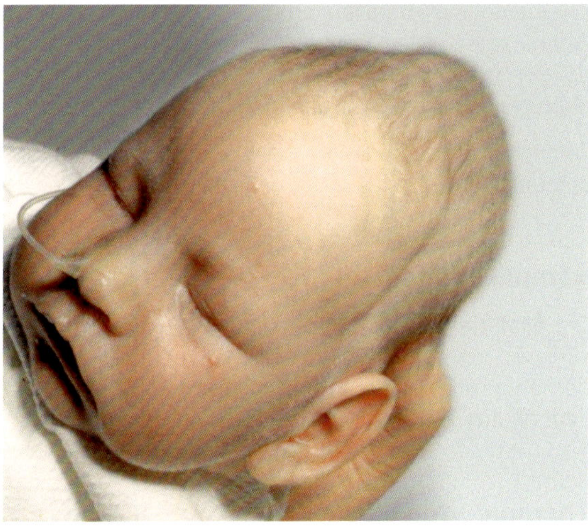

Bild 1 *Kind mit Hirnentwicklungsstörung nach Toxoplasma-Infektion*

Merke

Der Toxoplasmoseerreger wird durch Katzen übertragen. Eine Infektion in der Schwangerschaft kann zu Missbildungen beim ungeborenen Kind führen.

4.4.2 Malaria

Diese Erkrankung kommt fast ausschließlich in den Tropen und Subtropen (Afrika, Asien, Südamerika) vor. Laut WHO sterben jährlich 600 000 Menschen an dieser Erkrankung. Davon sind ungefähr drei Viertel Kinder unter fünf Jahren. Die Zahl der Malariakranken wird vom RKI weltweit auf 300 bis 500 Millionen geschätzt. In Europa treten nur eingeschleppte Fälle auf, das heißt, hier wird diese Erkrankung nicht durch heimische Mücken übertragen.

Die Verbreitung der Malaria hängt mit dem Lebensraum der **Anopheles-Mücke** zusammen (Bild 1). Sie legt ihre Eier im Wasser ab. Daher sind feuchte Gebiete besonders betroffen. Generell gelten Gebiete ab einer Höhe von etwa 2 500 Metern über dem Meeresspiegel als malariafrei.

Durch den Stich der Mücke werden Plasmodien auf den Mensch übertragen. Sie dient somit als Zwischenwirt.

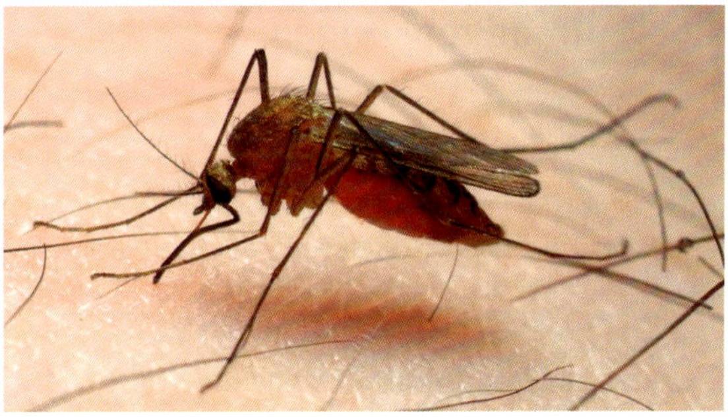

Bild 1 *Malaria übertragende Anopheles-Mücke*

Erreger	vier verschiedene tierische Einzeller (Plasmodien)
Inkubationszeit	durchschnittlich 12 Tage
Infektionsweg	perkutan durch Mückenstich
Prävention	keine Impfung möglich, aber Malariaprophylaxe

Symptome und Verlauf

Man unterscheidet **drei Formen** der Malaria, die durch **vier verschiedene Erregerarten** (Plasmodien) hervorgerufen werden.

Die Plasmodien befallen die **roten Blutkörperchen** (Erythrozyten) und durchlaufen dort verschiedene Entwicklungsstadien, über die sie sich vermehren. Am Ende platzt der Erythrozyt und die freigesetzten Plasmodien dringen sofort wieder in andere rote Blutkörperchen ein. Das Platzen der Blutkörperchen löst dabei jedes Mal die typischen **Fieberanfälle** aus, an denen die Betroffenen leiden.

Je nach Malariatyp dauern die Fieberschübe zwei bis mehrere Tage und wiederholen sich in regelmäßigen Abständen. Eine durchlebte Malariainfektion hinterlässt **keine** Immunität.

Komplikationen

Die **Malaria tropica** ist der häufigste Malariatyp und kann lebensbedrohlich oder tödlich verlaufen. Die beiden anderen Malariaformen heilen meist sogar unbehandelt aus.

Therapie

Da inzwischen viele Malariaerreger gegen die üblichen Therapeutika resistent sind, sollte eine Behandlung auf jeden Fall stationär und nach den neuesten Behandlungskriterien erfolgen. Auch die prophylaktische Einnahme von Medikamenten sollte nur nach Absprache mit Fachärzten erfolgen.

Merke

Malaria wird durch Stechmücken übertragen und führt zu wiederkehrenden Fieberschüben.

Vorbeugen vor Malaria

Der beste Schutz gegen eine Malariainfektion ist die Vorbeugung gegen Mückenstiche.

Die Mücken stechen erst ab Einbruch der Dunkelheit. Es empfiehlt sich dann das Tragen langärmliger Kleidung und das Einreiben der Haut mit Mückenschutzmitteln. Da Malariamücken dunkle Farben bevorzugen, sollte in gefährdeten Gebieten stets helle Kleidung getragen werden.

Für die Schlafstätte haben sich Fliegengitter und Moskitonetze bewährt.

Vorbeugende Medikamente wie Chloroquin eignen sich aufgrund ihrer Nebenwirkungen nur zur vorübergehenden Einnahme.

4.5 Wurmerkrankungen

Einige wenige der vielen verschiedenen weltweit vorkommenden Würmer zählen zu den Parasiten des Menschen, der ihnen als Wirt dient. Zu diesen Parasiten gehören Madenwürmer, Spulwürmer und Bandwürmer.

Die in Europa vorkommenden Würmer befallen meist den Magen-Darm-Trakt. Auf anderen Kontinenten gibt es auch Arten, die ihre Eier über Mückenstiche oder direkt durch die Haut in den menschlichen Organismus einbringen. Rund 90 % aller in Deutschland diagnostizierten Wurmerkrankungen werden durch Madenwürmer verursacht.

Oxyuriasis (Erkrankung mit Madenwürmern)

Madenwürmer, sogenannte **Oxyuren**, gehören zu den weltweit verbreiteten **Parasiten** des Menschen. Die Infektion erfolgt auf oralem Weg über die Aufnahme von Wurmeiern, die z. B. unter Fingernägeln, in der Bekleidung oder in Bettwäsche längere Zeit überleben können und so Ausgangspunkt für Infektionen sind. Diese Wurmeier reifen innerhalb von 6 Wochen zu geschlechtsreifen Würmern heran.

Erreger	Oxyuris vermicularis, Madenwurm aus der Gruppe der Helminthen
Inkubationszeit	ca. 6 Wochen von der Eiaufnahme bis zum Schlüpfen der ersten Würmer
Infektionsweg	fäkal-oral
Prävention	Hygienemaßnahmen
Therapie	Breitspektrum-Anthelminthikum

Symptome und Verlauf

Nur die weiblichen Würmer wandern im Magen-Darm-Trakt bis zum After (Anus) und legen nach der Durchwanderung des Schließmuskels (Sphinkter) zehntausende Eier auf der äußeren Schleimhaut ab. Dies geschieht in der Regel nachts, sodass Betroffene über nächtlichen Juckreiz im Analbereich klagen. Durch unbewusstes

Kratzen im Schlaf gelangen die Eier über den Anus oder durch Kontaktinfektion (Bettwäsche, Spielzeug) wieder zum Mund und es kommt zu einer Reinfektion (erneute Ansteckung mit den Krankheitserregern).

Bei starkem Befall kann es auch zu Gewichtsverlust, Durchfall, Bauchschmerzen und selten rektalen Blutungen (Blutungen im After) kommen.

Die ca. 1 cm langen Würmer lassen sich mit bloßem Auge **(makroskopisch)** im Stuhl (Bild 1) oder am Anus diagnostizieren. Eine übliche Methode ist das Anbringen eines durchsichtigen Klebestreifens an der Afteröffnung und der anschließende **mikroskopische** Nachweis von Oxyureneiern (Bild 2). Im Differenzialblutbild findet man vermehrt **eosinophile Granulozyten** sowie ein erhöhtes Gesamt-Immunglobulin E (IgE).

Therapie

Die Würmer lassen sich problemlos mit einem **Anthelminthikum**, einem Mittel gegen Würmer, behandeln. Diese Therapie muss aber in zeitlichen Abständen wiederholt werden, da diese Medikamente nur gegen die Würmer, aber nicht gegen die Eier wirken.

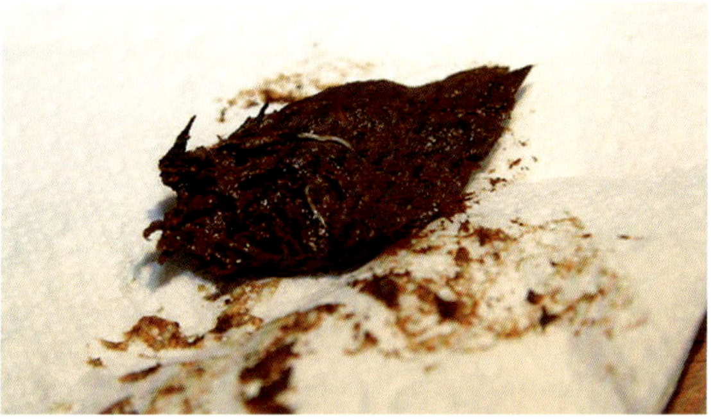

Bild 1 *Im Kot sichtbare Madenwürmer*

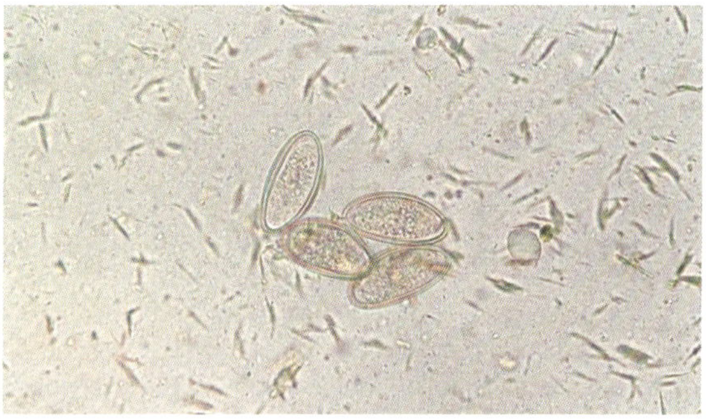

Bild 2 *Oxyureneier unter dem Mikroskop*

4.6 Sexuell übertragbare Infektionserkrankungen

Mikroorganismen können auf unterschiedliche Weise übertragen werden. Einer dieser Übertragungswege für Bakterien, Viren oder auch Protozoen ist der Geschlechtsverkehr. Zur besseren Aufklärung der Bevölkerung wurden die durch diesen Übertragungsweg verursachten Erkrankungen unter der Fachbezeichnung STD (engl. sexually transmitted disease) zusammengefasst.

4.6.1 Virusinfektionen

Viruserkrankungen lassen sich nur schwer oder gar nicht behandeln. Vor einigen Infektionen kann man sich nur präventiv durch eine Impfung oder z. B. die Anwendung von Kondomen beim Geschlechtsverkehr schützen.

HPV-Infektion

Humane Papillomviren (HPV) sind sehr verbreitet. Man kennt heute über 200 verschiedene Typen. Etwa 40 Arten verursachen Infektionen von Haut- und Schleimhäuten. Die Übertragung kann durch jeden intimen Körperkontakt erfolgen, nicht nur über den Geschlechtsverkehr. Auch können die Viren über infizierte Mundschleimhaut sexuell (Oralverkehr) übertragen werden. Das Virus kann bei beiden Geschlechtern Kondylome (Feigwarzen) im Genitalbereich hervorrufen. Dabei handelt es sich um Veränderungen der Haut an den äußeren Genitalien (Bild 3), die sich nach Entfernung rasch wieder neu bilden.

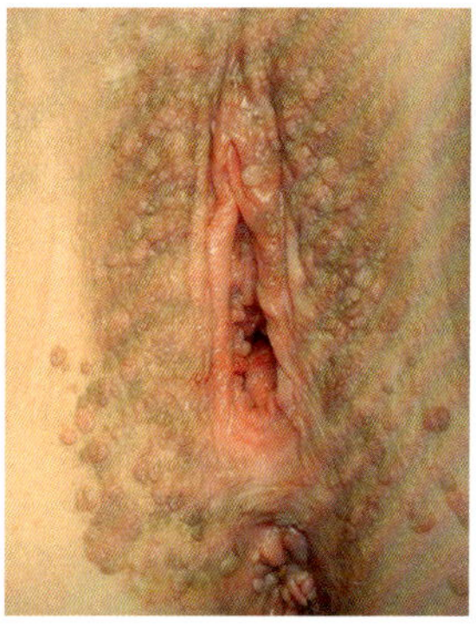

Bild 3 *Kondylome der Vulva durch Infektion mit HPV*

Manche HP-Viren können Gewebeveränderungen am weiblichen Muttermund verursachen und in Folge davon Gebärmutterhalskrebs auslösen (siehe S. 334). Beim Mann sind sie für das seltene Peniskarzinom verantwortlich. Kondome können nicht zuverlässig vor HPV schützen, da sie nicht alle befallenen Hautstellen im Intimbereich abdecken können, aber sie verringern das Ansteckungsrisiko. Zudem wird heute eine Impfung empfohlen, die vor etlichen HPV-Typen schützt.

Herpes-genitalis-Infektion

Herpes genitalis wird meist durch den Herpes-simplex-Virus Typ 2 (HSV Typ 2) übertragen. Eine Infektion geht mit Bläschenbildung und Schmerzen im Bereich der Vulva, Vagina bzw. der Eichel einher. Häufig werden auch Schwellungen der Leistenlymphknoten beobachtet. Komplikationen sind bei diesem Virus bei Erwachsenen nicht zu erwarten. Wohl aber verläuft die Infektion eines Neugeborenen bei infizierter Mutter in vielen Fällen lebensbedrohlich. Die Therapie erfolgt mit Arzneimitteln, die das Wachstum von Viren verhindern (Virostatika).

HIV-Infektion

Auch das HI-Virus wird durch Geschlechtsverkehr übertragen (siehe S. 83). Besonders gefährlich sind Anal- und Oralverkehr, da die Schleimhaut in After und Mund besonders verletzlich ist und das Virus leicht eindringen kann. Richtig angewendet, schützen Kondome sicher vor der Infektion. Das HI-Virus kann nicht übertragen werden durch den gemeinsamen Gebrauch von Geschirr, Besteck und Wäsche, ebenso nicht beim Saunabesuch oder im Schwimmbad oder durch Husten und Niesen. Das HI-Virus ist der Verursacher der AIDS-Erkrankung (siehe S. 83).

4.6.2 Bakterielle Infektionen

Im Gegensatz zu viralen Infektionen lassen sich bakterielle Erkrankungen mit Antibiotika gut behandeln. Hierbei spielt die rechtzeitige Diagnostik eine entscheidende Rolle um z. B. eine durch Bakterien verursachte Unfruchtbarkeit zu verhindern.

Chlamydieninfektion

Die Chlamydieninfektion gehört zu den häufigsten sexuell übertragbaren Krankheiten. Sie ruft eine entzündliche Reizung der Harnröhre und der Vagina hervor. Chlamydieninfektionen können zu Unfruchtbarkeit führen und erhöhen das Risiko einer **Eileiterschwangerschaft** und eines **Aborts**. Deshalb gibt es für Mädchen und Frauen unter 25 Jahren das jährliche Chlamydienscreening. Eine Infektion mit Chlamydien ist durch eine Untersuchung des Urins nachweisbar (Siehe auch: Chlamydienscreening S. 434).

Gonorrhö

Die Gonorrhö (umgangssprachlich auch „Tripper“ genannt) wird von **Gonokokken** hervorgerufen. Sie dringen in die Schleimhaut des Urogenitaltraktes ein und führen an ihrer Eintrittsstelle zu einer eitrigen Entzündung.

Beim Mann können auch Prostata und Nebenhoden betroffen sein. Bei der Frau können durch eine aufsteigende Infektion die Eileiter und das Bauchfell mit einer Entzündung reagieren. Bei einer Infektion der Scheide wird der Erreger während einer Geburt auf die Augen des Kindes übertragen und kann zur **Erblindung des Neugeborenen** führen. Gelangen Gonokokken ins Blut, können sie auf ihrem Weg durch den Körper **Herzklappenfehler** und **Gelenkentzündungen** hervorrufen. Die Therapie der Gonorrhö erfolgt mit Penicillin.

Syphilis

Die Syphilis (auch „Lues“) verläuft in drei Stadien:

1. Stadium: Nach dem Eindringen des Erregers **Treponema pallidum** in die Genitalschleimhaut bilden sich **schmerzlose Knötchen**, die wieder verschwinden und daher häufig nicht beachtet werden. Die Knötchen sind hoch **ansteckend**.
2. Stadium: Nach ca. acht Wochen kommt es zu weiteren Veränderungen an den Genitalorganen. Zusätzlich treten **Hautausschläge** auf, deren Zusammenhang mit der Syphilis oft nicht erkannt wird.
3. Stadium: Nach Monaten bis Jahren werden das **Gehirn** und das **Rückenmark** befallen. Es entsteht ein schweres Krankheitsbild mit neurologischen Symptomen und Veränderungen bzw. Störungen der Persönlichkeit.

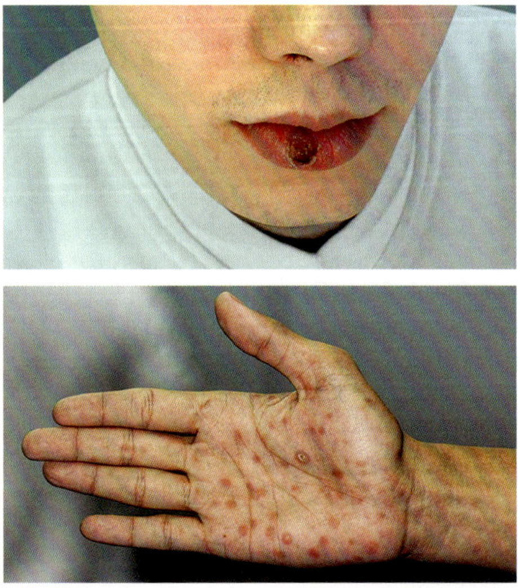

Bild 1 *Hauterscheinungen bei Syphilis*

Im ersten und zweiten Stadium kann die Syphilis mit **Penicillin** behandelt werden. Im dritten Stadium sind die Nervenzellen schon unumkehrbar geschädigt, sodass auch eine Penicillintherapie die neurologischen Schäden nicht mindern kann.

In der **Schwangerschaft** wird die Krankheit auf das Kind übertragen und hinterlässt bleibende Schäden. Deshalb gehört die **Lues-Suchreaktion** zur Erstuntersuchung bei der Mutterschaftsvorsorge (siehe S. 415).

5 Immunsystem

Mikroorganismen befinden sich überall: in der Luft, in der Erde, im Wasser, in Nahrungsmitteln, in Pflanzen und Tieren. Sie können jederzeit in den Körper eindringen und sich dort vermehren. Einige Arten leben sogar symbiotisch auf unserer Haut und in unserem Darm (siehe S. 57). Das Abwehrsystem des Organismus schützt ihn vor verschiedenen krankheitserregenden Mikroorganismen und anderen körperfremden Stoffen. Auch körpereigene, entartete Zellen, z. B. Krebszellen, werden erkannt und bekämpft. In diesem Kapitel wird erklärt, welche **Abwehrmechanismen** dem Körper zur Verfügung stehen und wie er diese einsetzt.

5.1 Immunität und Abwehr

Bereits im Mutterleib ist das ungeborene Kind durch Krankheitserreger gefährdet. Es verfügt zu diesem Zeitpunkt schon über **vererbte** Mechanismen, mit dem es Mikroorganismen und körperfremde Stoffe abwehren kann. Diese werden auch als **angeborene, unspezifische Abwehr** bezeichnet. Eine **spezifische Abwehr** gegen bestimmte Erreger existiert dagegen noch nicht. Sie muss erst nach der Geburt erworben werden und wird daher auch **erworbene, adaptive** Abwehr genannt. Das Ungeborene ist auf die Übertragung von Antikörpern der Mutter über die **Plazenta** (Mutterkuchen) angewiesen. Nach der Geburt bekommt es Antikörper durch die Muttermilch. Der höchste Antikörperanteil befindet sich in der Vormilch, dem sogenannten **Kolostrum**. Der Schutz durch mütterliche Antikörper wird als **Nestschutz** bezeichnet. Er bleibt bis zu acht Monate nach der Geburt bestehen.

In den ersten Lebensjahren wird der Mensch täglich mit neuen fremden Stoffen konfrontiert. Das kindliche Immunsystem lernt die körpereigenen gesunden Zellen und Stoffe kennen und registriert alles andere als fremd. Im Laufe seines Lebens baut der Mensch sein Immunsystem weiter aus.

Antigen und Antikörper

Ein **Antigen** ist eine Substanz, die die Bildung eines **Antikörpers** hervorruft.

Antigene können Bestandteile der Zelloberfläche körperfremder Zellen oder Produkte und Bestandteile von Mikroorganismen, wie Toxine oder Virushüllen sein.

Antikörper sind Proteine, die nach Kontakt mit einem Antigen vom Körper gebildet werden.

Pathogene

Pathogen bedeutet „eine Krankheit verursachend".

Als **Pathogene** werden alle Einflüsse zusammengefasst, die eine Krankheit ursächlich bedingen können: Erreger wie Bakterien, Viren, Pilze oder Würmer, aber auch Giftstoffe oder Strahlung

5.1.1 Natürliche Barrieren

Die äußere Oberfläche des Körpers stellt eine erste Barriere gegen Mikroorganismen dar, denn die meisten Krankheitserreger können die intakte Haut nicht durchdringen. Die **natürlichen Barrieren** des Körpers sind ein wichtiger Schutz vor Krankheitserregern. Zu ihnen gehören:

- die äußere Haut, die durch ihren Säureschutzmantel Krankheitserreger abhält
- Lysozym, ein Enzym, das der Abwehr von Bakterien dient und in der Tränenflüssigkeit, im Speichel und anderen Sekreten des Körpers zu finden ist
- die Flimmerhärchen der Atemwege, die eingeatmete Fremdstoffe wieder nach außen transportieren
- der saure Magensaft, der fast alle Keime tötet
- die Milchsäurebakterien der Scheide, die eine Besiedlung mit pathogenen Keimen verhindern
- das Mikrobiom des Darms, das nicht nur für die Verdauung und Blutgerinnung nützlich ist, sondern auch ein Pilzwachstum verhindert

Gelangen trotz dieser vielen Barrieren Krankheitserreger oder Schadstoffe in den Körper, finden sehr komplexe Abläufe statt, durch die diese fremden Stoffe oder Lebewesen bekämpft und vernichtet werden und die sich für zukünftige Angriffe in das zelluläre Gedächtnis prägen. Diese komplexen Abläufe werden als **Immunabwehr** bezeichnet und im Nachfolgenden genauer beschrieben.

5.1.2 Leukozyten und dendritische Zellen

Die weißen Blutkörperchen (Leukozyten) sind Zellen des **Immunsystems**. Sie werden im **Knochenmark** gebildet und dann ins Blut ausgeschwemmt, von wo aus sie zu jeder Stelle des Körpers gelangen, bei der sie zur Immunabwehr benötigt werden. Da **Leukozyten** ein natürlicher Bestandteil des **Blutes** sind, werden sie ebenfalls im Kapitel Blut (siehe S. 206) behandelt.

Aufgabe der Leukozyten

Die Aufgabe der weißen Blutkörperchen umfasst die Abwehr von **Krankheitserregern** und körperfremden Stoffen (Pathogenen), die ihm schaden könnten. Sie machen die Eindringlinge unschädlich oder vernichten sie mithilfe der **Phagozytose** (siehe S. 56).

Im Blut und im Gewebe sind sie ständig auf der Suche nach „Gegnern", wie Viren, Bakterien, Pilzen, Einzellern oder Würmern, um diese zu identifizieren und unschädlich zu machen. Sie spüren auch Tumorzellen, Allergene oder Toxine (Giftstoffe) auf. Die weißen Blutkörperchen sind dabei für ihre jeweilige Aufgabe spezialisiert. Es gibt verschiedene Arten von Leukozyten mit unterschiedlichen Aufgaben.

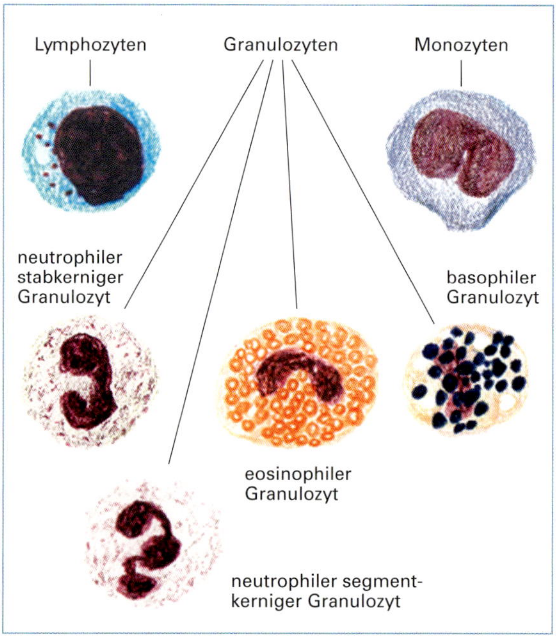

Bild 1 *Verschiedene Leukozytenarten*

Leukozytenarten

Die Leukozyten können nach ihrer Funktion im Immunsystem in drei verschiedene Zelltypen untergliedert werden (Bild 1):

- Granulozyten (neutrophil, eosinophil und basophil): Zellen der angeborenen, unspezifischen Immunabwehr
- Monozyten: ebenfalls Zellen der angeborenen, unspezifischen Immunabwehr
- Lymphozyten (B- und T-Lymphozyten): Zellen der adaptiven, spezifischen Immunabwehr

Dendritische Zellen

Dendritische Zellen kommen in fast allen peripheren Geweben des Körpers vor. Sie überwachen fortlaufend ihre Umgebung und können ebenfalls **phagozytieren**. Nach Kontakt mit einem Pathogen verlassen sie das von ihnen überwachte Gewebe und wandern in den nächsten Lymphknoten, um dort die Lymphozyten zu einer **spezifischen** Immunantwort über das von ihnen präsentierte Antigen zu bewegen. Dieser Vorgang ist ein Zusammenspiel verschiedener Proteine der dendritischen Zelle mit den entsprechenden Rezeptoren der T-Zelle (Bild 2).

Fresszellen

Als **Mikrophagen** werden kleine Fresszellen wie die eosinophilen und neutrophilen Granulozyten bezeichnet.

Makrophagen (große Fresszellen) sind die großen Monozyten, die ebenfalls phagozytieren können.

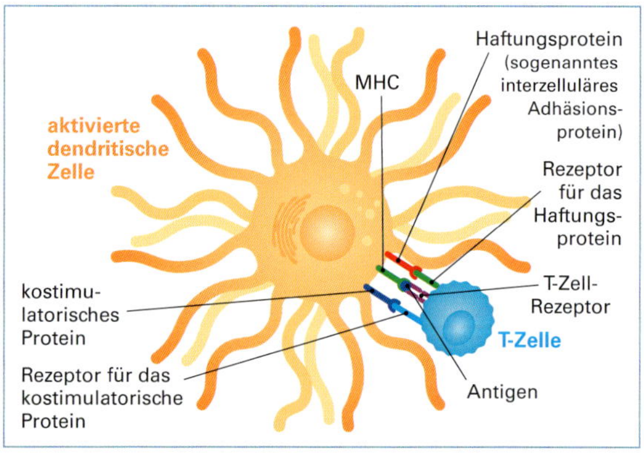

Bild 2 *Dendritischen Zelle präsentiert einer T-Zelle das Antigen*

MHC-Komplex und HLA-System

Die Antigenpräsentation erfolgt über Eiweiße an der Zelloberfläche, dem sogenannten **MHC-Komplex** (engl. MHC major histocompatibility complex).
Dieser wurde im Rahmen der Transplantationsforschung auf dem 6. Chromosom entdeckt und konnte bei allen Wirbeltieren nachgewiesen werden. Der MCH-Komplex spielt eine entscheidende Rolle bei der Erkennung von Antigenen durch das Immunsystem. Er hilft zu unterscheiden, ob die Zellen zu ihm gehören oder ob es sich um fremde Zellen und Substanzen handelt.

Beim Menschen wird dieser spezifische Gen-Abschnitt auch als **HLA** bezeichnet, da er auf den weißen Blutkörperchen leicht nachweisbar ist. HLA ist ebenfalls eine englische Abkürzung und bedeutet: Human Leukozyte Antigen, übersetzt: menschliches (humanes) Leukozytenantigen. Jede kernhaltige Zelle (außer den Erythrozyten) des menschlichen Körpers besitzt somit an ihrer Oberfläche Eiweißmoleküle, die wie ein „Spezialcode" wirken. Sie sind für jeden Menschen in ihrer Mischung einzigartig und dienen der Identifikation körpereigener Zellen. Ihre Entdecker erhielten hierfür 1996 einen Nobelpreis.

Die Leukozyten können in ihrer Eigenschaft als Abwehrzellen so die Zellen untersuchen und als körpereigen erkennen. Wie ein Sicherheitsunternehmen suchen sie im Körper nach fremden oder kranken Zellen, um diese zu eliminieren. Eine Rolle spielt dieses System u. a. bei einer Organtransplantation. Das fremde Organ wird als „fremd" identifiziert, folglich bekämpft und schließlich abgestoßen. Deshalb wird eine möglichst ähnliche HLA-Übereinstimmung zwischen Spender und Empfänger angestrebt, eine identische ist nicht möglich. Je genauer die Übereinstimmung, desto günstiger erweist es sich für die langfristige Funktion des Transplantats.

Kostimulator

Als **Kostimulator** wird ein Eiweiß (Protein) bezeichnet, das als zweiter Rezeptor aktiviert werden muss, um eine adaptive Immunantwort auzulösen.

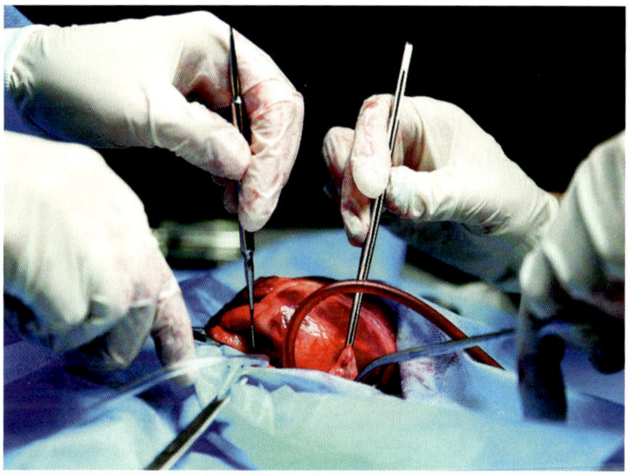

Bild 1 *Transplantation eines Herzens*

5.1.3 Angeborene unspezifische und adaptive, erworbene spezifische Abwehr

Der menschliche Körper hat im Laufe der Evolution verschiedene Mechanismen entwickelt, um körperfremde Stoffe abzuwehren. **Zwei** übergeordnete Typen der Abwehr werden unterschieden: die angeborene, **unspezifische**, die auf **alles** Fremde reagiert und die **adaptive**, **spezifische**, die gezielt **einen bestimmten** Erreger, z. B. das Masernvirus, angreift.

Daneben wird zwischen **zellulärer** und **humoraler Abwehr** differenziert. Unter der **zellulären** Abwehr werden alle beteiligten Zellen zusammengefasst, unter **humoraler Abwehr** die gebildeten Enzyme oder Antikörper.

Es gibt somit **vier** verschiedene Abwehrmechanismen:

- die **angeborene** unspezifische zelluläre Abwehr
- die **angeborene** unspezifische humorale Abwehr
- die **adaptive** spezifische zelluläre Abwehr
- die **adaptive** spezifische humorale Abwehr

Angeborene, unspezifische Abwehr	
zelluläre Abwehr	Granulozyten, Monozyten (Mikro- und Makrophagen) Dendritische Zellen
humorale Abwehr	Zytokine, Lysozym, Komplementsystem, Akute-Phase-Proteine (CRP)
Adaptive, erworbene, spezifische Abwehr	
zelluläre Abwehr	T-Helferzellen T-Gedächtniszellen T-Suppressorzellen Zytotoxische T-Zellen (T-Killerzellen)
humorale Abwehr	Immunglobuline

Tabelle 1 *Angeborene und adaptive Abwehr*

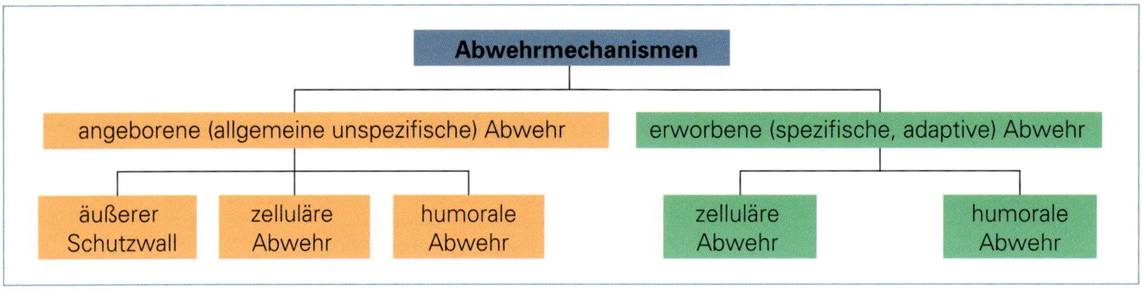

Bild 1 *Die verschiedenen Abwehrmechanismen des menschlichen Körpers*

Angeborene, unspezifische Abwehr

Sie ist nicht gegen spezielle Krankheitserreger gerichtet, sondern wehrt **alles** Fremde ab, das in den Körper eindringen möchte. Auch Tumorzellen, die sich im Körper neu gebildet haben, werden durch sie abgewehrt. Die unspezifische Abwehr ist bereits bei der Geburt vorhanden und verfügbar.

Haben die natürlichen Barrieren es nicht geschafft einen Eindringling abzuwehren, dringt dieser weiter ins Gewebe ein. Dort wird der Erreger von verschiedenen **Fresszellen** (Mikro- und Makrophagen) und dendritischen Zellen, die durch chemische Botenstoffe angelockt wurden, angegriffen und **phagozytiert**. Nebenbei produzieren diese Fresszellen **humorale** Abwehrstoffe, die ihrerseits dazu beitragen, den Fremdstoff unschädlich zu machen. Zu diesen gehören:

Abwehrschwächende Faktoren

- Heizungsluft
- übermäßiger Alkohol- und Nikotingenuss
- Stress
- Hohes Lebensalter
- Immunsuppressiva
- kaltes, feuchtes Klima
- chronische Erkrankungen
- einseitige oder mangelhafte Ernährung
- Schlaf- und Bewegungsmangel

- **Zytokine**, z. B. Interferone und der Tumor-Nekrose-Faktor (TNF), die von **Makrophagen** produziert werden
- **Lysozym**, ein Enzym, das sich gegen Bakterien richtet
- **Komplementsystem**, bestehend aus 20 verschiedenen Plasmaproteinen, die ihrerseits **fremde** Proteine erkennen, Fresszellen anlocken und die Zellwände von Bakterien auflösen können. Sie tragen auch zur Aktivierung der B-Zellen bei.
- **Akute-Phase-Proteine**, die aus dem geschädigten Gewebe an die Umgebung abgegeben werden. Zu ihnen zählt das **C-reaktive Protein** (CRP), das labordiagnostisch von Bedeutung ist.

Adaptive, erworbene, spezifische Abwehr

Zur spezifischen Abwehr gehören die **T-** und **B-Lymphozyten**.

Die **T-Lymphozyten** werden im Knochenmark gebildet und im Thymus (Organ des lymphatischen Systems in der Brusthöhle) für ihre spätere Aufgabe geprägt. Nach ihrer Ausbildung zirkulieren sie im Blut und den Lymphbahnen. Durch das Zusammentreffen mit einem **spezifischen Erreger**, bilden sie weitere spezielle T-Zellen (Tabelle 1, Seite 99), die alle zur Vernichtung des Erregers beitragen.

Diese einmal gelernte Immunreaktion wird im Gedächtnis der Zellen gespeichert. Beim nächsten Kontakt mit diesem Antigen können die T-Lymphozyten schneller reagieren und dieses gezielt abwehren.

B-Lymphozyten bilden Gedächtniszellen und Plasmazellen. Letztere produzieren **Immunglobuline** (Antikörper). Diese werden deshalb zur **adaptiven, spezifischen humoralen Abwehr** gezählt.

Das Ausbrechen einer Erkrankung kann durch verschiedene Faktoren begünstigt werden, die die Abwehr-schwächen und dadurch die Vermehrung der Mikroorganismen begünstigen (siehe Infokasten).

Merke

Die **angeborene, unspezifische Abwehr** richtet sich gegen alle körperfremden Stoffe.
Die **adaptive, erworbene, spezifische Abwehr** richtet sich nur gegen ein bestimmtes Antigen.

Beispiel einer Immunreaktion

Das komplexe und komplizierte Zusammenspiel der **vier Abwehrmechanismen** wird im nachfolgenden Beispiel erläutert:

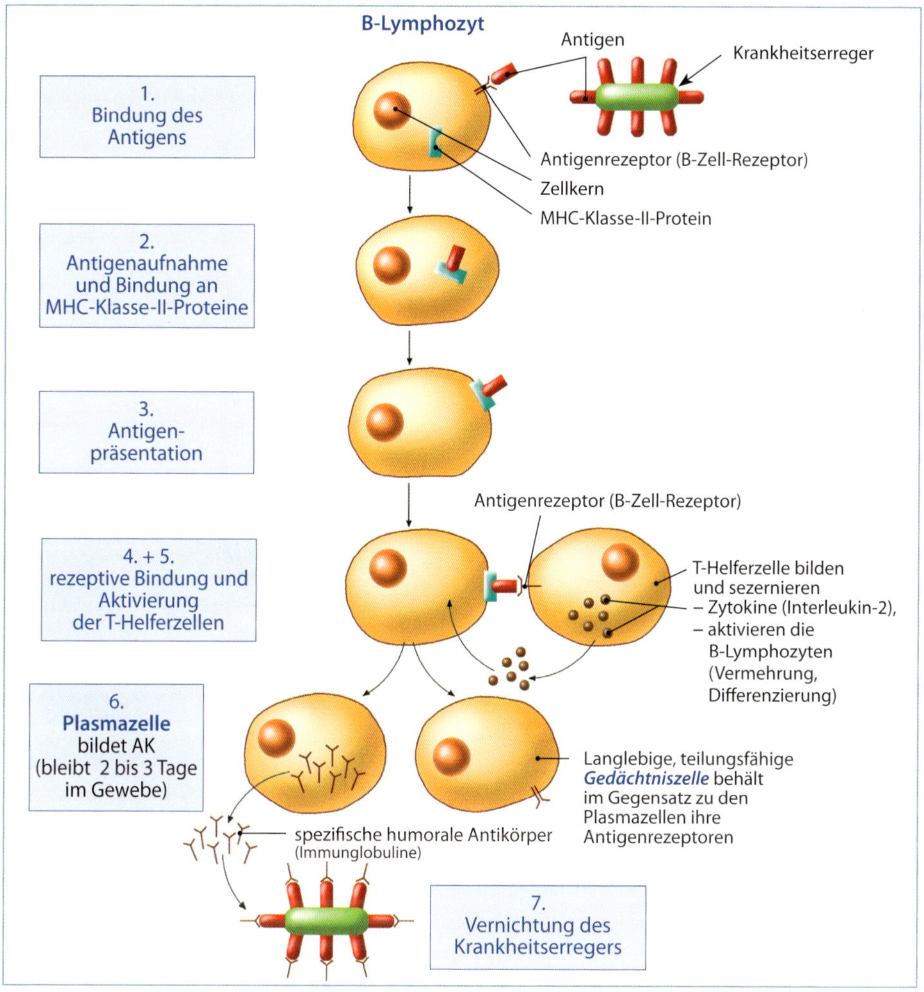

Bild 1 *Aktivität der B-Lymphozyten nach Antigenkontakt*

Unspezifische Abwehr: Ein **Antigen** (Pathogen) gelangt in den Körper und wird von den in Blut und Gewebe patrouillierenden **Monozyten, Granulozyten** und **dendritischen Zellen** aufgespürt. Die beiden ersten wandeln sich in Mikro- und Makrophagen um und phagozytieren das **Pathogen**. Je nachdem ob es sich bei dem Pathogen um einen Virus, ein Bakterium oder einen anderen fremden Stoff handelt, sind die in Tabelle 1 (S. 97) genannten Stoffe der humoralen Abwehr ebenfalls an der Vernichtung beteiligt. Die Zellen und Stoffe der unspezifischen Abwehr „kommunizieren" mit den Zellen der adaptiven, spezifischen Abwehr und aktivieren diese, indem sie ihnen das verdaute Antigen mit Hilfe von **MCH-Molekülen** an ihrer Zelloberfläche präsentieren (Bild 1).

Adaptive, spezifische Abwehr: Das angedaute Antigenbruchstück wird nun sowohl den **B-Lymphozyten** als auch den **T-Lymphozyten** präsentiert. Der Körper verfügt über Milliarden verschiedener einzigartiger T-Zellen, die jeweils gegen nur ein bestimmtes Antigen gerichtet sind. Wird diese spezielle T-Zelle aktiviert, beginnt sie sich zu teilen, bis es tausende davon gibt und sie sich nun speziell gegen diesen Angreifer richten können.

Beide Lymphozytenarten (B und T) bilden **Gedächtniszellen**. Die B-Lymphozyten wandeln sich zudem in **Plasmazellen** um, die dann **Antikörper** (Immunglobuline) produzieren, die sich mit dem Antigen zu einem Komplex verbinden und somit auch zu dessen Vernichtung beitragen.

Die Antikörper und Gedächtniszellen bleiben im Körper, sodass sie bei einem erneuten Kontakt mit diesem Pathogen sofort reagieren können, ohne dass der Körper erneut an ihm erkrankt. Diesen Vorgang nennt man **Immunität**.

Durch eine Bestimmung der spezifischen Antikörper im Blutserum können Rückschlüsse auf eine akute oder weiter zurückliegende Infektion mit einem bestimmten Erreger gezogen werden (z.B. Hepatitis-B-Antikörper oder HIV-Antikörper).

Merke

Mit der Bestimmung von Antikörpern im Blut können Rückschlüsse auf verschiedene Infektionen gezogen werden.

5.2 Schutzmaßnahmen vor Infektionserkrankungen

Infektionserkrankungen haben im Laufe der Geschichte schon viele Todesopfer gefordert. Manche **Pandemien** haben mehr Menschen vernichtet als Kriege, wie beispielsweise die Pest im Mittelalter, die viele Millionen Tote gefordert hat.

Durch die Entdeckung des Penicillins und die Einführung von Hygienemaßnahmen bei ärztlichen Behandlungen (siehe rechter Infokasten) haben Infektionserkrankungen zwar viel von ihrem ursprünglichen Schrecken verloren, trotzdem können jederzeit wieder **Epi- und Pandemien** das Leben der Menschen gefährden.

Eine wichtige Schutzmaßnahme gegen schon bekannte Erreger besteht in einer Impfung (Bild 1).

Noch kann nicht gegen alle bekannten Erreger geimpft werden, aber durch weltweite Impfungen konnte z. B. in den 1970er Jahren die Pockenerkrankung erstmals erfolgreich ausgerottet werden (siehe Infokasten). Gegen andere gefährliche Infektionserkrankungen, wie z. B. gegen Malaria, gibt es bisher noch keine Impfung.

Begründer der Hygiene

Der ungarische Arzt Ignaz Semmelweis (1818–1865) konnte durch eine von ihm durchgeführte Studie im Jahr 1847 nachweisen, dass das Kindbettfieber bei Wöchnerinnen auf mangelnde Hygiene bei Ärzten und Krankenhauspersonal zurückzuführen war.

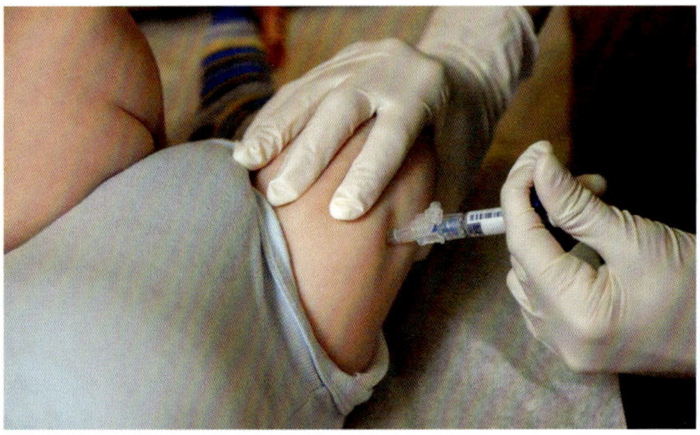

Bild 1 *Impfung bei einem Säugling*

5.2.1 Isolierung und Quarantäne

Um gesunde Menschen vor infizierten Kranken zu schützen, können die betroffenen Patienten **isoliert** oder in Quarantäne versetzt werden. Als **Quarantäne** bezeichnet man eine zeitlich befristete Absonderung von Patienten, bei denen der **Verdacht** auf eine ansteckende Infektion besteht. Sie kann freiwillig erfolgen oder behördlich angeordnet werden. Sie kann sich auf einzelne Personen in deren häuslichen Bereich beschränken oder auch die Bevölkerung einer ganzen Region betreffen.

Eine **Isolierung** ist dagegen immer eine behördlich angeordnete Maßnahme bei **bestätigter** Infektion. Je nach Schwere des Krankheitsbildes kann diese zu Hause oder in einem Krankenhaus erfolgen. Eine Isolierung bedeutet auch stets eine räumliche Trennung von Gesunden und Kranken. Ob diese Maßnahmen möglich und sinnvoll sind, hängt von der Übertragungsweise des entsprechenden Erregers ab.

Jede Isolierung oder Quarantäne stellt für den Patienten eine psychische Belastung dar, denn zusätzlich zu seiner Erkrankung wird der Patient in seiner Freiheit, Kontakt- und Bewegungsmöglichkeit stark eingeschränkt.

Geschichte der Impfungen

Bis ins 19. Jahrhundert war der Mensch machtlos gegen die weitverbreiteten und immer wiederkehrenden großen Epidemien und Seuchen. Eine dieser großen Seuchen waren die sogenannten Pocken, eine Viruserkrankung, an der über 30 % der Erkrankten starben. Die Überlebenden waren meist durch Narben entstellt.

Dem englischen Arzt Edward Jenner (1749–1823) fiel auf, dass Menschen, die mit Kühen Kontakt hatten, die an den Kuhpocken erkrankt waren, nicht von den echten Pocken befallen wurden. Er infizierte einen Jungen mit den Kuhpocken und erfand somit die erste Impfung, denn der Junge erwies sich nun als immun gegen die gewöhnlichen Pocken. Der Begriff Vaccination für Impfung stammt daher auch aus dem Lateinischen vaccinus „von Kühen stammend“.

Sie bedeutet im einfachsten Fall:

- Der Patient muss eine eigene Toilette benutzen.
- Es muss ein Mindestabstand zum Patienten eingehalten werden.
- Schutzkleidung muss getragen werden.

Bei einer vollständigen Isolierung wird der Patient komplett von seinen Mitmenschen getrennt, er erhält Nahrung und Medikamente über eine Schleuse.

Merke

Isolierung: behördlich angeordnete Maßnahme bei bestätigter Infektion zum Schutz der Mitmenschen

Quarantäne: freiwillige oder behördlich angeordnete Maßnahme bei Verdacht auf eine Infektion zum Schutz der Mitmenschen

PRAXIS

5.2.2 Impfung

3

Immunität ist die erworbene Unempfindlichkeit eines Organismus gegenüber Krankheitserregern. Eine **natürliche Immunität** gegenüber einer Infektionskrankheit wird nach dem ersten Kontakt aufgebaut und bleibt oft lebenslang bestehen. Hat z. B. ein Kind eine Masernerkrankung überstanden, bildet sein Organismus Antikörper, die es vor einer weiteren Masernerkrankung schützen.

Wurde diese Erkrankung nicht durchlebt, kann eine **künstliche Immunität** in Form einer Impfung erzeugt werden. Dem Körper werden lebende Masernviren in unschädlich gemachter (attenuierter) Form zugeführt und so die Bildung von Masernantikörpern angeregt.

Im Unterschied zur natürlichen Immunität müssen Impfungen bis zum Erreichen einer Grundimmunisierung wiederholt bzw. einige aufgefrischt werden. Impfungen können leichte Krankheitssymptome der entsprechenden Erkrankung hervorrufen, sogar Hauterscheinungen wie die echte Infektionserkrankung auslösen, allerdings niemals in der Form, wie sie die Erkrankung selbst verursachen würde.

Aktive und passive Impfungen

Bei Impfungen wird zwischen einer **aktiven** und einer **passiven** Immunisierung unterschieden. Bei der **aktiven Impfung** werden dem Körper Krankheitserreger in abgeschwächter, abgetöteter oder bruchstückhafter (fragmentierter) Form oder deren Toxine (Giftstoffe) verabreicht. Der Körper bildet Antikörper gegen diesen Erreger und entwickelt eine **spezifische Immunität** gegen diese Infektionserkrankung. Die Wirkung tritt erst nach einigen Wochen ein, da sich die Antikörper erst bilden müssen.

Bei der passiven Impfung werden **Antikörper** (Immunglobuline) gegen den betreffenden Krankheitserreger oder dessen Toxin verabreicht. Diese Antikörper werden aus dem Serum von Menschen oder Tieren gewonnen, die diese Erkrankung bereits überwunden haben. Die Wirkung tritt sofort ein.

Merke

Die aktive Impfung ist eine Impfung mit abgetöteten oder abgeschwächten Erregern oder deren Toxinen. Die Wirkung tritt nach einigen Wochen ein und sorgt für einen lang anhaltenden Schutz.

Die passive Impfung ist eine Impfung mit Antikörpern. Die Wirkung tritt sofort ein, hält aber nur wenige Wochen an.

Simultanimpfungen

Eine Simultanimpfung ist eine **gleichzeitige aktive und passive** Impfung gegen eine Infektionskrankheit. Die passive Impfung gewährleistet den sofortigen Schutz und überbrückt die Zeitspanne bis zum Einsetzen der Antikörperproduktion durch die aktive Impfung.

Ein klassisches Beispiel für eine solche Impfung ist die **Tetanusprophylaxe** mit **Tetanol**®pur (aktiv) und **Tetagam P**® (passiv) bei Verletzten, die keinen aktiven Impfschutz haben. Weitere Simultanimpfungen sind die **postexpositionelle Hepatitis-B-Prophylaxe** und die **Tollwutprophylaxe** nach Kontakt mit einem tollwutverdächtigen Tier.

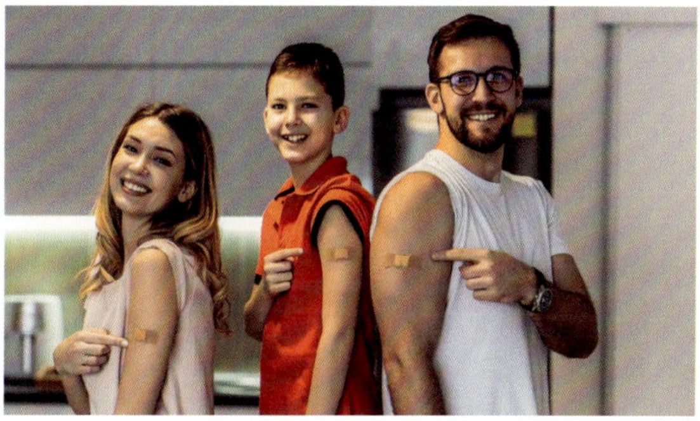

Bild 1 *Impfen schützt*

Die aktive und passive Impfung erfolgt durch zwei Injektionen an unterschiedlichen Körperstellen. Die Impfstoffe dürfen nicht gemischt werden, da sich ansonsten die Wirkung aufheben würde.

Mehrfachimpfungen

Um die zu impfenden Personen nicht übermäßig zu belasten, werden seit vielen Jahren Mehrfachimpfungen vorgenommen. Das heißt, in einer Spritze befinden sich aktive Impfstoffe gegen mehrere Infektionserkrankungen (Tabelle 1).

Abkürzung	Handelsname	Enthaltener Impfstoff
dT	dT reduct®	Diphtherie-Tetanus
dTP oder dTaP	Infanrix®	Diphtherie-Tetanus-Pertussis
dT-IPV-aP	Repevax®	Diphtherie-Tetanus-Polio-Pertussis
dTaP-IPV-HIB-HBV	Infanrix hexa®	Diphtherie-Tetanus-Polio-Pertussis-HIB-Hepatitis-B
MMR	M-M-RvaxPro®	Masern-Mumps-Röteln
MMRV	Priorix-Tetra®	Masern-Mumps-Röteln-Varizellen
HAV, HBV	Twinrix®	Hepatitis-A und B

Tabelle 1 *Beispiele handelsüblicher Mehrfachimpfungen*

Genetische Impfstoffe

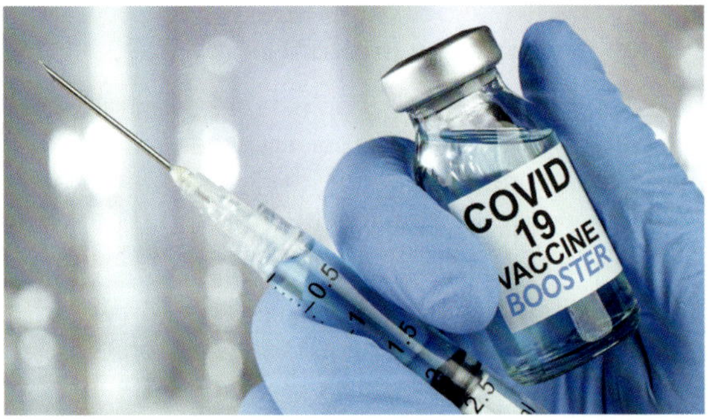

Wir unterscheiden zwei Gruppen genetischer Impfstoffe:
- nukleinsäurebasierte Impfstoffe (RNA und DNA)
- virale Vektorimpfstoffe

Beide machen sich die genetischen Abläufe in unseren Zellen zunutze. Nach bisherigem Wissensstand verändern sie weder die DNA, noch haben sie Einfluss auf unser Erbgut.

RNA-Impfstoffe

RNA-Impfstoffe werden seit über 20 Jahren erforscht, sind aber bis zur Coronapandemie nicht über die Tierversuche hinausgekommen. Vor den Coronazulassungen der beiden m-RNA-Impfstoffe der Firmen BioNTech und Moderna gab es bisher keinen zugelassenen m-RNA-Impfstoff gegen eine Infektionserkrankung in der Humanmedizin. Vereinzelt wurde diese nur in der Veterinärmedizin für Nutztiere und in der Tierindustrie eingesetzt. Es gab aber bereits Erfahrungen mit RNA-Medikamenten in der Therapie gegen bösartigeTumoren.

Wirkweise: Ribosomen sind die Proteinfabriken unserer Zellen. Der Bauplan für Proteine wird durch die m-RNA an diesen Ribosomen abgelesen. Für die Impfstoffe wird im Labor m-RNA hergestellt, die die Information für ein virales Antigen beinhaltet. Die gentechnisch veränderte m-RNA im Impfstoff muss unserer menschlichen m-RNA ähneln, damit sie nicht als „fremd" erkannt wird, gleichzeitig aber auch dem Virusprotein ähneln, damit unser Immunsystem passende Antikörper erzeugen kann. Die genetisch modifizierte m-RNA muss zusätzlich durch Nanolipide umhüllt werden, damit sie nicht durch unsere Zellenzyme abgebaut wird, bevor sie ihre Aufgabe erfüllt hat. Die Hülle gewährleistet auch die Haltbarkeit während der Lagerung der Impfstoffe. Das ist der Grund, warum viele Impfstoffe bei hohen Minusgraden (–20°C oder –70° C bis –80° C) tiefgefroren werden müssen. Erst durch diese Umhüllung gelangt der Impfstoff (die m-RNA) ins Zellinnere zu den Ribosomen.

DNA-Impfstoffe

Auch bei diesen Impfstoffem ist das Ziel die Proteinbiosynthese zu manipulieren, so dass unsere eigenen Zellen ein Protein von SARS-CoV-2 herstellen, gegen das wir dann Abwehrstoffe bilden. Die DNA-Technologie nutzt dabei einen komplizierteren Weg in die Zelle als RNA-Impfstoffe. SARS-CoV-2 ist ein RNA-Virus. Da jede genetische Information aus RNA in DNA umgewandelt werden kann und umgedreht, kann also auch DNA als Impfstoff eingebracht werden. Unser Körper macht aus der geimpften DNA mithilfe von Enzymen m-RNA, so als würde es sich um unsere eigene DNA handeln. Diese wird dann wieder den Ribosomen zugeführt, dort abgelesen und der Proteinbiosysnthese zugeführt. Vorteil: diese Impfstoffe müssen nicht durch Nanolipide ummantelt werden. Bisher sind sie aber noch nicht in Europa zugelassen (Stand Mai 2025).

Virale Vektorimpfstoffe

Viele Vektorimpfstoffe wurden in der Veterinärmedizin schon seit vielen Jahren eingesetzt. Gegen Ebola wurde 2019 ebenfalls ein vektorbasierter Impfstoff zugelassen.

Hier werden andere Viren, sogenannte **Vektoren** als Träger für die Bildung des SARS-CoV-2-Virusproteins eingesetzt. Diese Vektoren können DNA- oder RNA-Viren sein. Die Firma AstraZeneca nutzt ein DNA-Adenovirus, das bei Schimpansen Erkältungskrankheiten hervorruft, jedoch für Menschen ungefährlich ist. Die Erzeugung viralen Proteins erfolgt auch hierbei erst in unserem Körper, nachdem die Virionen des Vektorvirus in die Zellen eingedrungen sind. Die Vektoren selbst können sich in uns nicht mehr vermehren. Nachteil: sie können zur Bildung infektionsverstärkender Antikörper anregen.

Booster-Impfungen

Eine Auffrischimpfung (Booster-Impfung) ist eine zusätzliche Verabreichung einer Dosis eines zugelassenen m-RNA-Impfstoffes mit dem Ziel den Impfschutz zu erhöhen.

Proteinimpfstoffe

Proteinimpfstoffe enthalten das „Spike-Protein" des **Coronavirus**. Durch die Impfung wird das Immunsystem angeregt, spezifische Abwehrstoffe (Antikörper und T-Zellen) gegen SARS-CoV-2 zu bilden. Kommt die geimpfte Person anschließend in Kontakt mit dem Coronavirus, wird es durch das adaptive Immunsystem schnell erkannt und gezielt bekämpft. Durch die Impfung entstehen im Körper keine neuen Viruspartikel und die im Impfstoff enthaltenen Eiweiß-Partikel können sich auch nicht vermehren. Dieser Impfstoff enthält somit keine Erbinformation wie m-RNA oder DNA.

Kontraindikation (Gegenanzeigen)

In den nachfolgenden Fällen sollte nicht geimpft werden:

- akute behandlungsbedürftige Erkrankungen
- bekannte Allergie gegen Bestandteile des Impfstoffs
- angeborener oder erworbener Immundefekt
- hochfieberhafte Infekte

Impfreaktionen

Die meisten Impfungen erfolgen durch intramuskuläre Injektion in den **Musculus deltoideus** (Oberarmmuskel, Bild 1). Die Injektionsnadel wird senkrecht zur Hautoberfläche in den Deltamuskel eingestochen. Aufgrund der geringen Muskelmasse eignet sich die intramuskuläre Injektion in den Musculus deltoideus nur für kleinere Injektionsmengen unter 2 ml. Säuglinge oder Kleinkinder sollten in den **Musculus vastus lateralis** (seitlicher Oberschenkelmuskel) geimpft werden, hier ist die Verletzungsgefahr von Gefäßen oder Nerven gering. Weitere Applikationsformen sind die subkutane Injektion und die orale und nasale Verabreichung (siehe dazu auch S. 193, Tabelle 1). Nach der Impfung können lokal Rötung, Schwellung und Schmerzen auftreten, die aber meist schnell wieder vergehen.

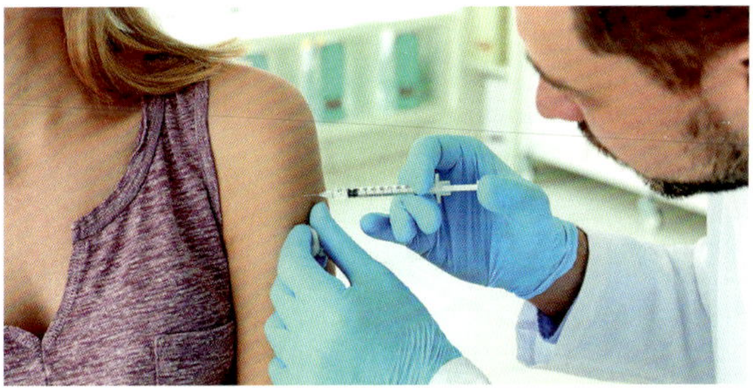

Bild 1 *Impfung in den Musculus deltoideus*

Haltung von Kindern beim Impfen

Die STIKO empfiehlt Kleinkinder unter 3 Jahren während der Impfung auf dem Arm oder Schoß zu halten, leicht zu schaukeln und zu liebkosen. Kinder ab 3 Jahren sollten während der Impfung möglichst aufrecht sitzen.

Lebendimpfstoffe

Sie enthalten vermehrungsfähige, aber abgeschwächte Erreger, sodass sie zwar die Krankheit nicht auslösen, jedoch die Antikörperbildung anregen. Beispiele sind die Lebendimpfstoffe für Masern, Röteln, Mumps und Windpocken.

Auch können Allgemeinreaktionen wie Fieber, Kopf- und Gliederschmerzen innerhalb der ersten 72 Stunden auftreten. Schwere unerwünschte Arzneimittelreaktionen und Impfschäden sind dagegen selten.

Ein bis vier Wochen nach der **MMRV-Impfung** kann es zu einem masernähnlichem Ausschlag auf der Haut oder einer Schwellung der Ohrspeicheldrüse kommen.

Impfstoffart	Erregerbeispiele
Totimpfstoff (Erreger können sich nicht mehr vermehren)	Diphtherie, Hepatitis B, HIB, Keuchhusten, Tetanus, Influenza, Polio
Lebendimpfstoff (in der Wirkung abgeschwächt)	Masern, Röteln, Mumps, Windpocken
Toxoidimpfstoff (entgiftete Toxine mit erhaltener antigener Wirkung)	Diphtherie, Tetanus
Genbasierte Impfstoffe (genetisch veränderte m-RNA)	Corona, Ebola
Proteinimpfstoffe (enthalten Teile des Virus)	Corona

Lagerung von Impfstoffen

Impfstoffe sind empfindliche biologische Produkte. Damit sie wirksam bleiben, sollten sie im Kühlschrank bei Temperaturen zwischen +2 und +8 °C gelagert werden. Die genetischen Impfstoffe müssen je nach Hersteller zwischen –20° und –80° C gelagert und vor der Injektion aufgetaut werden. Einmal aufgetaut, dürfen sie nicht mehr erneut tiefgefroren werden.

Lebendimpfstoffe enthalten geringe Mengen abgeschwächter Erreger und müssen lückenlos konstant, auch während des Transports, bei niedrigen Temperaturen aufbewahrt werden.

Für **Totimpfstoffe** gilt die Kühlkettenpflicht nicht, das Transportieren kann hier auch kurzfristig ungekühlt erfolgen.

Merke

Impfstoffe müssen kühl zwischen +2 und +8 °C gelagert werden. Genetische Impfstoff werden tiefgekühlt bei –20 bis –80° gelagert und vor der Injektion aufgetaut.

Generell aber gilt, dass Temperaturen über 15° C bei **keinem** Impfstoff, auch nicht kurzfristig, überschritten werden sollten. Nicht genetische Impfstoffe dürfen auch niemals eingefroren werden. Wurden diese versehentlich zu warm gelagert, z. B. durch einen Ausfall des Kühlschranks am Wochenende, oder sogar eingefroren, müssen sie vernichtet werden.

Impfpass, europäische Impfkarte und digitaler Impfnachweis

Ein **Impfpass,** auch **Impfausweis** genannt (Bild 1), hat den Zweck, alle Impfungen nachzuweisen, die eine Person in ihrem Leben von Geburt an erhalten hat.

Er kann über das **Deutsche Grüne Kreuz,** die **Kassenärztliche Vereinigung** (KV) oder das Internet www.praxisformulare.de bezogen werden. Die Kosten für die Ausweise werden ab dem 1. Januar 2016, gemäß dem neuen Präventionsgesetz, von den Krankenkassen übernommen und über die Honorarabrechnung der KV den Ärzten erstattet. Ein Schwerpunkt des neuen Präventionsgesetzes ist die Erhöhung der Impfquoten in der Bevölkerung. Zum Nachweis einer erfolgten **Coronaimpfung** gibt es eine europäische Impfkarte im Scheckkartenformat (kostenpflichtig)oder einen digitalen Impfnachweis in Form einer App (Bild 1).

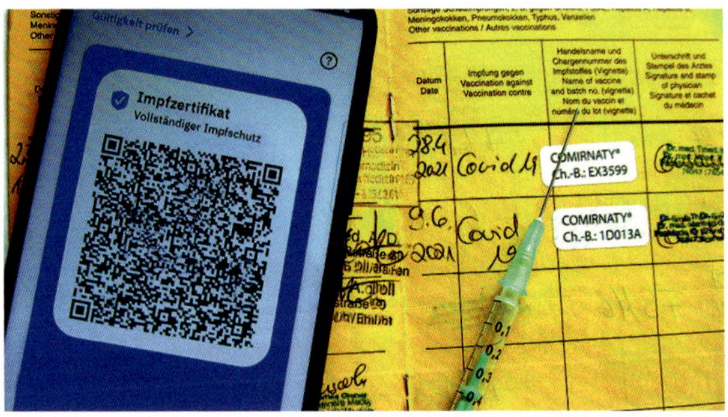

Bild 1 *Internationaler Impfpass und digitaler Impfnachweis*

5.2.3 STIKO

STIKO ist die Abkürzung für die **St**ändige **I**mpf**ko**mmission, eine bis zu 20-köpfige Gruppe von Experten, die 1972 durch das Bundesgesundheitsamt gegründet wurde und dem Robert-Koch-Institut (RKI) zugeordnet ist. Die Mitglieder stammen aus verschiedenen Fachbereichen der Medizin und Gesundheitswissenschaften.

Die Kommission beschäftigt sich mit Fragen zu Schutzimpfungen und Infektionskrankheiten und gibt entsprechende Richtlinien heraus. Die Empfehlungen der STIKO dienen den Bundesländern als Vorlage für ihre öffentlichen Impfempfehlungen (Bild 1, Seite 105). Die Empfehlung schließt eine Haftung im Falle eines Impfschadens mit ein.

geht es
aktuellen
kalender
RKI

Der Impfkalender kann jeweils aktuell abgerufen werden auf den Internetseiten des Robert-Koch-Instituts unter www.rki.de oder auf der entsprechenden Seite der Bundeszentrale für gesundheitliche Aufklärung unter www.impfen-info.de. (Eine größere Darstellung des Impfkalenders findet sich im Medienpakt zum Buch – Infos dazu siehe Umschlaginnenseite.)

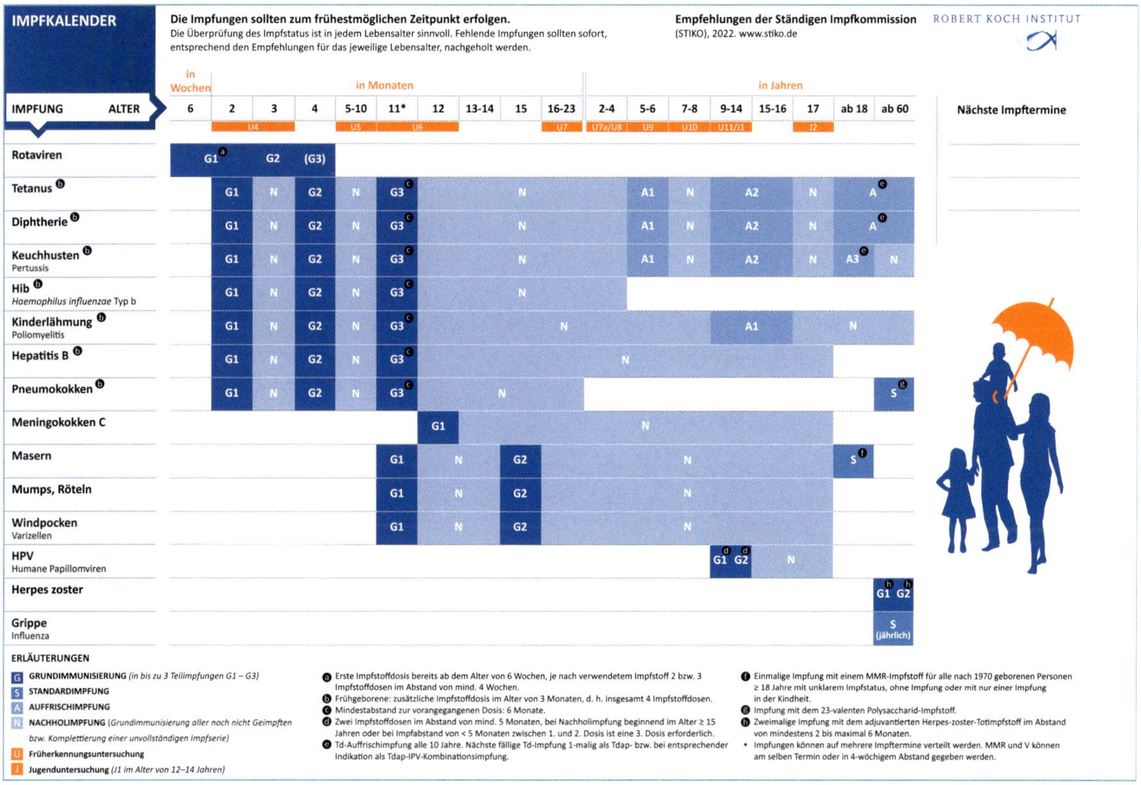

Bild 1 *Empfohlene Standardimpfung für Säuglinge, Kinder und Erwachsene der STIKO Stand 2024*

Bei den letztgenannten Impfungen handelt es sich um Standardimpfungen, **die jeder in Deutschland lebende Mensch** haben sollte. Nachfolgend sind Impfungen aufgeführt, die man für Reisen in gefährdete Gebiete oder für bestimmte Berufsgruppen benötigt (Tabelle 1). Über sie informieren die zuständigen Gesundheitsämter.

Impfung	Empfehlung bei Reisen in gefährdete Gebiete
Cholera	bei Reisen in Infektionsgebiete, Flüchtlingslager oder bei Naturkatastrophen
Gelbfieber	bei Reisen nach Afrika und Südamerika (aktuelle WHO-Hinweise beachten)
Hepatitis A	Bei Reisen in gefährdete Gebiete (Afrika, Mittel- und Südamerika, Südosteuropa, Asien Mittelmeerländer, wie z.B. Italien, Spanien, Ägypten, Marokko, Tunesien, Türkei)
Tollwut	bei Reisen in gefährdete Gebiete (z. B. ländliche Regionen in China)
Tuberkulose	Impfung in Deutschland nicht mehr empfohlen, bei Langzeitaufenthalt im Ausland evtl. erforderlich
Typhus	bei Reisen in betreffende Gebiete unter schlechten hygienischen Bedingungen
Impfung	**Empfehlung und / oder Pflicht für bestimmte Berufsgruppen**
Masern	Impfpflicht seit 1. März 2020 für Schul- und Kindergartenkinder sowie für Personen, die in Gemeinschafts- oder medizinischen Einrichtungen tätig sind wie Erzieher, Lehrer, Tagespflegepersonen und medizinisches Personal (soweit diese Personen nach 1970 geboren sind). Auch Asylbewerber und Flüchtlinge müssen den Impfschutz vier Wochen nach Aufnahme in eine Gemeinschaftsunterkunft aufweisen.
Hepatitis A	Personen, die im Gesundheitsdienst, in der Lebensmittelbranche oder in Klärwerken arbeiten
Hepatitis B	Medizinisches und Pflegepersonal
Tollwut	Tierärzte, Jäger, Forstpersonal, Personal in Laboren mit Tollwutrisiko

Tabelle 1 *Reiseimpfungen bei gefährdeten Personen und besonderen Berufsgruppen*

6 Maßnahmen der Arbeits- und Praxishygiene

Unter **medizinischer Hygiene** versteht man in erster Linie Maßnahmen zur Erkennung, Behandlung und Vorbeugung von Infektionserkrankungen. Das Wort Hygiene stammt aus dem Griechischen und lässt sich mit „der Gesundheit dienenden Kunst" übersetzen.

Noch bis zur Mitte des 19. Jahrhunderts wurde auf Hygiene in der medizinischen Behandlung nicht geachtet. Das kostete seinerzeit viele Menschen das Leben. Heute gelten Hygienestandards (siehe Infokasten rechts), deren Umsetzung für alle medizinischen Einrichtungen verpflichtend ist.

Hygiene bedeutet aber nicht nur Prävention von Infektionserkrankungen, sondern schließt noch weitere Bereiche ein:

- Die **Psychohygiene** umfasst alles, was die seelische Gesundheit fördert, z. B. Liebe, Sicherheit, Anerkennung, Bestätigung und Selbstachtung.
- Die **Sozialhygiene** betrifft alles, was den Menschen in der Gesellschaft gesund hält, z. B. Kontakte zu Mitmenschen, Arbeitsplatzsicherung und Rechtsempfinden.
- Die **Umwelthygiene** befasst sich mit der Gesunderhaltung der Umwelt als Lebensraum für alle Menschen und beschäftigt sich mit Themen wie z. B. Schadstoffbelastung, Lärm, Müll, Abwasser und Klima.

Standard und Zertifizierung

Ein **Standard** ist eine Art und Weise etwas herzustellen oder durchzuführen, die **vergleichbar** ist und sich gegenüber anderen Methoden durchgesetzt hat.

Er könnte auch als Regel oder Norm bezeichnet werden. Ein Standard beruht auf Ergebnissen der Wissenschaft und muss von Zeit zu Zeit dem aktuellen Wissensstand angepasst werden.

Unter der **Zertifizierung** einer Praxis oder Klinik versteht man die amtliche Überprüfung definierter Anforderungen an verschiedene Prozesse innerhalb der Praxis oder Klinik sowie der dort tätigen Personen. Um z. B. ambulant operieren zu dürfen, müssen sich die Praxen entsprechend zertifizieren.

Zahlreiche Gesetze und Verordnungen regeln die Durchführung von Maßnahmen zur Praxishygiene und Infektionsvermeidung sowie zur Vermeidung von Arbeitsunfällen. Sie geben vor, wie Mitarbeitende sich im Arbeitsalltag verhalten sollen.

6.1 Hygienerechtliche Vorschriften, Gesetze und Verordnungen

Die Umsetzung von grundlegenden Maßnahmen zur medizinischen Hygiene ist heute in allen Arztpraxen eine Selbstverständlichkeit. Je nach Fachrichtung und Größe der Praxis kann das Thema eine ziemlich große Rolle spielen und die Abläufe in der Praxis weitgehend beeinflussen. Welche Bereiche der Begriff „Praxishygiene" umfasst und welche Konsequenzen sich daraus für die einzelne Praxis ergeben, wird in diesem Kapitel nur beispielhaft und in Auszügen beschrieben – denn die Rechtsvorschriften zu diesem Thema sind umfangreich, ändern sich häufig und lassen sich nicht immer leicht umsetzen (siehe S. 107, Tabelle 1). Eines ist jedoch klar: **Hygiene ist ein Muss!**

Jede Arztpraxis muss die Maßnahmen der Praxishygiene selbst organisieren und verantworten und sollte ein **Hygienemanagement** etablieren, das den bestmöglichen Infektionsschutz sowohl für Patienten als auch für die Ärzte und Mitarbeitende gewährleistet. Dazu gehört, geeignete Strukturen und Prozesse zu schaffen, aber auch die persönliche Motivation und das Bewusstsein aller Beschäftigten für das Thema Hygiene zu fördern.

Merke

Arztpraxen und Kliniken sind laut §135a des SGB V (Sozialgesetzbuch Fünftes Buch, Gesetzliche Krankenversicherung) gesetzlich zu einer Qualitätssicherung und somit auch zur Einhaltung bestimmter Hygienestandards verpflichtet.

Die Einhaltung dieser **Qualitätsstandards** in der ambulanten Medizin wird durch staatliche Behörden überwacht und durch Praxisbegehungen kontrolliert. Insbesondere spielen hier **Hygieneprüfungen** im Rahmen der Zertifizierung von Arztpraxen eine große Rolle.

Da die gesetzlich geregelten **Hygienestandards** eingehalten werden müssen und bei Nichteinhaltung der Vorschriften im schlimmsten Fall die Praxis geschlossen werden kann, gehört das Wissen um die Vorschriften und deren Umsetzung im Praxis- und Klinikalltag zur **Basiskompetenz** einer jeden Medizinischen Fachangestellten. Die Nichteinhaltung der Hygienestandards kann auch zu **versicherungsrechtlichen Problemen** führen.

Die folgende Tabelle gibt einen Überblick über die wichtigsten Gesetze im Zusammenhang mit der Praxishygiene.

Gesetze/Verordnungen	Bedeutung
Infektionsschutzgesetz (IfSG)	Das IfSG dient der Vorbeugung übertragbarer Krankheiten, der frühzeitigen Erkennung von Infektionen und der Verhinderung ihrer Weiterverbreitung. Das Robert-Koch-Institut (RKI) erstellt mit den jeweils zuständigen Bundesbehörden die Richtlinien und ist beratend tätig.
Arbeitsschutzgesetz (ASG)	Das ASG soll helfen, Unfälle bei der Arbeit zu verhüten, arbeitsbedingte Gesundheitsgefahren rechtzeitig zu erkennen und entsprechende vorbeugende Maßnahmen ergreifen zu können.
Unfallverhütungsvorschriften (UVV)	Sie werden gemäß §15 SGB VII von den jeweiligen Berufsgenossenschaften erlassen, dienen der Verhütung von Arbeitsunfällen und sind für Arbeitgeber und Arbeitnehmer verpflichtend.
Biostoffverordnung (BioStoffV)	Sie dient dem Schutz der Arbeitnehmer im Umgang mit biologischen Arbeitsstoffen einschließlich der Tätigkeiten in deren Gefahrenbereich.
Technische Regeln für Biologische Arbeitsstoffe (TRBA 250)	Sie regeln insbesondere den Umgang mit biologischen Arbeitsstoffen im Gesundheitswesen und in der Wohlfahrtspflege, in denen Menschen medizinisch untersucht, behandelt oder gepflegt werden.
Gefahrstoffverordnung (GefStoffV)	Die GefStoffV regelt den Umgang mit Stoffen, die für Mensch oder Umwelt ein Gesundheits- oder Sicherheitsrisiko aufgrund ihrer toxischen oder physikalischen bzw. chemischen Eigenschaften darstellen.
Medizinprodukterecht-Durchführungsgesetz (MPDG)	Das MPDG regelt den Verkehr mit Medizinprodukten, enthält Regelungen zur Herstellung, Zulassung und zum Inverkehrbringen von Medizinprodukten sowie Vorgaben zu deren Inbetriebnahme, Betrieb, Anwendung und Aufbereitung.
Abfallverzeichnisverordnung (AVV)	Das AVV soll eine sichere und ordnungsgemäße Abfallentsorgung gewährleisten, Krankheitsübertragungen und eine Belastung der Umwelt vermeidet.

Tabelle 1 *Beispiele von Gesetzen und Verordnungen für Arztpraxen und Kliniken*

6.1.1 Infektionsschutzgesetz (IfSG)

2001 trat das deutsche Infektionsschutzgesetz in Kraft, um übertragbaren Krankheiten beim Menschen vorzubeugen, Infektionen frühzeitig zu erkennen und ihre Weiterverbreitung zu verhindern (§ 1 IfSG). Dies erfordert die Zusammenarbeit von verschiedenen Behörden, Ärzten, Tierärzten, Krankenhäusern, wissenschaftlichen Einrichtungen sowie sonstigen Beteiligten im Gesundheitswesen.

Ein wichtiges Instrument zur Überwachung von Infektionskrankheiten ist das **gesetzliche Meldewesen**, das ebenfalls im Infektionsschutzgesetz geregelt ist. Es wird zwischen einer Meldepflicht für Ärzte und einer Meldepflicht für Labore unterschieden. Der Arzt muss bestimmte Krankheiten (Verdacht der Erkrankung, klinische Diagnose, Tod an der Erkrankung) sowie infektionsrelevante Tatbestände melden (siehe Tabelle 1, S. 108), das Labor nur den Nachweis von bestimmten Erregern.

6.1.2 Überwachung durch Gesundheitsämter

Gemäß § 36 IfSG zur Einhaltung der Infektionshygiene werden Arztpraxen und Praxen sonstiger Heilberufe durch das **Gesundheitsamt** überwacht und können jederzeit kontrolliert werden.

Praxisbegehungen

Zur Durchführung der Kontrollen finden Begehungen in den Praxen statt. In der Regel werden sie vorher angekündigt. Wird die Behörde aufgrund eines anonymen Hinweises tätig, kann sie auch unangemeldet die Praxisräume aufsuchen und eine entsprechende Überprüfung durchführen.

Meldepflicht

Im dritten Abschnitt des Infektionsschutzgesetzes ist unter § 6 bis § 15 das Meldewesen aufgeführt. Bestimmte, vor allem infektiöse Erkrankungen unterliegen der Meldepflicht (Tabelle 1).

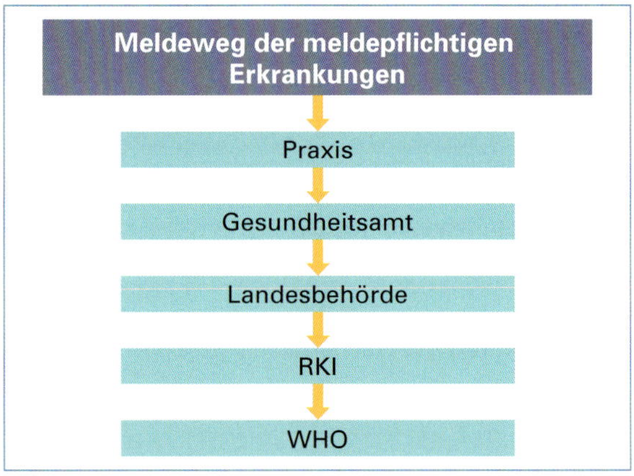

Bild 1 *Meldeweg*

Einige Erkrankungen müssen **namentlich**, andere nur **anonym** gemeldet werden. Wird in der Praxis eine meldepflichtige Erkrankung diagnostiziert, meldet der Praxisinhaber diese an das Gesundheitsamt. Ein Labor, das einen meldepflichtigen Erreger nachweist, muss dies, unabhängig von der Praxis, ebenfalls an das Gesundheitsamt melden. Das Gesundheitsamt ist seinerseits verpflichtet, diese Meldung an die jeweilige Landesbehörde weiterzuleiten und diese wiederum leitet sie an das **Robert-Koch-Institut (RKI)** weiter, das die Meldungen bewertet und bei Bedarf an die **WHO (Weltgesundheitsorganisation)** weitergibt um **Pandemien** vorzubeugen (Bild 1). Nichtnamentliche Meldungen erfolgen direkt an das RKI.

Die Übermittlung an die jeweils nächste Behörde durch den Arzt muss innerhalb von 24 Stunden per Formular oder online erfolgen. Inzwischen sind die elektronischen Übermittlungswege weitgehend standadisiert.

Ebenfalls zum Meldewesen gehört der § 34 des IfSG. Er regelt das Aufenthaltsverbot und das Arbeiten in **Gemeinschaftseinrichtungen** wie Kindergärten, Schulen, Heimen oder Ferienlagern. Personen, die zum Beispiel an Scharlach, Windpocken und anderen Kinderkrankheiten erkrankt sind oder aber Läuse haben, dürfen sich nicht in solchen Gemeinschaftseinrichtungen aufhalten, um dort niemanden anzustecken. Das gilt sowohl für Kinder wie auch für Erzieher, Lehrer oder Pflegepersonen. Die Einrichtung ist verpflichtet, solche Erkrankungen an das zuständige Gesundheitsamt zu melden. Die Personen dürfen die Einrichtung erst nach Zustimmung der Behörde wieder besuchen.

Meldung	Erkrankung
namentliche Meldung bei Krankheitsverdacht, Erkrankung und/oder Tod	• akute Virushepatitis • Corona • Diphtherie • Keuchhusten • Legionellose • Masern • Mumps • Meningokokken-Meningitis • Poliomyelitis • Röteln einschließlich Rötelnembryopathie • Tuberkulose
nicht-namentliche Meldung	• Echinococcus (alle Arten von Bandwürmern) • HIV und AIDS • Malaria • Röteln bei Neugeborenen • Toxoplasmose bei Neugeborenen • Syphilis

Tabelle 1 *Beispiele meldepflichtiger Erkrankungen laut Infektionsschutzgesetz*

6.2 Maßnahmen des Hygienemanagements

Zur Verhütung übertragbarer Krankheiten muss eine Praxis sicherstellen, dass alle nach wissenschaftlichem Standard erforderlichen Maßnahmen getroffen werden, um **nosokomiale Infektionen** (siehe S. 67) zu verhüten und um die Weiterverbreitung von Krankheitserregern zu verhindern. Zur Erfüllung dieses Auftrags ist es notwendig, ein **Hygienemanagement** in der eigenen Praxis zu etablieren.

6.2.1 Gesetzliche Verpflichtung zum Hygienemanagement

Die gemäß § 23 Abs. 1 IfSG vom RKI errichtete **Kommission für Krankenhaushygiene und Infektionsprävention (KRINKO)** erstellt Empfehlungen zur Prävention nosokomialer Infektionen sowie zu betrieblich-organisatorischen und baulich-funktionellen Maßnahmen der Hygiene in Krankenhäusern und anderen medizinischen Einrichtungen. Obwohl die Richtlinie ursprünglich nur für Krankenhäuser formuliert wurde, gilt sie heute uneingeschränkt auch für den ambulanten Bereich. Zwar handelt es sich hier nur um Empfehlungen und damit um kein unmittelbar verbindliches Recht, diese Empfehlungen entsprechen aber dem Stand des Wissens und erfüllen somit die im Infektionsschutzgesetz formulierten Anforderungen. Sie sind somit gültig.

In § 23 Abs. 5 IfSG ist geregelt, dass Einrichtungen für ambulantes Operieren und Dialyseeinrichtungen z. B. verpflichtet sind, innerbetriebliche Verfahrensweisen zur Infektionshygiene in **Hygieneplänen** festzulegen. Alle anderen Arztpraxen werden ebenfalls in diese Pflicht einbezogen und zwar über die **Hygieneverordnungen** der Bundesländer sowie **Vorgaben der Berufsgenossenschaft**.

Für Einrichtungen, in denen ambulant operiert wird, gelten zusätzliche weitere Verpflichtungen, wie z. B. das Erstellen von Statistiken zu Infektionen, Erregern und Antibiotikaverbrauch in der Einrichtung. Auch hier erfolgt die Kontrolle durch die zuständigen Gesundheitsämter.

6.2.2 Bedeutung und Erstellung eines Hygienplanes

Laut § 36 des IfSG sind Praxen und Kliniken verpflichtet, einen ausführlichen Hygieneplan zu erstellen, ihn regelmäßig (also in von der Praxis vereinbarten Zeitintervallen, die schriftlich fixiert und deren Einhaltung dokumentiert werden müssen) auf seine Aktualität zu überprüfen und gegebenenfalls zu ergänzen oder zu erneuern.

Im Hygieneplan müssen die **innerbetrieblichen Verfahrensweisen zur Infektionshygiene** konkret festgelegt werden. Dies bedeutet, dass ein Hygieneplan **individuell** für die jeweilige Praxis oder Klinikabteilung erstellt werden muss.

Merke

Die 6 „W's" eines Hygieneplans sind:
was – wie – womit – wann – wo – wer.

Der Arbeitgeber (Praxisinhaber) muss hier für alle Beschäftigten **verbindliche Arbeitsanweisungen** vorgeben. Schulungen zum Thema Hygiene sollten regelmäßig durchgeführt und z. B. im **Qualitätsmanagement-Handbuch** (siehe Infokasten) dokumentiert werden.

Ein Hygieneplan sollte **leicht verständlich** sein und so knapp wie möglich gehalten werden. Jeder Plan muss die „6 W's" enthalten: was, wie, womit, wann, wo, wer.

QM-Handbuch

Im Qualitätsmanagement gilt der Grundsatz: Was nicht dokumentiert ist, existiert nicht. Daher ist jeder Betrieb verpflichtet, ein Qualitätsmanagement-Handbuch, kurz QM-Handbuch, zu führen. In diesem werden sämtliche Verfahrens-, Arbeits-, Prüf- und Handlungsanweisungen abgeheftet. Das QM-Handbuch eines Betriebes enthält ebenso dessen Qualitätsziele, seine Struktur und Organisation sowie die Verteilung der Verantwortung und Zuständigkeiten. Es muss jedem Mitarbeiter zugänglich sein.

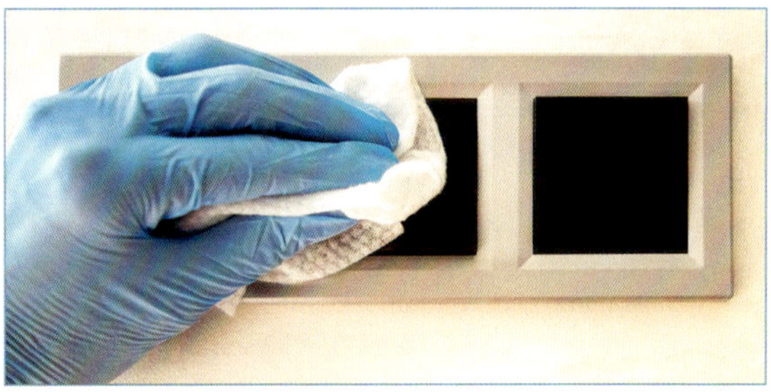

Bild 1 *Wischdesinfektion*

Der Hygieneplan sollte Informationen zu folgenden Bereichen beinhalten (siehe dazu alle folgenden Kapitel in diesem Lernfeld):

Personalhygiene:
- persönliche Hygiene und Bekleidung
- Händewaschen
- hygienische Händedesinfektion
- chirurgische Händedesinfektion (nur, wenn diese auch in der Praxis benötigt wird)
- Haut- und Schleimhautdesinfektion (nur, wenn entsprechende Eingriffe in der Praxis vorgenommen werden)

Umgebungshygiene:
- Flächendesinfektion, Gerätedesinfektion
- Raumdesinfektion, Fußbodenreinigung
- Instrumentenaufbereitung, Sterilisation

- Entsorgung
- Medikamentenkontrolle

Die hier genannten Bereiche decken sich mit den für Arztpraxen relevanten Bereichen der KRINKO-Empfehlungen.

Ein tabellarischer Hygieneplan wird gut sichtbar und für alle Mitarbeiter zugänglich in der Praxis aufgehängt (Ausschnitt/Beispiel, Tabelle 1). Alle Mitarbeiter, auch die Reinigungskräfte, bestätigen mit ihrer Unterschrift, dass sie den Plan kennen und ihn wie beschrieben anwenden.

Was/Wo	Wann	Wie	Womit	Wer
Händewaschen	vor Arbeitsbeginn, nach Arbeitsende, nach Verschmutzung	unter fließendem Wasser mit Seife aus dem Spender, Abtrocknen mit Einmaltüchern	flüssige Seife aus dem Spender	Dres. König (Ärzte), Margarete Meyer (MFA), Svenja Reifenrath (Azubi)
Geräte-/Flächendesinfektion (Schreibtisch Armpolster, Stethoskop, RR-Gerät, EKG-Gerät)	bei wahrscheinlicher Kontamination, am Ende des Arbeitstages, bei direktem Hautkontakt, nach jedem Patienten (Ausnahme Liege: hier Papier nach jedem Pat. wechseln)	Scheuer-Wisch-Desinfektion; kein Trockenwischen; Wiederbenutzung der Fläche, sobald diese sichtbar trocken ist; ggf. Wechsel der Papierauflge	Flächendesinfektionsmittel	Margarete Meyer (MFA), Svenja Reifenrath (Azubi), Doris Meier (Reinigungskraft)
Lagerschränke	halbjährlich (im Januar und August)	Ausräumen, Medikamente und Sterilgut auf Verfalldatum überprüfen, Schrank mit Haushaltsreiniger auswischen	Haushaltsreiniger	Margarete Meyer (MFA)
Instrumentenaufbereitung	nach Benutzung	falls erforderlich Vorreinigung, sonst: Desinfektion – Reinigung – Sterilisation	Thermodesinfektor, Autoklav (Betriebsanleitung und Programmwahl beachten)	Margarete Meyer (MFA)

Tabelle 1 *Ausschnitt aus dem Hygieneplan*

6.2.3 Persönliche Hygiene

Die persönliche Körperpflege und Sauberkeit von **Haut, Zähnen, Haaren und Nägeln** hat nicht nur eine kosmetische Bedeutung, sondern stellt auch einen wirksamen Schutz gegen Infektionen dar (Bild 1).

Zur persönlichen Hygiene gehören eine Reihe von Standards, die im **Praxis-QM-Handbuch** (siehe S. 109) vermerkt werden sollten. Tägliches Duschen gehört ebenso zur Körperpflege wie das Zähneputzen nach jeder Mahlzeit (beugt Karies und Mundgeruch vor).

In der Praxis, Klinik und vor allem im OP-Bereich sollten die **Haare** zusammengebunden bzw. hochgesteckt werden. In besonderen Bereichen oder Situationen müssen die Haare sogar durch eine **Schutzhaube** abgedeckt werden.

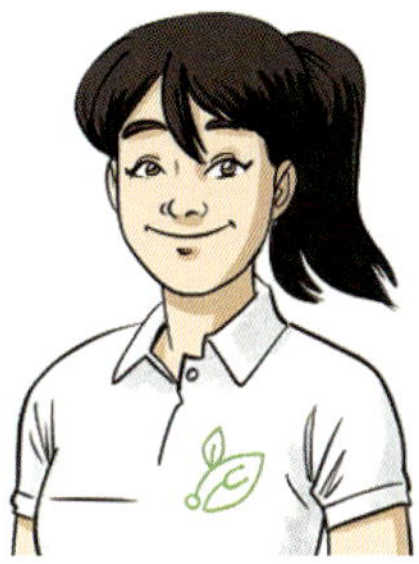

Bild 1 *Die Auszubildende Svenja Reifenrath*

Die **Fingernägel** müssen sauber und kurz gehalten werden, um eine Keimbesiedlung zu vermindern und die Verletzungsgefahr herabzusetzen. In der Freizeit, bei Gartenarbeit oder im Umgang mit Tieren können Verletzungen entstehen, die dann Eintrittspforten für Keime bieten. Das Tragen von **Nagellack** sowie **künstlichen bzw. gegelten Nägeln** kann den Erfolg der Händedesinfektion beeinträchtigen und ist daher unzulässig.
Schmuck fördert die Ansammlung von Keimen. Daher dürfen in allen Bereichen, in denen eine Händedesinfektion durchgeführt wird, an Händen und Unterarmen keine Ringe, Armbänder, Armbanduhren oder Piercings getragen werden. Das Tragen von Schmuck sowie langen oder künstlichen Fingernägeln erhöht die Gefahr einer Übertragung von Mikroorganismen und kann sogar die Perforation von Handschuhen verursachen.

6.2.4 Arbeits- oder Berufskleidung

Als Arbeits- oder Berufskleidung bezeichnet man allgemein Kleidung, die während der Arbeitszeit getragen wird. Sie ist in vielen Berufen üblich.

Das Tragen von Arbeitskleidung in Praxen und Kliniken dient einerseits der Hygiene, grenzt aber auch die Mitarbeiter von den Patienten ab und macht für die Patienten somit leicht ersichtlich, wer zum Team gehört bzw. Ansprechpartner sein kann.

Arbeits- und Berufskleidung wird zusätzlich unterschieden in:
- Dienstkleidung (berufsspezifisch)
- Schutzkleidung
- Bereichskleidung

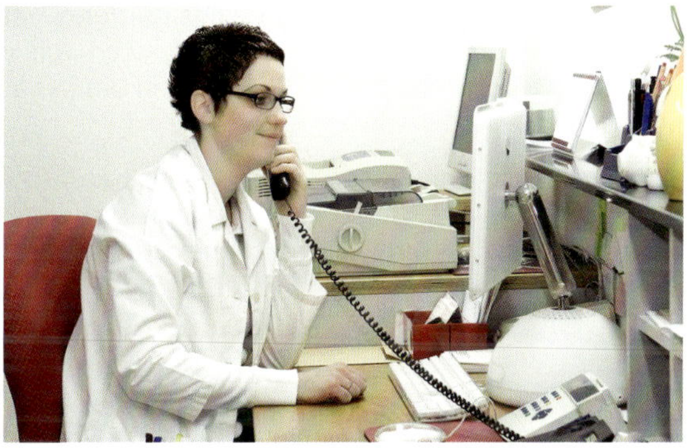

Bild 1 *Berufskleidung: der klassische Kittel*

Sie dient dem Schutz der eigenen Kleidung (Bild 1) und hält nicht nur Schmutz und Keime von der privaten Kleidung fern, sondern schützt sie auch vor Abnutzung. Sie wird anstelle von oder in Ergänzung zur Privatkleidung bei der Arbeit angezogen. Der klassische Kittel, der über der eigenen Kleidung getragen wird, ist ein typisches Beispiel.

Dienstkleidung

Dienstkleidung muss aufgrund eines dienstlichen Interesses bei der Arbeit getragen werden. Inzwischen haben viele Praxen einheitliche Arbeitskleidung für alle Mitarbeitenden, wie z. B. eine weiße Hose und ein blaues Polohemd, oftmals sogar mit dem Logo der Praxis oder der Klinik. Sie muss entweder die private Kleidung ersetzen oder sie zumindest vollständig überdecken. Sie ist auf Anordnung des Arbeitgebers zu tragen und daher muss dieser auch die Kosten für die Anschaffung und Reinigung übernehmen.

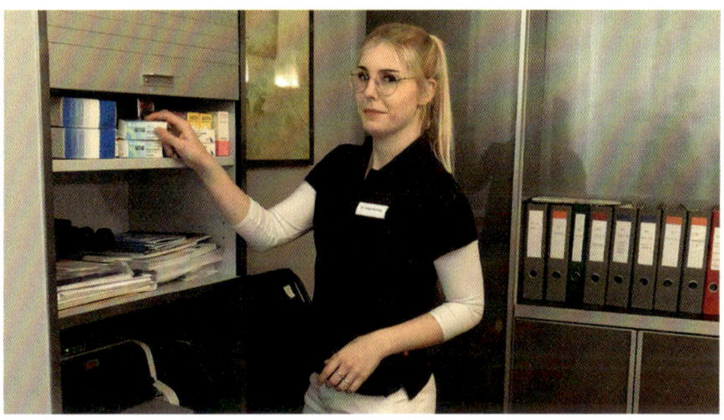

Bild 2 *Dienstkleidung einer MFA*

Die Dienstkleidung darf nicht mit in den privaten Bereich genommen werden und auch nicht zu Hause gewaschen werden. Hier ist der Arbeitnehmer auch nicht frei in seiner Auswahl und muss diese auf Anordnung des Arbeitgebers während seiner Dienstzeit tragen. Die Wechselintervalle sowie die Art der Aufbereitung sind im **Hygieneplan** festzuhalten.

Schutzkleidung

Für das Arbeiten bei erhöhter Infektionsgefahr (mit biologischen Arbeitsstoffen), z. B. im Labor oder bei der Assistenz von kleinen operativen Eingriffen, gibt es besondere Schutzkleidung. Hierzu zählen z. B. Einmalkittel, Einmalhandschuhe, OP-Haube, Mundschutz und Schutzbrille (Bild 1).

Nach Definition der Berufsgenossenschaften ist die Schutzkleidung eine **persönliche Schutzausrüstung (PSA)**, die Rumpf, Kopf, Arme und Beine vor schädigenden Einwirkungen schützen soll.

Im Rahmen der Gefährdungsbeurteilung (siehe S. 134) wird festgelegt, wann persönliche Schutzausrüstung zu tragen ist.

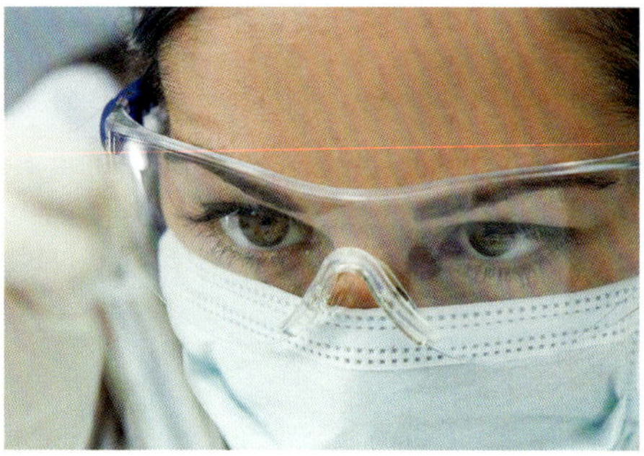

Bild 1 *Schutzkleidung einer MFA im Labor*

Auch Schutzkleidung muss vom Arbeitgeber gestellt, bezahlt und gereinigt werden. Das Tragen dieser Kleidung ist in einigen Praxisbereichen für das Personal verpflichtend. Im Hygieneplan ist die Art der Schutzkleidung und deren Aufbereitung bzw. Entsorgung konkret zu benennen.

Bereichskleidung

Für besondere Bereiche in Arztpraxen oder Kliniken, wie z. B. OP-Bereich oder Intensivstation, gelten besondere hygienische Bestimmungen und somit auch die Pflicht zum Tragen einer speziellen Schutzkleidung, die nur in diesen Bereichen zu tragen ist und deshalb auch **Bereichskleidung** genannt wird (Bild 2). Sie unterscheidet sich meist farblich von der Berufs- bzw. Dienstkleidung und ist in Deutschland entweder grün, blau oder bordeauxrot.

Bereichskleidung muss täglich gewechselt werden und es ist untersagt, in dieser Kleidung den entsprechenden Bereich zu verlassen. Die OP-Bereichskleidung umfasst Hemd, Hose, Socken und OP-Schuhe.

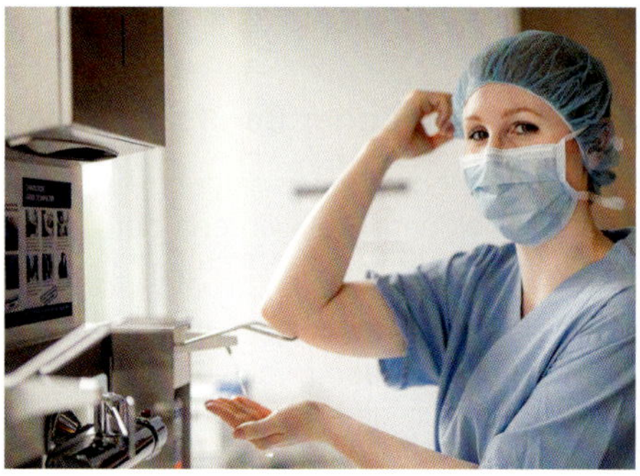

Bild 2 *Blaue Bereichskleidung einer MFA im OP*

Merke

Dienstkleidung ist bei allen nicht infektiösen Tätigkeiten in der Praxis zu tragen.
Schutzkleidung muss bei Arbeiten mit erhöhter Infektionsgefahr getragen werden.
Bereichskleidung ist im OP-Bereich und auf Intensivstationen verpflichtend.

Reinigung der Arbeitskleidung

Kontaminierte Arbeitskleidung darf nicht von den Beschäftigten zur Reinigung mit nach Hause genommen werden. Die benutzte Arbeitskleidung soll in ausreichend großen, widerstandsfähigen und dichten Behältern gesammelt und transportiert werden, sodass niemand den Einwirkungen eventuell vorhandener Krankheitserreger ausgesetzt wird.

Die Aufbereitung kann in einer Haushaltswaschmaschine – mit einem speziellen Waschmittel – mit einem Programm von mindestens 60 °C vorgenom-

Die Farbe der OP-Bekleidung

Grün ist eine Farbe, bei der das Auge nicht ermüdet. Grün wirkt beruhigend. Es reflektiert das Licht der starken OP-Leuchten am geringsten, Ärzte würden bei weißer Kleidung zu sehr geblendet. Auch hinterlässt Grün einen viel geringeren „Nachbildeffekt", d. h., bei langer Betrachtung eines bestimmten Farbtons und anschließender Betrachtung einer weißen Fläche, erscheint dort ein Fleck in der Komplementärfarbe.

Für **Blau** gilt das in ähnlicher Weise, auch Blau enthält einen Grün-Anteil. Im Übrigen wurde festgestellt, dass sich Bakterien auf grünem oder blauem Untergrund nicht so schnell festsetzen und die rote Farbe des Blutes auf grünem oder blauem Untergrund nicht ganz so beängstigend wirkt.

Auf **bordeauxrotem** Untergrund ist die Farbe des Blutes nicht mehr zu erkennen.

men werden. Die Reinigung von OP-Bekleidung, also Bereichskleidung, sollte nach **RKI-Richtlinien** von Wäschereien mit anerkanntem Desinfektionswaschverfahren vorgenommen werden.

Berufsschuhe

Rund 20 Prozent aller Arbeitsunfälle sind Fußverletzungen. Daher schreiben auch die Berufsgenossenschaften das Tragen von Berufs-, Schutz- oder Sicherheitsschuhen für die verschiedenen beruflichen Bereiche vor. In manchen Berufen müssen die Schuhe sogar einer europäischen ISO-Norm entsprechen.

Für die Arztpraxis reichen rutschfeste sowie antistatische Schuhe. Sie sollten an der Ferse mindestens mit einem Riemen geschlossen werden können oder ganz geschlossen sein. Das Material muss abwaschbar sein. Die zu tragenden Schuhe sollten zudem eine flüssigkeitsabweisende und wischdesinzierbare Oberfläche aufweisen und vorne geschlossen sein. Bei Verunreinigung mit potenziell infektiösem Material (z. B. Blut, Ausscheidungen, Sekrete) sind die Schuhe zu desinfizieren (siehe S. 121).

3

6.2.5 Schutzmasken (Mund-Nasen-Bedeckungen)

Seit der Coronapandemie wird ein Mund-Nasen-Schutz (MNS) nicht nur als Bereichsschutz während operativer Eingriffe als sogenannte OP-Maske, sondern auch im Praxisalltag getragen. In vielen weiteren Bereichen des täglichen Lebens gilt seither ebenfalls eine Maskenpflicht, die je nach Lage der Pandemie immer wieder gelockert oder verschärft wird.

Wir unterscheiden verschiedene Maskentypen, die sich im Design und ihrer Schutzwirkung unterscheiden.

Im medizinischen Alltag kommen in erster Linie **medizinische Gesichtsmasken** (OP-Masken) oder **partikelfiltrierende Halbmasken** (FFP2) zum Einsatz. Bei beiden handelt es sich um Medizinprodukte mit CE-Kennzeichnung (Bild 1). Schutzmasken schützen in erster Linie vor Tröpfchen- oder Aerosolinfektionen.

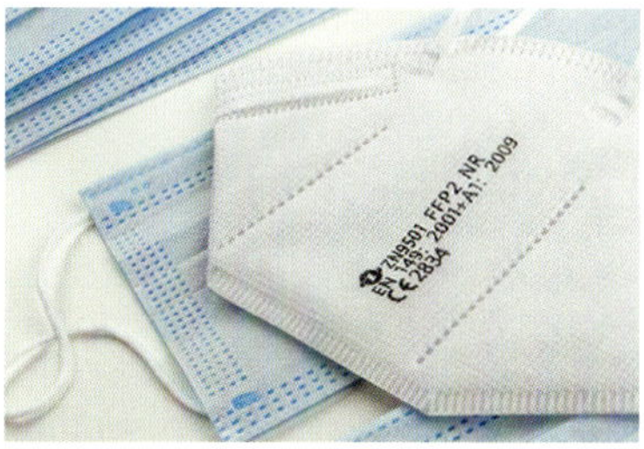

Bild 1 *FFP2-Maske mit CE-Kennzeichnung und medizinische Masken (OP-Masken)*

6.2.6 Schutzhandschuhe

Schutzhandschuhe gehören zu den wichtigsten Maßnahmen zur Infektionsprophylaxe in Praxen und Kliniken. Sie müssen unterschiedliche Anforderungen erfüllen: Neben dem Schutz vor Gefahrenstoffen wie Laborchemikalien, Zytostatika (Zellgifte) oder Reinigungs- und Desinfektionsmitteln sollen sie vor allem vor Infektionen schützen. Schutzhandschuhe gibt es aus verschiedenen Materialien, in verschiedenen Größen und in verschiedener Aufbereitung:

- unsterile medizinische Einmalhandschuhe
- sterile Einmalhandschuhe
- chemikalienbeständige Schutzhandschuhe (Bild 2)

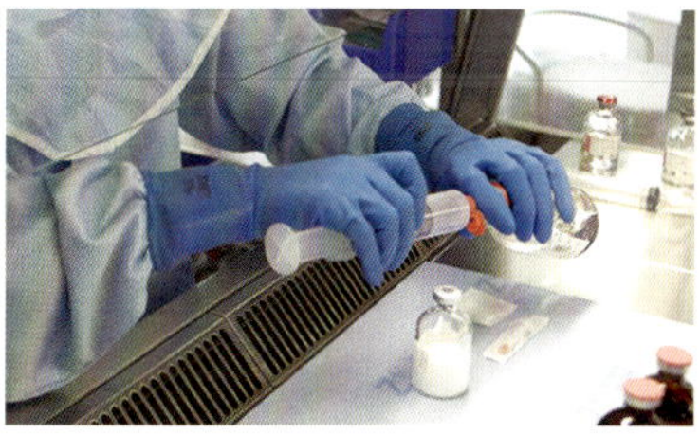

Bild 2 *Beim Arbeiten mit Zytostatika sind chemikalienbeständige Schutzhandschuhe notwendig.*

Anwendung von Schutzhandschuhen

Schutzhandschuhe sind Teil der Schutzkleidung und sollten bei jeder Tätigkeit mit Infektionsgefahr getragen werden. Grundsätzlich ist bei allen folgenden Einsätzen das Tragen von Schutzhandschuhen erforderlich:

- operative Eingriffe
- Verbandswechsel
- Wundbehandlungen
- Umgang mit chemischen Substanzen
- Umgang mit Zytostatika (Bild 2)
- Umgang mit Reinigungs- und Desinfektionsmitteln
- Umgang mit Körperflüssigkeiten (Blut, Urin, Stuhl, Sputum usw.)

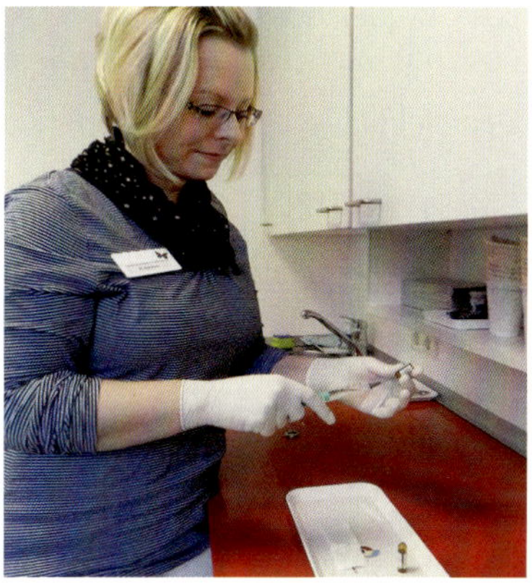

Bild 3 *Aufziehen einer Spritze mit Schutzhandschuhen*

Bei operativen und allen aseptischen Eingriffen oder Behandlungen, wie z. B. Legen eines Katheters, müssen **sterile Einmalhandschuhe** getragen werden. Bei allen anderen Tätigkeiten, die nur dem eigenen Schutz dienen, reichen auch **unsterile Einmalhandschuhe**. Bei Desinfektionstätigkeiten an Geräten oder Flächen sollten flüssigkeitsdichte, **chemikalienbeständige Schutzhandschuhe** getragen werden, eventuell mit verlängertem Schaft zum Stulpen, um ein Zurücklaufen von Flüssigkeit zu verhindern.

Merke

Das Tragen von Schutzhandschuhen wird bei Blutabnahmen und Injektionen empfohlen, ist aber nicht gesetzlich vorgeschrieben.

Tragen von Handschuhen bei Blutentnahmen oder Injektionen

Es besteht keine gesetzliche Vorschrift, die zum Tragen von Handschuhen bei Blutentnahmen oder Injektionen verpflichtet. Bei richtiger Punktionstechnik mit den heutzutage üblichen Entnahmesystemen und guten Venenverhältnissen ist das Infektionsrisiko für Personal und Patient eher als gering einzustufen. Im Falle einer Stichverletzung mit einer Kanüle bieten Handschuhe jedoch einen größeren Schutz, da das auf der Außenwand der Kanüle befindliche Blut bereits am Handschuh abgestreift wird, bevor die Nadel in den Finger eindringt.

Latexallergie

Latex ist ein Naturgummi und als allergener Stoff bekannt. Eine Allergie tritt in der Regel nur gegen das natürliche Latex auf. Bei bekannter Latexallergie können daher Handschuhe aus synthetischem Latex oder aus sogenannten Nitrilpolymeren benutzt werden (Bild 1). Diese wirken nicht allergen, sind aber nicht so reißfest und dehnbar wie Naturlatexhandschuhe. Daher sollten sie nur bei bekannter Allergie getragen werden.

Seit dem Jahr 1999 ist aufgrund der neueren Produkte, die inzwischen sämtlich latexarm sind, ein Rückgang der Latexallergien zu verzeichnen.

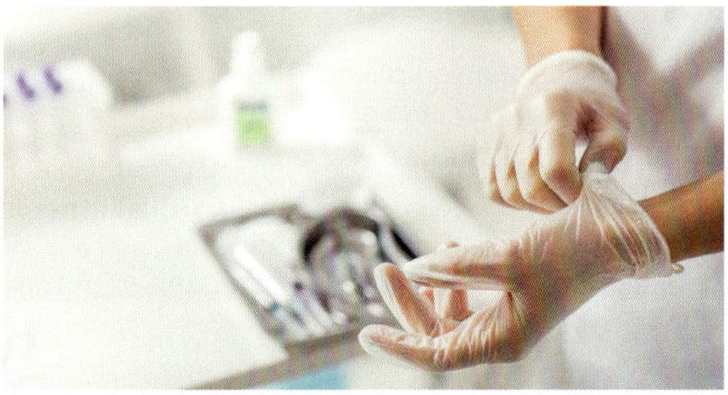

Bild 1 *Um allergische Reaktionen zu vermeiden, können z. B. Handschuhe aus Vinyl verwendet werden.*

6.2.7 Desinfektion

Ziel der Desinfektion ist, noch anhaftende Mikroorganismen soweit abzutöten bzw. zu inaktivieren, dass von dem desinfizierten Gegenstand bei Kontakt mit Haut oder Schleimhaut keine Infektionsgefahr mehr ausgeht. Nach einer Desinfektion dürfen keine krankmachenden (pathogenen) Keime mehr vorhanden sein. Weder auf lebendem Material, wie der Haut, noch auf totem Material, wie z. B. einem Gerät.

Desinfektion erzeugt **Antisepsis** durch eine Vernichtung der pathogenen Keimzahl, im Gegensatz zur Sterilisation, die eine völlige **Keimfreiheit** (Asepsis) bewirkt (Bild 2).

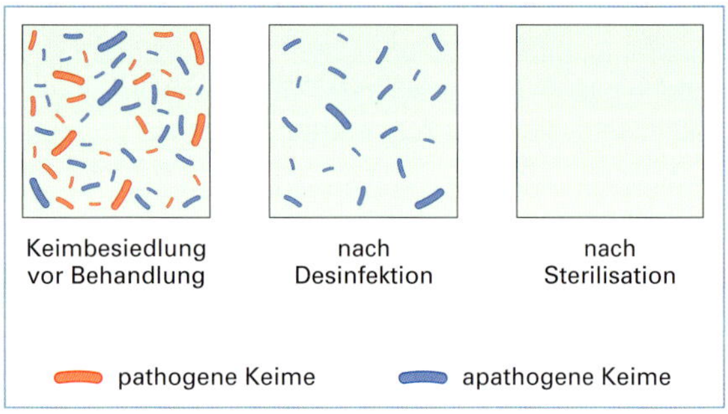

Bild 2 *Keimbesiedlung nach Desinfektion bzw. Sterilisation*

Desinfektion erreicht man mittels chemischer oder physikalischer Verfahren.

Physikalische Desinfektion

Physikalische Desinfektionsverfahren beruhen auf Wärme oder Strahlung. Diese Methoden eignen sich auch für den Haushalt oder um ganze Räume zu desinfizieren.

Durch **strömenden Dampf** kann man z. B. Matratzen, Decken, Kissen oder nicht kochbare Kleidung desinfizieren. Besonders hitzebeständige Materialien können in einem Topf mit heißem Wasser ausgekocht werden.

Mit **Strahlen** können ganze Räume und große Flächen desinfiziert werden, z. B. Krankenzimmer oder OP-Räume. UV-Strahlen sollen auch die Raumluft desinfizieren, allerdings sind diese Verfahren inzwischen sehr umstritten, da UV-Strahlen den Menschen schädigen können.

Merke

Durch Desinfektion werden alle pathogenen Keime vernichtet.
Durch Sterilisation werden alle Keime und Sporen vernichtet.

Chemische Desinfektion

Viel häufiger als die physikalische Desinfektion kommt in Praxen und Kliniken die chemische Desinfektion zum Einsatz. Chemische Desinfektionsmittel bestehen aus verschiedenen chemischen Wirkstoffen, wie. z. B. Alkoholen, Aldehyden, Halogenen, Oxidationsmitteln oder Phenolen.

Um die Wirkungsweise der verschiedenen Mittel auf den Gebrauchsanweisungen zu beschreiben, sind spezielle **Fachausdrücke** gebräuchlich (Tabelle 1).

3

Wirkspektrum	Wirkweise
bakteriostatisch	hemmt die Bakterienvermehrung
virustatisch	hemmt die Virusvermehrung
fungistatisch	hemmt die Pilzvermehrung
tuberkulostatisch	hemmt das Wachstum von Tuberkelbakterien
sporostatisch	hemmt das Wachstum von Sporen
bakterizid	tötet Bakterien ab
viruzid	tötet Viren ab
fungizid	tötet Pilze ab
tuberkulozid	tötet Tuberkelbakterien ab
sporozid	tötet Sporen ab

Tabelle 1 *Wirkspektrum chemischer Desinfektion*

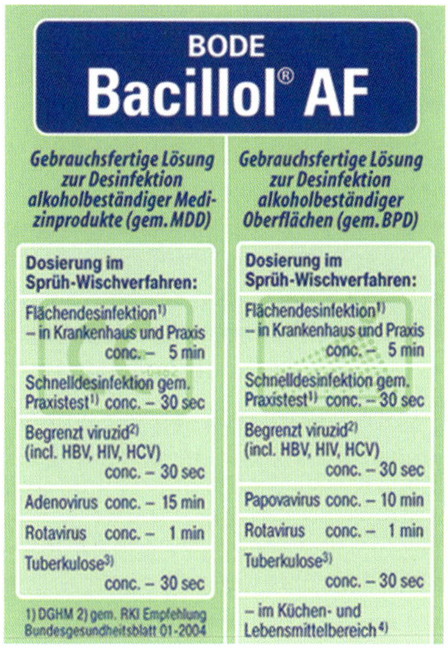

Bild 1 *Etikett eines Desinfektionsmittels*

Desinfektionsmittel haben verschiedene Anwendungsbereiche (Bild 1). Im **Hygieneplan** der Praxis werden der Zweck und das Einsatzgebiet festgelegt. Zur Desinfektion sollen nur Produkte verwendet werden, deren Wirksamkeit belegt ist. Diese Anforderung ist erfüllt, wenn die Desinfektionsmittel in der Desinfektionsmittel-Liste des **VAH (Verbund für angewandte Hygiene e.V.)** geführt werden.

6.2.8 Händehygiene in Einrichtungen des Gesundheitswesens

Die Hände des Praxis- und Klinikpersonals sind die häufigste Infektionsquelle von Krankheitserregern. Die folgend erläuterten unterschiedlichen Maßnahmen zur Händehygiene dienen dem Schutz vor der Verbreitung der verschiedenen Erreger.

Zur medizinischen Händehygiene gehören:

- Händewaschen
- Händedesinfektion
- Händepflege

Bei der **Händedesinfektion** wird zwischen **hygienischer** und **chirurgischer** Händedesinfektion unterschieden.

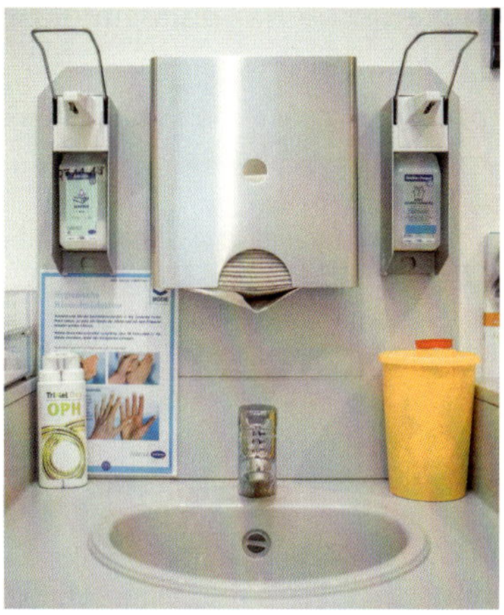

Bild 2 *Waschplatzausstattung einer Arztpraxis*

Händewaschen

Der **Waschplatz** (Bild 2, Seite 115) für das medizinische Personal einer Arztpraxis sollte folgendermaßen ausgestattet sein:

- fließend kaltes und warmes Wasser, idealerweise mit Fuß- oder Ellenbogenbedienung
- Spender für Händedesinfektionsmittel mit handberührungsfreier Entnahme
- Spender für Waschlotion
- Handtuchspender mit Einmalpapier
- Spender oder Tube für Hautschutzpflegemittel
- Sammelbehälter für gebrauchte Einmaltücher

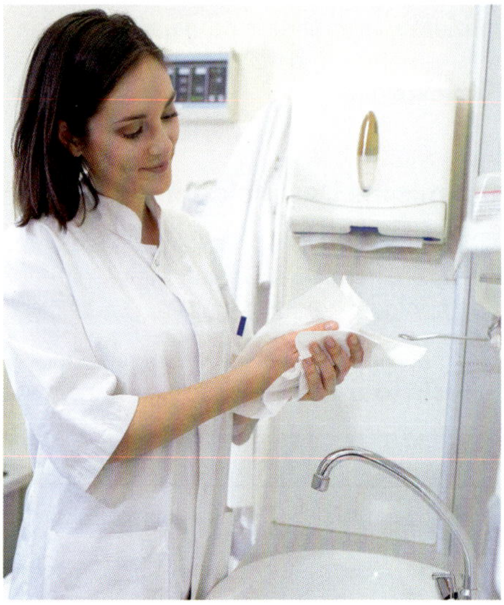

Bild 1 *Hände in der Praxis immer mit Papiertüchern trocknen*

Auch wenn die Hände des Personals ein häufiger Keimüberträger sind, müssen sie nicht ständig gewaschen werden. Zu häufiges Waschen der Hände führt zu trockener und rissiger Haut, weil durch das häufige Waschen der natürliche Säureschutzmantel der Haut zerstört wird. So entstehende rissige Stellen stellen eine weitere Eintrittspforte für Krankheitserreger dar und sollten vermieden werden.

Daher gilt folgende Empfehlung für das Händewaschen in einer Arztpraxis:

- vor Arbeitsbeginn und nach Arbeitsende
- nach dem Gang zur Toilette
- vor und nach dem Essen
- nach sichtbarer Verschmutzung, von der keine Infektionsgefahr ausgeht
- nach der Händedesinfektion bei möglichem Kontakt mit Bakteriensporen oder Parasiten

Das Händewaschen erfolgt unter fließendem Wasser und unter Verwendung von Flüssigseife, möglichst aus einem Wandspender. Seifenstücke sollten in einer Arztpraxis oder Klinik nie zum Einsatz kommen. Anschließend werden die Hände mit Einmalpapiertüchern getrocknet (Bild 1).

Die meisten der heutzutage eingesetzten Waschmittel enthalten auch rückfettende, pflegende Substanzen. Da aber jede Haut unterschiedlich reagiert, empfiehlt es sich, sie mindestens einmal täglich, am besten nach Arbeitsende, mit einer **Pflegelotion** einzucremen. Auf diese Weise können die Hände vor Austrocknung geschützt werden.

Merke

- Häufiges Händewaschen schadet der Haut.
- Nach einer hygienischen Händedesinfektion kann das Händewaschen unterbleiben.
- Am Arbeitsende sollten die Hände eingecremt werden.

Hygienische Händedesinfektion

Bei tatsächlicher oder bei fraglicher Kontamination der Hände erfolgt eine hygienische Händedesinfektion. Außerdem muss eine hygienische Händedesinfektion vor folgenden Tätigkeiten durchgeführt werden:

- vor und nach jedem direkten Patientenkontakt, z. B. Blutdruck- und Pulsmessungen
- vor allen invasiven Maßnahmen, auch wenn dabei Handschuhe getragen werden, z. B. Katheter legen, Injektionen, Punktionen, Endoskopie
- vor und nach Kontakt mit Wunden
- vor Kontakt mit Patienten, die infektionsgefährdet sind, schwer erkrankten oder schwer verletzten Patienten, Krebspatienten, mit HIV infizierten Patienten
- vor allen Tätigkeiten mit Kontaminationsgefahr (Aufziehen einer Injektion, Infusion oder Gabe von Medikamenten)
- nach Kontakt mit potenziell kontaminierten Gegenständen oder Flächen
- nach Kontakt mit Patienten, von denen eine besondere Infektionsgefahr ausgeht

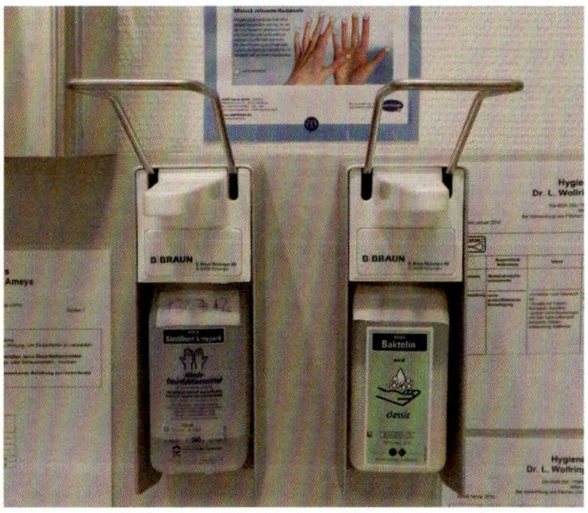

Bild 2 *Spender für Desinfektionsmittel und Waschlotion*

PRAXIS Durchführung der hygienischen Händedesinfektion nach DIN EN 1500

Durch zweimaliges Betätigen eines Wandspenders (Bild 2, S. 116) werden 3 ml eines alkoholischen Desinfektionsmittels unverdünnt in die trockenen Hände eingerieben.

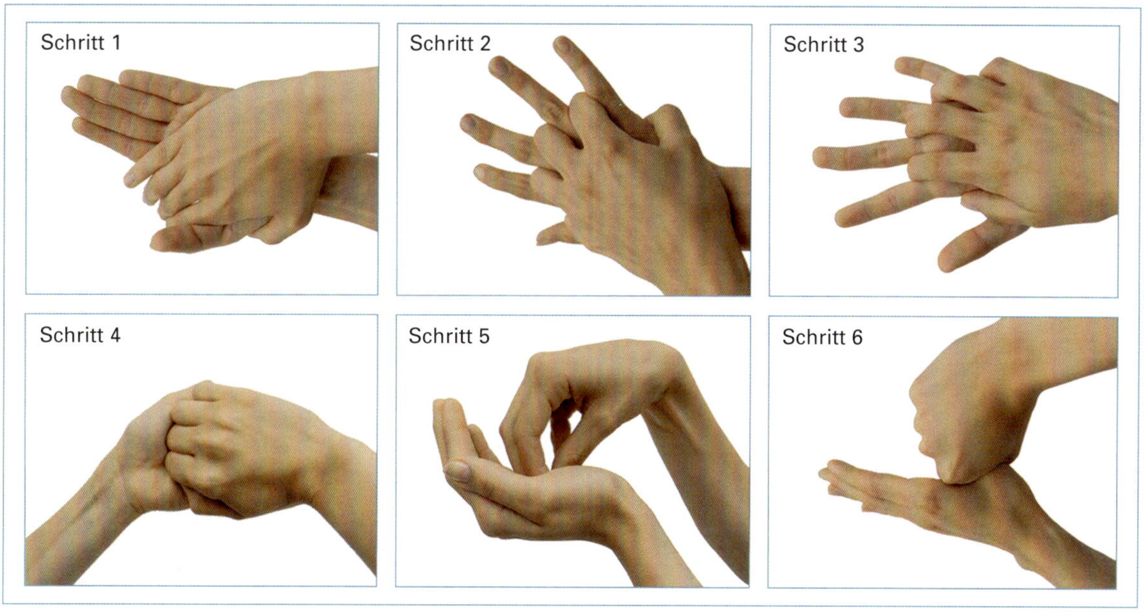

Bild 1 *Händedesinfektion – eigenverantwortliche Einreibetechnik (die 6 Schritte können in beliebiger Reihenfolge durchgeführt werden)*

Jahrzehntelang wurde die Durchführung der hygienischen Händedesinfektion in sechs aufeinanderfolgenden Schritten gelehrt (Bild 1). Überprüfungen im Praxis- und Klinikalltag ergaben aber, dass dies selten oder nur unzureichend in die Tat umgesetzt werden kann. Man ist daher dazu übergegangen, es den Betroffenen selbst zu überlassen, wie und in welcher Reihenfolge sie diese Schritte durchführen. Wichtig ist dabei jedoch die Beachtung der folgenden Punkte, um eine ausreichende Hygiene zu gewährleisten:

- Alle Areale jeder Hand sollen ausreichend mit Desinfektionsmittel benetzt sein.
- Das Desinfektionsmittel muss mindestens 30 Sekunden in die Hände eingerieben werden und hierbei sollen alle Hautpartien erfasst werden.
- Den Fingerkuppen und den Daumen ist erhöhte Aufmerksamkeit zu schenken (Schritte 5 und 6), da sich hier die höchste Keimdichte findet, weil diese am häufigsten mit Keimen in Kontakt kommen.
- Die Hände müssen während der gesamten Einwirkzeit feucht bleiben.

Chirurgische Händedesinfektion

Die chirurgische Händedesinfektion ist von allen Beteiligten durchzuführen, die Kontakt zum OP-Feld und zu sterilen Materialien haben. Sie wird somit vor allen chirurgischen Eingriffen und vor Punktionen von sterilen Körperhöhlen, z. B. Gelenkspunktionen, durchgeführt. Für diese besondere Händedesinfektion müssen bestimmte Voraussetzungen gegeben sein:

- Die Fingernägel müssen kurz und rund geschnitten sein.
- Es darf keine Nagelverletzung vorliegen.
- Nagel und Nagelfalz müssen bei Bedarf mit einer weichen sterilen Kunststoffbürste gereinigt werden (Bild 2).
- Fingernägel dürfen gebürstet werden, Hände und Unterarme dagegen nicht.
- Die Bedienung der Armaturen am Waschbecken und der Spender für Waschlotion und Desinfektionsmittel darf nur ohne Handkontakt erfolgen.

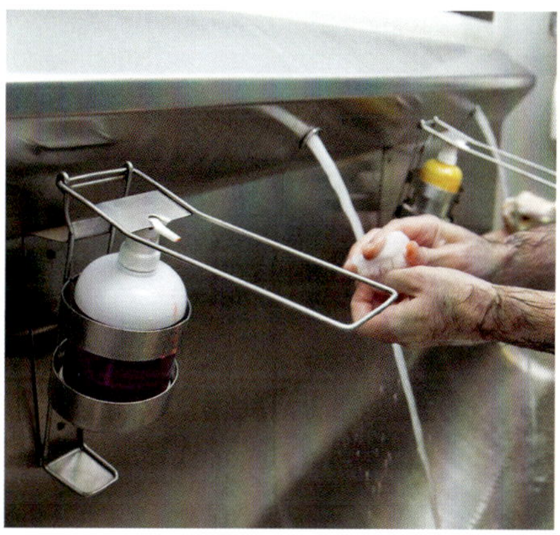

Bild 2 *Chirurgische Händedesinfektion*

Durchführung der chirurgischen Händedesinfektion

Genau wie bei der hygienischen Händedesinfektion vollzieht sich die chirurgische Händedesinfektion in mehreren Schritten.

Maßnahme	Bild
1. Waschen der Hände und Unterarme bis zum Ellbogen etwa 30 bis 60 Sekunden mit einem Handwaschpräparat. Um das Zurücklaufen von Flüssigkeit zu vermeiden, sind die Fingerkuppen nach oben gerichtet und die Ellenbogen liegen tief. Der Seifenspender wird dabei ausschließlich mit dem Ellbogen betätigt. Bei starker Verschmutzung erfolgt eine zusätzliche Reinigung mit einer sterilen Nagelbürste. Anschließend werden die Hände gründlich abgespült.	Schritt 1 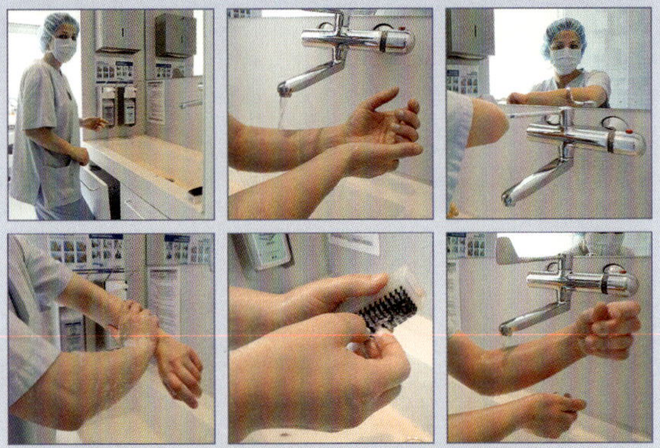
2. Abtrocknen von den Fingerspitzen zu den Ellbogen mit einem keimarmen Einwegtuch aus dem Spender.	Schritt 2 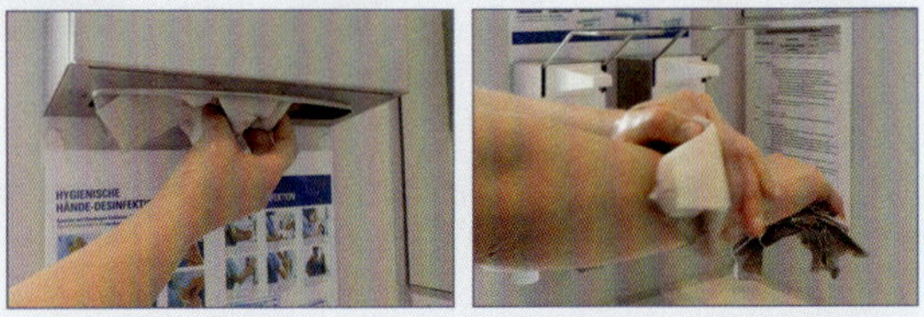
3. Vollständige Benetzung der Hände und Unterarme bis zum Ellbogen mit Desinfektionslösung während der vom Hersteller vorgegebenen Einwirkzeit, jedoch mindestens 30 Sekunden. Das Desinfektionsmittel wird so lange verrieben, bis die Haut trocken ist. Nicht die Menge des verwendeten Mittels ist entscheidend, sondern die vollständige Benetzung der Hände über die Dauer der Einwirkzeit.	Schritt 3 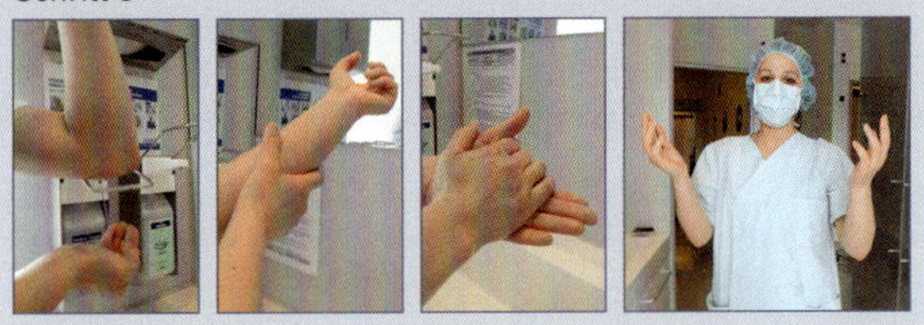

Tabelle 1 *Schritte bei der chirurgischen Händedesinfektion*

Erfolgen mehrere kurze Eingriffe hintereinander und betragen die Dauer der OP und der OP-Pause zusammen weniger als eine Stunde, kann vor dem nächsten Eingriff die Händewaschung unterbleiben. Das heißt, es kann dann sofort mit dem 3. Schritt der chirurgischen Händedesinfektion begonnen werden. Um eine Verdünnung des Desinfektionsmittels durch Restfeuchte auf den Händen auszuschließen, wird von der KRINKO empfohlen, zwischen dem Abtrocknen der Hände und der nachfolgenden chirurgischen Händedesinfektion einen Abstand von 10 Minuten einzuhalten.

6.2.9 Haut- und Schleimhautdesinfektion

Eine Hautdesinfektion am **Patienten** wird bei allen Eingriffen vorgenommen, die die Haut verletzen, wie z. B. Blutentnahmen, Injektionen, Punktionen und Operationen.

Das Desinfektionsmittel wird entweder aufgesprüht (Bild 1) oder mit einem Tupfer eingerieben. Die Einwirkzeit erfolgt nach Herstellerangaben und sollte mindestens 15 Sekunden betragen. Die Einstichstelle sollte trocken sein, damit das Desinfektionsmittel nicht **in** die Haut eindringt.

Eine Schleimhautdesinfektion erfolgt meist mittels Sprays oder mit in Desinfektionsmittel getränkten Tupfern.

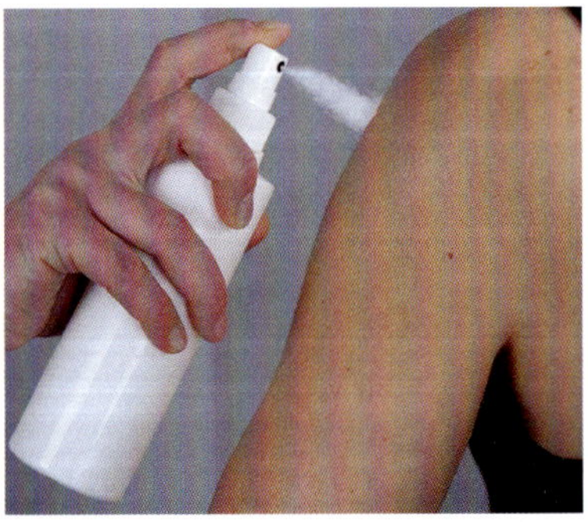

Bild 1 *Hautdesinfektion vor Injektionen*

6.2.10 Allgemeine Hygienemaßnahmen in den Praxisräumen

Infektionen in der Praxis lassen sich nicht hundertprozentig vermeiden. Durch verschiedene ganz allgemeine Maßnahmen in den verschiedenen Räumen, wie sie in Tabelle 1 aufgelistet sind, lässt sich das Risiko von Ansteckungen jedoch schon deutlich senken.

Raum	Maßnahme
Wartezimmer	• Mäntel nicht übereinander hängen (Bild 1) • tägliche Reinigung der Kinderspielecke, keine Plüschtiere • Patienten mit Verdacht auf Infektionserkrankungen nicht ins Wartezimmer setzen • Auf Topfpflanzen in Erde sollte komplett verzichtet werden, da diese massiv mit Bakterien, Pilzen und bakteriellen Sporen belastet sind. • Vorhänge, Lamellen, Rollos o. ä. angebracht, sollten glatt und abwischbar bzw. waschbar sein.
Maßnahmen während der Coronapandemie	• Abstandsregel auch im Wartezimmer beachten, regelmäßiges Lüften der Räume
WC	• getrenntes WC für Personal und Patienten
Behandlungsräume	• Einmalpapier auf den Liegen • Inventar regelmäßig reinigen und desinfizieren • keine Pflanzen in den Behandlungsräumen • keine Trockengestecke • Einmalhandtücher, Seife nur im Seifenspender

Tabelle 1 *Infektionsrisiko in der Arztpraxis senken*

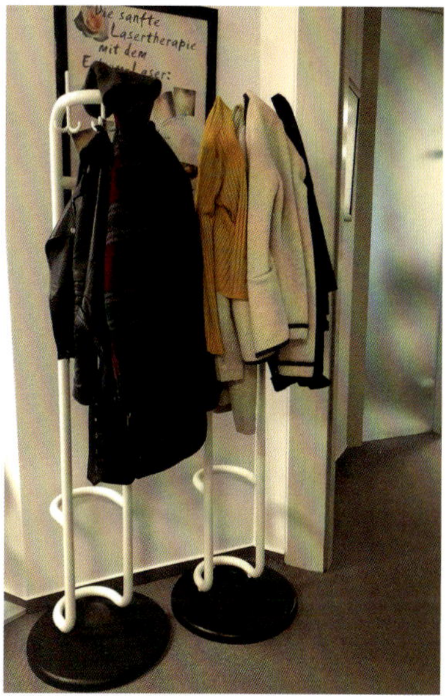

Bild 1 *Infektionsrisiko Wartezimmer*

6.2.11 Flächendesinfektion

Reinigung und Desinfektion von Arbeitsflächen und Praxismobiliar dienen sowohl der Sauberkeit als auch der Infektionsverhütung und damit dem Patienten- und Personalschutz. Sie führen zu einer Verminderung von Mikroorganismen auf den behandelten Flächen.

Bei allen Oberflächen, die je nach Risikobereich (Tabelle 2) in regelmäßigen Abständen desinfiziert werden müssen, ist darauf zu achten, dass diese gegen die gebräuchlichen Desinfektionsmittel und -konzentrationen beständig sind und nicht mit Material- oder Farbveränderung reagieren.

Die KRINKO-Empfehlung definiert verschiedene **Risikobereiche**:

Bereiche …	Räumlichkeiten
… ohne Infektionsrisiko	Anmeldung, Wartezimmer, Sozialraum, Lagerräume, Büros, reine Sprechzimmer In diesen Bereichen sind alle Flächen regelhaft zu reinigen. Sollte es aber zu einer Kontamination kommen, müssen diese auch für eine Desinfektion geeignet sein.
… mit möglichem Infektionsrisiko	Praxisräume, in denen Patienten untersucht und behandelt werden, Labor-, Reinigungs- und Desinfektionstätigkeiten erfolgen oder Abfälle gelagert werden In diesen Bereichen müssen alle Oberflächen leicht zu reinigen und zu desinfizieren sein. Dies gilt auch für Türen, Fenster und Fenstersimse, Heizkörper, Lampen, Schrankoberflächen und Arbeitsflächen.
… mit besonderem Infektionsrisiko	OP-Räume, Räume für größere Eingriffe inkl. deren Nebenräume An diese – meist von der übrigen Praxis abgetrennten – Räumlichkeiten werden erhöhte Anforderungen an die Hygiene gestellt.

Tabelle 2 *Risikobereiche in einer Arztpraxis*

Eine Flächendesinfektion wird entweder zu festgelegten **Zeitpunkten** bzw. Intervallen im Praxisalltag durchgeführt oder aber ganz gezielt direkt nach einer erfolgten Kontamination (Tabelle 1). Die Vorgehensweise bei der Durchführung der Desinfekion der verschiedenen Flächen ist im **Hygieneplan** festgehalten und so für jeden Mitarbeiter in der Praxis stets einsehbar.

Routinemäßige Desinfektion (Durchführung in festen Intervallen)	
Flächenart	**Beispiele**
Flächen mit häufigem Hand- oder Hautkontakt	Untersuchungsliege, medizinische Geräte (Blutdruckmessgeräte, Stethoskope, EKG-Elektroden), Kontaktflächen von Geräten (z. B. Knöpfe, Tastaturen, Bedienelemente) und Hilfsmittel (z. B. Nierenschalen, Tabletts)
Flächen, die für aseptische Arbeiten vorgesehen sind	Arbeitsflächen für die Zubereitung von Infusionslösungen und das Aufziehen von Spritzen, Arbeitsflächen für die Ablage von desinfizierten Instrumenten
Fußböden in Bereichen mit besonderem Infektionsrisiko	Eingriffs- und/oder Operationsraum, Aufbereitungsraum, Labor
Häufig benutzte Flächen	Fußböden, benutzte Armaturen und Waschbecken
Gezielte Desinfektion (unmittelbare Durchführung)	
alle Flächen und Fußböden bei erkennbarer oder mit hoher Wahrscheinlichkeit vermuteter Kontamination z. B. mit Blut, Eiter, Ausscheidungen oder anderen Körperflüssigkeiten	

Tabelle 1 *Routinemäßige und gezielte Flächendesinfektion*

Medizinische Geräte bzw. Geräteteile, die mit dem Patienten in Kontakt kommen, müssen vor der Anwendung am nächsten Patienten desinfiziert werden. Das gilt z. B. für EKG-Elektroden, Bestrahlungsgeräte oder auch Ultraschallköpfe, die direkten Hautkontakt haben.

Je nach Beschaffenheit der Oberfläche sind **verschiedene Präparate** nach Herstellerangaben auszuwählen. Wegen einer möglichen Explosionsgefahr dürfen alkoholische Präparate nur auf kleinen Flächen eingesetzt werden. Damit die zu desinfizierenden Flächen bzw. Geräte auch nach einer gezielten Desinfektion schnell wieder benutzt werden können, ist es sinnvoll, ein Desinfektionsmittel einzusetzen, das nach kurzer, der Praxissituation angemessenen Einwirkzeit, seine volle Wirksamkeit entfaltet. Auch zur Flächendesinfektion sollten nur Mittel eingesetzt werden, die beim **VAH** (Verbund für angewandte Hygiene e.V.) gelistet sind.

Zur Flächendesinfektion eignen sich **verschiedene Systeme**:

- **Eimer-Tuch-System**: Dabei wird eine Desinfektionsmittellösung durch Dosierung eines Desinfektionskonzentrats in Wasser zubereitet.
- **befüllbare Tuchspender-Systeme**: trockene Einmalhandtücher mit Desinfektionsmittellösung getränkt
- **gebrauchsfertige Tuchspender-Systeme**
- **gebrauchsfertige Lösungen**: Sprays oder desinfizierende Schaumreiniger

Gebrauchslösungen von Flächendesinfektionsmitteln dürfen wegen der Gefahr des Einatmens gesundheitsschädlicher Dämpfe nicht mit heißem Wasser hergestellt werden.

Mögliche **Methoden** der Flächendesinfektion sind die Scheuer-Wisch-Desinfektion (bevorzugt) und die Sprühdesinfektion (selten). Die Beschreibung der Durchführung wird im Hygieneplan vermerkt.

Scheuer-Wisch-Desinfektion:

- Durch mechanisches Reiben werden die an den Oberflächen haftenden Infektionserreger und Verunreinigungen gelöst und gleichzeitig wird ein Desinfektionsmittel aufgebracht. Die zu desinfizierende Fläche muss vollständig benetzt sein. Nach der Desinfektion darf die Fläche nicht trocken gerieben werden.
- Bei Kontamination mit organischem Material (z. B. Blut, Urin) sollte bei der Desinfektion zunächst das sichtbare Material mit einem in Desinfektionsmittellösung getränkten Tuch aufgenommen und das Tuch anschließend verworfen werden. Danach ist die Fläche, wie oben beschrieben, mit einem frischen Tuch zu desinfizieren.
- Das Wiedereintauchen benutzter Tücher oder Wischbezüge in die Desinfektionsmittellösung ist auf ein Minimum zu beschränken. Nur so kann die Weiterverbreitung von Mikroorganismen auf nachfolgend gewischten Flächen verhindert werden.

Eine **Sprühdesinfektion** sollte nur an unzugänglichen Flächen erfolgen. Blut oder Sekrete müssen vorher mit einem in Desinfektionsmittel getränkten Tupfer entfernt werden.

6.2.12 Fußbodendesinfektion

Eine regelmäßige Desinfektion der Fußböden erfolgt nur in den **Funktionsbereichen der Praxis** und in den **Operationsräumen**. Für die übrigen Bereiche der Praxis genügt die allgemeine Trocken-, Feucht- oder Nassreinigung der verschiedenen Fußbodenbeläge. Sie erfolgt durch entsprechend geschulte Reinigungsfachkräfte.

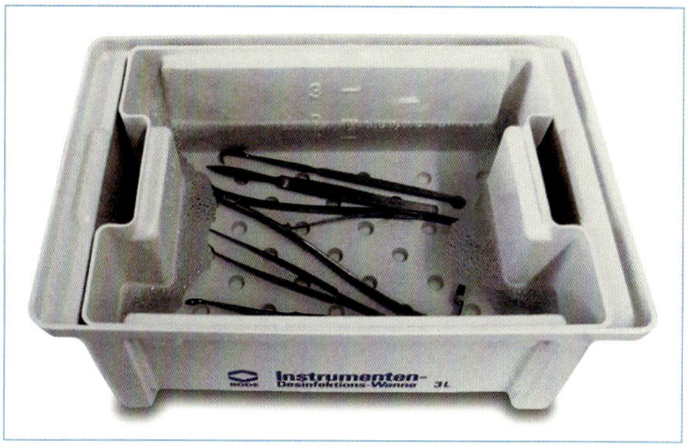

Bild 1 *Instrumentendesinfektion*

6.2.13 Instrumentendesinfektion

In einem **ausreichend großen Behälter**, z. B. einer Instrumentenwanne mit Siebeinsatz und Deckel, wird eine Desinfektionslösung zubereitet. Diese muss täglich kontrolliert und je nach Schmutzbelastung auch täglich erneuert werden. Ausnahme: Der Hersteller weist per Gutachten eine längere Standzeit aus. Die vom Hersteller angegebenen **Konzentrationen** und **Einwirkzeiten** der Lösungen sind dabei exakt zu beachten.

Unter Einhaltung von Schutzmaßnahmen, z. B. dem Tragen von Handschuhen und Schutzbrille, werden die benutzten Instrumente oder Medizinprodukte vorsichtig, vollständig und blasenfrei in das Desinfektionsbad eingetaucht (Bild 1).

Da alle Flächen benetzt werden sollen, müssen Scheren oder Klemmen vorher geöffnet werden. Eventuelle grobe Verunreinigungen können vorher vorsichtig mit einer Bürste entfernt werden.

Ultraschallbad: Die Reinigungswirkung chemischer Verfahren wird durch die Anwendung von Ultraschall im Ultraschallbad verstärkt (Bild 2). Voraussetzung ist jedoch die Ultraschalltauglichkeit des Desinfektionsmittels und der aufzubereitenden Medizinprodukte.

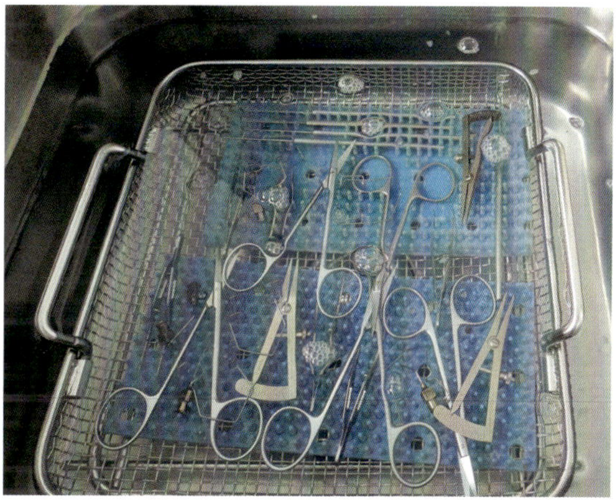

Bild 2 *Instrumentendesinfektion im Ultraschallbad*

6.2.14 Sterilisation

Mit **Sterilisation** oder auch **Sterilisierung** bezeichnet man Verfahren, durch die Materialien und Gegenstände von lebenden Mikroorganismen gänzlich befreit werden. Der damit erreichte Zustand der Materialien und Gegenstände wird in der Medizin mit „steril" bezeichnet. Im Gegensatz zur Desinfektion erreicht man bei der Sterilisation eine **absolute Keimfreiheit**. Es werden nicht nur **krankmachende Keime** (wie bei der Desinfektion), sondern **alle Keime** in sämtlichen Entwicklungsstadien, inklusive Sporen und Toxinen, vernichtet.

Auch hier gibt es verschiedene Verfahren, je nach Material, das zu sterilisieren ist.

Dampfsterilisation

In Praxen und Kliniken werden fast nur noch **Autoklaven** (Bild 3) zur Sterilisation von Medizinprodukten eingesetzt, weil die Dampfsterilisation inzwischen das **sicherste Verfahren** in der Praxis und im Krankenhaus darstellt.

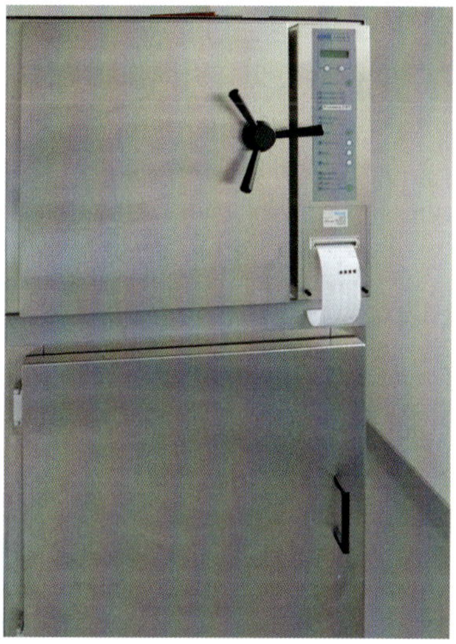

Bild 3 *Autoklav*

Ein Autoklav arbeitet mit **Überdruck und feuchter Hitze**, ähnlich wie ein Dampfdrucktopf. Die Betriebstemperaturen erreichen Werte **zwischen 121 °C und 134 °C**. Durch die Feuchtigkeit quellen vor allem Bakterien und Sporen auf und können so leichter abgetötet werden.

Für eine sichere Sterilisation ist entscheidend, dass der Dampf an allen Stellen eines zu sterilisierenden Produktes einwirken kann. Entscheidend für eine optimale Sterilisation ist daher die **Beladung** des Autoklavs (Bild 1). Wird er zu sehr befüllt, beeinflusst dies nicht nur den Sterilisationsvorgang, sondern auch die Trocknung.

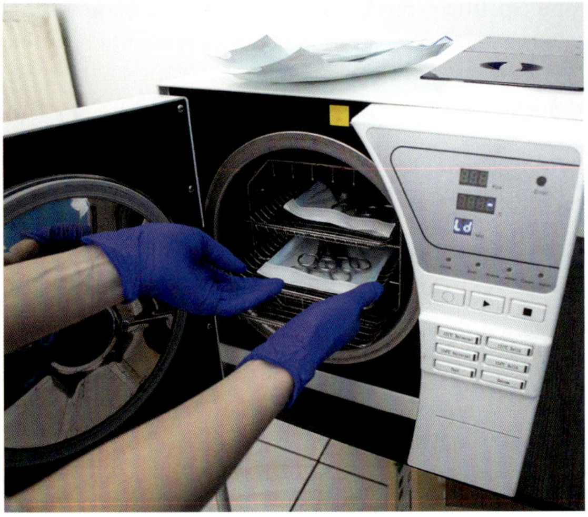

Bild 1 *Beladung des Autoklavs*

Die zu sterilisierenden Gegenstände werden auf Folienhaltern und Tabletts angeordnet oder in sogenannte Tray-Kassetten gelegt (Bild 2).

Die anschließende Dokumentation der Sterilisation erfolgt inzwischen direkt über den Praxis-Computer oder das Netzwerk. Zur schriftlichen Dokumentation können Drucker oder, für eine papierlose Aufbewahrung, Speicherkarten angeschlossen werden.

Der Autoklav eignet sich zur Sterilisation von Metallinstrumenten, Glas, Gummi, Zellstoff, Watte, Textilien, Porzellan und auch Flüssigkeiten.

Das Robert-Koch-Institut empfiehlt, die Heißdampfsterilisation im Autoklav der Heißluftsterilisation vorzuziehen.

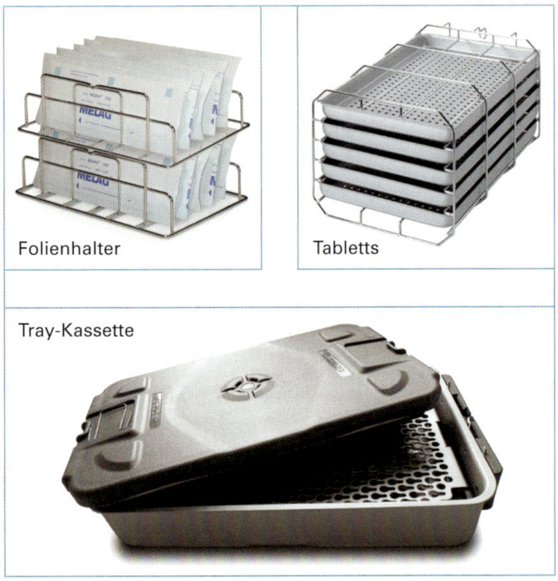

Bild 2 *Folienhalter, Tabletts und Tray-Kassetten*

Heißluftsterilisation

Die Heißluftsterilisation ist eine Sterilisation mit **trockener Hitze**. Heißluftsterilisatoren, die sich auch heute noch im Einsatz befinden, entsprechen nicht mehr den aktuellen technischen Anforderungen an die Sterilisation von kritischen Medizinprodukten. Das Heißluftverfahren birgt zudem weitere **Unsicherheiten**:

- Bei trockener Hitze erfolgt die Wärmeübertragung auf das Sterilisiergut nur sehr langsam.
- Durch die Bildung von Kälteinseln kann der Sterilisationserfolg beeinträchtigt werden.

Da bei der Heißluftsterilisation Temperaturen von **mindestens 180 °C und höher** entstehen, ist es für viele Materialien nicht geeignet.

Weitere Sterilisationsverfahren

Die **Gassterilisation** ist ein Sterilisationsverfahren, das mit einem **mikrobioziden**, d. h. Mikroorganismen abtötenden, Gas bei möglichst niedrigen Temperaturen in einem geschlossenen System arbeitet. Grundsätzlich dürfen nur **thermolabile** (nicht wärme- bzw. hitzebeständige) Gegenstände mit Gas sterilisiert werden. Eine Dampfsterilisation ist einer Gassterilisation immer vorzuziehen.

Die sogenannte **Sterilfiltration** ist eine Methode, um Flüssigkeiten zu sterilisieren. Verwendet werden Filter mit Membranen, die einen sehr kleinen Porendurchmesser im Mikrometerbereich aufweisen. Dieses Verfahren wird hauptsächlich zur Sterilisierung hitzeempfindlicher Lösungen wie beispielsweise Seren und Virusimpfstoffen angewandt.

6.3 Umgang mit Medizinprodukten

Als **Medizinprodukt** werden alle Gegenstände bezeichnet, die zu therapeutischen oder diagnostischen Maßnahmen am Patienten eingesetzt werden, aber primär keine pharmakologische Wirkung haben. Zu ihnen zählen:

- **medizinisch-technische Geräte**, z. B. EKG- Schreiber (Bild 1), Ultraschall-Diagnosegerät, Kernspintomograph, Bestrahlungsgeräte
- **medizinische Hilfsmittel**, z. B. Verbandsmaterial, Gehhilfen, Brillen, Kontaktlinsen
- **Implantate**, z. B. Hüftprothesen, Herzschrittmacher
- **In-vitro-Diagnostika**, z. B. Blutzuckermessgeräte
- **Software** (z. B. Apps)

Medizinprodukte wirken im Gegensatz zu Arzneimitteln **hauptsächlich** auf physikalischem Weg, z. B. thermisch, elektrisch oder mechanisch.

Merke

Medizinprodukte haben keine pharmakologische Wirkung. Ausnahme: die hormonabgebenden, zur Verhütung eingesetzte Intrauterinspirale (IUP, siehe S. 329).

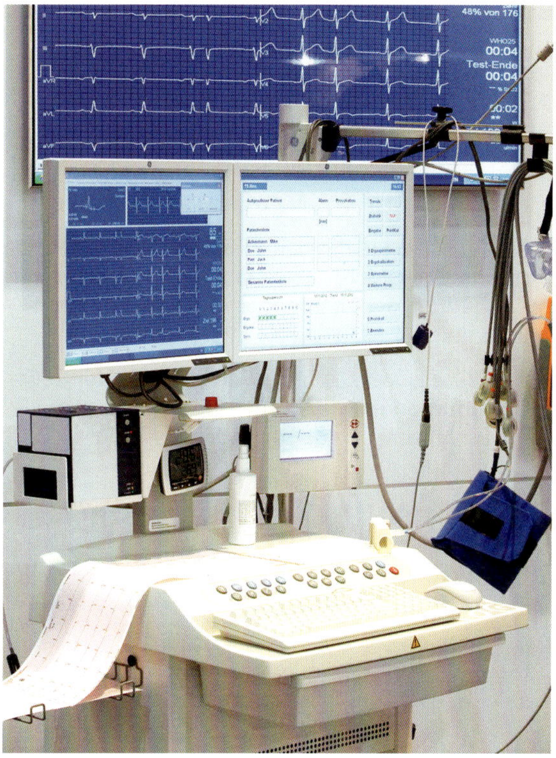

Bild 1 *EKG-Schreiber, ein medizinisch-technisches Gerät*

6.3.1 Medizinprodukterecht-Durchführungsgesetz und Medizinprodukte-Betreiberverordnung

Die wichtigsten **Rechtsgrundlagen für die Verwendung von Medizinprodukten** sind das Medizinprodukterecht-Durchführungsgesetz (MPDG) und die Medizinprodukte-Betreiberverordnung (MPBetreibV).

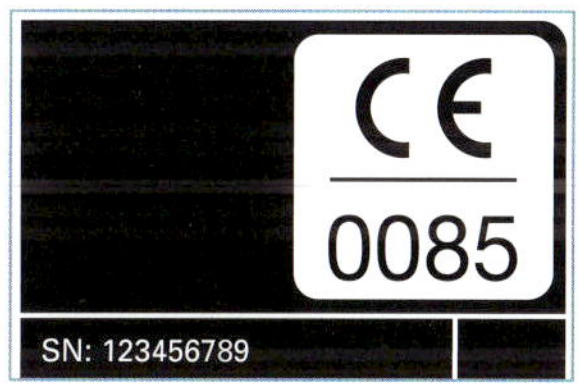

Bild 2 *CE-Zeichen mit vierstelligem Zahlencode*

Das **Medizinprodukterecht-Durchführungsgesetz (MPDG)** regelt die Herstellung, die Einfuhr und den Handel mit Medizinprodukten im europäischen Wirtschaftsraum, um einen EU-weit gültigen **Qualitätsstandards** zu sichern. Es löst das bis Mai 2021 geltende Medizinproduktegesetz (MPG) ab. Eine neue EU-weite Norm soll helfen, die Herstellung von Medizinprodukten in den Mitgliedsländern zu standardisieren, so dass sie nicht mehr in jeweils nationales Recht umgesetzt werden muss. Dadurch steht allen Patienten und Ärzten in der Europäischen Union der gesamte europäische Markt der Medizinprodukte zur Verfügung.

Zurzeit sind über 500 000 verschiedene Medizinprodukte erfasst. Sie werden mit einem **CE-Zeichen** und einem vierstelligen Zahlencode sowie einer Seriennummer versehen (Bild 2), mit deren Hilfe die einzelnen Produkte zurückverfolgt werden können. Die CE-Kennzeichnung wurde geschaffen, um dem Endverbraucher sichere Produkte innerhalb des europäischen Wirtschaftsraums zu gewährleisten.

Die **Medizinprodukte-Betreiberverordnung (MPBetreibV)** regelt, dass Medizinprodukte nur nach den allgemein anerkannten Regeln der Technik, des Arbeitsschutzes und den Unfallverhütungsvorschriften errichtet, betrieben oder angewendet werden dürfen. Über 80 Prozent aller Unfälle mit Medizinprodukten sind Folge von Bedienungs-, Anwendungs- oder Instandsetzungsfehlern. Im Umgang mit Medizinprodukten wird zwischen **aktiven** und **nicht aktiven** Medizinprodukten unterschieden:

- **Aktive Medizinprodukte** sind Medizinprodukte, deren Betrieb von einer Stromquelle oder einer anderen Energiequelle abhängig ist (z. B. EKG, Ultraschallgerät).
- **Nicht aktive Medizinprodukte** werden nicht energetisch betrieben (z. B. Untersuchungsliege, Stethoskop, Reflexhammer).

Für die aktiven Medizinprodukte bestehen erhöhte Anforderungen in deren Anwendung. Sie sind in einem **Bestandsverzeichnis** zu führen (Bild 1, S. 125).

Betreiber und Anwender von Medizinprodukten unterliegen den folgenden Pflichten:

- Medizinprodukte dürfen nur entsprechend ihrer **Zweckbestimmung** angewendet werden. Firmenfremde Ersatzteile dürfen, auch wenn sie passen würden, nicht benutzt werden. Medizinische Geräte dürfen erst nach einer **Funktionsprüfung** durch einen Fachmann in Betrieb genommen werden.
- Medizinprodukte dürfen nur von Personen angewendet werden, die die dafür **erforderliche Ausbildung** oder Kenntnis und Erfahrung haben (Bild 1).
- Gebrauchsanweisungen sowie sonstige **Herstelleinformationen** sind so **aufzubewahren**, dass sie für die Anwender jederzeit zugänglich sind.

Einen genauen Überblick über die verschiedenen Pflichten zur Betreibung und Anwendung gibt Tabelle 1.

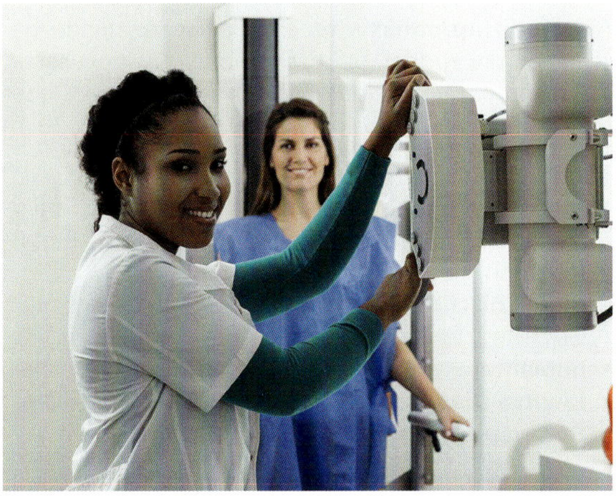

Bild 1 *Anwendung nur mit entsprechender Ausbildung*

Pflicht	Bedeutung
Einweisung	Für alle Medizinprodukte, die in einer Einrichtung zum Einsatz kommen, besteht eine grundsätzliche Einweisungspflicht. Die Einweisung in aktive, nicht implantierbare Medizinprodukte muss in einem Einweisungsprotokoll dokumentiert werden (§ 4 Abs. 3 MPBetreibV). Das medizinische Personal muss in regelmäßigen Abständen in die Gerätebedienung eingewiesen werden.
Prüfung	Der Anwender muss sich vor jeder Nutzung eines Medizinproduktes von seiner Funktionsfähigkeit und dem ordnungsgemäßen Zustand überzeugen und die Gebrauchsanweisung sowie die sonstigen beigefügten sicherheitsbezogenen Informationen und Instandhaltungshinweise beachten. Sicherheitstechnische Kontrollen haben durch fachlich ausreichend qualifizierte Personen zu erfolgen.
Instandhaltung	Der Betreiber muss dafür sorgen, dass Medizinprodukte einwandfrei funktionieren und technisch sicher betrieben werden können. Die Wartung muss durch fachlich qualifizierte Personen erfolgen.
Dokumentation	Es muss sowohl ein Bestandsverzeichnis, als auch ein Medizinproduktebuch geführt werden. In einem Bestandsverzeichnis (Bild 1, S. 125) werden alle aktiven Medizinprodukte mit folgenden Angaben geführt: Art und Typ, Anschaffungsjahr, Standort, Frist für Sicherheitskontrollen. Ein solches Bestandsverzeichnis kann im QM-Handbuch abgeheftet oder auch in elektronischer Form geführt werden.
Aufbewahrung	Medizinproduktebücher und Gebrauchsanweisungen für Geräte müssen offen und jederzeit zugänglich aufbewahrt werden. Das Bestandsverzeichnis und die Medizinproduktebücher muss der Betreiber der zuständigen Behörde auf Verlangen vorzeigen und am Betriebsort zur Einsichtnahme vorlegen.
Messtechnische Kontrollen	Medizinprodukte mit Messfunktion müssen regelmäßig messtechnisch kontrolliert werden (z. B. Blutdruckmessgerät).
Aufbereitung	Der Hygienestandard zur Desinfektion, Reinigung und Sterilisation von Medizinprodukten ist als Vergleichsstandard in der MPBetreibV festgeschrieben. Er muss mit geprüften Verfahren durchgeführt werden.

Tabelle 1 *Pflichten für die Betreibung und Anwendung von Medizinprodukten*

Gerätebetreiber:	Gemeinschaftspraxis Dres. Christiane und Rainer König, Im Wiesengrund 11, 45329 Essen		
Produkt-/Geräteart:	Sterilisator, Wasserdampf, Großraum		
Modell/Typ:	Vacuklav 12XY		
Standort:	Raum 4, Praxis		
Seriennummer:	0123-45678	**CE-Kennnummer**	CE 0123
Anschaffungsjahr:	2024	**Zulässiger Betrieb in Kombination mit:**	Drucker

MP	☒	**Aktive MP**	☒	**STK/MTK-Pflicht**	☒

Zuordnung zu den Anhängen der MPBetreibV:

☒ Medizinprodukt gemäß Anlage 1 MPBetreibV
☐ Medizinprodukt gemäß Anlage 2 MPBetreibV
☒ Sicherheitstechnische Kontrolle **(STK)** und messtechnische Kontrolle **(MTK)** entsprechend Herstellerangaben oder Vorgaben nach § 6 MPBetreibV erforderlich!

Zutreffendes bitte ankreuzen.

Frist STK:	alle 2 Jahre oder nach 1000 Chargen, letzte: 18.03.2025	**Frist MTK:**	alle 2 Jahre oder nach 1000 Chargen, letzte: 18.03.2025

☒ Notwendige Zulassungsbescheinigungen und Bedienungsanleitungen vorhanden.

	Hersteller	**Lieferant falls abweichend**
Name Firma:	MeTe Medizintechnik	Firma Max Muster, Elektro- und Medizintechnik
Anschrift:	Mustergasse 9–10, 06543 Musterhausen	Musterstr. 12, 54321 Musterstadt
Kontakt:	E-Mail: info@mete.net, Tel.: (123) 12 34 56	E-Mail: info@meteservice.de, Tel.: (123) 65 43 21
Wartungsvertrag: ☒	**abgeschlossen** bis: 12/2027	

Anschaffungswert:	5.298,00 Euro	**Rechnungsnummer:**	RE-345667/2001
Anschaffungsdatum:	20.12.2024	**Garantie bis:**	20.12.2029
Leasingvertrag bis:		**Ausgemustert am:**	

Bild 1 *Beispielseite aus einem Bestandsverzeichnis für aktive Medizinprodukte (MP) nach § 8 MPBetreibV*

Ein **Medizinproduktebuch** ist die wichtigste Informationsquelle für den Umgang mit dem entsprechenden Medizinprodukt und wird so geführt, dass erforderliche Funktionsprüfungen, Einweisungen, Kontrollen, Funktionsstörungen und Meldungen über Vorkommnisse bezüglich der Medizinprodukte schnell und übersichtlich dokumentiert und eingesehen werden können. Es muss **folgende Angaben** enthalten:

- Bezeichnung
- Beleg über Funktionsprüfungen und Einweisungen mit Zeitpunkt und Namen der eingewiesenen Personen
- Nachweis und Ergebnisse von sicherheits- und messtechnischen Kontrollen (STK, MTK)
- Daten von Instandhaltungen, Funktionsstörungen und Bedienungsfehlern

Das Medizinproduktebuch dient sowohl als **Informationsquelle** als auch als **Wartungsnachweis**. Es ist so aufzubewahren, dass sich jeder Anwender während der Arbeitszeit möglichst schnell und unkompliziert informieren kann. Für die Dokumentationspflege und Aufbewahrung eignet sich jede Art von Datenträger (Papierform oder elektronisch). Auch nach der Außerbetriebnahme eines Medizinprodukts ist das entsprechende Medizinproduktebuch noch fünf Jahre aufzubewahren (§ 12 Abs. 3 MPBetreibV).

6.3.2 Die Klassifizierung eines Medizinprodukts

Sämtliche Medizinprodukte werden **vier** verschiedenen, europaweit gültigen **Risikoklassen** zugeordnet (Tabelle 1). Die **Zuordnung** orientiert sich rechtlich an der **„Verletzbarkeit des menschlichen Körpers"** durch das jeweilige Produkt und richtet sich nach **Einsatzort**, ob innerhalb oder außerhalb des Körpers, und nach **invasiver** (d.h. in den Körper eindringend oder ihn verletzend) oder **nicht invasiver** Anwendung.

Die Klassifizierung von Medizinprodukten hilft einzuschätzen, welches Risiko von diesem Produkt ausgeht. Sie ist Voraussetzung für die Zulassung und den Zugang zum Markt. Die Hersteller von Medizinprodukten müssen Nachweise erbringen, die je nach Klassifizierung variieren, damit ein Medizinprodukt die Zulassung zum europäischen Markt mit dem entsprechenden CE-Zeichen erhält. Das Produkt wird vor der Zulassung kontrolliert und geprüft, ob es den Anforderungen der ihm zugeteilten Klasse entspricht. Somit sollen Patienten und Anwender vor potentiellen Gefahren geschützt werden.

Klasse	Erläuterung	Beispiele
Klasse I	• **nicht invasive** Produkte, durch die keine Körperflüssigkeiten transportiert werden • **invasive** Produkte, die vorübergehend (< 60 Minuten) in natürlichen Körperöffnungen genutzt werden	EKG-Elektroden Verbandsmaterial Mundspatel Rektoskop
Klasse II a	• **invasive** Produkte, die kurzzeitig (max. 30 Tage) in natürlichen Körperöffnungen genutzt werden • chirurgisch kurzzeitig **invasive** Produkte • aktive Medizinprodukte zur Diagnostik	Kontaktlinsen Hörgeräte Einmalspritzen Ultraschallgeräte
Klasse II b	• chirurgisch **invasive** Produkte, die über lange Zeit (> 30 Tage) in Körperöffnungen verbleiben • Implantate in den Körper (außer Herz, zentrales Nerven- oder Kreislaufsystem) • aktive Medizinprodukte, die steuern und die radioaktive Strahlung abgeben	Verhütungsmittel Zahnimplantate Dialysegeräte Defibrillatoren Bestrahlungsgeräte
Klasse III	• chirurgisch **invasive** Produkte, mit denen an Herz, zentralem Nerven- oder Kreislaufsystem gearbeitet wird • **Implantate** mit biologischer oder pharmakologischer Wirkung	Herzkatheter Stents Blut IUP (Spirale) künstliche Gelenke

Tabelle 1 *Klassifizierung der Medizinprodukte nach dem Medizinproduktegesetz*

6.3.3 Grundlagen zur Aufbereitung von Medizinprodukten

Medizinprodukte, die nicht nur einmal, sondern mehrfach verwendet werden, wie bespielsweise Instrumente, müssen nach der Benutzung **wiederaufbereitet** werden. So wie zu Hause das Geschirr nach dem Essen gespült und die Wohnung gereinigt wird, müssen auch benutzte Gegenstände in der Praxis immer wieder **gereinigt, desinfiziert** und manche auch **sterilisiert** werden.

Diese Aufbereitung von Instrumenten unterliegt hohen Anforderungen und **Standards**, die ein Qualitätsmanagementsystem voraussetzen, das in den kommenden Jahren in jeder Arztpraxis zur Pflicht wird und in allen ambulant operierenden Einrichtungen seit langem schon Pflicht ist.

Merke

Medizinprodukte müssen vor der Zulassung in Klassen I bis III eingeteilt werden.

Zur Aufbereitung von Medizinprodukten werden diese vorab als unkritisch, semikritisch, oder kritisch bewertet und entsprechend aufbereitet.

Als Voraussetzung für eine sogenannte **Validierung** von Reinigungs- und Desinfektions- bzw. Sterilisationsprozessen muss der Hersteller die Eignung der entsprechenden Geräte belegen.

Gemäß § 4 Absatz 2 der **Medizinprodukte-Betreiberverordnung** (MPBetreibV) muss die Wiederaufbereitung (Reinigung, Desinfektion und Sterilisation) von Medizinprodukten bzw. Instrumenten mit **validierten Verfahren** so durchgeführt werden, dass der Erfolg dieser Verfahren nachvollziehbar gewährleistet ist und die Sicherheit und Gesundheit von Patienten, Anwendern und Dritten nicht gefährdet wird. Die Wiederaufbereitung soll nach den anerkannten Regeln der Technik und Wissenschaft erfolgen und deren aktuellen Stand berücksichtigen.

Validierung

Die Validierung ist eine dokumentierte Beweisführung, dass ein System, z. B. Autoklav, die gestellten Anforderungen in der Praxis erfüllt. Jede Praxis ist verpflichtet, den gesamten Wiederaufbereitungsprozess stetig zu validieren. Der Erfolg muss nachprüfbar sein und schriftlich festgehalten werden.

Jede Praxis muss lückenlos **schriftlich** nachweisen können, **wie** die **Instrumente sterilisiert** wurden und wer sie sterilisiert hat. Diese Festlegung wird sowohl im **Hygieneplan** als auch im **QM-Handbuch** vermerkt.

Bei jeder Aufbereitung eines benutzten Instrumentes oder Gegenstandes muss man von einer Infektionsgefahr ausgehen. Daher ist bei der **manuellen Aufbereitung**, die nicht mit Automaten erfolgt, auf eine streng einzuhaltende **Reihenfolge der Behandlung** zu achten. Im ersten Schritt erfolgt immer zuerst die Desinfektion, anschließend die Reinigung und am Ende die Sterilisation. Vor der Reinigung erfolgt in manchen Fällen eine zusätzliche Vorbehandlung, d. h. eine Vorreinigung grober Verschmutzungen.

Für die Aufbereitung von Medizinprodukten werden diese in weitere Klassen eingeteilt. Die aufzubereitenden Medizinprodukte werden zunächst nach ihrem Risiko bezüglich der Infektionsgefahr bewertet und entsprechend in **unkritische, semikritische** und **kritische Medizinprodukte** sortiert; danach erfolgt zudem die Zuordnung zu einer bestimmten **Risikoklasse** (Tabelle 1). Zwar sind die Hersteller von Medizinprodukten dazu verpflichtet, entsprechende Angaben zur Wiederaufbereitung zu machen, aber nicht immer ist die Gebrauchsanweisung noch vorhanden oder manchmal fehlen auch diese Angaben.

Risikobewertung	Definition	Risikoklasse	Aufbereitung		Beispiele
unkritische Medizinprodukte	Medizinprodukte, die nur mit intakter Haut in Berührung kommen	keine	Vorbehandlung Reinigung Desinfektion Sterilisation	nein ja ja nein	Stethoskope EKG-Elektroden
semikritische Medizinprodukte	Medizinprodukte, die mit Schleimhaut oder krankhaft veränderter Haut in Berührung kommen	**semikritisch A ohne** besondere Anforderung an die Aufbereitung	Vorbehandlung Reinigung Desinfektion Sterilisation	ggf. ja ja ggf.	Spekula Inhalator Mundstücke Otoskope
		semikritisch B mit besonderer Anforderung an die Aufbereitung	Vorbehandlung Reinigung Desinfektion Sterilisation	ja ja ja ggf.	flexible Endoskope Bronchoskope Lungenfunktionsgerät
kritische Medizinprodukte	Medizinprodukte, die die Haut oder Schleimhaut durchdringen und dabei in Kontakt mit Blut, inneren Geweben oder Organen kommen, einschließlich Wunden	**kritisch A ohne** besondere Anforderung an die Aufbereitung	Vorbehandlung Reinigung Desinfektion Sterilisation	ggf. ja ja ja	Wundhaken OP-Scheren Pinzetten Skalpelle
		kritisch B mit besonderer Anforderung an die Aufbereitung	Vorbehandlung Reinigung Desinfektion Sterilisation	ja ja ja ja	Hohlkörperinstrumente (Trokare)
		kritisch C mit besonderer Anforderung an die Aufbereitung	Vorbehandlung Reinigung Desinfektion Sterilisation	ja ja ja ja	Herzkatheter Uroflow-Katheter

Tabelle 1 *Risikobewertung und Einteilung von Medizinprodukten in Risikoklassen*

Merke

unkritisch: Hier reicht eine Desinfektion.
semikritisch: Hier erfolgt je nach Einsatzgebiet eine Desinfektion oder Sterilisation.
kritisch: Diese Instrumente müssen auf jeden Fall sterilisiert werden.

Semikritische und **kritische Medizinprodukte** werden je nach Aufbereitungsart in weitere drei Gruppen unterschieden (siehe Tabelle 1, Spalte 3, Seite 127):

Die **Gruppe A** umfasst alle Medizinprodukte, die **ohne besondere Anforderungen** aufbereitet werden können.

- Die Effektivität der Reinigung muss gut beurteilbar sein und es muss sich um ein unempfindliches Produkt handeln.
- Die Aufbereitungseinheit kann in einem Raum erfolgen, in dem noch andere Tätigkeiten stattfinden.

Zur **Gruppe B** gehören Medizinprodukte, die **mit erhöhter Anforderung** aufbereitet werden.

- Die Effektivität der Reinigung ist schlecht beurteilbar, wie z. B. bei Hohlkörperinstrumenten und Schläuchen. Es handelt sich um empfindliche Produkte, z. B. mit einer Optik und es sind nur begrenzte Aufbereitungszyklen möglich.
- Medizinprodukte dieser Gruppe dürfen nur maschinell aufbereitet werden.
- Zur Aufbereitung ist ein separater Raum erforderlich, in dem keine anderen Tätigkeiten durchgeführt werden.

In **Gruppe C** fallen Medizinprodukte, deren Aufbereitung einer **besonders hohen Anforderung** bedarf.

- Sie entsprechen der Gruppe B, sind aber zusätzlich thermolabil, d. h., sie vertragen keine Hitze und erfordern eine chemische Sterilisation.
- Für die Aufbereitung ist eine Zertifizierung des Qualitätsmanagementsystems durch eine anerkannte benannte Stelle nach § 17b des MPDG Voraussetzung.

Merke

Voraussetzung für die Aufbereitung der Gruppen B und C ist ein Nachweis der Ausbildung zur Sterilgutassistentin. Diese Ausbildung kann im Anschluss an die MFA-Ausbildung bei der Ärztekammer oder anderen Institutionen absolviert werden. Für die Aufbereitung der Gruppe C ist zusätzlich eine Zertifizierung des Qualitätsmanagements erforderlich.

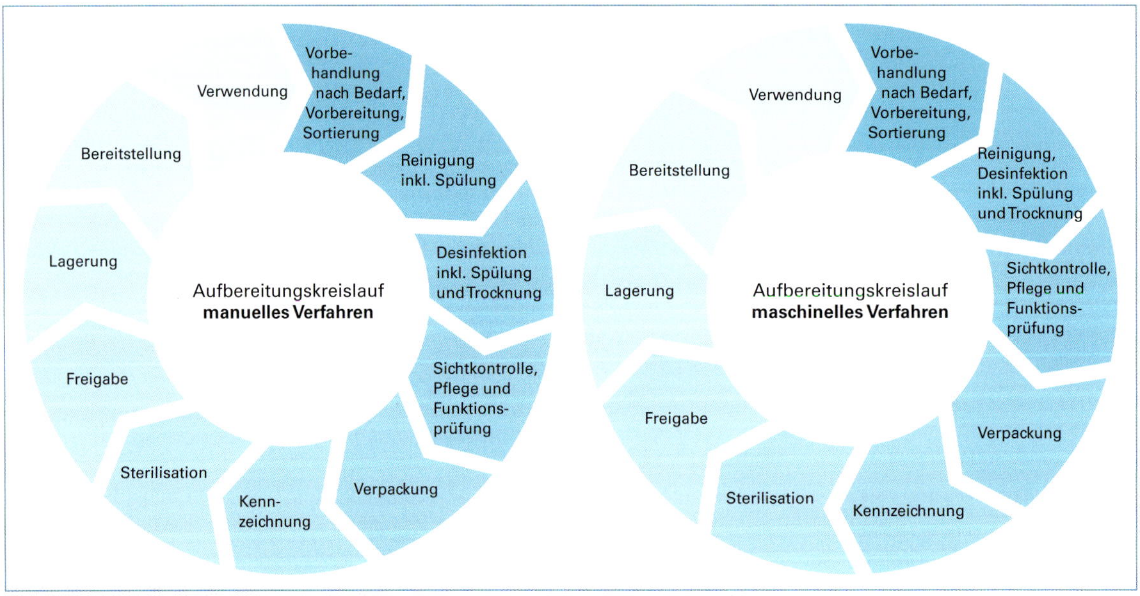

Bild 1 *Aufbereitungskreislauf bei manueller und maschineller Aufbereitung*

6.3.4 Wiederaufbereitung benutzter Instrumente/Sterilgutmanagement

Vorreinigung und Reinigung

Bei der Vorreinigung werden äußere Flächen mit einem trockenen oder getränktem Tuch abgewischt sowie Hohlräume mit Reinigungs- oder Desinfektionslösung durchspült um eine Antrocknung des organischen Materials zu verhindern. Die Vorreinigung erfolgt unmittelbar nach dem Gebrauch der Instrumente, die eigentliche Reinigung muss innerhalb von sechs Stunden durchgeführt werden. Letztere erfolgt unter fließendem Wasser mittels Tüchern und/oder Bürsten. Lassen sich die Verschmutzungen manuell schwer entfernen, können die Instrumente auch zusätzlich in ein Ultraschallbad gelegt werden (Bild 2, S. 121), vorausgesetzt sie sind hierfür geeignet. Es dürfen keine Blut- oder Gewebereste zurückbleiben.

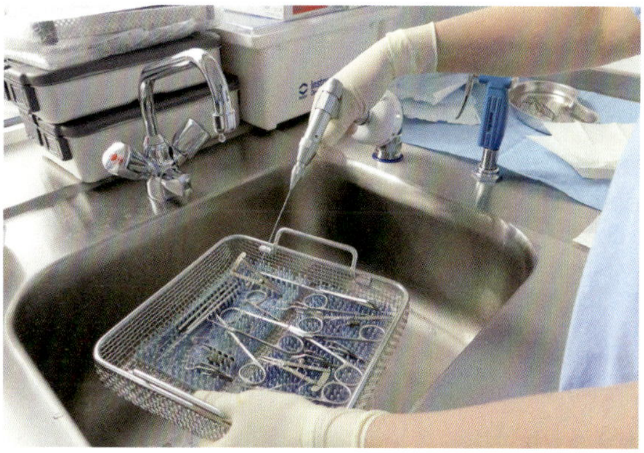

Bild 1 *Reinigung der Instrumente vor der Desinfektion*

Anschließend werden die Instrumente (Medizinprodukte) im Siebeinsatz unter fließendem, entmineralisiertem oder destilliertem Wasser abgespült (Bild 1).

Es dürfen keine Restbestände von Reinigungsmitteln übrig bleiben. Gegebenenfalls muss nachgereinigt werden. Nach einer **Nachreinigung** erfolgt die Desinfektion.

Die vollständige Entfernung organischer und chemischer Rückstände ist die Voraussetzung für die anschließende Desinfektion und Sterilisation.

Herstellung einer Desinfektionslösung

Werden größere Mengen einer Desinfektionslösung benötigt, kann diese mit Wasser hergestellt werden.

Desinfektionsmittel wirken nur in der **vorgegebenen Konzentration**. Damit die Lösung Wirkung zeigen kann, muss das Mischungsverhältnis berechnet werden (Rechenbeispiel im Kasten rechts).

Zubereitung: Zuerst erfolgt die Gabe von kaltem Wasser in der berechneten Menge, dann erst erfolgt die Zugabe der berechneten Desinfektionslösung.

Herstellung von 2 Litern einer 5 %igen Lösung

2 Liter = 2000 mL
1 % davon heißt: 20 mL, also sind 5 % gleich 100 ml (5 × 20 mL).

Ergebnis: 100 mL Desinfektionsmittel + 1900 mL Wasser = 2 Liter 5 %ige Lösung.

Das aufzubereitende Instrument kann nun in die Desinfektionslösung gelegt werden. Die Einwirkzeit erfolgt nach Herstellerangaben. Im Anschluss werden die Instrumente unter fließendem Wasser gespült und mit Einmaltüchern getrocknet. Hohlräume werden mit einer Spritze oder Reinigungspistole gespült und anschließend mittels Druckluftpistole getrocknet. Nur trockene Instrumente dürfen für die anschließende Sterilisation verpackt werden.

Thermodesinfektoren (RDG)

Eine **maschinelle Aufbereitung** mit Reinigungs- und Desinfektionsgeräten (RDG) bietet die Möglichkeit einer Standardisierung des Ablaufs von Reinigung und Desinfektion. Zudem birgt sie im Vergleich zur manuellen Aufbereitung ein deutlich geringeres Verletzungsrisiko (Bild 2).

Das RKI empfiehlt den Vorzug der maschinellen Aufbereitung gegenüber der manuellen Aufbereitung, vor allem bei **kritischen** und **semikritischen** Medizinprodukten. Einige Gesundheitsämter fordern sogar ab semikritischen B-Instrumenten ausschließlich die maschinelle Aufbereitung.

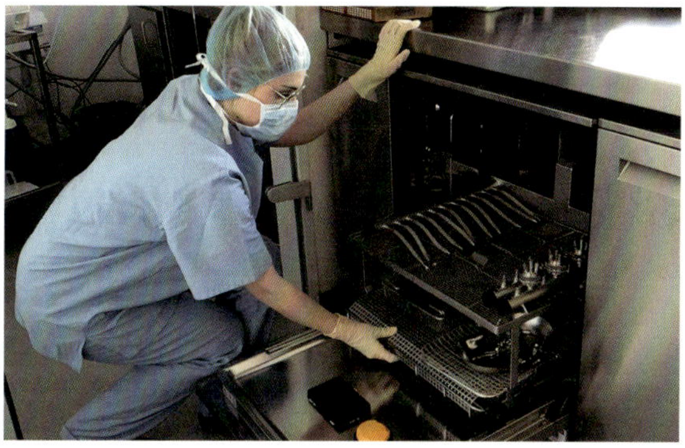

Bild 2 *Thermodesinfektor*

Thermodesinfektoren **reinigen und desinfizieren** und führen zu sehr guten Aufbereitungsergebnissen.

Die **Reinigung** erfolgt in der Regel bei niedrigen Temperaturen, sodass das Blut nicht während der Reinigung denaturiert und sich auf den Instrumenten festsetzt.

Die **thermische Desinfektion** findet im Anschluss an den Spülprozesses statt und erfolgt mit Temperaturen von etwa 90 bis 95 °C und einer Einwirkzeit von fünf Minuten. Damit werden fungizide, bakterizide und virusinaktivierende Wirkungsbereiche, einschließlich HBV und HIV, erfasst.

Hier gilt die Reihenfolge: Reinigung → Desinfektion.

Merke

Für die manuelle Wiederaufbereitung gilt die Reihenfolge: Vorreinigung / Reinigung → Desinfektion → Spülung / Trocknung → Sterilisation
Für Thermodesinfektoren gilt die Reihenfolge: Reinigung → Desinfektion

Kontrolle

Sind die Instrumente desinfiziert und gereinigt, werden sie auf Sauberkeit und Unversehrtheit, z. B. Korrosion, und/oder Materialveränderungen sowie auf ihre Funktionstüchtigkeit überprüft (visuelle Kontrolle). Beispielsweise werden Scheren geöffnet. Fällt die Kontrolle nicht befriedigend aus, müssen die Medizinprodukte aussortiert oder gewartet werden (Bild 1).

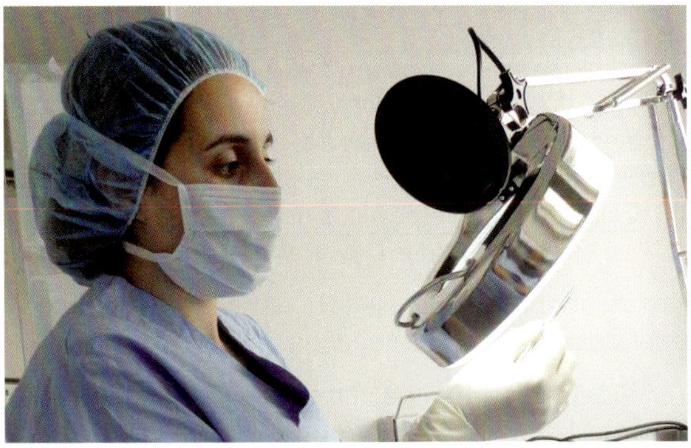

Bild 1 *Kontrolle auf Funktionstüchtigkeit eines Instruments*

Sterilisation

Nach der erfolgreichen Kontrolle können die Instrumente in einem Sterilisator weiter aufbereitet werden. Je nachdem, ob es sich um kritische oder semikritische Medizinprodukte handelt, werden sie verpackt oder unverpackt am besten im Dampfsterilisator (Autoklav) sterilisiert.

Die Verpackung muss folgende Kennzeichnung erhalten: durchführende Person, Sterilisationsdatum, Ablaufdatum, Chargennummer, Bezeichnung des Produkt-Sets.

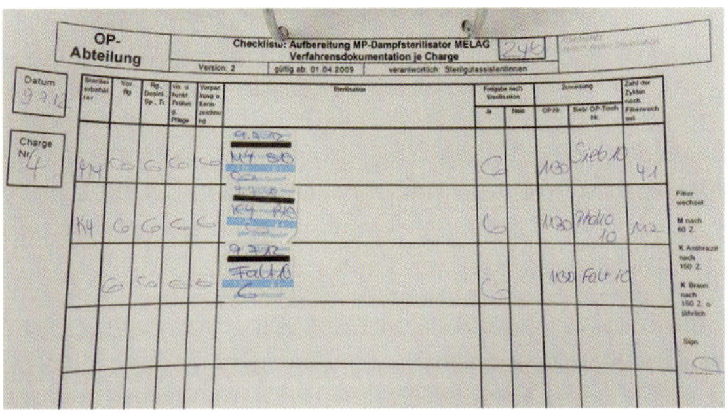

Bild 2 *Dokumentation des Sterilisationsvorgangs*

Dokumentation

Die Instrumentenaufbereitung und der Sterilisationsprozess müssen grundsätzlich schriftlich in einem Freigabeprotokoll dokumentiert werden (Bild 2). Die Dokumentation erfolgt mittlerweile oft auch in digitaler Form. Das schreiben sowohl die Medizinprodukte-Betreiberverordnung als auch die Richtlinien des Robert-Koch-Institutes (RKI) vor.

Die Dokumentation dient der Beweissicherung bei vermuteter Infektion in einer Klinik oder Praxis. Sie erfolgt entweder direkt nach der Reinigung und Desinfektion oder bei semikritischen und kritischen Medizinprodukten nach der Sterilisation. Die **Prozessdaten** werden in der Regel über einen am Autoklaven angeschlossenen Drucker wiedergegeben (Bild 3).

Programm : Bowie & Dick Test
Datum : 12.07.2022
Uhrzeit : 06:29:16 (Start)
Charge Nr. : 2

Vorheizung 35.2 °C

Programmschritt	Druck bar	Temperat. °C	Zeit min
Start	0.00	24.7	00:00
1.Fraktionierung			
Evakuierung	-0.92	22.6	01:16
Dampfeinlass	0.40	101.4	08:22
2.Fraktionierung			
Evakuierung	-0.82	59.8	10:20
Dampfeinlass	0.40	109.6	13:55
3.Fraktionierung			
Evakuierung	-0.82	59.9	16:17
Dampfeinlass	0.40	109.7	19:55
Druckaufbau	2.04	134.2	23:43
Steril.Beginn	2.04	134.2	23:43
Steril.Ende	2.16	135.7	27:13

Programm : Universal-Programm 134°C verpackt
Datum : 12.07.2022
Uhrzeit : 12:11:14 (Start)
Charge Nr. : 7

Vorheizung 82.8 °C

Programmschritt	Druck bar	Temperat. °C	Zeit min
Start	0.01	45.4	00:00
1.Fraktionierung			
Evakuierung	-0.92	48.3	01:56
Dampfeinlass	0.40	109.1	08:02
2.Fraktionierung			
Evakuierung	-0.82	59.2	10:28
Dampfeinlass	0.40	109.6	14:12
3.Fraktionierung			
Evakuierung	-0.82	65.6	16:51
Dampfeinlass	0.40	109.7	20:48
Druckaufbau	2.05	134.2	24:41
Steril.Beginn	2.05	134.2	24:41
Steril.Ende	2.16	135.7	29:41

Bild 3 *Prozessdaten, Protokoll*

Wurden bei der Aufbereitung Abweichungen von einem korrekten Prozessablauf festgestellt, muss die Ursache bzw. der Fehler notiert werden und eventuell direkt im Anschluss eine erneute Aufbereitung durchgeführt werden.

Bei **Überprüfungen oder Begehungen der Praxen** durch die Gesundheitsämter oder Bezirksregierungen werden diese Dokumentationen und Chargenkontrollen als wichtige Kriterien für die **„Freigabe"** der Instrumente durch die MFA nach der Sterilisation gesehen. Mit der Freigabe endet die Aufbereitung von Medizinprodukten.

Sichere Sterilguthandhabung und -bevorratung

Sterilisierte Produkte sind wie folgt zu lagern (Bild 1):

- staubgeschützt (Schrank mit Tür)
- in trockenen, kühlen und dunklen Räumen, mit ausreichendem Fußboden- und Wandabstand
- unter Vermeidung extremer Raumtemperaturschwankungen
- auf glatten, unbeschädigten und desinfizierbaren Flächen

Die Lagerfrist ist in der Regel auf sechs Monate beschränkt.

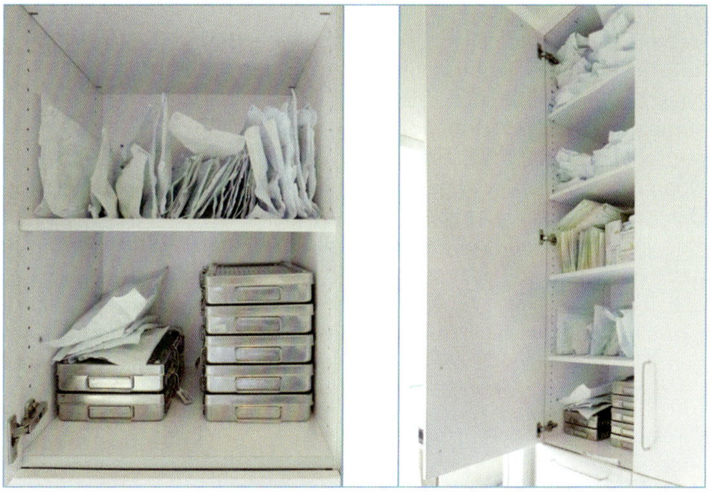

Bild 1 *Lagerung von Sterilgut*

Sterilisationskontrolle

Die Aufbereitung eines Medizinproduktes endet mit der dokumentierten Freigabe durch die Sterilgutassistentin (siehe S. 23):

Bei der **Sichtprüfung** wird die Verpackung zunächst auf Unversehrtheit überprüft. Anschließend erfolgt die Prüfung der Produkt- und Chargenbezeichnung, des Datums und die Identifikation der verpackenden Person.

Eine Chargenkontrolle durch **Chemoindikatoren** hat nach jedem Sterilisationsvorgang zu erfolgen. Entscheidend ist, dass alle zu sterilisierenden Oberflächen auch tatsächlich vom Dampf erfasst wurden, denn der Ausdruck des Autoklaven kann nicht alle Informationen dazu liefern (siehe S. 130, Bild 3). Chemoindikatoren haben den Vorteil, dass direkt im Anschluss an den Sterilisationsprozess eine Aussage über dessen Erfolg gemacht werden kann. Zu den Chemoindikatoren zählen Prozessindikatoren und Chargenindikatoren:

- Ein **Prozessindikator** (Behandlungs-, Dampf- oder auch Thermoindikator), ist entweder auf der Verpackung aufgedruckt, in Form eines Teststreifens der Verpackung beigelegt (Bild 2) oder als Flachkrepp-Klebeband mit Indikatorstreifen auf das Sterilgut aufgeklebt (Bild 3). Der Indikator dient der Unterscheidung behandelter und unbehandelter Medizinprodukte. Nach mindestens drei Minuten bei 121 °C wechselt die Farbe der Streifen zu dunkelbraun oder schwarz. Der Prozessindikator zeigt aber nicht an, wie lange die Temperatur gehalten wurde und garantiert somit keine Sterilität. Andererseits zeigt eine ausbleibende Farbänderung, dass keine Sterilität erreicht wurde.

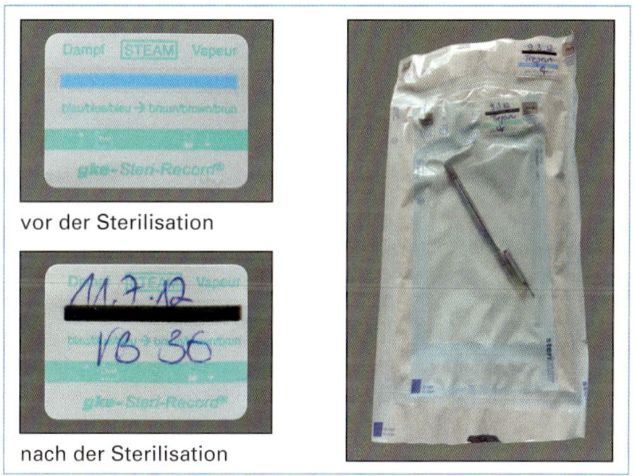

Bild 2 *Teststreifen-Indikator auf sterilisiertem Instrument*

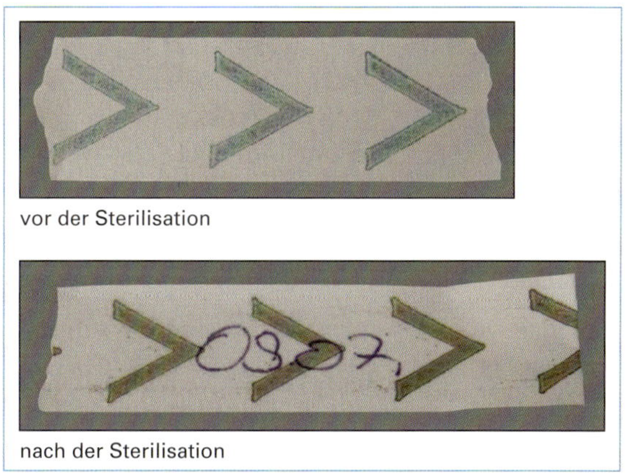

Bild 3 *Klebestreifen als Thermoindikator*

- Ein **Chargenindikator** (z. B. Bowie-Dick-Test) wird an Ta werden, einmal mitsterilisiert (Bild 1). Auf diese Weise kann die Dampfdurchdringung überprüft und gewährleistet werden, da das Innere von Hohlkörpern oft sehr schwer zugänglich ist. Der Teststreifen befindet sich dabei in einem verschlossenen Prüfkörper.

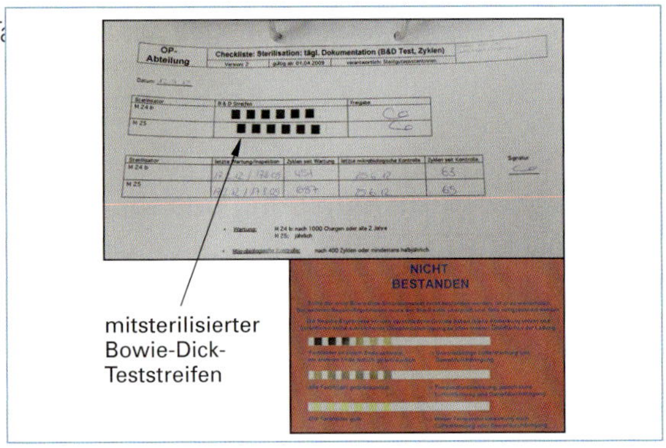

Bild 1 *Bowie-Dick-Test als Chargenindikator*

Neben den Chemoindikatoren stehen auch **Bioindikatoren** zur Sterilisationskontrolle zur Verfügung. Ein typischer Bioindikator ist z. B. ein Papierstreifen mit aufgebrachten **Bakteriensporen**. Der verpackte Sporenträger wird nach der Sterilisation in ein Labor zur Überprüfung der sterilisierenden Wirkung eingesandt. Die Vorgabe, Sterilisatoren mittels Bioindikatoren halbjährlich bzw. nach 400 Chargen zu überprüfen, gilt inzwischen gemäß KRINKO nicht mehr als Validierungsnachweis, sondern sollte nur noch ergänzend eingesetzt werden.

Einmal jährlich hat eine **thermoelektrische Druck-, Temperatur- und Zeitmessung** des Sterilisators zu erfolgen. Sie beweist, dass während einer bestimmten Zeit eine entsprechende Temperatur und ein entsprechender Druck vorhanden waren.

6.4 Arbeitsschutz

Der Arbeitsschutz spielt in jeder Arztpraxis und Klinik eine große Rolle. Verantwortlich ist immer der Praxisinhaber bzw. der Klinikbetreiber (Bild 2). Gibt es mehrere Inhaber, muss einer als Verantwortlicher bestimmt werden.

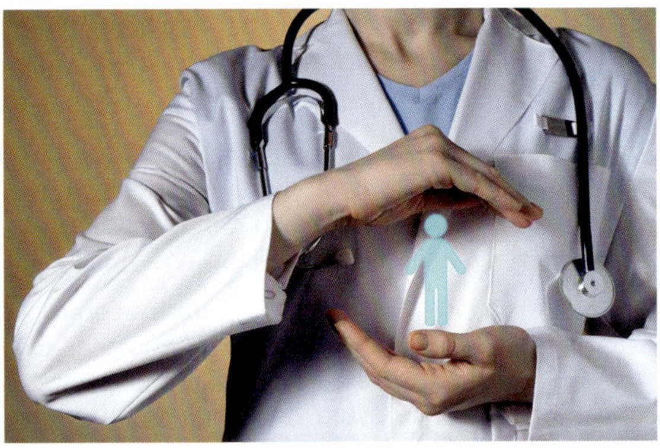

Bild 2 *Arbeitsschutz ist Aufgabe des Arbeitgebers*

Um die richtigen Schutzmaßnahmen festlegen zu können, muss jede Praxis zunächst eine sogenannte **Gefährdungsbeurteilung** erstellen und die Risiken in den einzelnen Arbeitsbereichen der Beschäftigten ermitteln. Hierbei hilft die **Berufsgenossenschaft**.

Der Arbeitgeber ist nicht nur verpflichtet, die mit der Arbeit verbundene Gefährdung zu ermitteln, sondern er muss auch festlegen, welche besonderen Maßnahmen des Arbeitsschutzes erforderlich sind und diese regelmäßig nach Bedarf anpassen. Was dabei zu beachten ist, geben das **Arbeitsschutzgesetz** und auch die **Biostoffverordnung oder die Gefahrstoffverordnung** vor.

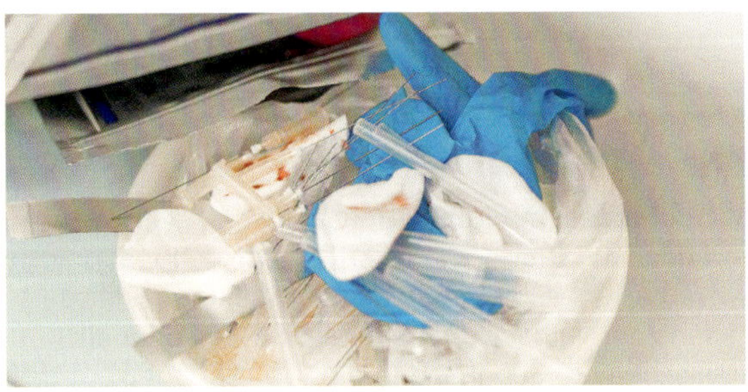

Bild 3 *Gefahrenquelle in der Arztpraxis*

Das **Arbeitsschutzgesetz** wurde erlassen, um Unfälle bei der Arbeit zu verhüten, um arbeitsbedingte Gesundheitsgefahren zu erkennen und dadurch Maßnahmen einer menschengerechten Gestaltung der Arbeit ergreifen zu können. Gefahren können z. B. von kontaminierten Spritzen oder scharfen Instrumenten (Bild 3) sowie von Reinigungs- und Desinfektionsmitteln oder Narkosegasen ausgehen.

Die überwiegende Anzahl von Unfällen am Arbeitsplatz geschieht durch menschliches Fehlverhalten. Die Beschäftigten müssen regelmäßig und ausreichend über Sicherheit und Gesundheitsschutz am Arbeitsplatz **aufgeklärt werden**. Dies geschieht in Arztpraxen und Kliniken meist durch einen **Sicherheitsbeauftragten**, der einmal jährlich das Personal in Sicherheitsfragen unterweist.

Jede Fachrichtung hat eigene Gefährdungen und braucht eigene Schutzmaßnahmen (z. B. beim Röntgen oder im Labor). Teil des Arbeitsschutzes ist auch die psychische Gesundheit der Beschäftigten, hier z. B. spielen die Zufriedenheit im Team und Arbeitszeitmodelle eine Rolle.

6.4.1 Berufsgenossenschaftliche Vorschriften

Die Berufsgenossenschaften, abgekürzt **BG**, sind Träger der gesetzlichen Unfallversicherung. Zu ihren Aufgaben gehört unter anderem die Verhütung von Arbeitsunfällen, Berufskrankheiten und arbeitsbedingten Gesundheitsgefahren. Sie unterstützen somit die Unternehmer (Arbeitgeber) in der Wahrnehmung ihrer gesetzlichen Fürsorgepflicht für Sicherheit und Gesundheit am Arbeitsplatz. Hierzu haben sie eine Vielzahl an Regeln und Vorschriften, wie z. B. die **Unfallverhütungsvorschriften** (UVV), erlassen, die für jedes Unternehmen verbindlich sind. Die Medizinische Fachangestellte als Arbeitnehmerin, und der Arzt als Arbeitgeber müssen sich an die hierin enthaltenen Vorschriften halten.

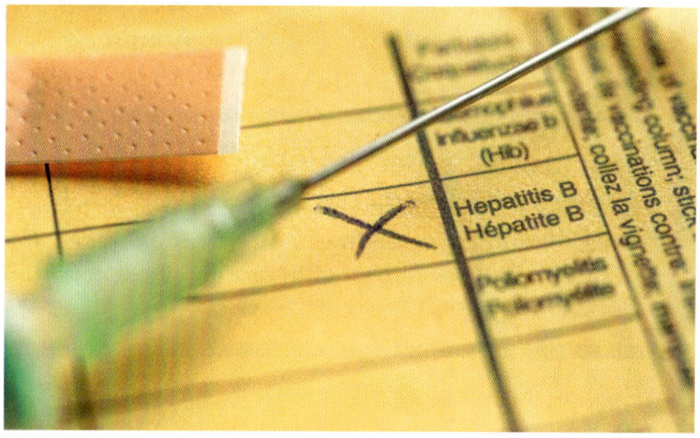

Bild 1 *Eine Hepatitis-B-Impfung empfiehlt sich für jede Medizinische Fachangestellte.*

In vielen Bundesländern überprüfen Behörden die Einhaltung der Anforderungen des Arbeitsschutzes, u. a. Gewerbeaufsichtsämter oder Regierungspräsidien, auch im Rahmen von Praxisbegehungen nach dem **Medizinprodukterecht-Durchführungsgesetz**.

Da die **Hepatitis-B-Virus-Infektion** zu den häufigsten und gefährlichsten **Berufskrankheiten** im Gesundheitswesen zählt, empfiehlt die **Berufsgenossenschaft für Gesundheitsdienst und Wohlfahrtspflege BGW** (Bild 2) eine Hepatitis-B-Impfung für alle Medizinischen Fachangestellten (Bild 1).

BGW
Berufsgenossenschaft
für Gesundheitsdienst
und Wohlfahrtspflege

Bild 2 *Logo der BGW*

Es handelt es sich hier nicht um eine „Zwangsimpfung". Das heißt, infiziert sich eine Angestellte während ihrer beruflichen Tätigkeit mit dem Hepatitis-B-Virus und war nicht geimpft, kommt die Berufsgenossenschaft trotzdem für die Folgekosten auf und erkennt die Erkrankung als Berufskrankheit an.

Ist nachweisbar, dass der Arbeitgeber die Übernahme einer Impfung verweigert hat, kann die Berufsgenossenschaft sämtliche durch die Infektion der Angestellten entstandenen Kosten von ihm zurückfordern.

Merke

Die Berufsgenossenschaft für Gesundheitsdienst und Wohlfahrtspflege empfiehlt eine Hepatitis-B-Impfung für alle Medizinischen Fachangestellten.

6.4.2 Betriebsärztliche und sicherheitstechnische Betreuung

In Deutschland wird die europäische Rahmenrichtlinie zum Arbeitsschutz durch das hier geltende Arbeitssicherheitsgesetz (ASiG) umgesetzt. Um die Gesetzesvorgaben im Alltag einbinden zu können, haben die Unfallversicherungsträger hierfür eine entsprechende Vorschrift erlassen – die sogenannte Deutsche-Gesetzliche-Unfallversicherung-Vorschrift-2, abgekürzt **DGUV2**. Sie gilt für alle Unfallkassen und Berufsgenossenschaften.

DGUV
Deutsche Gesetzliche
Unfallversicherung
Spitzenverband

Bild 3 *Logo der DGUV*

Gemäß dieser Vorschrift müssen in jedem Unternehmen, folglich auch in der Arztpraxis, sogenannte **Arbeitsschutzexperten** eingebunden werden. Ihre Aufgabe ist es, die Arbeitgeber bei den Aufgaben des Arbeits- und Gesundheitsschutzes sowie der Unfallverhütung zu unterstützen. Arbeitsschutzexperten sind:

- **Betriebsärzte** (Fachärzte für Arbeitsmedizin oder Ärzte mit Zusatzbezeichnung „Betriebsmedizin") und
- **Fachkräfte für Arbeitssicherheit** (Sicherheitsingenieure, Sicherheitstechniker, Sicherheitsmeister).

Für die Umsetzung der Gesetzesvorgaben durch diese Experten sieht die DGUV-Vorschrift (Logo der DGUV siehe Bild 3) verschiedene Varianten betriebsärztlicher und sicherheitstechnischer Betreuung vor, die von der Anzahl der Mitarbeiter abhängig sind.

Betriebsanweisung Nr.:
gemäß § 12 BioStoffV

Geltungs- / Arbeitsbereich:
Arztpraxis (nicht gezielte Tätigkeit mit biologischen Arbeitsstoffen)

Freigabe:
Unterschrift:
Datum:

Beschreibung der Tätigkeit:

Arbeitsplatz/Tätigkeit: Untersuchung und Entsorgung von Körpergewebe, -flüssigkeiten, und Ausscheidungen von Menschen sowie die Maßnahmen der Desinfektion und Sterilisation von Gegenständen, Wundversorgung, Verabreichen von Medikamenten und Injektionen, Entsorgen von Nadeln etc. und Körperflüssigkeiten

Biologischer Arbeitsstoff:

Mikroorganismen (Bakterien, Viren, Pilze, Parasiten): z. B. Hepatitis B/C, HIV, Enterokokken, E. coli, MRSA, Norovirus, Salmonellen, Staphylokokken, Streptokokken, Tbc, Toxoplasma gondii

Gefahr für Mensch und Umwelt:

Bei Vernachlässigungen der Regeln des Infektionsschutzes können schwere Erkrankungen verursacht werden, die auch zu Spätfolgen führen können. Insbesondere besteht eine Gefahr zur Übertragung von HBV und HCV sowie HIV.

Mikroorganismen können Infektionen über folgende Aufnahmewege hervorrufen:

Aerogen: Aufnahme von Bioaerosolen (kleinste Tröpfchen, Nebel, Stäube) über die Atemwege, z. B. beim Husten oder Erbrechen des Infizierten
Schmierinfektion: Einwirkung auf Haut oder Schleimhäute, z. B. bei verletzter oder ekzematöser Haut
Inkorporation: Aufnahme über den Mund
Parenteral: Eindringen in tiefes Gewebe (Muskulatur, Unterhautfettgewebe), z. B. Nadelstich

Schutzmaßnahmen und Verhaltensregeln:

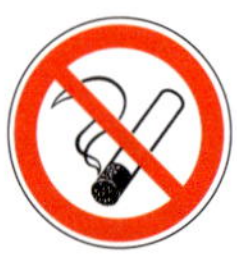
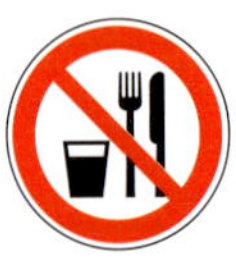

Praxis: Hygienevorschriften sind einzuhalten, arbeitsmedizinische Vorsorge ist wahrzunehmen, empfohlene arbeitsmedizinische Schutzimpfungen sind zu beachten. Die Maßnahmen zur Reinigung, Desinfektion, Sterilisation und Dekontamination sowie zur Ver- und Entsorgung sind nach den Festlegungen des Hygieneplans zu befolgen.

Arbeitsbereich: Keine Lebensmittel aufbewahren, nicht essen, nicht trinken, nicht rauchen. Schutzkappen dürfen nicht auf gebrauchte Kanülen gesetzt werden (recapping). Flüssigkeiten dürfen nicht mit dem Mund pipettiert werden, Schmuck und Uhren sind vor Arbeitsbeginn im operativen und Behandlungsbereich abzulegen.

Handschutz: Schutzhandschuhe, z. B. aus Latex (puderfrei) oder Vinyl, bei möglichem Kontakt mit Körperflüssigkeiten, Hautschutz und Handschuhplan anwenden.

Augen-, Gesichtsschutz: Dicht schließende Schutzbrille, wenn mit Verspritzungen oder Versprühen von Körperflüssigkeiten zu rechnen ist.

Körperschutz: Kleiderordnung einhalten (Arbeits-, Bereichs- und Schutzkleidung).

Beschäftigungsbeschränkung: Sind für Jugendliche und Schwangere zu beachten!

Bild 1 *Beispiel einer Betriebsanweisung gemäß § 12 BioStoffV*

Ein zentrales Element des Arbeitsschutzes ist die **Gefährdungsbeurteilung**. Sie ist z. B. in der Biostoffverordnung, in der Gefahrstoffverordnung oder anderen DGUV-Vorschriften vorgeschrieben. Aus der Gefährdungsbeurteilung resultieren anschließende präventive Maßnahmen des Arbeitsschutzes wie z. B.:

- Erstellen von Betriebsanweisungen und Unterweisungen
- arbeitsmedizinische Vorsorge
- Schutzimpfungen

Ein wichtiges Instrument zur Umsetzung der im Rahmen von Gefährdungsbeurteilungen ermittelten Schutz- und Sicherheitsmaßnahmen sind **Betriebsanweisungen**. Dies sind Anweisungen der Leitung an die Mitarbeiter mit dem Ziel, Unfälle und Sicherheitsrisiken zu vermeiden. Ihre Erstellung ist allgemeine Pflicht der Praxisleitung. Sie sind Grundlage für die mündlichen Unterweisungen der Beschäftigten. Durch Unterweisungen erfahren Mitarbeiter, wie sie sich sicherheitsgerecht und gesundheitsbewusst an ihrem Arbeitsplatz verhalten müssen (siehe Beispiel im Bild 1, S. 134).

6.4.3 Biostoffverordnung – BioStoffV

Die **Biostoffverordnung** (BioStoffV) regelt den Umgang mit biologischen Arbeitsstoffen einschließlich der Tätigkeiten in deren Gefahrenbereich (vorige Seite, Bild 1, Betriebsanweisung). Zweck der Verordnung ist der Schutz der Beschäftigten vor der Gefährdung ihrer Sicherheit und Gesundheit bei diesen Arbeiten.

Biologische Arbeitsstoffe im Sinne dieses Gesetzes sind z. B. Mikroorganismen, Zellkulturen oder Parasiten im Körper des Menschen, die beim Menschen Infektionen und allergische oder toxische Wirkungen hervorrufen können. Der Umgang mit biologischen Arbeitsstoffen wird in der Biostoffverordnung in **gezielte** und **nicht gezielte Tätigkeiten** unterteilt.

3

Merkmale **gezielter Tätigkeit** sind:

- Der Arbeitsstoff ist bekannt.
- Die Tätigkeit ist unmittelbar auf einen oder mehrere biologische Arbeitsstoffe ausgerichtet.
- Die Exposition der Mitarbeiter ist hinreichend bekannt oder abschätzbar.

Ist nur eine der genannten Bedingungen nicht erfüllt, wird von **nicht gezielter Tätigkeit** gesprochen.

Biologische Arbeitsstoffe können in der Regel nicht mit den Sinnesorganen erfasst werden. Die einzige Eigenschaft, die alle biologischen Arbeitsstoffe gemeinsam haben, ist das **Infektionspotenzial**. Nach diesem werden sie entsprechend in **vier Risikogruppen** eingeteilt (Tabelle 1). Je gefährlicher ein Biostoff ist, desto höher ist die Riskogruppe.

RG	Beschreibung des Arbeitsstoffes	Beispiel
1	Biologische Arbeitsstoffe, bei denen es unwahrscheinlich ist, dass sie beim Menschen eine Krankheit verursachen.	Polioimpfstoff Aspergillus niger (Pilz)
2	Biologische Arbeitsstoffe, die eine Krankheit beim Menschen hervorrufen können und eine Gefahr für Beschäftige darstellen können; eine Verbreitung des Stoffes in der Bevölkerung ist unwahrscheinlich; eine wirksame Vorbeugung oder Behandlung ist normalerweise möglich.	Poliovirus Hepatitis-A-Virus Kolibakterien Candida albicans
3	Biologische Arbeitsstoffe, die eine schwere Krankheit beim Menschen hervorrufen können und eine ernste Gefahr für Beschäftigte darstellen können; die Gefahr einer Verbreitung in der Bevölkerung kann bestehen, doch ist normalerweise eine wirksame Vorbeugung oder Behandlung möglich.	Hepatitis-B-Virus Hepatitis-C-Virus Mycobacterium tuberculosis
4	Biologische Arbeitsstoffe, die eine schwere Krankheit beim Menschen hervorrufen und eine ernste Gefahr für Beschäftigte darstellen; die Gefahr einer Verbreitung in der Bevölkerung ist unter Umständen groß; normalerweise ist eine wirksame Vorbeugung oder Behandlung nicht möglich.	echtes Pockenvirus (Variola major)

Tabelle 1 *Risikogruppen (RG) biologischer Arbeitsstoffe*

Gefährdungsbeurteilung gemäß § 4 BioStoffV

Die Gefährdungsbeurteilung basiert auf dem Arbeitsschutzgesetz. Der Arbeitgeber muss beurteilen, **welche Gefahr von den Biostoffen** für die Arbeitnehmer ausgeht. Hierfür sollten folgende Punkte abgeklärt werden:

- Risikogruppeneinstufung und Übertragungswege der biologischen Arbeitsstoffe
- toxische Wirkungen der biologischen Arbeitsstoffe
- Aufnahmewege in den Körper
- Art der Tätigkeit mit den biologischen Arbeitsstoffen
- Art, Dauer und Häufigkeit der Exposition der Beschäftigten
- Substitutionsprüfung: Es ist zu prüfen, ob es nicht Biostoffe, Arbeitsverfahren oder Arbeitsmittel gibt, die zu keiner oder einer geringeren Gefährdung der Beschäftigten führen würden.

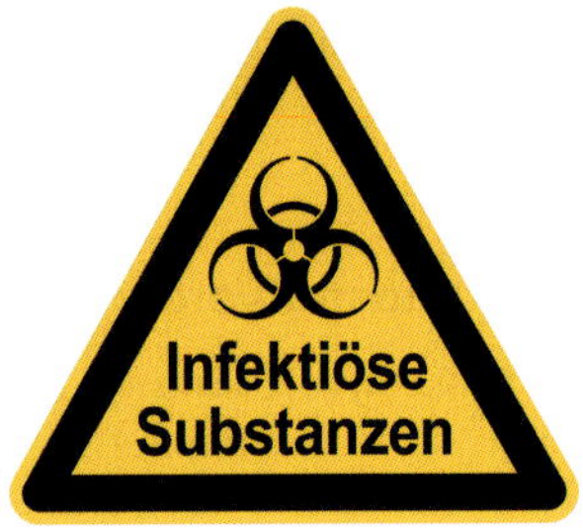

Auf Grundlage der Gefährdungsbeurteilung müssen dann Schutzmaßnahmen festgelegt und eine entsprechende Betriebsanweisung erstellt werden (siehe S. 134, Bild 1, Beispiel einer Betriebsanweisung gemäß § 12 BioStoffV).

Weitere Regelungen der BioStoffV für medizinisches Personal

Die Biostoffverordnung regelt außerdem folgende Bereiche, die das **medizinische Personal in Arztpraxen** betreffen:

- **Desinfektion, Reinigung und Sterilisation:** Hier gilt es, den direkten Kontakt zu bekannten oder auch nicht bekannten Mikroorganismen und Parasiten zu verhindern.
- **Arbeitsmedizinische Untersuchungen:** Sie dienen dazu, mögliche Gefährdungen am Arbeitsplatz zu erkennen und berufsbedingte gesundheitliche Schäden zu vermeiden bzw. frühzeitig zu erkennen und zu behandeln.
- **Impfungen:** Die von der STIKO allgemein empfohlenen Impfungen und weitere berufsspezifische Impfungen dienen zum Schutz vor Infektionen (siehe S. 105).

TRBA 250 (Technische Regeln für Biologische Arbeitsstoffe)

Die TRBA 250 richtet sich insbesondere an Tätigkeiten im Gesundheitsdienst und in der Wohlfahrtspflege, während die BioStoffV allgemeiner gefasst ist und für alle Arbeitsplätze gilt, an denen mit biologischen Arbeitsstoffen umgegangen wird.

Beide Regelwerke ergänzen sich und sorgen dafür, dass die Sicherheit und Gesundheit der Beschäftigten im Umgang mit biologischen Arbeitsstoffen gewährleistet wird. Folgende Tätigkeiten in Arztpraxen sind hier z. B. geregelt:

- Tätigkeiten der Präanalytik wie die Probenvorbereitung und Aufarbeitung für die Analyse (z. B. Zugabe von Reagenzien wie EDTA, Zentrifugieren zur Plasmagewinnung oder für das Urin-Sediment)
- die Anwendung einfacher Laborschnelltests und mikroskopischer Nachweismethoden
- die Anwendung von Eintauchnährboden
- die Probenlagerung und Probenverpackung zum Transport

Die TRBA 250 regeln unter anderem auch das Tragen von Arbeitskleidung sowie die Aufbereitung und die Entsorgung von Medizinprodukten.

6.4.4 Gefahrstoffverordnung – GefStoffV

Diese Verordnung regelt die Schutzmaßnahmen für Mensch und Umwelt im Umgang mit Gefahrstoffen und definiert u. a. Maßnahmen zum Schutz der Beschäftigten bei Tätigkeiten mit Gemischen oder Erzeugnissen, die aufgrund ihrer toxischen oder physikalischen bzw. chemischen Eigenschaften (§ 2 GefStoffV) für Mensch oder Umwelt ein Gesundheits- oder Sicherheitsrisiko darstellen. Gefahrstoffe, die häufig in der Arztpraxis vorkommen, sind z. B. Reinigungs- und Desinfektionsmittel (Bild 2, Seite 137).

Einstufung und Kennzeichnung von Chemikalien/CLP- bzw.GHS-System

Die richtige Kennzeichnung von Gefahrstoffen ist eine grundlegende Voraussetzung für den sicheren Umgang mit Chemikalien und daher müssen Gefahrstoffe eingestuft und gekennzeichnet sein.

Nach jahrelangen Übergangsregelungen werden Gefahrstoffe seit 2017 auf Basis einer europaweit gültigen **CLP-Verordnung** (**C**lassification, **L**abelling and **P**ackaging) mit sogenannten **Gefahrenpiktogrammen** gekennzeichnet. Die CLP-Verordnung – beziehungsweise das **GHS-System** (**G**lobal **H**armonized **S**ystem of Classification and Labelling of Chemicals) – wurde von den Vereinten Nationen (UN) entwickelt und ist inzwischen in europäisches Recht umgesetzt.

Jede Verpackung eines Gefahrstoffes muss nach dem GHS durch **Gefahrensymbole** (Piktogramme) und **Gefahrenbezeichnungen** beschrieben werden (Bild 3). Die Kenntnis der Piktogramme und deren Bedeutung ist wichtig für den Umgang mit Gefahrstoffen. Die Gefahrenbezeichnung gibt Auskunft über die Wirkung eines Stoffes, z. B. giftig, ätzend oder umweltgefährdend.

Die Kennzeichnungspflicht der Gefahrstoffe umfasst außerdem Gefahrenhinweise, abgekürzt: **H-Hinweise** (abgeleitet von „hazard statements"), und Sicherheitshinweise, abgekürzt: **P-Hinweise** (abgeleitet von „precautionary statements") (Bild 1, rechter Rand).

Methanol (Lösungsmittel) (Index-Nr.: 603-001-00-X)	
Flüssigkeit und Dampf leicht entzündbar.	H 225
Giftig bei Verschlucken.	H 301
Giftig bei Hautkontakt.	H 311
Giftig bei Einatmen.	H 331
Schädigt die Augen – Erblindungsgefahr.	H 370
Von Hitze/Funken/offener Flamme/heißen Oberflächen fernhalten. Nicht Rauchen.	H 210
An einem gut belüfteten Ort lagern. Behälter dicht verschlossen halten.	P 400/233
Schutzhandschuhe/Schutzkleidung tragen.	P 280
Bei Berührung mit der Haut: Mit reichlich Wasser und Seife waschen.	P 302/352
Bei Verschlucken: Sofort Giftinformationszentrum oder Arzt anrufen.	P 301/310

Bild 1 *Gefahrenetikett*

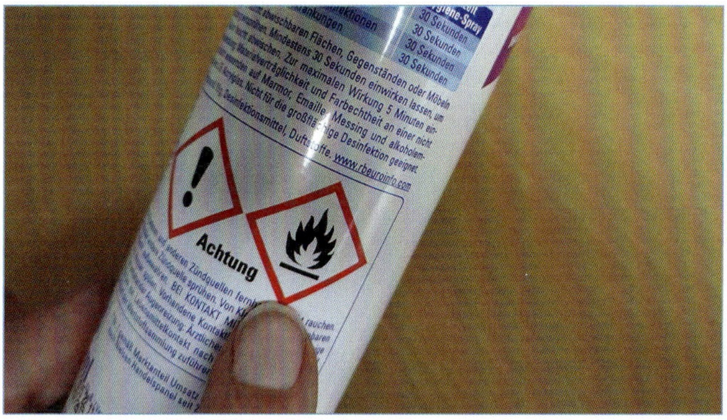
Achtung

Bild 2 *Desinfektionsmittel*

Auf Reagenzien, die in der Arztpraxis zur Anwendung kommen, sind oftmals folgende Gefahrenpiktogramme zu finden:

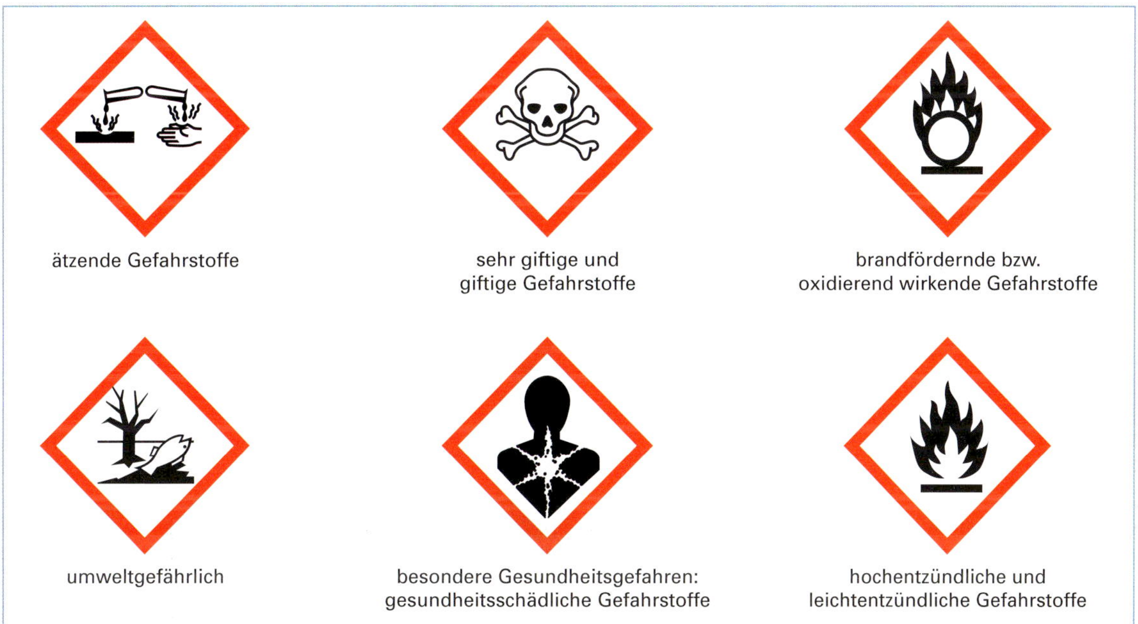
ätzende Gefahrstoffe
sehr giftige und giftige Gefahrstoffe
brandfördernde bzw. oxidierend wirkende Gefahrstoffe
umweltgefährlich
besondere Gesundheitsgefahren: gesundheitsschädliche Gefahrstoffe
hochentzündliche und leichtentzündliche Gefahrstoffe

Bild 3 *Ausgewählte Gefahrenpiktogramme nach GHS*

6.4.5 Postexpositionsprophylaxe

Als **Postexpositionsprophylaxe (PEP)** bezeichnet man allgemeine Maßnahmen, die nach einem möglichen Kontakt mit Erregern einer Infektionserkrankung ergriffen werden, um deren Ausbruch zu verhindern oder deren Verlauf zumindest abzumildern. Die Maßnahmen können in einer medikamentösen Behandlung oder einer bzw. mehrerer Impfungen, meist als Simultanimpfung, bestehen. Die **Tetanus-Impfung**, z. B. nach Hundebissverletzungen, ist auch eine solche Postexpositionsprophylaxe (Tabelle 1).

Wundtyp	Impfstatus laut Impfpass	Zeit seit der letzten Impfung	Aktiv TDaP/Tdap	Passiv Tenausimmunglobulin (TIG) 250 IE
saubere, geringfügige Wunden	nicht geimpft oder unbekannt		ja	ja
	1–2 erhaltene Impfstoffdosen		ja*	nein
	> 3 erhaltene Impfstoffdosen	≥ 10 Jahre	ja	nein
		< 10 Jahre	nein	nein
tiefe oder verschmutzte Wunden, Biss-, Stich-, Quetsch-, Schuss- und Brandwunden	< 3 erhaltene Impfstoffdosen oder unbekannt		ja*	ja
	> 3 Impfstoffdosen	≥ 5 Jahre	ja	nein
		< 5 Jahre	nein	nein

* Der Abstand zur vorherigen Impfstoffdosis sollte mindestens 28 Tage betragen.

Tabelle 1 *Tetanus-Immunprophylaxe im Verletzungsfall*

PRAXIS Verhalten bei Schnittverletzungen und Kontamination mit Blut in der Arztpraxis

Im Alltag einer Arztpraxis kann es trotz aller Präventivmaßnahmen zu einer Verletzung oder einer Kontamination der Haut bzw. der Schleimhaut kommen, die immer auch eine Infektionsgefahr birgt.

Zu den häufigsten Verletzungen im Gesundheitswesen zählen Nadelstichverletzungen (Bild 1).

Merke

Als Nadelstichverletzung bezeichnet man Stich-, Schnitt- und Kratzverletzungen der Haut durch stechende oder schneidende Instrumente.

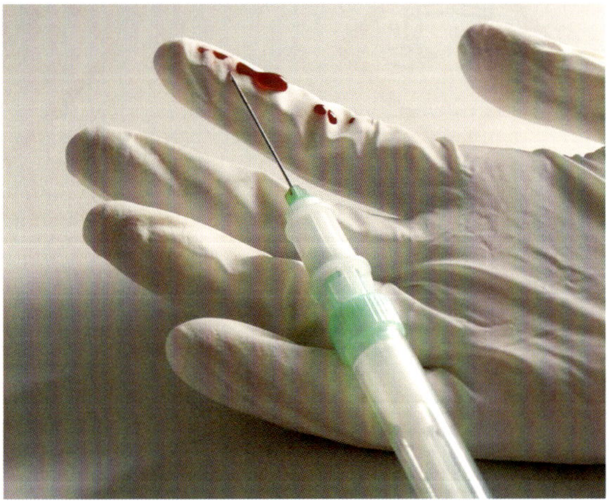

Bild 1 *Nadelstichverletzung*

Kommt es bei Kanülenstich- oder Schnittverletzungen zum Kontakt mit Blut oder Körperflüssigkeiten eines Patienten, besteht immer ein Infektionsrisiko hinsichtlich HIV, Hepatitis B und Hepatitis C. Auch wenn natürlich auch andere Erreger übertragen werden können, sind die drei genannten besonders gefährlich, weil sie schwere, sogar tödlich verlaufende Erkrankungen verursachen und bis heute nicht oder nur schwer therapierbar sind.

Geschieht eine solche Verletzung mit Krankheitsfolge während der Praxis- oder Kliniktätigkeit, handelt es sich um einen **Dienst- bzw. Arbeitsunfall**, der als Berufserkrankung anerkannt und entschädigt wird. Arbeitsunfälle werden im Unfallbuch der Praxis dokumentiert.

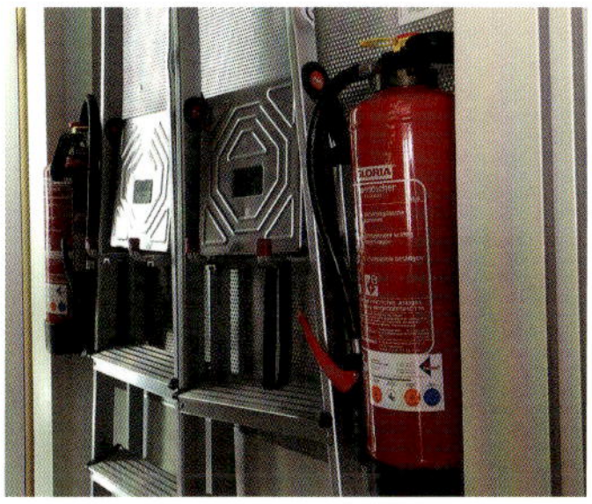

Bild 1 *Feuerlöscher in der Arztpraxis*

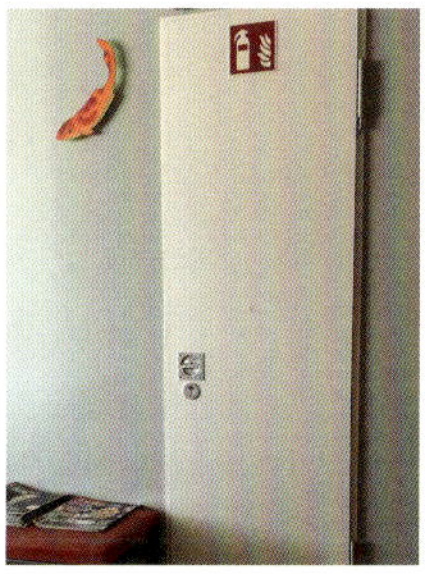

Bild 2 *Kennzeichnung*

Maßnahmen beim Ausbruch eines Feuers in einem Raum

- Ruhe bewahren
- Brandmeldung absetzen (112)
- Fenster schließen
- Türen schließen, nicht abschließen
- Patienten auf dem kürzesten Fluchtweg nach draußen ins Freie geleiten
- keine Fahrstühle benutzen

Als **Sofortmaßnahme bei Kontakt mit fremden Blut oder** Körperflüssigkeiten empfiehlt sich Folgendes:

- Bei **Kontakt mit der Haut** wird die Haut sofort gründlich abgespült und anschließend mit einem Desinfektionsmittel behandelt.
- Bei **blutenden Verletzungen** muss der Blutfluss ohne Drücken auf das umliegende Gewebe, für mindestens eine Minute, gefördert werden. Anschließend wird die Wunde mit einem Anti-HIV, Anti-Hepatitis-B und Anti-Hepatitis-C-Präparat desinfiziert.
- Bei **Kontakt mit Schleimhäuten oder Augen** müssen diese sofort und intensiv mit Wasser oder isotonischer Kochsalzlösung gespült werden (Bild 3). Dabei sollte der Tränen-Nasengang durch Druck auf den inneren Augenwinkel mit dem Finger verschlossen werden.
- Bei **Spritzern in die Mundhöhle**: Ausspucken, fünfmal mit ca. 20 mL Antiseptikum kurz spülen (15 Sekunden im Mund hin- und herbewegen) und ausspucken.

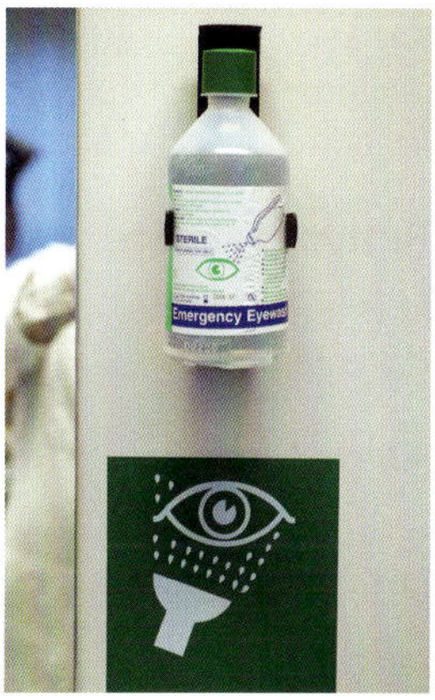

Bild 3 *Spüllösung für die Augen*

Nach den Sofortmaßnahmen sollte unverzüglich ein **Arbeitsmediziner** bzw. **D-Arzt (Durchgangsarzt)** aufgesucht werden. Er bestimmt das weitere Vorgehen und nimmt die Risikoeinschätzung vor. Ist der Betroffene nicht gegen Hepatitis B geimpft, empfiehlt sich im Rahmen der Postexpositionsprophylaxe auf jeden Fall eine Impfung. Die Bestimmung von HIV-, Hepatitis-B- und Hepatitis-C-Antikörpern erfolgt ebenfalls durch den **D-Arzt**. Eine Nachuntersuchung muss nach sechs Wochen, drei Monaten und sechs Monaten erfolgen.

Handelt es sich um einen Patienten, bei dem bereits eine HIV-Infektion sicher besteht, muss die PEP innerhalb der ersten zwei Stunden nach der Verletzung durchgeführt werden. In diesem Fall sollte eine zusätzliche Beratung durch einen in der HIV-Therapie erfahrenen Arzt erfolgen. Darüberhinaus melden der Durchgangsarzt und der Arbeitgeber mittels einer Unfallanzeige den Vorfall der zuständigen Berufsgenossenschaft.

6.5 Brandschutz

Aufgrund verschiedener Gesetze ist jede Arztpraxis verpflichtet, **Brandschutzmaßnahmen** durchzuführen. Hierzu gehören:

- Jede Praxis muss mit einem Feuerlöscher und Rauchmeldern ausgestattet sein (Bild 1 und 4). Diese müssen regelmäßig gewartet werden. Der Raum, in dem sich der Feuerlöscher befindet, muss von außen deutlich gekennzeichnet sein (Bild 2).
- Alle Mitarbeiter müssen in zweijährigem Abstand in allen Fragen des Brandschutzes von einem Brandschutzbeauftragten unterwiesen werden.

Brandschutz umfasst die Bereiche:

- vorbeugender Brandschutz (Gefährdungsanalyse)
- Brandbekämpfung
- Brandmeldung
- Alarmplan
- Rettungsaktion

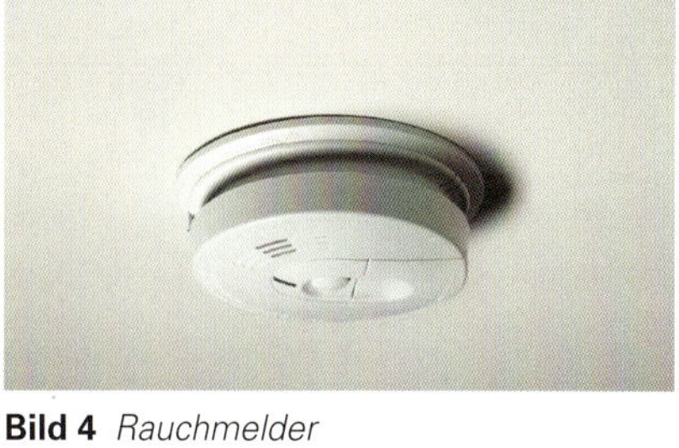

Bild 4 *Rauchmelder*

Vorbeugender Brandschutz

Alle feuergefährlichen, explosionsgefährlichen und brandfördernden Stoffe müssen mit den symbolischen **Warnhinweisen** (Bild 1) gekennzeichnet sein.

Das gilt ebenso für die jeweils kürzesten **Fluchtwege** (Bild 1). Diese dürfen auf keinen Fall durch Gegenstände verstellt sein.

Offene Flammen dürfen nicht unbeaufsichtigt brennen. Auch dürfen sie nicht in der Nähe von feuergefährlichen, explosionsgefährlichen oder brandfördernden Stoffen angezündet werden.

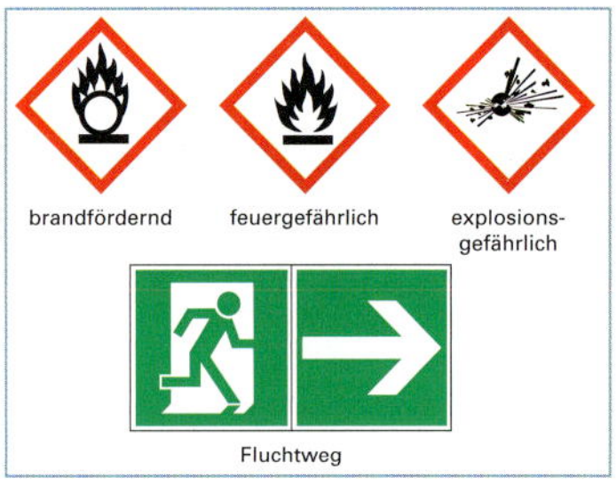

Bild 1 *Warnhinweise sowie Hinweis auf Fluchtweg*

Brandmeldung

Bei einem Brand ist jeder, der den Brand feststellt, zur Meldung und zur weiteren Hilfeleistung **verpflichtet**. Die Meldung erfolgt über installierte Brandmelder oder über die **Telefonnummer 112**.

Rettungsaktion

Nach der Brandmeldung folgt die Rettung eventuell gefährdeter Personen. Rettungsaktionen gehen der Brandbekämpfung voraus.

Alarmplan

In jeder Praxis und Klinik gibt es einen Alarmplan. Dieser weist genau aus, was im Brandfall nacheinander zu geschehen hat.

Ein Brand ist ein relativ seltenes Ereignis. Gerade deshalb sind regelmäßige Brandschutzübungen für den reibungslosen Ablauf im Ernstfall wichtig.

6.6 Entsorgung nach gesetzlichen und betrieblichen Vorgaben

In Deutschland wird schon seit Jahren der Hausmüll in verschiedenfarbigen Tonnen getrennt und so der Wiederverwertung zugänglich gemacht (Tabelle 1, S. 141). Die Bestimmungen zur Abfallentsorgung können sich von Kommune zu Kommune unterscheiden.

Im Gegensatz zum normalen Hausmüll fallen in einer Praxis andere Abfallarten an, die mit besonderer Sorgfalt entsorgt werden müssen. Eine ordnungsgemäße Entsorgung umfasst u. a. das Sammeln, Verpacken, Lagern, Transportieren und Beseitigen von Abfällen.

Für die Entsorgung von Abfällen im Gesundheitswesen gelten vielfältige Gesetze und Verordnungen. Oberstes Ziel der Entsorgung in der Arztpraxis muss immer die Infektions- und Verletzungsprophylaxe sein.

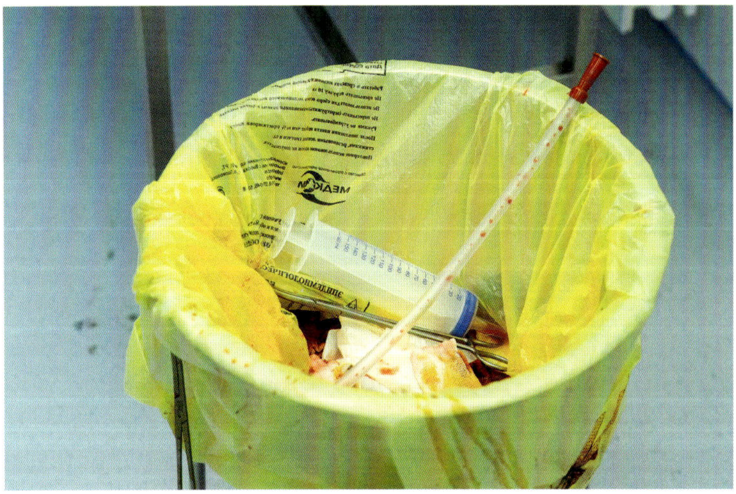

Bild 2 *Infektiöse Materialien müssen sicher und eindeutig entsorgt werden.*

Tonnenfarbe	Bedeutung
Grau	Restmüll, der nicht wiederverwertet werden kann
Blau	Altpapier (Zeitung, Karten, Kartons, Bücher, Papier, Pappe)
Grün	je nach Landkreis entweder für Altpapier, Küchenabfälle oder wie die graue Tonne für Restmüll. In manchen Regionen gibt es eine grüne Tonne für Altglas.
Gelb ®	Abfall, der wiederverwertet wird; Produkte, die mit dem grünen Punkt gekennzeichnet sind
Braun	„Biotonne", organische Küchen- und Gartenabfälle
Rot/ Orange	regional unterschiedlich geregelt, in manchen Städten z. B. zur Sammlung von Elektroartikeln oder Medikamenten

Tabelle 1 *Farbige Kennzeichnung von Abfalltonnen*

Mülltrennung

Im Europäischen Abfallverzeichnis werden mithilfe eines **6-stelligen Abfallschlüssels** Abfälle nach 20 verschiedenen Herkunftsbereichen unterschieden. Die Abfallverzeichnisverordnung (AVV) unterscheidet 20 Hauptabfallkapitel und weitere Unterkapitel. Dabei werden die Anforderungen des Umweltschutzes, des Arbeitsschutzes sowie des Infektionsschutzes und der Krankenhaushygiene berücksichtigt.

Abfälle werden grundsätzlich **nach infektionspräventiven, ethischen und hygienischen Gesichtspunkten** entsorgt. Für die Abfallentsorgung im Gesundheitswesen sind nach dieser Klassifizierung nur wenige Abfallkategorien wichtig (siehe Tabelle 1, S. 142).

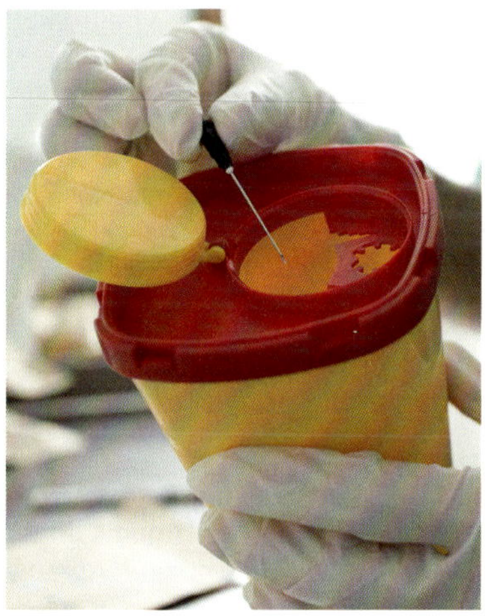

Bild 1 *Entsorgungsbehälter für Sharps*

Beschaffenheit der Abfallbehälter in einer Arztpraxis

Ein **Papierkorb**, z. B. in der Anmeldung, sollte wirklich nur für Papier- bzw. Büroabfälle eingesetzt werden. Ein Mülleimer oder Sammelbehälter für die Untersuchungs- oder Behandlungsräume muss transportfest, feuchtigkeitsfest und fest verschließbar sein.

Für Kanülen, Skalpelle oder andere spitze Gegenstände benötigt man einen stichfesten und bruchsicheren Behälter mit der Kennzeichnung **„Achtung Verletzungsgefahr"** zum Schutz vor Verletzung durch spitze Gegenstände, den **Sharps** (Bild 1).

Merke

Sharps sind spitze und scharfe Gegenstände, die in einem stich- und bruchfesten Behälter gesammelt und entsorgt werden müssen.

Abfallschlüssel	Beschreibung der Kategorie und Hinweise für die Entsorgung
Abfälle, die direkt in die verschiedenfarbigen städtischen Tonnen entsorgt werden dürfen → Abfalleinstufung: nicht gefährlich	
AS 20 01 XX	**Hausmüll** und hausmüllähnliche, wie Glas, Küchen- und Kantinenabfälle
AS 15 01 XX	Verpackungen aus **Papier, Pappe, Kunststoff, Holz, Metall, Verbundverpackungen,** gemischte Verpackungen sowie Verpackungen aus Glas Die Abfälle dieser Gruppe können auch den Vertreibern zur Rücknahme mitgegeben werden.
Abfälle, die in dichten Behältnissen gesammelt werden und dann in die graue Restmülltonne entsorgt werden dürfen → Abfalleinstufung: nicht gefährlich	
AS 18 01 01	**Spitze Gegenstände (Sharps)**, wie Skalpelle oder Kanülen, dürfen nur in stich- und bruchfesten Einwegbehältern gesammelt und entsorgt werden, ohne dass ein Umfüllen, Sortieren oder eine Vorbehandlung erfolgt (Bild 1, S. 141). Infektiöse Sharps sind, ebenfalls in einem Behälter, dem infektiösen Abfall beizugeben.
AS 18 01 04	Abfälle, die mit **Blut, Sekret, Exkrementen** behaftet oder befüllt sind, Einwegwäsche und Einwegartikel (z. B. Spritzenkörper). Gering mit Zytostatika kontaminierte Abfälle wie Tupfer, Handschuhe, Wäsche, Gipsverbände, Einwegkleidung werden in reißfesten, feuchtigkeitsbeständigen und dichten Behältnissen gesammelt.
Abfälle, die vorher desinfiziert werden müssen oder direkt der Sonderabfallverbrennung zugeführt werden → Abfalleinstufung: gefährlich	
AVV 18 01 03	Alle Abfälle, die mit **meldepflichtigen Erregern** behaftet sind: mikrobiologische Kulturen, Stuhlproben, erregerhaltiges Blut, Sputum oder Ausscheidungen von infektiösen Patienten. Diese Abfälle dürfen nicht zusammen mit Abfällen anderer Gruppen gelagert werden. Nach Desinfektion mit vom RKI zugelassenen Verfahren kann die Entsorgung wie AVV 18 01 04 erfolgen. Für einige Erreger (z. B. Prionen) gibt es Einschränkungen. Die Entsorgung muss mit Entsorgungsnachweis in einer **Sonderabfallverbrennung** stattfinden.
Abfälle, für die ein Entsorgungsausweis benötigt wird	
Abfälle, an deren Entsorgung aus umwelthygienischer Sicht besondere Anforderungen zu stellen sind, z. B. Chemikalien, die aus gefährlichen Stoffen bestehen oder solche enthalten.	
AVV 18 01 06	**Laborabfälle** und Chemikalien, Fotochemikalien, Desinfektionsmittelreste, mineralische Abfälle mit umweltschädlichen Verunreinigungen → Abfalleinstufung: gefährlich
AVV 18 01 07	Abfälle aus der Produktion **pharmazeutischer Substanzen** → Abfalleinstufung: nicht gefährlich
AVV 18 01 08	**Zytostatika** → Abfalleinstufung: gefährlich
AVV 18 01 09	**Altmedikamente** (nur größere Mengen) einschließlich unverbrauchbarer Röntgenkontrastmittel → Abfalleinstufung: nicht gefährlich
Abfälle, die einer Sonderabfallverbrennung zugeführt werden müssen → Abfalleinstufung: nicht gefährlich	
AVV 18 01 02	Abfälle, an deren Entsorgung aus ethischer Sicht zusätzliche Anforderungen zu stellen sind: **Organabfälle**, Körperteile, Blutbeutel und mit Blut oder flüssigen Blutprodukten gefüllte Behältnisse Hier erfolgt eine gesonderte Beseitigung in einer zugelassenen Sonderabfallverbrennung. Einzelne Blutbeutel dürfen in die Kanalisation entleert werden, natürlich unter Berücksichtigung hygienischer und infektionspräventiver Gesichtspunkte.

Tabelle 1 *Abfallschlüssel entsprechend der Richtlinie über die ordnungsgemäße Entsorgung von Abfällen aus Einrichtungen des Gesundheitsdienstes*

7 Übungsaufgaben (die Lösungen finden Sie in der Europathek)

Zelle

1. Beschreiben Sie den allgemeinen Aufbau einer Zelle.
2. Nennen Sie verschiedene Zellorganellen und deren Funktionen.
3. Wie unterscheiden sich die Geschlechtschromosomen der Frau von denen des Mannes?
4. Erklären Sie den Unterschied zwischen einem Chromosom und einem Gen.
5. Können sich Zellen ohne Zellkern teilen? Begründen Sie Ihre Antwort.
6. Warum teilen sich Zellen?
7. Was versteht man unter Phagozytose?
8. Was ist ein Mikroskop?
9. Nennen Sie zwei Untersuchungen aus dem ärztlichen Alltag für die man ein Mikroskop benötigt?
10. Warum findet man in einer Arztpraxis kein Elektronenmikroskop?

Mikrobiologie

1. Nennen Sie die Unterschiede zwischen Bakterien und Viren.
2. Nennen Sie verschiedene Bakterienformen.
3. Wie verhalten sich Bakterien gegenüber Sauerstoff?
4. Wie kann man beim Menschen eine Infektion mit Tuberkulose-Bakterien nachweisen?
5. Welche Patientengruppe ist bevorzugt von Pilzinfektionen betroffen und warum?
6. Was ist eine Wirtszelle?
7. Bei welchen Krankheitserregern gibt es eine geschlechtliche und eine ungeschlechtliche Vermehrung?
8. Welche Hautparasiten kommen häufig beim Menschen vor?
9. In welchen öffentlichen Einrichtungen findet sich häufig Kopfläusebefall? Begründen Sie Ihre Antwort.
10. Wie lassen sich die verschiedenen Mikroorganismen behandeln?
11. Wozu werden Gram-Färbungen durchgeführt?
12. Was versteht man unter „apathogenen" Keimen?
13. Welche tierischen Einzeller können das ungeborene Kind im Mutterleib gefährden?
14. Welche Mikroorganismen können nicht mit einem Lichtmikroskop gesichtet werden?
15. Was versteht man unter einem „Zwischenwirt"?

Infektionslehre

1. Was versteht man unter der Inkubationszeit?
2. Zeigen Sie die verschiedenen Wege auf, wie man sich mit Krankheitserregern infizieren kann.
3. Durch welche Gegenstände in einer Arztpraxis kann man sich infizieren?
4. Erklären Sie den Unterschied zwischen der Infektionsquelle und dem Übertragungsweg.
5. Nennen Sie Beispiele für eine perkutane Übertragung.
6. Was ist eine endogene Infektion?
7. Wie nennt man Infektionen, die vom Tier zum Menschen übertragen werden?
8. Was ist eine iatrogene Infektion?
9. Welche Erreger werden durch Tröpfcheninfektion übertragen? Nennen Sie einige Krankheitsbeispiele.
10. Was versteht man unter einer „Tropenkrankheit"?
11. Erklären Sie den Unterschied zwischen Asepsis und Antisepsis.

Infektionslehre

12. Wann spricht man von einer „Superinfektion"?
13. Wie nennt man den ersten Kontakt eines Organismus mit einem Krankheitserreger?
14. Erklären Sie den Verlauf einer „stummen" Infektion.
15. Befindet sich der Patient auf dem Weg der Besserung, dann spricht man von ...?
16. Erklären Sie den Unterschied zwischen einer Epidemie und einer Pandemie. Nennen Sie Ihnen bekannte Beispiele.
17. Wie lässt sich das Infektionsrisiko in einer Arztpraxis senken?
18. Von welchen verschiedenen Faktoren hängt der Verlauf einer Infektion ab?
19. Auf welchem Weg wird das ungeborene Kind im Mutterleib infiziert?
20. Welche Erreger können von Tieren auf den Menschen übertragen werden? Nennen Sie Beispiele.

Infektionserkrankungen

1. Kann man an Gürtelrose erkranken, ohne vorher an Windpocken erkrankt gewesen zu sein? Begründen Sie Ihre Antwort.
2. Nennen Sie fünf verschiedene Erkrankungen, die durch ein Bakterium ausgelöst werden.
3. Wie kann man sich vor Malariainfektionen schützen?
4. Welche Hepatitisarten kennen Sie? Wie werden die verschiedenen Typen übertragen?
5. Nennen Sie zwei Infektionserkrankungen, gegen die es noch keine Impfung gibt.
6. Wie unterscheidet sich ein grippaler Infekt von einer Virusgrippe?
7. Nennen Sie die verschiedenen Übertragungswege des HI-Virus.
8. Welche Symptome lassen an eine Tuberkulose denken?
9. Welche Organe können durch den Tuberkulose-Erreger befallen werden?
10. Nennen Sie Gründe, die für eine Impfung gegen Masern, Röteln und Mumps sprechen.
11. Nennen Sie verschiedene Lebensmittel, durch die Salmonellen übertragen werden können. Beschreiben Sie typische Symptome nach einer Infektion.
12. Welche Symptome zeigt ein an Borreliose erkrankter Patient?
13. Sind Ringelröteln in der Schwangerschaft für das Ungeborene gefährlich? Begründen Sie Ihre Antwort.
14. Nennen Sie typische Symptome der Hand-Fuß-Mund-Krankheit.
15. Welche Viren sind die häufigste Ursache für schwere Durchfälle bei Säuglingen und kleinen Kindern?
16. Schildern Sie stichpunktartig den Verlauf und die Symptome einer Erkrankung mit Madenwürmern.

Immunsystem

1. Welche Aufgabe haben die weißen Blutkörperchen?
2. Welche verschiedenen Leukozytenarten kennen Sie?
3. Welche Zellen werden auch Mikro- und Makrophagen genannt und warum?
4. Wie unterscheidet sich die zelluläre von der humoralen Abwehr?
5. Nennen Sie verschiedene Wege des Körpers, sich gegen „Eindringlinge" zur Wehr zu setzen.
6. Nennen Sie verschiedene Faktoren, die unsere Abwehr schwächen können.
7. Welche Aufgabe haben die T-Lymphozyten?
8. Wo werden die T-Lymphozyten „geprägt"?
9. Welche Zellen zählt man zur spezifisch zellulären Abwehr?
10. Bei welchem Vorgang spielt das HLA-System eine entscheidende Rolle?
11. Welcher Virus befällt die T-Lymphozyten und trägt damit zu einer Schwächung des Immunsystems bei?

Impfung

1. Welche Impfung sollte ein 20-jähriger Mann nach einem Hundebiss erhalten, wenn er seinen Impfpass verlegt hat?
2. Wann tritt die Wirkung bei einer passiven Impfung ein?
3. Was wird dem Patienten bei einer aktiven Impfung verabreicht?
4. Welche Mehrfachimpfungen kennen Sie?
5. Wo werden Impfstoffe am sichersten gelagert und bei welcher Temperatur?
6. Welche Aufgaben hat die STIKO?
7. Gegen welche Erkrankungen sollte ein 4-jähriges Kind geimpft sein?
8. Was versteht man unter einer „Postexpositionsprophylaxe"? Nennen Sie Beispiele aus dem Praxisalltag.
9. Bei welcher Verletzung muss man einen Durchgangsarzt (D-Arzt) aufsuchen?
10. Gegen welche Erkrankungen sollte eine MFA geimpft sein?

3

Hygienerechtliche Vorschriften, Gesetze und Verordnungen

1. Was versteht man unter einem Hygienestandard? Wo ist dieser gesetzlich geregelt?
2. Welche Aufgabe hat das Robert-Koch-Institut (RKI)?
3. Nennen Sie fünf verschiedene Gesetze im Zusammenhang mit Praxishygiene.
4. Wann trat das Deutsche Infektionsschutzgesetz in Kraft?
5. Was versteht man unter einer Praxisbegehung und wer führt eine solche durch?

Maßnahmen des Hygienemanagements

1. Wer überprüft die Hygiene in den Arztpraxen?
2. Warum unterliegen bestimmte Erkrankungen der Meldepflicht? An welche Institutionen werden diese Erkrankungen gemeldet?
3. Nennen Sie verschiedene Maßnahmen, um das Infektionsrisiko in der Praxis zu senken.
4. Welche verschiedenen Maßnahmen gehören zur Händehygiene?
5. Wann sollten in der Praxis Schutzhandschuhe getragen werden?
6. Wie unterscheidet sich die hygienische von der chirurgischen Händedesinfektion?
7. Welche Angaben müssen im Hygieneplan einer Praxis enthalten sein?

Persönliche Hygiene

1. Warum sollten Sie als MFA keinen Nagellack oder Nagelschmuck tragen?
2. Erklären Sie den Unterschied zwischen Dienst-, Schutz- und Bereichskleidung.
3. Wann und wie oft sollte man sich die Zähne putzen?
4. Wann und wie oft sollte man duschen?
5. Darf man als MFA aus hygienischer Sicht Gesichtspiercings tragen, wenn man z. B. nur im Anmeldebereich tätig ist? Begründen Sie Ihre Antwort.

Desinfektion und Sterilisation

1. Nennen Sie physikalische Methoden der Desinfektion.
2. Erklären Sie den Unterschied zwischen Desinfektion und Sterilisation.
3. Welche Sterilisationsverfahren kennen Sie? Nennen Sie mindestens drei.
4. Sie sollen 5 Liter einer 3 %igen Desinfektionslösung herstellen. Wie viel mL Wasser und wie viel mL Desinfektionskonzentrat benötigen Sie hierfür?
5. Erklären Sie die übliche Vorgehensweise bei einer Flächendesinfektion.

Umgang mit Medizinprodukten

1. Nennen Sie zehn Beispiele für Medizinprodukte aus der täglichen Praxis.
2. Was unterscheidet ein Bestandsverzeichnis von einem Medizinproduktebuch?
3. Welche Relevanz hat die Biostoffverordnung für den Praxisalltag?
4. Was unterscheidet kritische von unkritischen Medizinprodukten?
5. Welche Bedeutung hat die CE-Kennzeichnung?

Aufbereitung von Medizinprodukten

1. Beschreiben Sie die einzelnen Schritte der Wiederaufbereitung eines benutzten OP-Bestecks mit Dokumentation.
2. Warum sind Autoklaven den Heißluftsterilisatoren vorzuziehen?
3. Was versteht man unter einem Prozessindikator?
4. Darf eine MFA nach der Ausbildung Medizinprodukte der Gruppe B wiederaufbereiten und freigeben? Begründen Sie Ihre Antwort.
5. Was ist ein Thermodesinfektor (RDG) und wozu wird er eingesetzt?

Arbeitsschutz

1. Erklären Sie, warum Sie sich als MFA gegen Hepatitis B impfen lassen sollten und wer hierfür aufkommt.
2. In welchen Zeitabständen besucht ein Sicherheitstechniker die Arztpraxen und zu welchem Zweck?
3. Wer hat die DGUV2 und zu welchem Zweck erlassen?
4. Was ist eine Betriebsanweisung und welchem Zweck dient diese?
5. In welchem Regelwerk findet man die Bestimmungen für den Umgang mit Reagenzien, wie z. B. EDTA?

Brandschutz

1. Erklären Sie in knappen Worten, wie Sie bei einem Brand in der Praxis vorgehen. Reihenfolge beachten.
2. Welche bundesweite Rufnummer wählt man im Falle eines Brandes?
3. Warum darf man im Brandfall den Aufzug nicht benutzen?
4. Welches Piktogramm kennzeichnet den Raum, der einen Feuerlöscher beinhaltet? Beschreiben Sie das Piktogramm mit eigenen Worten (Farbe, Form, Bild).
5. In welchen Abständen müssen Mitarbeiter im Brandschutz unterwiesen werden?

Abfallentsorgung

1. Wie entsorgen Sie die folgenden Praxisabfälle:
   a) Kanülen
   b) Papierauflage der EKG-Liege
   c) Faxpapier
   d) blutgetränkte Tupfer
   e) Skalpell
   f) Urin eines HIV-positiven Patienten
   g) Injektionsflasche eines abgelaufenen Zytostatikums
   h) Einmalkittel und Mundschutz
   i) benutzte defekte Instrumente
   j) defektes Blutdruckmessgerät
2. Welche Abfälle müssen der Sonderabfallverbrennung zugeführt werden?
3. Für welche Abfallart wird ein Entsorgungsausweis benötigt?

Lernfeld 4
Bei Diagnostik und Therapie von Erkrankungen des Bewegungsapparates assistieren

Praxisfall: Akute Rückenschmerzen

Herr Andrej Grossmann ist zu seinem Termin etwas zu früh gekommen. „Setzen Sie sich einen Augenblick in das Wartezimmer", sagt Svenja Reifenrath zu dem Patienten. „Ich rufe Sie gleich auf." Herr Grossmann bleibt stehen und lehnt sich an die Wand. „Ich kann gar nicht sitzen", ist seine Antwort. „Ich habe solche Schmerzen im Rücken."

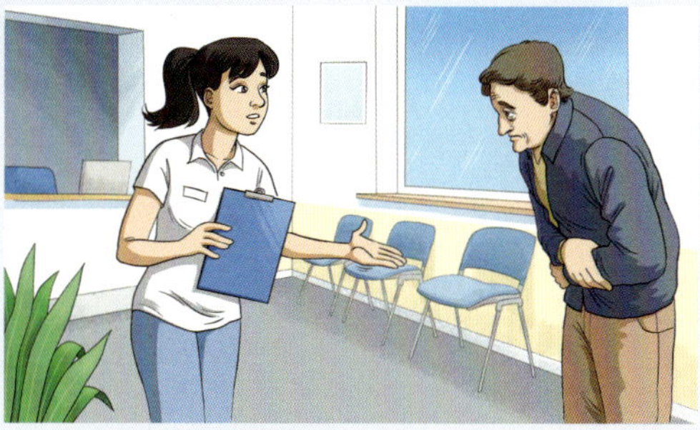

Nachdem Herr Dr. König den Patienten untersucht hat, sagt er zu Svenja: „Machen Sie bitte eine Arbeitsunfähigkeitsbescheinigung fertig. Diagnose: Lumbago. Und außerdem bekommt Herr Grossmann ein Rezept über Ibuprofen® 800."

Herrn Grossmann verabschiedet er: „Gute Besserung. Bitte kommen Sie übermorgen wieder. Dann kann ich absehen, ob bei Ihnen ein MRT gemacht werden muss. In diesem Fall bekommen Sie eine Überweisung zum Radiologen."

Der **Bewegungsapparat** besteht aus Knochen, Gelenken, Sehnen, Bändern und Muskeln. Damit umfasst er alle Organe, die den Körper stützen und Bewegungen ermöglichen. Die Anatomie des Bewegungsapparates ist anschaulich, da die meisten Organe sichtbar und aus der Alltagserfahrung bekannt sind.

Um den Aufbau des Bewegungsapparates und anderer Organsysteme verständlich zu machen, werden zunächst die **allgemeine Anatomie** und der Aufbau des Körpers aus Geweben beschrieben.

Die Erläuterung der Krankheiten des Bewegungsapparates führt zu den Gebieten der **Pathologie**, der **Diagnostik**, der **physikalischen Therapie** und der **Arzneimittellehre.**

1 Allgemeine Anatomie

Anatomie ist die Lehre vom Aufbau des Körpers. Sie gibt Auskunft über die Lage, die räumliche Anordnung und die Struktur eine Organs. Kenntnisse der Anatomie sind besonders wichtig bei der Deutung von Bildern, z. B. von **Röntgenbildern** oder **Ultraschallbildern.** Bei der Formulierung der Befunde werden **medizinische Fachausdrücke** verwendet, die für den Laien oft nicht verständlich sind.

Die Medizin hat, wie andere Wissenschaften auch, eine eigene **Fachsprache** entwickelt. Da in der Vergangenheit **Latein** und **Griechisch** die Sprachen der Wissenschaft waren, wurden die medizinischen Fachbegriffe aus diesen Sprachen entlehnt.

Die Begriffsbildung erfolgte dabei oft unsystematisch. So kann es für dasselbe Organ zwei Ausdrücke geben, einen lateinischen und einen griechischen. Auch die **Schreibung** der medizinischen Fachbegriffe ist nicht einheitlich. Neben „Kardiologie" gibt es auch „Cardiologie" und neben „Zystitis" auch „Cystitis". Beide Schreibweisen sind richtig.

Beispiele für Fachausdrücke

Herz
Lateinisch: cor, in „Cor pulmonale"
Griechisch: Kardio, in „Kardiologie"

Niere
Lateinisch: ren, in „renal"
Griechisch: nephros, in „Nephrologie"

Merke

Anatomie ist die Lehre vom Aufbau des Körpers. Sie gibt Auskunft über die Lage, die räumliche Anordnung und die Struktur eine Organs.

Die **allgemeine Anatomie** befasst sich mit Grundbegriffen, wie der Gliederung des menschlichen Körpers und Lage- und Richtungsbezeichungen

1.1 Gliederung des Körpers

Der menschliche Körper gliedert sich in Kopf, Rumpf und Gliedmaßen (Bild 1, Tabelle 1). Der Rumpf gliedert sich in **Brustraum** und **Bauchraum**. Beide werden durch das **Zwerchfell** voneinander getrennt.

Deutscher Begriff	Fachausdruck
Kopf	Caput
Hals	Collum, Cervix
Rumpf, Stamm	Truncus
Brustraum	Thorax
Bauchraum	Abdomen
Bauch	Venter
Arm	obere Extremität
Bein	untere Extremität

Tabelle 1 *Gliederung des Körpers*

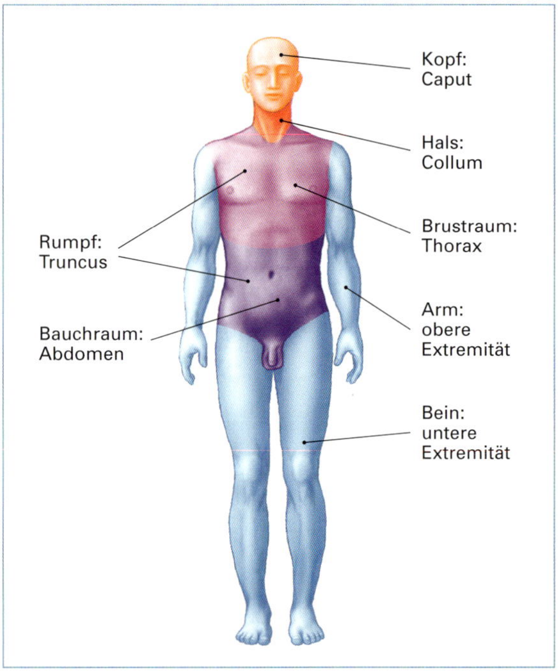

Bild 1 *Gliederung des Körpers*

1.2 Funktionelle Systeme des Körpers

Mehrere Organe des Körpers können eine gemeinsame Aufgabe haben. Nase, Luftröhre und Lunge wirken beispielsweise zusammen, um die Luft zu transportieren und den Gasaustausch zu ermöglichen. Sie gehören zu den Atmungsorganen. Organe mit derselben Aufgabe fasst man zu sogenannten **funktionellen Systemen** zusammen (Tabelle 2).

Funktionelles System	Dazugehörige Organe und Gewebe
Bewegungssystem	Muskeln, Knochen, Sehnen, Bänder
Atmungssystem	Mund, Nase, Rachen, Kehlkopf, Luftröhre, Bronchien, Lunge
Verdauungssystem	Mund, Speiseröhre, Magen, Dünndarm, Dickdarm, After, Leber, Gallenblase, Bauchspeicheldrüse
Herz-Kreislauf-System	Herz, Arterien, Venen, Kapillaren, Lymphgefäße
Abwehrsystem	Knochenmark, Leukozyten, retikuläres Bindegewebe
Harnsystem	Nieren, Harnleiter, Harnblase, Harnröhre
Fortpflanzungssystem	männliche und weibliche Geschlechtsorgane
Nervensystem	Gehirn, Rückenmark, Nerven
Sinnesorgane	Auge, Ohr, Haut, Zunge, Nase
Hormonsystem	Hirnanhangsdrüse, Schilddrüse, Hoden, Eierstock, Nebennierenmark, Nebennierenrinde, Inselzellen der Bauchspeicheldrüse

Tabelle 2 *Funktionelle Systeme*

1.3 Lage- und Richtungsbezeichnungen

Bei der Mitteilung von Befunden ist es unerlässlich, die Lage der Organe zueinander richtig anzugeben. Für die **Lage- und Richtungsbezeichnungen** hat die Medizin eine eigene Sprache entwickelt.

1.3.1 Rechts-Links-Symmetrie

Der menschliche Körper hat eine **Rechts-Links-Symmetrie**. Es gibt einen rechten und einen linken Arm, ein rechtes und ein linkes Auge, eine rechte und eine linke Niere. Eine **Verwechslung** von rechts und links kann verhängnisvoll sein. Daher muss bei jedem Befund dokumentiert werden, ob es sich um das rechte oder das linke Organ handelt.

Die richtige Zuordnung von rechts und links muss man einüben. Bezugspunkt ist der Körper des Patienten. Was beim Patienten rechts ist, liegt vom Betrachter aus gesehen links (Bild 1). Wenn man unsicher ist, sollte man in Gedanken die Abbildung vor den eigenen Körper halten. Dann ist es einfach, die Seite richtig zuzuordnen.

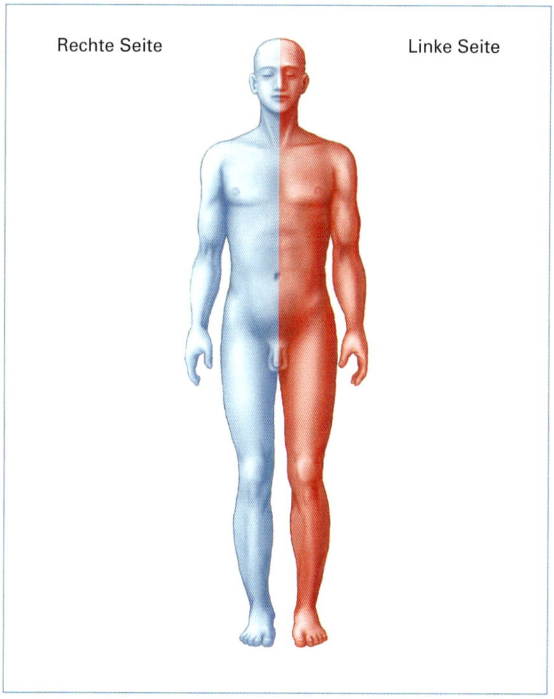

Bild 1 *Rechte und linke Seite des Körpers*

Merke

Die Bezeichnung von rechts und links muss bei jedem Befund korrekt sein. Was beim Patienten rechts ist, ist vom Betrachter aus gesehen links und umgekehrt.

1.3.2 Anatomische Ebenen

Wenn man den menschlichen Körper gedanklich in den drei Ebenen des Raumes durchschneidet, erhält man drei anatomische Ebenen. Zusätzlich gibt es eine vierte Ebene, die **Medianebene,** die von oben nach unten durch die Mitte des Körpers verläuft (Tabelle 1).

Die Angabe der Ebene hilft, eine Schichtaufnahme oder eine anatomische Abbildung zu verstehen.

Ebene	Erklärung
Frontalebene	Ebene parallel zur Stirn
Sagittalebene	von vorn nach hinten
Medianebene	mittlere Sagittalebene
Transversalebene	Ebene parallel zur Fußsohle

Tabelle 1 *Ebenen im Raum*

Entsprechend den Ebenen gibt es auch **drei Achsen**:

- Längsachse
- Querachse
- Sagittalachse

Bild 2 zeigt die Anordnung der Ebenen und der Achsen im Raum.

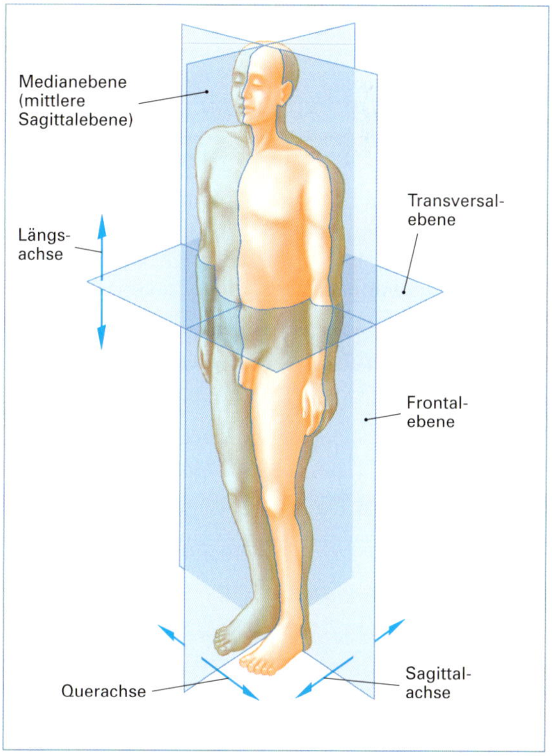

Bild 2 *Anatomische Ebenen und Achsen*

1.3.3 Lagebezeichnungen

Die Fachausdrücke für die Lagebezeichnungen an Kopf und Rumpf sind in Tabelle 1 zusammengestellt. Jeweils zwei Bezeichnungen drücken die entgegengesetzte Richtung aus und bilden ein Paar.

Fachausdruck	Erklärung	Fachausdruck	Erklärung
anterior	vorne	posterior	hinten
dexter	rechts	sinister	links
externus	außen	internus	innen
superior	oben	inferior	unten
lateral	zur Seite gelegen	medial	zur Mitte gelegen
profundus	tief	superficialis	oberflächlich
ventral	zur Bauchdecke hin gelegen	dorsal	zum Rücken hin gelegen
kranial	nach oben (Kopf) hin gelegen	kaudal	nach unten (Fuß) hin gelegen
zentral	in der Mitte	peripher	im Außenbereich

Tabelle 1 *Lagebezeichnungen an Kopf und Rumpf*

Auch an den Extremitäten gibt es Lagebezeichnungen, bei denen ebenfalls die Fachausdrücke für zwei entgegengesetzte Richtungen ein Paar bilden (Tabelle 2).

Fachausdruck	Erklärung	Fachausdruck	Erklärung
proximal	zum Rumpf hin gelegen	distal	vom Rumpf weg gelegen
radial	auf der Seite des Radius	ulnar	auf der Seite der Ulna
fibular	auf der Seite der Fibula	tibial	auf der Seite der Tibia
dorsal	auf dem Hand- oder Fußrücken	volar/palmar	auf der Handinnenfläche

Tabelle 2 *Lagebezeichnung an den Extremitäten*

2 Gewebe

Die **Zelle** ist der Grundbaustein des Körpers. Viele gleichartige Zellen bilden ein **Gewebe**. Ein oder mehrere Gewebe bilden ein Organ (Bild 1). Im Körper gibt es eine Vielzahl verschiedenartiger Gewebe, die sich **vier Grundgewebearten** zuordnen lassen (Tabelle 3):

Gewebe	Funktion
Epithelgewebe	schützende Hülle
Binde- und Stützgewebe	stützende Strukturen, körpereigene Abwehr
Muskelgewebe	aktive Bewegung
Nervengewebe	Erregungsleitung

Tabelle 3 *Grundgewebearten*

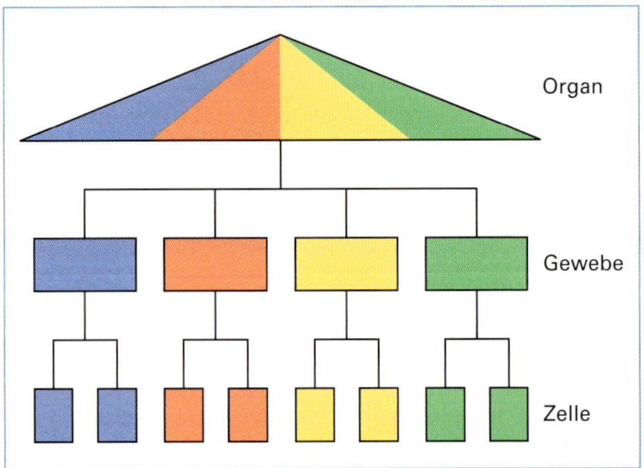

Bild 1 *Zelle – Gewebe – Organ*

Merke

Ein Gewebe ist ein Verband von Zellen mit gleichem Bau und gleicher Funktion. Ein **Organ** setzt sich aus unterschiedlichen Geweben zusammen.

2.1 Epithelgewebe

Die ursprüngliche Aufgabe des Epithelgewebes (Deckgewebe) ist es, eine schützende Hülle für den Körper zu bilden und den Kontakt mit der Umwelt zu gestalten. Daraus haben sich für einige Untergruppen des Epithelgewebes spezielle Funktionen entwickelt.

2.1.1 Oberflächenepithel

Oberflächenepithel begrenzt die Körperoberfläche nach außen und kleidet alle inneren Hohlräume aus. Hohlräume im Sinne der Anatomie sind auch sehr kleine Räume. So ist nicht nur der Magen ein Hohlraum, sondern auch ein Blutgefäß oder ein Lungenbläschen.

Das **einschichtige Plattenepithel** (Bild 1) hat flache Zellen und ist besonders dünn. Es bildet die Innenauskleidung von Blutgefäßen, Lymphgefäßen und Lungenbläschen.

Beim **Zylinderepithel** haben die Zellen die Form eines Zylinders (Bild 2). Die zur Oberfläche gekehrten Enden der Zellen können kleine Ausstülpungen (Mikrovilli) haben, die die Aufnahme von Stoffen erleichtern. Einige Zellen haben **Flimmerhaare**, mit denen feinste Partikel transportiert werden können. Zylinderepithel kommt im Dünndarm, in der Gebärmutter und in den Atemwegen vor.

Das **mehrschichtige Plattenepithel** besteht aus mehreren Lagen von Zellen. In der untersten Schicht bilden sich die Zellen neu. Von dort steigen sie langsam nach oben auf. Die obersten Zellen des Epithels werden regelmäßig abgestoßen. Alle Epithelzellen haben eine hohe Neubildungsrate.

Verhorntes Plattenepithel (Bild 3) kommt auf der äußeren Haut vor. Es ist durch eine Hornschicht zusätzlich geschützt. **Unverhorntes Plattenepithel** findet sich im Mund, in der Speiseröhre und in der Scheide.

Besonders häufig teilen sich die Zellen in den Haarfollikeln und im Darm. Deshalb kommt es bei einer Chemotherapie zu Haarausfall und zu Beschwerden im Darm.

Merke

Verhorntes Plattenepithel kommt nur in der Haut vor. Unverhorntes Plattenepithel findet sich am Übergang von Haut und Schleimhaut.

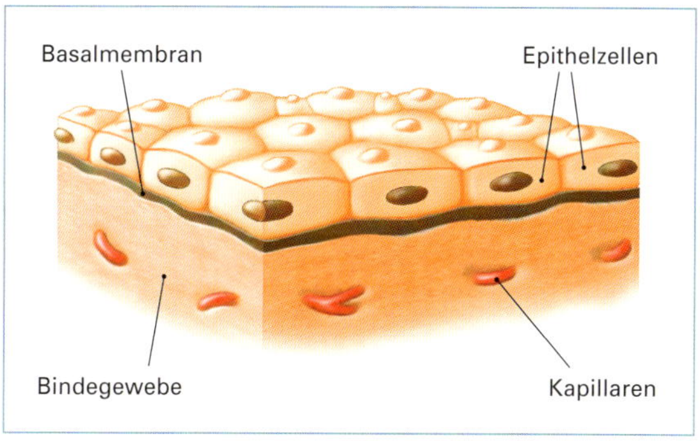

Bild 1 *Einschichtiges Plattenepithel*

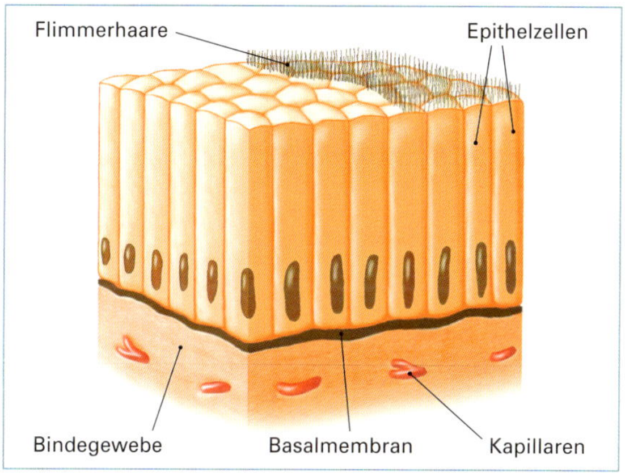

Bild 2 *Zylinderepithel*

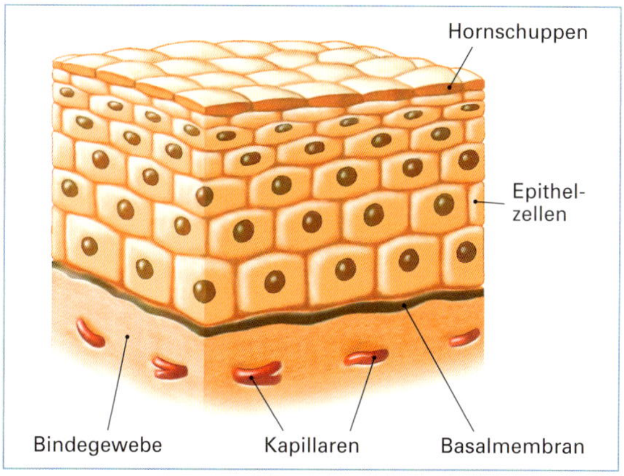

Bild 3 *Mehrschichtiges verhorntes Plattenepithel*

2.1.2 Drüsenepithel

Die Besonderheit von **Drüsenzellen** ist, dass sie Sekrete bilden. Drüsenzellen gehören zum Epithelgewebe. Je nachdem, wohin sie ihr Sekret abgeben, werden **endokrine** und **exokrine** Drüsen unterschieden.

Endokrine Drüsen

Endokrine Drüsen (Bild 1) geben ihr Sekret an ein benachbartes Blutgefäß ab. Ihr Sekret heißt **Hormon**. Über die Blutbahn gelangt es in kurzer Zeit an seinen Bestimmungsort. Hormone sind **Botenstoffe**, die an unterschiedlichen Orten im Körper wirken.

Beispiele für endokrine Drüsen:

- Schilddrüse und Nebenschilddrüsen
- Eierstöcke und Hoden
- Nebennierenrinde, Nebennierenmark
- Bauchspeicheldrüse (Inselzellen)

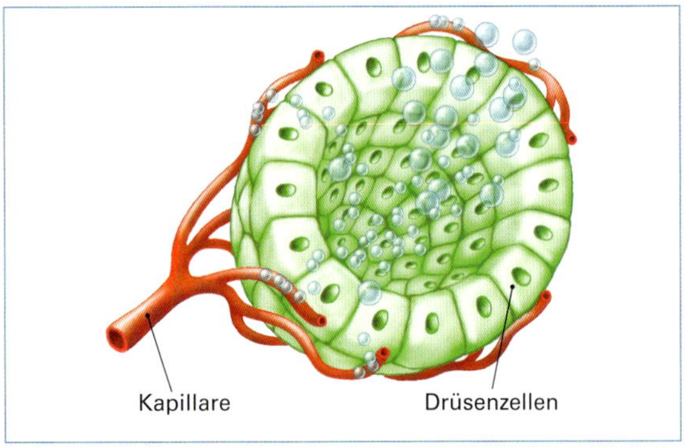

Bild 1 *Endokrine Drüse*

Merke

Endokrine Drüsen (Hormondrüsen) geben ihr Sekret an die Blutbahn ab. Die Wirkung erstreckt sich auf den gesamten Körper.

Exokrine Drüsen

Exokrine Drüsen geben ihr Sekret über einen **Ausführungsgang** ab (Bild 2). Das **Sekret** gelangt so auf eine innere oder äußere Oberfläche. Die Bauchspeicheldrüse z. B. gibt ihr Sekret über einen Ausführungsgang in den Dünndarm (innere Oberfläche) ab. Die Schweiß- und Talgdrüsen leiten ihr Sekret über einen Ausführungsgang auf die Haut (äußere Oberfläche).

Beispiele für exokrine Drüsen sind:

- Speicheldrüsen
- Talg- und Schweißdrüsen
- Tränendrüse
- Leber (als Organ, das die Galle bildet)
- Magenschleimhaut

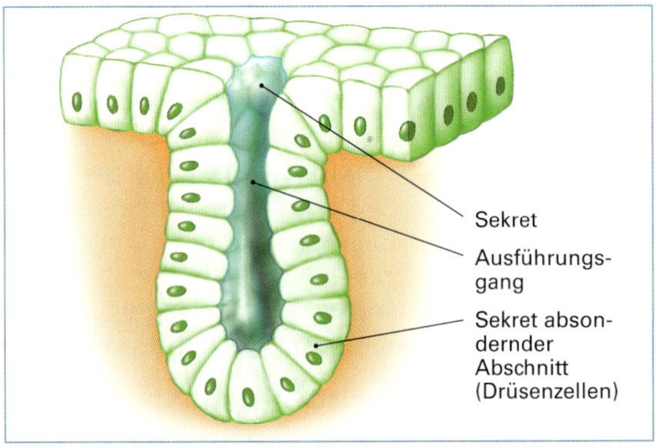

Bild 2 *Exokrine Drüse*

Merke

Exokrine Drüsen geben ihr Sekret durch einen Ausführungsgang ab. Ihre Wirkung ist lokal.

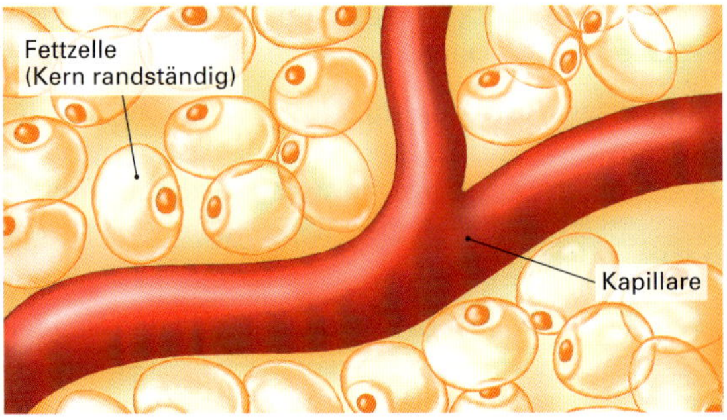

Bild 3 *Fettgewebe*

2.2 Binde- und Stützgewebe

Das Binde- und Stützgewebe kommt an vielen Stellen des Körpers mit ganz unterschiedlichen Funktionen vor (Tabelle 1, S. 153). Die verschiedenen Arten von Bindegewebe sind aus einer Grundform, dem **embryonalen Bindegewebe** hervorgegangen.

Im Epithelgewebe liegt Zelle an Zelle. Im Gegensatz dazu bilden die Zellen des Bindegewebes eine Substanz, die zwischen den Zellen liegt und deshalb **Zwischenzellsubstanz** oder **Interzellularsubstanz** genannt wird. Je nachdem, wie diese Substanz beschaffen ist, z. B. fest oder elastisch, wird das Bindegewebe verschiedenen Typen zugeordnet. Bild 3 zeigt **Fettgewebe**, bei dem die Zellen im Zytoplasma Fetttröpfchen speichern.

Merke

Die Bildung von Zwischenzellsubstanz ist ein Merkmal, das das Binde- und Stützgewebe von allen anderen Gewebearten unterscheidet.

Bindegewebsart	Eigenschaften und Aufgaben	Vorkommen
lockeres Bindegewebe	weich, kann Wasser speichern	als Füllsubstanz zwischen den Organen
straffes Bindegewebe	straff, enthält viele Fasern	Sehnen, Bänder, Organkapseln, Muskelhülle
retikuläres Bindegewebe	lockeres räumliches Netz, dient der Infektabwehr	Knochenmark, Milz, Leber, Lymphknoten
Fettgewebe	Baufett: Polster Speicherfett: Kalorienreserve	Baufett: Fußsohle, Ferse, Augenhöhle, Nieren Speicherfett: Bauch

Tabelle 1 *Eigenschaften und Vorkommen von Bindegewebsarten*

4

Knorpelgewebe

Die besondere Eigenschaft von Knorpelgewebe ist seine **Elastizität**. Das Knorpelgewebe besteht aus Knorpelzellen, den **Chondrozyten,** und der von den Chondrozyten produzierten **Interzellularsubstanz.**

Bild 1 zeigt, dass die Chondrozyten wie Inseln in der Interzellularsubstanz liegen. Nach der Beschaffenheit der Interzellularsubstanz wird der Knorpel noch einmal in **drei Gruppen** unterteilt:

- **Hyaliner Knorpel** enthält nur wenige Fasern, er sieht wie Milchglas aus. In der Embryonalentwicklung besteht das gesamte Skelett aus hyalinem Knorpel. Beim Erwachsenen kommt hyaliner Knorpel an den Gelenkflächen, in der Luftröhre, in den Bronchien und an den Rippen vor.

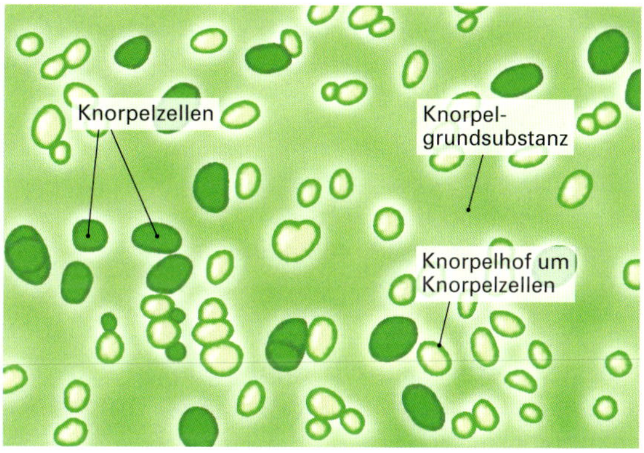

Bild 1 *Hyaliner Knorpel*

- **Elastischer Knorpel** enthält in seiner Grundsubstanz besonders viele **elastische Fasern**. Er kommt in der Ohrmuschel und im Kehlkopf vor.
- **Faserknorpel** hat einen starken Anteil von **Kollagenfasern** und ist daher besonders stabil. Er kommt in der Schambeinfuge, in den Bandscheiben und in den Menisken des Kniegelenkes vor.

Knochengewebe

Das Knochengewebe ist nach dem Zahnschmelz die härteste Substanz des Körpers. In die zunächst weiche Interzellularsubstanz werden **Kalziumsalze** eingelagert. Diese geben dem Knochen die nötige Festigkeit. Der Einbau von Kalzium in den Knochen wird von **Vitamin D** gefördert.

Drei Arten von Zellen kommen im Knochen vor:

- **Osteoblasten** bauen die Grundsubstanz des Knochens auf.
- **Osteozyten** sind ehemalige Osteoblasten, die vollständig von harter Knochensubstanz umgeben sind.
- **Osteoklasten** bauen Knochensubstanz ab.

Osteoblasten und Osteoklasten sind auch am fertigen Knochen aktiv. Daher ist der Knochen immer Auf- und Abbauvorgängen unterworfen. Im Normalfall sind beide Vorgänge im Gleichgewicht.

Am Querschnitt eines langen Röhrenknochens sieht man mit bloßem Auge von außen nach innen vier verschiedene Schichten (Bild 1 und 2):

- das **Periost:** die Knochenhaut mit Nerven und Gefäßen
- die **Kompakta:** die harte Außenschicht im Bereich des Knochenschafts
- die **Spongiosa** mit dem roten Knochenmark im Bereich der Gelenkenden und an den Übergängen zum Knochenschaft
- die **Markhöhle** mit dem gelben Knochenmark im Inneren des Knochenschafts

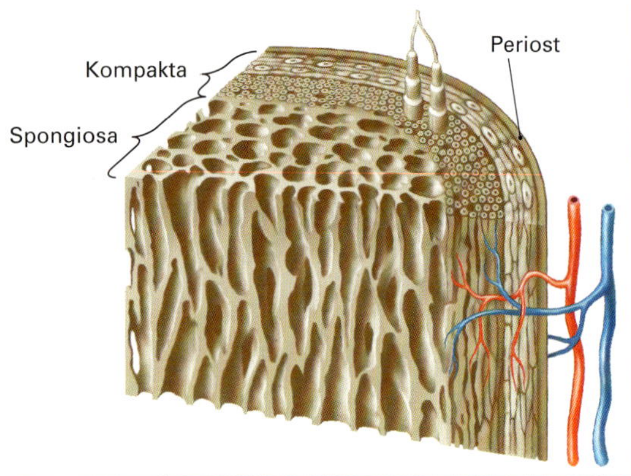

Bild 1 *Röhrenknochen Querschnitt*

Merke

Das Periost des Knochens enthält Nerven und ist daher schmerzempfindlich. Bei intramuskulären Injektionen darf das Periost deshalb nicht getroffen werden.

Am Längsschnitt eines langen Röhrenknochens kommen die folgenden Abschnitte in der angegebenen Reihenfolge vor (Bild 2):

- Epiphyse: Gelenkende des Knochens
- Epiphysenfuge: Wachstumsfuge
- Diaphyse: Knochenschaft
- Epiphysenfuge: Wachstumsfuge
- Epiphyse: Gelenkende des Knochens

Die **Epiphysen** enthalten die schwammartig aufgelockerte Knochensubstanz **Spongiosa**. In den Zwischenräumen der Spongiosa befindet sich **rotes Knochenmark.**

Das rote Knochenmark ist ein eigenständiges Organ zur **Blutbildung.** Außer in den Epiphysen kommt es in den platten Knochen wie Brustbein, Schulterblatt, Wirbelköper und Beckenknochen vor.

Die **Diaphyse** enthält **gelbes Knochenmark,** das **verfettet** und **nicht mehr aktiv** ist.

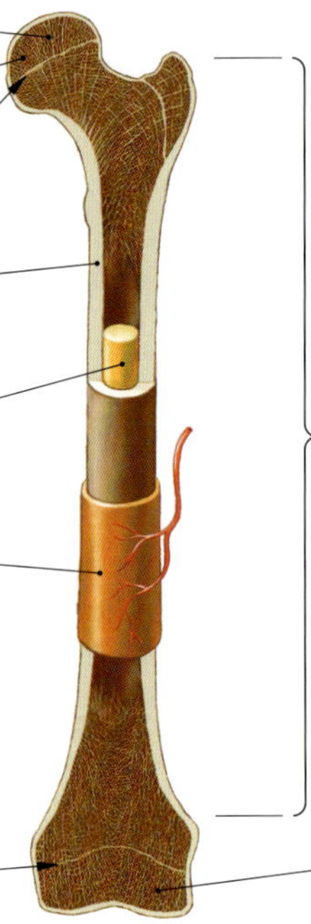

Bild 2 *Längsschnitt durch den Oberschenkelknochen*

Die **Epiphysenfuge** besteht aus Knorpel und ist die **Wachstumszone** des Knochens. Beim **Längenwachstum** wird zuerst Knorpel gebildet, der anschließend verknöchert. Solange die Epiphysenfuge noch nicht verknöchert ist, kann der Knochen in die Länge wachsen. In der **Pubertät** schließen sich unter dem Einfluss der Geschlechtshormone die Wachstumsfugen. Damit ist das Längenwachstum beendet.

Merke

Rotes Knochenmark kommt in der Epiphyse der Röhrenknochen, im Brustbein, im Schulterblatt, in Wirbelkörpern und im Beckenknochen vor. Seine Aufgabe ist die Blutbildung.
Gelbes Knochenmark kommt in der Diaphyse des Röhrenknochens vor. Es ist verfettet und nicht aktiv.

2.3 Muskelgewebe

Muskelgewebe hat die Fähigkeit, sich zusammenzuziehen. Die aktive Verkürzung von Muskelfasern wird als **Kontraktion** bezeichnet. Unter dem Elektronenmikroskop ist erkennbar, dass sich bei der Kontraktion zwei Arten von Eiweißfäden, **Aktin** und **Myosin**, ineinander schieben (Bild 1). Dieser Prozess wird von dem Eiweißmolekül **Troponin** reguliert.

Bei der Muskeltätigkeit wird Energie verbraucht. Die **Energiegewinnung** im Muskel erfolgt, wie in allen Zellen, in den **Mitochondrien**. Dort wird die energiereiche Verbindung **ATP** (Adenosintriphosphat) aufgebaut. Der Aufbau von ATP ist nur möglich, wenn der Zelle ausreichend **Glukose** (Traubenzucker) zur Verfügung steht.

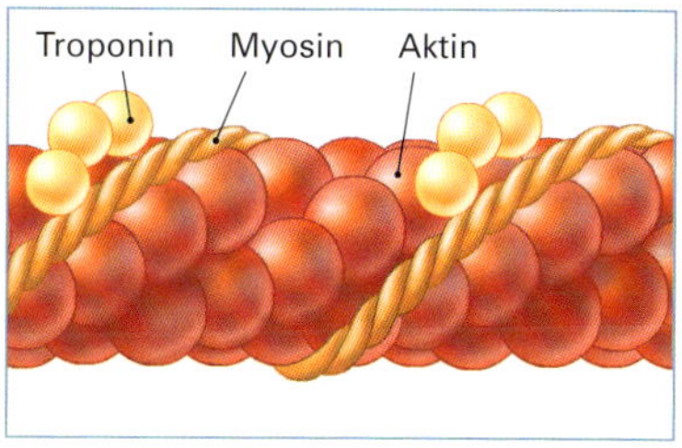

Bild 1 *Aktin, Myosin und Troponin*

Nach dem histologischen Aufbau und der Funktion werden drei Arten von Muskelgewebe unterschieden:

- quergestreifte Skelettmuskulatur
- glatte Eingeweidemuskulatur
- quergestreifte Herzmuskulatur

Quergestreifte Muskulatur

Die quergestreifte Muskulatur weist im mikroskopischen Bild eine Querstreifung auf (Bild 2). Sie kommt in den Muskeln des Bewegungsapparates vor und heißt darum auch **Skelettmuskulatur.**

Der quergestreifte Muskel arbeitet schnell. Er ist dem Willen unterworfen, das heißt, dass er bewusst gesteuert werden kann.

Zur quergestreiften Muskulatur gehören auch die Zunge, die Muskeln des Kehlkopfes und das Zwerchfell.

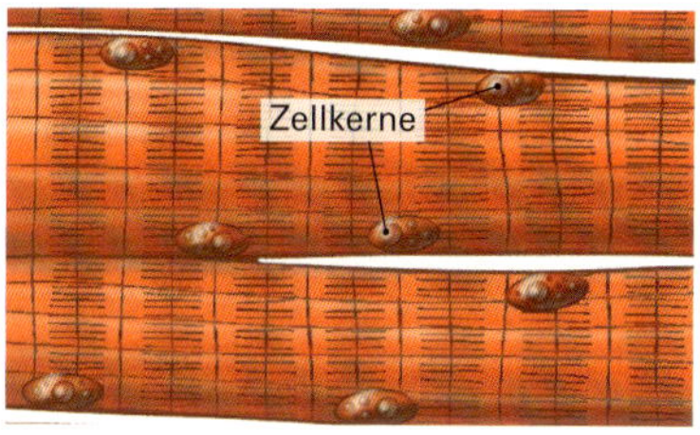

Bild 2 *Quergestreifte Muskulatur*

Glatte Muskulatur

Die glatte Muskulatur hat keine Querstreifung (Bild 3). Sie kommt in den **inneren Organen** vor, z. B. in den Wänden der Verdauungsorgane, in den Bronchien, in der Gebärmutter und in den Arterien.

Der glatte Muskel arbeitet weniger schnell als der quergestreifte. Seine Tätigkeit ist **unwillkürlich**. Er wird von den vegetativen Nerven gesteuert. In den Verdauungsorganen und in den ableitenden Harnwegen können glatte Muskeln sich rhythmisch zusammenziehen. Diese Bewegung heiß **Peristaltik.**

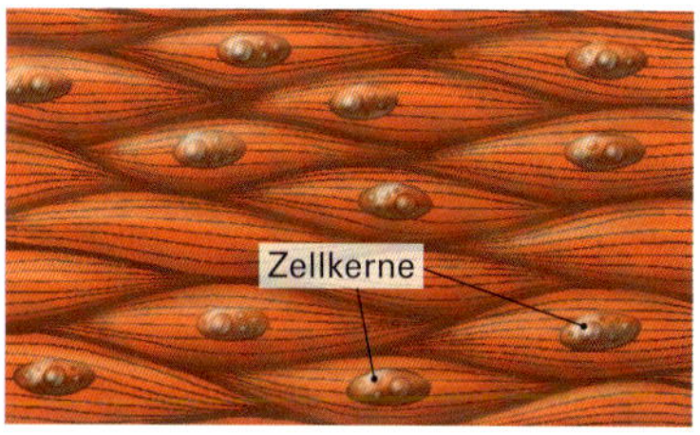

Bild 3 *Glatte Muskulatur*

Herzmuskulatur

Die Herzmuskulatur ist quergestreift (Bild 4). Sie kommt nur im Herzen vor. Trotz der **Querstreifung** ist die Herzmuskulatur nicht dem Willen unterworfen.

Unter allen Muskeln des Körpers hat allein der Herzmuskel die Fähigkeit, die **elektrischen Impulse**, die für jede Muskeltätigkeit nötig sind, selbst zu bilden und fortzuleiten. Er ist damit von der Tätigkeit des Gehirns unabhängig. Das wird auch als **Autonomie der Herztätigkeit** bezeichnet. Die Herztätigkeit kann aber an die jeweiligen Bedürfnisse des Organismus angepasst werden. Das geschieht durch die vegetativen Nerven Sympathikus und Parasympathikus.

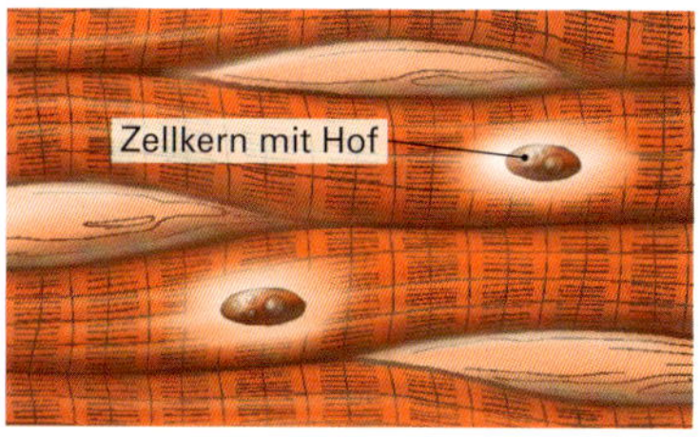

Bild 4 *Herzmuskulatur*

4

2.4 Nervengewebe

Nerven haben die Aufgabe, **Reize** aufzufangen und weiterzuleiten. Nervenzellen gibt es nur im **Gehirn**, im **Rückenmark** und in den **Ganglien** (Nervenknoten). Die Ausläufer der Nervenzellen bilden die Nerven. Diese kommen im ganzen Körper vor.

Die Nervenzelle besteht aus dem Zellkörper und ihren Fortsätzen, den Dendriten und dem Neuriten (Bild 1). Die **Dendriten** leiten Informationen (Nervenimpulse) von benachbarten Nervenzellen oder von Sinnesorganen an die Zelle weiter. Diese werden im Zellkörper der Nervenzelle verarbeitet.

Der daraus resultierende Impuls wird über den **Neuriten** zu anderen Zellen weitergeleitet. Eine Nervenzelle hat **viele Dendriten**, aber nur **einen Neuriten**. Sie kann daher durch die Dendriten eine Vielzahl von Informationen aufnehmen, aber nach der Verarbeitung nur **eine** Botschaft durch den Neuriten abgeben.

Die Kontaktstelle zwischen zwei Nerven oder zwischen Nerv und Muskel heißt **Synapse**. Beim Muskel wird sie auch motorische Endplatte genannt. Diese Kontaktstelle ist nicht völlig geschlossen. Sie wird durch den **synaptischen Spalt** unterbrochen.

Die Reizleitung im Nerven erfolgt bis zur Synapse elektrisch. An der **Synapse** wird der Reiz mithilfe einer chemischen Substanz, dem **Neurotransmitter,** weitergeleitet (Bild 2). Neurotransmitter befinden sich in den synaptischen Bläschen. Diese wandern zur präsynaptischen Membran, verschmelzen mit der Membran und setzen die Neurotransmitter in den synaptischen Spalt frei. Die postsynaptische Membran nimmt die Transmitter auf und wandelt sie wieder in elektrische Reize um.

Der Neurotransmitter wird in der Synapse gebildet und überquert den synaptischen Spalt. Auf der anderen Seite der Synapse erfolgt die Reizleitung wieder elektrisch.

Die Bildung, die Ausschüttung und der Abbau von Neurotransmittern sind sehr genau aufeinander abgestimmt. Eine Veränderung der Konzentration von Neurotransmittern führt zu krankhaften Störungen. So verursacht **Dopaminmangel** die **Parkinson-Krankheit** (Morbus Parkinson).

Die bekanntesten **Neurotransmitter** sind :

- Adrenalin
- Noradrenalin
- Dopamin
- Serotonin
- Acetylcholin

Merke

Neurotransmitter sind chemische Substanzen, die an der Synapse den Reiz weiterleiten.

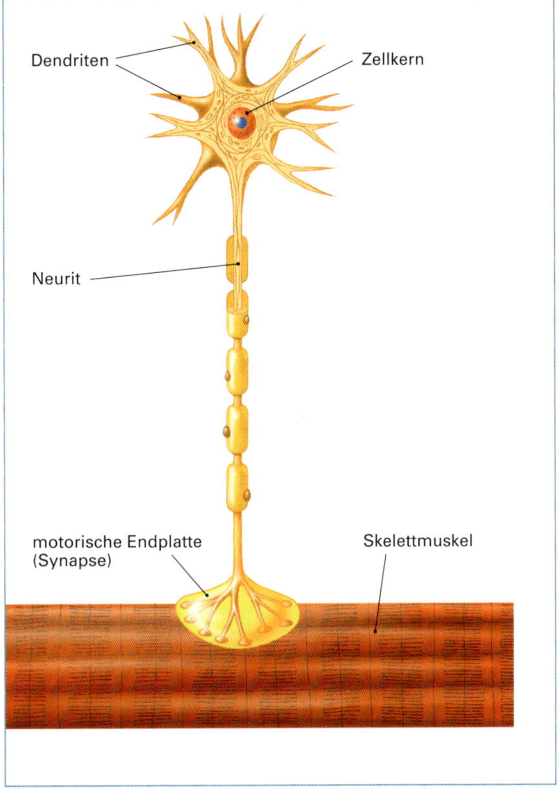

Bild 1 *Nervenzelle*

Neurotransmitter und Hormone

Adrenalin und **Noradrenalin** werden als **Neurotransmitter** in den Nervenzellen gebildet. Sie werden aber auch von der Nebenniere gebildet und sind als **Stresshormone** bekannt. Daraus wird deutlich, dass die beiden Informationssysteme „Hormone" und „Nerven" eng miteinander verknüpft sind.

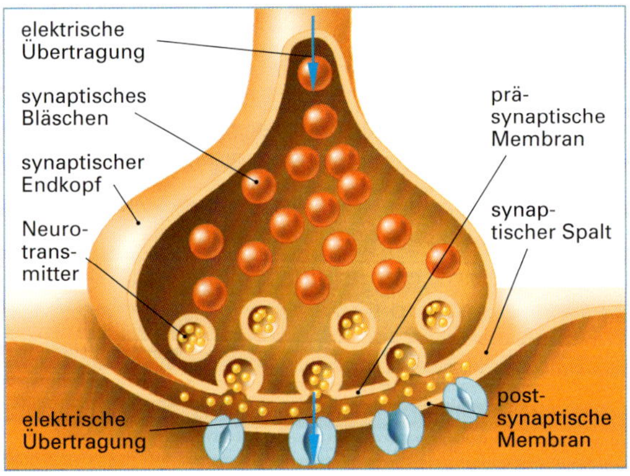

Bild 2 *Synapse*

3 Bewegungsapparat

Ein intakter Bewegungsapparat ist eine wichtige Voraussetzung dafür, gesund und aktiv zu leben. **Krankheiten** und **Verletzungen** des Bewegungsapparates schränken die Beweglichkeit ein. Das kann schnell dazu führen, dass die **körperliche Aktivität** insgesamt nachlässt. Dadurch werden auch andere Organsysteme, wie das **Herz-Kreislauf-System** in Mitleidenschaft gezogen. Mangel an Bewegung verstärkt eine depressive Stimmung.

Der **Bewegungsapparat** besteht aus Knochen, Gelenken, Sehnen, Bändern und Muskeln. Die Muskeln bilden den **aktiven Bewegungsapparat**, weil sie aktiv Bewegungen ausführen können. Alle anderen Bestandteile werden als **passiver Bewegungsapparat** bezeichnet, weil sie passiv bewegt werden.

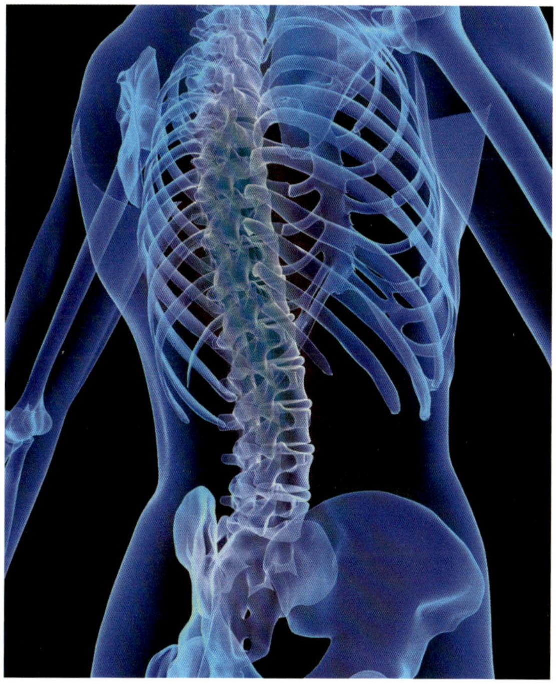

Bild 1 *Skelett – Stütze des Körpers*

3.1 Knochen

Die Gesamtheit aller Knochen wird als **Skelett** bezeichnet. Schon auf **Ultraschallbildern** des **Fötus** im Mutterleib kann man das Skelett erkennen. Es besteht in diesem Stadium noch aus **Knorpel**. Erst allmählich bilden sich aus den knorpeligen Vorstufen die **Knochen** (Bild 1).

Beim Neugeborenen ist ein großer Teil der Skelettknochen noch nicht verknöchert. Zwischen den Schädelknochen gibt es tastbare Knochenlücken, die **große** und die **kleine Fontanelle**. Bis zur Pubertät wächst das Skelett.

Für die Knochenbildung werden **Mineralstoffe**, vor allem **Kalzium**, gebraucht. Außerdem ist **Bewegung** ein wichtiger Anreiz für die Bildung und Erhaltung des Knochens.

Neben der Stabilisierung des Körpers haben Knochen noch eine andere Aufgabe, nämlich die **Blutbildung** im roten Knochenmark. Die Blutbildung hat nichts mit der Funktion der Knochen als Stützorgan zu tun. Die blutbildenden Zellen, die wie die Knochenzellen zum Binde- und Stützgewebe gehören, sind in den Hohlräumen des Knochens untergebracht.

Der Körper des Erwachsenen besteht aus 206 Knochen, die alle eine eigene **Fachbezeichnung** haben. In Tabelle 1 sind die deutschen und die lateinischen Bezeichnungen von wichtigen Knochen aufgeführt.

Merke

Der passive Bewegungsapparat besteht aus Knochen, Gelenken, Sehnen und Bändern.
Der aktive Bewegungsapparat besteht aus den Muskeln.

Deutsch	Latein
Schlüsselbein	Clavicula
Schulterblatt	Scapula
Brustbein	Sternum
Rippe	Costa
Oberarmknochen	Humerus
Speiche	Radius
Elle	Ulna
Handwurzel	Carpus
Mittelhand	Metacarpus
Finger	Digitus
Hüftbein	Os coxae
Oberschenkelknochen	Femur
Kniescheibe	Patella
Schienbein	Tibia
Wadenbein	Fibula
Sprungbein	Talus
Fersenbein	Calcaneus
Mittelfuß	Metatarsus
Zehe	Digitus pedis

Tabelle 1 *Bezeichnungen von Knochen*

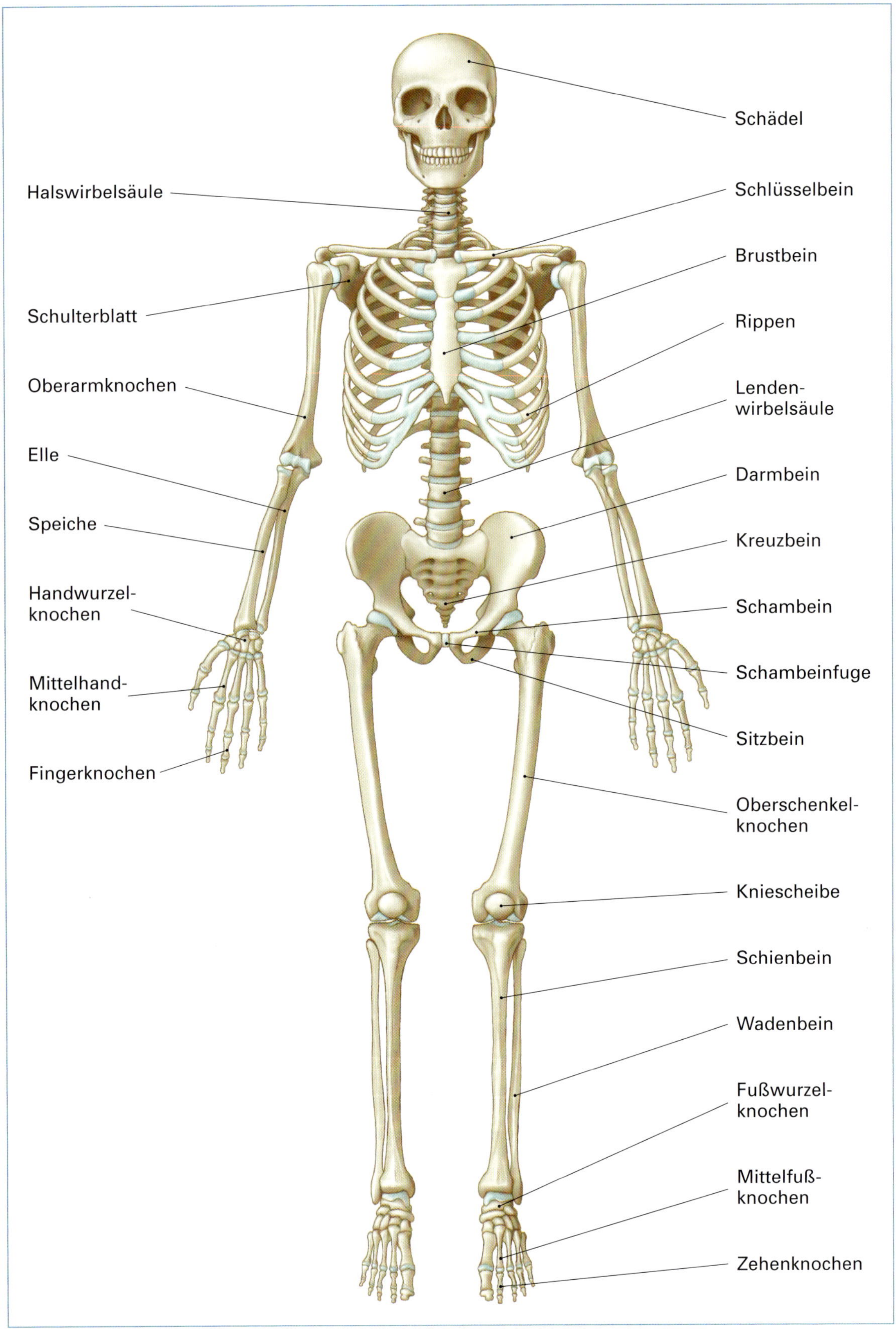

Bild 1 *Skelett von vorne*

3.1.1 Schädel

Der Schädel schützt das Gehirn und bildet die knöcherne Grundlage des Gesichts. Man unterscheidet zwischen **Hirnschädel** und **Gesichtsschädel.**

Hirnschädel

Der Hirnschädel umschließt als harte knöcherne Kapsel das Gehirn. Der Boden des Hirnschädels ist die **Schädelbasis**. Die Schädelbasis hat verschiedene Öffnungen für den Durchtritt von **Nerven** und **Gefäßen**. Durch die größte Öffnung, das **große Hinterhauptsloch** (Foramen magnum), tritt das Rückenmark, das an dieser Stelle in das Gehirn übergeht.

Ein **Schädelbasisbruch** (Fraktur der Schädelbasis) ist deshalb so gefährlich, weil Blutgefäße, Nerven und das Rückenmark verletzt werden können.

Die vollständige Umhüllung durch Knochen ist ein **Schutz** für das Gehirn. Dieser Knochenpanzer kann aber bei einer **Verletzung** oder **Entzündung** des Gehirns, die mit einer Schwellung einhergeht, zum Nachteil werden. Das Gehirn kann sich nicht ausdehnen, und es kommt zu einer gefährlichen Erhöhung des **Hirndrucks**.

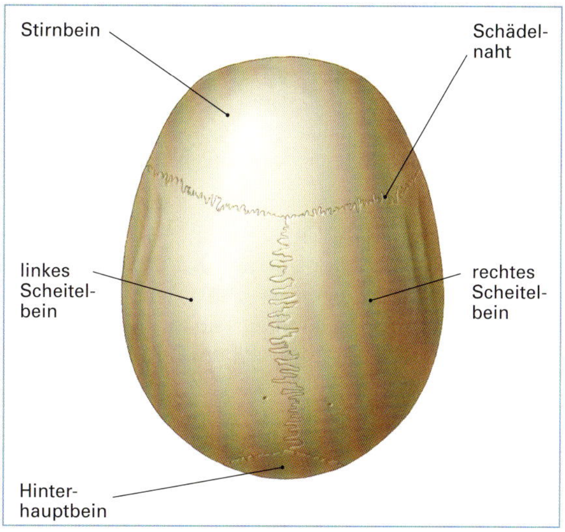

Bild 1 *Schädeldach beim Erwachsenen*

Das **Schädeldach** besteht aus folgenden Knochen (Bild 1):

- Stirnbein (Os frontale)
- Scheitelbein (Os parietale)
- Schläfenbein (Os temporale)
- Hinterhauptbein (Os occipitale)

Diese Knochen sind beim **Säugling** nur durch Bindegewebe verbunden. Daher ist der Säuglingsschädel bei der Geburt verformbar. Die Lücken zwischen den Schädelknochen heißen **Fontanellen.** Die große Fontanelle schließt sich im zweiten Lebensjahr, die kleine Fontanelle schon früher.

Beim Erwachsenen ist der Schädel vollständig verknöchert. Es ist aber noch erkennbar, wo die Knochen zusammengewachsen sind. Diese feinen Linien heißen **Schädelnähte.**

Gesichtsschädel

Der Gesichtsschädel ist die knöcherne Grundlage des Gesichts (Bild 2a und 2b).

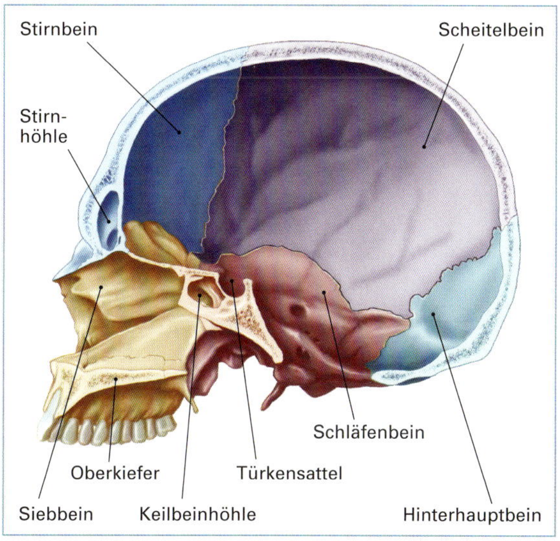

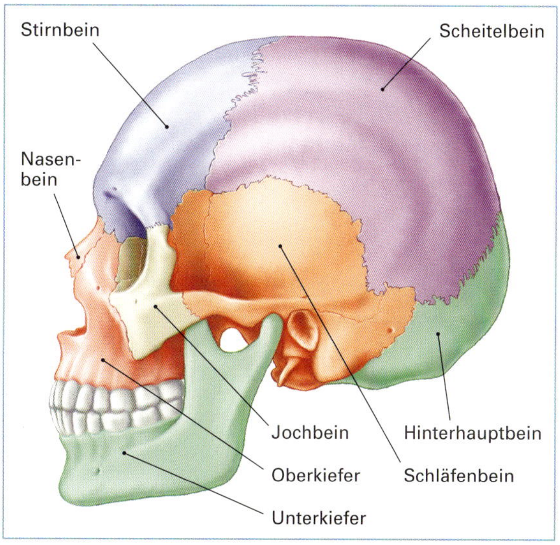

Bild 2 a) *Schädel im Längsschnitt,* **b)** *Schädel von der Seite*

Zum Gesichtsschädel gehören auch die Knochen, die die **Nasennebenhöhlen** bilden (Bild 1).

Die Nasennebenhöhlen sind Hohlräume im Knochen, die mit Schleimhaut ausgekleidet sind. Sie stehen in Verbindung mit der Nasenhaupthöhle.

Es gibt folgende Nasennebenhöhlen:

- Stirnhöhle (Sinus frontalis)
- Kieferhöhle (Sinus maxillaris)
- Siebbeinzellen (Cellulae ethmoidales)
- Keilbeinhöhle (Sinus sphenoidalis)

Die **Augenhöhle** (Orbita) enthält den **Augapfel** (siehe S. 40). Die knöcherne Umrahmung schützt das empfindliche Organ vor Verletzungen. Das Fettgewebe an der Rückseite des Augapfels dient als Polster. Durch eine Knochenlücke im hinteren Teil der Orbita tritt der **Sehnerv**, der den Augapfel mit dem Gehirn verbindet.

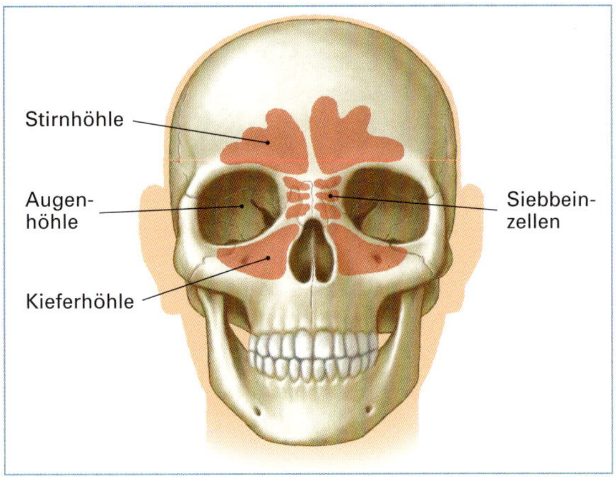

Bild 1 *Nasennebenhöhlen und Augenhöhlen*

3.1.2 Wirbelsäule

Die Wirbelsäule (Columna vertebralis) besteht aus 33 Wirbeln und den dazwischen liegenden Bandscheiben (Bild 2). Sie bildet die **Längsachse** des menschlichen Körpers.

Der **Schultergürtel** und der **Beckengürtel** verbinden die Wirbelsäule mit den **Extremitäten.**

Die Wirbelsäule ist kein gerader Stab, sondern sie ist von der Seite gesehen in **Doppel-S-Form** gebogen. Aufgrund dieser Form kann sie mitschwingen und beim Springen und Laufen den Stoß abfedern.

Die Krümmung nach vorn (ventral) heißt **Lordose**. Sie kommt im Hals- und Lendenbereich vor.

Die Krümmung der Wirbelsäule nach hinten (dorsal) heißt **Kyphose.** Sie kommt im Brustbereich vor.

Im Inneren der Wirbelsäule verläuft das **Rückenmark.** Es ist Teil des **zentralen Nervensystems** und gehört damit nicht zum Bewegungsapparat. Dennoch geht es mit der Wirbelsäule eine enge Verbindung ein. Verletzungen der Wirbelsäule können auch das Rückenmark schädigen. Die Folge ist im schlimmsten Fall eine **Querschnittslähmung**.

Die Wirbelsäule gliedert sich in fünf Abschnitte (siehe auch Tabelle 1, S. 161):

- Halswirbelsäule
- Brustwirbelsäule
- Lendenwirbelsäule
- Kreuzbein
- Steißbein

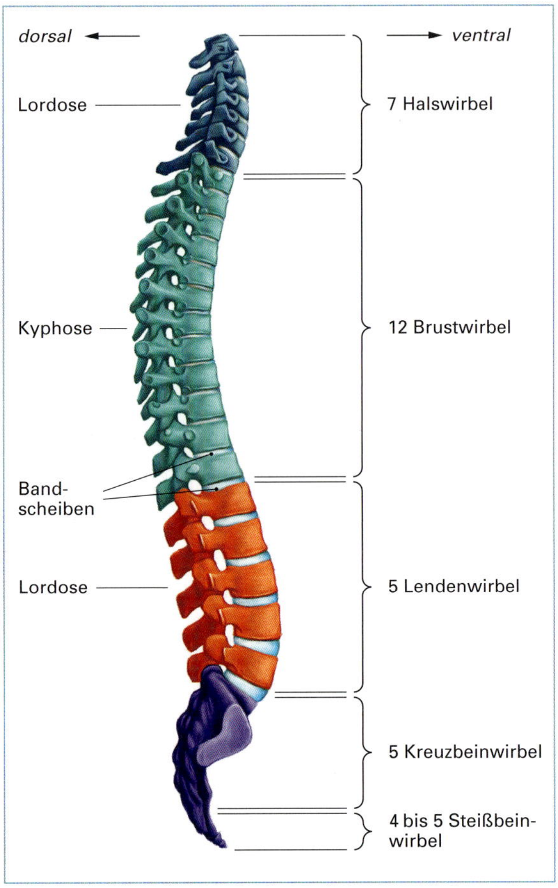

Bild 2 *Wirbelsäule*

Merke

Hyperlordose - Hohlkreuz, übermäßige Lordose im Lendenbereich
Hyperkyphose - Rundrücken, übermäßige Kyphose im Brustbereich

Merke

Die Krümmung der Wirbelsäule nach ventral heißt Lordose, die Krümmung der Wirbelsäule nach dorsal heißt Kyphose.

Abschnitt der Wirbelsäule	Kurzform der Wirbel	Zahl der Wirbel
Halswirbelsäule HWS	C1 – C7	7 Wirbel
Brustwirbelsäule BWS	Th1 – Th12	12 Wirbel
Lendenwirbelsäule LWS	L1 – L5	5 Wirbel
Kreuzbein	———	5 Wirbel, miteinander verwachsen
Steißbein	———	4 bis 5 sehr kleine Wirbel

Tabelle 1 *Aufbau der Wirbelsäule*

Unabhängig davon zu welchem Abschnitt der Wirbelsäule sie gehören, haben alle Wirbel grundsätzlich denselben Aufbau. Sie bestehen aus dem **Wirbelkörper** und dem **Wirbelbogen**. Vom Wirbelbogen gehen die Fortsätze des Wirbels ab (Bild 1):

- 1 Dornfortsatz
- 2 Querfortsätze
- 4 Gelenkfortsätze

Der Wirbelbogen umschließt das **Wirbelloch.** Die Wirbellöcher bilden in ihrer Gesamtheit den **Wirbelkanal**, in dem das **Rückenmark** verläuft.

Die Größe der Wirbel nimmt von oben nach unten zu, die Steilheit der nach hinten herausragenden **Dornfortsätze** nimmt von oben nach unten ab.

Die beiden ersten Halswirbel unterscheiden sich in ihrem Aufbau von den anderen (Bild 2). Der oberste, der **Atlas**, ist nur ein unebener Knochenring ohne Wirbelkörper.

Beim zweiten Halswirbel, **Axis**, hat der Wirbelkörper die Form eines Stiftes, der durch den Ring des Atlas greift (Bild 2). Der Atlas dreht sich um diesen **Zahn** (Dens axis) wie um eine Achse.

Die Berührungsflächen von Atlas und Schädelbasis sind auf jeder Seite nicht größer als eine Fingerkuppe. Die weitere Sicherung des Gelenks übernehmen Muskeln, Sehnen und Bänder.

Zwischen den Querfortsätzen der Wirbelkörper sind Aussparungen vom oberen und unteren Wirbel, die zusammen jeweils eine runde Durchtrittsstelle für die Spinalnerven bilden. Die **Spinalnerven** treten aus dem vorderen und hinteren Teil des Rückenmarks aus und vereinigen sich, kurz bevor sie durch das **Zwischenwirbelloch** treten. Sie bilden zusammen den peripheren Nerven.

Zwischen je zwei Wirbelkörpern befindet sich eine **Bandscheibe** (Discus intervertebralis). Diese besteht aus Faserknorpel. Sie ist elastisch und gleichzeitig widerstandsfähig gegen Druck. In der Nähe des Wirbelkanals befindet sich in jeder Bandscheibe ein **Gallertkern.**

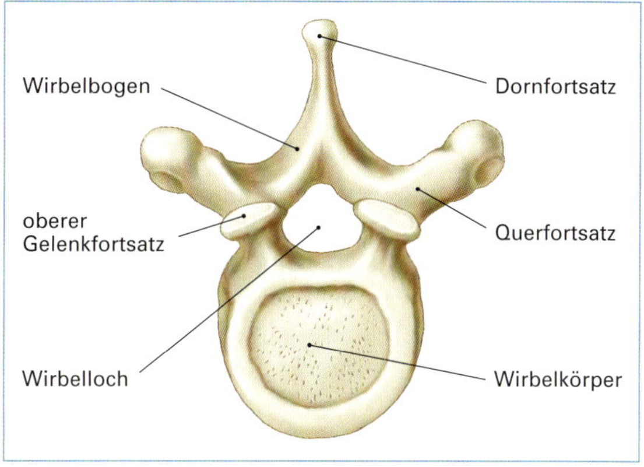

Bild 1 *Wirbel*

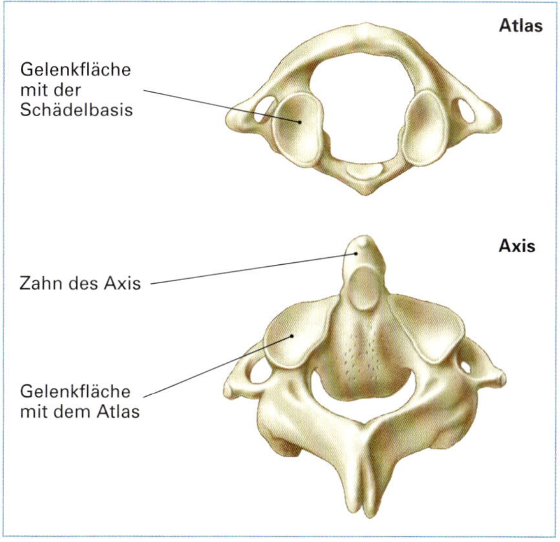

Bild 2 *Atlas und Axis*

Merke

Jeder der Wirbel hat sieben Fortsätze: einen Dornforsatz, zwei Querfortsätze und vier Gelenkfortsätze.

3.1.3 Schultergürtel

Der Schultergürtel verbindet die Arme mit der Wirbelsäule (Bild 1). Das Schulterblatt bildet die Pfanne des Schultergelenks.

Zum Schultergürtel gehören:

- rechtes und linkes Schulterblatt (Scapula)
- rechtes und linkes Schlüsselbein (Clavicula)

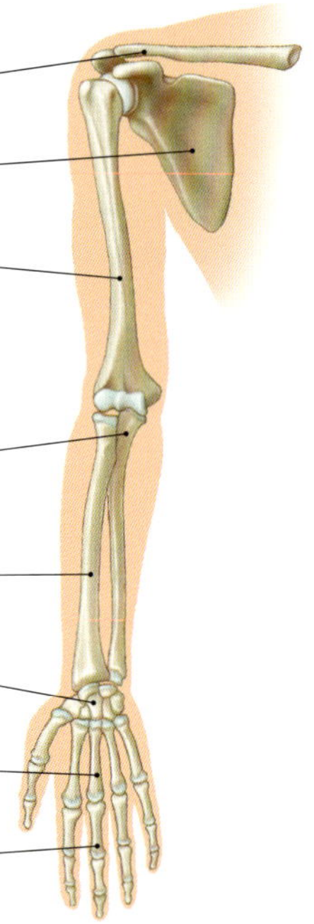

Bild 1 *Schulter und obere Extremität*

3.1.4 Obere Extremität

Der Arm und die Hand bilden die obere Extremität. Sie besteht aus folgenden Knochen (Bild 1):

- Oberarmknochen (Humerus)
- Elle (Ulna)
- Speiche (Radius)
- Handwurzelknochen (Carpus)
- Mittelhandknochen (Metacarpus)
- Fingerknochen (Digiti)

Der Kopf des **Oberarmknochens** (Humerus) bildet zusammen mit dem **Schulterblatt** das **Schultergelenk**. Das distale Ende des Oberarmknochens bildet zusammen mit der Elle die Gelenkfläche des Ellenbogengelenkes. Die beiden Unterarmknochen **Elle** (Ulna) und **Speiche** (Radius) sind auf ihrer ganzen Länge durch eine feste sehnige Membran (nicht abgebildet) verbunden.

Die Speiche kann sich am proximalen Ende um die Elle drehen. Das ermöglicht die Umwendbewegung der Hand (Pronation). Diese Bewegung wird ebenfalls im Ellenbogengelenk ausgeführt, und zwar im Gelenk zwischen Elle und Speiche. Sie wirkt aber wie eine Bewegung des Handgelenks.

Bei der **Supination** zeigt die **Handfläche** nach oben, Elle und Speiche stehen parallel. Bei der **Pronation** zeigt der **Handrücken** nach oben, Elle und Speiche überkreuzen sich.

Am distalen Ende des Unterarms sind Elle und Speiche durch das Handgelenk mit den Handwurzelknochen verbunden. Die Handwurzel besteht aus acht kleinen, unregelmäßig geformten Knochen, die wie ein Mosaik zusammenliegen (Bild 2). Dadurch, dass die Handwurzel aus vielen kleinen Knochen besteht, ist sie verformbar und wenig frakturgefährdet.

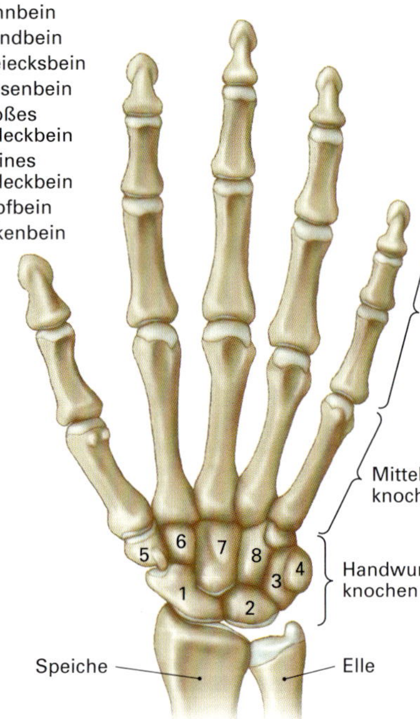

Bild 2 *Knochen der Hand*

Merke

Die **Handwurzel** besteht aus acht kleinen, unregelmäßig geformten Knochen, den Handwurzelknochen.

3.1.5 Brustkorb

Der knöcherne **Brustkorb** (Thorax) besteht aus folgenden Knochen (Bild 1):

- Brustwirbelsäule
- 12 Rippenpaare (Costae)
- Brustbein (Sternum)

Das Brustbein ist durch Knorpel – und daher elastisch – mit den Rippen verbunden. Es ist wichtig, die Lage des Brustbeins zu kennen, da es bei der **Herzdruckmassage** gedrückt wird. Die **12 Rippenpaare** lassen sich einteilen in:

- **7 echte Rippenpaare** mit einer direkten Knorpelverbindung zum Brustbein
- **3 falsche Rippenpaare** mit einer indirekten Knorpelverbindung zum Brustbein
- **2 freie Rippenpaare** ohne Verbindung zum Brustbein

Der Brustkorb hebt und senkt sich bei der **Atmung** durch die **Zwischenrippenmuskeln**. Durch den Verlauf der Rippen nach unten nimmt das **Thoraxvolumen** bei der **Einatmung** zu und bei der **Ausatmung** wieder ab.

Merke

Bei der Einatmung nimmt das Volumen des Thorax zu, bei der Ausatmung nimmt es wieder ab.

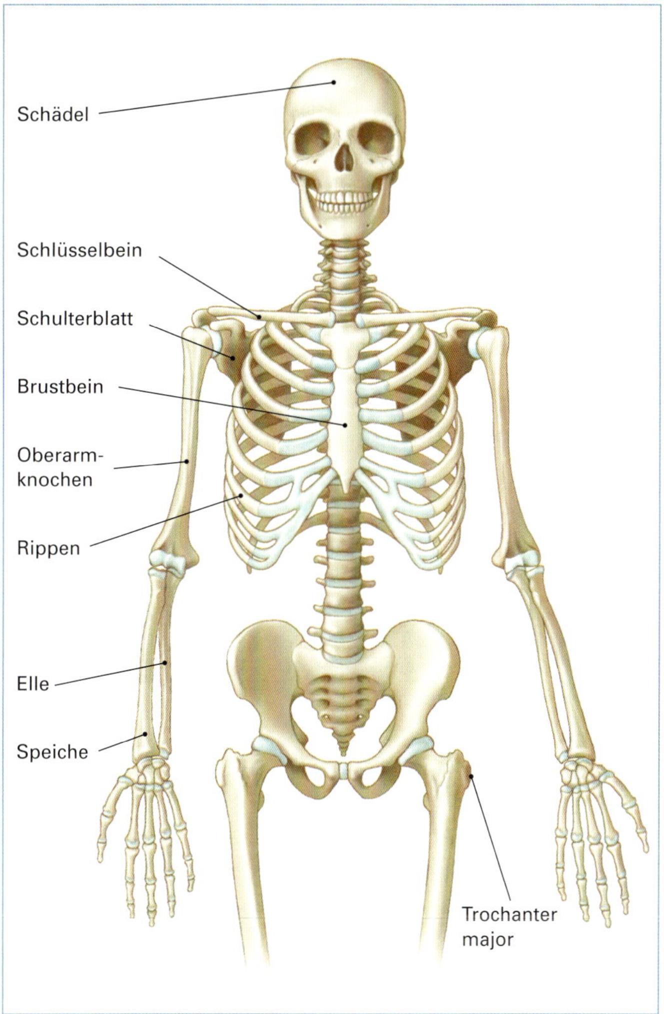

Bild 1 *Schultergürtel, Brustkorb und Becken*

3.1.6 Beckengürtel

Der **Beckengürtel** ist ein knöcherner Ring. Er besteht aus dem rechten und linken Hüftbein und dem Kreuzbein (Bild 2).

Das **Hüftbein** (Os coxae) besteht aus drei Knochen:

- **Darmbein** (Os ilei)
- **Sitzbein** (Os ischii)
- **Schambein** (Os pubis)

Die beiden Schambeine sind vorne durch eine Knorpelfuge, die **Schambeinfuge** (Symphyse), miteinander verbunden.

Das **Kreuzbein** ist mit dem rechten und linken Hüftbein durch ein straffes Gelenk, das **Kreuzbein-Darmbein-Gelenk**, verbunden. In diesem Gelenk sind nur geringe Bewegungen möglich. Das Hüftbein bildet die Pfanne des Hüftgelenks.

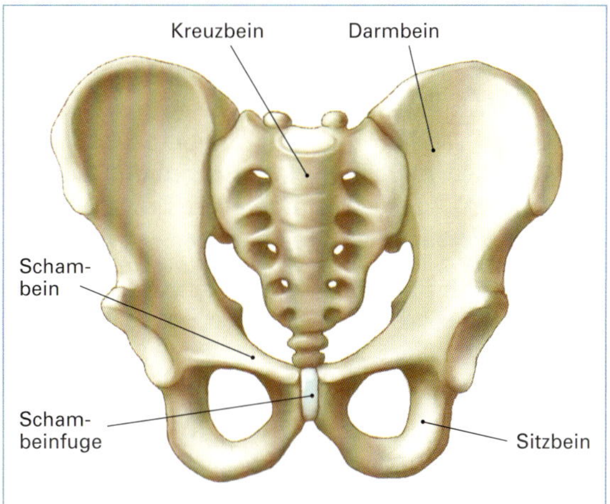

Bild 2 *Knochen des Beckengürtels*

3.1.7 Untere Extremität

Die Knochen der unteren Extremität setzen sich von oben nach unten wie folgt zusammen (Bild 1):

- Oberschenkelknochen (Femur)
- Schienbein (Tibia)
- Wadenbein (Fibula)
- Kniescheibe (Patella)
- Fußwurzelknochen (Tarsus)
- Mittelfußknochen (Metatarsus)
- Zehenknochen

Der Oberschenkelknochen bildet den Kopf des **Hüftgelenkes**. Das Gelenkende ist gegen den Schaft des Knochens abgewinkelt. Dieser Abschnitt heißt **Oberschenkelhals**. Er ist besonders frakturgefährdet. Am Übergang vom Oberschenkelhals zum Schaft des Oberschenkels befindet sich ein tastbarer Knochenvorsprung, der **Trochanter major** (siehe S. 163 Bild 1).

Der Oberschenkelknochen bildet zusammen mit dem Schienbein das Kniegelenk. Das Wadenbein ist am Kniegelenk nicht beteiligt.

Das **Kniegelenk** ist großen Belastungen durch das Körpergewicht und durch Bewegung ausgesetzt. Es wird durch zusätzliche **Bänder** verstärkt:

- Seitenbänder an den Außenseiten
- Kreuzbänder im Inneren des Gelenkes

Die Gelenkpfanne wird durch zwei halbmondförmige Knorpelscheiben, die **Menisken** ergänzt. Menisken kommen nur im Kniegelenk vor.

Merke

Der Oberschenkelhals ist gegen den Schaft des Oberschenkelknochens abgewinkelt. An dieser Stelle ist das Risiko für Frakturen besonders hoch.

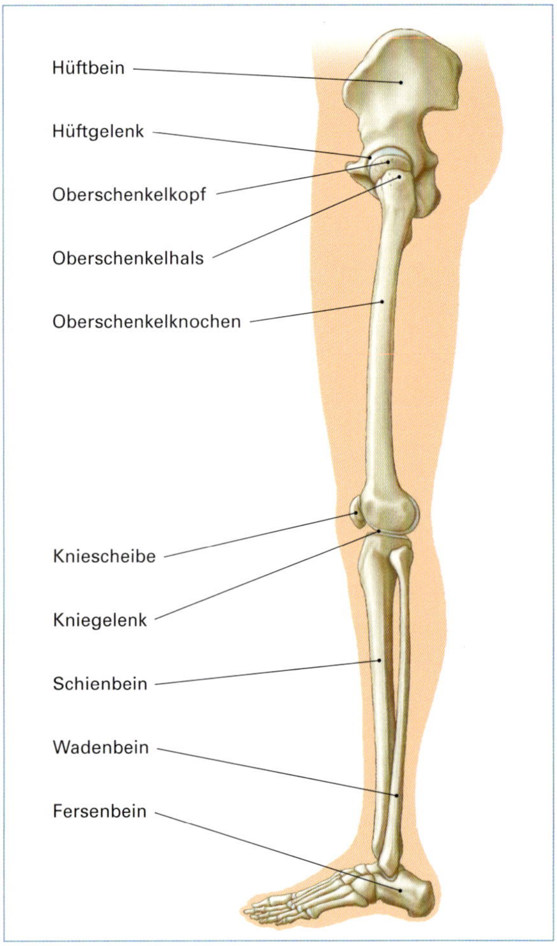

Bild 1 *Hüftgelenk und untere Extremität*

3.1.8 Fuß

Das Fußskelett besteht, entsprechend dem Aufbau der Hand, aus den **Fußwurzelknochen**, den **Mittelfußknochen** und den **Zehenknochen** (Bild 2).

Das **obere Sprunggelenk** wird aus Schienbein, Wadenbein und Sprungbein gebildet.

Schienbein und **Wadenbein** bilden an ihrem distalen Ende eine Gabel, die das **Sprungbein** (Talus) umgreift. So sind im Sprunggelenk **Scharnierbewegungen** möglich. An das **Sprungbein** schließt sich nach unten das **Fersenbein** (Calcaneus) an.

Zwischen den Fußwurzelknochen verläuft das **untere Sprunggelenk**, das nur eine geringe Beweglichkeit hat.

Merke

Das Fußskelett besteht aus den Fußwurzelknochen, den Mittelfuß- und den Zehenknochen.

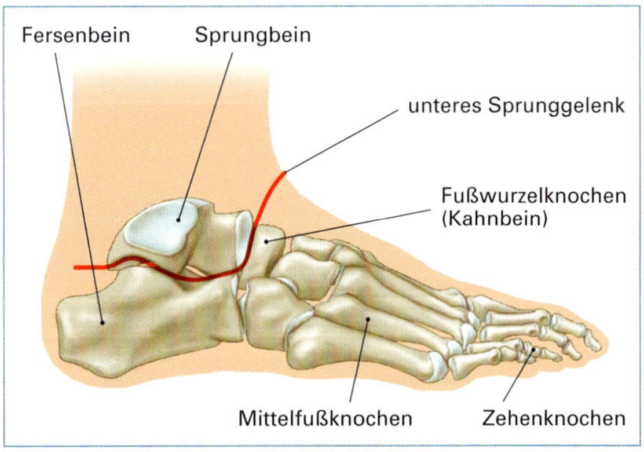

Bild 2 *Fußskelett*

3.2 Gelenke

Ein Gelenk ist die bewegliche Verbindung zwischen zwei Knochen. Zu einem Gelenk gehören (Bild 1):

- **Gelenkkopf:** das nach außen gewölbte Gelenkende
- **Gelenkpfanne:** das nach innen gewölbte Gelenkende
- **Gelenkspalt:** der Raum zwischen den Gelenkenden
- **Gelenkkapsel:** Bindegewebshülle des Gelenkes
- Synovialmembran: an der Innenseite der Gelenkkapsel
- **Synovia:** Gelenkflüssigkeit, die von der Synovialmembran produziert wird

Die Gelenkenden sind mit **Knorpel** überzogen. Das Gelenk ist nur so lange funktionsfähig, wie diese Knorpelschicht intakt ist. Durch langandauernde Belastung nutzt sich der Gelenkknorpel ab.

Die **Gelenkkapsel** schließt die **Gelenkhöhle** nach außen vollständig ab. Eine Eröffnung der Gelenkhöhle kann zu unangenehmen Infektionen führen. Daher werden **Injektionen in das Gelenk** oder **operative Eingriffe** nur unter strenger Beachtung der Hygiene durchgeführt.

Nach der **Form der Gelenkenden** werden verschiedene **Gelenktypen** (Bild 2, Tabelle 1) unterschieden.

Im **Kugelgelenk** können Bewegungen in allen drei Ebenen des Raumes ausgeführt werden. Es bietet die größte Bewegungsmöglichkeit von allen Gelenktypen. Im **Scharniergelenk** sind nur Scharnierbewegungen möglich. Im **Radgelenk** dreht sich der Knochen um die eigene Achse. Im **Ei- und Sattelgelenk** finden annähernd Scharnierbewegungen statt.

Es gibt auch Gelenke, die sich keinem dieser Gelenktypen zuordnen lassen. Zu diesen gehören:

- **unteres Sprunggelenk** in der Fußwurzel
- **Kreuzbein-Darmbein-Gelenk** an der Verbindung zwischen Wirbelsäule und Becken
- **Gelenke zwischen den Wirbeln**

In diesen Gelenken finden nur kleine Bewegungen statt, die aber für die Elastizität des gesamten Bewegungsapparates wichtig sind.

Wenn bei einer orthopädischen Untersuchung die Beweglichkeit in den einzelnen Gelenken untersucht wird, so benutzt man zur Dokumentation bestimmte Fachausdrücke für die Bewegungsrichtung von Gelenken (Tabelle 1, S. 166).

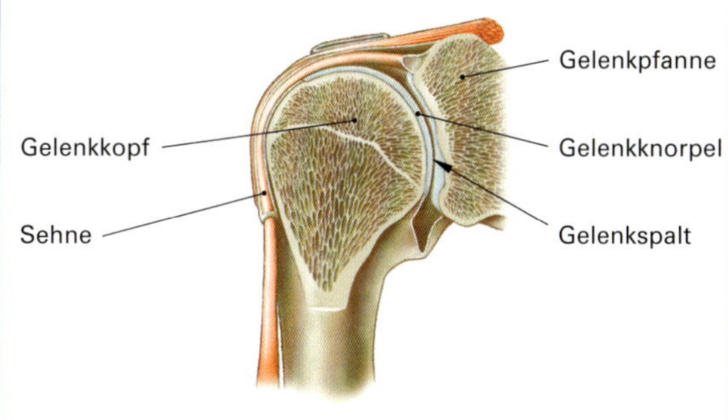

Bild 1 *Aufbau eines Gelenkes*

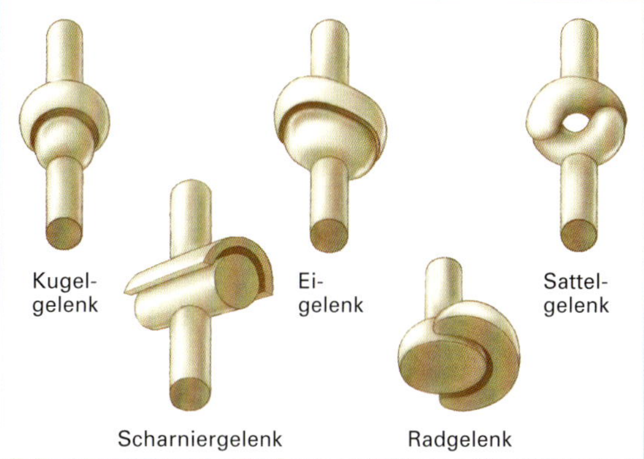

Bild 2 *Gelenktypen*

Gelenktyp	Vorkommen
Kugelgelenk	Schulter Hüfte Finger- und Zehengrundgelenke
Scharniergelenk	Knie Ellenbogen (Humerus/Ulna) Finger- und Zehengelenke (außer den Grundgelenken) oberes Sprunggelenk
Radgelenk (Zapfengelenk)	Ellenbogen (Ulna/Radius), Atlas/Axis
Eigelenk	Handgelenk
Sattelgelenk	Gelenk zwischen Daumen und Handwurzelknochen

Tabelle 1 *Vorkommen der Gelenktypen*

Merke

Voraussetzung für die Funktionsfähigkeit eines Gelenkes ist die intakte Knorpelschicht an den Gelenkenden.

Nicht bewegliche Verbindungen zwischen zwei Knochen werden als **Haften** bezeichnet. Dazu gehören:

- Verbindung zwischen Rippen und Brustbein
- Verbindung zwischen den Schambeinästen (Symphyse)
- Verbindung zwischen den Schädelknochen (Schädelnähte)

Bewegungsrichtung lat.	Bewegungsrichtung dt.	Beispiel
Flexion	Beugen	Beugung des Unterarms
Extension	Strecken	Streckung des Unterarms
Abduktion	Abspreizen	Heben des Arms (vom Körper weg)
Adduktion	Heranführen	Senken des Arms (zum Körper hin)
Innenrotation	Innendrehung	Drehung des Arms um die eigene Achse nach innen
Außenrotation	Außendrehung	Drehung des Arms um die eigene Achse nach außen
Pronation	—	Drehung des Handrückens nach oben
Supination	—	Drehung des Handrückens nach unten

Tabelle 1 *Bewegungsrichtung von Gelenken*

3.3 Muskeln

Erst durch die Muskulatur wird das Skelett zum Bewegungsapparat. Es gibt im Körper 656 Muskeln. Jeder Muskel hat einen eigenen Namen und eine bestimmte Funktion (Tabelle 2). Muskeln ziehen immer über mindestens ein Gelenk hinweg. Die proximale Befestigung des Muskels am Körper heißt **Ursprung**, die distale heißt **Ansatz.**

Fachbezeichnung	Deutsche Bezeichnung	Funktion
Musculus glutaeus maximus	Gesäßmuskel	streckt das Hüftgelenk
Musculus quadriceps femoris	Oberschenkelmuskel	beugt das Hüftgelenk streckt das Kniegelenk
Musculus deltoideus	Deltamuskel	hebt den Arm
Musculus pectoralis major	großer Brustmuskel	senkt den Arm
Musculus biceps	zweiköpfiger Oberarmmuskel (Bizeps)	beugt das Ellenbogengelenk
Musculus triceps	dreiköpfiger Oberarmmuskel (Trizeps)	streckt das Ellenbogengelenk

Tabelle 2 *Muskeln*

Merke

Die proximale Befestigung des Muskels am Körper heißt Ursprung, die distale heißt Ansatz.

Die **Kontraktion** des Muskels erfolgt **aktiv**. Anschließend muss der Muskel **passiv** gedehnt werden, bevor er sich erneut kontrahieren kann. Diese **Dehnung** geschieht durch eine entgegengesetzte Bewegung eines anderen Muskels. Der **Bizeps** beugt das Ellenbogengelenk, der **Trizeps** streckt das Ellenbogengelenk. Wenn der Bizeps sich kontrahiert, dehnt er zugleich den Trizeps und umgekehrt (Bild 1). Muskeln, die am Gelenk die entgegengesetzte Wirkung haben, heißen **Antagonisten**.

Ein und dieselbe Bewegung in einem Gelenk kann auch durch zwei verschiedene Muskeln ausgeführt werden. Muskeln, die am Gelenk dieselbe Wirkung haben, heißen **Synergisten**.

Merke

Muskeln, die am Gelenk dieselbe Wirkung haben, heißen Synergisten. Muskeln, die am Gelenk die entgegengesetzte Wirkung haben, heißen Antagonisten.

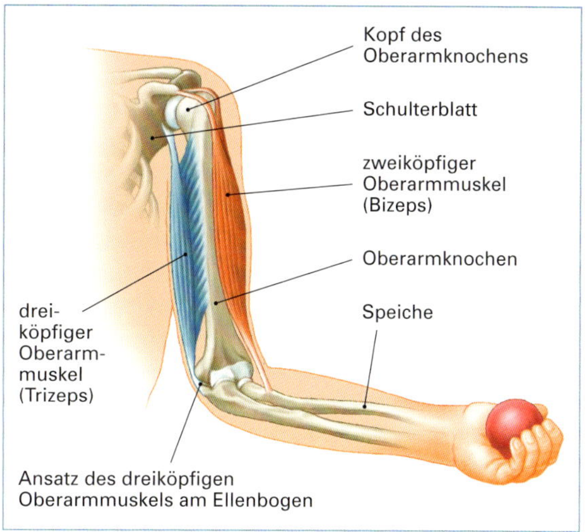

Bild 1 *Bizeps und Trizeps*

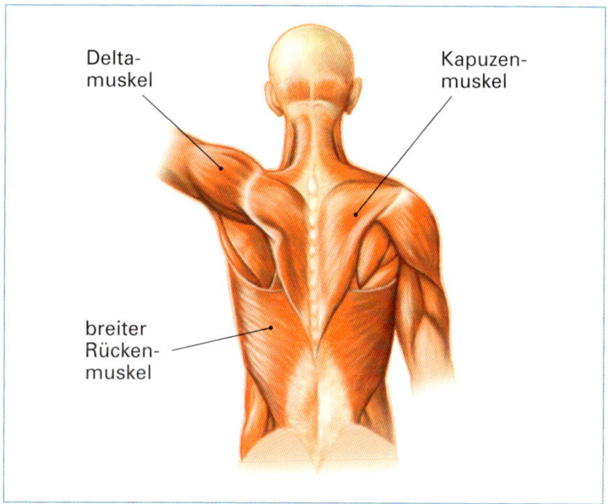

Bild 2 *Rückenmuskulatur*

Die **Rückenmuskulatur** reicht auf beiden Seiten der Wirbelsäule vom Hals bis zum Becken (Bild 2).

Unterhalb der abgebildeten großen Muskeln verlaufen in der Tiefe kleinere Muskeln. Die beiden größten **Rückenmuskeln** sind:

- Kapuzenmuskel (M. trapezius)
- breiter Rückenmuskel (M. latissimus dorsi)

Aufgrund der vorwiegend sitzenden Tätigkeit wird bei vielen Menschen die Rücken- und Bauchmuskulatur zu wenig benutzt. Die Folge sind Rückenbeschwerden. **Rückenschmerzen** ist einer der häufigsten Gründe für eine Krankschreibung.

In vielen Fällen bessern sich die Beschwerden allein durch Training von Bauch- und Rückenmuskulatur.

Die **Bauchmuskulatur** (Bauchwand) reicht von den Rippen bis zur Schambeinfuge und besteht aus verschiedenen Schichten von geraden und schrägen Muskeln (Bild 3).

Die Bauchdecke besteht aber nicht ausschließlich aus Muskelgewebe. Sie enthält in der Mitte eine große **Sehnenplatte**. Diese dient den Muskeln als Ansatz.

Durch den unterschiedlichen Verlauf der Muskeln kann der Rumpf in alle Richtungen bewegt werden.

Die gleichzeitige Kontraktion aller Bauchmuskeln führt zu einer Zunahme des Druckes im Bauchraum. Auf diese Weise entsteht die **Bauchpresse.** Sie unterstützt die Defäkation (das Absetzen von Stuhl) und die Geburt.

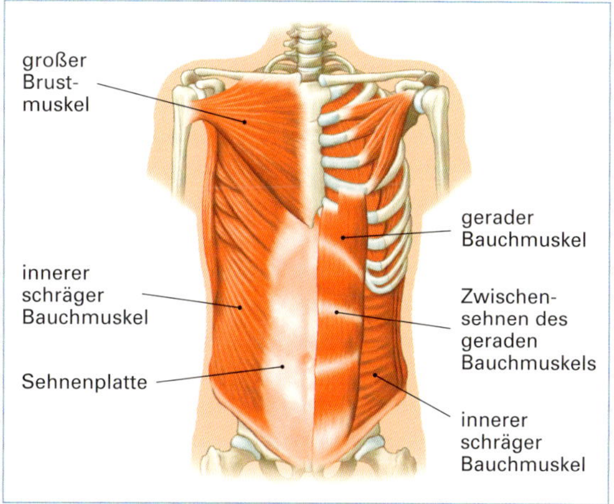

Bild 3 *Bauchmuskulatur*

Merke

Rückenschmerzen bessern sich in vielen Fällen durch das Training von Bauchmuskulatur und Rückenmuskulatur.

Die Muskeln an **Oberschenkel** und **Gesäß** sind die größten des Körpers (Bild 1). Sie ermöglichen das Gehen und die Balance im Stehen. Der **M. quadriceps femoris** (vierköpfiger Oberschenkelmuskel) beugt das Hüftgelenk und streckt das Kniegelenk. Die Sehne des M. quadriceps femoris wird mithilfe der **Patella** (Kniescheibe) über das Kniegelenk geführt und strahlt in das Schienbein ein.

Die **Glutäalmuskulatur** (Gesäßmuskulatur) besteht aus drei übereinanderliegenden Muskelschichten.

Die Gesäßmuskulatur streckt das Hüftgelenk und verhindert das seitliche Kippen des Beckens, wenn beim Gehen das Bein nach vorne geschwungen wird.

Sowohl der M. gluteus als auch der M. quadriceps femoris eignen sich für die intramuskuläre Injektion, da es sich um große Muskeln handelt, die gut zugänglich sind.

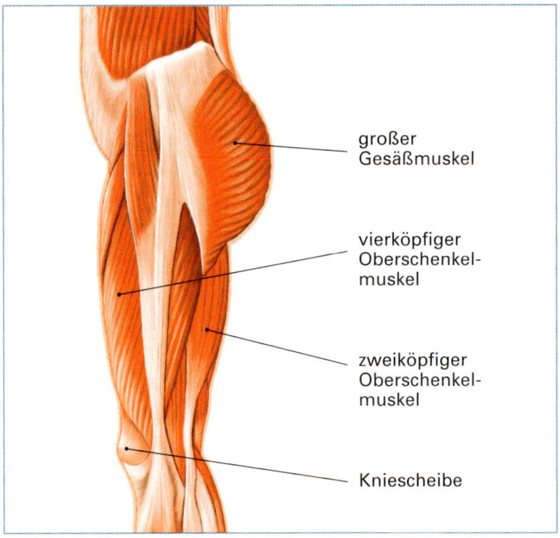

Bild 1 *Muskulatur des Oberschenkels*

4 Pathologie

Pathologie (Krankheitslehre) ist die Lehre von der Entstehung der Krankheiten und von den Veränderungen der erkrankten Organe.

Bei der **Autopsie** (Leichenöffnung, Obduktion) werden Organe entnommen und mit dem bloßen Auge begutachtet. Man bezeichnet das als **makroskopische Untersuchung**. Leichenöffnungen werden im Krankenhaus oder im Pathologischen Institut durchgeführt. Dient die Autopsie der Aufklärung eines unnatürlichen Todes, so ist sie Aufgabe eines **Rechtsmediziners**.

Die Untersuchung von Zellen oder Gewebe mit dem Mikroskop heißt **mikroskopische Untersuchung.** Hier gibt es zwei Möglichkeiten:

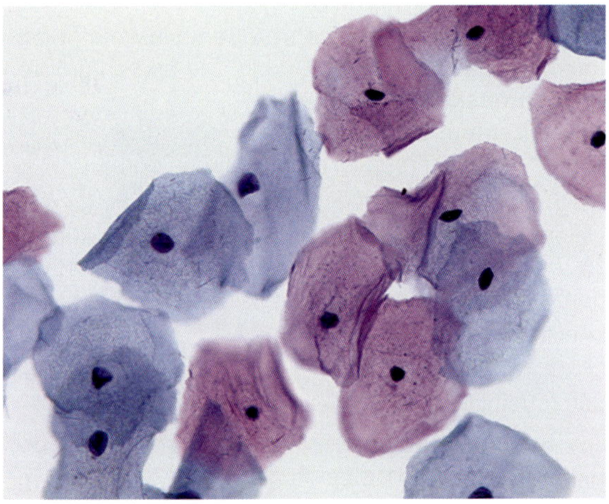

Bild 2 *Zytologie: Zellabstrich vom Muttermund*

- Die **zytologische Untersuchung** ist die Untersuchung von einzelnen Zellen, wie sie z. B. beim Abstrich vom Muttermund gewonnen werden (Bild 2).
- Die **histologische Untersuchung** ist die mikroskopische Untersuchung einer Gewebeprobe, die aus einem Organ gewonnen und anschließend gefärbt wird (Bild 3).

Die Entnahme und der Versand von Zellabstrichen und Gewebeproben gehören in vielen Arztpraxen zu den Routineaufgaben.

Merke

Die zytologische Untersuchung ist die mikroskopische Untersuchung eines Zellabstriches.

Die histologische Untersuchung ist die mikroskopische Untersuchung einer Gewebeprobe.

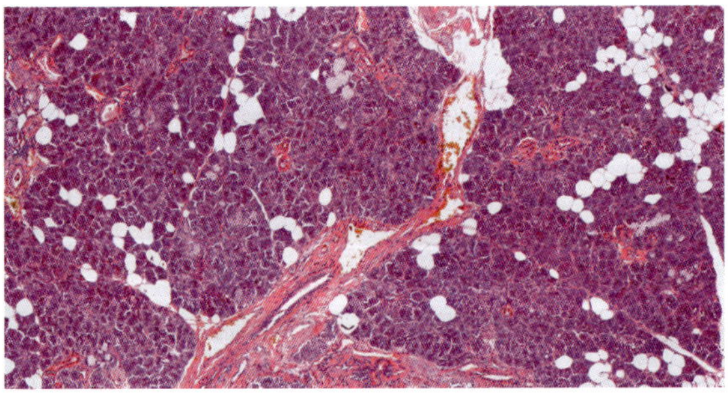

Bild 3 *Histologie: bösartig verändertes Lebergewebe*

4.1 Krankheitsursachen

Krankheiten können durch Einwirkungen von außen entstehen, z. B. durch giftige Substanzen. Ihre Ursache kann auch im Erkrankten selbst liegen. Bei der Bluterkrankheit ist z. B. ein bestimmtes Gen verändert, das auf dem X-Chromosom liegt. Oft wirken auch mehrere Faktoren zusammen, wie z. B. ein geschwächtes Immunsystem und der Kontakt mit Krankheitserregern. Wenn jemand aufgrund seiner Veranlagung oder der äußeren Umstände ein besonderes Krankheitsrisiko hat, spricht man von **Disposition**.

Beispiele für **Krankheitsursachen** sind:

- **Hitze** und **Kälte:** Sie rufen als lokale Reaktionen eine Verbrennung, bzw. Erfrierung hervor. Die **Umgebungstemperatur** kann sich störend auf den Kreislauf auswirken.
- **Röntgenstrahlung:** Die energiereiche Strahlung führt zu lokalen Verbrennungen. Sie kann das Erbgut schädigen und Krebs hervorrufen.
- **UV-Strahlung:** Sonnenbrand, Hautalterung und Hautkrebs sind die Folgen einer zu hohen Dosis von UV-Strahlen.
- **Mechanische Ursachen:** Unfallereignisse rufen Verletzungen hervor. Dauerdruck durch Überlastung oder Übergewicht schädigt die Gelenke.
- **Mikroorganismen:** Auf unterschiedlichen Übertragungswegen gelangen Mikroorganismen in den menschlichen Körper und rufen Infektionskrankheiten hervor.
- **Vererbung:** Erbkrankheiten werden durch Gen- oder Chromosomenstörungen verursacht. Bei vielen Krankheiten wie Bluthochdruck, Diabetes Typ 2 und Brustkrebs sind genetische Faktoren beteiligt.
- **Vorerkrankungen:** Sie sind ein Risiko für Folge-erkrankungen. Ein chronisches Magengeschwür beispielsweise kann sich zu Magenkrebs entwickeln.
- **Psychische Belastungen:** Stress erhöht das allgemeine Krankheits- und Unfallrisiko. Fehlende Zuwendung ist eine der Ursachen für Ernährungsstörungen.

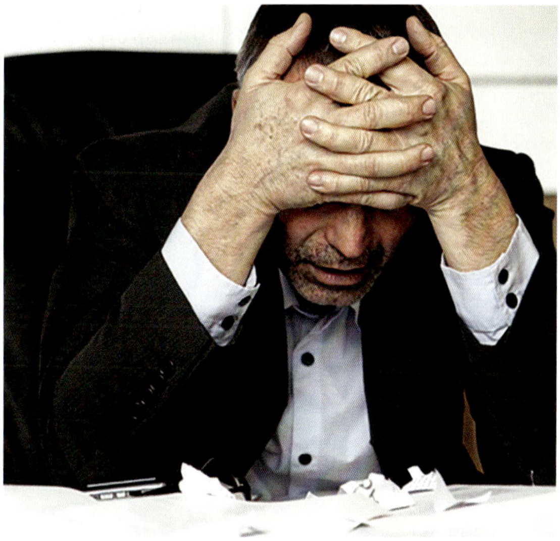

Bild 1 *Subjektives Krankheitsgefühl*

Beispiele für erbliche Belastung

- Genstörung: Hämophilie (Bluterkrankheit), Mukoviszidose
- Chromosomenstörung: Trisomie 21 (Down-Syndrom)
- familiäre Häufung: Schuppenflechte, Mammakarzinom

4.2 Krankheitszeichen

Körperliche Veränderungen, die auf eine Krankheit hinweisen, heißen **Symptome** (Krankheitszeichen). **Objektive Symptome,** wie Fieber oder Hautausschlag**,** können gemessen oder von einer anderen Person beobachtet werden. Wenn die Veränderungen nur vom Patienten selbst wahrgenommen werden, wie z. B. Übelkeit oder Schwindel, so handelt es sich um **subjektive Symptome**.

Wenn ein **Symptom** typisch für eine bestimmte Krankheit ist, so ist es ein **spezifisches Symptom.** Ein Beispiel dafür ist der charakteristische Ausschlag bei der Maserninfektion. Oft werden Krankheiten von uncharakteristischen Symptomen, wie Kopfschmerzen, Übelkeit oder Abgeschlagenheit begleitet. Solche Symptome nennt man **unspezifisch**.

Treffen mehrere Symptome zu einem einheitlich definierten Krankheitsbild zusammen, nennt man dieses ein **Syndrom**.

Beispiele für Syndrome sind:

- **erworbenes Immunschwächesyndrom** (AIDS)
- **Lendenwirbelsäulensyndrom** (LWS-Syndrom)

Kopfschmerzen

Je nachdem, in welchem Zusammenhang Kopfschmerzen auftreten, sind sie als spezifisches oder unspezifisches Symptom zu werten.

- **spezifisch:** bei Migräne oder Gehirnerschütterung
- **unspezifisch:** beim grippalen Infekt

4.4 Diagnose

Die Krankheitsbezeichnung heißt **Diagnose.** Diese beinhaltet eine Festlegung bezüglich des Verlaufes, der Dauer und Schwere einer Krankheit. Deshalb stellt der Arzt die Diagnose erst nach gründlicher Befragung und Untersuchung des Patienten. Zuweilen muss auf einem Formular, z. B. einer Überweisung, die Diagnose eingetragen werden, obwohl sie noch nicht gesichert ist. In diesem Fall hilft man sich mit folgenden Formulierungen:
- Zum Ausschluss von … (z. A.)
- Verdacht auf … (V. a.)
- Zustand nach … (Z. n.)

Beispiele für die Formulierung von Diagnosen

- Akute Bronchitis
- Angina pectoris
- Zustand nach Tonsillektomie
- Zum Ausschluss von Thrombose
- Verdacht auf Herzinfarkt

Diagnosen müssen für die Abrechnung mit den Kassen nach bestimmten Regeln verschlüsselt (kodiert) werden. Alle abrechenbaren Diagnosen sind zusammengestellt in dem Handbuch **ICD 10** (International Classification of Diseases).

4.5 Therapie

Die Behandlung einer Krankheit heißt **Therapie**. Wenn bei der Behandlung die Krankheitsursachen beseitigt werden, handelt es sich um eine **kausale Therapie**. Wenn eine kausale Therapie nicht möglich ist, so muss man sich mit einer Behandlung der Symptome, das heißt mit einer **symptomatischen Therapie** begnügen.

Die unterschiedlichen Verfahren einer Behandlung können in zwei Gruppen eingeteilt werden:
- **konservative Therapie:** z. B. Medikamente, Bestrahlung, Inhalation
- **operative Therapie:** z. B. Einsetzen einer Gefäß- oder Gelenkprothese, Herausschneiden eines Tumors

4.6 Prognose

Die **Prognose** ist die Vorhersage des Krankheitsverlaufs. Sie beantwortet folgende Fragen:
- Wie lange wird die Krankheit dauern?
- Ist die Krankheit heilbar?
- Bleiben Schäden zurück?

Eine Prognose setzt allgemeine Kenntnisse über die Krankheit und individuelle Kenntnisse über den Patienten voraus. Aber auch mit diesem Wissen kann man den Krankheitsverlauf im Einzelfall nicht sicher vorhersagen.

4.7 Krankheitsverlauf

Eine Krankheit kann grundsätzlich akut oder chronisch verlaufen. **Akut** bedeutet, dass die Krankheit plötzlich einsetzt und heftig verläuft. **Subakut** ist ein abgeschwächter akuter Verlauf. Bei einer **chronischen Krankheit** sind die Symptome weniger ausgeprägt, dafür ist der Verlauf langwierig. Nach einer Definition der **WHO** ist eine Krankheit, die **länger als drei Monate** dauert, als **chronisch** zu bezeichnen.

Meistens entwickelt sich eine chronische Krankheit aus einer akuten Form, wie z. B. bei der Hepatitis. In einigen Fällen ist die Krankheit von Beginn an chronisch, wie z. B. die primär chronische Polyarthritis (PcP).

Stadien des Sterbens

Klinischer Tod: Atem- und Kreislaufstillstand, kann durch eine **Reanimation** rückgängig gemacht werden
Biologischer Tod: Unwiderrufliche Schädigung der Organe, **keine Reanimation** möglich
Hirntod: keine natürliche Todesform, tritt beim **beatmeten Patienten** auf, die Hirnfunktion ist erloschen, der Kreislauf ist noch intakt

Beispiele dafür sind die chronische Bronchitis und die rheumatoide Arthritis. Eine Krankheit endet mit der Heilung, der Defektheilung oder dem Tod.
- Heilung: Wiederherstellung des Zustandes vor der Erkrankung, z. B. nach einem grippalen Infekt
- Defektheilung: weitgehende Wiederherstellung, aber bleibende Einschränkungen, z. B. nach einem Herzinfarkt
- Tod: Erlöschen der Hirnfunktion und der Funktion aller Organe

Die Genesungsphase am Ende einer Krankheit bezeichnet man als **Rekonvaleszenz**. Der erneute Ausbruch einer Krankheit nach einer Heilung ist ein **Rezidiv.**

4.8 Krankheitsformen

Es gibt eine große Zahl von Krankheiten, die sich in ihrem Verlauf, ihren Symptomen und in ihrer Prognose unterscheiden. Mithilfe der Pathologie lassen sich die Krankheiten in verschiedene Gruppen einteilen. Die Kriterien dieser Einteilung sind die Veränderungen im Gewebe, die man mithilfe eines Mikroskops beobachten kann.

Krankheitsformen

- Entzündung
- Tumoren
- Störungen der Durchblutung
- degenerative Erkrankungen
- Stoffwechselerkrankungen

4.8.1 Entzündung

Eine Entzündung entsteht durch die Reaktion von Blut- und Gewebezellen auf einen schädigenden Reiz. Am Ort des entzündlichen Geschehens treten **lokale Symptome** (Tabelle 1) auf, die sich aus den Reaktionen des Gewebes erklären lassen. **Rötung, Schwellung und Wärme** werden durch eine verstärkte Durchblutung verursacht. Der **Schmerz** entsteht durch die Reizung der Nervenenden durch Stoffwechselprodukte.

Im Einzelnen geschehen folgende Vorgänge:
- Das geschädigte Gebiet wird stärker durchblutet.
- Aus den Blutgefäßen treten Leukozyten (weiße Blutkörperchen) aus, die sich aktiv zum Ort der Schädigung bewegen.
- Die Leukozyten phagozytieren Fremdstoffe und lösen eine verstärkte Aktivität des Immunsystems aus.
- Blutflüssigkeit tritt aus den Gefäßen aus und führt zu einer Schwellung. Dies bezeichnet man als Ödem.

Zweck der Entzündungsreaktion ist es, eine Schädigung an Ort und Stelle zu beseitigen, damit sie sich nicht weiter ausbreitet. Gelingt dies nicht, dringen die Krankheitserreger in die Blutbahn ein und es kommt zu einer **Sepsis** (Blutvergiftung).

Bei einer Entzündung können auch **allgemeine Symptome** auftreten, wie Fieber oder Veränderungen der Blutwerte, z. B. eine Erhöhung des BSG-Wertes, des CRP-Wertes oder des Leukozytenwertes. **Fieber** unterstützt die Infektabwehr, denn die Immunzellen werden durch eine erhöhte Körpertemperatur zur Aktivität angeregt. Allerdings: Nicht immer ist ein Infekt die Ursache für Fieber, auch eine Tumorerkrankung oder eine Schilddrüsenüberfunktion können Fieber hervorrufen.

Symptom	Lat. Bezeichnung
Rötung	Rubor
Schwellung	Tumor
Wärme	Calor
Schmerz	Dolor
eingeschränkte Funktion	Functio laesa

Tabelle 1 *Symptome der lokalen Entzündung*

Merke

Die lokalen Entzündungszeichen **Rötung, Schwellung** und **Wärme** werden durch eine verstärkte Durchblutung des Entzündungsgebietes verursacht.

Temperaturbereich	Bezeichnung
36,3–37,4 °C	Normaltemperatur
37,5–38,0 °C	erhöhte Temperatur
38,1–38,5 °C	leichtes Fieber
38,6–39,0 °C	mäßiges Fieber
39,1–39,9 °C	hohes Fieber
ab 40,0 °C	sehr hohes Fieber

Tabelle 2 *Einteilung von Fieber bei rektaler Messung*

Die **Fiebermessung** ist rektal am zuverlässigsten. Man kann aber auch unter der Achsel, unter der Zunge, an der Stirn und im Ohr messen – dann muss eine gewisse Ungenauigkeit einkalkuliert werden. Das Fieber wird in unterschiedliche Schweregrade eingeteilt (Tabelle 2), wobei zu beachten ist, dass Kinder viel leichter fiebern als Erwachsene.

Entzündungen werden mit der **Endung -itis** bezeichnet. Bronchitis ist die Entzündung der Bronchien, Arthritis die Entzündung der Gelenke. Ausnahmen sind:

- Pneumonie: Entzündung der Lunge
- Rachitis: Knochenerweichung durch Vitamin-D-Mangel, keine Entzündung

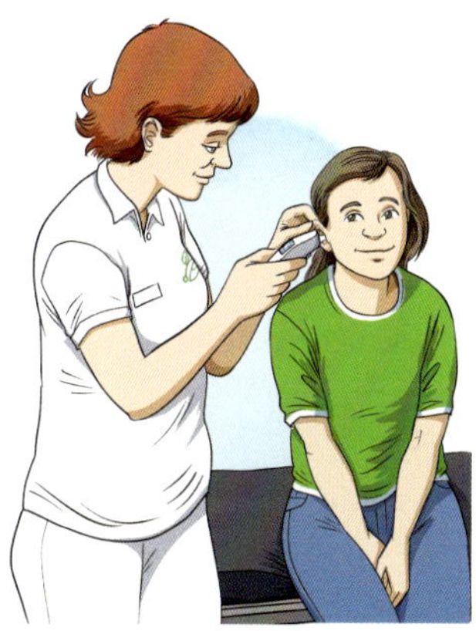

Bild 1 *Fiebermessen im Ohr*

Eitrige Entzündung

Als Folge der Entzündungsreaktion kann es zur Bildung von **Eiter** kommen. Man spricht dann von einer eitrigen Entzündung. Eiter besteht aus Bakterien, Leukozyten und abgestorbenen Zellen.

Es gibt verschiedene Formen von eitrigen Entzündungen (Tabelle 1). In jedem Fall gilt, dass der Eiter nach außen entleert werden muss. Die **Eröffnung eines Abszesses** oder eines Furunkels (Bild 1) ist ein Eingriff, der häufig in der Arztpraxis vorkommt. Dabei ist zu beachten, dass Eiter **hochinfektiös** ist.

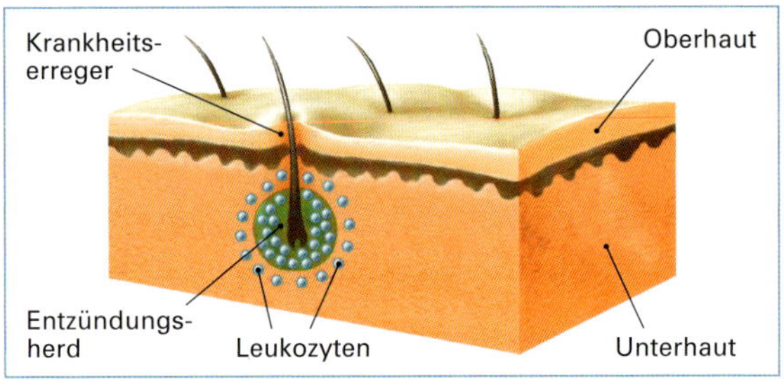

Bild 1 *Furunkel*

Hier geht e
zum Video
Eitrige
Entzündun

Eitrige Entzündung	Erklärung	Erreger
Abszess	eitrige Entzündung in einer nicht vorgebildeten Höhle	Staphylokokken, Streptokokken, Kolibakterien
Furunkel	eitrige Entzündung eines Haarbalgs	Staphylokokken
Karbunkel	mehrere benachbarte Furunkel	Staphylokokken
Panaritium	eitrige Entzündung des Nagelbetts	Staphylokokken
Paronychie	eitrige Entzündung des Nagelfalzes	Staphylokokken
Phlegmone	flächenhaft fortschreitende eitrige Entzündung	Streptokokken
Empyem	eitrige Entzündung in einer vorgebildeten Höhle	Staphylokokken

Tabelle 1 *Formen von eitrigen Entzündungen*

Die Erreger einer eitrigen Entzündung sind **Bakterien**. Virusinfektionen führen nie zur Bildung von Eiter. Nicht jede Entzündung geht mit Eiterbildung einher. Bei der **serösen Entzündung** tritt Gewebewasser durch die Zwischenräume der Zellen. Bei der **hämorrhagischen Entzündung** wird die Wand der Blutgefäße verändert, sodass Blut austritt (Bild 2).

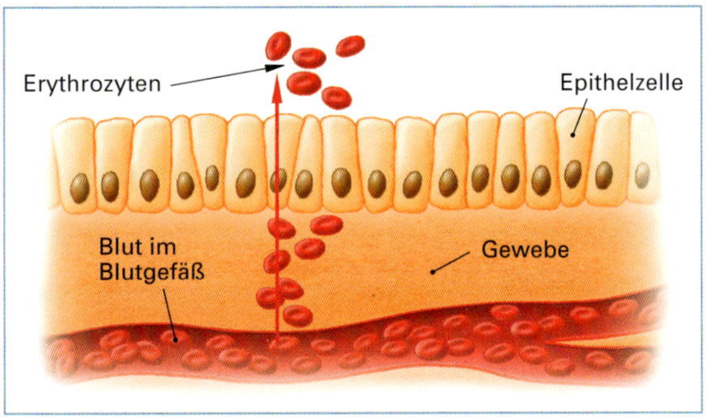

Bild 2 *Hämorrhagische Entzündung*

Merke

Bei eitrigen Entzündungen muss der Eiter nach außen entleert werden. Dabei ist strenge Hygiene einzuhalten, da Eiter hochinfektiös ist.

4.8.2 Tumoren

Ein Tumor ist eine krankhafte **Neubildung von Gewebe**. Die Bildung von neuen Zellen ist im Körper grundsätzlich ein normaler Vorgang. So müssen Epithelzellen und Blutzellen regelmäßig ersetzt werden. Die dabei stattfindenden **Mitosen** hören auf, wenn der Zweck erfüllt ist. Bei einem Tumor sind diese Vorgänge **außer Kontrolle** geraten und führen zu einer gefährlichen Krankheit.

- Tumoren werden nach zwei Kriterien eingeteilt:
- **bösartig** (maligne) und **gutartig** (benigne)
- nach dem **Herkunftsgewebe**

Mitosen im gesunden Organismus

- Ersatz von abgestorbenen Zellen
- Wachstum
- Wundheilung

Begriffe bei Tumoren

Neoplasie: Neubildung von Gewebe (gut- oder bösartig)

Malignom: bösartiger Tumor

Präkanzerose: Tumorvorstufe

Hyperplasie: Vermehrung der Zellzahl in einem Organ

Bösartige Tumoren

Bösartiges Tumorgewebe ist nicht scharf von dem umgebenden gesunden Gewebe abgegrenzt. Es wächst zerstörend in das Nachbargewebe hinein. Daher muss bei der Entfernung eines bösartigen Tumors sichergestellt werden, dass die **Entfernung im gesunden Gewebe** erfolgt ist, d. h., dass keine Reste von bösartigem Gewebe zurückgeblieben sind.

Bei einer Tumoroperation werden **Gewebeproben** in die **Pathologie** eingeschickt. Bei der **histologischen Untersuchung** kann festgestellt werden, um welchen Typ eines Tumors es sich handelt (Bild 1).

Tumorzellen sehen nicht mehr wie die Zellen ihres Herkunftsgewebes aus. Es handelt sich um sogenannte **unreife Zellen**, die jede Spezialisierung verloren haben und sich nur noch vermehren.

Ein weiteres Kennzeichen eines bösartigen Tumors ist die Bildung von **Metastasen** (Tochtergeschwülsten). Metastasen breiten sich über den **Blutweg** (hämatogen), über den **Lymphweg** (lymphogen) und durch **direkten Kontakt** der Organe aus.

Ein sogenannter **semimaligner Tumor** (halbbösartiger Tumor) wächst zwar zerstörend in das Gewebe, aber bildet keine Metastasen.

Bösartige Tumoren machen im Anfangsstadium keine Beschwerden. Oft sind es erst die Metastasen, die Symptome hervorrufen, während der **Primärtumor** noch unentdeckt ist.

Die **Krebsfrüherkennungsuntersuchungen** ermöglichen es, den Tumor in einem frühen Stadium, in dem noch Heilungschancen bestehen, zu entdecken. Bestimmte Symptome gelten als **Warnzeichen für Krebs.**

Eine fortgeschrittene Krebserkrankung führt neben den spezifischen Symptomen des Tumors zur **Auszehrung des Patienten** und zur **Tumoranämie**.

Gutartige Tumoren

Gutartige Tumoren bestehen aus reifen Zellen. Sie sind vom Nachbargewebe abgegrenzt und bilden keine Metastasen.

Gutartige Tumoren können trotzdem gefährlich sein, z. B. durch Druck auf andere Organe. Das kann sich besonders bei Hirntumoren auswirken, weil das Gehirn keine Möglichkeit hat, sich innerhalb des Schädels auszudehnen (siehe S. 159).

Bei einem Knoten in der Brust kommt es darauf an, zwischen gutartig und bösartig zu unterscheiden, weil davon das Ausmaß der nachfolgenden Operation abhängt.

Gut- und bösartige Tumoren werden nach ihrem Herkunftsgewebe eingeteilt (Tabelle 1 und 2).

Ausbreitung von Metastasen

- hämatogen: auf dem Blutweg
- lymphogen: auf dem Lymphweg
- durch direkten Kontakt mit Nachbarorganen

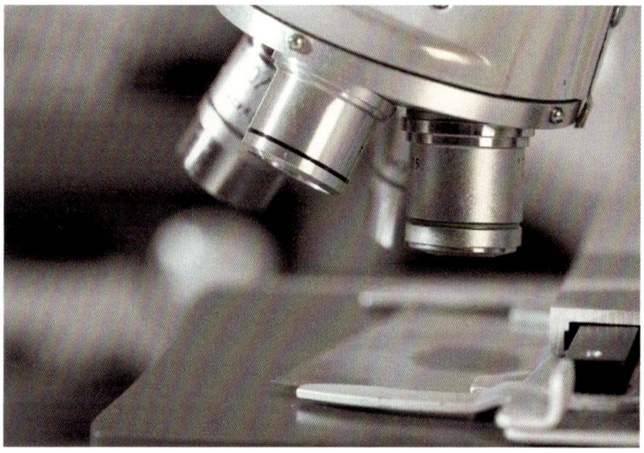

Bild 1 *Histologische Untersuchung*

Warnzeichen für Krebs

- unklare Gewichtsabnahme
- nicht heilende Wunden
- Veränderung eines Muttermals
- Blutungen nach der Menopause
- chronischer Husten
- chronische Heiserkeit
- chronischer Durchfall
- Knotenbildung in der Brust

Bezeichnung	Herkunftsgewebe
Karzinom	Epithelgewebe
Sarkom	Binde-, Muskel- und Stützgewebe
Leukämie	blutbildende Zellen im Knochenmark
Melanom	Pigmentzellen

Tabelle 1 *Benennung bösartiger Tumoren*

Bezeichnung	Herkunftsgewebe
Adenom	Epithelgewebe
Fibrom	Bindegewebe
Lipom	Fettgewebe
Myom	Muskelgewebe

Tabelle 2 *Benennung gutartiger Tumoren*

4

4.8.3 Störungen der Durchblutung

Jedes Gewebe ist auf eine **regelrechte Durchblutung** angewiesen. Die örtliche Störung der Durchblutung, z. B. durch einen Gefäßverschluss, heißt **Ischämie**. Aufgrund von Sauerstoffmangel werden die Zellen geschädigt und das Gewebe stirbt ab. Dieser Vorgang heißt **Nekrose**. Gründe für eine Minderdurchblutung sind Veränderungen der Gefäßwand, Thrombosen oder Embolien.
Bei einer Entzündung wird die Durchblutung verstärkt. Dieser Vorgang heißt **Hyperämie**.

Begriffe bei Durchblutungsstörungen

- **Nekrose:** Absterben von Gewebe
- **Ischämie:** Minderdurchblutung oder Nichtdurchblutung eines Organs
- **Infarkt:** Absterben von Gewebe aufgrund einer Ischämie
- **Hyperämie:** vermehrte Durchblutung eines Organs

4.8.4 Degenerative Erkrankungen

Degeneration ist eine Veränderung des Gewebes durch Alterung, Stoffwechselkrankheiten oder übermäßige Beanspruchung. Jedes Gewebe macht im Laufe des Lebens einen **Alterungsprozess** durch. Von der Alterung sind besonders die **elastischen Gewebe** betroffen, wie die elastischen Fasern in der Haut und in der Gefäßwand. Auch der Knorpel verliert im Laufe des Lebens seine Elastizität. Der Elastizitätsverlust der Linse im Auge führt zur Altersweitsicht (siehe S. 43). Krankheiten können den Altersprozess beschleunigen. So führt **Diabetes mellitus** (Zuckerkrankheit) zu einer vorzeitigen Alterung der Gefäße.

4.8.5 Erkrankungen des Stoffwechsels

Bei Erkrankungen des Stoffwechsels steht nicht die sichtbare krankhafte Veränderung eines Organs im Vordergrund, sondern die **Störung physiologischer Abläufe**. Diese Störung kann sich an vielen Stellen des Körpers auswirken. Die häufigste Stoffwechselerkrankung ist der **Diabetes mellitus**, der zu Folgeschäden an einer Vielzahl von Organen führt.

5 Krankheiten des Bewegungsapparates

Krankheiten und Verletzungen des Bewegungsapparates kommen in jedem Lebensalter vor. Im höheren Alter spielen sie eine besondere Rolle. Von einem intakten Bewegungsapparat hängen das Wohlbefinden und die Fähigkeit, sich selbst zu versorgen, wesentlich ab.

5.1 Verletzungen

Der Bewegungsapparat ist in besonderem Maße dem Risiko von Verletzungen ausgesetzt. Bei Weichteilverletzungen oder Frakturen der Extremitäten muss der Patient vor dem Beginn der Behandlung nach dem sogenannten **DMS-System** beurteilt werden:
D – Durchblutung: Ist die Extremität durchblutet?
M – Motorik: Kann der Patient Finger und Zehen bewegen?
S – Sensorik: Ist das Gefühl erhalten?

Mithilfe dieser Untersuchung können Verletzungen von Gefäßen und Nerven schnell erkannt werden.

5.1.1 Knochenbruch

Ist aufgrund einer äußeren Einwirkung der Knochen durchtrennt, so handelt es sich um eine **Fraktur** (Bild 1). Bei Verdacht auf eine Fraktur muss immer ein **Röntgenbild** angefertigt werden. Immer wieder werden Frakturen übersehen, weil die Verletzung falsch eingeschätzt wurde.

Die Erstmaßnahmen bei einer Fraktur sind **Ruhigstellung** und **Polsterung** der verletzten Körperregion. Jede Bewegung ruft Schmerzen hervor und birgt die Gefahr, dass Gefäße und Nerven verletzt werden.

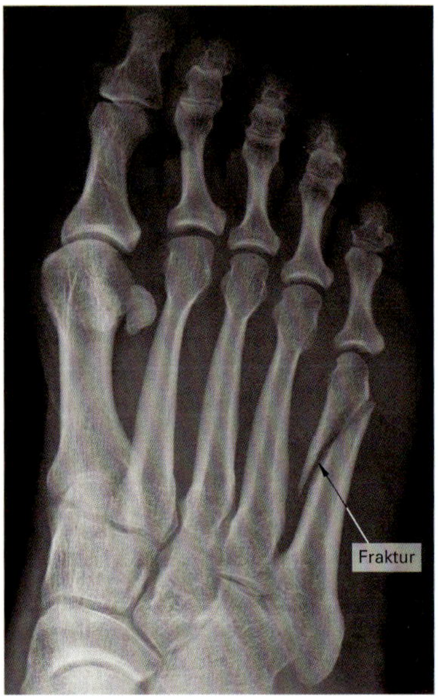

Bild 1 *Spiralfraktur des fünften Mittelfußknochens rechts*

Ist die Haut über der Fraktur nicht oder nur geringfügig verletzt, ist es eine **geschlossene Fraktur.** Wenn die Bruchenden offen sichtbar sind oder wenn die Haut oder die Weichteile über dem Bruch stark verletzt sind, handelt es sich um eine **offene Fraktur.** Hier besteht die Gefahr, dass Krankheitserreger in die Wunde eindringen.

Wenn eine Infektion die Markhöhle des Knochens erreicht, entsteht eine **Osteomyelitis** (Entzündung des Knochenmarks). Diese Infektion ist schwer behandelbar, weil **Antibiotika** kaum in die Markhöhle eindringen können.

Die **Oberschenkelhalsfraktur** ereignet sich typischerweise nach einem Sturz aus niedriger Höhe, z. B. wenn ältere Patienten aus dem Bett fallen, in der Wohnung stolpern oder ausrutschen.

Risikofaktoren für eine Oberschenkelhalsfraktur sind schlechte Sehfähigkeit, Schwindel oder die Einnahme von Schlaf- und Beruhigungsmitteln. Trotz sofortiger Operation bleibt etwa ein Viertel der Patienten anschließend dauerhaft auf Pflege angewiesen.

Sichere Zeichen für einen Knochenbruch

- Knochenfehlstellung
- abnorme Beweglichkeit
- Knochenknirschen

Weitere Frakturformen

- **Einfacher Bruch:** Die Bruchenden liegen regelrecht.
- **Fissur:** Haarriss im Knochen
- **Trümmerbruch:** Der Knochen ist in viele kleine Fragmente gespalten.
- **Grünholzfraktur:** Fraktur bei Kindern. Der Knochen bricht, aber das Periost bleibt unverletzt.
- **Pathologische Fraktur:** Fraktur, die durch ein Unfallgeschehen nicht ausreichend erklärt werden kann, z. B. bei Knochenmetastasen.

Merke

Die Erstmaßnahmen bei einer Fraktur sind **Ruhigstellung** und **Polsterung** der verletzten Körperregion.

Behandlung von Frakturen

Bei der Frakturheilung bildet sich zwischen den Knochenenden neues Knochengewebe, der **Kallus.** Zunächst ist der Kallus verformbar. Erst nach der Einlagerung von Mineralstoffen ist der Knochen wieder so belastbar wie vor der Fraktur.

Die **Therapie** besteht in einer Ruhigstellung der Bruchenden. Nur so kann erreicht werden, dass die Knochen gerade zusammenwachsen. Falls die Bruchenden verschoben sind, muss der Bruch eingerenkt (reponiert) werden.

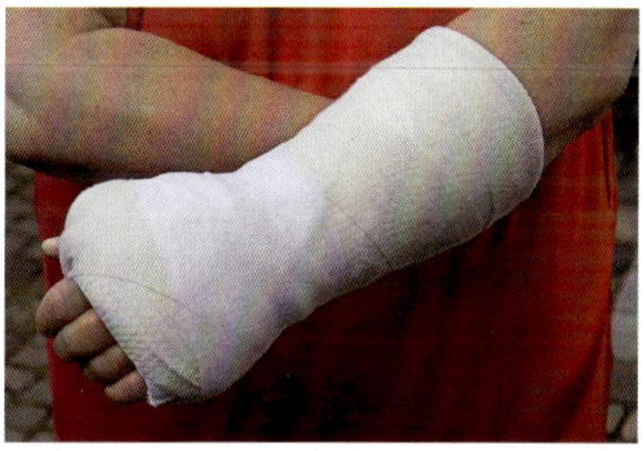

Bild 1 *Gips – konservative Therapie einer Fraktur*

Bei der **konservativen Therapie** wird der verletzte Knochen eingegipst (Bild 1) oder durch einen Castverband ruhiggestellt. Bei der **operativen Therapie** werden die Bruchenden durch eine Platte oder durch Schrauben miteinander verbunden. Der Vorteil einer Operation ist, dass der Patient schnell wieder mobilisiert werden kann. Das eingesetzte Metall wird meistens bei einem zweiten Eingriff entfernt. Bei einer Fraktur in der unteren Extremität ist das Risiko für die Bildung eines Blutgerinnsels (Thrombose) erhöht. Deshalb müssen die Patienten Heparin zur **Thromboseprophylaxe** spritzen.

5.1.2 Luxation

Tritt der Gelenkkopf aus der Gelenkpfanne, bezeichnet man das als Luxation (Verrenkung). Eine Luxation kommt am häufigsten im **Schultergelenk** vor, da das Gelenk eine sehr flache Pfanne hat und hauptsächlich durch Muskeln und Bänder stabilisiert wird. Bei Menschen mit schwachem Bindegewebe kann das Schultergelenk aus geringfügigem Anlass ausgerenkt werden. Man bezeichnet das als **habituelle Schulterluxation.** Bei Gelenkverletzungen werden häufig Schienen (Orthesen, Bild 2) verordnet, die das verletzte Gelenk stabilisieren.

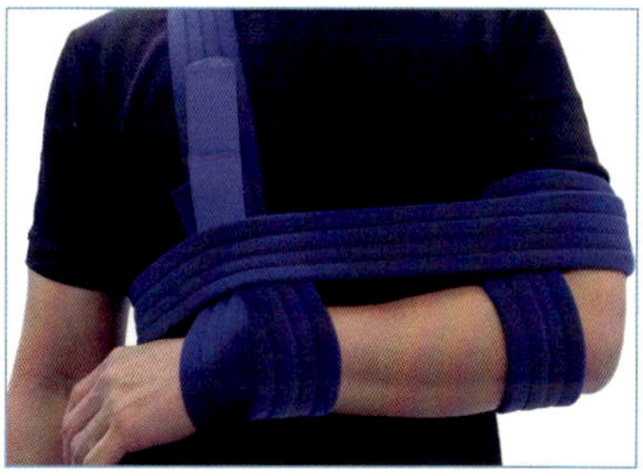

Bild 2 *Schiene zur Stilllegung des Schultergelenks*

5.1.3 Kontusion

Eine Kontusion (Prellung) entsteht nach der Einwirkung stumpfer Gewalt. Unter der unverletzten Haut sind Weichteile verletzt, was zu Schwellungen und Blutergüssen führt.

5.1.4 Muskelfaserriss, Distorsion und Bänderriss

Der Muskelfaserriss ist eine typische Sportverletzung. Aufgrund von Überanstrengung reißen einzelne Muskelfasern ein. Das führt zu Schmerzen im betroffenen Gebiet. Bei der **Distorsion** (Verstauchung) werden Bänder oder die Gelenkkapsel überdehnt. Beim **Bänderriss** reißen die Bänder eines Gelenkes nach einer Überdehnung ein. Am häufigsten kommt diese Verletzung an den Außenbändern des oberen Sprunggelenkes vor. Der Patient gibt an, dass er umgeknickt sei. Das Gelenk ist geschwollen und die Bewegung äußerst schmerzhaft.

Pech-Schema bei Sportverletzungen

P ause
E is
C ompression
H ochlagern

Die Therapie besteht in allen drei Fällen in **Schonung** und **Kühlung** nach dem Pech-Schema.

5.2 Erkrankungen der Wirbelsäule

Veränderungen an **Wirbeln** und **Bandscheiben** führen zu Erkrankungen der Wirbelsäule. Die Wirbelsäule ist eng mit dem **Rückenmark** und den **Spinalnerven**, die zwischen den Wirbeln austreten, verbunden. Daher können bei Erkrankungen der Wirbelsäule auch die Nerven, vor allem der **Ischiasnerv** (peripherer Nerv des Beins), betroffen sein.

5.2.1 Bandscheibenvorfall

Die **Bandscheiben** federn die Wirbelkörper gegeneinander ab. Wenn es zu Einrissen in der Bandscheibe kommt, tritt der **Gallertkern** hervor. Er kann auf die **Nervenwurzeln** oder sogar auf das **Rückenmark** drücken. Das kommt vor allem im Lendenbereich vor (Bild 1).

Die Folge sind Schmerzen, die vom Rücken bis in die Beine ausstrahlen. Sie werden als **Lumbalgie** oder **Ischialgie** bezeichnet. Zusätzlich können Störungen der Sensibilität und Lähmungen auftreten. Wenn das Rückenmark geschädigt wird, kann es zu einer **Querschnittslähmung** kommen.

Auch im Bereich der Halswirbelsäule können Veränderungen der Bandscheiben auftreten. Das führt zum sogenannten **Zervikalsyndrom** (Schulter-Nacken-Syndrom). Symptome sind Verspannungen und Schmerzen, die vom Nacken in den Kopf und in die Schulter bis in die Arme ausstrahlen.

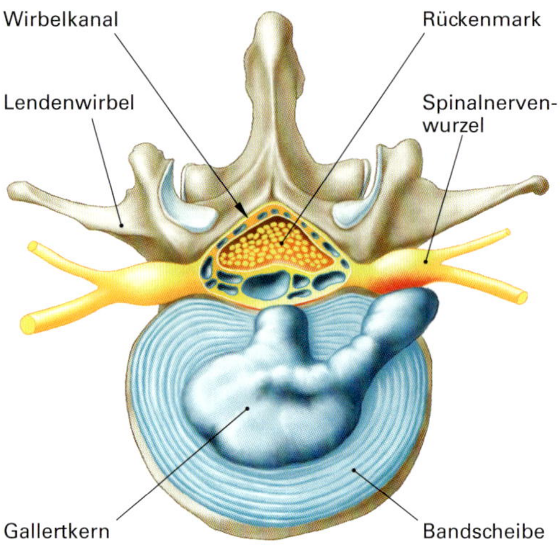

Bild 1 *Bandscheibenvorfall*

Merke

Im Wirbelkanal befindet sich das Rückenmark. Zwischen den Wirbeln liegen die Wurzeln der Spinalnerven.

5.2.2 Skoliose

Die Skoliose ist eine seitliche Verbiegung der Wirbelsäule im Brust- oder im Lendenbereich. Wenn die Brustwirbel betroffen sind, verdrehen sie sich und nehmen die Rippen mit, sodass ein **Buckel** entsteht. Die Skoliose zieht eine weitere Verbiegung der Wirbelsäule, sowie einen **Beckenschiefstand** und die **Verkürzung eines Beines** nach sich. Einer beginnenden Skoliose kann man mit **Physiotherapie** oder mit einem Korsett entgegenwirken. Die Skoliose prägt sich besonders in den Wachstumsschüben der **Pubertät** aus. Spätestens in diesem Alter muss eine Behandlung erfolgen.

5.3 Erkrankungen der Knochen

r geht es
n Video
teoporose

Erkrankungen der Knochen entstehen, wenn nicht ausreichend Mineralsalze in den Knochen eingelagert werden. Im Knochen können **Tumoren** oder **Tumormetastasen** auftreten. Auch genetisch bedingte Knochenerkrankungen, wie z. B. **Glasknochen** kommen vor.

5.3.1 Osteoporose

Bei der Osteoporose (Knochenschwund) ist die **Dichte** der Knochensubstanz sowie der Gehalt des Knochens an **Mineralstoffen** vermindert (Bild 1). Dadurch besteht eine erhöhte **Frakturgefahr.** Die Osteoporose tritt typischerweise im höheren Lebensalter auf. Frauen in der Menopause sind besonders betroffen, da das knochenaufbauende Hormon **Östrogen** vermindert ist. Die Folge einer Osteoporose sind **pathologische Frakturen**, wie die **Oberschenkelhalsfraktur** oder **Wirbelfrakturen.**

Durch eine ausreichende Versorgung mit Vitamin D und Kalzium und mit viel Bewegung kann man der Entstehung von Osteoporose vorbeugen.

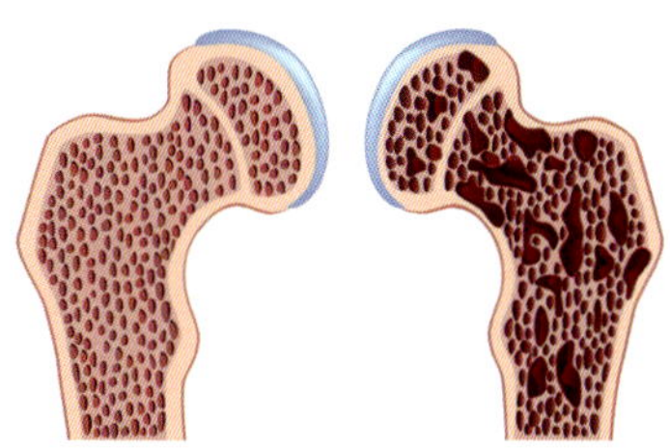

Bild 1 *Osteoporose*

Risikofaktoren für Osteoporose

- höheres Lebensalter
- weibliches Geschlecht
- Kalzium-Mangel
- Vitamin-D-Mangel
- Bewegungsmangel
- Kortisontherapie

5.3.2 Rachitis

Vitamin D fördert die Aufnahme von **Kalzium** aus dem Darm und den Einbau von Kalzium in den Knochen (siehe S. 153). Die richtige Entwicklung des Knochens, vor allem seiner Festigkeit, hängt von einer ausreichenden Versorgung des Körpers mit Vitamin D ab. Zur Bildung von Vitamin D in der Haut ist **Sonnenlicht** nötig. Kinder haben einen hohen Bedarf an Vitamin D, da bei ihnen Knochen aufgebaut wird. Vitamin-D-Mangel führt zu Rachitis.

Bei dieser Krankheit sind die Knochen weich und verformbar. Es entstehen bleibende Veränderungen des Skeletts, wie O-Beine oder eine Verkrümmung des Beckens. Aufgrund der **Rachitisprophylaxe** tritt diese Krankheit heute nur noch selten auf.

Rachitisprophylaxe

Säuglinge bekommen vom zweiten Lebenstag bis zum Alter von eineinhalb bis zwei Jahren täglich Vitamin D (D-Fluoretten®). Auch der regelmäßige Aufenthalt im Freien (natürliche UV-Strahlung) ist wichtig.

5.4 Erkrankungen der Gelenke

Gelenkerkrankungen führen zu Schmerzen und Bewegungseinschränkungen. Ziel der Behandlung ist es, die Beweglichkeit wiederherzustellen.

5.4.1 Arthrose

Arthrose ist die häufigste Gelenkerkrankung. Ursache ist die Abnutzung des Gelenkknorpels aufgrund von Alterung oder durch eine zu starke Belastung der Gelenke. Am häufigsten sind das **Kniegelenk** und das **Hüftgelenk** betroffen, da auf ihnen das Körpergewicht lastet.

Arthrose führt zu ständigen **Schmerzen.** Sie ist eine der häufigen Ursachen für den chronischen Gebrauch von Schmerzmitteln. Wegen der Schmerzen vermeiden die Patienten Bewegungen. Das führt zu einer weiteren Schädigung der Gelenke. Arthrose ist nicht heilbar, aber die Symptome können behandelt werden. Ziel der Therapie ist es, den Patienten schmerzfrei und bewegungsfähig zu machen.

Risikofaktoren für Arthrose

- höheres Lebensalter
- Fehlstellung der Knochen
- Übergewicht
- übermäßige Belastung eines Gelenkes
- Hüftgelenksdysplasie

5.4.2 Hüftdysplasie

Die Hüftdysplasie ist eine angeborene **Fehlbildung des Hüftgelenkes**. Sie gehört zu den häufigsten angeborenen Fehlbildungen und kommt bei Mädchen sechsmal häufiger vor als bei Jungen. Die Pfanne des Hüftgelenkes ist zu flach, daher hat der Gelenkkopf keinen Halt und gleitet nach oben ab. Im schlimmsten Fall führt das zu einer **Luxation** des Hüftgelenkes. In den meisten Fällen bleibt der Gelenkkopf in der Pfanne, drückt aber auf das Dach des Hüftgelenkes.

Unbehandelt führt die Hüftdysplasie zur vorzeitigen **Arthrose**. Wird bei der Kinderfrüherkennungsuntersuchung U3 eine Dysplasie festgestellt, so muss das Kind breit gewickelt werden oder eine sogenannte Spreizhose tragen. Da die Knochen in diesem Alter noch verformbar sind, entsteht durch diese Behandlung ein normales Hüftgelenk. Zu einem späteren Zeitpunkt ist diese Behandlung nicht mehr möglich.

Prävention der Hüftdysplasie

Eine Sonographie der Hüftgelenke wird standardmäßig im Rahmen der Kinderfrüherkennungsuntersuchung U3 in der 4. bis 5. Lebenswoche durchgeführt.

5.4.3 Arthritis

Arthritis ist die Entzündung eines Gelenkes. Das Gelenk ist schmerzhaft, geschwollen und überwärmt. Ursache sind Infekte mit Bakterien oder Viren sowie rheumatische Erkrankungen.

Meistens sind die großen Gelenke betroffen. Ist nur ein Gelenk entzündet, so spricht man von einer **Monarthritis,** sind mehrere Gelenke betroffen von einer **Polyarthritis**.

Eine eigenständige Erkrankung ist die **rheumatoide Arthritis**. Diese Krankheit ist von Anfang an chronisch. Sie betrifft die kleinen Gelenke, vor allem an der Hand. Man rechnet sie zu den rheumatischen Erkrankungen.

Die primär chronische Polyarthritis zerstört durch den **anhaltenden Entzündungsprozess** die Gelenke. Viele Tätigkeiten des täglichen Lebens, wie Schlüssel umdrehen oder Knöpfe schließen, können dann nicht mehr durchgeführt werden, sodass die Patienten auf Hilfe angewiesen sind.

5.5 Erkrankungen von Muskeln und Sehnen

Hier sind besonders die Myositis und die Tendovaginitis zu erwähnen.

Myositits: Hierbei handelt es sich um eine entzündliche Erkrankung der Muskeln, die durch eine Autoimmunkrankheit hervorgerufen werden kann.

Tendovaginitis: Die Sehnen im Bereich von Händen und Füßen sind durch bindegewebige Hüllen, die Sehnenscheiden geschützt. Bei Überlastung kommt es zu einer Entzündung dieser Sehnenscheiden. Die Tendovaginitis kommt meistens im Bereich der Hände vor. Auslöser sind z. B. ständiges Schreiben am PC und handwerkliche Tätigkeiten mit starker Belastung der Hände.

6 Diagnostik

Die Diagnostik von Krankheiten beginnt mit der Anamnese, der Inspektion und der körperlichen Untersuchung des Patienten (siehe S. 36). **Bildgebende Verfahren** wie **Röntgen** oder die **Magnetresonanztomographie** liefern zusätzliche Informationen, indem sie Bereiche des Körpers sichtbar machen, die für das bloße Auge nicht zugänglich sind. Diese Untersuchungsmethoden werden ständig weiterentwickelt und tragen zu den Fortschritten in der Diagnostik wesentlich bei. Den verschiedenen Verfahren liegen unterschiedliche physikalische Prinzipien zugrunde (Tabelle 1).

Die Kenntnis der physikalischen Zusammenhänge hilft, die Untersuchungsmethoden richtig durchzuführen und die Bilder zu verstehen.

Name	Physikalisches Prinzip
Röntgenaufnahme	Röntgenstrahlen
Röntgenkontrastdarstellung	Röntgenstrahlen + Kontrastmittel
Durchleuchtung	Röntgenstrahlen
Mammographie	Röntgenstrahlen
Computertomographie	Röntgenstrahlen + Steuerung durch Computer
Szintigraphie	radioaktive Substanzen
Emissionscomputertomographie	Röntgenstrahlen + radioaktive Substanzen
Magnetresonanztomographie	Magnetfeld
Sonographie	Schallwellen

Tabelle 1 *Bildgebende Verfahren*

6.1 Röntgen

Röntgenstrahlen durchdringen, anders als Licht, den menschlichen Körper. Daher kann man mithilfe von Röntgenstrahlen das Innere des Körpers sichtbar machen und abbilden.

Im Jahre 1895 entdeckte der Physiker Wilhelm Conrad Röntgen (1845–1923) die nach ihm benannten Strahlen. Dafür wurde ihm im Jahr 1906 der Nobelpreis verliehen. Röntgen war das erste **bildgebende Verfahren** in der Medizin.

6.1.1 Eigenschaften von Röntgenstrahlen

Röntgenstrahlen gehören wie das Licht zum **elektromagnetischen Spektrum.**

Röntgenstrahlen sind sehr energiereich. Da sie Atome in elektrisch geladene Ionen verwandeln können, werden sie zu den **ionisierenden Strahlen** gezählt.

Die **biologische Wirkung** von Röntgenstrahlen beruht auf einer chemischen Veränderung von Molekülen in der Zelle. Röntgenstrahlen hemmen die Zellvermehrung, verändern das Erbgut, zerstören Gewebe und können Krebs hervorrufen.

Röntgenstrahlen durchdringen **Knochen** und **Weichteile**. **Metalle** hingegen verhindern den Durchtritt von Röntgenstrahlen. Das besonders substanzdichte **Blei** wird zur Abschirmung von Röntgenstrahlen verwendet.

Eigenschaften von Röntgenstrahlen

- gehören zur elektromagnetischen Strahlung
- sind unsichtbar
- breiten sich geradlinig aus
- durchdringen den menschlichen Körper
- werden durch Blei abgeschirmt
- hemmen die Zellvermehrung
- schädigen das Erbgut

6.1.2 Erzeugung von Röntgenstrahlen

Röntgenstrahlen werden in der **Röntgenröhre** erzeugt (Bild 1). In der Röntgenröhre gibt es eine Kathode (negativ geladene Elektrode) und eine Anode (positiv geladene Elektrode). Aufgrund des Vakuums können sich die Elektronen ungehindert fortbewegen.

Die **Kathode** wird durch elektrische Spannung stark aufgeheizt, sodass Elektronen austreten. Diese bewegen sich auf die **Anode** zu und werden dabei beschleunigt. Sie prallen mit hoher Geschwindigkeit auf und werden abgebremst. Dabei wird die Bewegungsenergie der Elektronen in Röntgenstrahlung umgewandelt. Beim Aufprall der Elektronen entstehen **hohe Temperaturen.** Die Anode besteht daher aus einer hitzebeständigen Wolframlegierung.

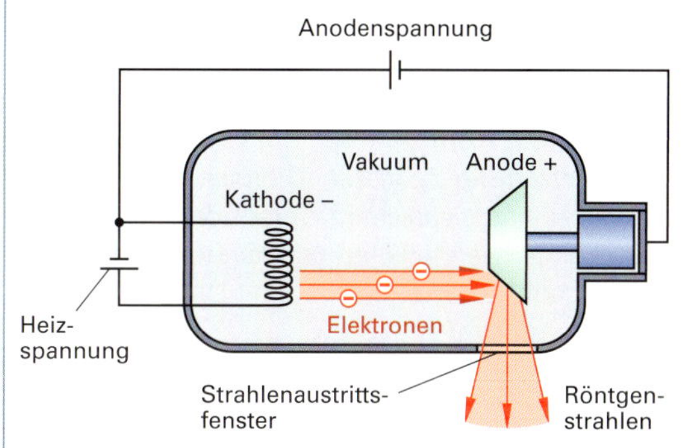

Bild 1 *Röntgenröhre*

Die Röntgenstrahlen verlassen die Röntgenröhre durch ein **Strahlenaustrittsfenster.** Dabei wird nur 1 % der Bewegungsenergie in Röntgenstrahlen umgewandelt. 99 % der Bewegungsenergie wandeln sich in Wärme um. Röntgenstrahlen, die nicht das eingeblendete Organ erreichen, sondern sich frei ausbreiten, heißen **Streustrahlung.**

Die Energie (Härte) der Röntgenstrahlen ist abhängig von der Kathodenspannung. Je höher die Spannung, desto härter sind die Röntgenstrahlen. Die **Härte der Röntgenstrahlen** wird in **Kilovolt** (kV) angegeben.

- **Harte Röntgenstrahlen** durchdringen Gewebe schnell. Sie werden bei der Aufnahme fester Strukturen, z. B. von Knochen genutzt. Es entsteht mehr Streustrahlung. Deshalb ist ein **Bleischutz** nötig.
- **Weiche Röntgenstrahlen** werden vom Gewebe stärker absorbiert als harte und führen deshalb zu einer höheren **Strahlenbelastung**. Sie geben keine Streustrahlung ab, deshalb ist **kein Bleischutz** nötig. Die wichtigste Anwendung ist die Darstellung des Brustgewebes bei der Mammographie.

Merke

Weiche Röntgenstrahlen führen zu einer größeren Strahlenbelastung des Organs als harte Röntgenstrahlen.

6.1.3 Röntgenaufnahme

Die übliche Röntgenaufnahme ist ein Negativbild. Die Verteilung von Schwarz, Weiß und Grau ist gerade umgekehrt als man es auf einem „normalen" Positivbild erwarten sollte. Die Röntgenstrahlen schwärzen den Film, bzw. einen speziellen Sensor (CCD-Sensor).

Lufthaltige Räume, wie z. B. die Lunge, erscheinen dunkel, weil die Röntgenstrahlen ungehindert durchtreten können. Das ist deutlich auf der Thoraxaufnahme zu erkennen (Bild 1). **Knochen** enthalten Mineralien, diese absorbieren Röntgenstrahlen. Daher erscheinen Knochen hell. **Weichteile** sind grau getönt.

Substanzdichte Stellen in einem Röntgenbild erscheinen hell und heißen **Verschattung**. Sie können durch einen Tumor oder eine Verkalkung hervorgerufen werden.

Substanzarme Stellen erscheinen dunkel und heißen **Aufhellung**. Sie entstehen z. B durch Verlust von Gelenkknorpel oder durch eine Zyste.

Beim herkömmlichen Röntgen enthält die Röntgenkassette einen **Film**, der durch die Röntgenstrahlen belichtet wird. Der Film muss anschließend entwickelt werden.

Beim **digitalen Röntgen** wird ein **CCD-Sensor** oder eine **Speicherfolie** belichtet. Digitale Röntgenbilder lassen sich einfach speichern, versenden und auswerten. Sie können vervielfältigt und bei Bedarf dem Patienten mitgegeben werden.

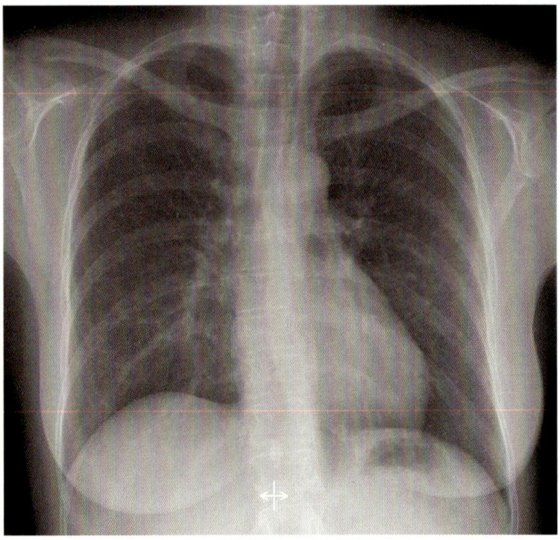

Bild 1 *Röntgenaufnahme Thorax*

Röntgenaufnahmen – korrekte Beschriftung

- Patientendaten
- Datum der Aufnahme
- bei paarigen Organen und Extremitäten: Angabe von rechts und links

Merke

In einer Röntgenaufnahme erscheint die Verschattung hell und die Aufhellung dunkel.

6.1.4 Röntgenkontrastdarstellung

Innere Organe mit einem **Hohlraum** lassen sich mithilfe von **Kontrastmitteln** darstellen (S. 181, Tabelle 1). Das Kontrastmittel reichert sich in den zu untersuchenden Organen, z. B. in den ableitenden Harnwegen, in der Gelenkhöhle oder in Blutgefäßen an (Bild 2). Damit ist eine Abbildung des Hohlraums durch Röntgenstrahlen möglich.

Viele Kontrastmittelaufnahmen können heute durch ein MRT (Magnetresonanztomographie) ersetzt werden, aber Phlebographien und Urographien werden noch regelmäßig durchgeführt.

Vor der Untersuchung mit Kontrastmitteln müssen die Nierenwerte des Patienten bestimmt werden.

Zu Beginn der Untersuchung wird meistens ein **venöser Zugang** gelegt. Dann wird das **Kontrastmittel** verabreicht. Ein Risiko dabei ist, dass Kontrastmittel **allergische Reaktionen** hervorrufen können. Erste Symptome sind:

- Jucken, Kribbeln, Hautausschlag
- Unruhe, Erbrechen, Blässe
- Pulsanstieg, Blutdruckabfall

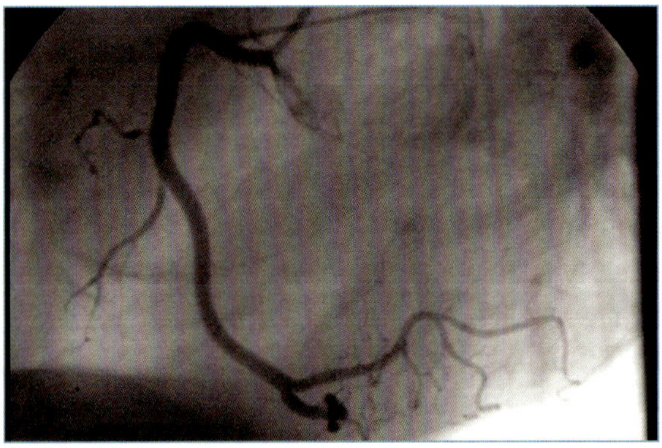

Bild 2 *Koronarangiographie*

Eine allergische Reaktion kann bis zum **allergischen Schock** führen. Daher muss der Patient aufmerksam beobachtet werden. Das Kontrastmittel darf nur verabreicht werden, wenn der Arzt in Rufweite ist. Der **Notfallkoffer** muss griffbereit sein.

Die **digitale Subtraktionsangiographie** (DSA) ist eine Sonderform der Angiographie. Von einem Gefäß werden zwei Aufnahmen gemacht: eine Aufnahme ohne und eine mit Kontrastmittel. Die digitalisierten Bilder werden voneinander abgezogen (subtrahiert).

Untersuchung	Untersuchtes Organ
Arteriographie	Arterie
Phlebographie	Vene
Vasographie, Angiographie	Blutgefäße
Koronarangiographie	Koronararterien
Arthrographie	Gelenke
Urographie	ableitende Harnwege

Tabelle 1 *Kontrastmitteluntersuchungen*

Merke

Eine gefährliche Komplikation der Kontrastmitteluntersuchung ist der allergische Schock. Antiallergische Medikamente und der Notfallkoffer müssen immer griffbereit sein.

6.1.5 Durchleuchtung

geht es
Video
ımo-
hie

Bei der Durchleuchtung werden Organe, die sich während der Untersuchung bewegen, wie z. B. das Herz, auf einem Bildschirm betrachtet. Die Nachteile der Durchleuchtung gegenüber einer Aufnahme sind eine **höhere Strahlenbelastung** sowie eine **schlechtere Bildqualität.**

Anwendungsgebiete sind:

- Einlegen eines Herzschrittmachers
- Einlegen von Stents in die Koronargefäße
- Reponieren von Frakturen

6.1.6 Mammographie

Die Röntgendarstellung der weiblichen Brust heißt Mammographie (Bild 1). Sie wird mit weichen Röntgenstrahlen durchgeführt. Mit einer besonderen Aufnahmetechnik ist es möglich, die Strukturen der Brustdrüse darzustellen. Das ist bei älteren Frauen besser möglich als bei jüngeren, da bei den jüngeren Frauen das Brustgewebe dicht und drüsenreich ist.

Die Mammographie ist eine wichtige Untersuchung zur Diagnose von **Brustkrebs**. Sie wird sowohl zur **Diagnostik** bei einem verdächtigen Befund als auch zur **Prävention** (Mammographie-Screening) eingesetzt.

geht es
Video
puter-
ɔgraph

Die Strahlenbelastung ist im Vergleich mit anderen Röntgenaufnahmen und mit der natürlichen Radioaktivität nicht zu hoch.

- Strahlenbelastung bei einer Mammographie: 0,2 bis 0,6 mSv (Millisievert)
- Strahlenbelastung bei einer Thoraxaufnahme: 0,1 mSv.
- natürliche Strahlenbelastung (Strahlung aus dem Weltraum und aus der Erde): 2 bis 3 mSv/Jahr

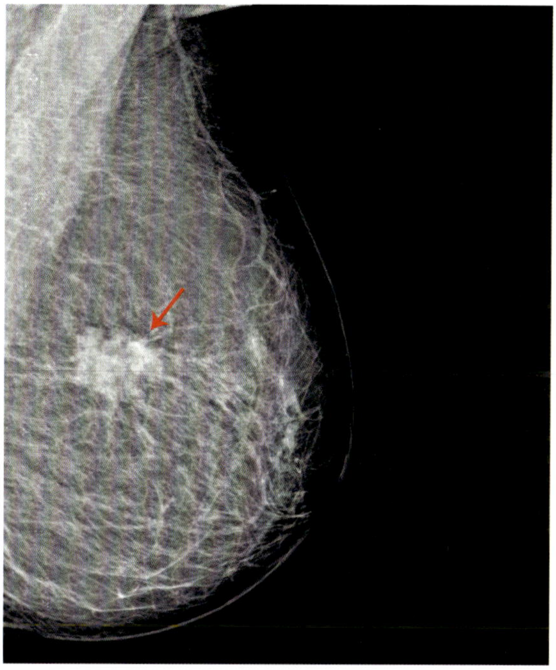

Bild 1 *Mammographie: Mammakarzinom*

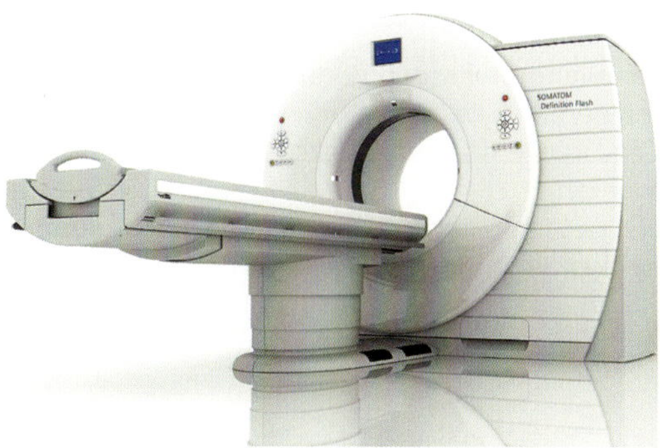

Bild 2 *Computertomograph*

6.1.7 Computertomographie

Bei der Computertomographie (CT) hat das Röntgengerät die Form eines Ringes oder Halbringes (Bild 2). Der Patient wird durch diesen Ring gefahren. Dabei entstehen **Schichtaufnahmen** des Körpers.

Wie eine Schichtaufnahme zu verstehen ist, kann man sich durch ein einfaches Experiment klarmachen: Man schneidet eine längliche Frucht in viele dünne Scheiben und legt sie so nebeneinander, dass die Unterseite oben liegt. Ebenso werden Schichtaufnahmen vom Körper gemacht. Statt eines wirklichen Schnittes wird in kurzen Abständen die **Schnittebene der Strahlen** verschoben.

Schichtaufnahmen ermöglichen eine detailgenaue Darstellung von Weichteilen und die Lokalisierung der Veränderungen. Die **Strahlenbelastung** ist relativ hoch.

Wenn bei einer Computertomographie **Kontrastmittel** verwendet wird, müssen vorher die Werte von Kreatinin und TSH bestimmt werden.

6.1.8 Strahlenschutz beim Röntgen

Zu der biologischen Wirkung von **Röntgenstrahlen** gehören die **Hemmung des Zellwachstums** und die **Veränderung des Erbgutes** der Zelle. Je häufiger in einem Gewebe Zellteilungen vorkommen, desto leichter wird das Gewebe durch Röntgenstrahlen geschädigt.

Besonders strahlenempfindlich sind:
- embryonales Gewebe
- lymphatisches Gewebe
- Knochenmark
- Gonaden (Hoden und Eierstock)
- Darmepithel

Strahlendosis

Die Dosis für die schädigende Wirkung der Röntgenstrahlen wird in der Einheit **Sievert** (Sv) oder **Millisievert** (mSv) angegeben.

Für den Umgang mit Röntgenstrahlen gilt die **Strahlenschutzverordnung** (StrlSchV). Ziel dieser Verordnungen ist es, Schäden durch Strahlen zu vermeiden. Alle Mitarbeiter einer Praxis oder eines Krankenhauses, die mit Röntgenstrahlen oder radioaktivem Material arbeiten, sind verpflichtet, die Bestimmungen einzuhalten. Die z.T. sehr detaillierten Vorschriften beziehen sich auf rechtliche und organisatorische Maßnahmen, auf den Schutz des Patienten und der Mitarbeiter. Sie werden hier vereinfachend zusammengefasst:

Rechtliche/organisatorische Bestimmungen

- Die Röntgenaufnahme muss begründet sein.
- Die Röntgenaufnahme muss technisch einwandfrei sein, um Wiederholungen zu vermeiden.
- Die Röntgenaufnahme muss dokumentiert werden.
- Der Patient muss einen Röntgenpass bekommen.
- Die Aufbewahrungsfristen müssen eingehalten werden.
- Der Kontrollbereich muss gekennzeichnet sein.

Kontrollbereich

Der Röntgenraum wird auch als Kontrollbereich bezeichnet. Darunter versteht man den Bereich, in dem eine Beschäftigte einer Strahlendosis ausgesetzt ist, die höher ist als **6 mSv/Jahr**.
Der Kontrollbereich ist deutlich zu kennzeichnen:
Röntgen – Kein Zutritt!

Schutz des Patienten

- Vor der Aufnahme muss eine **Anamnese** erhoben werden.
- **Schwangere Frauen** dürfen nur in Ausnahmefällen geröntgt werden.
- Die Organe müssen möglichst eng eingeblendet werden.
- Bei Aufnahmen im Becken muss ein **Gonadenschutz** angelegt werden (Bild 1). Das ist beim Mann eine Hodenkapsel aus Blei, bei der Frau eine Bleiabdeckung, die in Höhe der Eierstöcke aufgelegt wird.

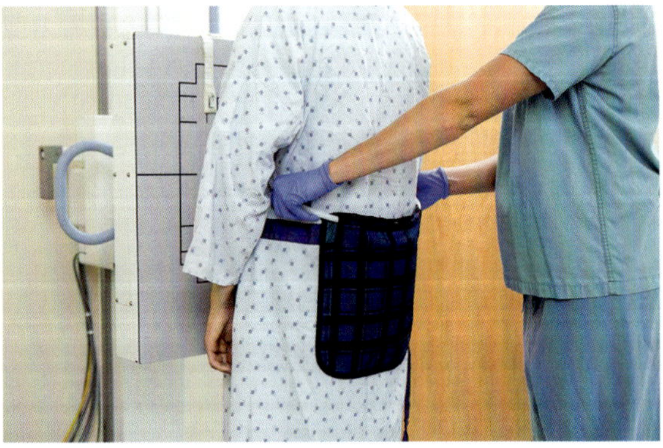

Bild 1 *Gonadenschutz beim Röntgen*

Schutz der Medizinischen Fachangestellten

- Die Tätigkeit im Röntgenbereich ist erst mit dem vollendeten 18. Lebensjahr erlaubt.
- Schwangere Frauen dürfen nicht im Röntgenbereich tätig sein.
- Die Tätigkeit im Röntgenbereich setzt einen **Strahlenschutzkurs** voraus. Dieser Kurs muss alle fünf Jahre wiederholt werden.
- Wenn Patienten beim Röntgen gehalten werden müssen, sollen dies möglichst Angehörige und nicht die MFA tun. Wenn die Anwesenheit der MFA im Kontrollbereich erforderlich ist, muss sie Schutzkleidung tragen.
- Die MFA ist verpflichtet, ein Dosimeter zu tragen.

Dosimeter

Das Dosimeter misst die Röntgenstrahlung, die auf eine Person in einem bestimmten Zeitraum einwirkt.
Das Dosimeter gibt es in verschiedenen Ausführungen. Meistens wird die Röntgenplakette benutzt. Diese muss **auf der Kleidung** befestigt werden.
Das Dosimeter wird einmal im Monat ausgewertet.

6.2 Szintigraphie

Bei der Szintigraphie werden dem Patienten radioaktive Substanzen verabreicht, die sich in dem untersuchten Organ anreichern. Radioaktives **Technetium** wird beispielsweise in den Knochen eingelagert, radioaktives **Jod** in die Schilddrüse. Anschließend wird die Verteilung der radioaktiven Substanzen gemessen. Das dabei entstehende Bild heißt **Szintigramm (**Bild 1).

Patienten müssen während der Untersuchung eine **gesonderte Toilette** benutzen, da die Ausscheidungen radioaktiv kontaminiert sind.

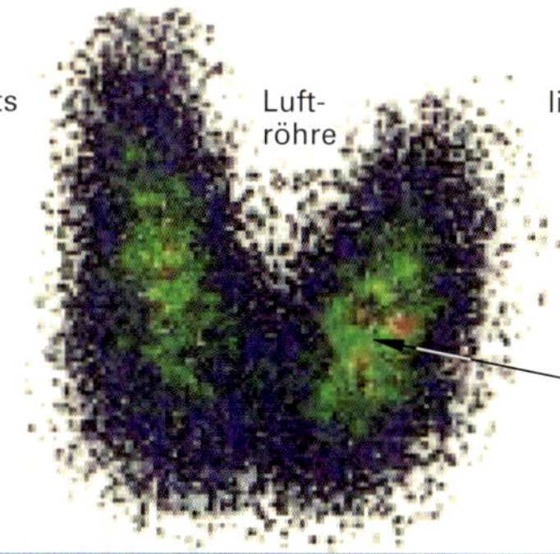

Bild 1 *Szintigramm der Schilddrüse*

Radioaktives Material, wie gebrauchte Spritzen oder Reste der Injektionslösung, wird in einem **Abklingraum** gelagert, bis die Radioaktivität einen Grenzwert unterschritten hat. Dann erst kann es entsorgt werden.

6.3 Emissionscomputertomographie

Die Emissionscomputertomographie (ECT) ist eine Kombination von Computertomographie und Szintigraphie. Dabei werden rechnergestützt Schnittbilder einer Szintigraphie erstellt.

Es gibt zwei **Varianten** der ECT:
- die SPECT (Single-Photon-Emissionscomputertomographie)
- die PET (Positronen-Emissionscomputertomographie)

Anwendung der ECT

- Krebsdiagnostik: zum Aufspüren von Metastasen und Rezidiven
- Neurologie: bei der Diagnostik der Alzheimer-Demenz und des Parkinson-Syndroms
- Kardiologie: bei der Diagnostik der Herzmuskeldurchblutung

In beiden Fällen nimmt der Patient radioaktiv strahlende Elemente, sogenannte **Radionuklide,** in sich auf. Bei der **SPECT** werden die Strahlen mit einer Gammakamera, bei der **PET** von speziellen Ringdetektoren für positronenstrahlende Radionuklide registriert. Dabei können regionale Blutflüsse und Stoffwechselprozesse beobachtet werden. Da die Funktion von Organen dargestellt wird, handelt es sich um **funktionelle bildgebende Verfahren.**

6.4 Kernspin- oder Magnetresonanztomographie

Bei der **Kernspintomographie** (NMR, von **n**uclear **m**agnetic **r**esonance) oder **Magnetresonanztomographie** (MRT) wird das zu untersuchende Organ einem magnetischen Feld ausgesetzt (Bild 2). Das magnetische Feld verändert den **Spin** (Eigendrehimpuls) von Atomkernen. Das wirkt sich besonders auf Wasserstoff aus, der in allen Geweben vorkommt. Die Resonanz der Atomkerne lässt sich messen und in Bilder umwandeln.

Wie bei der Computertomographie werden **Schichtaufnahmen** erzeugt. Die Qualität der Bilder übertrifft jedoch die des Computertomographen in ihrer Genauigkeit. Deshalb eignet sich diese Technik dann, wenn es um die Darstellung sehr kleiner Strukturveränderungen geht, wie bei einem Bandscheibenvorfall, bei Gelenkveränderungen oder bei der Suche nach einem Tumor (Bild 1). Die **Untersuchungsdauer** beträgt zwischen zehn und dreißig Minuten.

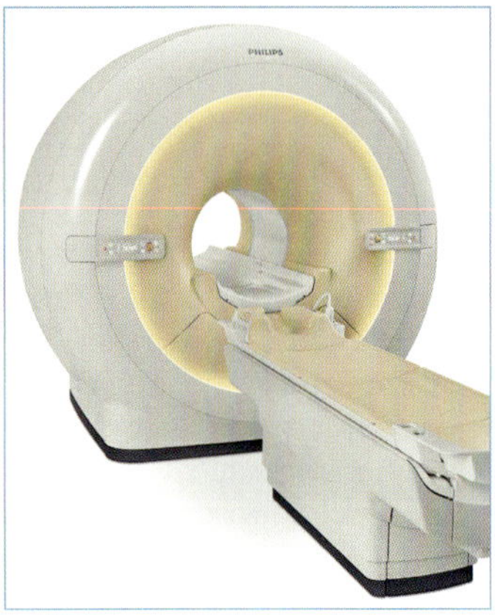

Bild 1 *MRT-Gerät*

Vorteile:

- sehr gute Bildqualität
- keine Strahlenbelastung, daher für Kinder besonders geeignet

Nachteile:

- lange Untersuchungszeit
- hohe Geräuschentwicklung
- Enge des Gerätes (schwierig bei Kindern und bei Patienten mit Platzangst)
- Nichtanwendbarkeit bei Metallen im Körper, wie z. B. Gelenkprothesen oder Platten nach Knochenbrüchen, Piercing, großen Tätowierungen, Herzschrittmacher oder Insulinpumpe
- hohe Kosten

Im Umfeld des Gerätes besteht ein starkes **magnetisches Feld.** Metallgegenstände, Scheckkarten und Handys dürfen nicht in den Untersuchungsraum gebracht werden.

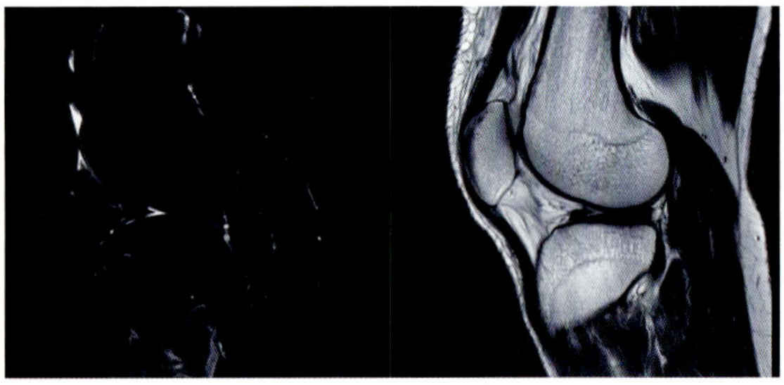

Bild 2 *MRT des Kniegelenks*

7 Physikalische Therapie

Die physikalische Therapie nutzt physikalische Mittel, um Heilungsprozesse zu fördern. Sie wird bei chronischen Beschwerden angewandt. Das Ziel ist, die Durchblutung zu verbessern, den Stoffwechsel anzuregen und die Entspannung zu fördern. Mittel der physikalischen Therapie sind Wärme, Kälte, Kurz- und Mikrowellen, Ultraschall, UV-Licht und Laser.

Unter **Physiotherapie** versteht man die Anwendung von Massagen und Krankengymnastik. Sie wird von Physiotherapeuten durchgeführt.

7.1 Physikalische Grundlagen

Elektromagnetische Wellen wie Licht, Radiowellen und Mikrowellen sind aus der Alltagserfahrung bekannt. Auch wenn sie zu unterschiedlichen Zwecken benutzt werden, haben sie dieselben physikalischen Eigenschaften. Sie unterscheiden sich nur in ihrer **Wellenlänge** und in ihrem **Energiegehalt.**

Die Anordnung elektromagnetischer Wellen nach ihrer Wellenlänge heißt **elektromagnetisches Spektrum** (Bild 3). Die Radiowellen sind langwellig, die kürzeste Wellenlänge haben Röntgenstrahlen und Gammastrahlen.

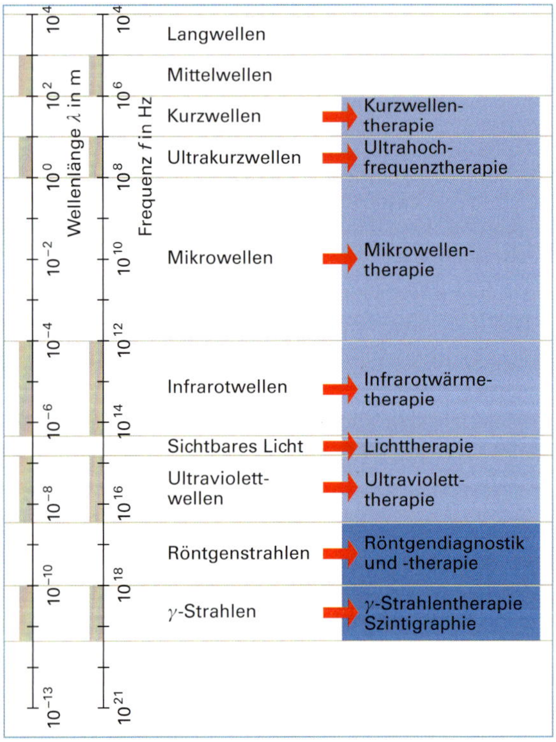

Bild 3 *Elektromagnetisches Spektrum*

Eine Kennzahl von Wellen ist die **Frequenz.** Sie gibt die Zahl der Schwingungen pro Sekunde an. Die Einheit für die Frequenz ist **Hertz**. **Wellenlänge** und **Frequenz** sind **umgekehrt proportional,** das heißt, je kleiner die Wellenlänge, desto größer ist die Frequenz.

> **Merke**
>
> Je kleiner die Wellenlänge ist, desto größer sind die Frequenz und die Energie.

Der **Energiegehalt** einer Welle ist von der Wellenlänge abhängig. Je kleiner die Wellenlänge, desto höher ist die Energie. Röntgenstrahlen sind sehr energiereich und können deshalb Schäden hervorrufen.

Wenn in der physikalischen Therapie **elektromagnetische** Wellen **angewandt** werden, bezeichnet man das als **Bestrahlung.** Die Strahlen sind nicht sichtbar, haben aber eine biologische Wirkung.

7.2 Wärmetherapie

Bei chronischen Entzündungen werden **saure Stoffwechselprodukte** gebildet, die zu **Schmerzen** führen. Schmerzen verursachen eine vermehrte **Muskelspannung**. Diese wiederum bewirkt eine **Engstellung der Gefäße**, die den Abtransport der sauren Stoffe erschwert (Bild 1).
Wärme regt den **Stoffwechsel** an und erweitert die Blutgefäße. Dadurch kommt es zu einer **Hyperämie** (vermehrten Durchblutung) in dem erwärmten Gebiet und es können vermehrt saure Stoffwechselprodukte abtransportiert werden.
Die **Wärme** kann auf verschiedene Weise zugeführt werden. Heizkissen, Körnerkissen und Infrarotstrahlen, die als Hausmittel angewendet werden, erreichen nur die **oberen Hautschichten.** Ultraschall, Kurzwellen, Mikrowellen und Ultrakurzwellen dringen **tiefer in das Gewebe** ein (Tabelle 1).
Wenn sich im Körper Metall befindet, so erwärmt es sich stärker als das umliegende Gewebe und kann zu Verbrennungen führen. Wärmestrahlung darf daher nicht im Bereich von **Endoprothesen** und von **Implantaten** (Platten, Nägeln, Schrauben) angewandt werden. Grundsätzlich ist Wärme bei **akuten Entzündungen** kontraindiziert, da sie den Entzündungsprozess verstärkt.

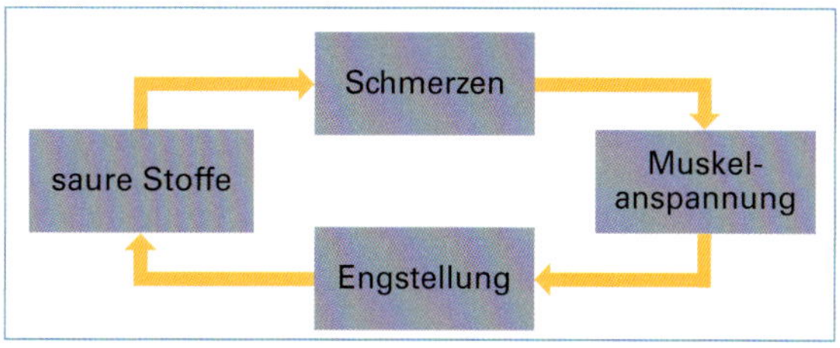

Bild 1 *Schmerzkreislauf*

Wärmetherapie	Erwärmtes Gewebe
Umschläge, Heizkissen	Haut stark, Unterhautfettgewebe schwach
Ultraschall	Muskelgewebe
Hochfrequenztherapie Kondensatorfeld	Haut und Fettgewebe
Hochfrequenztherapie Spulenfeld	Muskelgewebe
Ultrahochfrequenz	Muskelgewebe

Tabelle 1 *Wirkungsbereiche der Wärmetherapie*

> **Merke**
>
> Kontraindikationen für Wärmetherapie sind:
> - akute Entzündungen, z. B. Mittelohrentzündung, Blinddarmentzündung
> - Metall im Körper, z. B. Endoprothesen, Platten, Nägel, Schrauben, Granatsplitter

7.2.1 Ultraschallwärmetherapie

Bei der Ultraschallwärmetherapie werden Ultraschallwellen zu therapeutischen Zwecken angewandt. Die Ultraschallwellen erwärmen das Gewebe und massieren es mit sehr hoher Frequenz und kleinster Auslenkung.

> **Anwendung der Ultraschallwärmetherapie**
> - Nachbehandlung von Luxationen und Distorsionen
> - chronische Formen von Arthritis
> - Arthrosen

7.2.2 Hochfrequenzstromtherapie

Bei der Hochfrequenzstromtherapie werden elektromagnetische Wellen angewandt. Diese Wellen haben eine hohe Energie. In ihrem Umfeld entsteht ein elektromagnetisches Feld, das mit anderen elektromagnetischen Feldern in Wechselwirkung treten kann.

Deshalb sind folgende Vorsichtsmaßnahmen zu beachten:

- keine Anwendung in der Nähe eines Herzschrittmachers
- keine Anwendung bei Patienten mit Metallendoprothesen oder -implantaten
- Hörgeräte vor der Therapie entfernen
- keine Anwendung in der Frühschwangerschaft
- nicht auf feuchte Haut bestrahlen: Gefahr der Hautverbrennung und Hautverbrühung
- keine Metallliegen benutzen
- Kabel nicht über Kreuz legen
- kein direkter Kontakt des Patienten mit den Elektroden

Nach den unterschiedlichen Wellenlängen werden Kurzwelle, Dezimeterwelle und Mikrowelle unterschieden.

Kurzwellentherapie

Bei der Kurzwellentherapie werden elektromagnetische Wellen aus dem Kurzwellenbereich (siehe S. 185) angewendet. Die Wellenlänge beträgt ca. 11 m.

Bei der **Kondensatorfeldmethode** werden **zwei Elektroden** benutzt. Dabei liegt der zu behandelnde Körperteil, z. B. ein Knie, im elektrischen Feld zwischen den beiden Elektroden (Bild 1). Das bestrahlte Organ ist **Teil des Stromkreises.**

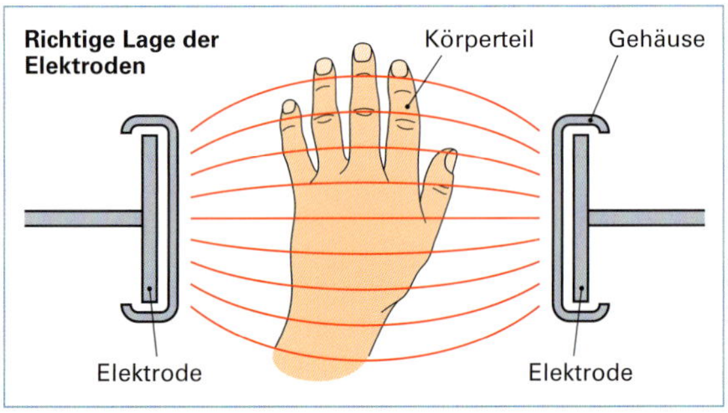

Bild 1 *Kondensatorfeldmethode*

Da die Elektroden nicht mit der Haut in Berührung kommen dürfen, sind sie in ein Glas- oder Kunststoffgehäuse eingebettet. Dadurch wird der nötige Abstand zur Haut gewährleistet.

Beim Anlegen dürfen die Elektroden nicht verkantet werden, weil sonst aufgrund einer erhöhten Stromdichte Verbrennungen hervorgerufen werden können.

Bei der **Spulenfeldmethode** wird nur **eine** Elektrode verwendet (Bild 2). Die Wärme dringt tiefer ein als bei der Kondensatormethode, sodass auch die Muskulatur erwärmt wird.

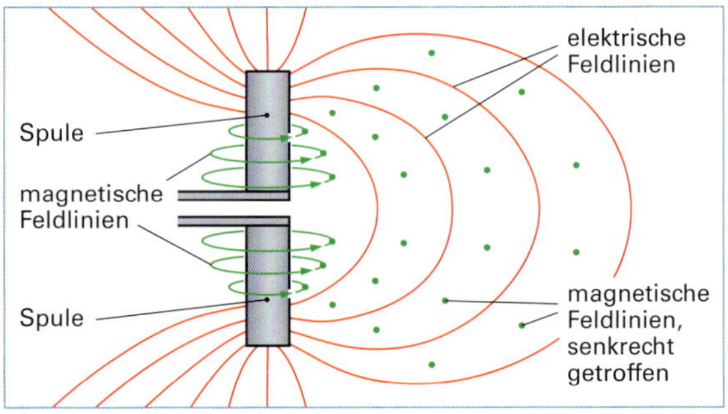

Bild 2 *Spulenfeldmethode*

Ultrahochfrequenzstromtherapie

Unter Ultrahochfrequenzstromtherapie (UHF) versteht man die Behandlung mit elektromagnetischer Strahlung aus dem Bereich der **Dezimeterwellen** (Wellenlänge 69 cm = 6,9 dm) und **Mikrowellen** (Wellenlänge 12,4 cm).

Sowohl Dezimeterwellen als auch Mikrowellen bewirken eine stärkere Erwärmung des Muskelgewebes und eine schwächere Erwärmung des Fettgewebes. Dies erklärt sich daraus, dass Muskelzellen elektromagnetische Wellen besser absorbieren als Fettgewebe. Die entstandene Wärme wird über die Blutbahn wieder abgeleitet. So ist keine Belastung der inneren Organe durch einen zu starken Temperaturanstieg zu befürchten.

Merke

Dezimeterwellen und Mikrowellen erwärmen das Muskelgewebe, aber nicht das Fettgewebe.

7.3 Reizstromtherapie

Bei der Reizstromtherapie wird der Körper von **Gleichstrom** oder **Wechselstrom** durchflossen. Die Stromzufuhr erfolgt nicht konstant, sondern in Form von **Stromimpulsen**. Das führt zu einer besseren Durchblutung des Gewebes. Die **Reizstromtherapie** wird genutzt, um folgende Wirkungen zu erzielen:

- Schmerzlinderung
- Anregung motorischer Nerven
- Transport von Medikamenten unter der Haut

> **Gleichstrom und Wechselstrom**
>
> Beim **Gleichstrom** fließen die Elektronen stets in dieselbe Richtung, nämlich von der Kathode zur Anode.
>
> Beim **Wechselstrom** ändert der Elektronenfluss periodisch die Richtung. Der Strom aus der Steckdose wird mit einer Frequenz von 50 Hertz übertragen.

Galvanisation

Bei der Galvanisation wird mithilfe von Elektroden **Gleichstrom** in den Körper geleitet. Dadurch kommt es zur Wanderung von Natrium- und Magnesiumionen im Körper. Die Wirkung des Gleichstroms ist **durchblutungsfördernd** und **schmerzstillend.** Außerdem kann Gleichstrom zur **Steigerung der Muskelerregbarkeit** bei Lähmungen angewandt werden.

Iontophorese

Bei der Iontophorese wird **Gleichstrom** dazu benutzt, ein **Medikament** von der Kathode über eine kurze Strecke im Körper zur Anode zu transportieren. Mithilfe dieser Methode werden entzündungshemmende Medikamente appliziert. Der Vorteil gegenüber der herkömmlichen lokalen Behandlung mit einer Salbe liegt darin, dass der Wirkstoff tiefer eindringt.

Niederfrequenzstromtherapie

Bei der Niederfrequenzstromtherapie kommen niedrige Frequenzen elektromagnetischer Wellen zur Anwendung. Bei dieser Behandlung entsteht in den bestrahlten Regionen keine Wärme. Hier steht die **elektrische Reizung** der Gewebe von Muskeln bzw. Nerven im Vordergrund.

Zur Niederfrequenzstromtherapie zählen zwei Verfahren, die sich in der Erzeugung der Ströme geringfügig unterscheiden. Beim **Impulsstrom** werden einzelne Impulse von Gleichstrom verabreicht.

Diadynamischer Strom ist niedrigfrequenter Wechselstrom, der gleichgerichtet ist. Von der Sinuskurve des Wechselstroms wird dabei jeweils nur eine Hälfte genutzt.

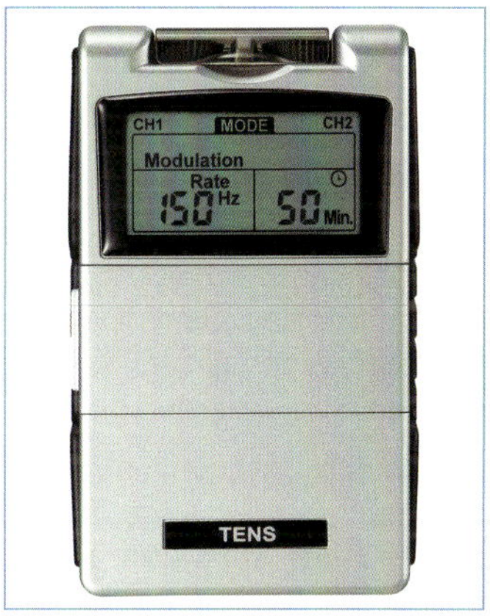

Bild 1 *TENS-Gerät*

Praktische Bedeutung hat das **TENS-Gerät** (Transcutane elektrische Nervenstimulation), weil der Patient es zuhause selbst benutzen kann (Bild 1). Die Elektroden, die mit dem kleinen Gerät verbunden sind, werden über der schmerzenden Stelle auf die Haut geklebt. Der Patient kann die Stromstärke nach Bedarf einstellen. Das TENS-Gerät wird vor allem bei **chronischen Schmerzen** angewandt. Die Wirkung besteht in einer Anhebung der Schmerzschwelle.

7.4 Kältetherapie

Bei der Kältetherapie werden niedrige Temperaturen genutzt, durch die sich **Blutgefäße** verengen sodass die Blutversorgung gedrosselt wird. Die Kältetherapie führt zu einer Hemmung von entzündlichen Prozessen, die mit Schwellung, Rötung, Überwärmung und Schmerzen einhergehen.

Vereisung

Ein **Kältereiz** macht vorübergehend sensible Nervenendigungen unempfindlich. Dies wird in der **Lokalanästhesie** genutzt, indem zur Schmerzunterdrückung ein kleines oberflächliches Operationsgebiet, z. B. für die Entfernung einer Warze, vereist wird. Die **Vereisung** unterstützt außerdem die **Blutstillung.**

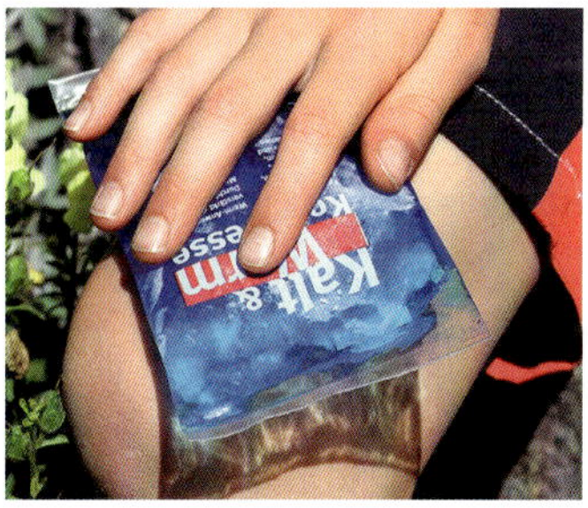
Bild 2 *Kältepackung*

Kältepackung

Bei Verletzungen, z. B. Verstauchungen, verhindert das Auflegen einer Kältepackung das Anschwellen des Gewebes im Verletzungsgebiet. Diese Anwendung muss über mehrere Stunden fortgeführt werden (Bild 2).

7.5 Ultraviolettlichttherapie

Sonnenstrahlung besteht aus Infrarotstrahlung, sichtbarem Licht und Ultraviolettstrahlung. UV-Strahlung ist nicht sichtbar. Nach den Wellenlägen wird sie in **UVA-, UVB- und UVC-Strahlen** unterteilt.

Der Energiegehalt und die Schädlichkeit entsprechen der Wellenlänge: UVA ist am wenigsten gefährlich, UVC am gefährlichsten. UVC-Strahlen werden von der Ozonschicht der Erdatmosphäre absorbiert. Dort wo ein Ozonloch auftritt, nimmt die UVC-Strahlung in gefährlicher Weise zu.

Strahlen	Wellenlänge
UVC-Strahlen	100–280 nm
UVB-Strahlen	280–320 nm
UVA-Strahlen	320–400 nm
sichtbares Licht	400–800 nm
Infrarot	800–3000 nm

Tabelle 1 *UV-Strahlung*

UV-Strahlung bräunt die Haut, regt den Stoffwechsel an und fördert die Bildung des wirksamen Vitamins D aus der unwirksamen Vorstufe.

Therapeutisch wird die UV-Strahlung bei der Behandlung von **Neurodermitis** und **Schuppenflechte** eingesetzt.

Bei zu hoher Dosierung können unerwünschte Wirkungen auftreten, kurzfristig ein Sonnenbrand, langfristig Hautalterung, Schädigung des Auges und Hautkrebs.

Die Behandlung mit UV-Strahlen muss einschleichend beginnen, sodass die Reaktion der Haut auf die Bestrahlung getestet werden kann. Grundsätzlich muss bei UV-Bestrahlung ein **Augenschutz** getragen werden.

7.6 Laser

Laser bedeutet „**L**ight **A**mplification by **S**timulated **E**mission of **R**adiation" (Lichtverstärkung durch stimulierte Emission). Laserstrahlen sind stark gebündelte Lichtstrahlen, die einen hohen Energiegehalt haben.

Laserstrahlen werden angewendet für:
- Operationen am Auge (Bild 1)
- Entfernung von Muttermalen
- Blutstillung
- Entfernung von Feigwarzen (Kondylomen)
- Entfernung von Tätowierungen

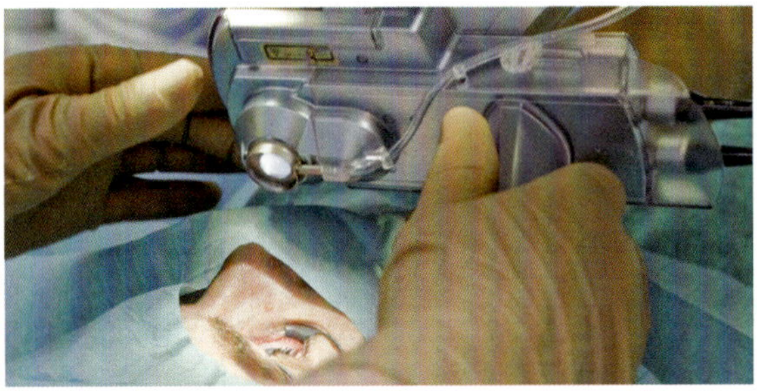

Bild 1 *Augenoperation mit Laser*

8 Verbände

Verbände werden gebraucht, um Knochen und Gelenke nach einer Verletzung zu stabilisieren. Ein Verband wird auch angelegt, um als **Wundverband** eine Wunde zu versorgen. Der **Druckverband** kommt bei einer starken Blutung zur Anwendung. Durch Druck auf das Gefäß wird die Blutung zum Stillstand gebracht.

Verbände werden grundsätzlich von **distal** nach **proximal** gewickelt. Man fängt an dem körperfernen Ende an und wickelt zum Herzen hin. Damit soll vermieden werden, dass sich das Blut staut.

Beim Wickeln eines Verbandes hält man die Binde so, dass man in die Öffnung hineinschauen kann (Bild 2).

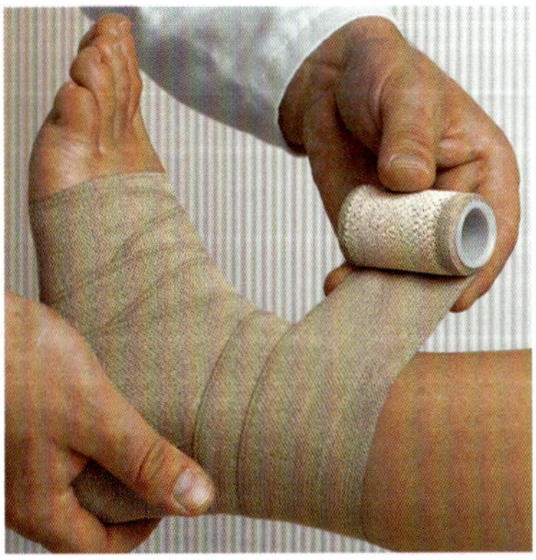

Bild 2 *Anlegen eines Pflasterverbands*

8.1 Tapeverband

Tapeverbände sind Verbände mit klebenden Materialien (engl. tape: Band). Sie schützen Gelenke, Sehnen und Bänder vor Überlastung. Anwendung:
- zur Behandlung von Verstauchungen, Muskel- und Sehnenzerrungen
- vorbeugend bei Belastungen von Gelenken, Sehnen und Bändern im Sport

Der Tapeverband besteht aus mehreren Lagen von Pflastern, die nach einem bestimmten Schema geklebt werden (Bild 1).

Ein Tapeverband darf nicht angelegt werden bei
- größeren Verletzungen der Haut,
- bei Allergie gegen Bestandteile des Pflasters.

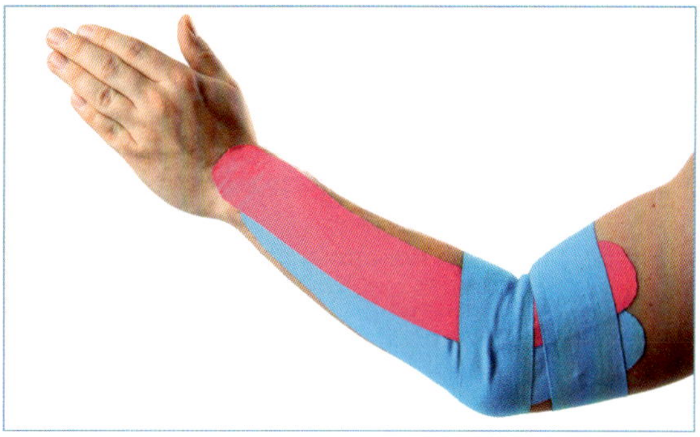

Bild 1 *Tapeverband*

8.2 Druckverband

Eine starke Blutung kann nur durch Druck auf das verletzte Gefäß zum Stehen gebracht werden.
Dazu wird eine Kompresse mit 2–3 Touren auf der Wunde befestigt. Dann wird ein Druckpolster fest darüber gewickelt. Als Druckpolster kann ein Verbandpäckchen oder ein anderer passender Gegenstand dienen.

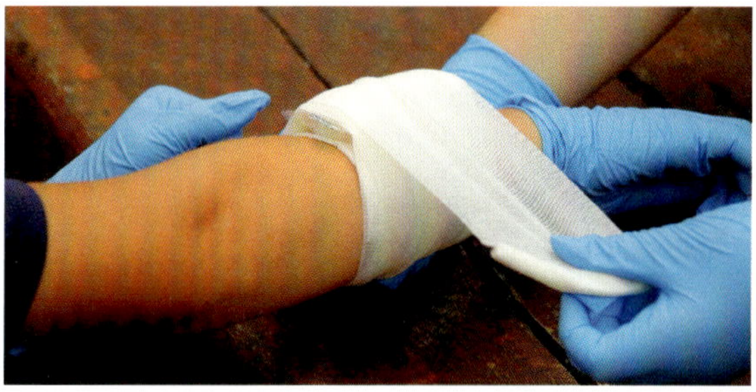

Bild 2 *Druckverband*

8.3 Kompressionsverband

Ein Kompressionsverband wird nach **Eingriffen an den Venen** und bei **chronischen Venenleiden** angelegt.
Bei diesen Krankheiten sind die **Venenklappen** nicht intakt. Daher staut sich das Blut in den Beinen.
Der Kompressionsverband fördert den **Rückfluss des Blutes** zum Herzen durch Druck von außen.
Für einen Kompressionsverband sind zwei bis drei Kompressionsbinden nötig. Der Verband umschließt den Unterschenkel bis etwa 2 cm unterhalb des Knies.
Eine häufig benutzte Verbandtechnik ist in Bild 3 abgebildet. Der Verband beginnt am vorderen Fußende und schließt die Ferse mit ein, verläuft weiter über die Wade und endet knapp unterhalb des Knies.

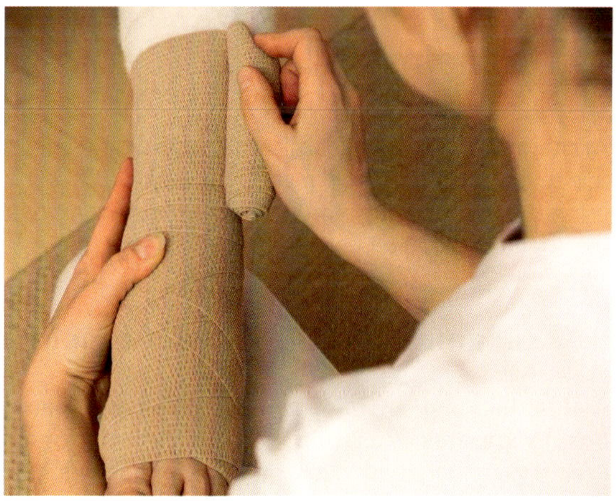

Bild 3 *Anlegen eines Kompressionsverbands*

8.4 Gipsverband/Castverband

geht es Video *gen eines verbands*

Ein Gipsverband wird zur **Frakturbehandlung** angelegt (Bild 4). Damit der verletzte Knochen ruhiggestellt wird, muss sich der Gips über mindestens ein Gelenk erstrecken. Dabei wird das Gelenk in Funktionsstellung, d.h. in Beugestellung eingegipst, um spätere Verengungen der Gelenkkapsel zu vermeiden.

Ein **zirkulärer Gips** umschließt die Extremität vollständig. Die **Gipsschiene** umfasst den verletzten

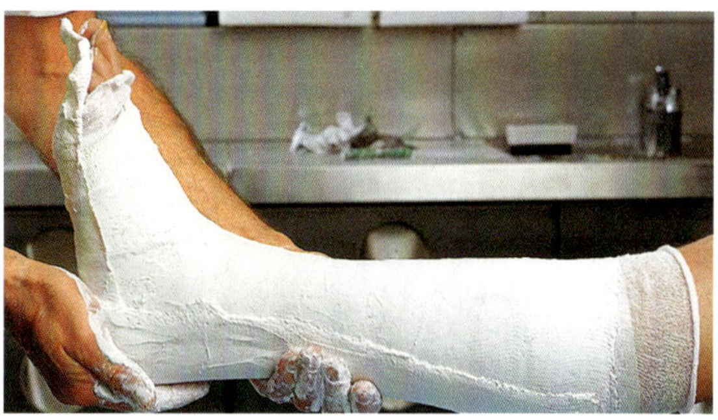

Bild 4 *Gipsverband*

Knochen nur teilweise. Sie kann an- und abgewickelt werden. Das ist nötig, wenn zugleich mit der Fraktur eine Wunde entstanden ist, die versorgt werden muss. Beim Anlegen eines Gipsverbandes sind folgende Schritte zu beachten:

- Der einzugipsende Bereich wird gepolstert, damit die darunterliegende Haut nicht geschädigt wird.
- Das Verbandmaterial wird nass aufgetragen, der Patient muss die Extremität ruhig halten bis der Gips getrocknet ist.
- Finger und Zehen werden ausgespart, damit die Durchblutung kontrolliert werden kann.

Neben dem Gipsverband kommt auch der **Castverband** (Verband aus Kunststoffgips) zur Anwendung. Der Castverband ist leichter und fester als der Gipsverband. Er ist bereits nach einer Stunde belastbar. Er hat aber auch Nachteile, denn er ist teuer und kann Allergien auslösen.

Anschließend wird der Patient zur **Gipskontrolle** am Folgetag einbestellt. Ein Gips kann die Blutversorgung abschnüren oder Nerven unwiderruflich schädigen. Daher muss der Gips regelmäßig kontrolliert werden.

Bei einem Gips im Bereich der unteren Extremität muss der Patient täglich **Heparin** spritzen, um eine Thrombose zu verhindern.

Bei der Gipskontrolle achtet man auf

- Blässe, Blaufärbung
- Schwellung
- Kältegefühl, Kribbeln, Taubheitsgefühl
- Schmerzen

Merke

Ein Gips muss immer am Tag nach dem Anlegen und später in größeren Abständen kontrolliert werden.

9 Arzneimittellehre

Arzneimittel oder **Medikamente** sind Stoffe, die zu therapeutischen oder diagnostischen Zwecken verabreicht werden. Die **Pharmazie** beschäftigt sich mit der **Herstellung von Arzneimitteln.** Die **Pharmakologie** erforscht die **Wirkung von Arzneimitteln** im menschlichen Körper. Eng verbunden mit der Pharmakologie ist die **Toxikologie,** die Lehre von den Giftstoffen.

9.1 Zusammensetzung von Arzneimitteln

Auf der Packung eines Arzneimittels steht der **Name des Präparates**. Zusätzlich ist der **Internationale Freiname** angegeben, das ist die international gültige chemische Bezeichnung für den Wirkstoff (Bild 1). Die Wirkung eines Medikamentes wird durch den **Wirkstoff** erzielt.

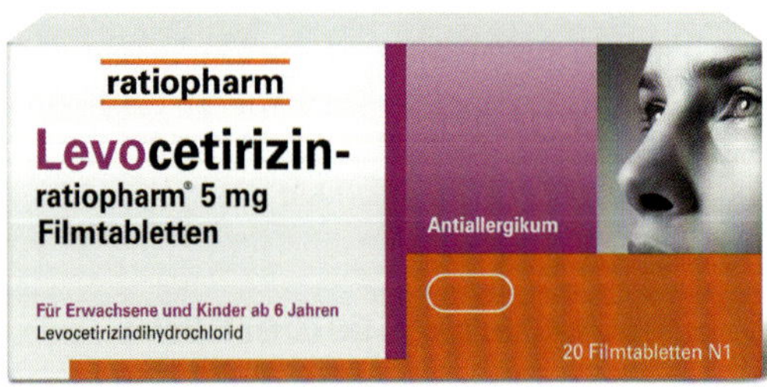

Bild 1 *Arzneimittelpackung*

Ein **Monopräparat** enthält einen einzigen Wirkstoff, ein **Kombinationspräparat** zwei oder mehr Wirkstoffe. Meistens sind in einem Medikament noch **Hilfsstoffe** enthalten. Diese haben, wie der Name sagt, keine arzneiliche Wirkung, sondern nur Hilfsfunktion, wie z. B. die Stabilisierung einer Lösung oder die Verbesserung des Geschmacks.

Originalpräparate sind Arzneimittel, die nach langer Entwicklungsarbeit von einer Pharmafirma erstmalig auf dem Markt eingeführt werden und unter Patentschutz stehen. **Generika** sind Nachahmerpräparate, die nach Ablauf des Patentschutzes auf den Markt kommen. Sie enthalten denselben Wirkstoff wie das Originalpräparat, unterscheiden sich aber in den Hilfsstoffen und im Herstellungsverfahren. Generika sind preisgünstig, der Preis beträgt oft nur ein Drittel des Preises von Originalpräparaten.

Merke

Originalpräparate sind neu eingeführte Arzneimittel, die unter Patentschutz stehen. Die preisgünstigen Generika sind Nachahmerpräparate, die nach Ablauf des Patentschutzes auf den Markt kommen.

9.2 Arzneimittelformen

Ein Arzneimittel kann verschiedene Formen haben, es kann fest, flüssig, streichfähig oder gasförmig sein (Tabelle 1, S. 192).

Feste Arzneimittel

Die **Tablette** ist die bevorzugte Arzneimittelform. Sie ist einfach zu dosieren und einzunehmen. Über 60 % der Arzneimittelgaben erfolgen in Tablettenform. Bei der **Filmtablette** (Bild 1) ist die Tablette mit einer feinen Kunststoffschicht überzogen. Der Überzug erleichtert das Schlucken und schützt vor der Magensäure. **Dragees** haben eine dickere, süß schmeckende Umhüllung. **Kapseln** (Bild 2) bestehen aus Pulver oder Granulat in einer schützenden Gelatinehülle. Die Gelatine bewirkt, dass der Wirkstoff erst im Dünndarm und nicht schon im Magen freigesetzt wird.
Neben dem Namen des Medikamentes können zusätzliche Begriffe auf der Packung stehen:

- forte: starke Dosierung des Wirkstoffes
- mite: schwache Dosierung des Wirkstoffes
- retard: langsamer Wirkungsbeginn, aber lang anhaltende Wirkung

Tabletten, Dragees und Kapseln werden in ein **Blister** (Durchdrückpackung) eingeschweißt (Bild 1 und 3). Diese Form der Verpackung ermöglicht eine hygienische Aufbewahrung, Schutz für Kinder und eine Kontrolle über die Einnahme. Auf der Rückseite des Blisters können die Wochentage aufgedruckt sein.
Suppositorien (Zäpfchen) werden in den Enddarm oder in die Scheide eingeführt (Bild 3). Sie enthalten den Wirkstoff in einer fetthaltigen, halbfesten Masse. Da sie schon bei Körpertemperatur schmelzen, müssen sie kühl aufbewahrt werden. Sind die Zäpfchen zu weich, verbiegen sie sich beim Einführen.

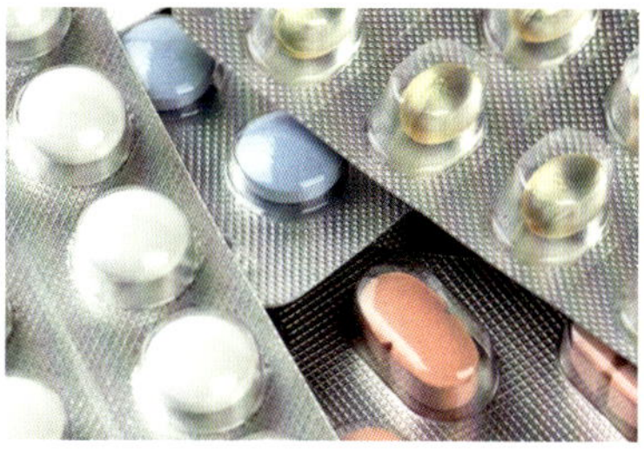

Bild 1 *Filmtablette*

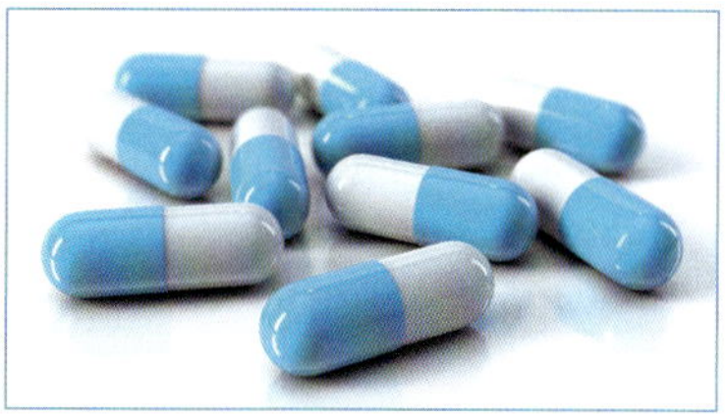

Bild 2 *Kapsel*

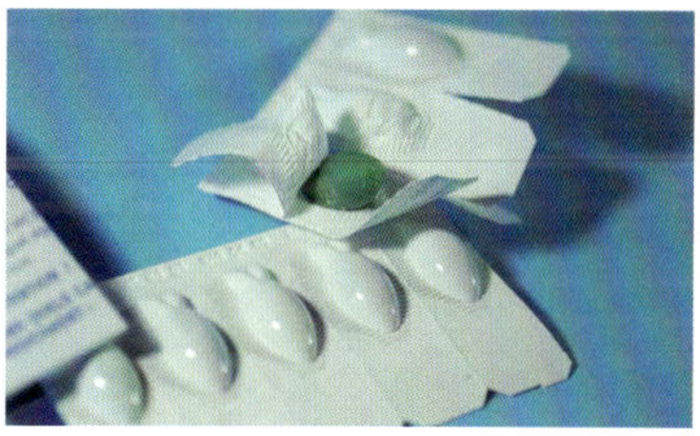

Bild 3 *Zäpfchen*

Flüssige Arzneimittel

Der Wirkstoff kann in einer wässrigen oder alkoholischen Lösung gelöst sein und als **Tropfen** verabreicht werden. Tropfen können eingenommen oder äußerlich als Augen- oder Ohrentropfen angewendet werden. Bei der Verabreichung von **Augentropfen** ist darauf zu achten, dass der Tropfteil weder mit den Händen noch mit dem Auge des Patienten in Berührung kommt. Damit soll verhindert werden, dass Bakterien in die Flüssigkeit gelangen.
Arzneimittel für Kinder werden gern als leicht dickflüssiger **Saft** (Bild 4) verabreicht. Die Geschmacksstoffe überdecken den bitteren Geschmack der Arznei. In einer **Suspension** sind feste Stoffe in einer Lösung aufgeschwemmt. Die Suspension muss vor Gebrauch aus Wasser und einem Pulver zubereitet werden. Dabei ist auf die genaue Dosierung und auf intensives Schütteln zu achten. Bei **Injektions- und Infusionslösungen** sind die Inhaltsstoffe in Wasser gelöst. Diese Lösungen sind steril.

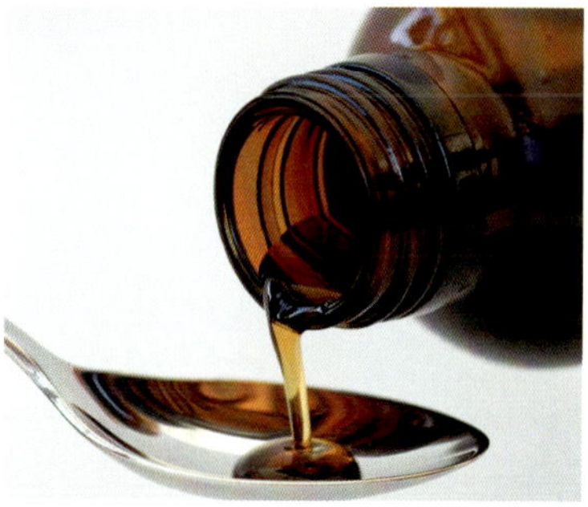

Bild 4 *Saft*

Merke

Bei der Anwendung von Augentropfen ist besonders auf Hygiene zu achten.

Dosierung von flüssigen Arzneimitteln

Flüssige Arzneimittel müssen, ebenso wie feste, genau dosiert werden. Dazu verwendet man die der Packung beigegebenen Dosierhilfen wie

Messbecher, Verschlusskappe oder Tropfhilfe. Manchmal werden zur Dosierung auch Löffel benutzt. Dabei entsprechen 1 **Teelöffel** – 5 mL und 1 **Esslöffel** – 15 mL.
Diese Maße können im Einzelfall stark abweichen. Sie dienen nur zur Orientierung.

Streichfähige Arzneimittel

Streichfähige Arzneimittel wie **Salbe, Creme, Gel** oder **Paste** werden auf die Haut oder Schleimhaut aufgetragen. Die Zubereitungsformen unterscheiden sich in der **Salbengrundlage**, die bei Salbe (Bild 1a) stark fetthaltig, bei Creme (Bild 1b) leicht fetthaltig, bei Gel (Bild 1c) fettfrei und bei Paste stark puderhaltig ist. Die Salbengrundlage beeinflusst die Aufnahme des Wirkstoffes durch die Haut. So dringt der Wirkstoff durch Salbe tief ein, bei einem Gel bleibt er an der Hautoberfläche. Bei einer Verschreibung ist immer darauf zu achten, dass die verordnete Arzneimittelform korrekt angegeben wird und dass nicht z. B. Salbe mit Creme verwechselt wird.

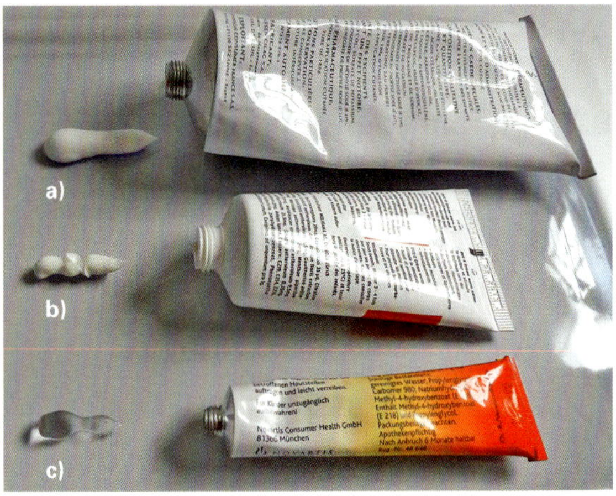

Bild 1 **a)** *Salbe,* **b)** *Creme,* **c)** *Gel*

Gasförmige Arzneimittel

Zu den gasförmigen Arzneimitteln gehören **Narkosegase** und **Sauerstoff.** Ein **Aerosol** bestehen aus kleinsten Flüssigkeitstropfen, fein verteilt in Luft. Es wird in Inhalationsgeräten und in Sprayflaschen erzeugt.

Arzneimittelform	Erklärung
Tablette	gepresstes Pulver, Sonderformen: Manteltablette, Schichttablette
Filmtablette	Tablette mit einem sehr dünnen Überzug
Dragee	Tablette mit glatter, oft farbiger und süßer Oberfläche
Kapsel	Pulver oder Granulat in Gelatinekapseln
Granulat	grobkörniges Pulver
Suppositorium	Zäpfchen zum rektalen oder vaginalen Gebrauch
Tropfen	in Wasser oder Alkohol gelöste Arzneistoffe
Saft	Arzneistoff in einem süß schmeckenden Sirup gelöst
Suspension	Feststoff, der in Flüssigkeit aufgeschwemmt ist
Emulsion	Gemisch aus zwei Flüssigkeiten, die ineinander nicht löslich sind, z. B. Öl in Wasser
Injektionslösung	Arzneistoff in Flüssigkeit gelöst, für Injektionen geeignet
Salbe	streichfähiges Arzneimittel, Salbengrundlage enthält Fett
Creme	streichfähiges Arzneimittel, Salbengrundlage enthält Fett und Wasser
Paste	streichfähiges Arzneimittel, Salbengrundlage enthält Fett und Pulver
Gel	streichfähiges Arzneimittel, Salbengrundlage ist fettfrei
Pflaster	Arzneistoff auf Pflaster zur langsamen Abgabe durch die Haut
Aerosol	Arzneistoffe zum Sprühen oder Inhalieren (feinste Tröpfchen)

Tabelle 1 *Arzneimittelformen*

9.3 Applikation von Arzneimitteln

Arzneimittel können auf verschiedene Weise in den Körper gelangen (Tabelle1). Die Art der Verabreichung heißt **Applikation** (Darreichungsform).

Welche Darreichungsform gewählt wird, hängt sowohl vom Patienten als auch vom Medikament ab. Wenn möglich, wird die **orale Applikation** (durch den Mund) gewählt, weil sie besonders einfach ist und vom Patienten selbstständig durchgeführt werden kann. Es gibt aber auch Gründe für andere Darreichungsformen: Injektionen wirken schneller, Zäpfchen schonen den Magen, Salben werden direkt an den Wirkungsort gebracht. Nach dem Ort der Wirkung werden **lokale Applikation** und **systemische Applikation** unterschieden.

Applikation	Erklärung
oral	durch den Mund
sublingual	unter der Zunge
rektal	durch den After
percutan	durch die Haut (Pflaster)
intracutan	in die Haut (Injektion)
subkutan	unter die Haut
intravenös	in die Vene (Injektion)
intraarteriell	in die Arterie (Injektion)
intramuskulär	in den Muskel (Injektion)
vaginal	in die Scheide

Tabelle 1 *Darreichungsformen von Medikamenten*

9.3.1 Lokale Applikation

Bei der lokalen Applikation wird das Arzneimittel direkt an den Ort der Wirkung gebracht und es soll auch nur dort wirken. Beispiele sind Salbe, Creme und Gel. Bei einer lokalen Anwendung ist aber nie ganz auszuschließen, dass der Wirkstoff in kleinen Mengen auch in den Kreislauf gelangt.

Merke

Bei der lokalen Applikation wirkt das Arzneimittel nur am Ort der Anwendung.

4

9.3.2 Systemische Applikation

Bei der systemischen Applikation gelangt das Arzneimittel in den Kreislauf und erreicht damit alle Organsysteme (Bild 1). Wirkungen und Nebenwirkungen können am ganzen Körper auftreten. Bei der systemischen Applikation gibt es noch eine weitere Unterscheidung:

- Die **enterale Arzneimittelgabe** ist die Zufuhr über den Magen-Darm-Trakt. Bei der **oralen Applikation** (Bild 2) wird das Arzneimittel durch den Mund aufgenommen. Bei der **rektalen Applikation** wird es in den Enddarm eingeführt. Die rektale Weg eignet sich besonders für Säuglinge und Kleinkinder, z. B. bei der Gabe von Fieberzäpfchen.
- Die **parenterale Arzneimittelgabe** erfolgt unter Umgehung des Magen-Darm-Trakts. Das wichtigste Beispiel für die parenterale Gabe ist die **Injektion.** Für die Injektion entscheidet man sich, wenn eine schnelle Wirkung erforderlich ist oder wenn das Arzneimittel aufgrund einer Erkrankung nicht aus dem Magen-Darm-Trakt aufgenommen werden kann. Auch bei der **Inhalation** wird der Verdauungsweg umgangen.

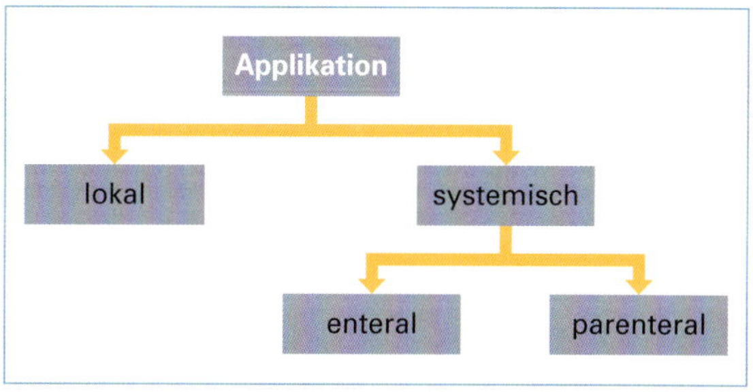

Bild 1 *Lokale und systemische Applikation*

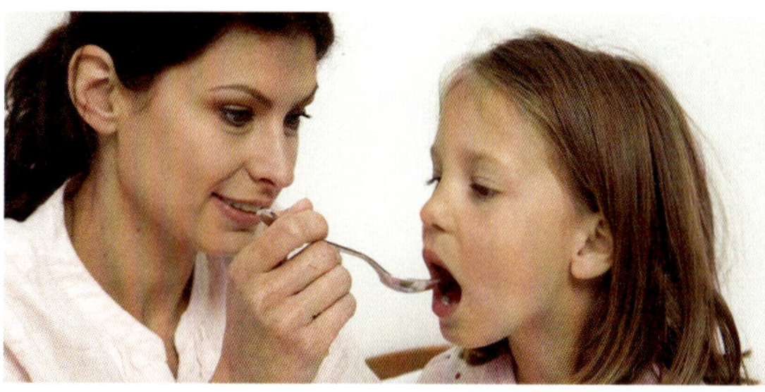

Bild 2 *Orale Applikation*

Merke

Bei der systemischen Applikation gelangt das Arzneimittel in den Blutkreislauf. Über den Kreislauf erreicht es alle Organe.

9.4 Arzneimittelgruppen

Arzneimittel kann man nach der **chemischen Zusammensetzung** und nach ihrer **Wirkung** einteilen. Antihypertonika sind z. B. Medikamente, die gegen hohen Blutdruck wirken. Innerhalb dieser Gruppe gibt es verschiedene Präparate mit unterschiedlichem Wirkungsprofil und unterschiedlichen Nebenwirkungen. In der **Roten Liste** sind die Medikamente im Hauptteil alphabetisch nach ihrer Wirkung aufgeführt.

Arzneimittelgruppe	Wirkung	Beispiel
Analgetika	Schmerzmittel	Voltaren®
Antazida	Mittel zur Neutralisation von Magensäure	Talcid®
Antiallergika	Mittel gegen Allergie	Telfast®
Antiarrhythmika	Mittel gegen Herzrhythmusstörungen	Beloc®
Antiasthmatika	Mittel gegen Asthma	Berotec®
Antibiotika	Mittel gegen bakterielle Infekte	Zithromax®
Antidementiva	Mittel gegen Demenz	Donepezil®
Antidepressiva	Mittel gegen Depression	Citalopram®
Antiemetika	Mittel gegen Erbrechen	Vomex A®
Antiepileptika	Mittel gegen Epilepsie	Carbamazepin®
Antihistaminika	Mittel gegen Histamin (wird bei Allergie freigesetzt)	Tavegil®
Antihypertonika	Mittel gegen Bluthochdruck	Catapresan®
Antikoagulanzien	gerinnungshemmende Mittel	Eliquis®
Antimykotika	Mittel gegen Pilzinfektionen	Canesten®
Antiphlogistika	Mittel mit entzündungshemmender Wirkung	Reparil®
Antipyretika	Mittel mit fiebersenkender Wirkung	Paracetamol®
Antitussiva	hustenstillende Mittel	Paracodin®
Betablocker	Mittel zur Senkung der Herzfrequenz	Dociton®
Broncholytika	bronchienerweiternde Mittel	Sultanol®
Corticoide	immunsuppressiv und entzündungshemmend	Volon®
Diuretika	harntreibende Mittel	Lasix®
Hypnotika	Schlafmittel	Lendormin®
Immunsuppressiva	Mittel zur Unterdrückung der Immunreaktion	Azathioprin®
Kardiaka	Medikamente, die auf das Herz wirken	Amiodaron®
Kontrazeptiva	empfängnisverhütende Mittel	Miranova®
Laxantien	Abführmittel	Pyrilax®
Lipidsenker	Mittel zur Senkung des Blutfettspiegels	Rosovastatin®
Lokalanästhetika	Mittel für die örtliche Betäubung	Scandicain®
Neuroleptika	Mittelgegen eine Psychose	Haloperidol®
Muskelrelaxanzien	Mittel zur Entspannung von Skelettmuskulatur	Pantolax®
Mukolytika	schleimlösende Mittel	Mucosalvan®
Protonenpumpeninhibitoren	Mittel gegen die Bildung von Magensaft	Omeprazol®
Sedativa	Beruhigungsmittel	Valium®
Spasmolytika	Mittel zur Entspannung von Eingeweidemuskulatur	Buscopan®
Tuberkulostatika	Mittel gegen Tuberkulose	Rifampizin®
Virustatika	Mittel gegen Virusinfekte	Aciclovir®
Zytostatika	Mittel gegen Tumorzellen	Iscador®

Tabelle 1 *Arzneimittelgruppen*

9.5 Verschreibung von Arzneimitteln

Die Verschreibung eines Medikamentes ist Aufgabe des Arztes, das Ausstellen des Rezeptes übernimmt oft die Medizinischen Fachangestellte. Bei folgenden Angaben ist besondere Sorgfalt geboten:

- Name des Präparates
- Darreichungsform, z. B. Tablette, Salbe, Gel, Suppositorien
- Packungsgröße: N1 – kleine Packung, N2 – mittlere Packung, N3 – große Packung
- Aut idem ankreuzen?

Für den Patienten liegt jedem Arzneimittel auf dem Beipackzettel eine Produktinformation bei. Weitere Angaben über Medikamente stehen in der sogenannten **Roten Liste**, die als Buch oder als Software genutzt werden kann. Die Abschnitte sind nach unterschiedlichen Gesichtspunkten gegliedert:

- alphabetisches Verzeichnis der Arzneimittel und Medizinprodukte
- Beschreibung der Präparate, geordnet nach Anwendungsbereichen
- Wechselwirkungen und Nebenwirkungen
- Herstellerfirmen

Folgende Begriffe werden in der Roten Liste verwendet:

- **Indikation**: Anwendungsbereich eines Medikamentes, z. B. bei Bluthochdruck
- **Kontraindikation**: Gegenanzeige, Fälle in denen das Medikament nicht verordnet werden darf (Tabelle 1)
- **unerwünschte Arzneimittelwirkungen** (UAW): Nebenwirkungen
- **Wechselwirkungen**: gegenseitige Beeinflussung von verschiedenen, gleichzeitig angewendeten Medikamenten

Aut idem

Wenn auf dem Kassenrezept das Feld **„aut idem"** angekreuzt wird, darf der Apotheker das verordnete Medikament **nicht** durch ein anderes **ersetzen**, das denselben Wirkstoff enthält, aber preisgünstiger ist.

Arzneimittelgruppe	Kontraindikation
Zytostatika	Schwangerschaft
Penicillin	Penicillinallergie
Abführmittel	Darmverschluss

Tabelle 1 *Beispiele für Kontraindikationen*

9.5.1 Besonderheiten verschiedener Patientengruppen

Arzneimittel werden in der Regel an **männlichen Erwachsenen** getestet. Daher liegen oft keine ausreichenden Daten für **Frauen** vor. Zunehmend zeigt sich, dass Medikamente bei Frauen anders wirken oder anders dosiert werden müssen als bei Männern.

Noch schwieriger ist die Situation für **Kinder**, da klinische Studien an Kindern nur eingeschränkt möglich sind. Für die Dosierung orientiert man sich am Alter und am Körpergewicht (Bild 1).

Schwangere sind bei der Arzneimitteltherapie besonders zu berücksichtigen. Grundsätzlich muss man davon ausgehen, dass ein Medikament dem ungeborenen Kind schaden kann. Das gilt vor allem in den **ersten drei Monaten der Schwangerschaft**. Daher dürfen Medikamente in der Schwangerschaft nur eingenommen werden, wenn es unvermeidlich ist und immer nur nach Rücksprache mit dem Arzt (Bild 2).

Merke

Medikamente sollen in der Schwangerschaft nur eingenommen werden, wenn es dringend erforderlich ist. Das Risiko, den Embryo zu schädigen, ist in den ersten drei Monaten der Schwangerschaft besonders hoch.

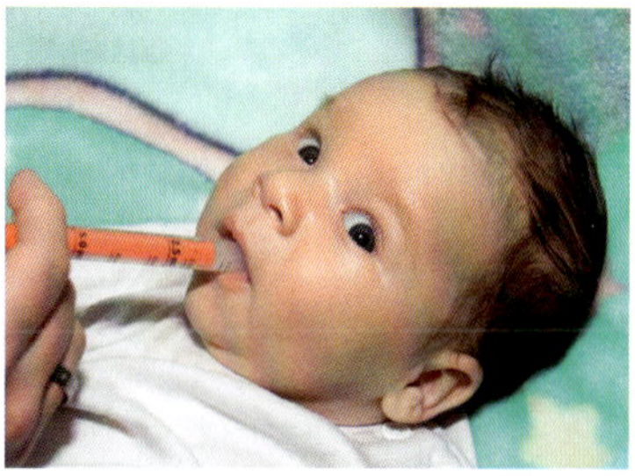

Bild 1 *Sorgfältige Dosierung eines Medikaments bei Kindern*

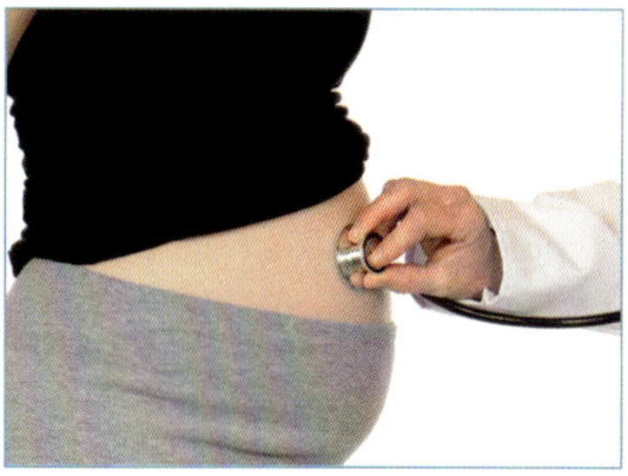

Bild 2 *Vorsicht bei Medikamenten in der Schwangerschaft*

Ein großer Teil der Patienten sind **ältere Menschen.** Eine Reihe von Medikamenten wirkt bei ihnen anders als erwartet (Bild 1). Älteren Menschen wird oft eine Vielzahl von Präparaten verordnet. Das führt dazu, dass sie die Übersicht verlieren und die Medikamente falsch oder gar nicht einnehmen. Außerdem ist die Wechselwirkung vieler Wirkstoffe nicht zu überschauen. Medikamente, die für ältere Menschen nicht geeignet sind, stehen in der **Priscus-Liste.** Hier findet man auch Vorschläge für ähnlich wirkende Arzneimittel, die für ältere Menschen verträglich sind.

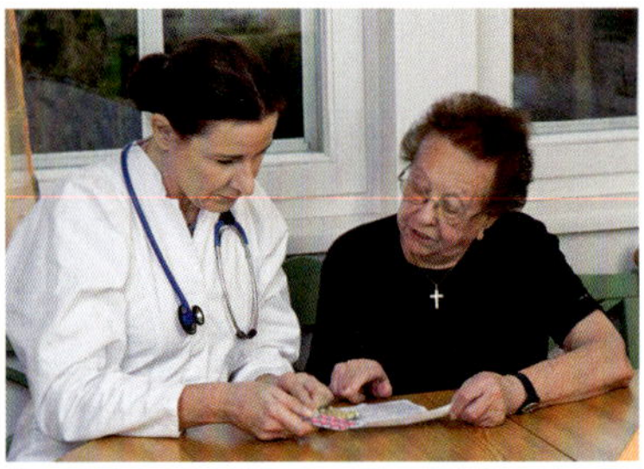

Bild 1 *Veränderte Wirkung von Medikamenten bei älteren Menschen*

9.5.2 Medikationsplan

Der Medikationsplan enthält eine Auflistung sämtlicher verschreibungspflichtiger Medikamente, die dem Patienten über einen Zeitraum von mindestens 28 Tagen verordnet worden sind. Der Plan soll die Übersicht erleichtern und das Risiko von Wechselwirkungen verringern. Der Patient hat Anspruch auf die Erstellung, wenn er gleichzeitig mindestens drei Medikamente anwendet.

9.5.3 Aufbewahrung von Arzneimitteln

Arzneimittel werden im **Medikamentenschrank** aufbewahrt. Sie werden entweder nach Wirkgruppen oder alphabetisch sortiert. **Betäubungsmittel** und Betäubungsmittelrezepte sind in einem **verschlossenen Schrank**, für die Patienten unzugänglich, aufzubewahren.

Im **Kühlschrank** (Bild 2) werden aufbewahrt:
- Impfstoffe
- Seren
- Insulin
- Allergietests
- angebrochene Arzneimittel, z. B. Augentropfen oder Hustensaft

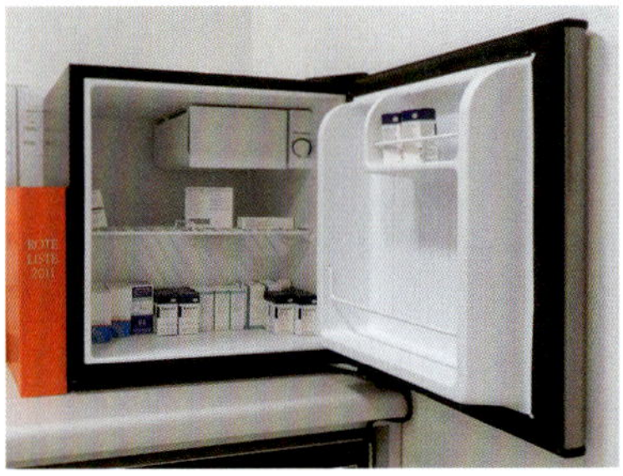

Bild 2 *Aufbewahrung im Kühlschrank*

9.5.4 Abgabe von Arzneimitteln

Der **Umgang mit Arzneimitteln** ist gesetzlich geregelt. Man unterscheidet zwischen freiverkäuflichen, apothekenpflichtigen und verschreibungspflichtigen Arzneimitteln. Gesondert geregelt ist der Umgang mit Betäubungsmitteln.

- **Freiverkäufliche Arzneimittel** müssen nicht in der Apotheke verkauft werden, sondern sind auch in Drogerien oder Supermärkten erhältlich.
- **Apothekenpflichtige Arzneimittel** dürfen nur in der Apotheke abgegeben werden (Bild 3). Eine ärztliche Verschreibung ist nicht erforderlich.
- **Verschreibungspflichtige Arzneimittel** dürfen nur in der Apotheke und nur nach Verordnung durch einen Arzt abgegeben werden. Von Patienten werden diese Medikamente auch „rezeptpflichtig" genannt.
- **Betäubungsmittel** (BTM) sind stark wirkende Arzneimittel, die bei unsachgemäßem Gebrauch zu **gefährlichen Nebenwirkungen** und zu **Abhängigkeit** führen können. Daher ist die Verordnung von Betäubungsmitteln im **Betäubungsmittelgesetz** (BTMG) und in der **Betäubungsmittel-Verschreibungsverordnung** (BTMVV) geregelt.

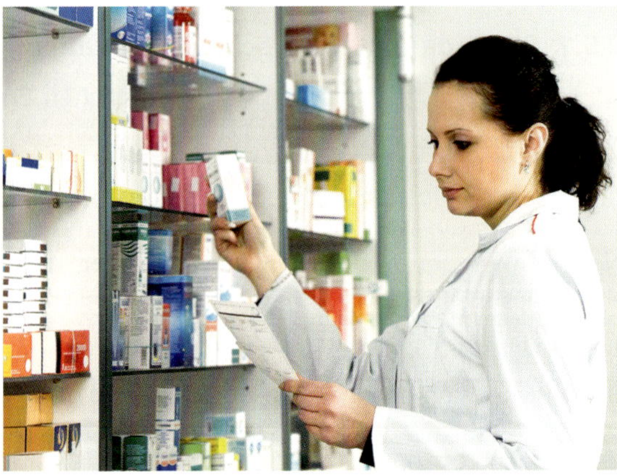

Bild 3 *Arzneimittelabgabe in der Apotheke*

Beispiele für Betäubungsmittel
- stark wirkende Schmerzmittel, z. B. Tramal®
- Ersatzstoffe für Heroinentzug, z. B. Methadon®
- Mittel zur Behandlung von Hyperaktivität, z. B. Ritalin®

Ein **Betäubungsmittelrezept** muss besonderen Anforderungen genügen. BTM-Rezepte werden über die Bundesopiumstelle (BOPST) des Bundesinstituts für Arzneimittel (BfArM) in Bonn bezogen.

10 Injektionen und Infusion

Bei einer Injektion wird das Medikament dem Körper unter Umgehung des Verdauungstraktes zugeführt. Injektionen wirken schnell, am schnellsten die intravenöse Injektion.

> **Geschwindigkeit des Wirkungseintrittes**
>
> Intravenöse Injektion
>
> Intramuskuläre Injektion
>
> Subcutane Injektion

Jede Injektion ist ein Eingriff. Es muss daher begründet sein, dass das Medikament nicht auf einfachere Weise, z. B. oral oder rektal verabreicht werden kann. Injektionen sind unter streng **hygienischen Bedingungen** durchzuführen. Das bedeutet, dass vor jeder Injektion eine Hautdesinfektion durchgeführt wird. Jede Spritze muss steril aufgezogen werden.

Injektionen sind ärztliche Aufgaben. Der Arzt darf sie an die Medizinische Fachangestellte delegieren, wenn er sich überzeugt hat, dass sie die Injektionstechnik beherrscht. Üblicherweise werden **intramuskuläre** und **subkutane Injektionen** von der Medizinischen Fachangestellten durchgeführt. Subcutane Injektionen kann auch der Patient selbst vornehmen. **Intracutane Injektionen** erfordern die Anwesenheit des Arztes, da es sich bei diesen Injektionen meistens um Allergietests handelt, die zu gefährlichen Nebenwirkungen führen können.

Intravenöse Injektionen und **Infusionen** können an die Medizinische Fachangestellte delegiert werden, wenn der Arzt in unmittelbarer Nähe ist. Die Erstinjektion eines Medikamentes muss immer vom Arzt durchgeführt werden.

4

10.1 Spritzen und Kanülen

Für eine Injektion braucht man Spritzen und Kanülen. Beides sind steril verpackte Einwegartikel. Eine **Spritze** (Bild 1) besteht aus:

- Gehäuse
- Konus
- Kolben

Die Verpackungen von Spritzen und Kanülen werden erst unmittelbar vor dem Aufziehen der Spritze geöffnet. Beim Entnehmen ist darauf zu achten, dass die Nadel und der Spritzenkonus nicht mit den Fingern berührt werden, da sie sonst unsteril werden. Übliche Größen für Spritzen sind 2 mL, 5 mL, 10 mL und 20 mL.

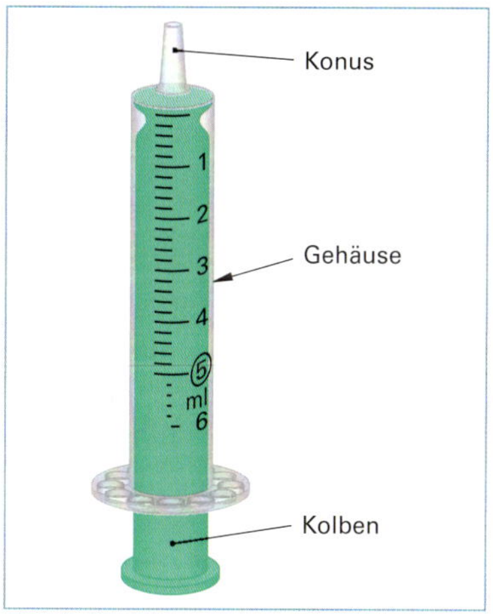

Bild 1 *Aufbau einer Spritze*

Auch bei **Kanülen** gibt es unterschiedliche Größen und Ausführungen (Bild 2). Dabei gilt: je größer die Zahl, desto kleiner ist der Durchmesser der Kanüle. Am einfachsten ist es, sich an den Farben zu orientieren.

Kanülengröße	Farbe	Anwendung
1	gelb	Aufziehen von Spritzen i.v.-Injektionen Blutentnahmen
2	grün	i.v.-Injektionen i.m.-Injektionen
12	schwarz	s.c.-Injektionen i.m.-Injektionen bei Kindern
20	grau	s.c.-Injektionen i.m.-Injektionen bei Säuglingen und Kleinkindern

Tabelle 1 *Unterschiedliche Kanülen und ihre Anwendung*

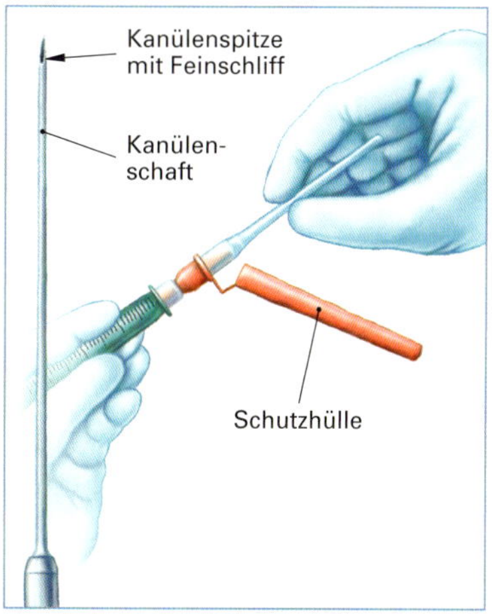

Bild 2 *Einfache Kanüle und Sicherheitskanüle mit Schutzhülle*

Sicherheitskanülen haben einen Mechanismus, der es erlaubt, die Kanüle sofort nach Gebrauch zu sichern (Bild 2, S. 197), sodass keine Nadelstichverletzungen auftreten können. Sicherheitskanülen müssen bei Blutentnahmen und bei besonderem Infektionsrisiko verwendet werden. Grundsätzlich ist das Zurückstecken der Kanüle in die Hülle (recapping) verboten. Die Kanüle kommt nach Gebrauch in die Abwurfbox (siehe S. 141).

Merke

Bei Blutentnahmen und bei besonderem Infektionsrisiko müssen Sicherheitskanülen verwendet werden. Gebrauchte Kanülen dürfen nicht in die Hülle zurückgesteckt werden.

PRAXIS 10.2 Spritzen aufziehen

Beim Aufziehen der Spritze wird zunächst überprüft, ob sich in der Ampullenspitze noch Injektionslösung befindet. Sie wird durch **leichtes Klopfen** in die Ampulle befördert. Die heute üblichen Ampullen werden durch Abbrechen der Ampullenspitze geöffnet. Dabei sollte ein Tupfer benutzt werden um Verletzungen zu vermeiden.

- Ampulle mit Punktmarkierung: Finger auf den Punkt legen und in Richtung des Fingers aufbrechen
- Ampulle mit Ringmarkierung (Bild 1): in jede Richtung brechen

Die Spritze wird mit einer Kanüle aufgezogen, die danach entsorgt wird. Wichtig ist, dass die Kanüle nicht den Rand der Ampulle berührt, weil dadurch die Kanüle **unsteril** wird. Für die Injektion wird eine **neue Kanüle** verwendet. Manche Medikamente, wie Lokalanästhetika, werden aus einer **Durchstechflasche** entnommen. Dabei muss der Gummiverschluss desinfiziert und ebenfalls anschließend die Kanüle gewechselt werden.

Da die Spritze nicht immer sofort nach dem Aufziehen benutzt wird, kann es zu **Verwechslungen** kommen. Deshalb muss die Ampulle immer bei der Spritze liegen. Die Spritze kann auch mit einem **Aufkleber** versehen werden.

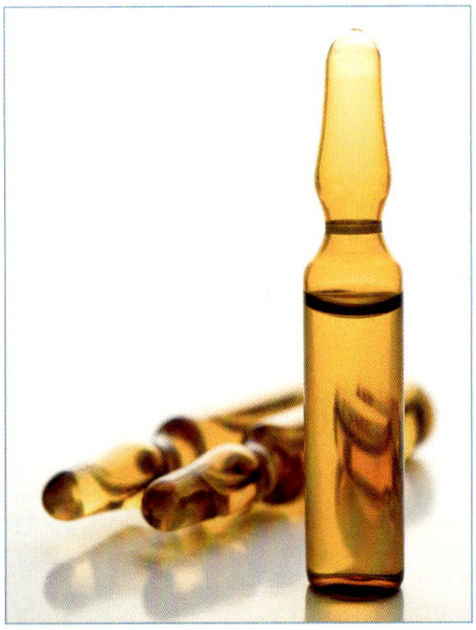

Bild 1 *Ampulle mit Ring*

Hier geht zum Video *Aufbreche einer Knickamp*

Merke

Beim Aufziehen von mehreren verschiedenen Spritzen kann es zu Verwechslungen kommen. Deshalb muss die Ampulle immer bei der Spritze liegen.

PRAXIS 10.3 Intrakutane Injektion

Bei der intrakutanen Injektion (**i.c.**) spritzt man in die oberste Schicht der Haut, die **Cutis** (Bild 1, S. 199). Die Kanüle verläuft fast parallel zur Hautoberfläche. Das injizierte Medikament wird als **Quaddel** (Bläschen) sichtbar (Bild 2).

Die intrakutane Injektion wird angewendet bei:

- Allergietestung
- Einspritzen von Lokalanästhetikum (Quaddeltherapie)

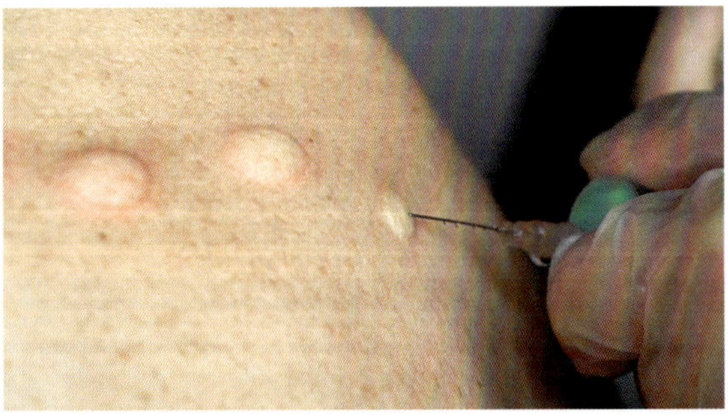

Bild 2 *Typische „Quaddeln" bei intrakutaner Injektion*

geht es Video kutane ktion

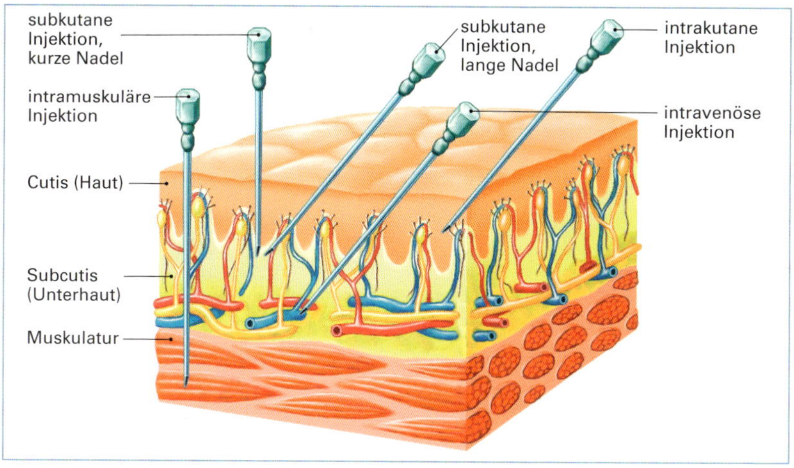

Bild 1 *Übersicht: verschiedene Injektionsarten*

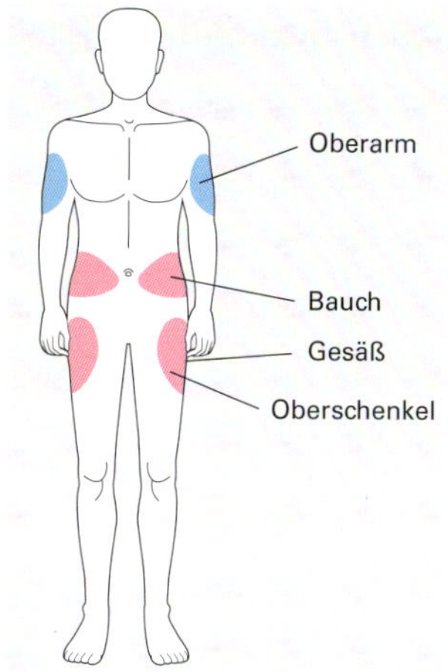

Bild 2 *Injektionsorte bei subkutaner Injektion*

10.4 Subkutane Injektion

geht es Video lin- tion dem Pen

Bei der subkutanen Injektion (**s. c.**) gelangt die Kanüle bis in das Unterhautfettgewebe (Bild 3). Vor dem Einstich wird die Haut in einer **Falte** abgehoben, damit nicht versehentlich der Muskel getroffen wird. Dann wird mit einer kurzen Kanüle senkrecht, mit einer längeren Kanüle im 45-Grad-Winkel injiziert Bei Patienten, die regelmäßig subkutane Injektionen erhalten, müssen unterschiedliche Einstichstellen gesucht werden. Folgende Regionen des Körpers kommen für eine subcutane Injektion in Betracht: Die Bauchhaut unterhalb des Nabels und in einiger Entfernung vom Nabel, der Oberarm und der Oberschenkel.

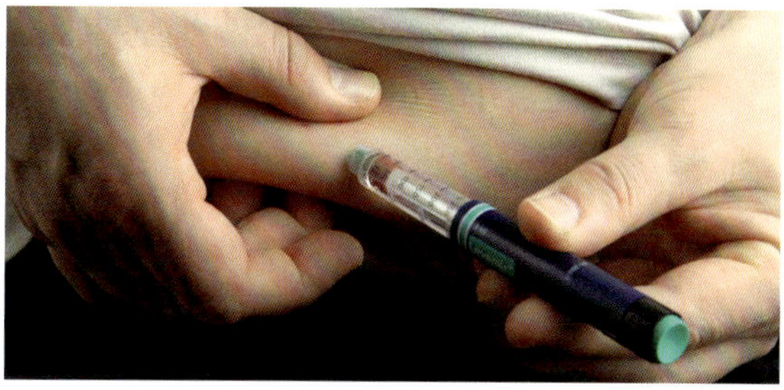

Bild 3 *Subkutane Injektion*

Die subkutane Injektion wird angewendet bei:

- Injektion von **Insulin**
- Injektion von **Heparin**
- Hyposensibilisierung

10.5 Intramuskuläre Injektion

Bei der intramuskulären Injektion (**i. m.**) wird das Medikament in den Muskel gespritzt. Da der Muskel gut durchblutet ist, gelangt der Wirkstoff schnell in die Blutbahn.

Die intramuskuläre Injektion kann zu **Komplikationen** führen (Tabelle 1, S. 200), vor allem, wenn der Ischiasnerv getroffen wird (Bild 4). Sie sollte vermieden werden, wenn auch andere Applikationswege möglich sind.

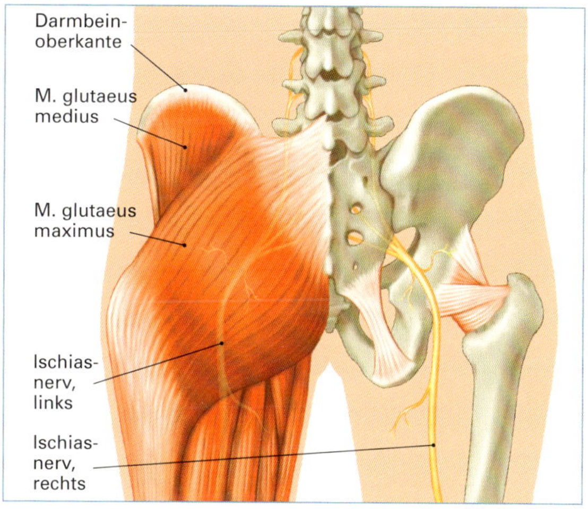

Bild 4 *Verlauf von Ischiasnerv und Gesäßmuskulatur*

Auf die intramuskuläre Injektion kann nicht verzichtet werden bei:

- Impfungen
- Depot-Präparaten

Für Injektionen geeignete Muskeln:

- Musculus glutaeus (Gesäßmuskel)
- Deltamuskel (Oberarmmuskel)
- Musculus quadriceps femoris (Oberschenkelmuskel)

Bei der Einnahme von **gerinnungshemmenden Medikamenten** (z. B. Marcumar®, ASS®, Pradaxa®) dürfen keine i. m.-Injektionen durchgeführt werden, da es zu ausgedehnten **Hämatomen** (Blutergüssen) kommen kann. Bei diesen Patienten werden Impfungen ausnahmsweise subkutan injiziert, wenn dies nach Herstellerangaben möglich ist.

10.5.1 Intraglutäale Injektion

Die Injektion in den **Gesäßmuskel** (Musculus glutaeus) heißt intraglutäale Injektion. Sie wird nur angewandt, wenn eine Injektion in den Deltamuskel nicht möglich ist. Das ist der Fall, wenn das Volumen der Injektionslösung 2 mL überschreitet.

Nach einer intraglutäalen Injektion können Komplikationen auftreten, z. B. ein **Spritzenabszess** oder eine **Fettgewebsnekrose**. Das größte Risiko ist die **Verletzung des Ischiasnerven**, was zu starken Schmerzen und bleibenden Lähmungen in der Beinmuskulatur führen kann (Tabelle 1). Deshalb ist es wichtig, dass der Injektionsort genau bestimmt wird (Bild 1).

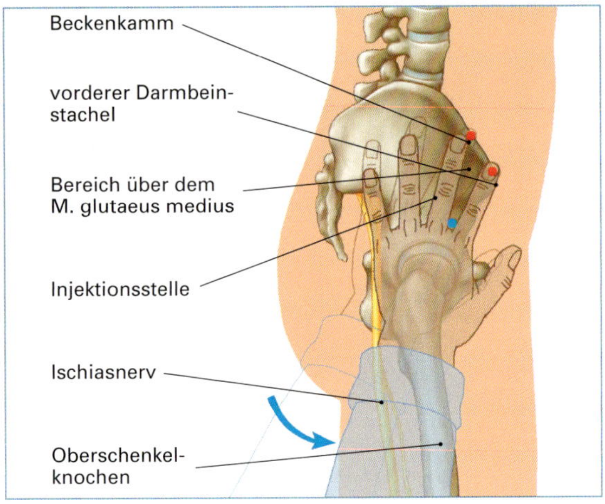

Bild 1 *Aufsuchen des Injektionsortes nach v. Hochstetter*

Dabei wird folgendermaßen vorgegangen:

- Man arbeitet mit der gegensinnigen Hand. Wenn in die rechte Gesäßhälfte des Patienten injiziert wird, benutzt man zum Tasten die linke Hand.
- Mit dem Zeigefinger den vorderen Darmbeinstachel ertasten.
- Mit dem Mittelfinger den **Beckenkamm** tasten.
- Hand 2 cm nach vorne drehen. Dabei bleibt der Zeigefinger auf dem Darmbeinstachel und der Handteller liegt auf dem **Trochanter major**.
- Zeige- und Mittelfinger bilden ein V. Die Spitze des V markiert den Injektionsort.
- Der Einstich erfolgt im rechten Winkel zur Hautoberfläche.

Vor einer Injektion in den Gesäßmuskel muss nach dem Einstich in den Körper der Spritzenkolben angezogen werden. Diesen Vorgang nennt man **Aspirieren**. Falls beim Aspirieren Blut in der Spritze erscheint, wurde beim Einstich versehentlich ein Blutgefäß getroffen. In diesem Fall darf das Medikament auf keinen Fall gespritzt werden, da eine Schädigung der Blutgefäße oder eine Thrombose hervorgerufen werden kann. Die Kanüle wird herausgezogen und das Medikament wird auf der anderen Seite mit einer neuen Kanüle injiziert.

Merke

Bei jeder intraglutäalen Injektion ist zu beachten: zuerst **aspirieren**, dann **injizieren.** Bei Injektionen in den Deltamuskel oder in den Oberschenkelmuskel wird nicht aspiriert.

Komplikation	Ursache
Spritzenabszess	keine Hautdesinfektion, unsteriles Arbeiten
Hämatom	Blutgefäß getroffen, nach der Injektion ungenügend komprimiert
Fettgewebsnekrose	versehentliche Injektion ins Fettgewebe (zu kurze Nadel)
Thrombose	versehentliche Injektion in ein Blutgefäß (nicht aspiriert)
starker Schmerz beim Einstich	versehentlich den Knochen getroffen
Lähmung des Ischiasnerven	falscher Injektionsort

Tabelle 1 *Komplikationen bei der intraglutäalen Injektion*

10.5.2 Injektion in den Deltamuskel

In den **Oberarm** dürfen bis zu **2 mL** Flüssigkeit injiziert werden. Daher eignet er sich für **Impfungen.**

Der Injektionsort ist einfach zu finden. Er liegt in der Mitte des Muskels, drei Querfinger unterhalb der Schulterhöhe (Bild 2), aber mit genügend Abstand zum Schultergelenk. Bevor man mit der Kanüle senkrecht einsticht, wird die Haut leicht angespannt. Bei **Rechtshändern** wird der linke Arm gewählt, bei **Linkshändern** der rechte, da nach einer Impfung noch einige Tage lang Schmerzen auftreten können.

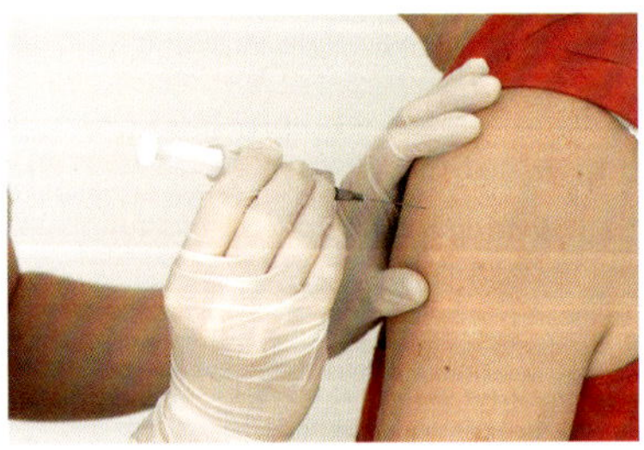

Bild 2 *Injektion in den Deltamuskel*

Hier geht zum Videc *Intramusk läre Injekt*

10.5.3 Injektion in den Oberschenkel

In den **Oberschenkelmuskel** dürfen bis zu **5 mL** Flüssigkeit injiziert werden. Bei **Säuglingen** und **Kleinkindern** bis zu zwei Jahren werden intramuskuläre Injektionen grundsätzlich in den Oberschenkel gegeben. Der Injektionsort ist der mittlere Teil des Muskels (Bild 1).

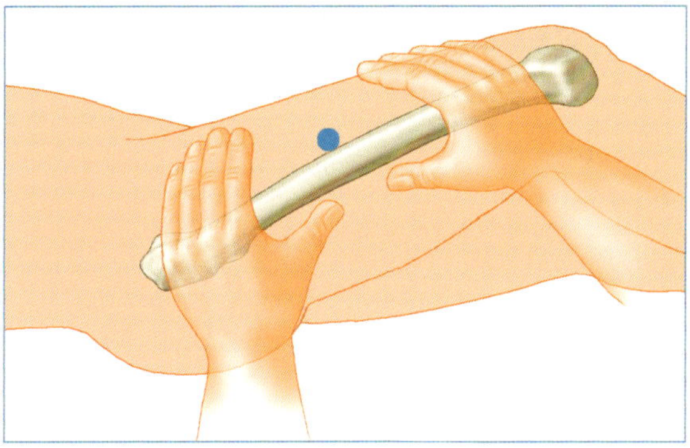

Bild 1 *Injektion in den Oberschenkel*

10.6 Infusion

Eine Infusion ist die Zufuhr einer größeren Menge Flüssigkeit (Infusionslösung) über einen venösen Zugang in die Blutbahn des Patienten. Ausnahmsweise können Infusionen auch subkutan verabreicht werden.

Reine **physiologische Kochsalzlösung** ohne Zusatz wird verwendet, wenn dem Körper Flüssigkeit zugeführt werden soll oder wenn man vor einem Eingriff einen venösen Zugang legt und die Vene bis zur Gabe des benötigten Medikamentes offenhalten will.

Physiologische Kochsalzlösung

- 0,9%ige NaCl-Lösung ist die Trägerflüssigkeit der meisten Infusionslösungen.
- Sie hat denselben Salzgehalt wie das Blut und verändert daher nicht die Elektrolyt-Zusammensetzung des Körpers.
- Sie hat keine eigene pharmakologische Wirkung

Oft enthält die **Infusionslösung** einen Wirkstoff (z. B. Glukose, Antibiotika, Kontrastmittel oder Zytostatika), der dem Körper auf diese Weise langsam zugeführt werden soll.

Das Anlegen einer Infusion ist Aufgabe des Arztes, die er aber delegieren kann (siehe S. 25). Die Aufgabe der Medizinischen Fachangestellten ist es, die Infusion vorzubereiten und die laufende Infusion am Patienten zu überwachen.

Bei einer Infusion besteht über einen längeren Zeitraum eine direkte Verbindung vom Infusionssystem zum Blutgefäß des Patienten. Deshalb ist besonders auf steriles Arbeiten zu achten.

PRAXIS **Vorgehensweise bei der Vorbereitung der Infusion:**

- Kappe von der Infusionsflasche entfernen
- Durchflussregler durch Drehen am Rädchen schließen
- Infusionsbesteck einstechen (Bild 2)
- Infusionsflüssigkeit in die Tropfkammer laufen lassen, bis diese zur Hälfte gefüllt ist
- Belüftungsventil öffnen
- Durchflussregler öffnen
- Flüssigkeit durchlaufen lassen bis keine Luftbläschen mehr im Schlauch sind
- Schlauchende am Infusionsständer aufhängen

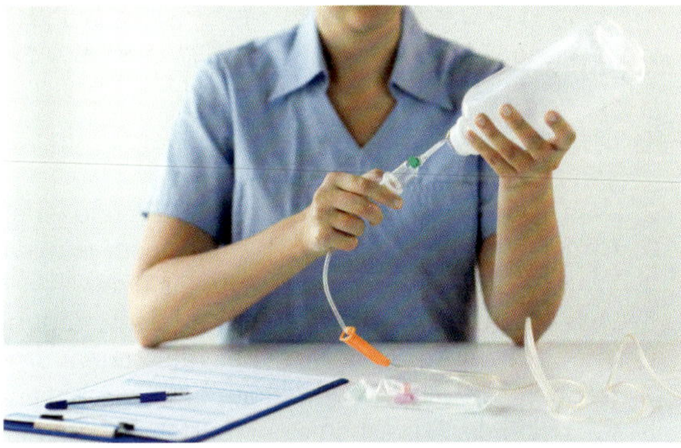

Bild 2 *Vorbereitung einer Infusion*

Nun kann der Arzt oder die erfahrene MFA die Infusion anlegen (venöser Zugang).

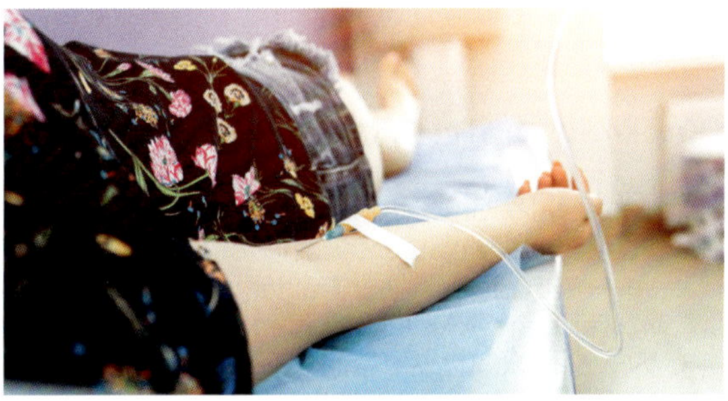

Bild 3 *Patienten regelmäßig überwachen*

Während der laufenden Infusion wird der Patient überwacht (Bild 3). Falls an der Einstichstelle eine Schwellung auftritt, fließt die Infusion nicht mehr in die Vene, sondern in das umliegende Gewebe. Dann muss der Zufluss sofort unterbrochen werden. Das gilt auch bei unerwarteten Nebenwirkungen auf das Medikament, z. B. Übelkeit, Herzrasen oder Hautausschlag. Der venöse Zugang darf nicht entfernt werden, da man ihn möglicherweise für die Gabe von Notfallmedikamenten braucht.

11 Übungsaufgaben (die Lösungen finden Sie in der Europathek)

Skelett

1. Wie heißen die Fortsätze eines Wirbels?
2. Welche Wirbel ermöglichen die Drehung des Kopfes?
3. Wie viele echte, falsche und freie Rippenpaare gibt es?
4. Wie heißt die Krümmung der Wirbelsäule nach ventral?
5. Wie heißt die Verbindung zwischen den beiden Schambeinästen?
6. Welcher Knochen wird bei der Herzmassage gedrückt? (Fachbegriff)
7. Wie heißt das Fachwort für den Oberarmknochen und für den Oberschenkelknochen?
8. Welche Knochen bilden den Schultergürtel? (Fachbegriffe)
9. Aus welchen drei Abschnitten besteht das Skelett der Hand?
10. Wie heißen die Knochenlücken im Schädeldach?

Muskeln

1. Wie heißen zwei Muskeln, die am Gelenk dieselbe Wirkung haben?
2. Wie heißen zwei Muskeln, die am Gelenk die entgegengesetzte Wirkung haben?
3. Wie heißt das Fachwort für den großen Oberschenkelmuskel?
4. Welche Muskeln sind für eine intramuskuläre Injektion geeignet?
5. Welche der folgenden Muskeln gehören zu den Skelettmuskeln?
   a) Kaumuskel
   b) Darmmuskulatur
   c) Zwerchfell
   d) Kehlkopfmuskeln

Pathologie

1. Diagnosen müssen verschlüsselt werden. In welchem Buch ist die internationale Kodierung für Diagnosen zu finden?
2. Was versteht man unter einem akuten und einem chronischen Krankheitsverlauf?
3. Geben Sie je ein Beispiel für eine konservative und eine operative Therapie.
4. Welche Bedeutung hat das Ergebnis einer Gewebeprobe für die weitere Behandlung?
5. Was versteht man unter objektiven Symptomen? Geben Sie Beispiele.
6. Was sind die Kennzeichen eines bösartigen Tumors?
7. Nennen Sie Beispiele für eitrige Entzündungen.
8. Was sind die Anzeichen einer lokalen Entzündung?
9. Nennen Sie verschiedene äußere Krankheitsursachen.
10. Die Vorhersage des Krankheitsverlaufes heißt Prognose. Überlegen Sie, bei welchen Krankheitsbildern Ihnen Prognosen bekannt sind. Geben Sie Beispiele.

Krankheiten und Verletzungen des Bewegungsapparates

1. Was ist das Grundprinzip jeder Frakturbehandlung?
2. Was versteht man unter einer offenen Fraktur?
3. Wie heißt die bei einer Fraktur neu gebildete Knochenmasse?
4. In welchem Gelenk kommt es besonders leicht zu einer Luxation?
5. Wie behandelt man einen Muskelfaserriss?
6. Welche Risikofaktoren für Osteoporose kennen Sie?
7. Wie ist die Wirbelsäule bei einer Skoliose verändert?
8. In welchem Bereich der Wirbelsäule treten am häufigsten Veränderungen der Bandscheiben auf?
9. Wie heißt die akute Entzündung eines Gelenks?
10. An welchen Gelenken treten am häufigsten Abnutzungserscheinungen auf?

Röntgen und MRT

1. Erklären Sie den Aufbau der Röntgenröhre.
2. Welche Eigenschaften haben Röntgenstrahlen?
3. Was ist eine Verschattung, was eine Aufhellung im Röntgenbild?
4. Was wird mit einer Phlebographie untersucht?
5. Wie erkennt man eine beginnende allergische Reaktion auf Kontrastmittel?
6. Welche Medikamente sollten bei einer Kontrastmitteluntersuchung bereitstehen?
7. Was versteht man unter einem CT?
8. Welche Krankheit soll durch eine Mammographie erkannt bzw. ausgeschlossen werden?
9. Bei welcher Untersuchung wird eine radioaktive Substanz verabreicht?
10. Bei welchen Patienten darf kein MRT durchgeführt werden?

Physikalische Therapie

1. Welche Strahlen gehören zum elektromagnetischen Spektrum?
2. Wie verhalten sich Wellenlänge und Frequenz zueinander?
3. Beschreiben Sie den Schmerzkreislauf.
4. Wie heißt die Durchblutungssteigerung in einem Gewebeabschnitt?
5. Welche Kontraindikationen für eine Wärmetherapie kennen Sie?
6. Welche Formen der Bestrahlung gehören zur Hochfrequenzstromtherapie?
7. Welche Kontraindikationen für eine Hochfrequenzwärmetherapie kennen Sie?
8. Welche Wirkungen hat Reizstrom?
9. Wie geschieht eine Iontophorese?
10. Bei welchen Krankheiten ist eine Therapie mit UV-Licht angezeigt?

Verbände

1. Wie wird die Binde beim Wickeln des Verbandes gehalten?
2. Bei welchen Krankheiten wird ein Kompressionsverband angelegt?
3. Welche Wirkung hat ein Kompressionsverband?
4. Was muss beim Anlegen eines Gipsverbandes beachtet werden?
5. Welche Schädigungen können bei einem Gipsverband auftreten?
6. Was ist der Unterschied zwischen einem zirkulären Gips und einer Gipsschiene?
7. Wann wird ein Tapeverband angelegt?
8. Welche Kontraindikationen gegen einen Tapeverband kennen Sie?
9. In welche Richtung wird ein Verband grundsätzlich gewickelt und warum?

Arzneimittel und Injektionen

1. Welche Wirkung haben Antitussiva?
2. Wie heißen allgemein Medikamente, die die Harnausscheidung fördern?
3. Auf einem Beipackzettel steht „Kontraindikation: Asthma bronchiale". Was bedeutet das?
4. Geben Sie Beispiele für verschiedene Arzneimittelformen.
5. Auf einem Rezept wurde „aut idem" angekreuzt. Was bedeutet das für den Apotheker?
6. Wo wird Insulin aufbewahrt?
7. Wie heißt die Applikationsform, wenn ein Zäpfchen in die Scheide eingeführt wird?
8. Welche Injektionsarten kennen Sie?
9. Welche Komplikationen können bei einer intraglutäalen Injektion auftreten?
10. Wie wird der Injektionsort bei der intraglutäalen Injektion gefunden?
11. Welche Medikamente werden subkutan injiziert?
12. Bei welcher Injektionsart muss vor dem Injizieren aspiriert werden?

Lernfeld 5
Zwischenfällen vorbeugen und in Notfallsituationen Hilfe leisten

Praxisfall: Kreislaufkollaps

Herr Georg Dreesen, 42 Jahre alt, kommt in die Praxis zur Blutentnahme. Svenja Reifenrath hat alles vorbereitet und bittet den Patienten, auf der Liege Platz zu nehmen. Wie immer bei diesem Patienten will sie das Blut im Sitzen abnehmen. Sie hat die Röhrchen vorbereitet und die Sicherheitskanüle bereitgelegt.

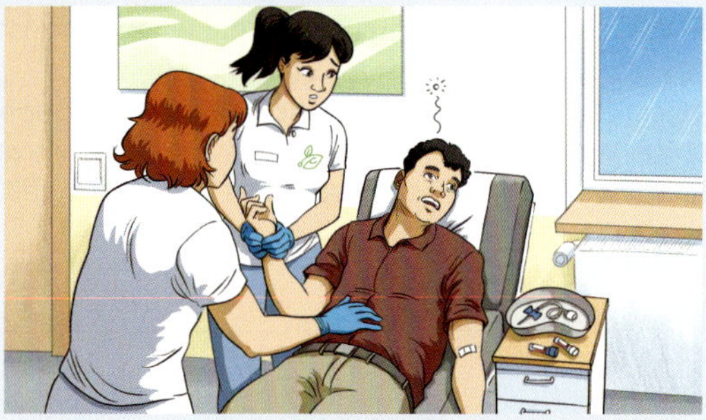

Als sie die Ellenbeuge desinfiziert, sieht sie, dass Herr Dreesen ganz weiß wird und zur Seite kippt. Sie kann ihn gerade noch auffangen und auf die Liege legen. Herr Dreesen ist regungslos und hat die Augen geschlossen. Sofort ruft Svenja die Erstkraft Margarete Meyer. Frau Meyer spricht den Patienten laut mit seinem Namen an. Da öffnet Herr Dreesen die Augen. Frau Meyer lagert die Beine des Patienten hoch und bietet ihm ein Glas Wasser an. Zu Svenja sagt sie: „Nicht so schlimm, das war nur ein Kreislaufkollaps. Aber bitte sag Frau Dr. König Bescheid."

Not- und Zwischenfälle gehören zwar nicht zum Alltag einer Arztpraxis, aber man muss jederzeit darauf vorbereitet sein, erste Hilfe zu leisten.

In einem Notfall sind die Funktionen des Herzens, der Lungen, des Blutes und des Gehirns akut beeinträchtigt. Notfälle bedrohen das Leben und lösen nicht nur beim Betroffenen selbst, sondern auch bei den ihn umgebenden Mitmenschen Angst und Panik aus. Das Wichtigste in einem Notfall ist es, Ruhe zu bewahren und besonnen zu handeln.

Erste Hilfe erfordert, die Zeit bis zum Eintreffen professioneller Helfer, wie Rettungssanitäter und Ärzte, zu nutzen und die Herzkreislauffunktion des Patienten aufrechtzuerhalten. Eine Medizinische Fachangestellte muss in der Lage sein, schnell und sachgerecht zu reagieren. Grundlage für ein kompetentes Handeln sind Kenntnisse über das Blut, die Herz-Kreislauf-Funktion und die Atmung.

1 Blut

Blut besteht aus Blutzellen, die im Knochenmark gebildet werden. Diese Zellen sind in eine Flüssigkeit, das Blutplasma, eingebettet. Daher wird das Blut auch als **„flüssiges Organ"** bezeichnet.

Das Blut fließt in **Blutgefäßen** (Arterien, Venen und Kapillaren) durch den Körper. Der Blutfluss wird von dem Herzen angetrieben, das wie eine Pumpe arbeitet.

Die **Blutmenge** eines Menschen beträgt etwa 8 % des Körpergewichts. Das entspricht bei einem erwachsenen normalgewichtigen Menschen zwischen 4 bis 7 Litern. Verliert ein Mensch zu viel Blut, muss es durch eine Blutkonserve ersetzt werden (Bild 1).

Die Untersuchung von Blut ist ein wichtiges Mittel zur **Diagnostik** von Krankheiten. Blutentnahmen und Blutuntersuchungen spielen im Praxisalltag eine wichtige Rolle.

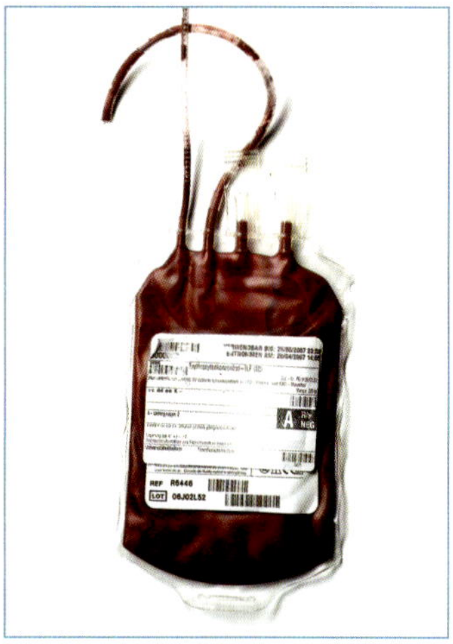

Bild 1 *Blutkonserve*

Merke

Die Blutmenge eines Erwachsenen beträgt ca. 8 % des Körpergewichts.

1.1 Aufgaben des Blutes

Das Blut hat mehrere unterschiedliche Aufgaben, die gleichzeitig erfüllt werden. **Aufgaben** des Blutes sind:

- **Transport**
  Der über die Lunge eingeatmete **Sauerstoff** wird in den **Lungenbläschen** (Alveolen) von den **roten Blutkörperchen** (Erythrozyten) aufgenommen und zu den einzelnen Zellen der verschiedenen Gewebe transportiert. Anschließend nehmen die Erythrozyten einen kleinen Teil und das Blutplasma den größten Teil des Kohlendioxids aus den Geweben auf und transportieren es zurück zur Lunge, wo es wieder ausgeatmet wird. Das Blut transportiert außerdem Nährstoffe, Wirkstoffe von Medikamenten, Hormone und Salze zu den einzelnen Zellen hin und Abbauprodukte von den Zellen weg.
- **Wärmeregulierung**
  Die ständige Zirkulation des Blutes durch den Körper gewährleistet eine konstante Körpertemperatur von ca. 36,8 °C. Manche der im Blut mitgeführten Hormone wirken auf die Weite der Gefäßwände ein und regeln so den Blutdurchfluss. Dadurch erfolgt gleichzeitig die Feinabstimmung der Temperatur im Gewebe. Die Temperatur bewegt sich allerdings in engen Grenzen. Schon eine Erhöhung um nur ein oder zwei Grad Celsius ist ein deutliches Zeichen von Krankheit. Temperaturen ab 42 °C führen meist zu tödlichem Kreislaufversagen.
- **Körpereigene Abwehr**
  Das Blut ist Teil des Immunsystems. Die im Blut enthaltenen Leukozyten (weiße Blutkörperchen) haben die Fähigkeit, in den Körper eingedrungene Fremdkörper oder Krankheitserreger zu vernichten.
- **Blutgerinnung**
  Das Blut besitzt die Fähigkeit, im Falle einer Verletzung vor Blutverlust zu schützen, indem es kleine Gefäße durch einen Gerinnungsprozess verschließt.

Merke

Aufgaben des Blutes sind Gas- und Stofftransport, Wärmeregulierung, Abwehr und Blutgerinnung.

1.2 Zusammensetzung des Blutes

geht es
Video
ozyten

Das Blut besteht zu 45 % aus **Blutzellen** (Bild 1) und zu 55 % aus einem flüssigen Anteil, dem **Plasma** (Bild 2). Der prozentuale Anteil der Erythrozyten am Gesamtvolumen des Blutes wird als **Hämatokrit** bezeichnet (siehe Tabelle 1, S. 206).

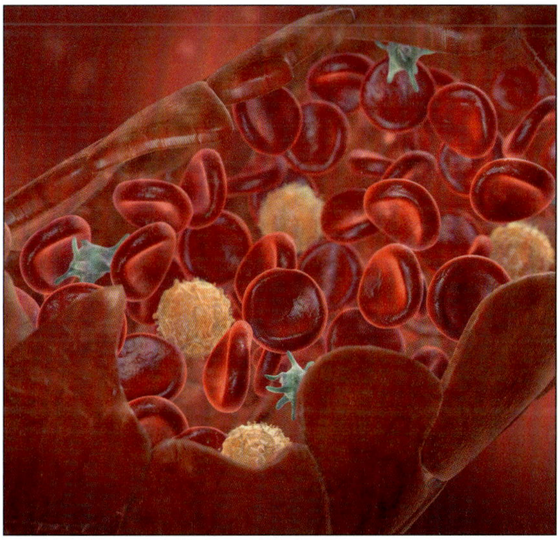

Bild 1 *Blutzellen in einem Blutgefäß*

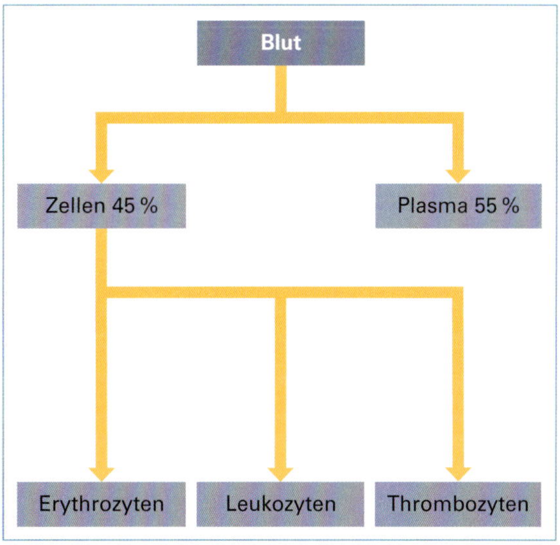

Bild 2 *Zusammensetzung des Blutes*

1.2.1 Blutzellen

Im Blut kommen drei verschiedene Blutzellarten vor: **Erythrozyten**, **Leukozyten** und **Thrombozyten.** Die Erythrozyten bilden hierbei den größten Teil (Tabelle 1). Die **Referenzwerte** können, wie bei anderen Laboruntersuchungen auch, je nach Bestimmungsmethode und Labor geringfügig voneinander abweichen.

Die Blutzellen werden im roten **Knochenmark** gebildet. Sie durchlaufen dabei verschiedene Vorstufen. Nur die reifen Formen finden sich beim gesunden Menschen im **peripheren Blut**, d.h. dem Blut außerhalb des roten Knochenmarks.

Blutzellen haben eine unterschiedliche **Lebensdauer.** Sie beträgt bei Erythrozyten 120 Tage, bei Thrombozyten 8 bis 10 Tage und bei den meisten Leukozyten nur wenige Tage. Der Abbau aller drei Blutzellarten geschieht im roten Knochenmark, in der Milz und in der Leber.

Blutparameter	Referenzwerte
Erythrozyten bei der Frau	4,0–5,0 Mio/µL
Erythrozyten beim Mann	4,5–5,5 Mio/µL
Leukozyten	4 000–10 000/µL
Thrombozyten	150 000–400 000/µL
Hämatokrit bei der Frau	35–47 %
Hämatokrit beim Mann	40–52 %
Hämoglobin bei der Frau	12,0–16,0 g/dL
Hämoglobin beim Mann	14,0–18,0 g/dL

Tabelle 1 *Referenzwerte im Blut*

Erythrozyten

Die Erythrozyten (rote Blutkörperchen) sind **kernlose** Zellen mit einem Durchmesser von 7 µm. Sie haben die Form einer Scheibe, die in der Mitte eingedellt ist. Aufgrund ihrer Form, Elastizität und ihres geringen Durchmessers passen die Erythrozyten durch die kleinsten **Haargefäße** (Kapillaren).

Die Aufgabe von Erythrozyten ist der Transport von **Sauerstoff**. Dieser wird an den roten Blutfarbstoff (Hämoglobin) gebunden.

Hämoglobin ist ein eisenhaltiges Protein (Bild 1), das Sauerstoff binden kann. Zugleich ist Hämoglobin ein Farbstoff. Es ändert seine Farbe, je nachdem ob Sauerstoff gebunden ist oder nicht. Hämoglobin mit Sauerstoff ist **hellrot,** Hämoglobin ohne Sauerstoff ist **dunkelrot.** Hämoglobin wird in der Milz und in der Leber zum Gallenfarbstoff **Bilirubin** abgebaut.

Retikulozyten sind die kernlose Vorstufe der roten Blutkörperchen. Sie kommen im peripheren Blut nur vereinzelt vor. Ein vermehrtes Auftreten findet man bei gesteigerter Bildung von Erythrozyten, z.B. nach starken Blutungen.

Haltbarkeit einer Blutkonserve

Eine **Blutkonserve** darf nur bis zu etwa sechs Wochen nach dem Spendetermin **transfundiert** werden. Danach sind zu viele der Erythrozyten **hämolysiert**. Sie geben dann das in ihnen in sehr hoher Konzentration enthaltene Kalium an das Blutplasma ab. Eine Blutübertragung mit einer so hohen Kaliumkonzentration kann zu tödlichen Herzrhythmusstörungen führen.

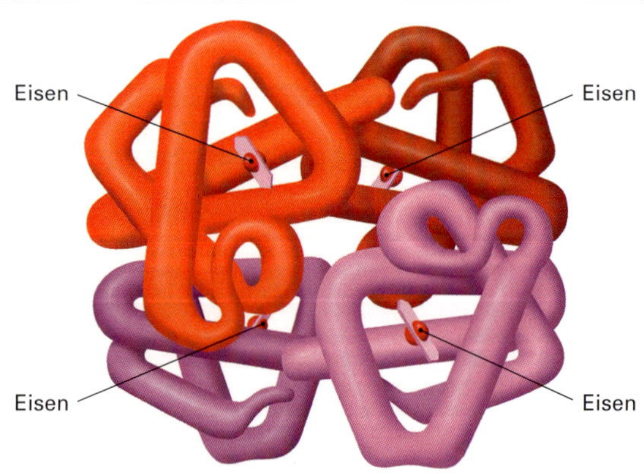

Bild 1 *Eisen als Bestandteil des Hämoglobin-Moleküls*

Leukozyten

Die Aufgabe der Leukozyten (weiße Blutkörperchen) ist die Abwehr von Fremdkörpern (Immunabwehr). Leukozyten werden in drei verschiedene Zellgruppen unterschieden: die Granulozyten, die Lymphozyten und die Monozyten.

Die prozentuale Zusammensetzung der Leukozytenarten wird im **Differenzialblutbild** bestimmt. Die Verteilung beim Gesunden zeigt Tabelle 1 auf S. 207. Abweichungen von dieser Verteilung weisen auf Krankheiten hin. Die **Granulozyten** werden entsprechend ihrem Kernalter und der Farbe ihrer Körnung (Granulation) in **segmentkernige**, **stabkernige**, **eosinophile** und **basophile** Granulozyten unterschieden (Tabelle 1, S. 207). Granulozyten können phagozytieren und sind an der unspezifischen Abwehr beteiligt (siehe S. 207).

Leukozytenart	Prozentualer Anteil	Aussehen	Diagnostische Bedeutung	Abbildung
segmentkernige neutrophile Granulozyten	50–70 %	kleine Zelle, rotvioletter Kern mit 2 bis 4 Segmenten, rosa Zytoplasma, rotviolette Granula (Körnchen)	vermehrtes Auftreten bei akuten Infektionen	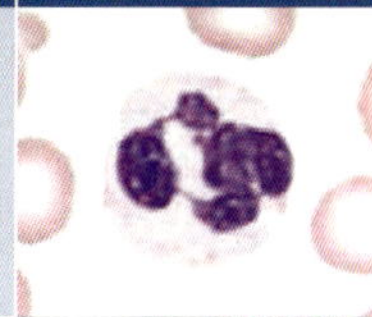
stabkernige neutrophile Granulozyten	3–5 %	rotvioletter stabförmiger Kern, hufeisenförmig gebogen, rosa Zytoplasma, rot-violette Granula (Körnchen)	Vorstufe der segmentkernigen Granulozyten, vermehrtes Auftreten bei akuten Infekten	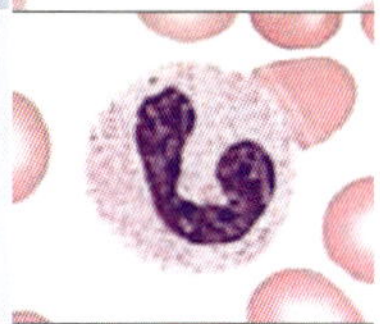
eosinophile Granulozyten	2–4 %	orangerote Granula (Körnchen) im Zytoplasma, stabförmiger oder segmentierter Kern	vermehrtes Auftreten bei Allergien und Wurmerkrankungen	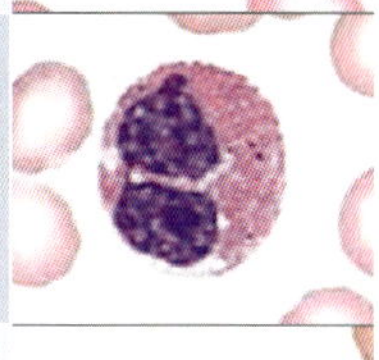
basophile Granulozyten	0–1 %	blau-schwarze Granula (Körnchen) im Zytoplasma	Beteiligung an allergischen Reaktionen	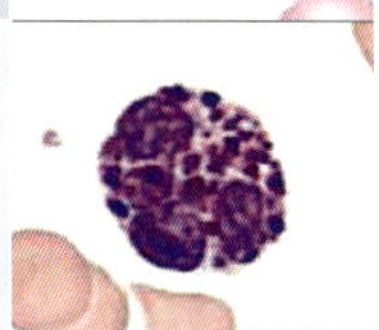
Lymphozyten	25–40 %	meist runder violett gefärbter Kern, hellblaues Zytoplasma	Vermehrung bei Virusinfektionen	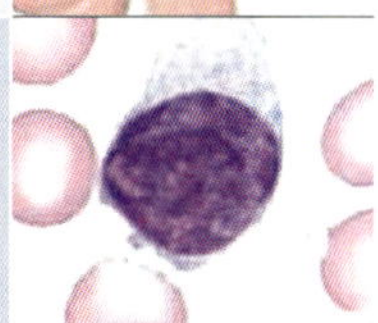
Monozyten	2–8 %	große Zelle mit großem, gelapptem Kern, graublaues Zytoplasma	Vermehrung bei chronischen Infekten und am Ende einer Infektion	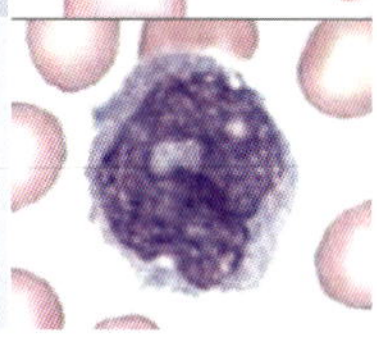

Tabelle 1 *Leukozytenarten: Verteilung, Aussehen und diagnostische Bedeutung*

Thrombozyten

Die Thrombozyten sind die kleinsten Blutzellen. Sie entstehen aus dem Zytoplasma einer Vorläuferzelle und sind genau wie die Erythrozyten kernlos (Bild 1). Auch sie werden aus kernhaltigen Vorstufen im roten Knochenmark gebildet. Sie spielen eine wichtige Rolle bei der Blutgerinnung, indem sie sich bei einer Verletzung des Blutgefäßes an das umliegende Gewebe anheften und die Wunde verschließen. Zusätzlich setzen sie dabei **gerinnungsfördernde** Substanzen frei. Wenn es durch eine Infektion oder andere krankhafte Prozesse zu einer Bildungsstörung im Knochenmark kommt, sinkt die Zahl der Thrombozyten im Blut schnell ab. Die Folge ist eine **Gerinnungsstörung**, die zu flohstichartigen Einblutungen auf der Haut führt.

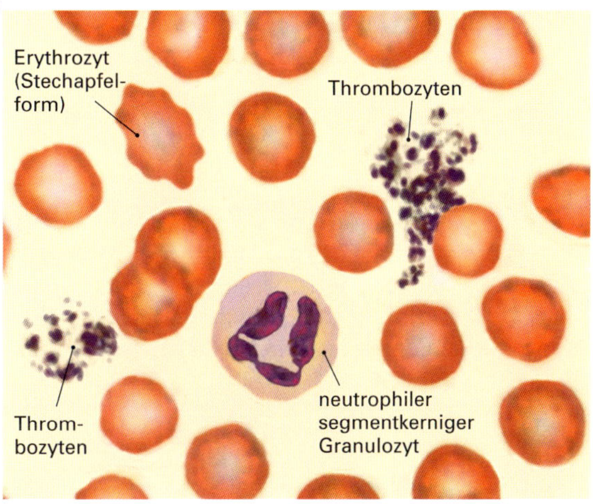

Bild 1 *Erythrozyten, Granulozyten und Thrombozyten im Blutausstrich*

Merke

Die drei Zellarten des Blutes sind:
- Erythrozyten (rote Blutkörperchen)
- Leukozyten (weiße Blutkörperchen)
- Thrombozyten (Blutplättchen)

1.2.2 Blutplasma

Das Blutplasma besteht zu über 90 % aus **Wasser** und zu 6 bis 8 % aus **Plasmaproteinen** (Eiweiß). Der Rest sind Salze und weitere Stoffe in sehr geringen Konzentrationen, wie z. B. Hormone.

Die **Plasmaproteine** werden in der Leber gebildet. Bei einer Störung der Leberfunktion verändert sich deshalb ihre Zusammensetzung. Plasmaproteine bestehen aus den kleinen **Albuminen** und den größeren **Globulinen.** Der Anteil der Albumine macht ca. 60 % des Gesamteiweißes aus. Die Globuline werden in Alpha-1-, Alpha-2-, Beta- und Gammaglobuline unterteilt. Jedes Plasmaprotein hat eigene Aufgaben (Tabelle 1).

Die Zusammensetzung der Proteine im Blut lässt sich mithilfe der **Eiweißelektrophorese** bestimmen. Diese Laboruntersuchungsmethode stützt sich auf die unterschiedlichen elektrischen Ladungen der Proteinmoleküle (Bild 1).

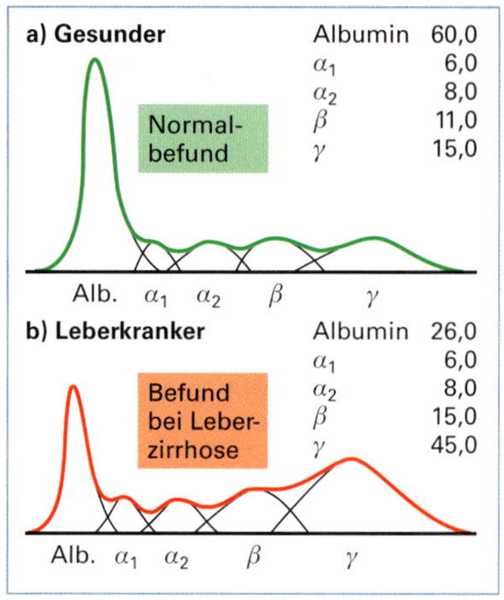

Bild 1 *Eiweißelektrophorese*

Die **Plasmaproteine** haben folgende Aufgaben:

- **Wasserbindung:** Die Proteine binden die Wassermoleküle in den Blutgefäßen. Bei einer Verminderung der Proteine dringt Wasser durch die Kapillarwände in das umliegende Gewebe. Das führt zu **Ödemen** und zu **Aszites** (Wasseransammlung in der Bauchhöhle).
- **Pufferfunktion:** Der **pH-Wert** gibt an, wie sauer oder alkalisch eine Lösung ist. Viele Funktionen im Organismus sind an einen bestimmten pH-Wert, d. h. an einen bestimmten Säuregrad, gebunden. Die Über- oder Unterschreitung führt zu erheblichen Störungen und kann lebensbedrohlich sein. Der pH-Wert des Blutes liegt zwischen 7,35 und 7,45. Plasmaproteine helfen, diesen Wert stabil zu halten, indem sie saure oder alkalische Substanzen neutralisieren. Man bezeichnet sie daher auch als **Puffer**.
- **Transportfunktion:** Zahlreiche Stoffe, wie z. B. Eisen oder Bilirubin sind beim Transport im Blut an Plasmaproteine gebunden.
- **Blutgerinnung:** Die Plasmaproteine enthalten die für die Gerinnung notwendigen **Gerinnungsfaktoren**.
- **Infektabwehr:** Auch die von den Immunzellen gebildeten **Antikörper** gehören zu den Plasmaproteinen.

Plasmaproteine	Prozentualer Anteil	Bedeutung
Albumine	55–69 %	Aufrechterhaltung des Gewebedrucks, Transportfunktion
Alpha-1-Globulin	1,6–5,8 %	„Akute-Phase-Proteine", Transportfunktion, Gerinnungsfaktoren
Alpha-2-Globulin	5,9–11 %	
Betaglobuline	7,9–14 %	Gerinnungsfaktoren, C-reaktives Protein (CRP)
Gammaglobuline	11–18 %	Immunglobuline (Antikörper) Ig A, Ig D, Ig E, Ig G, Ig M

Tabelle 1 *Prozentuale Anteile der Plasmaproteine am Gesamteiweiß und ihre Bedeutung*

Blutplasma enthält den sogenannten Gerinnungsfaktor Fibrinogen. Will man für Laboruntersuchungen Plasma gewinnen, so wird das Blut mithilfe eines Gerinnungshemmers ungerinnbar gemacht und anschließend zentrifugiert. Der entstehende Überstand, über den am Boden des Zentrifugenröhrchens abgesetzten Blutzellen, ist das **Blutplasma**. Lässt man das Blut im Röhrchen gerinnen, so bildet sich am Boden des Röhrchens der sogenannte Blutkuchen. Die Flüssigkeit darüber ist das **Blutserum**. Beim Gerinnungsvorgang wurde Fibrinogen verbraucht und dem Blut entzogen. Das Serum enthält daher kein Fibrinogen.

Merke

Blutplasma ist der flüssige Anteil des nicht geronnenen Blutes und enthält Fibrinogen.
Blutserum ist der flüssige Anteil des geronnenen Blutes und enthält kein Fibrinogen.

1.3 Blutstillung

Sobald ein Blutgefäß verletzt wird, setzt die Blutstillung (Hämostase) ein. Diese Reaktion hat das Ziel, die Blutung zum Stillstand zu bringen.

Die Blutstillung erfolgt in zwei Schritten, der **Gefäßreaktion** und der eigentlichen **Blutgerinnung**.

1.3.1 Gefäßreaktion

Bei der Gefäßreaktion rollt sich die verletzte **Gefäßwand** ein und verengt so den Durchmesser des Gefäßes. Dadurch wird schon Sekunden nach der Verletzung die Menge des austretenden Blutes verringert.

An der verletzten Stelle heften sich **Thrombozyten** am Wundrand an. Die Anheftung der Thrombozyten heißt **Thrombozytenaggregation.**

Die Thrombozyten bilden zunächst einen lockeren Verschluss der Wunde. Sie zerfallen dabei und setzen sogenannte **Blutgerinnungsfaktoren** frei (Bild 1).

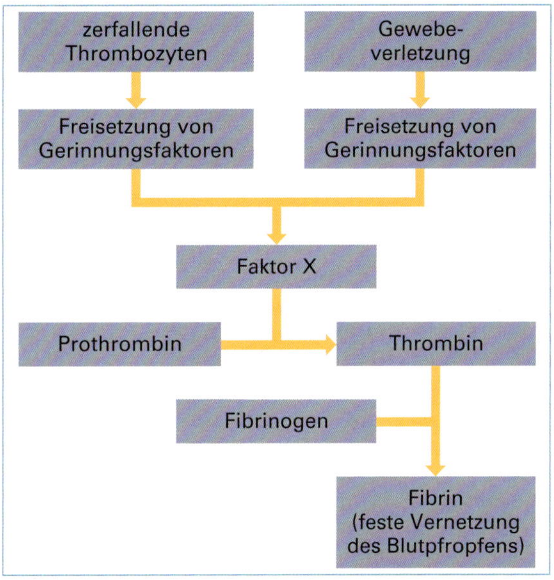

Bild 1 *Schema der Blutgerinnung*

1.3.2 Blutgerinnung

In einem zweiten Schritt setzt die Blutgerinnung ein (Bild 1). Sie wird durch den Zerfall von **Thrombozyten** und durch **Gewebefaktoren** eingeleitet.

Dabei werden nacheinander Blutgerinnungsfaktoren aktiviert. Das sind Plasmaproteine, die in einer inaktiven Form im Blut bereits vorhanden sind. Insgesamt sind **13 Blutgerinnungsfaktoren** an dieser Reaktion beteiligt (Tabelle 1).

Am Ende der Kettenreaktion werden **Prothrombin** und **Fibrinogen** aktiviert. Prothrombin wird durch den Gerinnungsfaktor X in Thrombin umgewandelt. Thrombin bewirkt die Umwandlung von Fibrinogen zu Fibrin (Bild 1). Alle Gerinnungsfaktoren sind im Blut gelöst. Erst das Endprodukt der Gerinnung, das **Fibrin**, ist eine feste Substanz.

Fibrin bildet ein räumliches Netz, in dem die Blutzellen eingefangen werden (Bild 2). Das Fibrinnetz mit den Blutzellen heißt **Thrombus** (Blutpfropf). Dieser verschließt endgültig die Wunde.

Die Gerinnungsfaktoren werden in der Leber gebildet. Zu ihrer Bildung wird **Vitamin K** benötigt.

Die Untersuchung von Gerinnungsfaktoren ist von Bedeutung, wenn es darum geht, eine Blutungsneigung oder eine **Thrombosegefahr** zu erkennen.

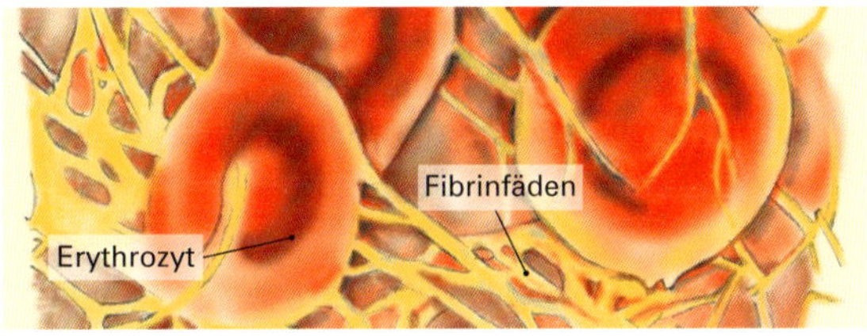

Bild 2 *Erythrozyten im Fibrinnetz*

Faktor	Name, Bedeutung
Faktor I (1)	**Fibrinogen**
Faktor II	**Prothrombin**
Faktor IV	**Kalzium**
Faktor V	**Faktor-V-Mutation** ist ein erblicher Risikofaktor für Thromboseneigung. **Faktor-V-Leiden-Mutation**
Faktor VIII	Fehlen von Faktor VIII ist Ursache für **Hämophilie A** (Bluterkrankheit)
Faktor IX	Fehlen von Faktor IX ist Ursache für **Hämophilie B** (Bluterkrankheit)

Tabelle 1 *Wichtige Blutgerinnungsfaktoren*

Fibrin wird in der Chirurgie auch als **Fibrinkleber** benutzt, um Narben zu reduzieren, die Wundheilung zu unterstützen und für schwer zugängliche oder empfindliche Bereiche, wie z. B. am Auge

Merke

Die Gerinnungsfaktoren liegen im Plasma gelöst als inaktive Vorstufen vor.
Das feste Endprodukt der Gerinnung ist das Fibrin.

1.3.3 Fibrinolyse

Nicht nur die Bildung von Blutpropfen bzw. Blutgerinnseln ist wichtig, sondern auch deren Auflösung. Die **Fibrinolyse** ist der entgegengesetzte Vorgang zur Gerinnung. Dabei wird Fibrin, das sich in kleinen Mengen auch ohne Gefäßverletzung bildet, wieder aufgelöst. **Blutgerinnung** und **Fibrinolyse** laufen nebeneinander ab und stehen beim gesunden Menschen im Gleichgewicht.

Plasmin

Das wichtigste Enzym der Fibrinolyse ist **Plasmin,** das aus einer Vorstufe, dem **Plasminogen,** aktiviert wird. Plasmin spaltet Fibrinfäden und zersetzt so den **Thrombus**.

Die **Fibrinolyse** kann auch therapeutisch eingesetzt werden. **Fibrinolytika** sind Medikamente, die ein Blutgerinnsel wieder auflösen.

1.3.4 Gerinnungshemmung

Substanzen, die die Blutgerinnung hemmen, heißen **Antikoagulanzien.** Die Hemmung der Blutgerinnung kann zu therapeutischen Zwecken erfolgen oder zur Untersuchung des Blutes im Labor.

Medikamentöse Hemmung der Blutgerinnung

Es gibt viele Gründe, warum bei einem Patienten die Blutgerinnung vorübergehend oder dauerhaft gehemmt werden muss, z.B. nach einem Herzinfarkt oder einem Schlaganfall, bei Vorhofflimmern, bei einer Thrombose oder wenn der Patient sich auf Grund einer Beinverletzung nicht ausreichend bewegen kann. Medikamente, die die Gerinnungsfähigkeit des Blutes herabsetzen, heißen **Gerinnungshemmer** oder **Antikoagulanzien**, in der Umgangssprache werden sie auch als **Blutverdünner** bezeichnet.

Medikamentöse Hemmung der Blutgerinnung

- Clopidogrel (Plavix®)
- Acetylsalicylsäure (ASS)
- Marcumar®
- DOAK® (Eliquis, Pradaxa)
- Heparin

Die Medikamente können an unterschiedlichen Abschnitten der Blutstillung ansetzen.

Clopidogrel und **Acetylsalicylsäure** (ASS) verhindern die Anheftung der Thrombozyten an der Gefäßwand (Thrombozytenaggregationshemmer).

Marcumar hemmt die Wirkung von Vitamin K in der Leber, so dass weniger Gerinnungsfaktoren gebildet werden. Bei Marcumar-Patienten muss regelmäßig der Quickwert bestimmt werden, um eine Unter- oder Überdosierung zu vermeiden. Wenn es doch zu einer Überdosierung kommt, kann Vitamin K als Gegenmittel eingesetzt werden.

DOAK (direkte orale Antikoagulanzien, auch NOAK) wirken direkt auf einzelne Gerinnungsfaktoren ein. Diese Medikamente, z. B. Eliquis oder Pradaxa werden heute viel verordnet. Eine Laborkontrolle ist dabei nicht nötig. Sie haben aber auch einen Nachteil: Bei Überdosierung ist die Auswahl von Gegenmitteln beschränkt.

Heparin verstärkt die Wirkung des gerinnungshemmenden Stoffes Antithrombin III, der natürlicherweise im Blut vorkommt. Heparin wird nicht oral eingenommen, sondern muss subkutan gespritzt werden. Bei einer Dauertherapie machen die Patienten das selbst.

Gerinnungshemmung im Labor

Bei Gerinnungsuntersuchungen und bei Untersuchungen von Vollblut muss verhindert werden, dass das Blut spontan gerinnt.

EDTA und **Natriumcitrat** binden **Kalzium** und verhindern dadurch die Gerinnung. Bei Natriumcitrat kann durch Zugabe von Kalzium die Gerinnung wieder in Gang gesetzt werden.

Gerinnungshemmer im Labor

- EDTA
- Natriumcitrat
- Heparin

Merke

Antikoagulanzien sind Gerinnungshemmer. Es gibt gerinnungshemmende Medikamente und Gerinnungshemmer als Zusatz bei Blutproben im Labor.

1.4 Blutgruppen

Auf der Oberfläche der Erythrozyten befinden sich verschiedene, aus Proteinen oder Kohlenhydraten bestehende **Antigene.** Nach diesen Blutgruppenantigenen werden die **Blutgruppen** benannt, d. h. wenn die Erythrozyten das Antigen A tragen, heißt die Blutgruppe A.
Die Kenntnis der Blutgruppe ist z. B. wichtig bei der **Transfusion** von Blut und bei der **Schwangerschaftsvorsorge.**

Jeder Mensch gehört einer der Blutgruppen des AB0-Systems an und ist zugleich entweder Rhesus-positiv oder Rhesus-negativ. Es gibt noch weitere Blutgruppensysteme, die aber weniger praktische Bedeutung haben.

Blutgruppe	Häufigkeit
A	48 %
B	9 %
AB	4 %
0	39 %

Tabelle 1 *Blutgruppenhäufigkeit in Deutschland*

1.4.1 AB0-System

Im AB0-System gibt es drei unterschiedliche Blutgruppeneigenschaften, nämlich **A, B** und **0** (sprich: Null). Daraus ergeben sich die vier möglichen Blutgruppen **A, B, AB** und **0.**

Die Häufigkeitsverteilung der Blutgruppen in Deutschland ist in Tabelle 1 aufgeführt. Weltweit ist die Verteilung unterschiedlich, in den meisten Ländern kommen A oder 0 am häufigsten vor.

Bei der Blutgruppe A befindet sich auf der Oberfläche des Erythrozyten ein Molekül, das der Einfachheit halber als A bezeichnet wird. Bei der Blutgruppe B ist es ein anderes Molekül, das B heißt. Die Erythrozyten der Blutgruppe AB tragen beide Moleküle auf der Oberfläche, und die Erythrozyten der Blutgruppe 0 haben keines dieser Moleküle.

Da diese Moleküle die Bildung von Antikörpern hervorrufen, bezeichnet man sie auch als **Antigene**.

Im Blutplasma finden sich **Antikörper** gegen fremde Blutgruppenantigene, niemals gegen die Antigene der eigenen Blutgruppe (Bild 1).

Wenn bei einem Transfusionsfehler das Blutgruppenantigen A und der Antikörper Anti-A zusammentreffen, kommt es zur **Agglutination,** d. h. zur Verklumpung der Erythrozyten mit den Antikörpern.

Antigen (AG): Jede Substanz, welche die Bildung von Antikörpern hervorruft, ist ein Antigen.

Antikörper (AK): Antikörper sind Proteine (Eiweiße), die als Reaktion auf bestimmte Antigene gebildet werden und sich dann mit diesen zum Antigen-Antikörper-Komplex verbinden.

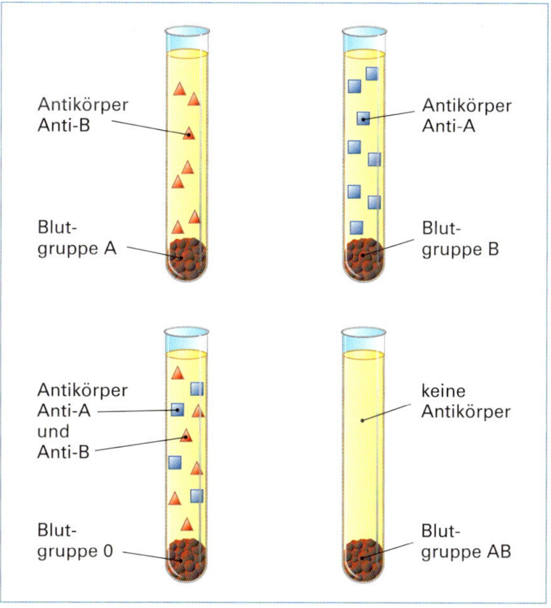

Bild 1 *Die vier Blutgruppen mit ihren Serum-Antikörpern*

1.4.2 Rhesusfaktor

Der Rhesusfaktor (D) ist ein weiteres Antigen der Erythrozytenoberfläche. 85 % der deutschen Bevölkerung haben ein solches Antigen und werden daher als **Rhesus-positiv** (D) bezeichnet. Die restlichen 15 % haben dieses Antigen nicht und sind somit **Rhesus-negativ** (d). Rhesus-negative Personen haben nicht von vornherein Antikörper gegen Rhesus-positive Erythrozyten.

Rhesusunverträglichkeit

Gelangt Rhesus-positives Blut erstmals in den Blutkreislauf eines Rhesus-negativen Menschen, bildet er **Anti-Rhesus-Antikörper** (Anti-Rh-AK). Gerät nun ein zweites Mal Rhesus-positives Blut in die Blutbahn, führt dies zur **Agglutination** seiner Antikörper mit dem empfangenen Blut. Die Folge kann eine lebensbedrohliche Unverträglichkeitsreaktion sein.

Praktische Bedeutung hat die **Rhesusunverträglichkeit** wenn eine Rhesus-negative Schwangere ein Rhesus-positives Kindes erwartet. In den letzten Wochen der Schwangerschaft und bei der Geburt gelangen Rhesus-positive Erythrozyten des Kindes in den mütterlichen Blutkreislauf. Das führt zur Bildung von Anti-Rh-Antikörpern. Diese werden bei einer **zweiten** Schwangerschaft mit einem Rhesus-positiven Kind durch die Plazenta in die Blutbahn des Kindes übertragen, verklumpen dort mit den Rhesus-positiven roten Blutkörperchen des Kindes und zerstören die kindlichen Erythrozyten. Die Folge ist eine schwere Schädigung oder der Tod des Kindes.

Merke

Eine **Rhesusunverträglichkeit in der Schwangerschaft** kann nur auftreten, wenn die Schwangere Rhesus-negativ und das Kind Rhesus-positiv ist.

Anti-D-Prophylaxe

Die Anti-D-Prophylaxe ist eine **Immunglobulingabe** an Rhesus-negative Schwangere, durch welche die Bildung von Anti-Rh-Antikörpern verhindert wird. Die Anti-D-Prophylaxe wird bei allen **Rhesus-negativen Schwangeren** in der 28. bis 30. Schwangerschaftswoche durchgeführt. Wenn nach der Geburt des Kindes nachgewiesen wird, dass es Rhesus-positiv ist, wird die Anti-D-Prophylaxe sofort wiederholt.

1.4.3 Bluttransfusion und Blutersatz

Bei einer Bluttransfusion wird einem Patienten Blut eines anderen Menschen intravenös verabreicht. Die vorbereitenden Maßnahmen einer Transfusion müssen besonders sorgfältig ausgeführt werden. Grundsätzlich wird nur **blutgruppengleiches Blut** übertragen. Im Labor wird durch Tests sichergestellt, dass das Blut des Spenders sich mit dem des Empfängers verträgt.

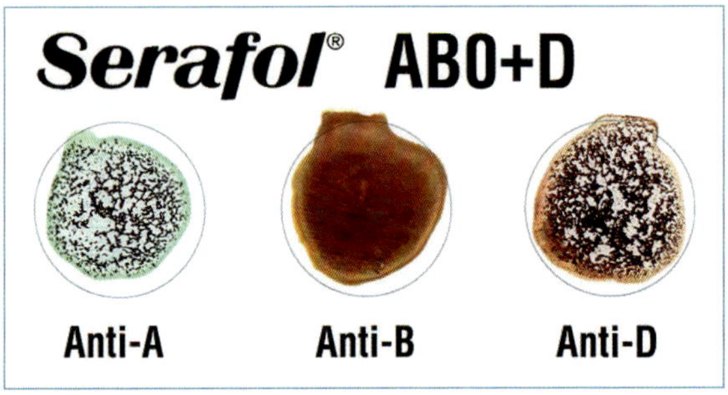

Bild 1 *Bedside-Test: Blutgruppe A, Rhesus-positiv*

Vor dem Anlegen der Transfusion wird noch einmal der sogenannte Bedside-Test durchgeführt (Bild 1). Dabei wird überprüft, ob die Blutgruppe des Patienten tatsächlich mit der Blutgruppe der Konserve übereinstimmt. Besteht eine Blutgruppenunverträglichkeit, so wird die Verklumpung des Blutes in der Probe sichtbar.

Eine **Blutgruppenunverträglichkeit** hat schwerwiegende Folgen für den Empfänger. Durch massenhafte Agglutination werden Blutgefäße verstopft. Dies führt zu Organversagen, das bleibende Organschäden oder gar den Tod des Empfängers zur Folge hat.

1.5 Bluterkrankungen

Erkrankungen des Blutes können alle Blutbestandteile und alle Funktionen des Blutes betreffen. Tabelle 1 listet Begriffe auf, die die Erhöhung oder Verminderung von Zellbestandteilen des Blutes beschreiben.

Fachausdruck	Erklärung
Anämie	Verminderung des Erythrozyten- und/oder des Hämoglobinwertes
Polyglobulie	Erhöhung des Erythrozytenwertes
Leukopenie	Verminderung des Leukozytenwertes
Leukozytose	Erhöhung des Leukozytenwertes
Agranulozytose	starke Verminderung des Granulozytenwertes
Thrombozytose	Erhöhung des Thrombozytenwertes
Thrombopenie	Verminderung des Thrombozytenwertes
Retikulozytose	Erhöhung des Retikulozytenwertes

Tabelle 1 *Fachsprache für Laborbefunde im Blut*

1.5.1 Anämien

Die Diagnose einer Anämie wird aufgrund des **Hämoglobinwertes** und der **Erythrozytenzahl** gestellt. Eine Anämie liegt vor, wenn mindestens einer der beiden Blutparameter unter der Norm liegt.

Der von Laien gern für diese Erkrankung benutzte Begriff „Blutarmut" sollte nicht verwendet werden, da nicht die Blutmenge, sondern nur einige Bestandteile des Blutes vermindert sind.

Häufige **Symptome** für eine Anämie sind
- Blässe von Haut und Schleimhaut
- Müdigkeit, Schwindel (Bild 1)
- schneller Puls
- Haarausfall
- Rillenbildung in den Nägeln
- brennendes Gefühl der Zunge (bei Eisenmangel)
- entzündliche Veränderung der Mundwinkel (Mundwinkelrhagaden)

Nach der Ursache werden verschiedene Anämieformen unterschieden.

Eisenmangelanämie

Die Eisenmangelanämie ist die häufigste Anämieform. Sie entsteht durch einen **chronischen Blutverlust,** z. B. bei einem Darmpolypen oder durch einen **erhöhten Eisenbedarf,** z. B. in der Schwangerschaft. Bei einem chronischen Blutverlust verliert man Blut in sehr kleinen Mengen über einen längeren Zeitraum hinweg.

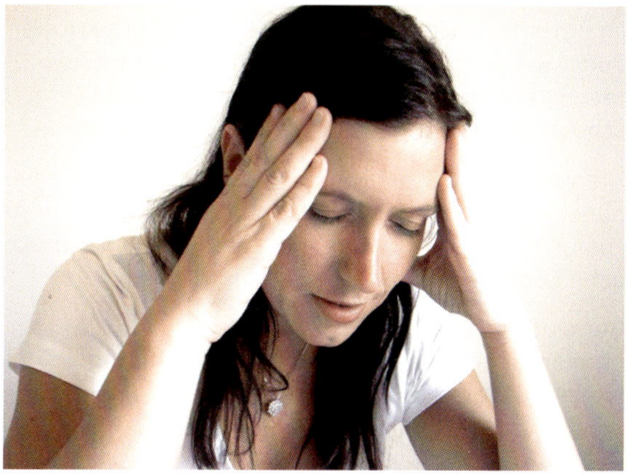

Bild 1 *Müdigkeit, Blässe, Schwindel bei Anämie*

Ursachen der Eisenmangelanämie können sein:
- Blutungen aus dem Verdauungstrakt (Hämorrhoiden, Geschwüre, Tumoren)
- mangelhafte Eisenzufuhr (extreme Diäten, Mangelernährung)
- mangelhafte Resorption des Eisens aus dem Verdauungstrakt
- erhöhter Eisenbedarf (Schwangerschaft, Wachstum, Stillzeit)
- verlängerte und/oder stärkere Menstruation
- Infekte

Die Therapie der Eisenmangelanämie besteht in der Gabe von Eisenpräparaten.

Perniziöse Anämie

Die Ursache der perniziösen Anämie ist ein **chronischer Mangel** an **Vitamin B 12**. Dieser führt zu einer Reifestörung der Erythrozyten im Knochenmark. Die roten Blutkörperchen enthalten **zu viel Hämoglobin**. Bild 2 zeigt, dass die Erythrozyten in ihrer Gestalt stark verändert sind (Poikilozytose).

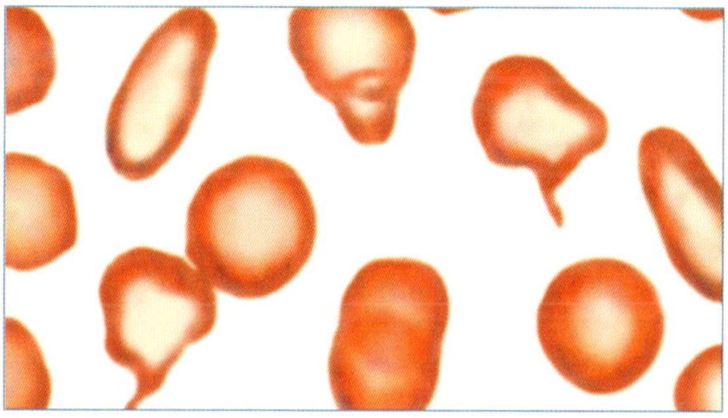

Bild 2 *Veränderte Form der Erythrozyten bei perniziöser Anämie*

Symptome sind, neben den typischen Erscheinungen einer Anämie, neurologische Beschwerden wie Schwindel und Gangunsicherheit.

Die **Ursache** für den Vitamin-B12-Mangel liegt meistens nicht an einer fehlenden Zufuhr, sondern in einer Veränderung der Magenschleimhaut. Aufgrund des Fehlens von **Intrinsic Factor**, einem in der Magenschleimhaut gebildeten Protein, kann Vitamin B 12 nicht aus dem Darm resorbiert werden. Daher würde die Gabe von Vitamintabletten nicht helfen.

Patienten mit einer perniziösen Anämie muss Vitamin B 12 daher regelmäßig parenteral (durch Injektionen) verabreicht werden.

Folsäuremangel-Anämie

Folsäuremangel entsteht in der Regel durch falsche Ernährung oder zu hohen Alkoholkonsum sowie, ähnlich wie Eisenmangel, während einer Schwangerschaft. Eine Therapie erfolgt durch die Gabe von Folsäure.

Merke

Eine **Anämie** besteht bei einer **Verminderung des Erythrozyten- und/oder des Hämoglobinwertes.** Die häufigste Form der Anämie ist die Eisenmangelanämie.

1.5.2 Leukämie

Die Leukämie ist eine bösartige Erkrankung des Blutes. Dabei vermehren sich die **Stammzellreihen** einzelner weißer Blutkörperchen unkontrolliert. Das führt im Blutbild zu einer **Leukozytose.**

Die bösartigen Zellen verdrängen alle anderen Zellarten aus dem **roten Knochenmark**. Dadurch kommt es zu einer Verminderung der normalen Blutbestandteile. Es entsteht eine **Anämie** durch den Mangel an Erythrozyten, **Blutungsneigungen** durch den Mangel an Thrombozyten und **Anfälligkeit für Infektionen** durch einen Mangel an funktionstüchtigen Leukozyten. Symptome sind außerdem geschwollene Lymphknoten, eine Milz- und Lebervergrößerung und Knochenschmerzen. Die unmittelbare **Todesursache** ist meistens eine schwere Infektion.

Leukämieformen

ALL: Akute lymphatische Leukämie

AML: Akute myeloische Leukämie

CLL: Chronisch lymphatische Leukämie

CML: Chronisch myeloische Leukämie

Die weitere **Diagnostik** einer Leukämie erfolgt mithilfe eines Knochenmarkausstriches. Dazu muss der Knochen punktiert und **Knochenmark** entnommen werden. Anhand des Ausstriches kann festgestellt werden, um welchen Typ der Leukämie es sich handelt. Die **myeloische Leukämie** geht von den Granulozyten, die **lymphatische Leukämien** von den Lymphozyten aus.

Bei beiden Leukämietypen gibt es eine akute und eine chronische Verlaufsform. Die **akute lymphatische Leukämie** ist eine Erkrankung vorwiegend des Kindesalters und hat gute Heilungschancen. An **chronischer lymphatischer Leukämie** erkranken vorwiegend ältere Menschen.

Merke

Bei einer Leukämie werden viele, aber funktionsuntüchtige Leukozyten gebildet. Das führt zu einer gefährlichen Abwehrschwäche.

1.5.3 Erkrankungen des Gerinnungssystems

Bei Erkrankungen des Gerinnungssystems besteht entweder eine **erhöhte Blutungsneigung** oder eine **verstärkte Gerinnungsneigung**. Diese Veränderungen sind manchmal angeboren, häufiger aber erworben.

Hämorrhagische Diathese

Bei einer hämorrhagischen Diathese besteht eine verstärkte **Blutungsneigung**. Sie zeigt sich in verstärkter Blutung von Wunden (Bild 1), starker Hämatombildung, flohstichartigen Blutungen oder inneren Blutungen. Die Ursachen liegen in den verschiedenen Abschnitten des Gerinnungssystems:

- Mangel an Thrombozyten
- Mangel an Faktor VIII (Hämophilie A)
- Mangel an Faktor IX (Hämophilie B)
- mangelnde Bildung von Gerinnungsfaktoren aufgrund einer Lebererkrankung

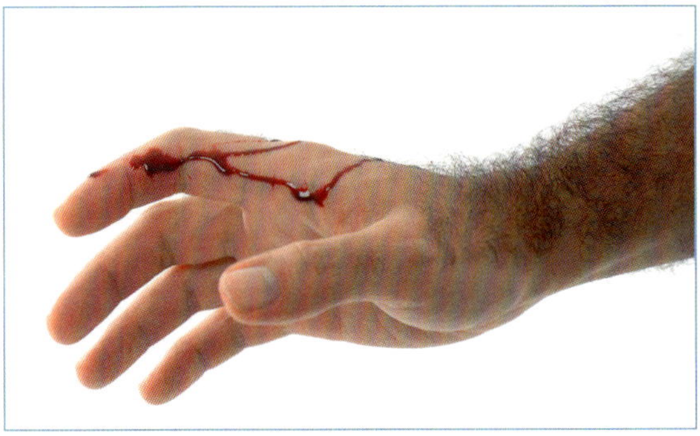

Bild 1 *Verstärkte Blutung bei geringer Verletzung kann ein Hinweis auf eine Gerinnungsstörung sein.*

Vor operativen oder endoskopischen Eingriffen muss die Gerinnung untersucht werden, um das Blutungsrisiko abzuschätzen. Patienten mit Gerinnungsstörungen sollten **intramuskuläre Injektionen** nur nach Rücksprache mit dem Arzt erhalten.

Faktor-V-Leiden-Mutation

Die Faktor-V-Leiden-Mutation beruht auf einem Gendefekt. Das **Gen**, das die Bildung von Faktor V steuert, ist durch eine Mutation verändert, sodass eine fehlerhaft Variante des Faktor V gebildet wird. Dabei ist nur eine einzige Aminosäure gegenüber dem regelrechten Faktor V verändert. Die Folge ist ein erhöhtes Risiko für **Thrombosen**, die ohne weitere Risikofaktoren gehäuft auftreten. Etwa 5 % der Bevölkerung sind Träger des Gens für die Faktor-V-Leiden-Mutation.

1.6 Diagnostik von Bluterkrankungen

Bei einer **Anämie** können die Erythrozyten in der **Menge**, in der **Größe** und in der Form vom **Normwert** abweichen. Auch der **Hämoglobingehalt** eines Erythrozyten kann verändert sein. Die Einteilung der Anämien orientiert sich an diesen Veränderungen.

Grundlage für die Diagnostik der unterschiedlichen Anämieformen ist die Bestimmung von:

- Erythrozytenzahl (Ery)
- Hämoglobin (Hb)
- Hämatokrit (Hk)

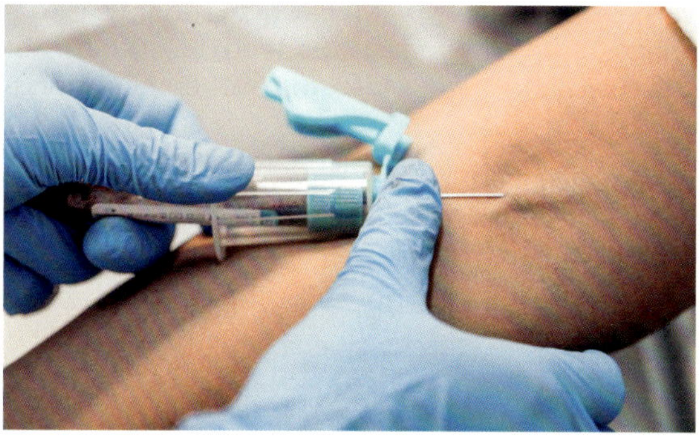

Aus diesen Basisuntersuchungen werden die sogenannten **Erythrozytenindizes** MCH, MCV und MCHC berechnet (Tabelle 1).

- **MCH:** mittlerer Hämoglobingehalt eines Erythrozyten
- **MCV:** mittleres Zellvolumen eines Erythrozyten, ermöglicht die Einschätzung der Erythrozytengröße
- **MCHC:** mittlere Hämoglobinkonzentration in einem genau definierten Erythrozytenvolumenanteil

Indizes	Referenzwert
MCH, mittleres corpusculäres Hämoglobin	27–33 pg/Ery
MCV, mittleres corpusculäres Volumen	80–96 fL
MCHC, mittlere corpusculäre Hämoglobin-Konzentration	33–36 g/dL

Tabelle 1 *Fachsprache für Laborbefunde im Blut*

Für jeden Befund gibt es einen eigenen Fachbegriff (Tabelle 2). Bei der Eisenmangelanämie beispielsweise ist der MCH-Wert erniedrigt, d. h. die Erythrozyten enthalten zu wenig Hämoglobin. Sie werden als **hypochrom** bezeichnet. Gleichzeitig sind die Erythrozyten kleiner als normal, d. h. **mikrozytär**.

Wegen des zu geringen Farbstoffgehaltes und der kleineren Größe der Erythrozyten wird die Eisenmangelanämie als **hypochrome**, **mikrozytäre Anämie** bezeichnet.

Folsäuremangel bewirkt an den Erythrozyten die gleichen Veränderungen wie der Mangel an Vitamin B 12 (siehe S. 213). Er führt zu einer **hyperchromen, makrozytären** Anämie.

Bei **Leukämien** ist die Verteilung der Leukozytenarten im Blut verändert. Das lässt sich durch die Beurteilung der Leukozyten im **Differenzialblutbild** und im Knochenmarkpunktat nachweisen. Auch bei Entzündungen, Infektionen oder einer Allergie ist das Differenzialblutbild verändert.

Indizes	Befund	Erklärung
MCH normal	normochrom	normaler Hb-Gehalt eines Erythrozyten
MCH erniedrigt	hypochrom	verminderter Hb-Gehalt eines Erythrozyten
MCH erhöht	hyperchrom	erhöhter Hb-Gehalt eines Erythrozyten
MCV normal	normozytär	Erythrozyten sind normal groß
MCV erniedrigt	mikrozytär	sehr kleine Erythrozyten
MCV erhöht	makrozytär	vergrößerte Erythrozyten

Tabelle 2 *Beurteilung der Indizes*

Gerinnungsuntersuchungen spielen im Praxisalltag eine bedeutende Rolle. Sie müssen vor jedem invasiven Eingriff durchgeführt werden. Patienten, die den Gerinnungshemmer **Marcumar®** einnehmen, müssen regelmäßig den sogenannten **Quickwert** bestimmen lassen. Bei dem Verdacht auf eine Thrombose werden die **D-Dimere** (Fragmente von gespaltenem Fibrin, siehe S. 216) bestimmt.

Merke

Erythrozytenindizes MCH, MCV und MCHC werden aus den Werten Erythrozytenzahl, Hämoglobin und Hämatokrit errechnet.

Sie sind wichtig für die Einteilung der Anämien in verschiedene Formen.

5

Bestimmung der Thromboplastinzeit nach Quick

Von diesem Test werden verschiedene Gerinnungsstörungen erfasst. Er wird vor allem zur Überwachung der **Marcumar**®-Therapie eingesetzt.

Andere Begriffe für diese Untersuchung sind Quick-Wert, Thromboplastinzeit (TPZ) nach Quick, Prothrombinzeit.

Im deutschsprachigen Raum wird das Ergebnis des Quick-Wertes in Prozent angegeben.

Um eine internationale Vergleichbarkeit der **Messwerte** und der therapeutischen Bereiche zu erzielen, gibt es die standardisierte Angabe des Ergebnisses als **INR** (**I**nternationale **N**ormalisierte **R**atio).

Jeder Anbieter eines Quick-Gerinnungstests liefert eine Umrechnungsformel mit, anhand derer die Quick-Werte in die INR umgerechnet werden können (Tabelle 1).

Bei der Therapie mit oralen Gerinnungshemmern, wie z. B. Marcumar®, muss regelmäßig überprüft werden, ob sich der Quick-Wert bzw. INR im therapeutischen Bereich befindet (Tabelle 1). Ist der Quick-Wert zu hoch, besteht Thrombosegefahr. Ist der Quick-Wert zu niedrig, kann es zu Blutungen kommen. Die Dosierung der Antikoagulanzien muss dann entsprechend dem Laborwert angepasst werden (Bild 1).

Bestimmung des Quick-Wertes

Für die Bestimmung des Quick-Wertes wird Citratblut in der Verdünnung 1:10 abgenommen. Das Natriumcitrat blockiert das für die Gerinnung notwendige Kalzium und verhindert dadurch, dass das Blut spontan gerinnt.

Um das Plasma abzutrennen, wird das Blut 10 bis 15 Minuten bei 2 500 *g* zentrifugiert. Im Labor wird die Blockierung des Kalziums wieder aufgehoben, sodass der Gerinnungsvorgang gemessen werden kann.

Methode	Referenzwert	Therapeutischer Bereich
Quick	70–120 %	15–30 %
INR	1,3–0,8	2,0–4,0

Tabelle 1 *Quick-Wert und INR*

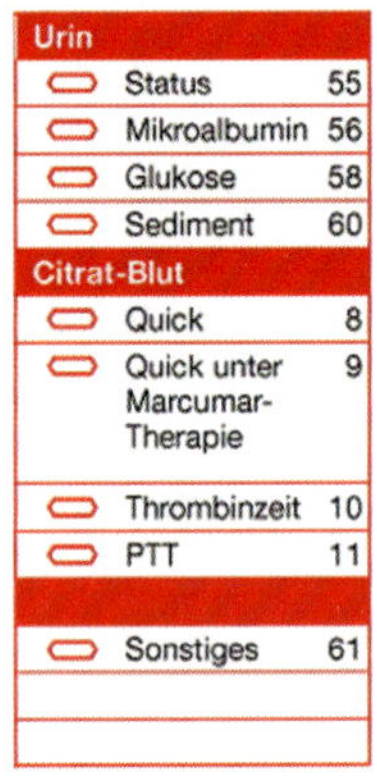

Bild 1 *Blutabnahme bei Marcumartherapie*

Merke

Der Quick-Wert gibt Auskunft über die Gerinnungsfähigkeit des Blutes. Er wird zur Überwachung der Therapie mit Gerinnungshemmern eingesetzt.

D-Dimere

Das Ziel der **Blutgerinnung** ist die Bildung des festen Produkts **Fibrin**. Gleichzeitig werden Enzyme wie z. B. **Plasmin** gebildet, die überschüssiges Fibrin wieder auflösen können. Durch diese gegenläufigen Reaktionen wird der Gerinnungsmechanismus in der Waage gehalten. Beim Abbau von Fibrin entstehen als Spaltprodukte die D-Dimere. Zur Bestimmung der D-Dimere wird **Citratplasma** benötigt. Der Referenzwert hängt von der Methode ab. Er wird mit < 3 mg/dL angegeben.

Eine Erhöhung der D-Dimere weist darauf hin, dass eine **vermehrte Gerinnung** stattgefunden hat. Das ist der Fall bei einer **Beinvenenthrombose** und einer darauf folgenden **Lungenembolie.** Aber auch bei bösartigen Tumoren, Leukämien oder Leberzirrhosen können die D-Dimere erhöht sein.

Merke

Die D-Dimere sind erhöht, wenn im Blut eine vermehrte Gerinnung stattgefunden hat. Die Bestimmung der D-Dimere wird zur Diagnostik von Thrombosen und Embolien eingesetzt.

1.7 Blutgewinnung und Weiterverarbeitung

Blutentnahmen werden unter anderem im Rahmen der Labordiagnostik durchgeführt. Sie erfolgen entweder aus einer Vene oder aus einem Kapillargebiet. Zu Blutentnahmen werden die Patienten meist **nüchtern** einbestellt, das heißt, sie sollen **12 Stunden** vorher nichts mehr gegessen, getrunken und nicht geraucht haben. Der Arzt ordnet an, ob Medikamente abgesetzt werden müssen. Besonders stark verfälschen sich nach dem Essen die Werte der **Blutglukose** und der **Blutfette.** Auch die **Leukozytenzahl** kann erhöht sein (Verdauungsleukozytose).

Viele Laboruntersuchungen werden außerhalb der Praxis in Großlabors durchgeführt. Diese Labors sind verpflichtet die Einsender von Probenmaterialien schriftlich zu informieren darüber:
- wie der Patient auf die Untersuchung vorbereitet werden muss
- welches Probenmaterial für die jeweilige Untersuchung erforderlich ist
- welche Probengefäße zur Probengewinnung verwendet werden sollen
- Wie das Probenmaterial gewonnen werden muss
- welche Angaben auf den Untersuchungsanforderungen bzw. Begleitpapieren erforderlich sind

Diese Informationen der Labors für die Einsender liegen entweder in gedruckter Form als Untersuchungsprogramm vor oder als Leistungsverzeichnis, das online auf der Homepage des Labors nachgesehen werden kann. Aktueller sind die Informationen online.

1.7.1 Online-Suche

Beispiel für eine Online-Suche

Svenja hat von Herrn Dr. König den Auftrag bekommen, Kalium im Serum bei der herzkranken Patientin Rose Mitterer bestimmen zu lassen.

Svenja wendet sich an Frau Schneider, um sich erklären zu lassen, wie sie vorgehen soll. Frau Schneider erklärt Svenja, dass sie die Informationen auf der Homepage des Synlab-Labors findet.

Frau Schneider empfiehlt Svenja auf dem Computer unter Favoriten auf der eingespeicherten Seite: https://www.synlab.de/leistungsverzeichnis-human nachzusehen.

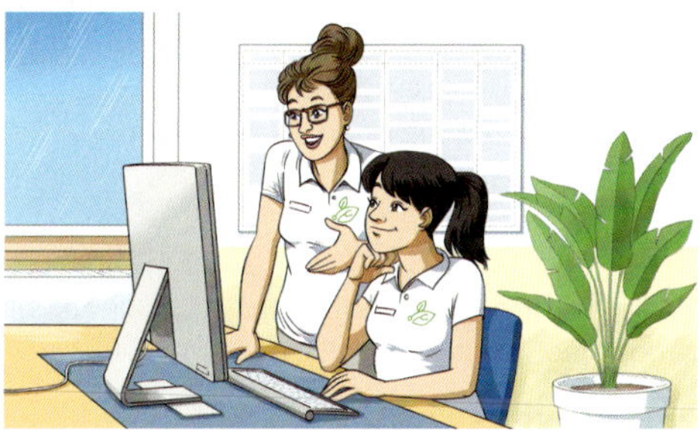

Beim Anklicken von „Leistungsverzeichnis" erfährt man zuerst allgemeines über den Inhalt des Leistungsverzeichnisses.

In der sich anschließenden Liste der Synlab-Labors findet man das Labor in dem die Laboruntersuchungen durchgeführt werden sollen, in diesem Fall in Neuwied.

→ Neuwied

Unter „Primärprobenentnahme" öffnet sich ein Fenster mit dem informativen 44-seitigen „Handbuch für die Primärprobennahme". Es soll dem Einsender von Blut und anderen Untersuchungsmaterialien als Leitfaden für die Entnahme und Behandlung der zu versendenden Proben dienen.

Erweiterte Suche **Alphabetischer Index** **Primärprobenentnahme**

Der nebenstehende Ausschnitt aus dem Inhaltsverzeichnis, ermöglicht einen Überblick über wichtige präanalytische Aspekte, wie beispielweise die Blutentnahme durchgeführt werden soll.

In einer Fotostrecke wird unter anderem gezeigt welche Materialien benötigt werden und wie der Barcode auf das Röhrchen geklebt werden soll (S. 218, Bild 1).

Inhaltsverzeichnis	Seite
Phasen der Laboranalyse	4
Patientenbezogene Einflussgrößen und Störfaktoren	5–9
Anforderung von Laboruntersuchungen	10
Probenkennzeichnung	11
Materialien und Untersuchungen	11–13
Gewinnung von Untersuchungsmaterial	13–24
Blutentnahmesysteme	14
Blutentnahme (Fotostrecke)	15–16
Entnahmereihenfolge	17
Fehlermöglichkeiten vor, während und nach Blutentnahme	18–19
Blutuntersuchung	19–24
Probentransport	24
Probenversand per Post	25
Gegebenheiten die dem Labor die Analytik erschweren	25
Nachforderung von Analysen	25

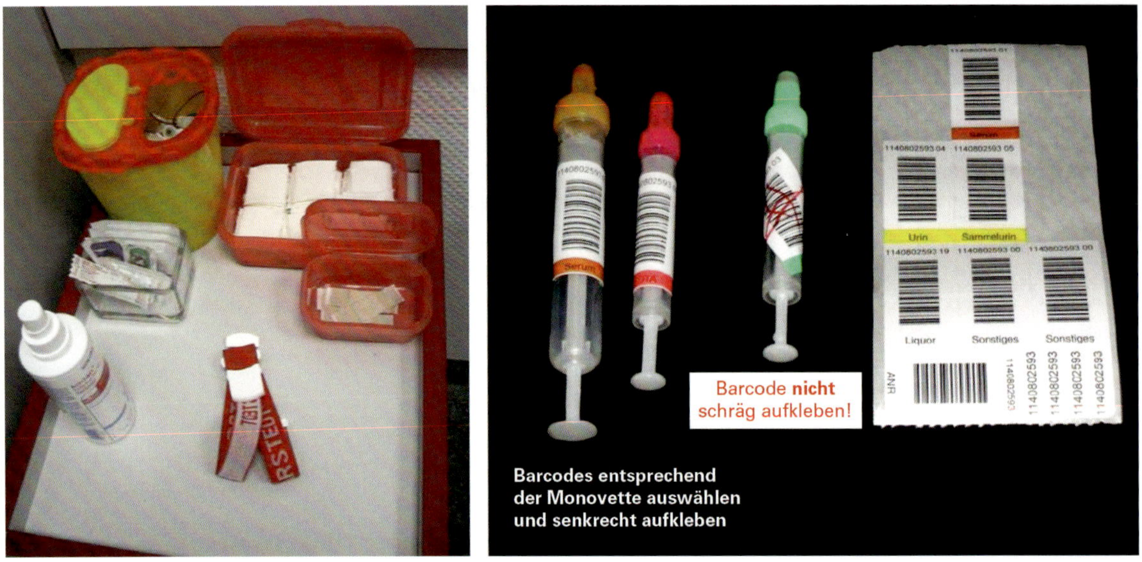

Bild 1 *Benötigte Materialien*

Beim Anklicken von **„K"** im alphabetischen Index findet man die „Untersuchung" **„Kalium"** und unter Material dass man Kalium in verschiedenen Probenmaterialien bestimmen kann, unter anderem im Serum (1 mL).

Alphabetischer Index

A B C D E F G H I J K L

Beim Anklicken von „Befund" bei Kalium im Serum bei erhält man unter

- **„Allgemeine Informationen"** den Hinweis, welche Funktion Kalium im Körper hat und wann die Konzentration bestimmt wird,
- **„Präanalytik / Probenvorbereitung"** dass man hämolysefreies Serum benötigt.
  - Blut in Serum-Monovetten mit Trenngel abnehmen soll (Gel schützt vor Übertritt des erythrozytären Kalium in das Serum).
  - Lange Venenstauung zu vermeiden, sie führt zu falsch hohen Kalium-Werten.
  - Wenn kein umgehender Transport mit dem Fahrdienst ins Labor erfolgen kann, das Blut im Serumröhrchen gerinnen lassen, zentrifugieren und den Serumüberstand zum Versenden in ein neutrales Röhrchen abkippen.
- **„Bewertung"** unter anderem, wodurch der Kaliumwert erhöht bzw. erniedrigt sein kann.

1.7.2 Kapillare Blutentnahme

Werden nur kleine Blutmengen benötigt, wie beispielsweise zur Untersuchung der Blutgase, der Hämoglobin- und der Blutglukosekonzentration, wird aus einem Kapillargebiet Blut entnommen, d. h. aus der **Fingerbeere** – wobei aus Daumen und Zeigefinger kein Blut entnommen werden sollte – oder dem **Ohrläppchen**, beim Säugling seitlich aus der **Ferse**.

Bild 2 zeigt die benötigten Materialien: Handschuhe ①, Desinfektionsmittel ②, Tupfer ③, Pflaster ④, Stechhilfen ⑤, Glaskapillaren ⑥, Mikropipettierhelfer ⑦, Vernichtungsbeutel ⑧, Abwurfbox ⑨.

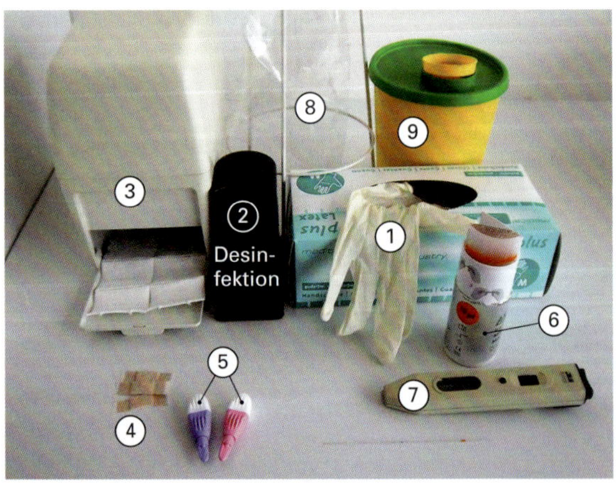

Bild 2 *Benötigte Materialien zur kapillaren Blutentnahme*

Durchführung der kapillaren Blutentnahme

- Fingerbeere desinfizieren und die Einwirkzeit des Desinfektionsmittels abwarten
- seitlich mit der Stechhilfe in die Fingerbeere einstechen (Bild 1)
- den ersten Blutstropfen (Bild 2) mit einem Tupfer abwischen (Bild 3)
- den zweiten Tropfen mit der Glaskapillare entnehmen (Bild 4) und sofort weiterverarbeiten
- Punktionsstelle mit einem Tupfer abwischen und mit einem Pflaster versorgen
- Stechhilfe in die Abwurfbox und den blutigen Tupfer in den Vernichtungsbeutel entsorgen

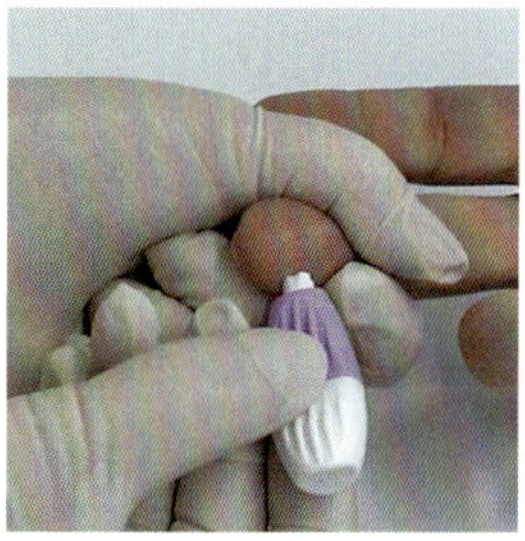

Bild 1 *Seitlich einstechen*

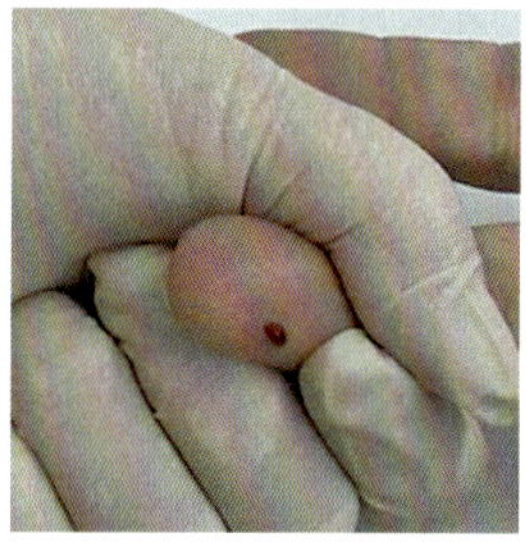

Bild 2 *Ersten Tropfen …*

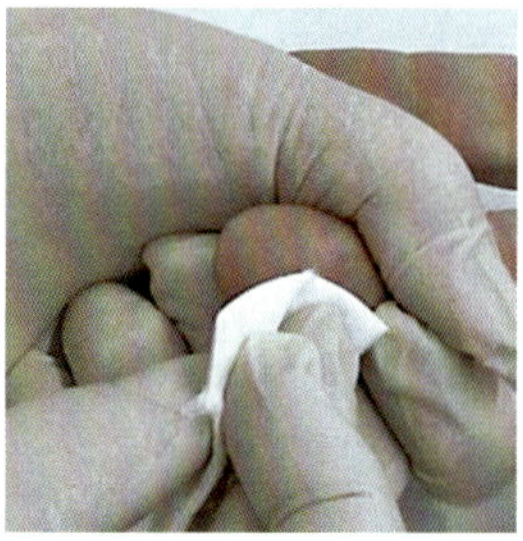

Bild 3 *… abwischen*

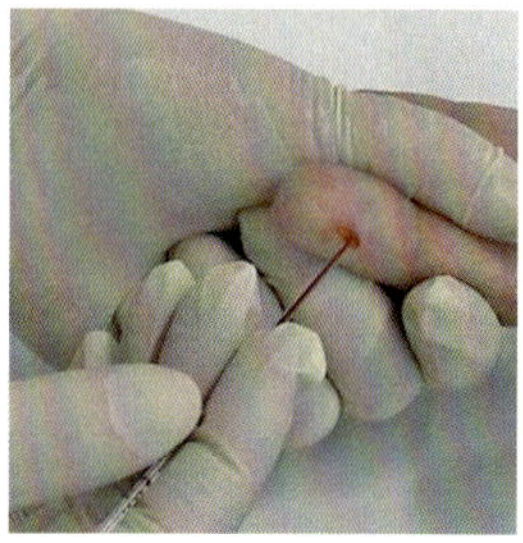

Bild 4 *Blut aufziehen*

In die Fingerbeere darf wegen der Gefahr der Knochenverletzung nur **seitlich** eingestochen werden. Das ist auch deutlich effektiver, da die Durchblutung an der Fingerseite besser ist als in der Mitte der Fingerbeere und der Stich erheblich weniger schmerzt. Wie bei der venösen Blutentnahme, gilt auch hier: Ist der Alkohol getrocknet, sind Einstichschmerz und Nachschmerz weniger stark.

Blutentnahmen für häufig bei einem Patienten wiederholte Untersuchungen sollten immer an der gleichen Punktionsstelle (Ohr oder Finger) vorgenommen werden, denn die Werte aus Blut von verschiedenen Punktionsstellen zeigen zum Teil große Abweichungen (z. B. bei der Hämoglobin- und bei der Glukosekonzentration).

5

Zur **Untersuchung der Blutgase** wird vorzugsweise arterielles Blut verwendet. Um nicht für jede Blutentnahme eine Arterie punktieren zu müssen, wird Blut aus dem Ohrläppchen entnommen, dessen Durchblutung zuvor durch Einreiben mit einer durchblutungsfördernden Salbe (z. B. Rheumasalbe) gesteigert und dadurch fast auf ein arterielles Niveau gebracht wurde.

1.7.3 Venöse Blutentnahme

geht es
Video
lut,
na,
m

Vor der venösen Blutentnahme muss in Erfahrung gebracht werden, welches **Probenmaterial** für die jeweils angeordnete Untersuchung geeignet ist und in welchem **Probengefäß** das Blut aufgefangen werden soll. So braucht man **Vollblut**, bestehend aus Blutkörperchen und Plasma, wenn Blutkörperchen gezählt werden sollen, denn im **Serum** oder **Plasma** sind keine Blutzellen enthalten. Für klinisch-chemische Bestimmungen, wie z. B. Elektrolyte, wird Serum benötigt. Die Blutzellen werden vorher abgetrennt, weil sie die Untersuchung stören würden.

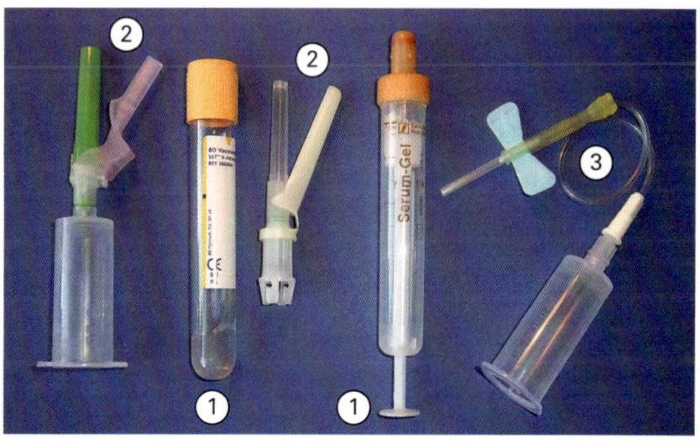

Bild 5 *Verschiedene Blutentnahmesysteme*

PRAXIS Blutentnahmesysteme

Zur **Probenmaterialgewinnung** können unterschiedliche Blutentnahmesysteme verwendet werden (Bild 5).

Sie bestehen grundsätzlich aus einem Auffang- oder **Probengefäß** ① und einer **Sicherheitskanüle** ② zur Punktion der Vene.

Alternativ kann bei schwierigen Venen mit einer **Flügelkanüle (Butterfly)** ③, die über einen dünnen Plastikschlauch mit dem Probengefäß in Verbindung steht, gearbeitet werden.

Die Blutentnahmesysteme unterscheiden sich darin, wie das Blut aus der Vene gezogen wird. Bei der nebenstehenden Bilderserie wird nach dem **Vakuumprinzip** gearbeitet.

Dabei wird eine Kanüle auf einen Halter geschraubt (Bild 1 und 2) und dann die Vene punktiert (Bild 3).

Der Teil der Kanüle, der in den Halter hineinragt, durchsticht beim Hineindrücken des Probengefäßes den Stopfen und gibt das **Vakuum im Probengefäß** frei (Bild 4). Dadurch wird das Blut aus der Vene gesaugt.

Sobald der Blutfluss stoppt, wird das Probengefäß vorsichtig aus dem Halter gezogen (Bild 5).

Da fast alle Röhrchen chemische Zusätze enthalten, ist es äußerst wichtig, **jedes Röhrchen** sofort nach dem Entfernen vom Halter **zu schwenken** (Bild 6), bevor es weggelegt und weitere Probengefäße gefüllt werden.

Jede Herstellerfirma hat ihre Probengefäße mit einem **geschützten Namen** versehen. Es gibt beispielweise Probengefäße mit den Bezeichnungen Vacutainer®, Monovette® und Vacuette®.

Die **Flügelkanüle** verfügt über einen Kanülenschutz. Sobald die Kanüle richtig in der Vene liegt, fließt Blut in die Sichtkammer des Gehäuses (Bild 7). Nach der Blutentnahme zieht sich die Kanüle auf Knopfdruck selbstständig aus der Vene (Bild 8).

Um eine Kanülenstichverletzung beim blutentnehmenden Personal zu verhindern, wird der **Kanülenschutz** über der Kanüle mit einem hörbaren Klick eingerastet (Bild 9) und das gesamte System in eine stichsichere Abwurfbox entsorgt (Bild 10).

Mit Monovetten® kann sowohl mittels **Aspirationsprinzip**, als auch mittels **Vakuumprinzip** Blut entnommen werden.

Beim **Aspirationsprinzip** wird das Probengefäß mittels Bajonettverschluss mit der Kanüle verbunden (Bild 1, S. 221). Die Vene wird punktiert und durch **dosiertes Zurückziehen der Kolbenstange** (Bild 2, S. 221) Blut angesaugt bis der Blutfluss stoppt. Anschließend wird das Probengefäß durch leichtes Drehen gegen den Uhrzeigersinn von der Kanüle entfernt, die Kolbenstange abgebrochen (Bild 3, S. 221) und der **Inhalt gemischt.**

Monovetten® können auch nach dem **Vakuumprinzip** angewandt werden. Unmittelbar vor der Blutentnahme wird durch Zurückziehen der Kolbenstange und anschließendem Einrasten des Kolbens im Boden des Probengefäßes das Vakuum hergestellt (Bild 4, S. 221). Nach Abbrechen der Kolbenstange wird das Probengefäß mit der bereits in der Vene liegenden Kanüle verbunden (Bild 5) und das Blut durch den hergestellten Unterdruck in das Probengefäß gesaugt (Bild 6, S. 221). Vor dem Wechsel zum nächsten Probengefäß (Bild 7), S. 221 muss der Röhrcheninhalt, wie bei der Aspirationsmethode, vorsichtig **gemischt** werden.

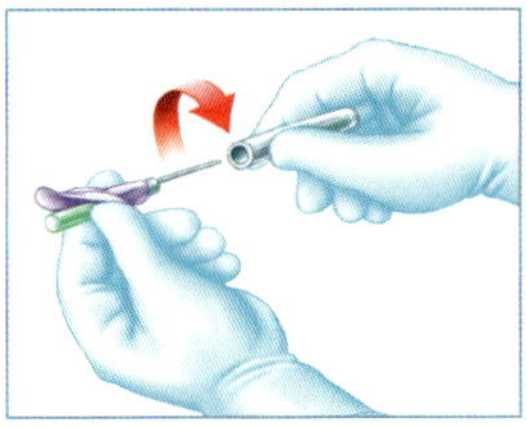

Bild 1 *Kanülenschutz entfernen*

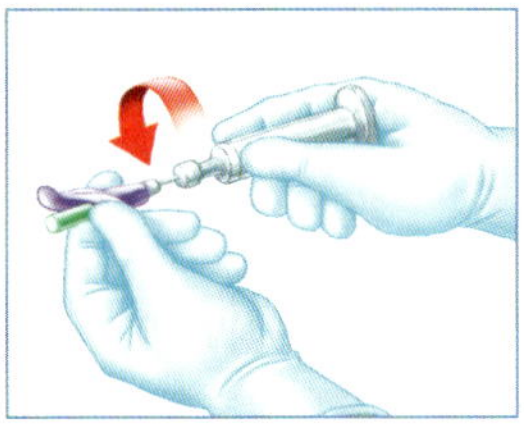

Bild 2 *Kanüle in Halter schrauben*

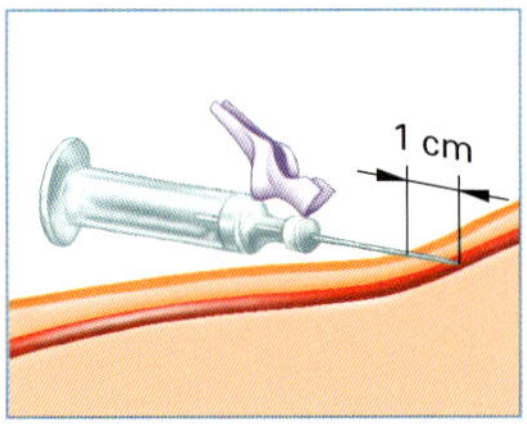

Bild 3 *Vene punktieren*

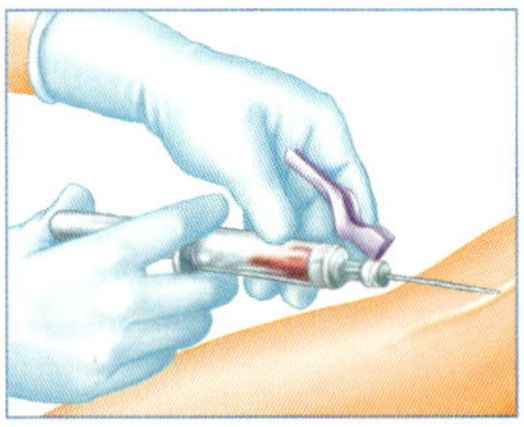

Bild 4 *Probengefäß in Halter drücken*

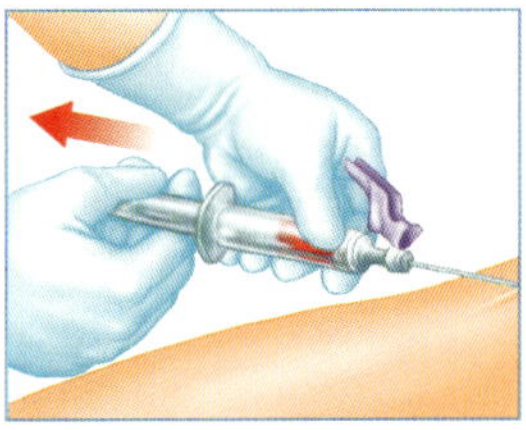

Bild 5 *Probengefäß entfernen*

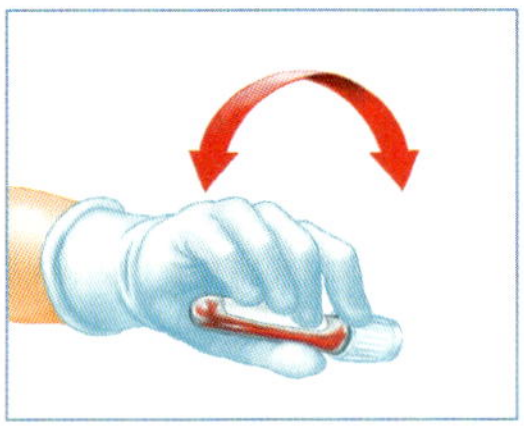

Bild 6 *Probengefäß schwenken*

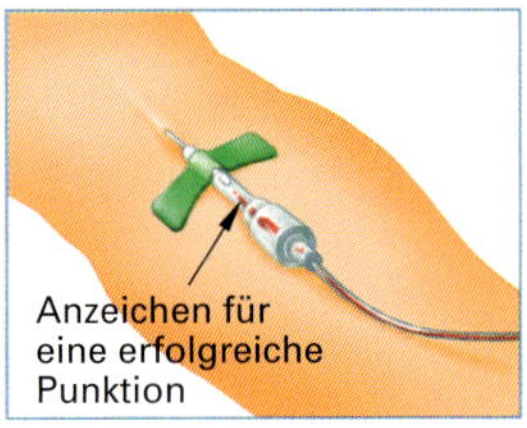

Bild 7 *Punktion mit einer Flügelkanüle*

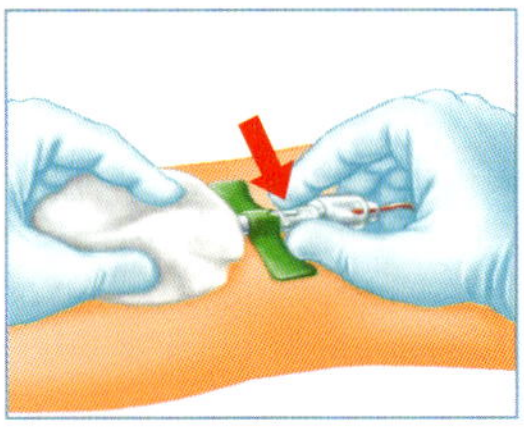

Bild 8 *Zurückziehen der Kanüle*

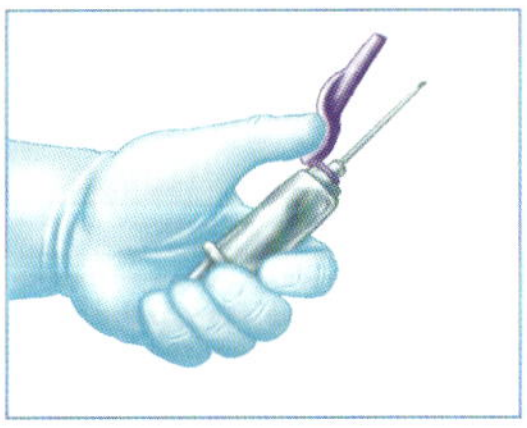

Bild 9 *Kanülenschutz einrasten*

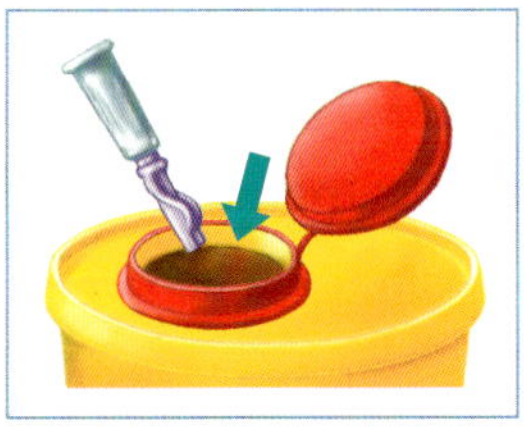

Bild 10 *Blutentnahmesystem entsorgen*

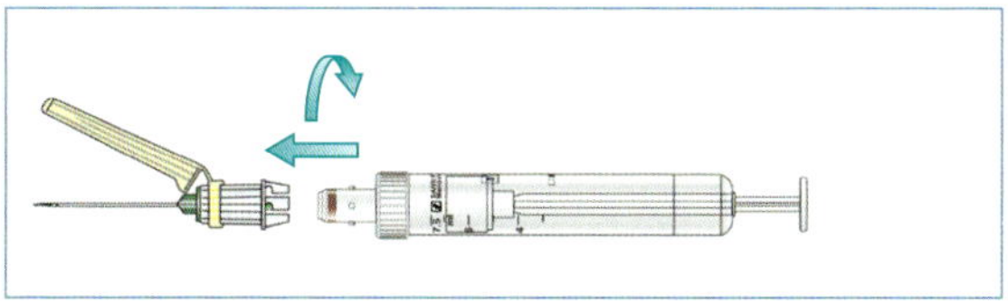

Bild 1 *Kanüle auf das Probengefäß drehen*

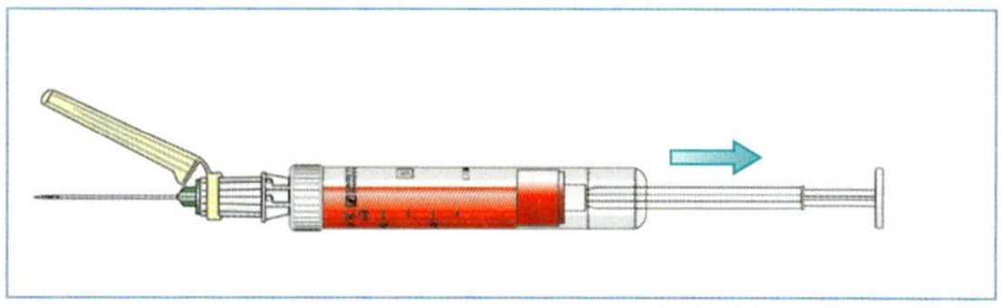

Bild 2 *Blut ansaugen*

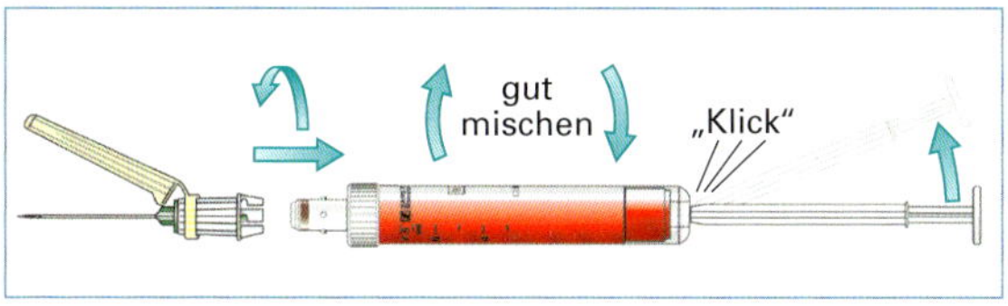

Bild 3 *Kolbenstange einrasten und abbrechen*

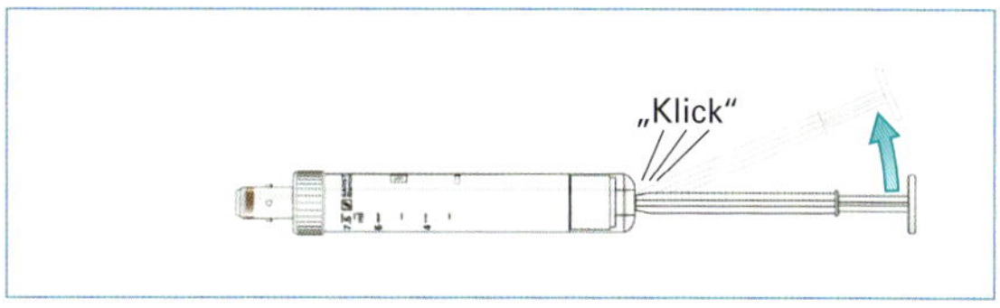

Bild 4 *Vakuum herstellen*

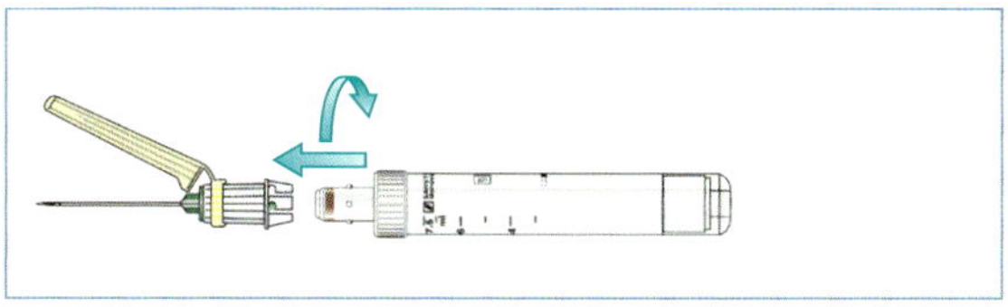

Bild 5 *Kanüle mit dem Probengefäß verbinden*

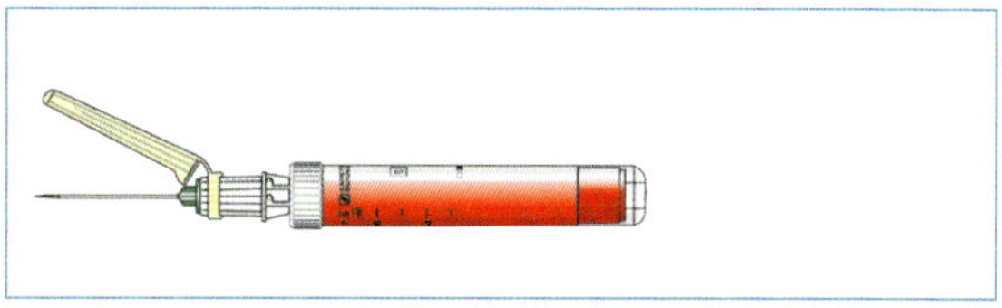

Bild 6 *Blut wird angesaugt*

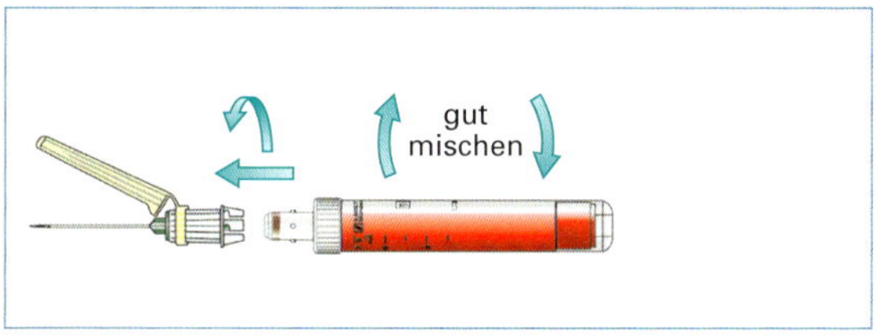

Bild 7 *Probengefäß aus der Kanüle drehen*

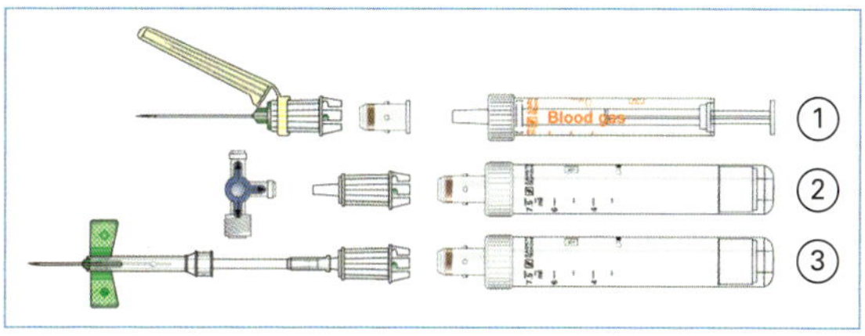

Bild 8 *Kombinationsmöglichkeiten*

Nach Beendigung der Blutentnahme wird bei jedem System die Kanüle aus der Vene gezogen, der **Kanülenschutz** über der Kanüle **eingerastet** und die Kanüle in eine stichfeste Abwurfbox entsorgt.

Bei diesem System stehen ebenfalls für besondere Fälle verschiedene **Kombinationsmöglichkeiten** (Bild 8) zur Verfügung:

- zur **Blutgasanalyse**, ein **Membran-Adapter** ①
- zur Verbindung mit 3-Wege-Hähnen, ein **Multi-Adapter** ②
- zur Blutentnahme an schwierigen Venen ein **Flügelkanülensystem** ③

Generell muss beim Umgang mit **Flügelkanülen** beachtet werden, dass das **Totvolumen** im Verbindungsschlauch mit Blut gefüllt sein muss, bevor Röhrchen mit chemischen Zusätzen angeschlossen werden, da sonst das **Verdünnungsverhältnis** zwischen Zusatz und Blut nicht stimmt, wenn zuerst Luft in das Röhrchen gelangt.

Merke

Probengefäße mit gerinnungshemmendem Zusatz genau bis zur vorgeschriebenen Markierung füllen. Alle Röhrchen sofort nach dem Entfernen von der Kanüle mindestens viermal schwenken.

Zusätze

Fast alle **Probengefäße** enthalten Zusätze. Sie sind entweder versehen mit **gerinnungshemmenden** (Antikoagulanzien), **gerinnungsfördernden** (Gerinnungsaktivatoren) oder **konservierenden** Stoffen.

Um im Labor die Probengefäße schneller auf die verschiedenen Arbeitsbereiche verteilen zu können, weisen die Probengefäße, je nach Zusatz, unterschiedliche Deckelfarben auf.

Da **zwei Normvorschriften** für die Kennzeichnung der Zusätze existieren, können sich die Deckelfarben je nach Hersteller für denselben Zusatz unterscheiden.

Tabelle 1 zeigt eine Auswahl von Probengefäßen und die ihnen zugeordneten Zusätze. Zudem wird beispielhaft aufgeführt, welche Laboruntersuchungen mit den gewonnenen Probenmaterialien durchgeführt werden können.

Die Deckelfarben in Spalte ① entsprechen dem internationalen Farbcode – einer Richtlinie des CLSI (Clinical and Laboratory Standards Institute), die der Spalte ② dem EU-Code.

Alle Röhrchen sind in **verschiedenen Größen** und für die kapillare Blutentnahme als extra kleine Gefäße erhältlich.

Über die **Reihenfolge der Probengefäße** bei Mehrfachblutentnahmen geben die Hersteller **unterschiedliche Empfehlungen** (Bild 1 und 2). Grundsätzlich sollten die beiden Gefäße für die **Blutkultur zuerst** gefüllt werden.

Probengefäß ①	Probengefäß ②	Zusatz	Beispiele für Untersuchungen
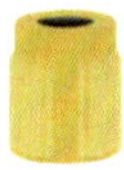	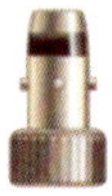	Trenngel oder Granulat, evtl. Gerinnungsaktivator	Harnstoff, Kreatinin, Harnsäure, Fette, Elektrolyte, Glukose, Antikörpernachweis
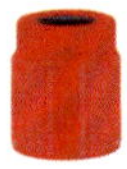	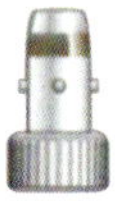	Gerinnungsaktivator	serologische Untersuchungen, d. h. Immuneigenschaften des Serums durch Antigen-Antikörper-Reaktionen
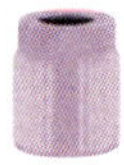	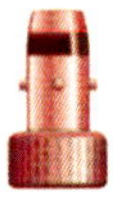	EDTA	verschiedene Blutbildarten, HbA1c, Antigennachweis mittels der Polymerasekettenreaktion (PCR)
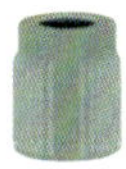	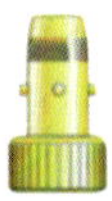	Natriumfluorid + z. B. EDTA	Glukose, Laktat
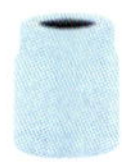	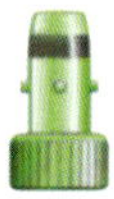	Na-Citrat (9 Teile Blut + 1 Teil Na-Citrat)	Gerinnungsuntersuchungen (Quick, PTT)
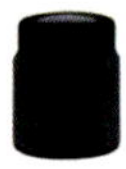	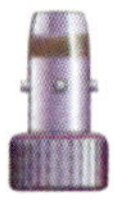	Na-Citrat (4 Teile Blut + 1 Teil Na-Citrat)	Blutkörperchensenkungsgeschwindigkeit (BSG)
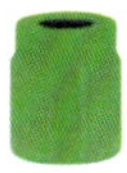	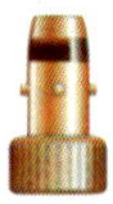	Heparin	Spurenelemente, immunologische Untersuchungen, klinisch chemische Parameter
unterschiedlich		Nährmedium + Gasgemisch (Blutkultur)	Nachweis von Bakterien, die mit Sauerstoff (aerob) und ohne Sauerstoff (anaerob) wachsen

Tabelle 1 *Probengefäße/Zusätze/Untersuchungen*

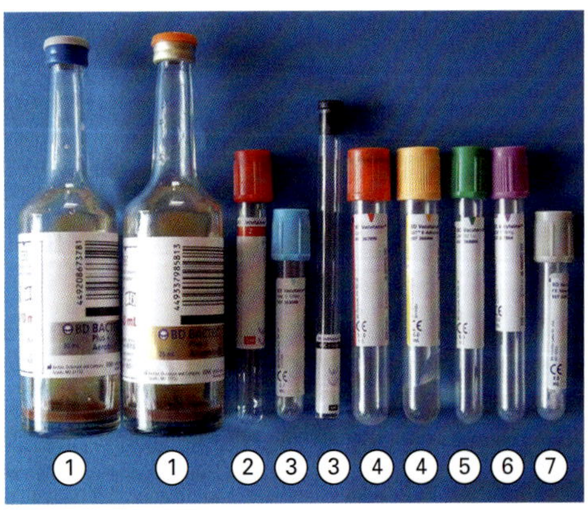

① Blutkultur
② Serum ohne Zusatz (Glasröhrchen)
③ Citrat 1:10 (Gerinnung) Citrat 1:5 (BSG)
④ Serum (Kunststoffröhrchen) und Serum mit Gel
⑤ Heparin
⑥ EDTA
⑦ Fluorid

Bild 1 *Reihenfolge der Röhrchen bei Vacutainern®*

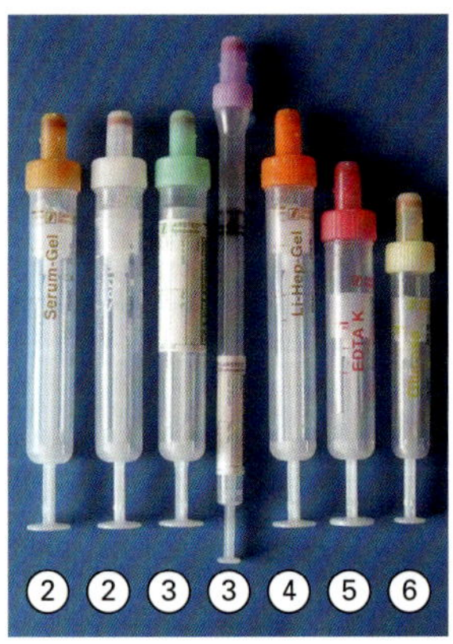

② Serum mit Gel, Serum
③ Citrat 1:10 (Gerinnung) Citrat 1:5 (BSG)
④ Heparin
⑤ EDTA
⑥ Fluorid

Bild 2 *Reihenfolge der Röhrchen bei Monovetten®*

Die Ergebnisse von Laborwerten hängen von vielen Faktoren ab. Einer davon ist die **Nahrungsaufnahme** (siehe S. 217). **Tageszeitliche Schwankungen** spielen ebenfalls eine Rolle, z. B. bei der Eisenkonzentration, genauso wie die **Körperlage,** das heißt ob dem Patienten im Sitzen oder Liegen Blut abgenommen wird. Manche Werte haben zudem im Venenblut eine andere Konzentration als im Kapillarblut.

Zum Vergleich von Laborergebnissen beim selben Patienten muss deshalb für wiederholte Untersuchungen die Blutentnahme unter denselben Bedingungen stattfinden wie die Erstuntersuchung.

Da sich die Referenzbereiche der Laborwerte auf den nüchternen Patienten beziehen, sollte die Blutentnahme ganz allgemein unter **standardisierten Bedingungen** erfolgen:

- Abnahmezeitpunkt zwischen 7 und 9 Uhr
- nüchtern (je nach angeordneter Untersuchung)
- immer an der gleichen Abnahmestelle (z. B. Fingerbeere oder Vene)
- nach 10- bis 15-minütigem Ausruhen sitzend oder liegend immer in derselben Körperlage (sitzend oder liegend)

Vor der Blutentnahme werden je nach den angeordneten Untersuchungen die entsprechenden Probengefäße vorbereitet (① Bild 1). Sie müssen zur eindeutigen Identifizierung mit dem **Patientennamen** oder einem **Barcode** versehen sein.

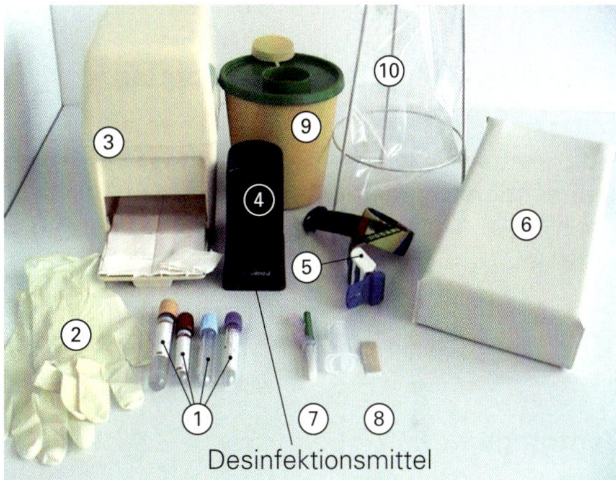

Bild 1 *Benötigte Materialien zur Blutentnahme*

Durchführung der venösen Blutentnahme

geht es Video

ahme

Benötigt werden außerdem: Handschuhe ②, Tupfer ③, Desinfektionsmittel ④, Stauschlauch ⑤, Kissen ⑥, Sicherheitskanülen ⑦, Pflaster ⑧, Abwurfbox ⑨ für die Kanülen, Vernichtungsbeutel ⑩ (Bild 1).

- Eine Handbreit oberhalb der vorgesehenen Einstichstelle den **Stauschlauch anlegen** und eine geeignete **Einstichstelle suchen** (Bild 2). Falls die Suche zu lange dauert, den Stauschlauch nochmals öffnen und nach der Desinfektion erneut stauen!
- Einstichstelle desinfizieren und die **Einwirkzeit abwarten**. In einem flachen Winkel in die Vene stechen (Bild 3).
- Stauschlauch **lockern, sobald das Blut fließt** und das Blut mit einem der beschriebenen Systeme entnehmen.
- Den Inhalt jedes abgenommenen Röhrchens **sofort** nach Entfernung von der Kanüle durch mindestens viermaliges Schwenken **vorsichtig mischen** (Bild 4).
- Nach der letzten Blutentnahme das **ganze System** in die Abwurfbox entsorgen.
- Den Patienten mit einem Tupfer mindestens zwei Minuten, bei Marcumar®-Patienten mehrere Minuten, **am gestreckten Arm** auf die Punktionsstelle drücken lassen (Bild 5).
- Anschließend die Punktionsstelle mit einem Pflaster versorgen.

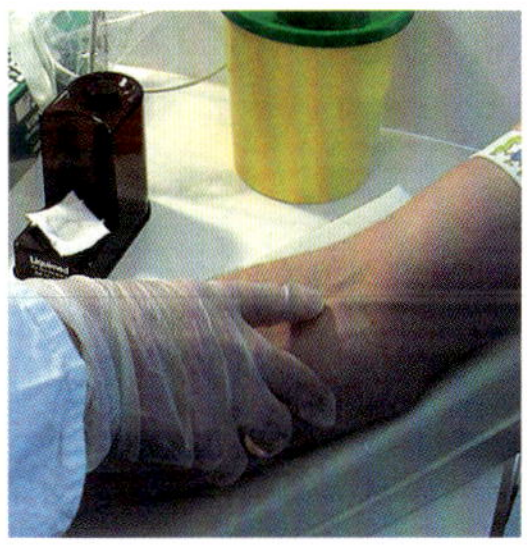

Bild 2 *Vene suchen*

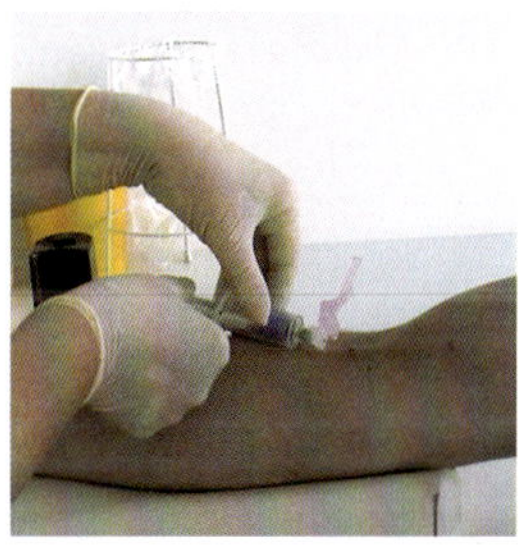

Bild 3 *Vene punktieren*

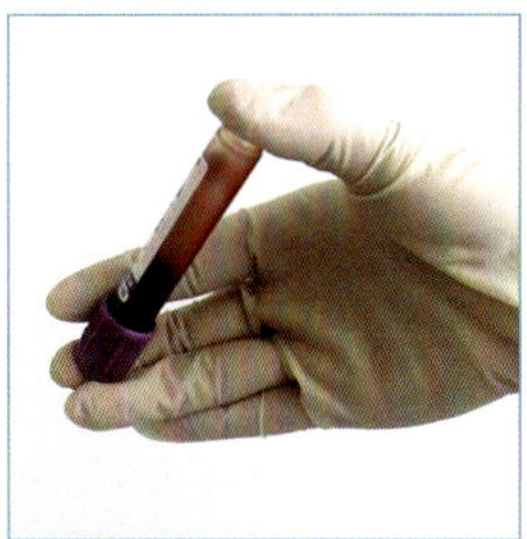

Bild 4 *Mischen des Röhrcheninhalts*

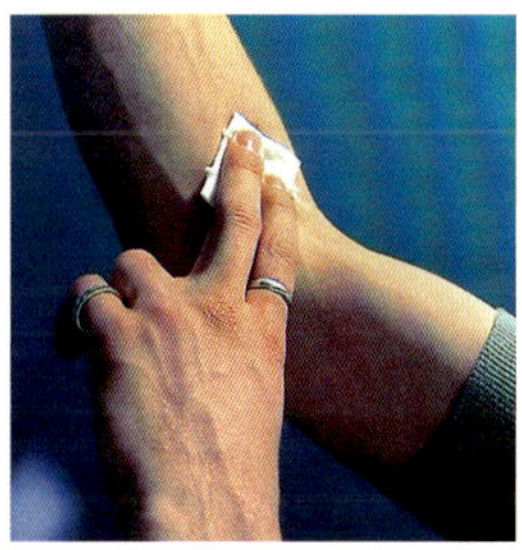

Bild 5 *Punktionsstelle zudrücken*

Merke

Die venöse Blutentnahme **muss** mit einer Sicherheitskanüle durchgeführt werden, es sei denn, das Infektionsrisiko für Hepatitis und HIV kann **sicher ausgeschlossen werden**.

Fehlermöglichkeiten bei der venösen Blutentnahme

Durch zu starken Sog bei der Blutentnahme oder durch eine zu dünne Kanüle werden Erythrozyten **hämolysiert** (zerstört). Da die Konzentration vieler Stoffe innerhalb der Erythrozyten stark von der Konzentration im Serum oder Plasma abweicht, können einige Werte, wie beispielsweise die Kaliumkonzentration, nicht in hämolytischem Serum oder Plasma durchgeführt werden. Sie zeigen sonst **falsch erhöhte Werte**. Ebenfalls zu **falsch** erhöhten Werten führt das wiederholte **Öffnen und Schließen der Faust** („Pumpen") während der Blutentnahme.

Ein zu hoher und zu lange andauernder **Staudruck** beeinflusst die Ergebnisse von vielen Laboruntersuchungen und führt zu falsch erhöhten Ergebnissen von Eiweißen und an Eiweiß gebundenen Stoffen sowie Zellzahlen. Deshalb muss nach dem Stauen der Puls noch fühlbar, der venöse Rückfluss jedoch unterbunden sein.

1.7.4 Serum- und Plasmagewinnung

Sofort nach der Blutentnahme beginnt die Blutprobe, sich zu verändern. Die Blutkörperchen setzen sich am Boden des Probenröhrchens ab, sie **sedimentieren**. Dabei kommt es zum Übertritt von Stoffen aus den Erythrozyten in das Blutplasma. Glukose, die sich im Blut befindet, wird abgebaut.

PRAXIS Deshalb sollten **spätestens nach einer Stunde** die flüssigen und festen Blutbestandteile voneinander getrennt werden. Dies erfolgt, indem die Sedimentation in einer Zentrifuge beschleunigt wird.

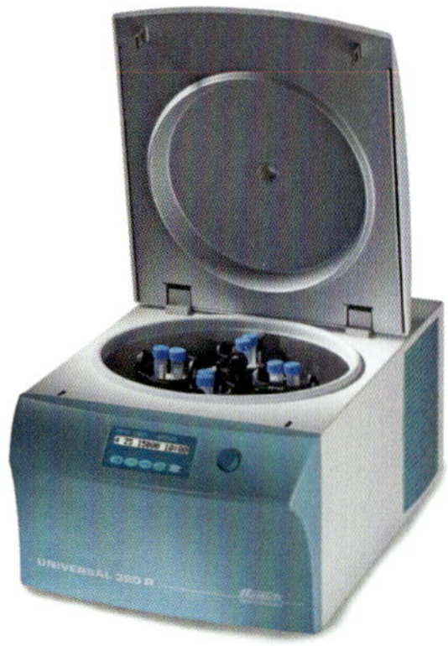

Bild 1 *Zentrifuge*

Hier geht zum Video *Zentrifugieren*

Zentrifuge

Die Zentrifuge besteht aus einem **Gehäuse** in dem sich der **Zentrifugenkessel** befindet (Bild 1). An einem **Antriebsrotor** sind **Aufnahmekörbchen** für die Probengefäße angebracht. Es ist darauf zu achten, dass die Zentrifuge immer gleichmäßig beladen wird. Das bedeutet, dass sich immer zwei Röhrchen **gleichen Gewichtes** gegenüberstehen müssen (Bild 2).

Bei der Drehung der Achse wirkt die **Zentrifugalkraft** und treibt die schweren Teile nach außen. Die Leistung einer Zentrifuge, die **relative Zentrifugalbeschleunigung** (RZB), stellt ein Vielfaches der Erdbeschleunigung (*g*) dar und wird als ***g*-Zahl** oder als Drehzahl in **Umdrehungen pro Minute** (U/min) angegeben. Die **Drehzahl** ist abhängig vom **Radius** der Zentrifuge: Je kleiner der Radius, umso höher ist bei gleicher *g*-Zahl die Drehzahl.

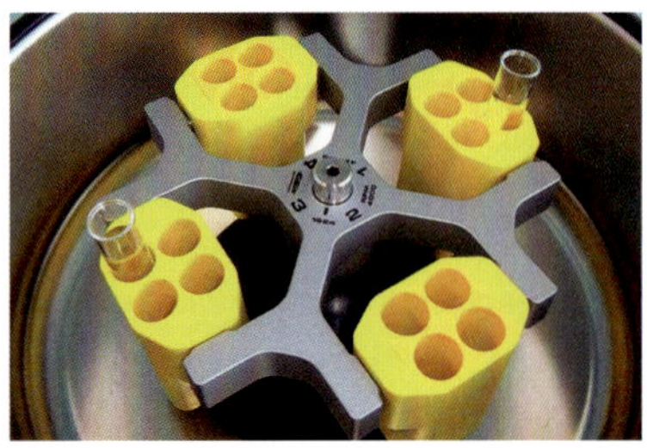

Bild 2 *Blick in eine Zentrifuge*

Serumgewinnung

Bevor das Probengefäß zur Serumgewinnung zentrifugiert wird, muss die **Gerinnung** abgewartet werden. Reste von Blutgerinnseln verstopfen die Analysenautomaten der Großlabors.

Enthält das Probengefäß einen **Gerinnungsaktivator,** muss das Probengefäß vor der Zentrifugation 10 Minuten **stehend gelagert** werden. Handelt es sich um Blut eines marcumarisierten Patienten, verlängert sich die Standzeit auf 30 Minuten.

Anschließend wird das Probengefäß **10 Minuten bei 2000 *g*** zentrifugiert. Dabei legen sich die Trennhilfen (Bild 3, Granulat ① oder Gel ②) zwischen den Blutkuchen und das Serum. Gelröhrchen können anschließend sofort versandt werden. Bei den Granulatröhrchen muss das Serum in ein neutrales Röhrchen **pipettiert** werden, damit es nicht doch noch zu einem Stoffaustausch zwischen Blutkuchen und Serum kommt.

Serum wird für eine große Zahl von klinisch-chemischen Untersuchungen, wie z. B. die Bestimmung von Elektrolyten, Enzymen, Hormonen und Antikörpern benötigt.

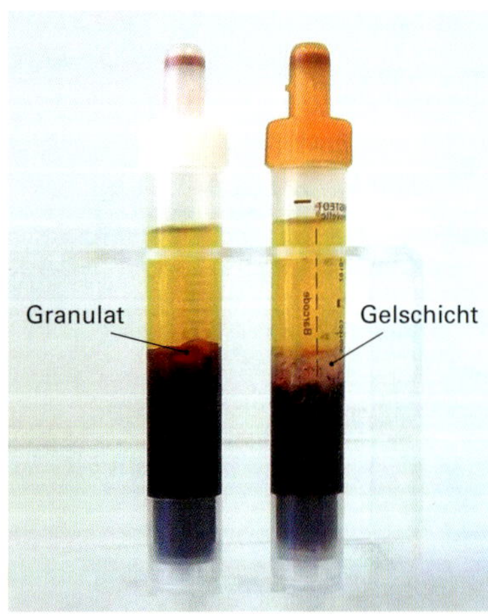

Bild 3 *Serumröhrchen zentrifugiert*

Plasmagewinnung

Das Vollblut zur Plasmagewinnung kann unmittelbar nach der Blutentnahme zentrifugiert werden. Dabei kommt es wieder auf die angeordnete Untersuchung an, wie lange und wie hochtourig die Zentrifugation erfolgen muss.

Für die meisten Untersuchungen wird das Blut **10 Minuten bei 2000 *g*** zentrifugiert. Genaue Angaben entnimmt man den Untersuchungsprogrammen der Labors, in denen die Laboruntersuchung durchgeführt werden soll. Bei der Zentrifugation trennt sich das Plasma von den Blutkörperchen (Bild 1).

Anschließend **muss** das Plasma in ein neutrales Röhrchen **pipettiert** werden.

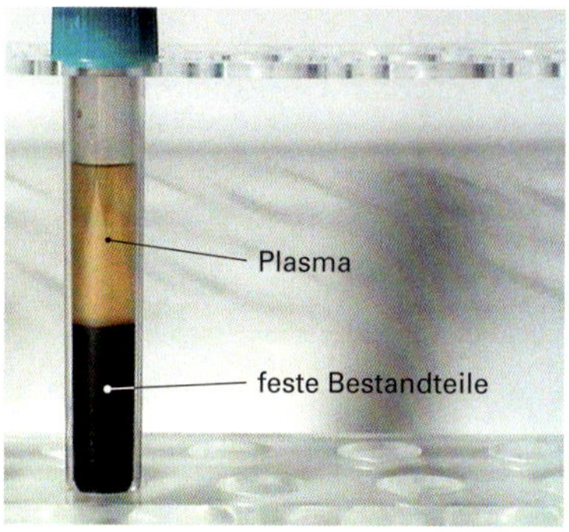

Bild 1 *Plasmaröhrchen zentrifugiert*

Serum- und Plasmafarben

Nach der Zentrifugation des Blutes sollte die Serum- bzw. Plasmafarbe beurteilt werden. Normalerweise zeigen Serum und Plasma einen goldgelben Farbton. Abweichungen davon, wie beispielweise auffallend helle, weißliche oder rötliche **Verfärbungen**, deuten schon makroskopisch auf **Erkrankungen** oder **technische Fehler bei der Blutentnahme** hin (Bild 2).

Merke

Serum ist der flüssige Anteil des Blutes nach Abschluss der Gerinnung.

Plasma ist der flüssige Anteil des mit Antikoagulanzien versetzten Blutes nach der Zentrifugation.

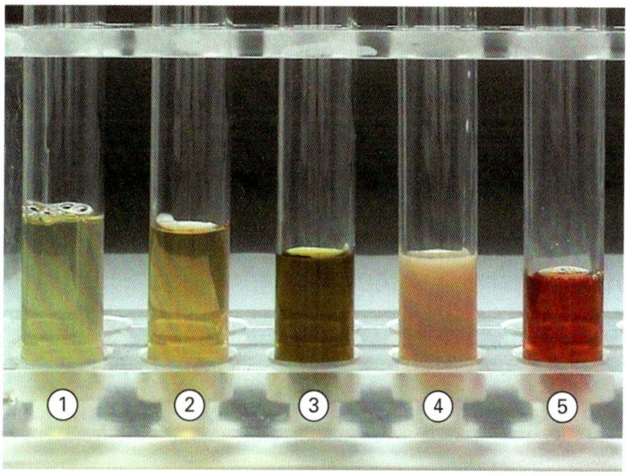

Bild 2 *Serum-/Plasmafarben*

Serum-/Plasmafarbe	Fachbegriff	Ursache
hellgelb ①	–	Eisenmangel oder Verdünnungseffekt durch Infusionen
goldgelb ②	normal	–
dunkelgelb bis bräunlich ③	ikterisch	Erhöhung des Gallenfarbstoffes Bilirubin („Gelbsucht" = Ikterus)
milchig trüb ④	lipämisch	Erhöhung der Blutfette
rötlich ⑤	hämolytisch	Hämoglobin aus geplatzten Erythrozyten (meist technisch bedingt)

Tabelle 1 *Zusammenstellung von Serum- und Plasmafarben sowie Ursachen der Verfärbungen*

1.7.5 Aufbewahrung von Probenmaterial

Kann die Laboruntersuchung nicht sofort durchgeführt werden oder muss das Probenmaterial erst in ein Labor transportiert werden, so sollte in Erfahrung gebracht werden, wie das Probenmaterial **fachgerecht aufbewahrt** wird.

Es wird angestrebt, dass der zu untersuchende Stoff im Probenmaterial bei der Analyse in derselben Konzentration vorhanden ist, wie bei der Probengewinnung. Beispielweise nimmt die Glukosekonzentration im Vollblut bereits nach zehn Minuten ab. Dieser Vorgang wird als **Glykolyse** (Glukoseabbau) bezeichnet und kann verhindert werden, indem man das Probenmaterial in einem Probengefäß gewinnt, das einen **Glykolysehemmer,** z. B. Natriumfluorid (siehe S. 222), enthält.

Tabelle 1 zeigt am Beispiel von einigen Probenmaterialien, welche Laborergebnisse daraus gewonnen werden können, wie sie aufzubewahren sind und welche Besonderheiten es zu beachten gibt.

Probenmaterial	Laboruntersuchung	Aufbewahrung/ Konservierung	Besonderheiten
Serum und Heparinplasma	die meisten Enzyme und Substrate	im verschlossenen Gefäß im Kühlschrank eine Woche, tiefgefroren monatelang	für Bilirubinbestimmung dunkel stellen, denn es wird bei Licht abgebaut
Citratplasma	Gerinnungsuntersuchungen	bei Raumtemperatur acht Stunden	für Einzelfaktorenbestimmung: Lagerung im Kühlschrank und Untersuchung innerhalb von drei Stunden
EDTA-Blut	Blutbild	bei Raumtemperatur 24 Stunden	Anfertigung von Blutausstrichen innerhalb von maximal drei Stunden

Tabelle 1 *Aufbewahrung und Verwendung von Probenmaterial*

1.7.6 Transport und Versand von Probenmaterial

Um Veränderungen am Probenmaterial und damit Verfälschungen der Laborergebnisse zu vermeiden, ist es am günstigsten, wenn die Probengefäße zusammen mit den Begleitpapieren von einem **Boten** des Labors, in dem die Untersuchungen durchgeführt werden sollen, abgeholt werden.

Für den **Transport per Boten** ist vorgeschrieben,

- dass das Probenmaterial in **Sicherheitsprobengefäße** (z. B. Monovetten®, Vacutainer® oder Vacuetten®) abgenommen wurde,
- dass die Transportbox (Bild 1) **aufsaugendes Material** enthält, **bruchfest** und **flüssigkeitsdicht** ist,
- dass die Proben beim Transport per Boten zusätzlich eine **Umverpackung** haben.

Beim **Versand per Post** müssen Verpackungsvorschriften eingehalten werden (siehe Mitteilungsblatt der Deutschen Post und die Broschüre der BGW „Patientenproben richtig versenden").

Die **Verpackung** richtet sich nach dem **Gefährlichkeitsgrad** des zu versendenden Materials der vom Arzt aufgrund von Anamnese und Diagnose eingeschätzt wird.

Er richtet sich dabei nach der **Risikogruppeneinteilung der Mikroorganismen** (siehe TRBA 250) und den **gefahrgutrechtlichen Kategorien** der WHO.

Blut eines Hepatitis-B-Patienten gehört in die **Risikogruppe 3**, die wiederum der gefahrgutrechtlichen **Kategorie B** zuzuordnen ist und mit einer Verpackungsaufschrift nach „**P 650**" versehen werden muss (Bild 2).

Die Verpackung von Blutproben zur therapeutischen Medikamentenkontrolle, die **keiner Kategorie** angehört, wird nach der Vorschrift **„P 650 light"** mit **„Freigestellte medizinische Probe"** sowie **„Exempt human specimen"** beschriftet.

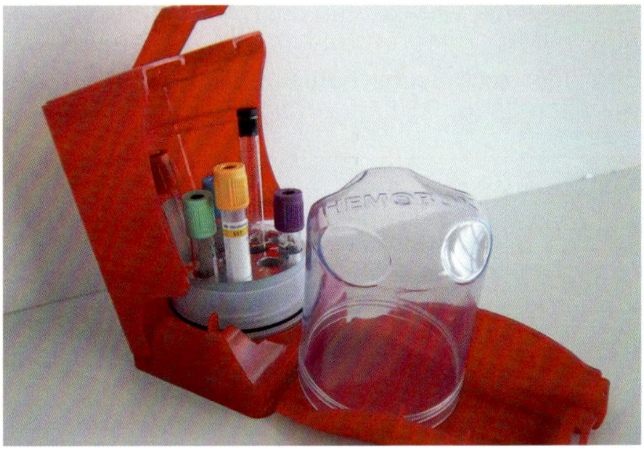

Bild 1 *Transportbox mit Inhalt*

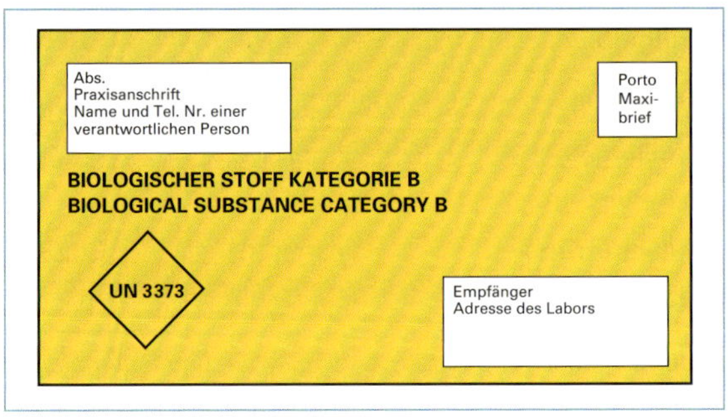

Bild 2 *Verpackung nach P 650*

Merke

Der Versand per Post sollte nur in Ausnahmefällen gewählt werden. Durch verzögerte Zustellung und unkontrollierbare Transporttemperaturen kann es zu starken Veränderungen bis zur Unbrauchbarkeit des Probenmaterials kommen.

1.8 Blutuntersuchungen

Ein Großteil der im Lernfeld 5 erwähnten und erklärten Laborwerte wird in Laborgemeinschaften oder Speziallabors bestimmt. Die Praxismitarbeiter haben deshalb vordringlich die Aufgabe dafür zu sorgen, dass bei allen Arbeitsschritten, die vor der eigentlichen Laboranalyse durchgeführt werden müssen, das heißt in der **Präanalytik**, sorgfältig gearbeitet wird.

Zu diesen Schritten zählen bezogen auf die Blutuntersuchungen:

- **Vorbereitung des Patienten:** Er muss darüber informiert werden, ob er **nüchtern** oder nach dem Essen erscheinen soll, zu welcher **Tageszeit** er kommen muss, ob eine **Diät** einzuhalten ist und ob er sich vor der Untersuchung **körperlich anstrengen** darf. Falls der Patient das Probenmaterial selbst gewinnen muss, sollte er genau wissen, wie er vorzugehen hat.
- **Probengewinnung und -aufbewahrung** sowie der **Transport** ins Labor (wie im vorangegangenen Text beschrieben)

Beim Transport des Probenmaterials ins Labor müssen eindeutig ausgefüllte Begleitpapiere mit den angestrichenen Laboruntersuchungen und Angaben zur Identität des Patienten beigelegt werden (Bild 2).

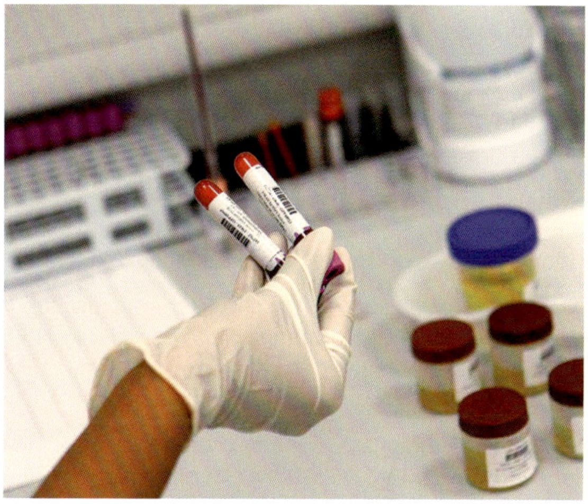

Bild 1 *Teil der Präanalytik, Vorbereitung für den Transport*

5

Krankenkasse bzw. Kostenträger VS 10. Korrektur 11.03.08

Name, Vorname des Versicherten

geb. am

Kassen-Nr. Versicherten-Nr. Status

Betriebsstätten-Nr. Arzt-Nr. Datum

Diagnosen

Anforderungsschein für Laboratoriums-untersuchungen bei Laborgemeinschaften **10A**

Kurativ Präventiv bei belegärztl. Behandlung Unfall, Unfallfolgen

Hier bitte sorgfältig Barcode-Etikett einkleben !

ggf. Kennziffer Geschlecht W M

PDF 417

Abnahmedatum T T M M J J Abnahmezeit h h m m

Befund eilt 1	Serum Vollblut			Glukose
EDTA	alkalische Phosphatase 13	Eiweiß gesamt 26	Kreatinin Clearance 40	Glukose 1 51
großes Blutbild 2		Gamma GT 27		Glukose 2 52
kleines Blutbild 3	Amylase 14	Glukose 28	LDH 41	Glukose 3 53
HbA1c 4	ASL 15	GOT 29	LDL-Cholesterin 42	Glukose 4 54
Retikulozyten 5	Bilirubin direkt 16	GPT 30	Lipase 43	**Urin**
Blutsenkung* 6	Bilirubin gesamt 17	Harnsäure 31	Natrium 44	Status 55
Diff. Blutbild (Ausstrich) 7	Calcium 18	Harnstoff 32	OP-Vorbereitung (32125) 45	Mikroalbumin 56
	Cholesterin 19	HBDH 33		Schwanger-schaftstest 57
Citrat	Cholinesterase 20	HDL-Cholesterin 34	Phosphat, anorganisches 46	
Quick 8	CK 21	IgA 35		Glukose 58
Quick unter Marcumar-Therapie 9	CK-MB 22	IgG 36	Transferrin 47	Amylase 59
	CRP 23	IgM 37	Triglyceride 48	Sediment 60
Thrombinzeit 10	Eisen 24	Kalium 38	TSH basal 49	
PTT 11	Eiweiß Elektrophorese 25	Kreatinin 39	TSH nach TRH 50	Sonstiges 61
Fibrinogen 12				

Muster 10A (10.2008)

Bild 2 *Anforderungsschein für Laboruntersuchungen bei Laborgemeinschaften*

* In Großlabors kann der 1-Stunden-Wert der BSG mit einem speziellen Gerät aus EDTA-Blut bestimmt werden.

Tabelle 1 zeigt, welche der auf den vorangegangenen Seiten angesprochenen Laboruntersuchungen sich hinter dem **großen** und **kleinen Blutbild** (siehe Anforderungsschein) sowie dem **weißen Blutbild** verbergen.

Blutbildart	Laboruntersuchung
großes Blutbild	Hb Hk Ery Leuko Thrombo MCH MCV MCHC Differenzialblutbild
kleines Blutbild	Hb Hk Ery Leuko (evtl. Thrombo) MCH MCV MCHC
Retikulozyten	unreife Vorstufen der Erys, Angabe in Promille der Erythrozytenzahl
weißes Blutbild	Leuko Differenzialblutbild

Tabelle 1 *Blutbildarten*

Qualitätssicherung von Laboruntersuchungen

Die Qualitätssicherung im Labor umfasst alle Maßnahmen, die dazu beitragen, die Zuverlässigkeit der Laborergebnisse für die Diagnostik und Therapie zu gewährleisten.

Sie erstreckt sich auf den gesamten diagnostischen Prozess, der in folgende Abschnitte unterteilt wird:
- **Präanalytik** (siehe vorherige Seite sowie Bild 1)
- **Analytik** (die eigentliche Laboruntersuchung), z. B. Bestimmung der Blutzuckerkonzentration)
- **Postanalytik** (laborspezifische Beurteilung und Übermittlung der Laborergebnisse)

Die Durchführung der Qualitätssicherung ist in der **Richtlinie der Bundesärztekammer zur Qualitätssicherung laboratoriumsmedizinischer Untersuchungen** (Rili-BÄK) geregelt und kann auf der Internetseite der Bundesärztekammer eingesehen werden.

Laboruntersuchungen in Großlabors unterliegen einer **internen Qualitätssicherung**. Dort werden während der täglichen Routine Kontrollmessungen durchgeführt. Außerdem muss einmalig pro Quartal an der **externen Qualitätssicherung,** dem sogenannten Ringversuch, teilgenommen werden. Dabei werden Kontrollproben untersucht, deren Werte nur dem Ringversuchsleiter bekannt sind. Liegen die Werte innerhalb eines vorgegebenen Bereichs, erhält das Labor ein Zertifikat und die betreffende Messgröße, z. B. eine Blutzuckerbestimmung, darf abgerechnet werden.

Auch für Laboruntersuchungen in der Praxis, z. B. bei der Hb- und der Bz-Bestimmung, muss eine interne Qualitätssicherung durchgeführt werden (Tabelle 2). Jedoch kann meistens die vereinfachte Durchführung, die **Ausnahmenregelung für die patientennahe Sofortdiagnostik**, im internationalen Gebrauch auch als POCT = **P**oint **o**f **c**are **T**esting bezeichnet, angewandt werden (Näheres siehe Rili-BÄK, Abschnitt 2.1.5).

Wird die Messgröße an **weniger als 15 Tagen in drei Monaten** bestimmt, fällt die Durchführung der **internen** Qualitätssicherung unter **2.1.6 Messgrößen mit geringen Analysenfrequenzen** der Rili-BÄK. Zusätzlich muss an der **externen** Qualitätssicherung, dem Ringversuch, teilgenommen werden (Tabelle 2).

Analysenfrequenzen	Interne QS	Externe QS
an mindestens 15 Tagen in drei Monaten	• Gerätekontrolle meist benutzungstäglich nach Herstellerangaben einschließlich Dokumentation • Messung einer Kontrolllösung **einmal pro Woche, in der Patientenproben untersucht werden**, abwechselnd in unterschiedlichen Konzentrationsbereichen • Bewertung der Kontrolllösungswerte nach den Vorgaben der Rili-BÄK • Dokumentation des Ergebnisses und Aufbewahrung aller Unterlagen der Qualitätssicherung für fünf Jahre	Teilnahme am Ringversuch entfällt
an weniger als 15 Tagen in drei Monaten	• Gerätekontrolle meist benutzungstäglich nach Herstellerangaben einschließlich Dokumentation • Kontrollprobeneinzelmessungen im normalen und pathologischen Konzentrationsbereich **an allen Tagen an denen die Messgröße in Patientenproben bestimmt wird** • Bewertung der Kontrolllösungswerte nach den Vorgaben der Rili-BÄK • Dokumentation des Ergebnisses und Aufbewahrung aller Unterlagen der Qualitätssicherung für fünf Jahre	Teilnahme am Ringversuch mindestens einmal pro Quartal

Tabelle 2 *Durchführung der Qualitätssicherung (QS)*

Einige der häufig in Praxen durchgeführten Laboruntersuchungen werden einschließlich Qualitätssicherung nachfolgend beschrieben.

1.8.1 Hämoglobinbestimmung

Die Hämoglobinkonzentration wird aus EDTA-Blut oder Kapillarblut bestimmt. Das Kapillarblut muss sofort verarbeitet werden, im EDTA-Blut ist die Hämoglobinkonzentration bei Zimmertemperatur bis zu 24 Stunden stabil.

Prinzip

Wie viele andere Laboruntersuchungen erfolgt die Bestimmung des Hämoglobinwertes im **Fotometer**. Dabei wird Licht durch die Messlösung geschickt. Hämoglobin bildet mit dem Reagenz einen über Stunden stabilen Farbstoff, der bei 546 nm fotometrisch abgelesen werden kann. Je höher die Konzentration von Hämoglobin ist, desto mehr wird der Lichtstrahl beim Durchtritt durch das Hämoglobin geschwächt. Der Hämoglobinwert wird in g/dL oder mmol/L angegeben (mmol = Millimol).

Referenzbereiche für Frauen:
12,0 bis 16,0 g/dL = 7,5 bis 9,9 mmol/L

Referenzbereiche für Männer:
14,0 bis 18,0 g/dL = 8,7 bis 11,2 mmol/L

Benötigte Materialien (Bild 1)

Probenmaterial Kapillarblut (ohne Abbildung)

① Fotometer
② Küvetten mit Reagenz
③ 10 µL-Einmalkapillaren
④ Mikropipettierhelfer
⑤ Blutentnahmeutensilien (siehe S. 218)
⑥ Entsorgungsmaterialien (siehe S. 218)

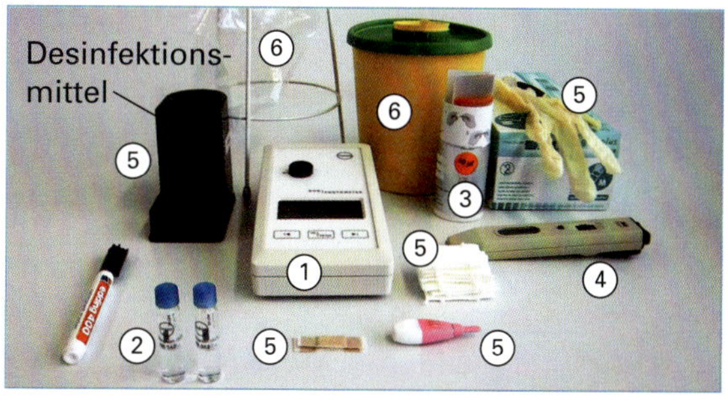

Bild 1 *Benötigte Materialien*

5

PRAXIS

Durchführung

- Küvette oberhalb des Lichtweges mit Patientennamen beschriften (Bild 2)
- Deckel der Küvette öffnen
- Kapillarblut gewinnen oder EDTA-Blut sorgfältig mischen
- Blut **luftblasenfrei** mittels Pipettierhilfe in eine 10 µL Einmalkapillare genau bis zur Markierung aufziehen (Bild 3)
- außen anhaftende Blutreste von der Einmalkapillare mit einem Tupfer entfernen (Bild 4)
- Blut durch mehrmaliges Aufziehen und Ausblasen in die Küvette hineinspülen (Bild 5)
- nach 30 Sekunden kann die Analyselösung am Fotometer abgelesen werden
- Fotometer einschalten, Test „HB-SLS" wählen (Bild 6)
- eine Küvette ohne Probenmaterial zur Nullpunkteinstellung in das Fotometer stellen
- nach dem Signalton Küvette herausnehmen
- Küvette mit Analysematerial in das Fotometer stellen (Bild 7)
- Hämoglobinwert in g/dL ablesen (Bild 8)

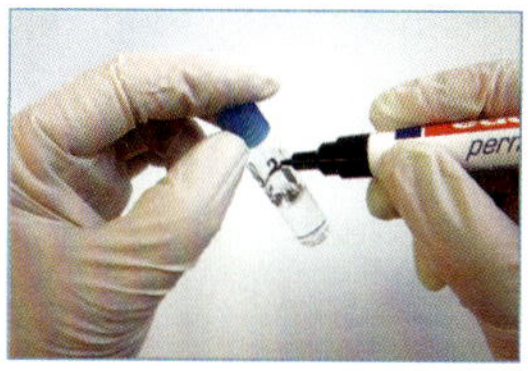
Bild 2 *Küvette beschriften*

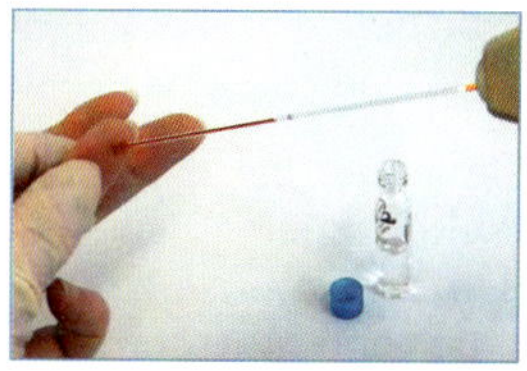
Bild 3 *Blut aufziehen*

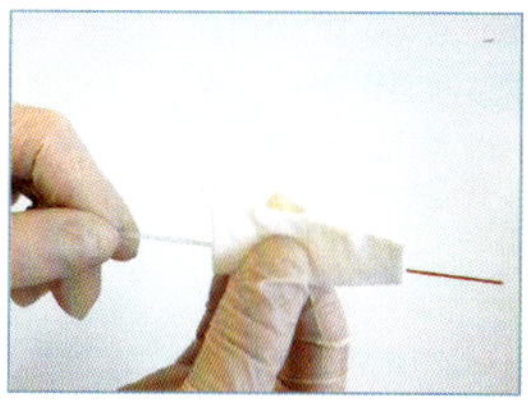
Bild 4 *Kapillare außen abwischen*

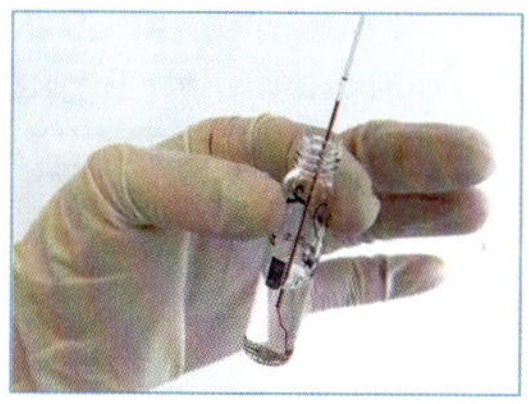
Bild 5 *Blut in Küvette hineinspülen*

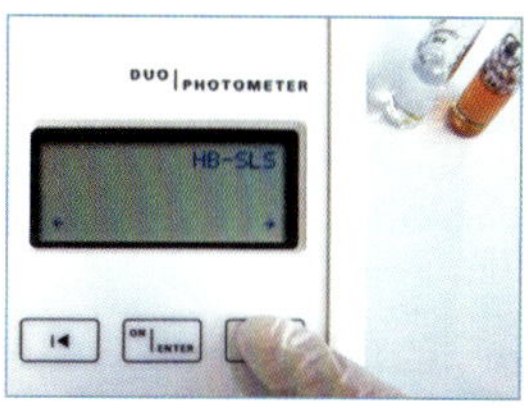

Bild 6 *Test auswählen*

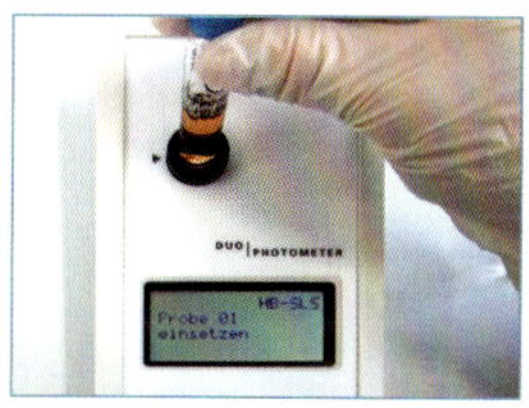

Bild 7 *Küvette hineinstellen*

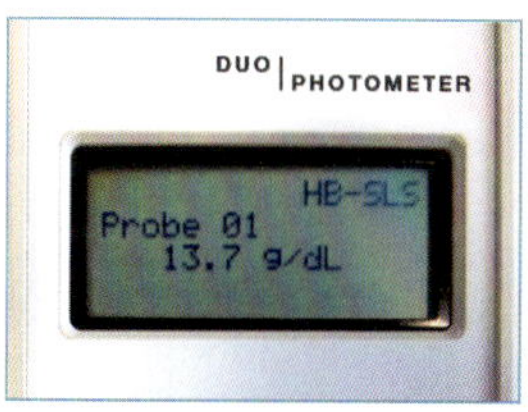

Bild 8 *Hämoglobinwert ablesen*

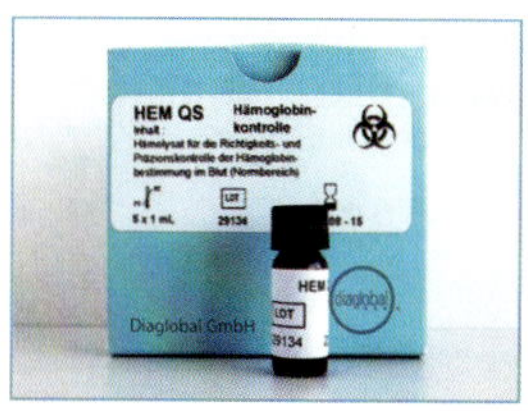

Bild 9 *Hämoglobinkontrolllösung*

Qualitätssicherung

Eine Hämoglobinkontrolllösung (Bild 9) muss unter denselben Bedingungen, wie das Patientenmaterial analysiert und das Ergebnis dokumentiert werden. Die Abweichung vom Zielwert darf nicht mehr als 4 % betragen.

Bestimmung von Entzündungsparametern

Zur Diagnostik von Krankheiten, die mit einer Entzündung einhergehen, werden neben der Leukozytenzählung häufig zwei **unspezifische Suchtests** durchgeführt: die Bestimmung der **Blutkörperchensenkungsgeschwindigkeit** und des **C-reaktiven Proteins** (CRP).

1.8.2 Blutkörperchensenkungsgeschwindigkeit (BSG)

PRAXIS Die Geschwindigkeit mit der die Blutzellen sedimentieren, ist abhängig von der Zusammensetzung des Plasmas, der Plasmaeiweiße sowie der Anzahl und der Oberflächenbeschaffenheit der Erythrozyten. Die Blutkörperchensenkungsgeschwindigkeit ist erhöht bei **Entzündungen**, **bösartigen Tumoren** und **Anämien**.

Prinzip

Zur Ermittlung der Blutkörperchensenkungsgeschwindigkeit wird in einem engen Röhrchen durch Citrat ungerinnbar gemachtes Blut senkrecht aufgestellt. Die Blutkörperchen sinken mit der Zeit, der Schwerkraft folgend, nach unten. Die Strecke, die die Erythrozyten in einer bestimmten Zeit zurücklegen, wird abgelesen und in Millimetern angegeben. Am aussagekräftigsten ist der 1-Stunden-Wert.

Ursprünglich wurde in einer 2 mL Spritze 0,4 mL Natriumcitrat vorgelegt und 1,6 mL Venenblut nachgezogen. Dieses Gemisch wurde in Glasröhrchen in einem nach seinem Erfinder **Westergren** benannten Ständer senkrecht aufgestellt und der BSG-Wert nach einer und einer weiteren Stunde abgelesen. Die Glasröhrchen und die Ventile wurden anschließend gespült und wiederverwendet.

Da solche Systeme aus hygienischen Gründen nicht mehr zeitgemäß sind, ist man zu Einmalartikeln (Bild 1), vorzugsweise zu geschlossenen Systemen, übergegangen (Bild 2 und 3).

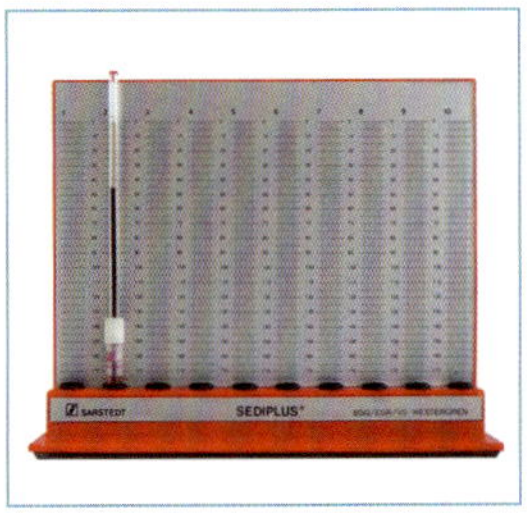

Bild 1 *BSG in Einmalpipetten*

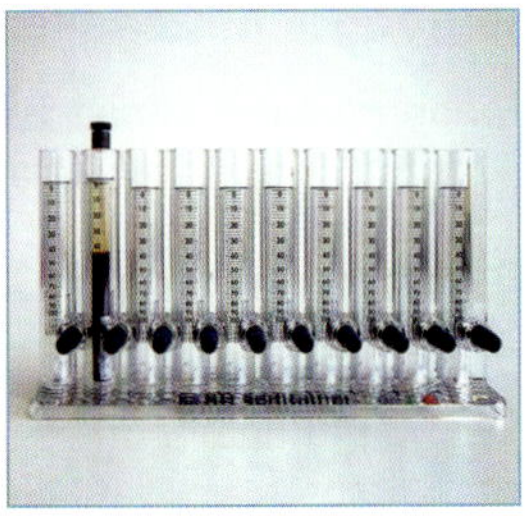

Bild 2 *Geschlossenes BSG-System*

Referenzbereiche (1-Std.-Wert):
- **für Frauen unter 50 Jahre: < 20 mm**
- **für Frauen über 50 Jahre: < 30 mm**
- **für Männer unter 50 Jahre: < 15 mm**
- **für Männer über 50 Jahre: < 20 mm**

Benötigte Materialien (Bild 3)
① BSG-Röhrchen (1 Teil Citrat, 4 Teile Blut)
② BSG-Ständer
③ Wecker

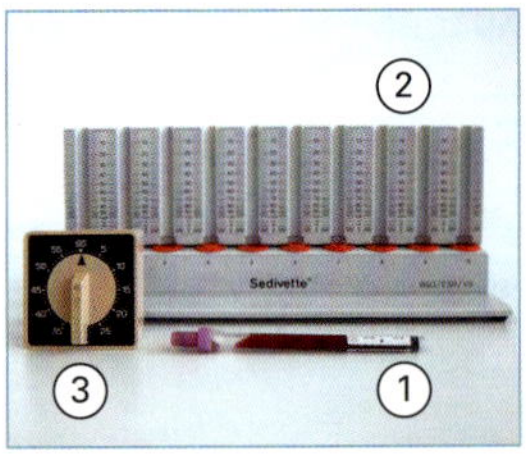

Bild 3 *Benötigte Materialien*

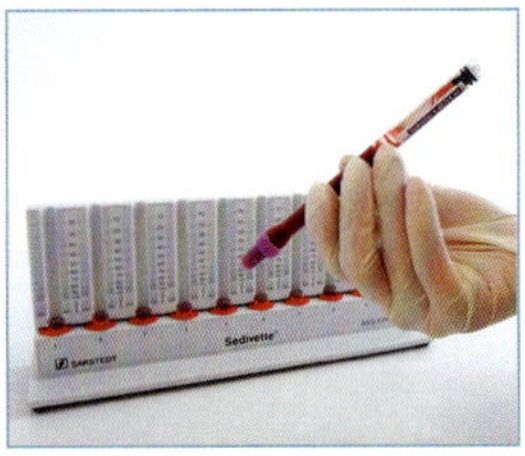

Bild 4 *Blut mischen*

Durchführung

- Inhalt des BSG-Röhrchens durch **mindestens zehnmaliges Überkopfschwenken** sorgfältig mischen (Bild 4)
- Röhrchen in den BSG-Ständer stellen
- mit der Rändelschraube den Nullpunkt des Blutgemisches einstellen (Bild 5)
- nach einer Stunde den BSG-Wert am oberen Ende der Erythrozytensäule ablesen (Bild 6)

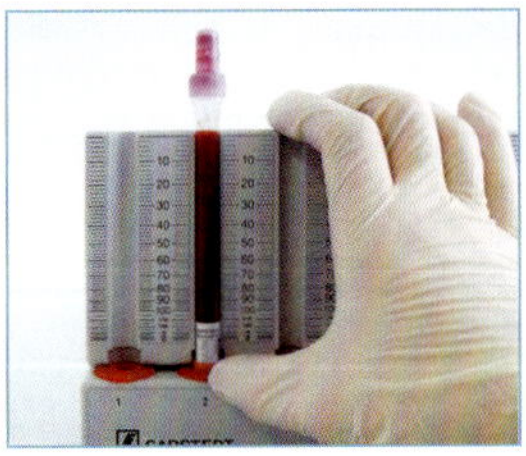

Bild 5 *Nullpunkt einstellen*

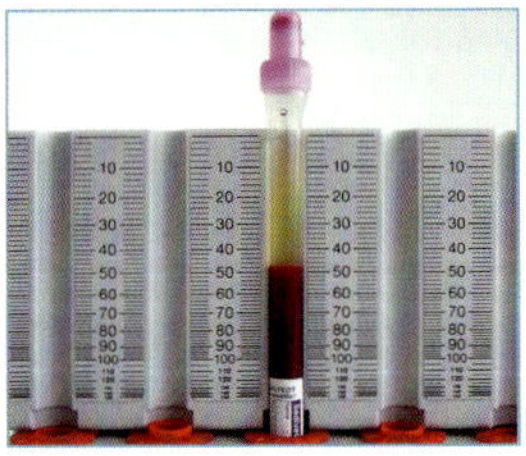

Bild 6 *BSG ablesen*

Qualitätssicherung: Für die BSG-Bestimmung ist keine Qualitätssicherung vorgeschrieben.

Hinweise

Die BSG-Bestimmung sollte vier Stunden nach der Blutentnahme beendet sein. Beim Verpassen des 1-Stunden-Wertes kann die BSG nicht noch einmal aufgestellt werden. Der BSG-Ständer muss während der Untersuchung erschütterungsfrei bei Zimmertemperatur und absolut senkrecht stehen. Veränderungen der Plasmafarbe (siehe S. 225) müssen angegeben werden.

1.8.3 CRP-Test

PRAXIS Das **C**-**r**eaktive **P**rotein ist ein sogenanntes Akute-Phase-Protein, weil es als unspezifische Reaktion des Körpers im Anfangsstadium einer Erkrankung gebildet wird. Seine Konzentration wird bestimmt, um eine **akute Entzündung** nachzuweisen, die durch Bakterien, Viren, Tumoren oder zugrunde gegangenes Gewebe hervorgerufen wurde. Der Test dient außerdem zur **Abgrenzung** von **bakteriellen** und **viralen Infekten**, da bakterielle Infekte eine stärkere Erhöhung des CRP-Wertes hervorrufen als virale. Es gibt viele verschiedene Kassetten- und Teststreifentests zum Nachweis, ob CRP vorhanden ist. Nachfolgend wird ein Test, der die ungefähre Menge des CRPs bestimmt, beschrieben.

Prinzip

Während des Tests reagiert das CRP, als **Antigen**, aus dem Probenmaterial mit den **Antikörpern** auf der Testmembran. Dieser Antigen-Antikörperkomplex bildet eine farbige Testlinie. Zur Abschätzung der Reaktion dient eine Referenzlinie mit einer Konzentration von ca. 60 mg/L CRP.

Referenzbereich: negativ (< 1 mg/dL, methodenabhängig)

Hinweis

Die CRP-Konzentration kann bei diesem Test im Kapillarblut, Serum, Heparinblut bzw. Heparinplasma untersucht werden. Nachstehend wird die Bestimmung der CRP-Konzentration im Kapillarblut beschrieben.

Benötigte Materialien (Bild 1)

Probenmaterial (ohne Abbildung)

① Tropfpipette
② Testkarte
③ Mischröhrchen
④ Pufferlösung
⑤ 10 µL-Einmalkapillaren
⑥ Blutentnahmeutensilien
⑦ Entsorgungsmaterialien
⑧ Wecker

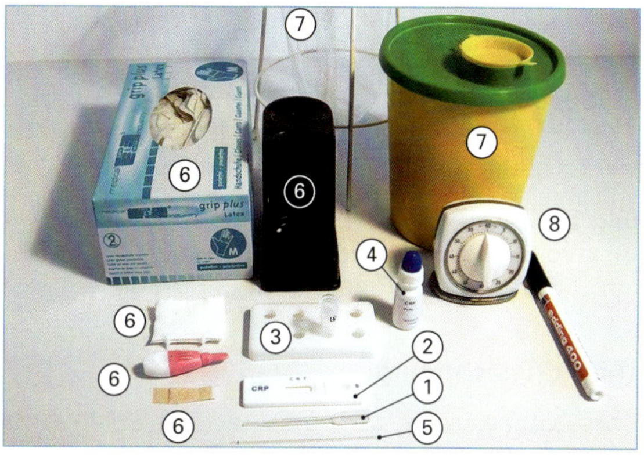

Bild 1 *Benötigte Materialien*

Durchführung

- vor Testbeginn Reagenzien und Probenmaterial auf Raumtemperatur bringen
- Testkassette aus dem Folienbeutel entnehmen und mit dem Patientennamen beschriften
- 13 bis 14 Tropfen Pufferlösung in das Mischröhrchen geben (Bild 2)
- ca. 10 µL frisch entnommenes Kapillarblut mittels Einmalkapillare aufziehen (Bild 3)
- Blut in das Mischröhrchen geben und gut mit der vorgelegten Pufferlösung durchmischen (Bild 4)
- 6 Tropfen Probengemisch mit der Tropfpipette entnehmen und auf das Auftragsfeld (S) geben (Bild 5)
- Ergebnis nach zehn bis zwölf Minuten ablesen

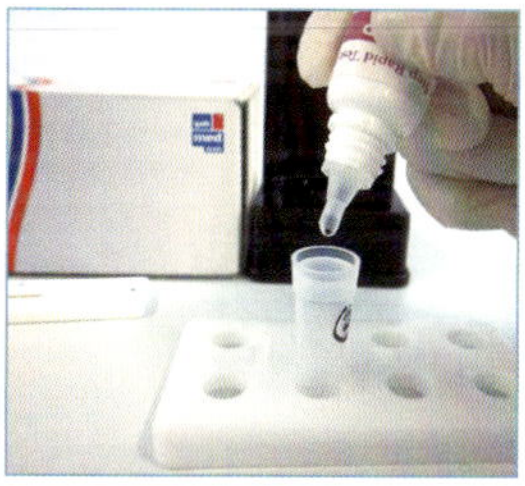
Bild 2 *Pufferlösung vorlegen*

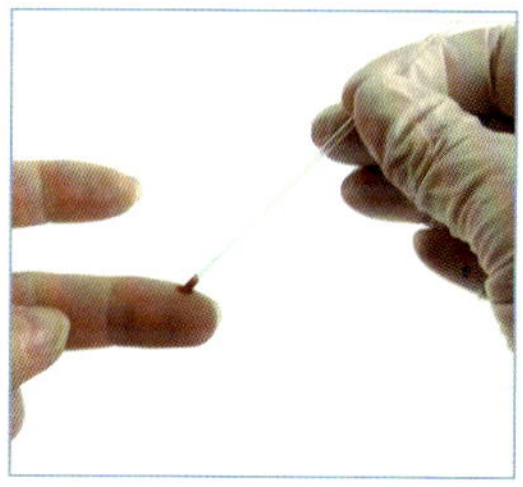
Bild 3 *Blut aufziehen*

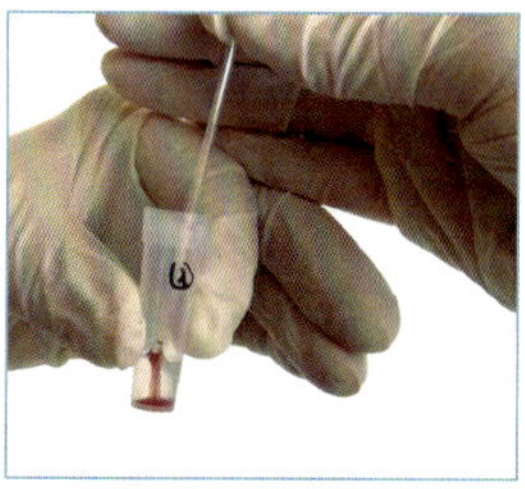
Bild 4 *Blut in Pufferlösung pipettieren*

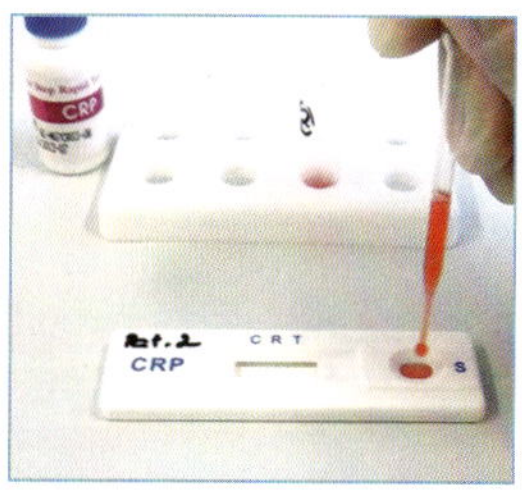

Bild 5 *Probengemisch auftragen*

Merke

Generell sind Hinweise zum **Probenmaterial** und zum **Referenzbereich** den Packungsbeilagen des jeweiligen Tests zu entnehmen.

Interpretation der Ergebnisse

Bild 1: Zwei Linien erscheinen im Referenzbereich (R) und im Kontrollbereich (C) → **Ergebnis ist negativ**.

Es sind drei Interpretationen für ein **positives Ergebnis** möglich:

- **Bild 2:** Die Intensität der Testlinie (T) ist schwächer als die der Referenzlinie (R) → CRP-Konzentration **zwischen 10 und 60 mg/L**. Es liegt eine leichte oder lokale Entzündung vor, eventuell ein viraler Infekt.
- **Bild 3:** Die Intensitäten der Testlinie (T) und der Referenzlinie (R) sind annähernd gleich → CRP-Konzentration **ca. 60 mg/L**. Werte über 50 mg/L sprechen für eine schwere Entzündung.
- **Bild 4:** Die Intensität der Testlinie (T) ist stärker als die der Referenzlinie (R) → CRP-Konzentration **über 60 mg/L**. Werte über 100 mg/L sind u. a. bei schweren Erkrankungen, Sepsis und bakteriellen Hirnhautentzündungen zu finden.

Bild 5: Keine Kontrolllinie (C) und/oder Referenzlinie (R) wird angezeigt. Der Test wurde nicht ordnungsgemäß durchgeführt → **Ergebnis ist ungültig**.

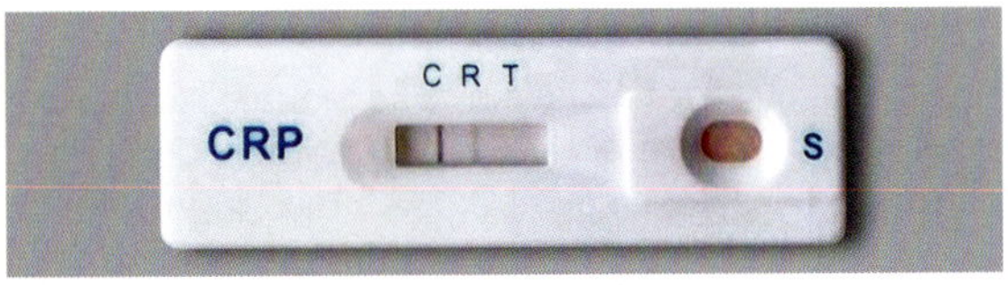

Bild 1 *Ergebnis negativ*

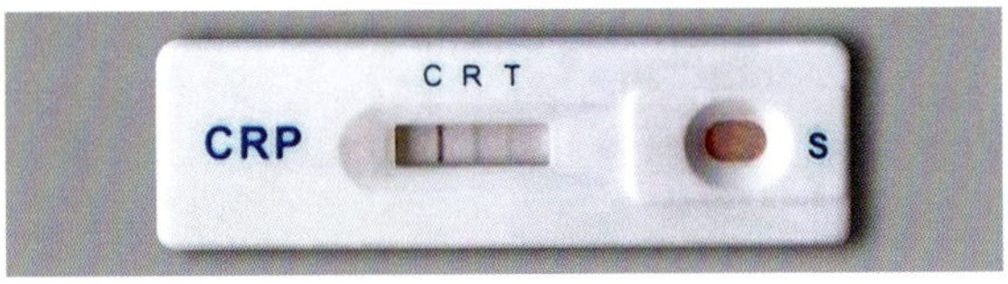

Bild 2 *Ergebnis zwischen 10 und 60 mg/L*

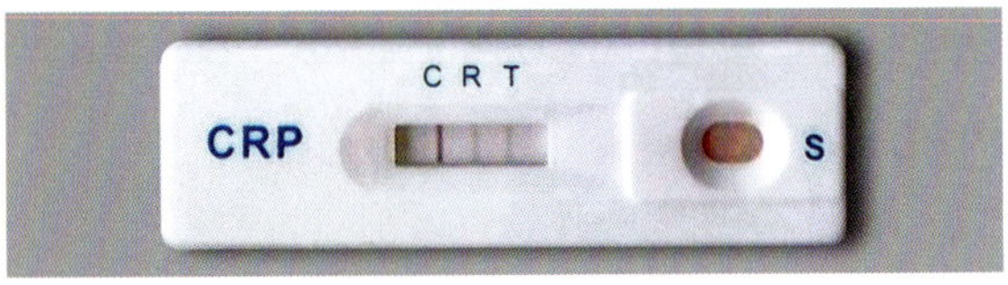

Bild 3 *Ergebnis ca.* 60 mg/L

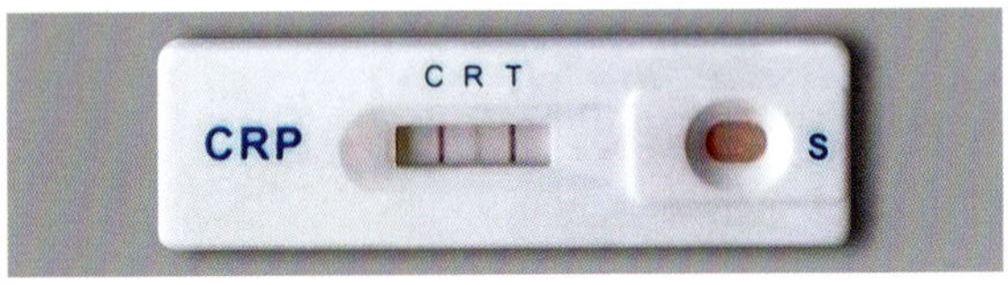

Bild 4 *Ergebnis über 60 mg/L*

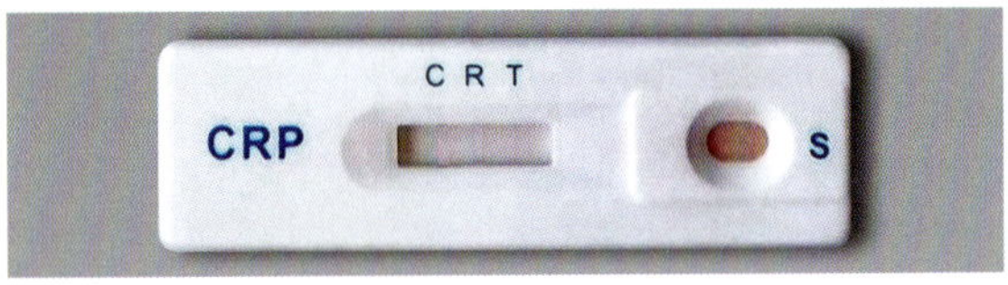

Bild 5 *Ergebnis ungültig*

Qualitätssicherung

Das Erscheinen der Referenz- und der Kontrolllinie dient als Verfahrenskontrolle. Sie zeigen ein ausreichendes Probenmaterialvolumen und Membrandurchfeuchtung sowie eine korrekte Durchführung des Tests an.

Vor- bzw. Nachteile von BSG und CRP

Die BSG reagiert sehr langsam auf Veränderungen in der Plasmazusammensetzung und bleibt noch beschleunigt, wenn Akute-Phase-Proteine wie das CRP, nur noch leicht erhöht oder schon wieder normal sind. Die **BSG** ist deshalb ein besserer Indikator für den **Verlauf chronisch-entzündlicher Erkrankungen** als das CRP. Das **CRP** wiederum sagt mehr über den **Schweregrad eines akuten Geschehens** aus.

1.8.4 Weitere immunologische Schnelltests

Nach demselben Prinzip werden die Tests auf Corona, Streptokokken der Gruppe A, Chlamydien (Chlamydia trachomatis), Troponin und D-Dimere, in den Praxen durchgeführt. Diese Testdurchführungen sind nahezu identisch. Unterschiede bestehen nur in der Verwendung spezifischer Reagenzien pro Test, dem verwendeten Probenmaterial und einer evtl. Vorverdünnung des Probenmaterials, wie beim CRP-Test.

Bei manchen Tests muss in einem zusätzlichen Arbeitsschritt das Antigen erst aus dem Probenmaterial herausgelöst (extrahiert) werden beispielsweise beim Corona-, Streptokokken-, und beim Chlamydien-Test.

Merke

Grundsätzlich sind die Herstellerangaben zu Besonderheiten bei der Probengewinnung, Testdurchführung und Fehlermöglichkeiten zu beachten.

Prinzipiell ist auf Folgendes zu achten:

- Bei den Tests, bei denen das Antigen aus dem Probenmaterial extrahiert werden muss, nur den Watteträger aus der jeweiligen Testpackung zur Probengewinnung verwenden.
- Test möglichst rasch nach der Probengewinnung durchführen.
- Falls der Test nicht gleich durchgeführt werden kann, Watteträger mit dem Probenmaterial in einem sterilen Röhrchen, gut verschlossen im Kühlschrank aufbewahren -> siehe Herstellerangaben.
- Vorsicht beim Umgang mit den Extraktionslösungen. Manche sind ätzend oder giftig (Bild 1 zeigt einen Watteträger mit nasal gewonnen Probenmaterial für den Coronatest)

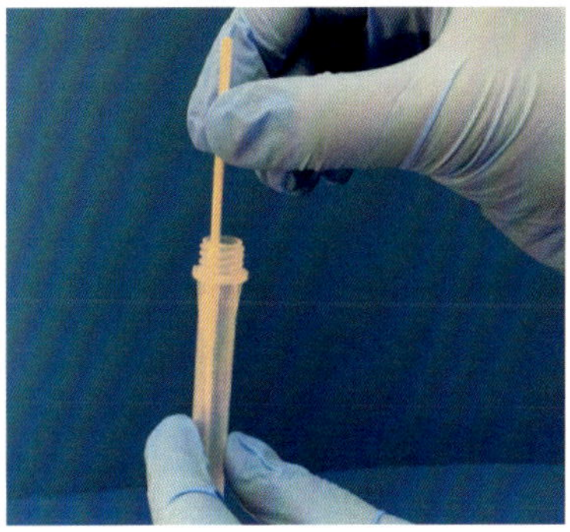

Bild 1 *Extraktionslösung mit Watteträger*

Merke

Testreagenzien und Probenmaterial vor Testbeginn auf Raumtemperatur bringen, falls sie im Kühlschrank gelagert wurden

- Testkassette erst unmittelbar vor Gebrauch aus der Folienverpackung nehmen. Das Testmaterial ist feuchtigkeitsempfindlich.
- Reagenziendeckel nicht vertauschen und Reste von Reagenzien nicht für eine neue Testpackung verwenden.
- Auftrags- und Reaktionsfelder (Bild 2) nicht berühren, um sie nicht zu verunreinigen.
- Probenmaterial nicht auf das Reaktionsfeld auftragen.
- Reaktionszeit einhalten.

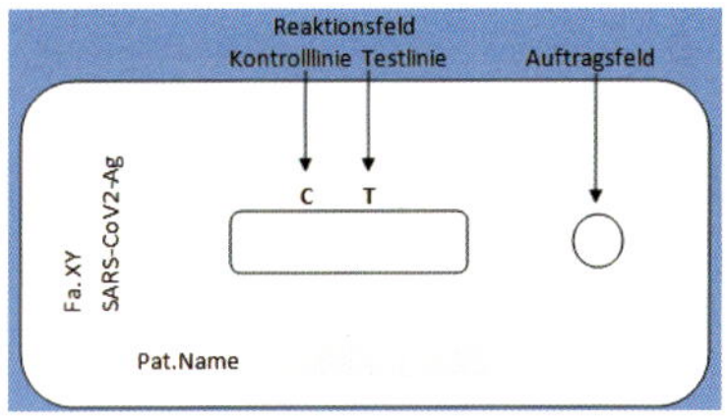

Bild 2 *Testkassette*

Qualitätssicherung

Die **Kontrolllinie** dient als Verfahrenskontrolle zur **internen Qualitätssicherung**. Sie bestätigt, die korrekte Durchführung des Tests.

Enthält die Testpackung noch eine Positiv- und eine Negativkontrolle (Bild 3), sollte bei Anbruch einer Testpackung die **Positiv- und Negativkontrolle als Richtigkeitskontrolle** durchgeführt werden.

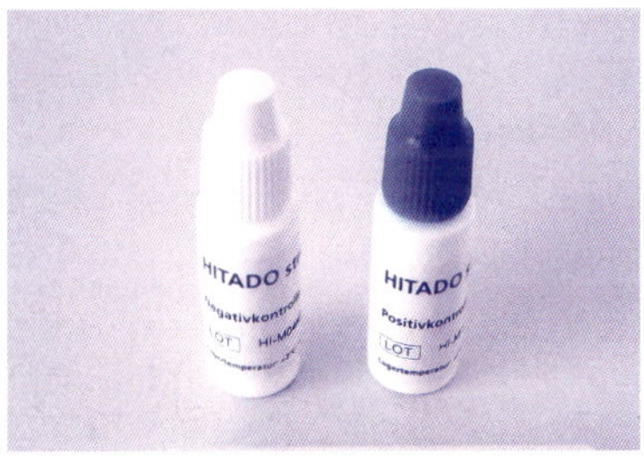

Bild 3 *Positiv- und Negativkontrolle*

Die nachfolgende Tabelle zeigt eine Zusammenstellung der erwähnten Schnelltests. Es wird beschrieben was ein positives bzw. ein negatives Ergebnis aussagt, welches Probenmaterial bei den Tests verwendet werden kann und welche Besonderheiten zu beachten sind.

Zusammenstellung immunologischer qualitativer Schnelltests

Immunologischer Schnelltest	**positiv** (C T)	**negativ** (C T)	**Probenmaterial**	**Besonderheiten**
Corona	Eine Infektion mit SarsCoV2 ist wahrscheinlich	keine Infektion mit SarsCoV2 oder Viruslast noch zu gering	Nasen- oder nasopharyngealer Abstrich	Positives Ergebnis sollte mit PCR bestätigt werden
Strep-A	Scharlachinfektion bestätigt	Anderer Erreger für die Symptome verantwortlich	Rachenabstrich vom Ort der Entzündung	Watteträger darf Zunge und Zähne nicht berühren

Zusammenstellung immunologischer qualitativer Schnelltests				
Immunologischer Schnelltest	**positiv** 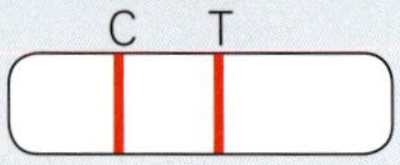	**negativ** 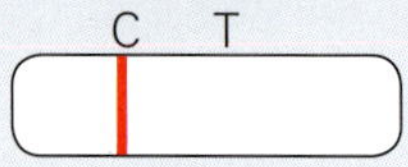	**Probenmaterial**	**Besonderheiten**
Chlamydien	Infektion mit Chlamydia trachomatis bestätigt	Keine Infektion mit Chlamydia trachomatis	Bei Frauen: Cervix- oder Vaginalabstrich Bei Männern: Harnröhrenabstrich	Probengewinnung durch Arzt mit unterschiedlichen Watteträgern für Frauen und Männer
Troponin	Akuter Herzinfarkt **bestätigt**	akuter Herzinfarkt **nicht auszuschließen.** Troponin Konzentration evtl. noch zu niedrig. Bei Weiterbestehen der Symptome Test in angemessenen Abständen wiederholen	frisches mit EDTA, Citrat- oder Heparin antikoaguliertes Vollblut / Serum / Plasma	kein ikterisches, hämolytisches oder lipämisches Plasma oder Serum
D-Dimere	**Keine Bestätigung** der vermuteten Erkrankung. Alle möglichen anderen Erkrankungen führen ebenfalls zu einem positiven Ergebnis	Mit hoher Wahrscheinlichkeit ist eine tiefe Venenthrombose, eine Lungenembolie oder eine disseminierte intravasale Gerinnungsstörung **auszuschließen**.	Kapillarblut / Serum / Plasma oder mit EDTA-, Citrat- oder Heparin antikoaguliertes Vollblut	Plasma oder Serum müssen klar und dürfen nicht hämolytisch sein

1.8.5 Blutzuckerbestimmung

Die Blutzuckerkonzentration wird in der Praxis bestimmt, wenn der Verdacht auf zu niedrige oder zu hohe Werte besteht bzw. zur Verlaufskontrolle bei Diabetes mellitus.

Prinzip

Die Glukose reagiert mit den Reagenzien des Teststreifens. Der dabei entstehende Elektronenfluss wird vom Blutzuckergerät gemessen und nach der Reaktionszeit angezeigt.

Referenzbereiche: nüchtern: < 100 mg/dL ≙ < 5,6 mmol/L
2 Stunden postprandial (nach dem Essen): **< 140 mg/dL ≙ < 7,8 mmol/L**

Für Diabetiker wird in den Praxisleitlinien der Deutschen Diabetes Gesellschaft als Behandlungsziel empfohlen, dass der Blutzuckerwert vor einer Mahlzeit zwischen 90 bis 120 mg/dL und zwei Stunden nach einer Mahlzeit unter 160 mg/dL betragen soll.

Blutzuckerbestimmung durch den Patienten

Viele Patienten bestimmen ihre Blutzuckerwerte selbst. Moderne Geräte sind so konstruiert, dass sie eine interne Gerätekontrolle durchführen und mit minimalen Blutmengen auskommen. Die Patienten müssen die Einstichstelle am Finger nicht desinfizieren, sondern werden dazu angehalten, vor der Messung die Hände gründlich zu waschen und abzutrocknen. Der Blutzucker wird dann aus dem ersten Blutstropfen bestimmt, der nach dem Einstich mit der Stechhilfe aus der Fingerbeere austritt.

Blutzuckerbestimmung in der Praxis

Der **Hygieneplan** schreibt vor, dass die Haut eines Patienten, bevor sie verletzt wird, **desinfiziert** werden muss. Um die Analytik des Tests nicht zu stören, müssen zusätzlich bei dieser Vorgehensweise die ersten austretenden Blutstropfen abgewischt und dann erst die Blutzuckerbestimmung durchgeführt werden.

Hier geht zum Video *Blutzuckermessung*

Die nachfolgende Beschreibung bezieht sich auf die **Bestimmung der Blutzuckerkonzentration in der Praxis**.

Benötigte Materialien (Bild 1)

① Blutzuckermessgerät
② Teststreifen
③ Blutentnahmeutensilien
④ Entsorgungsmaterialien

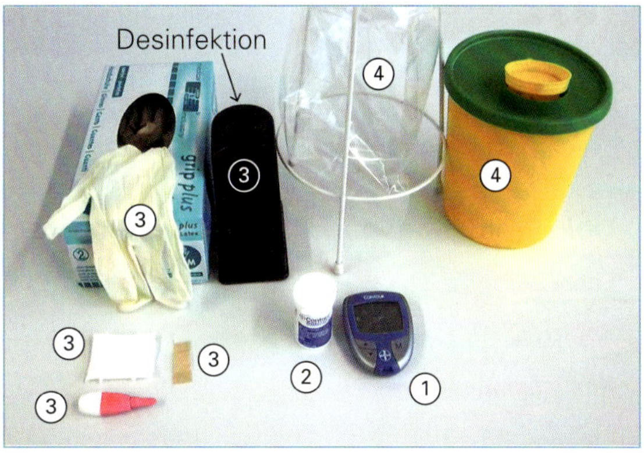

Bild 1 *Benötigte Materialien*

Durchführung

- Fingerbeere des Patienten desinfizieren
- Desinfektionsmittel die vorgeschriebene Zeit einwirken lassen
- Teststreifen in das Gerät schieben (Bild 2). Das Gerät schaltet sich automatisch ein und führt die zur Qualitätssicherung **vorgeschriebene interne Überprüfung** (Gerätekontrolle) durch.
- seitlich in die Fingerbeere stechen
- erste austretende Tropfen abwischen
- nächsten Tropfen vom Teststreifen aufsaugen lassen (Bild 3)
- angezeigten Blutzuckerwert ablesen (Bild 4)

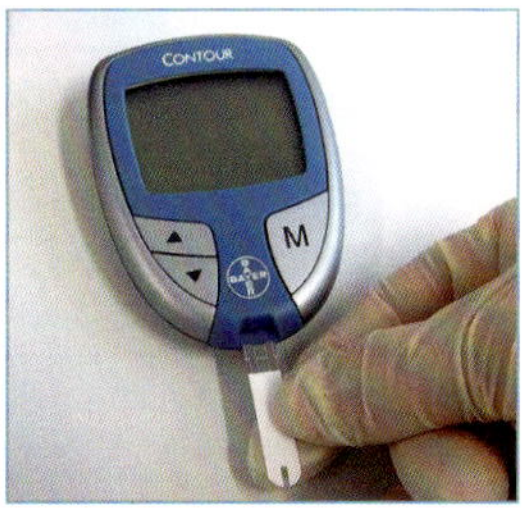

Bild 2 *Teststreifen einschieben*

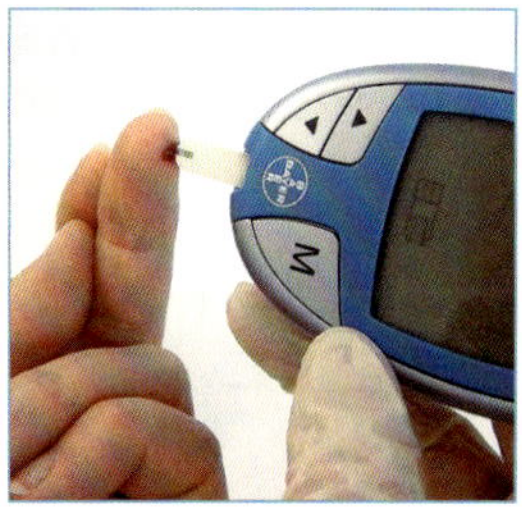

Bild 3 *Blut saugen lassen*

Qualitätssicherung

Die Blutzuckerkonzentration von Kontrolllösungen muss abwechselnd im **normalen** und **pathologischen** Bereich (Bild 6) bestimmt und dokumentiert werden. Bild 5 zeigt die Zielwerte, die auf der Teststreifenröhre und der Verpackung angegeben sind.

Die Abweichung vom Zielwert darf nicht mehr als 11 % betragen.

Auf der nächsten Seite folgt ein Beispiel, wie die **interne Qualitätssicherung** durchgeführt und dokumentiert wird.

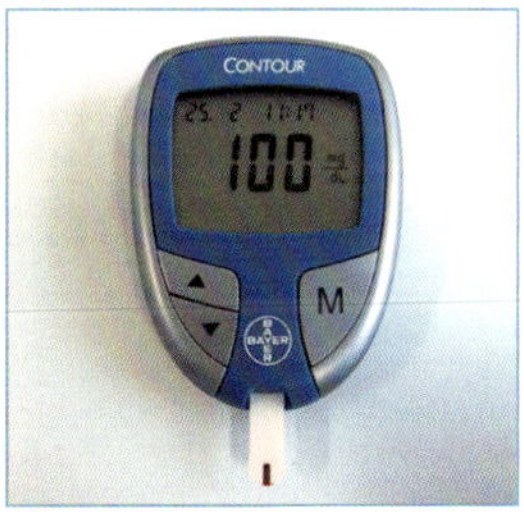

Bild 4 *Blutzuckerwert ablesen*

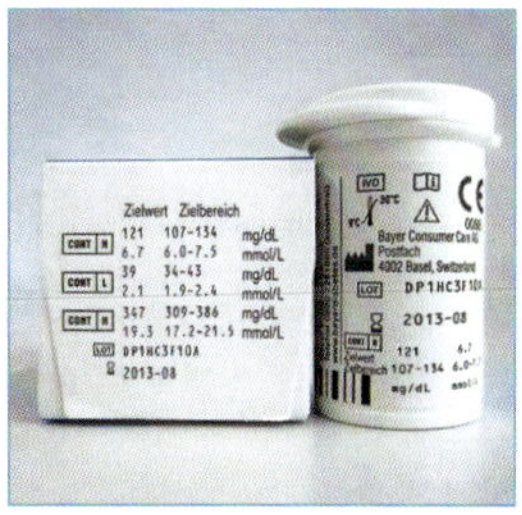

Bild 5 *Zielwerte*

Beispiel

In der Praxis Dres. König werden an zwei Tagen in der Woche Blutzuckerbestimmungen durchgeführt. Somit ist eine Bedingung der **Rili-BÄK** für die patientennahe Sofortdiagnostik (POCT) erfüllt: Die jeweilige Messgröße muss in drei Monaten an mindestens 15 Tagen bestimmt werden.

Außerdem müssen drei weitere Bedingungen zutreffen:

- Die Untersuchungen müssen als **Einzelprobenmessungen ohne Probenvorbereitung** durchgeführt werden. Das verwendete Kapillarblut erfüllt diese Voraussetzung, denn es wird weder zentrifugiert noch verdünnt.
- Die Untersuchungen müssen mit Reagenzien durchgeführt werden, die mit **einer** Untersuchung verbraucht sind. Solche Reagenzien werden in der Richtlinie als **Unit-use-Reagenzien** bezeichnet. Diese Bedingung trifft auf den verwendeten Teststreifen zu.
- Das Ergebnis muss **unmittelbar zu therapeutischen Konsequenzen** führen. Da die Patienten nach der Blutzuckerbestimmung immer noch ein Gespräch über den Blutzuckerwert mit Herrn oder Frau Dr. König führen, um eine Therapieempfehlung zu bekommen, ist auch diese Bedingung erfüllt.

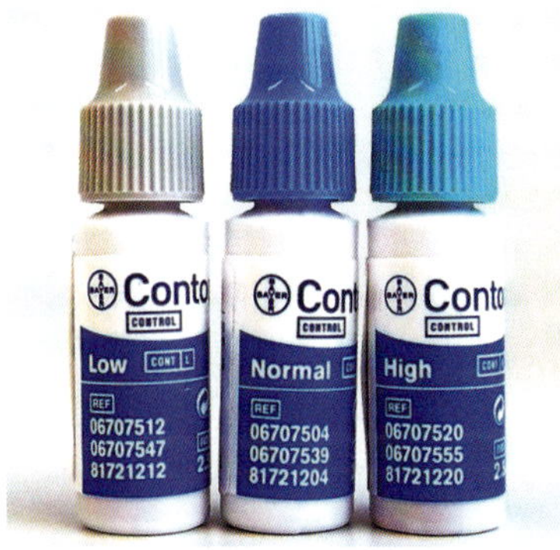

Bild 6 *Kontrolllösungen*

Frau Meyer ist in der Praxis Dres. König für die Durchführung der Qualitätssicherung zuständig. Für das Blutzuckergerät Contour® entfällt die Gerätekontrolle, da das Gerät beim Einschalten selbsttätig eine Geräteüberprüfung durchführt. Für die Kontrollen im normalen, erniedrigten und erhöhten Bereich verwendet sie auf das Gerät und die Teststreifen abgestimmte Kontrolllösungen (Bild 6, S. 235) und legt entsprechende Dokumentationsbögen an. Bild 1 zeigt den Dokumentationsbogen für die Kontrolle im normalen Bereich.

Dokumentationsbogen zur Qualitätssicherung

Labor: *Praxis Dres. König* Messplatz: *Contour* Seriennummer: *58 73 92*

Analyt: *Glukose* Einheit: *mg/dl* Probenmaterial: *Kapillarblut (Vollblut)*

Kontrollprobe: *Control N* Charge: *23456* Hersteller: *Bayer*

Zielwert: *117 mg/dl* Bereich (Hersteller): *104 mg/dl bis 129 mg/dl*

Vorgaben der Rili-BÄK, Spalte 3, Tab. B1 a: *11% = 104 mg/dl bis 129 mg/dl*

Datum	Uhrzeit	Kontrollprobenmesswert mg/dL	Zielwert der Kontrollprobe mg/dL	Absolute Abweichung mg/dL	Relative Abweichung %	Freigabe	Name/ Unterschrift des Untersuchers
06.05.2024	*9:30*	*113*	*117*	*- 4*	*- 3,4*	*ja*	*Meyer*
13.05.2024	*10:00*	*119*	*117*	*2*	*1,7*	*ja*	*Meyer*
21.05.2024	*10:45*	*116*	*117*	*- 1*	*- 0,9*	*ja*	*Meyer*
27.05.2024	*11:39*	*119*	*117*	*2*	*1,7*	*ja*	*Meyer*

Absolute Abweichung in mg/dL = Messwert – Zielwert

$$\text{Relative Abweichung in \%} = \frac{\text{Messwert} - \text{Zielwert}}{\text{Zielwert}} \cdot 100$$

Berechnungsbeispiel:

119 mg/dl - 117 mg/dl = 2 mg/dl

$$\frac{119\ \text{mg/dl} - 117\ \text{mg/dl}}{117\ \text{mg/dl}} \cdot 100 = 1{,}7\ \%$$

Bild 2 *Dokumentation der Qualitätssicherungsergebnisse*

Da alle Bedingungen für die Anwendung der Ausnahmeregelung für die patientennahe Sofortdiagnostik der Rili-BÄK erfüllt sind, kann die vereinfachte Qualitätssicherung angewandt werden.

Werden in einer Praxis mehrere Blutzuckerkleingeräte verwendet, muss für jedes Gerät und jede Kontrolllösung der unterschiedlichen Konzentrationsbereiche jeweils ein extra Dokumentationsbogen angelegt werden.

2 Herz, Gefäße, Kreislauf und Lymphsystem

Das **Herz** und die **Blutgefäße** wirken zusammen, um das Blut durch den Körper zu transportieren. Das Herz hat die Funktion einer Pumpe, während die Blutgefäße ein Röhrensystem darstellen, durch die das Blut im Kreislauf fließt. Da das Herz und die Blutgefäße eng miteinander verbunden sind, fasst man beide auch zum **Herz-Kreislauf-System** zusammen.

2.1 Aufbau des Herzens

Das Herz ist ein großer Hohlmuskel, der aus **vier Hohlräumen** besteht. Durch das **Septum** (Herzscheidewand) wird das Herz in eine rechte und eine linke Hälfte geteilt. Beide Hälften bestehen jeweils aus dem kleineren **Atrium** (Vorhof) und dem größeren **Ventrikel** (Herzkammer).

Die **linke Herzkammer** ist größer und hat eine dickere Muskelschicht, da sie das Blut in den Körperkreislauf pumpt. Die **rechte Herzkammer** transportiert das Blut nur in den Lungenkreislauf und ist daher kleiner und muskelschwächer (Bild 1).

Das Herz besteht von innen nach außen aus **vier Schichten.**

- **Endokard** (Herzinnenhaut): besteht aus einschichtigem Plattenepithel (Endothel), kleidet alle Hohlräume aus und überzieht die Herzklappen.
- **Myokard** (Herzmuskelschicht): besteht aus quergestreifter Herzmuskulatur. Die Schicht ist in der rechten Herzhälfte 1 bis 2 mm und in der linken Herzhälfte 10 mm dick.
- **Epikard** (inneres Blatt des Herzbeutels): besteht aus Bindegewebe und Epithel. Es ist mit dem Myokard verwachsen.
- **Perikard** (äußeres Blatt des Herzbeutels): Besteht ebenfalls aus Bindegewebe und Epithel.

Der **Herzbeutel** ist ein bindegewebiger Sack, der das Herz umhüllt. Das innere Blatt (Epikard) ist fest mit der Herzwand verwachsen. Das äußere Blatt (Perikard) ist beweglich. Der Raum zwischen Epikard und Perikard ist ein dünner, mit Flüssigkeit gefüllter Spalt. Mit **Perikard** wird sowohl der ganze Herzbeutel als auch nur das äußere Blatt bezeichnet.

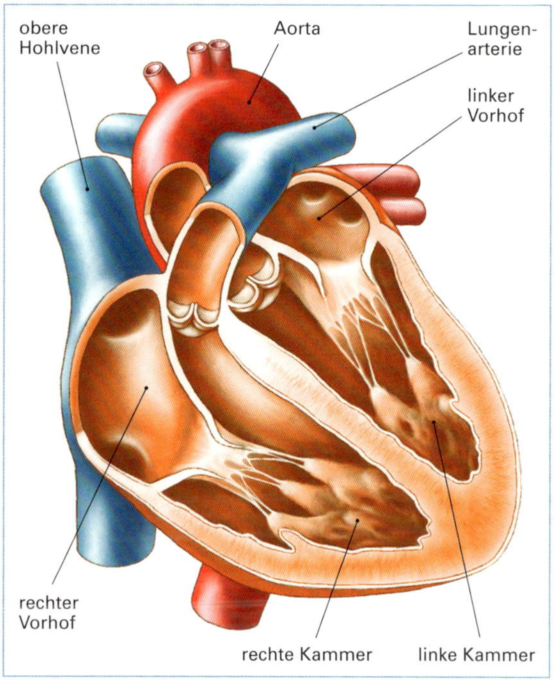

Bild 1 *Längsschnitt durch das Herz*

2.1.1 Lage und Größe des Herzens

Das Herz liegt in der Brusthöhle zwischen den beiden Lungenflügeln, vor der Wirbelsäule, hinter dem Brustbein und auf dem Zwerchfell (Bild 2).

Der Raum zwischen den beiden Lungenflügeln wird als **Mediastinum** (Mittelfellraum) bezeichnet. Außer dem Herzen befinden sich in diesem Raum die Luftröhre, die Speiseröhre, der Thymus und die großen Gefäße.

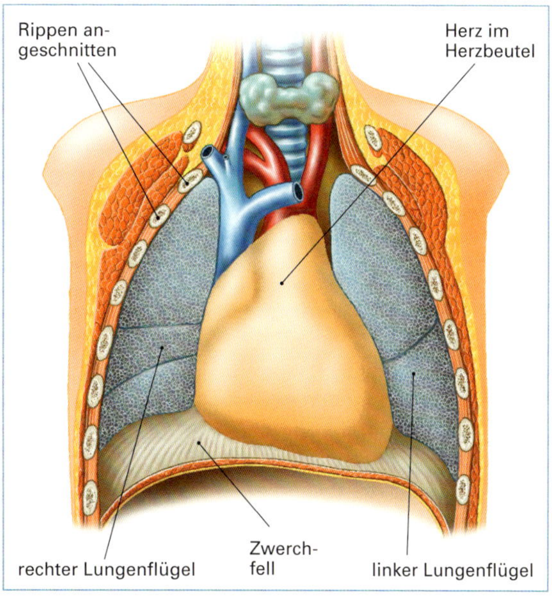

Bild 2 *Thoraxorgane*

Das Herz ist etwa so groß wie die Faust seines Trägers und wiegt 300 bis 350 g. Es hat die Form eines umgedrehten Kegels, bei dem die **Basis** nach rechts oben und die Spitze nach links unten zeigt.

Die **Herzspitze** berührt die vordere Brustwand im linken 5. Zwischenrippenraum in der mittleren Clavicularlinie (einer gedachten senkrechten Linie durch die Mitte des Schlüsselbeins). Die Bewegung des Herzens ist dort als **Herzspitzenstoß** tastbar.

Merke

Das Herz ist ein Hohlmuskel. Es besteht aus vier Räumen:
- rechter Vorhof (Atrium)
- linker Vorhof (Atrium)
- rechte Kammer (Ventrikel)
- linke Kammer (Ventrikel)

Die rechte und die linke Herzhälfte sind durch das Septum (Herzscheidewand) getrennt.

2.1.2 Blutfluss im Herzen

Das Herz ist in den Kreislauf des Blutes eingeschaltet. In die Vorhöfe münden **Venen**. Aus den Kammern entspringen die **Arterien**.

Das sauerstoffarme Blut aus der oberen und unteren Körperhälfte fließt durch die beiden Hohlvenen zum Herzen. Beide Hohlvenen münden in den **rechten Vorhof**.

Aus dem rechten Vorhof fließt das Blut in die **rechte Kammer**. Von hier gelangt das Blut durch die Lungenarterie in die **Lunge**. Hier wird es mit Sauerstoff angereichert. Von der Lunge fließt das **sauerstoffreiche Blut** über vier Lungenvenen in den **linken Vorhof** und von dort in die **linke Kammer**. Die Aorta leitet das Blut aus der linken Kammer in den Körperkreislauf (Bild 1).

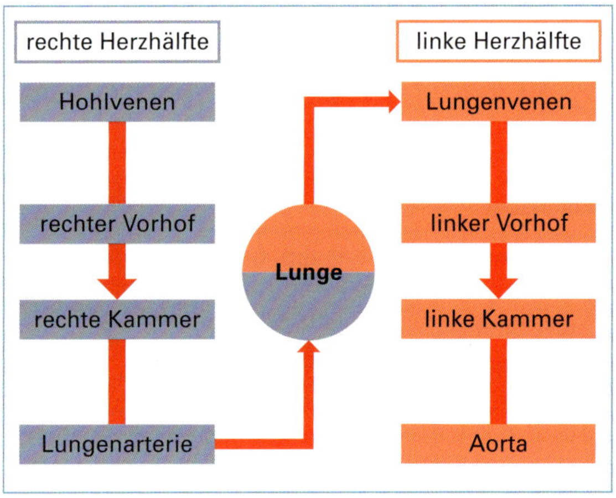

Bild 1 *Blutfluss im Herzen*

2.1.3 Herzklappen

Im Herz befinden sich insgesamt **vier Klappen**. Wie ein Rücklaufventil sorgen sie dafür, dass das Blut nur in eine Richtung fließt. Es strömt beim Gesunden nur aus den Vorhöfen in die Kammern und von den Kammern in die Arterien, nicht in die umgekehrte Richtung.

Die **Segelklappen** befinden sich zwischen Vorhof und Kammer. Die Form der Klappen erinnert an ein Segel. Die rechte Segelklappe ist dreizipflig und heißt **Trikuspidalklappe,** die linke ist zweizipflig und heißt **Mitralklappe** (Bild 2).

Die **Taschenklappen** befinden sich am Abgang der Arterien aus der Kammer. Die Klappen bestehen aus drei muldenförmigen Taschen, die so angeordnet sind, dass sie bei einem Rückfluss vom Blut zusammengedrückt werden. Die Klappe am Abgang der Pulmonalarterie heißt **Pulmonalklappe**, die am Abgang der Aorta **Aortenklappe**.

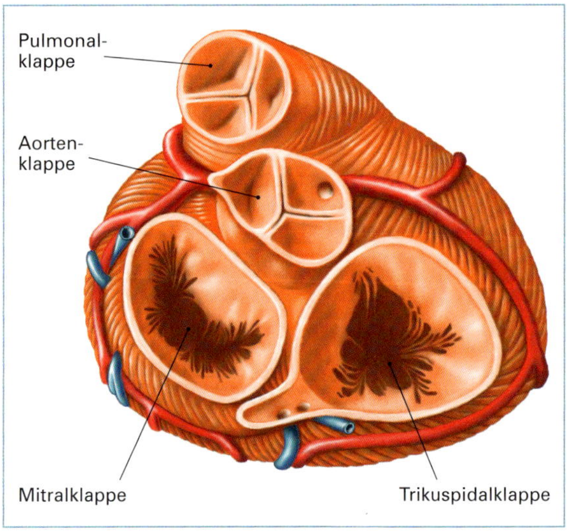

Bild 2 *Herzklappen in der Ventilebene*

Alle vier Klappen befinden sich zwischen den Vorhöfen und den Kammern in einer Ebene, der **Ventilebene** oder Klappenebene (Bild 2).

2.1.4 Koronargefäße

Die Koronargefäße (Herzkranzgefäße) liegen wie ein Kranz auf dem Herzmuskel (Bild 1). Sie versorgen den Herzmuskel mit Blut.

Sie entspringen aus der Aorta, direkt oberhalb der Aortenklappe. Die **linke Koronararterie** versorgt die Vorderwand, die Seitenwand und das Septum, die **rechte Koronararterie** die Hinterwand. In ihrem Verlauf teilen sich die Arterien in kleinere Äste auf. Wird der Ast einer Koronararterie durch einen Thrombus verschlossen, stirbt das von diesem Ast versorgte Herzmuskelgewebe ab.

Der Abfluss erfolgt über **Herzkranzvenen**, die meist parallel zu den Arterien verlaufen. Sie münden in den rechten Vorhof.

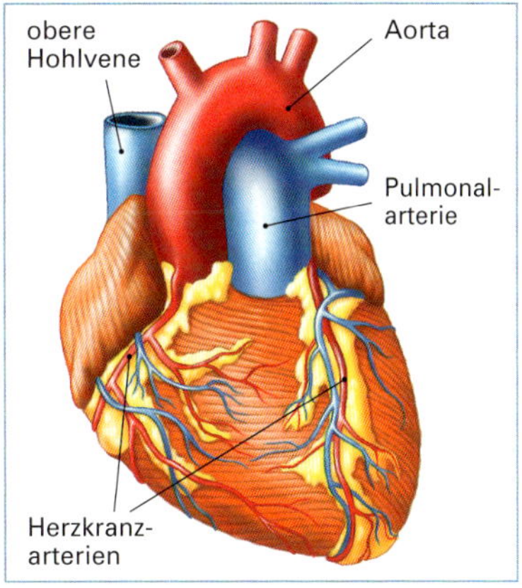

Bild 1 *Herzkranzgefäße*

2.2 Herzfunktion

Das Herz beginnt bereits während der Entwicklung im Mutterleib in der 7. Schwangerschaftswoche zu schlagen, es beendet seine Tätigkeit erst mit dem Tod.

2.2.1 Herzmechanik

Das Herz pumpt Blut durch den Körper, indem es sich rhythmisch zusammenzieht und wieder erschlafft. Dabei arbeiten beide Herzhälften gleichzeitig. Die Kontraktion des Herzmuskels heißt **Systole,** die Erschlaffung wird **Diastole** genannt (Bild 2). Systole und Diastole werden jeweils in zwei Phasen unterteilt:

Systole

- **Anspannungsphase:** Das Myokard zieht sich zusammen (Kontraktion), dabei sind alle Klappen geschlossenen. Das führt zum Druckanstieg innerhalb der Kammern.
- **Austreibungsphase:** Das Myokard kontrahiert sich weiter, bis die Pulmonal- und Aortenklappe geöffnet werden. Nun wird das Blut in die Arterien ausgetrieben.

Diastole

- **Entspannungsphase:** Das Myokard entspannt sich bei noch geschlossenen Klappen.
- **Füllungsphase:** Das Myokard entspannt sich weiter. Die Segelklappen öffnen sich und die Kammern füllen sich mit Blut aus den Vorhöfen.

Der gesamte Ablauf von Systole und Diastole heißt **Herzaktion**. Sie dauert 0,8 bis 1 Sekunde. Die Anzahl der Kontraktionen (Herzschläge) pro Minute ist die **Herzfrequenz**. Unter Ruhebedingungen beträgt sie 60 bis 80 Schläge pro Minute.

Bei jeder Herzaktion pumpen die beiden Kammern je etwa 70 Milliliter Blut in den Kreislauf. Dieser Wert wird als **Schlagvolumen** bezeichnet.

geht es
Video
ole/
tole

Merke

Die Kontraktion des Herzmuskels heißt Systole, die Erschlaffung Diastole.

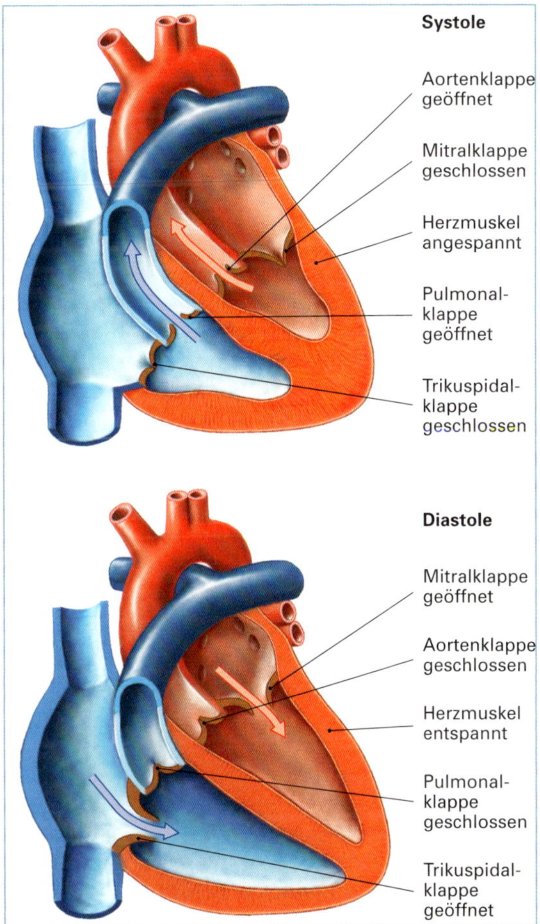

Bild 2 *Systole und Diastole*

Die Menge Blut, die in einer Minute in den Kreislauf gepumpt wird, ist das **Herzminutenvolumen**. Es beträgt bei einer Frequenz von 80 Schlägen/Minute ca. 5,6 Liter. Das bedeutet, dass die gesamte Blutmenge eines Erwachsenen in jeder Minute durch jede Herzkammer transportiert wird.

Bei körperlicher Belastung können das Schlagvolumen und die Frequenz erhöht werden, sodass bis zu 25 Liter pro Minute ausgeworfen werden.

Normale Herzfunktion

Herzfrequenz: 60–80/Min.

Herzaktion: 0,8–1 Sekunde

Schlagvolumen: 70 mL

Herzminutenvolumen: 4,2–5,6 L/Min.

2.2.2 Erregungsbildung und Erregungsleitung

Alle Muskelzellen, auch die des Herzens, benötigen einen elektrischen Impuls, um sich zu kontrahieren. Die Muskelzellen des Körpers erhalten diesen Impuls von Nerven, die die Muskeln versorgen. Das Herz ist der einzige Muskel des Körpers, der die elektrischen Impulse für seine Erregung selbst bildet und damit weitgehend unabhängig ist von der Funktion des Gehirns. Dies bezeichnet man als **Autonomie der Erregungsbildung.**

Es gibt **fünf Zentren** aus speziellen Herzmuskelzellen, die elektrische Impulse produzieren und weiterleiten können (Bild 1).

1. **Sinusknoten:** Als oberstes Erregungsbildungszentrum ist der Sinusknoten der **natürliche Schrittmacher** des Herzens. Er befindet sich am Eingang der oberen Hohlvene und hat eine Eigenfrequenz von 60–80/Min.

2. **AV-Knoten**: Auf Reizleitungsbahnen wird der Impuls des Sinusknoten zum AV-Knoten geleitet, der zwischen rechtem Vorhof und rechter Kammer liegt.

3. **His-Bündel:** Vom AV-Knoten geht der Impuls über ein Faserbündel im Septum weiter, das His-Bündel genannt wird.

4. **Tawara-Schenkel**: Nach dem His-Bündel teilen sich die Reizleitungsfasern in zwei Schenkel auf, den rechten und linken Tawara-Schenkel.

5. **Purkinje-Fasern**: Sie folgen als dünne Fasern den beiden Schenkeln und übertragen den Reiz auf das Kammermyokard, das sich kontrahiert.

Durch die elektrische Tätigkeit der Herzmuskulatur entstehen Spannungsdifferenzen im Bereich von Millivolt, die mithilfe von Elektroden an der Körperoberfläche abgeleitet werden können. Mit dem **Elektrokardiogramm** (EKG) werden diese Spannungsdifferenzen aufgezeichnet.

Die Anpassung der Herzaktion an unterschiedlichen Bedarf erfolgt durch das **vegetative Nervensystem**. Rhythmus und Schlagkraft werden den Belastungen angepasst.

Wenn der Sinusknoten ausfällt, springt als Ersatz der AV-Knoten an. Dieser hat jedoch nur eine Frequenz von 40–50/Min. und kann eine ausreichende Leistung des Herzens nicht immer gewährleisten. Dem Patienten muss dann ein **künstlicher Schrittmacher** eingesetzt werden.

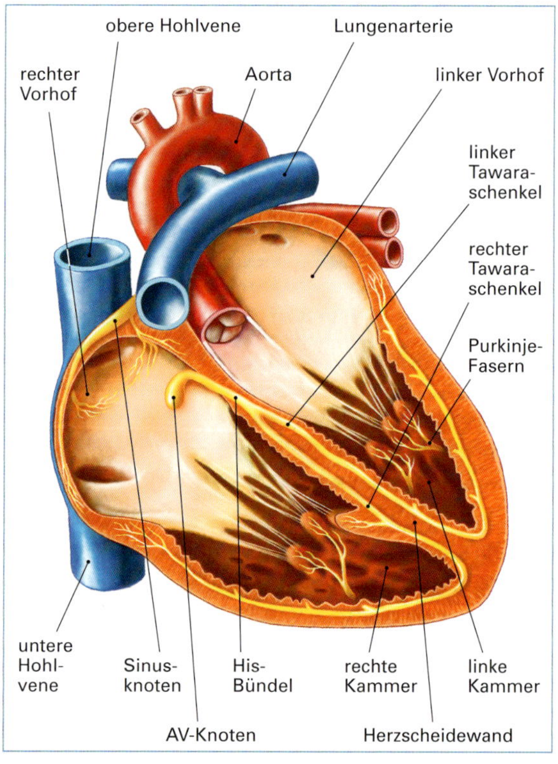

Bild 1 *Reizleitungsbahnen im Herzen*

2.2.3 Herztöne

Zur Untersuchung des Herzens gehört die **Auskultation** (Abhorchen des Herzens) mit dem Stethoskop (Bild 1). Dabei hört man den ersten und den zweiten Herzton.

Der **erste Herzton** entsteht zu Beginn der Systole. Er wird durch die Kontraktion der Kammermuskulatur und durch den Schluss der Segelklappen erzeugt.

Der **zweite Herzton** zeigt den Beginn der Diastole an. Er entsteht durch den Schluss der Taschenklappen.

Herzgeräusche sind Strömungsgeräusche, die durch den Blutfluss in verengten oder nicht schließenden Klappen entstehen. Sie sind meistens pathologisch.

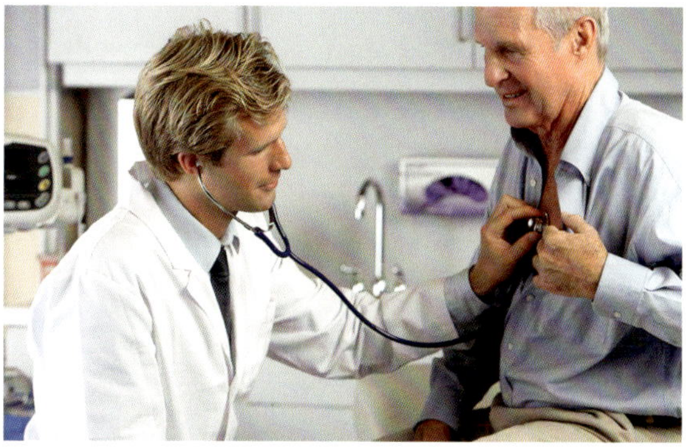

Bild 1 *Auskultation des Herzens*

Merke

Der erste Herzton zeigt den Beginn der Systole an, der zweite Herzton den Beginn der Diastole.

2.3 Blutgefäße

Das Blut wird in den **Arterien, Venen** und **Kapillaren** transportiert. Die Gesamtheit der Blutgefäße bildet zusammen mit dem Herzen das Herz-Kreislauf-System.

2.3.1 Arterien

Arterien führen das Blut vom Herzen weg. Im **Körperkreislauf** enthalten die Arterien sauerstoffreiches Blut, im **Lungenkreislauf** sauerstoffarmes Blut.

In der Arterienwand befindet sich eine stark ausgeprägte Muskelschicht (Bild 2). Durch eine Veränderung der Muskelspannung wird die Gefäßweite reguliert. So können sich Arterien beispielsweise bei Kälte verengen und bei Wärme erweitern.

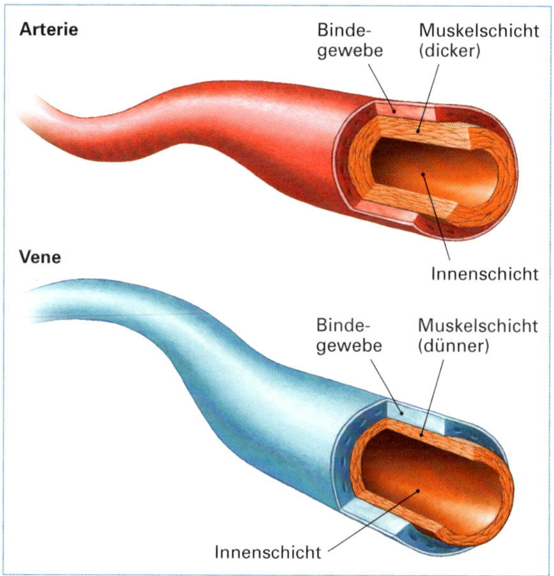

Bild 2 *Querschnitt von Arterie und Vene*

Wandaufbau der Arterien:

- **Innenschicht** (Intima): einschichtiges Plattenepithel
- **Mittelschicht** (Media): glatte Muskulatur und elastische Fasern
- **Außenschicht** (Adventitia): Bindegewebe

Die größte Arterie des Körpers ist die **Aorta**. Von ihr zweigen Arterien ab, die die Organe durchbluten. So versorgen beispielsweise die Koronararterien das Herz und die Nierenarterie die Niere. Innerhalb eines Organs verzweigen sich die Arterien in immer kleinere Gefäße. Die kleinsten Arterien heißen **Arteriolen.** Sie gehen in das Kapillargeflecht über.

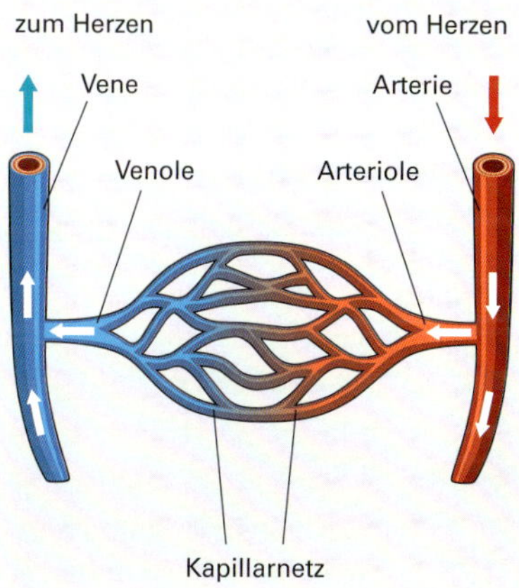

Bild 3 *Durchblutung im Gewebe*

Merke

Arterien enthalten in der Gefäßwand viel Muskulatur. Damit können sie aktiv die Gefäßweite verändern.

2.3.2 Venen

Venen führen das Blut zum Herzen hin. Im Körperkreislauf enthalten die Venen sauerstoffarmes Blut, in den Lungenvenen hingegen ist das Blut sauerstoffreich.

Die Venenwand ist ähnlich aufgebaut wie die Wand der Arterien, aber sie ist dünner und enthält weniger Muskelfasern (siehe Bild 2, S. 241).

Die Vene wird nur durch das in ihr enthaltene Blut offengehalten. Wenn der Blutdruck zu gering ist, kollabieren die Wände der Venen. Bei einem Kreislaufkollaps ist es daher oft nicht mehr möglich, einen venösen Zugang zu finden.

Die kleinsten Venen heißen **Venolen,** sie schließen sich an das Kapillargeflecht an. Von dort wird das Blut zu immer größer werdenden Venen transportiert. Die größten Venen, die **obere und untere Hohlvene**, leiten das Blut zum rechten Vorhof.

In den Arterien wird ein Druck von 120 mm Hg und mehr erreicht. Der **Druck** im Venensystem ist wesentlich niedrigerer. Von den Venolen bis zu den herznahen Venen nimmt er stetig ab. Vor dem rechten Vorhof sinkt der Druck auf Werte um 3–5 mm Hg.

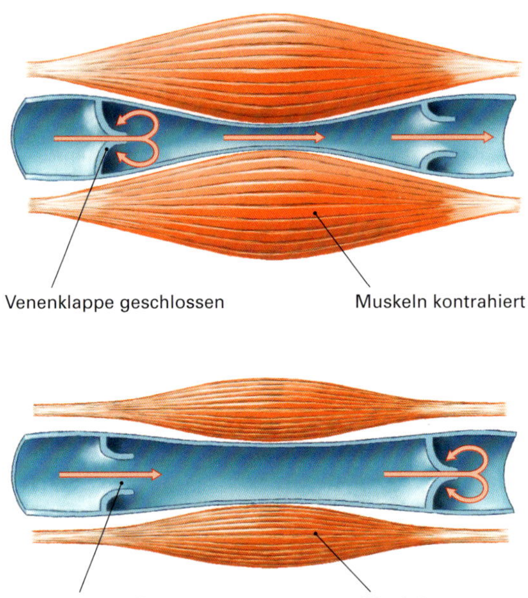

Bild 1 *Vene längs aufgeschnitten*

Wegen des geringen Druckes im venösen System muss der Rückfluss des Blutes zum Herzen in der unteren Extremität unterstützt werden. Dazu gibt es mehrere Mechanismen:

- **Venenklappen:** Sie haben die Funktion von Ventilen und bewirken, dass das Blut nur in eine Richtung fließen kann (Bild 1).
- **Muskelpumpe:** Durch Kontraktion werden die Muskeln dicker und drücken die benachbarten Venen zusammen. Sie treiben so das Blut zum Herzen hin.
- **Arteriovenöse Kopplung:** Arterien und Venen liegen nebeneinander. Während der Systole wird die Arterienwand entlang der Druckwelle aufgetrieben. Sie drückt dabei auf die benachbarte Vene und trägt dazu bei, dass das Blut in der Vene fließt. Dabei sorgen die Venenklappen dafür, dass sich das Blut nur zum Herzen hin bewegt.
- **Atmung:** Bei der Einatmung entsteht im Brustraum ein Unterdruck. Durch die Sogwirkung wird der Blutstrom zum Herzen vergrößert.

Merke

Venenklappen bewirken, dass das Blut nur zum Herzen hin fließt. Sie verhindern den Rückfluss von Blut in den Beinen.

2.3.3 Kapillaren

Die kleinsten Blutgefäße sind die **Haargefäße** (Kapillaren). Die Kapillaren bilden in jedem Organ ein feines Netz.

Die **Wand** der Kapillaren ist sehr dünn und besteht nur aus einschichtigem Plattenepithel. Hier findet der **Stoffaustausch** statt. Sauerstoff und andere Stoffe werden vom Blut an das Gewebe abgegeben, Kohlendioxid und Stoffwechselendprodukte werden aus dem Gewebe aufgenommen und abtransportiert.

Merke

Die feinsten Blutgefäße sind die Kapillaren. Ihre Wand ist so dünn, dass Stoffe durch sie hindurchtreten können.

2.4 Blutkreislauf

Der Blutkreislauf besteht aus zwei Abschnitten, dem großen Kreislauf oder **Körperkreislauf** und dem kleinen Kreislauf oder **Lungenkreislauf**.

2.4.1 Körperkreislauf

Der große Kreislauf oder Körperkreislauf beginnt im **linken Ventrikel** und endet im **rechten Vorhof.**

Aus dem linken Ventrikel gelangt das Blut in die **Aorta**. Direkt hinter der Aortenklappe entspringen die beiden **Herzkranzarterien** (Koronararterien), die den Herzmuskel versorgen. Im **Aortenbogen** zweigen die Hauptschlagadern zur Versorgung von Kopf und Hals (A. carotis) und den oberen Extremitäten ab.

Der obere Teil der Aorta bis zum Durchtritt durch das Zwerchfell ist die **Brustaorta**, der unterhalb gelegene Teil die **Bauchaorta.** In Höhe des Nabels teilt sich die Aorta in die **beiden Beckenarterien,** die die Beckenorgane und die unteren Extremitäten versorgen. Nachdem das Blut das Kapillarnetz durchflossen hat, wird es in **Venolen** und **Venen** gesammelt und über die untere und obere **Hohlvene** in den rechten Vorhof geleitet.

Pfortader

Die Pfortader (Vena portae) ist eine **Vene**, die Blut aus den **Bauchorganen** Milz, Bauchspeicheldrüse, Magen, Dickdarm und Dünndarm zur Leber bringt. Sie versorgt die Leber mit Substanzen, die zum Aufbau von neuen, körpereigenen Stoffen nötig sind. Innerhalb der Leber bildet die Pfortader erneut ein Kapillarnetz, das in die Lebervene mündet.

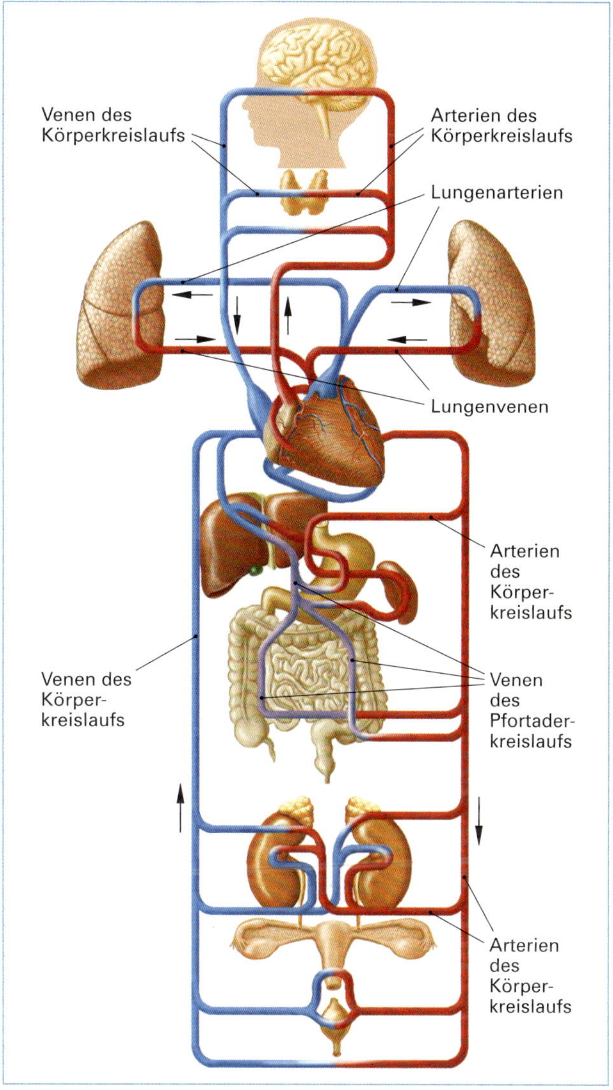

Bild 1 *Der Blutkreislauf*

2.4.2 Lungenkreislauf

Der kleine Kreislauf oder Lungenkreislauf beginnt im **rechten Ventrikel** und endet im **linken Vorhof**.

Das Blut wird durch die Pulmonalarterie zur Lunge geleitet. Dort wird Sauerstoff aufgenommen und Kohlendioxid abgegeben. Das mit Sauerstoff angereicherte Blut erreicht über vier Lungenvenen den **linken Vorhof.**

Stationen des Lungenkreislaufs

1. Rechte Kammer
2. Pulmonalarterie
3. Kapillaren in den Lungen
4. Vier Pulmonalvenen
5. Linker Vorhof

Stationen des Körperkreislaufs

1. Linke Kammer
2. Aorta und anschließende Arterien
3. Kapillaren in den Organen
4. Venen, dann obere und untere Hohlvene
5. Rechter Vorhof

2.5 Lymphsystem und lymphatische Organe

Das Lymphsystem und die lymphatischen Organe haben die Aufgabe der Infektabwehr. Im Lymphsystem kommen viele Lymphozyten, aber auch andere Zellen der körpereigenen Abwehr vor.

2.5.1 Lymphe und Lymphgefäße

Im Kapillargebiet herrscht noch ein Blutdruck von ca. 30 mm Hg. Durch die Kapillarwände werden Sauerstoff und Nährstoffe an die Zellen abgegeben. Zudem wird eine hellgelbe Körperflüssigkeit in die Zwischenräume zwischen den Zellen gepresst. Diese als **Lymphe** bezeichnete Flüssigkeit enthält beispielsweise Proteine, Elektrolyte und weiße Blutkörperchen. Sie sammelt sich in kleinen **Lymphkapillaren**, die blind im Gewebe beginnen und sich zu größeren Lymphgefäßen vereinigen.

Auch die Lymphgefäße haben Klappen, die als Ventile den Lymphrückfluss zum Herzen sichern.

Das größte Lymphgefäß des Körpers ist der **Milchbrustgang** (Ductus thoracicus). Er verläuft vor der Wirbelsäule nach oben und gibt seine Lymphe an die obere Hohlvene ab. Die Lymphe im Milchbrustgang enthält viele kleine Fetttröpfchen, die im Darm aus der Nahrung aufgenommen wurden und ihr das milchige Aussehen verleihen.

2.5.2 Lymphknoten

Der Verlauf der Lymphgefäße wird durch Lymphknoten unterbrochen (Bild 1). Diese filtern Krankheitserreger oder Tumorzellen aus der Lymphe heraus und bauen sie ab.

Die Lymphknoten enthalten eine große Zahl von Lymphozyten, die zur körpereigenen Abwehr beitragen.

Regionäre Lymphknoten sind Lymphknoten, die für eine bestimmte Region zuständig sind, z. B. Achsel-, Leisten-, Halslymphknoten (Bild 1). Bei Entzündungen in ihrem Einzugsgebiet schwellen sie an und sind schmerzhaft (Lymphadenitis).

Auch Krebszellen können mit der Lymphe in die Lymphknoten gelangen und dort Metastasen bilden. Deshalb werden z. B. bei einem **Mammakarzinom** oft auch die benachbarten Lymphknoten aus der Achselhöhle entfernt.

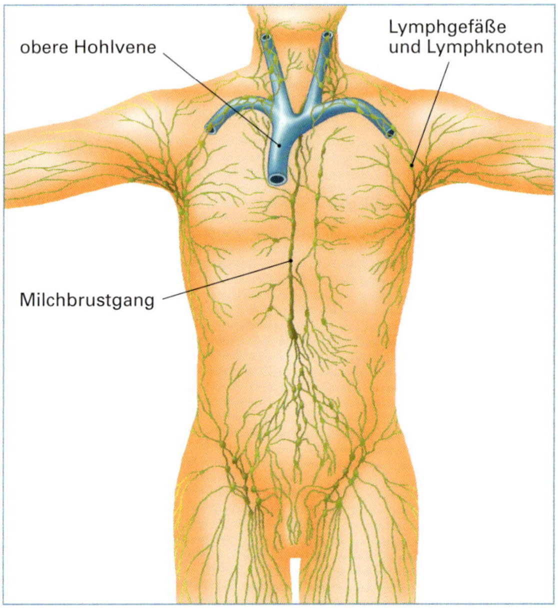

Bild 1 *Lymphgefäße und Lymphknoten*

2.5.3 Milz

Die Milz (Lien, Splen) ist ein halbmondförmiges ca. 200 g schweres Organ. Sie liegt im linken Oberbauch unter dem Zwerchfell und hinter dem Magen (Bild 2). Sie ist stark durchblutet und sieht deshalb dunkelrot aus. Das Organ ist von einer Kapsel umgeben.

Die Milz wehrt, wie alle lymphatischen Organe, Fremdkörper ab. Sie speichert Blutzellen und baut gealterte Erythrozyten ab. In der Fetalzeit beteiligt sich die Milz an der Bildung von Erythrozyten.

Merke

Die Milz speichert Blut und baut gealterte Erythrozyten ab.

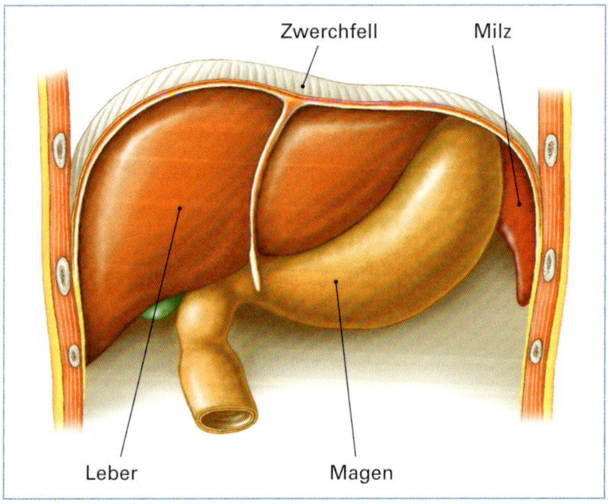

Bild 2 *Milz und Nachbarorgane*

2.5.4 Weitere lymphatische Organe

Der **Thymus** liegt hinter dem Brustbein (Bild 1, siehe Pfeil). Hier findet die Reifung und Differenzierung der T-Lymphozyten statt. Sie wandern vom Thymus wieder in das Blut und zu den anderen lymphatischen Organen. Nach der Pubertät wandelt sich der Thymus nach und nach in einen Fettkörper um.

Die **Rachen- und Gaumenmandeln** (Tonsillen) bilden den lymphatischen Rachenring. Krankheitserreger, die über Mund und Nase eindringen, werden abgewehrt, bevor sie tiefer in die Atemwege eindringen können. Das lymphatische Gewebe setzt sich in die Wand des Rachens fort und bildet die **Seitenstränge,** die ebenso wie die Mandeln von Entzündungen betroffen sein können.

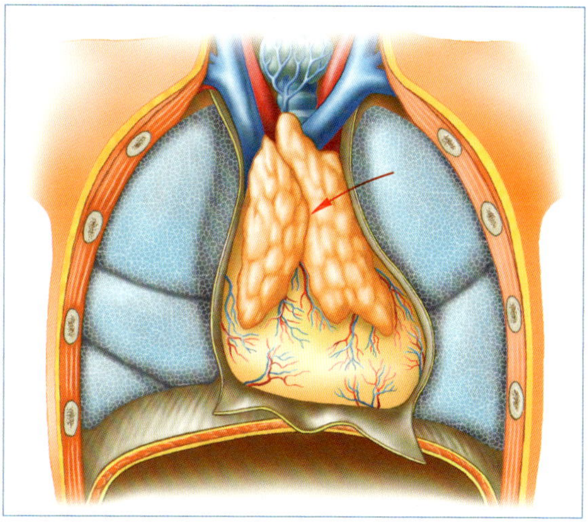

Bild 1 *Thymus*

Das **lymphatische Gewebe** des Darms befindet sich in der Darmwand, vor allem im Dünndarm und im **Wurmfortsatz** (Appendix). Insgesamt ist der Darm wegen seiner großen Oberfläche wichtig für die Immunabwehr: Circa 80 % aller Antikörper produzierenden Zellen befinden sich im Darm.

2.6 Krankheiten des Herz-Kreislauf-Systems

Krankheiten des Herz-Kreislauf-Systems haben seit Beginn des letzten Jahrhunderts in den westlichen Industrienationen deutlich zugenommen. In Deutschland stehen sie an erster Stelle aller Todesursachen. Häufiger treten sie bei Menschen in der zweiten Lebenshälfte auf, aber auch viele junge Menschen sind betroffen.

Die Behandlung verursacht hohe Kosten: Der Anteil der Herz-Kreislauf-Mittel beträgt etwa ein Viertel der gesamten Arzneimittelausgaben der gesetzlichen Krankenversicherung. Die Ursachen sind in einer geänderten Lebensweise zu suchen, vor allem in Bewegungsmangel, erhöhtem Stress und ungesunder Ernährung.

Bei Herz-Kreislauf-Erkrankungen wird der Organismus nicht ausreichend mit **Sauerstoff** versorgt. Daraus erklären sich zwei häufig auftretende Symptome: Zyanose und Dyspnoe. Die **Zyanose** ist die Blaufärbung von Lippen und Fingerspitzen. **Dyspnoe** ist Kurzatmigkeit oder Atemnot. Beide Symptome treten auch bei Erkrankungen der **Atmungsorgane** auf.

Merke

Herz-Kreislauf-Erkrankungen stehen in Deutschland an erster Stelle der Todesursachen.

2.6.1 Koronare Herzkrankheit

Die koronare Herzkrankheit (KHK) ist eine Erkrankung der Herzkranzgefäße. Als Folge einer **Arteriosklerose** kommt es zu Ablagerungen in der Wand der Koronargefäße und damit zu einer Verengung des Gefäßdurchmessers.

Das führt dazu, dass das Herz nicht ausreichend mit Blut versorgt wird und das Myokard unter Sauerstoffmangel leidet. Das wichtigste Symptom der KHK ist die **Angina pectoris**.

Risikofaktoren sind Bluthochdruck, erhöhte Blutfettwerte, Übergewicht, Rauchen (Bild 2), Diabetes mellitus und familiäre Belastung.

Für die KHK gibt es ein **Chronikerprogramm** (Disease Management Programm, DMP). Akute Beschwerden, die auf eine instabile Angina pectoris oder einen Herzinfarkt hinweisen, werden als **Akutes Koronarsyndrom** bezeichnet.

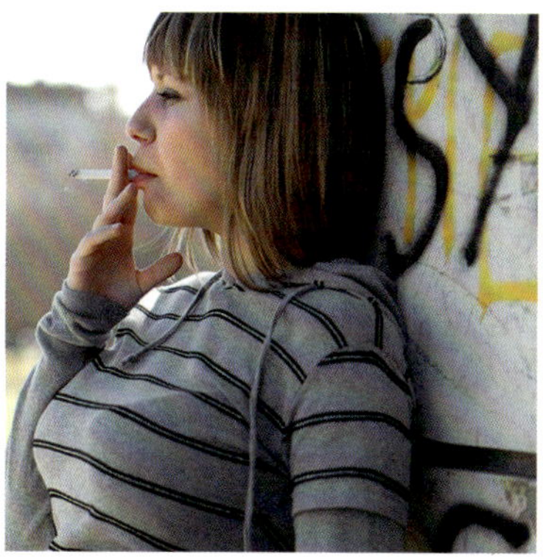

Bild 2 *Rauchen – ein Risikofaktor für KHK*

Angina pectoris

Angina pectoris tritt anfallartig auf mit Schmerzen im Brustkorb, die in den Rücken, den linken Arm, die linke Schulter und den Kiefer ausstrahlen können. Auslöser sind oft ein reichhaltiges Essen, Wechsel der Temperatur und körperliche Anstrengung. Diabetiker verspüren bei Angina pectoris oft keine Schmerzen, da bei ihnen die Schmerzempfindung herabgesetzt ist.

Merke

Diabetiker haben ein herabgesetztes Schmerzempfinden. Sie nehmen daher den Schmerz beim Angina-pectoris-Anfall nicht wahr.

Nach dem Verlauf unterscheidet man zwei Typen:

- **Stabile Angina pectoris**
Die Anfälle sind kurz und treten immer bei den gleichen Belastungsstufen auf. Die Schmerzen sind erträglich. Nach Gabe von gefäßerweiternden Medikamenten (z. B. Nitrolingual®) bessern sich die Symptome.

- **Instabile Angina pectoris**
Bei dieser Form sind die Anfälle länger, schwerer und häufiger und treten bei immer niedrigeren Belastungsstufen auf. Betroffene sprechen meistens nicht gut auf Medikamente an.

Bei einem **akuten Angina-pectoris-Anfall** erhält der Patient Nitropräparate als Zerbeißkapsel oder als Spray. Nitropräparate erweitern die Blutgefäße und senken den Blutdruck. Als Nebenwirkung können Schwindel und Kopfschmerzen auftreten.

Langfristig kann die Verengung der Koronargefäße durch einen Eingriff behoben werden: Entweder durch die Aufdehnung des betroffenen Gefäßabschnittes (Ballondilatation) und die Einlage eines **Stents** (kleines Metallröhrchen, Bild 1), der das Gefäß offen hält oder durch eine Bypass-Operation.

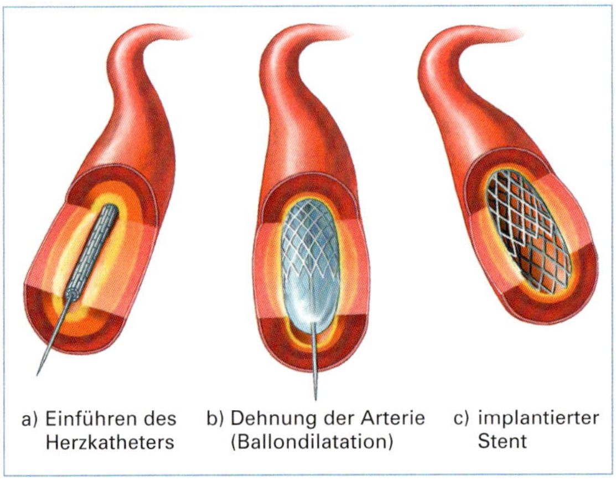

Bild 1 *Einlegen eines Stents*

Hier geht zum Vide *Stent-implantat*

Herzinfarkt

Beim Herzinfarkt (Myokardinfarkt) kommt es, bedingt durch einen Thrombus oder durch plötzliches krampfartiges Zusammenziehen des Gefäßes, zu einem **Verschluss** einer Herzkranzarterie. Das führt in dem nicht mehr durchbluteten Gebiet zum Absterben von Herzmuskelgewebe. Etwa 300 000 Menschen pro Jahr erleiden in Deutschland einen Herzinfarkt (Bild 2).

Die instabile Angina pectoris und der Herzinfarkt werden auch als Akutes Koronarsyndrom (ACS) zusammengefasst. Der Herzinfarkt (Myokardinfarkt) ist oft ein sehr viel dramatischeres Geschehen als der Angina-pectoris-Anfall. Folgende Symptome weisen auf einen Herzinfarkt hin:

- starke linksthorakale Schmerzen, ausstrahlend in Arm, Kiefer, Schulter oder Rücken
- Unruhe bis zur Todesangst
- Luftnot
- Kaltschweißigkeit
- Bewusstlosigkeit

Etwa 20 % der Infarkte verlaufen **ohne Schmerzen,** sie werden als stummer Infarkt bezeichnet. Dies kommt besonders bei **Diabetikern** und bei älteren Patienten vor. **Frauen** haben vor den Wechseljahren durch das weibliche Geschlechtshormon **Östrogen** einen gewissen Schutz vor dem Herzinfarkt. Mit zunehmendem Alter aber steigt auch ihre Gefährdung.

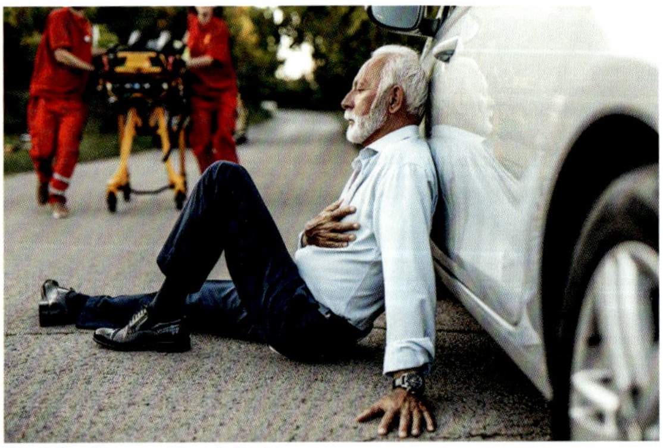

Bild 2 *Akuter Herzinfarkt*

Bei **Frauen** kann der Infarkt mit anderen Symptomen verlaufen als bei Männern, deshalb bezeichnet man die Symptomatik bei Frauen auch als **„Eva-Infarkt"**. Infarkte werden bei Frauen oft zu spät erkannt und falsch behandelt. Deshalb ist es wichtig, dass auch die Symptomatik des Eva-Infarkts ernst genommen wird.

Erstmaßnahmen beim Herzinfarkt

Der Arzt leitet mit Assistenz der Medizinischen Fachangestellten die Erstmaßnahmen ein:

- Lagerung mit erhöhtem Oberkörper
- Rettungsdienst mit Notarzt (Tel. 112) anfordern
- bei stabilem Blutdruck (systolisch mindestens 100 mm Hg): Gabe von Nitro-Spray unter die Zunge
- Venenverweilkanüle legen
- EKG-Überwachung
- eventuell Defibrillation

Merke

Patienten mit Verdacht auf Herzinfarkt dürfen nicht allein gelassen werden!

Diagnostik des Herzinfarkts

Die Diagnostik des Herzinfarktes stützt sich auf das Beschwerdebild, das **Elektrokardiogramm** (EKG) und auf **Laboruntersuchungen** des Blutes. Das EKG kann in seltenen Fällen unauffällig sein.

Die Diagnostik erfolgt in der Praxis mit dem **Troponin-Schnelltest**. Troponin ist ein Bestandteil des Herzmuskels, der bei einem Infarkt in das Blut gelangt. Troponin kann 3–8 Stunden nach Infarktbeginn nachgewiesen werden und bleibt über einen längeren Zeitraum erhöht.

Es gibt noch weitere Laborwerte, die bei einem Herzinfarkt verändert sind. Dazu gehören die Kreatininkinase des Herzmuskels (CKMB), die Enzyme GOT und LDH (Bild 1) und der Myoglobinwert. Zusätzlich sind bei einem Herzinfarkt die Leukozyten, der Blutzucker und das CRP erhöht. Bei einem positiven Troponintest wird der Patient sofort in ein Krankenhaus eingewiesen, daher werden diese Werte meistens nicht mehr in der Praxis bestimmt.

Die weitere Diagnostik wird ergänzt durch bildgebende Verfahren wie

- Echokardiographie, eine Ultraschalluntersuchung des Herzens
- Magnetresonanztomographie (siehe S. 183)
- Linksherzkatheteruntersuchung mit Koronarangiographie (siehe S. 268).

Symptome des Herzinfarkts bei Frauen

- Oberbauchschmerzen mit Übelkeit oder Erbrechen
- extreme Müdigkeit mit Schwächegefühl
- Kurzatmigkeit
- unerklärliche Kopfschmerzen oder Schmerzen im Hals-/Nackenbereich
- Schlafstörungen
- Angst- und Beklemmungsgefühle

Keine intramuskuläre Injektion

Bei Verdacht auf Herzinfarkt darf **keine intramuskuläre Injektion** gegeben werden, weil dabei Skelettmuskelzellen zerstört werden und die austretende Kreatinkinase den CK-Wert erhöht. Da der **CK-Wert** auch zur Diagnostik des Herzinfarkts verwendet wird, kann die Diagnostik hierdurch verfälscht werden.

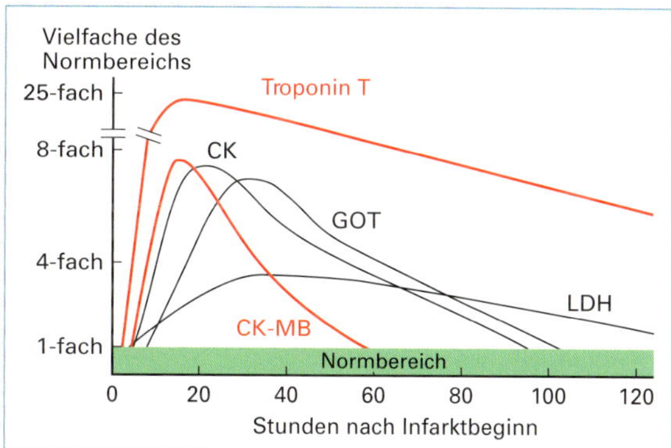

Bild 1 *Enzymdiagnostik beim Herzinfarkt*

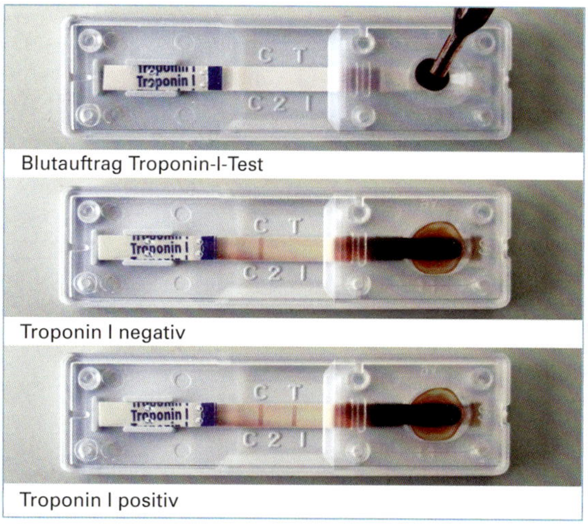

Bild 2 *Troponin-I-Schnelltest*

Therapie des Herzinfarktes

Die Therapie des Herzinfarktes muss **so schnell wie möglich** beginnen, damit es nicht zum **Absterben** (Nekrose) der nicht mehr durchbluteten Herzmuskelanteile kommt. Möglichst sollte der Patient in eine Klinik mit Möglichkeit zur Linksherzkatheteruntersuchung eingewiesen werden.

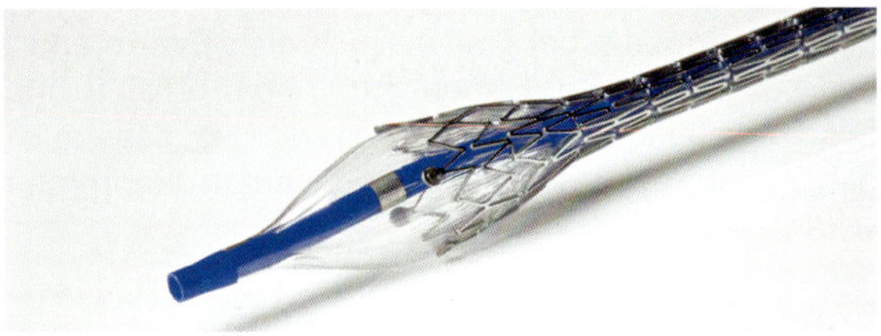

Bild 1 *Stent wird aufgedehnt*

Bei diesem Eingriff wird die verengte Gefäßstelle mittels eines Ballons aufgedehnt und eventuell ein **Stent** (dünnes Metallröhrchen) eingelegt, das die verengte Koronararterie offen hält (Bild 1 hier und auf S. 246). Dieser Eingriff wird im Herzkathetherlabor vorgenommen (Bild 3). Anschließend erfolgt die Intensivüberwachung.

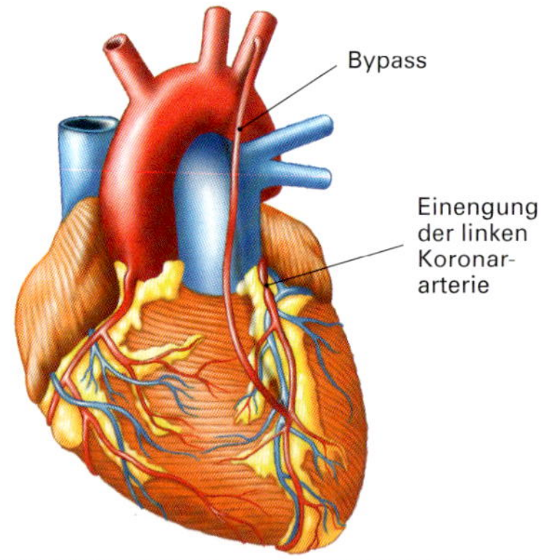

Bild 2 *Koronarer Bypass*

Gelingt die Aufdehnung nicht, muss eine **Bypass-Operation** durchgeführt werden. Dabei wird dem Patienten ein Abschnitt einer Beinvene entnommen. Dieser Gefäßabschnitt wird an die betroffene Koronararterie angeschlossen, um die Engstelle zu überbrücken (Bild 2).

Nach dem überstandenen Infarkt erhalten die Patienten über längere Zeit hinweg ein Medikament mit einem Gerinnungshemmer, damit es nicht zu einem erneuten Verschluss der Herzkranzgefäße kommt.

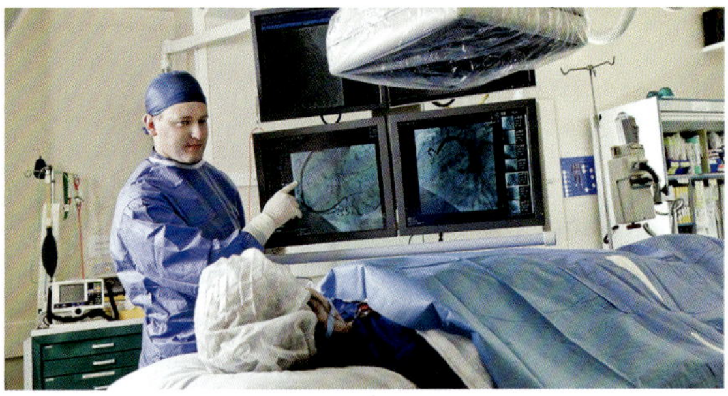

Bild 3 *Herzkatheterlabor*

Komplikationen beim Herzinfarkt

Frühe Komplikationen: Der gefährlichste Zeitraum für schwerwiegende Komplikationen sind die ersten 48 Stunden. Durch den Infarkt wird Herzmuskelgewebe verletzt. Im betroffenen Gebiet sind die Reizbildung und die Reizleitung gestört. Eine häufige Komplikation sind daher **Herzrhythmusstörungen**. Das Risiko für das tödliche **Kammerflimmern** ist in den ersten 24 Stunden am größten.

Das durch den Infarkt geschädigte Myokard kann das Blut nicht mehr in vollem Umfang fördern. Daraus entsteht eine **Herzinsuffizienz**, die zum tödlichen Schock führen kann. Aufgrund der verminderten Herzleistung wird das Gehirn weniger durchblutet. Das kann zu einem anschließenden Schlaganfall (Apoplex), TIA oder PRIND führen (s. S. 39).

Späte Komplikationen: Eine späte Komplikation des Herzinfarktes ist das **Herzwandaneurysma,** eine narbige Ausweitung der Herzwand. Das Aneurysma kann einreißen und führt dann zum plötzlichen Herztod durch Blutung in den Herzbeutel. Diese Komplikation heißt **Aneurysmaruptur**. Weitere Spätfolgen sind Herzrhythmusstörungen (Arrhythmie) und ein erneuter Herzinfarkt (Infarktrezidiv).

Rehabilitation und Rezidivprophylaxe

Im Anschluss an eine erfolgreiche Infarkttherapie erfolgt oft eine **Anschlussheilbehandlung** in einer Rehabilitationsklinik oder einem ambulanten Therapiezentrum. Erstes Ziel dabei ist die Wiedererlangung der körperlichen Leistungsfähigkeit durch Anpassung des Lebensstils und die Verhütung eines zweiten Infarktes, eines **Rezidivs**.

Maßnahmen der Rehabilitation

- Bewegungstherapie
- Psychotherapie
- Gesundheitserziehung
- Diätberatung
- Belastungserprobung

Die langfristige und regelmäßige Teilnahme an **ambulanten Herzsportgruppen** ist zu empfehlen. Neben körperlicher Bewegung gehören auch der Verzicht auf Nikotin, eine fettarme Kost und die Vermeidung von Stress zur Rezidivprophylaxe.

2.6.2 Rhythmusstörungen des Herzens

Jede Abweichung von der normalen Herzfrequenz und jede Unregelmäßigkeit der Schlagfolge wird als **Rhythmusstörung** bezeichnet.

Arrhythmie

Als Arrhythmie bezeichnet man eine Unregelmäßigkeit im normalen Herzrhythmus. Man kann sie im EKG sehen oder als unregelmäßigen Puls fühlen.

Tachykardie

Eine Herzfrequenz von **über 100/Minute** ist eine Tachykardie. Dafür gibt es sehr unterschiedliche Ursachen, z. B. vegetative Störungen oder eine Schilddrüsenüberfunktion.

Die **supraventrikuläre Tachykardie** geht von den Vorhöfen aus und überträgt sich auf die Kammern. Das häufigste Beispiel dafür ist das Vorhofflimmern. Die ungeordneten elektrischen Aktivitäten des Vorhofs müssen in einen geordneten Sinusrhythmus überführt werden.

Die **ventrikuläre Tachykardie** entsteht in den Herzkammern. Häufig geht eine Schädigung des Myokards durch eine chronische Herzerkrankung voraus. Die ventrikuläre Tachykardie kann in Kammerflimmern übergehen und somit zum Herztod führen.

Extrasystole

Als Extrasystole bezeichnet man einen Herzschlag außerhalb des normalen Herzrhythmus. Die meisten Patienten spüren solche Extraschläge sehr deutlich und beschreiben sie als Herzstolpern.

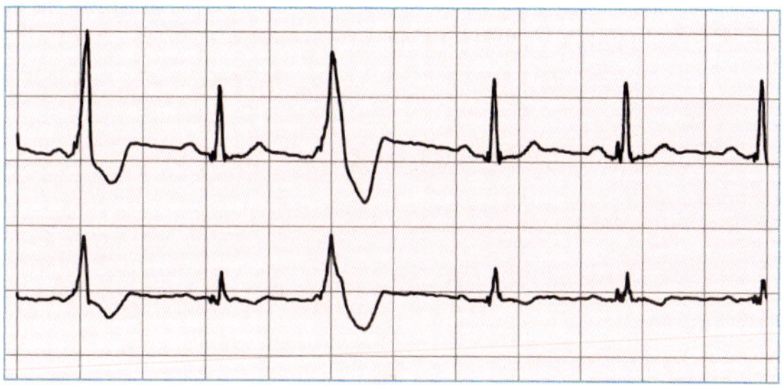

Bild 1 *Ventrikuläre Extrasystole*

Je nachdem, ob die Extrasystolen in der Kammer oder im Vorhof entstehen, bezeichnet man sie als **ventrikuläre Extrasystolen** (VES, Bild 1) oder als **supraventrikulären Extrasystolen** (SVES).

Extrasystolen kommen in jedem Alter und auch bei gesunden Menschen vor. Ursache können Übermüdung, Alkohol-, Koffein- und Nikotinkonsum oder eine Aktivierung des vegetativen Nervensystems sein. Auch organische Herzerkrankungen, wie Herzmuskelstörungen oder die koronare Herzerkrankung, gehen mit Extrasystolen einher. Weitere Ursachen können Schilddrüsenerkrankungen oder Elektrolytstörungen sein.

Bradykardie

Als Bradykardie bezeichnet man eine Herzfrequenz von **unter 60/Minute.** Ursachen sind Störungen im Sinusknoten oder in der Reizweiterleitung. Dem Patienten muss ein vorübergehender oder ständiger **Herzschrittmacher** eingepflanzt werden. Der Herzschrittmacher ersetzt den elektrischen Impuls des Sinusknotens.

Sehr starkes Ausdauertraining, wie es Leistungssportler oft durchführen, kann zu einem deutlich erhöhten Herzschlagvolumen mit einer **Bradykardie** führen. In diesem Fall handelt es sich um eine physiologische Anpassung, die keiner Schrittmacherimplantation bedarf.

Vorhofflimmern

Das Vorhofflimmern ist die **häufigste Rhythmusstörung.** Dabei werden die Vorhöfe nicht im Sinusrhythmus sondern völlig ungeordnet elektrisch erregt. Im EKG sind keine P-Wellen zu erkennen (Bild 1, S. 264). Das führt zu einer unregelmäßigen (absolute Arrhythmie) und meistens tachykarden Herztätigkeit. Das Vorhofflimmern kann anfallsweise oder permanent auftreten. Überwiegend sind ältere Patienten betroffen.

Symptome beim Vorhofflimmern sind:

- Herzrasen
- Herzstolpern
- verminderte körperliche Leistungsfähigkeit

Über die Hälfte der Patienten haben keine Beschwerden, bei ihnen wird das Vorhofflimmern anlässlich einer Routineuntersuchung im EKG entdeckt.

Ursachen können koronare Herzkrankheit, Hypertonie, Erkrankungen der Herzklappen und Schilddrüsenüberfunktion sein. In einem Teil der Fälle lässt sich keine Ursache nachweisen.

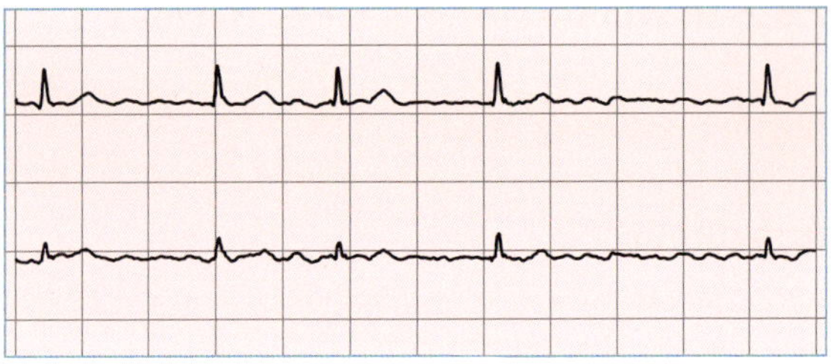

Bild 1 *EKG bei Vorhofflimmern*

Da aufgrund der ungeordneten Herztätigkeit das Blut nicht ordnungsgemäß transportiert wird, besteht das Risiko einer Bildung von **Blutgerinnseln** (Thromben), die mit dem Blutstrom verschleppt werden können (Embolie). Wenn die Blutgerinnsel in die Blutgefäße des Gehirns geraten, kommt es zu der gefährlichsten Komplikation des Vorhofflimmerns, dem **Schlaganfall** (Apoplex).

Das Vorhofflimmern wird medikamentös behandelt. Bei einer akuten Störung kann eine **externe Elektrokardioversion** durchgeführt werden. Dabei werden dem Patienten unter Kurznarkose und EKG-Überwachung Stromstöße verabreicht, die den normalen Herzrhythmus wiederherstellen. Stellt sich der normale Herzrhythmus nicht ein, so muss zur **Embolieprophylaxe** dauernd ein **Gerinnungshemmer** (z. B. Marcumar®) eingenommen werden.

Merke

Eine gefährliche Komplikation des Vorhofflimmerns ist der **Schlaganfall.**

Kammerflattern und Kammerflimmern

Als **Kammerflattern** wird eine Herzfrequenz von **200 bis 350/Minute** bezeichnet (Bild 2). Kammerflattern kann schnell in ein Kammerflimmern übergehen. Durch die schnelle Herztätigkeit sinkt die Förderleistung des Herzens rasch ab, sodass nur noch eine minimale Blutzirkulation vorherrscht. Dies führt zum Kreislaufschock und Bewusstseinsverlust.

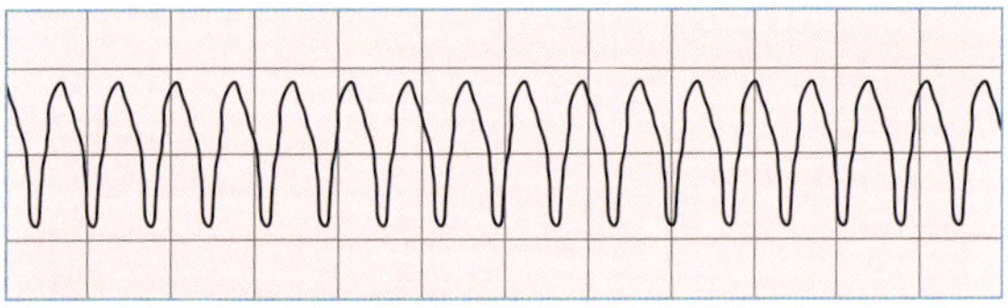

Bild 2 *EKG bei Kammerflattern*

Beim **Kammerflimmern** ist der normale Ablauf der Erregung durch kreisende elektrische Ströme gestört (Bild 3). Das Herz führt keine synchronen Kontraktionen der Kammer mehr aus. Dadurch kommt es zum Kreislaufstillstand.

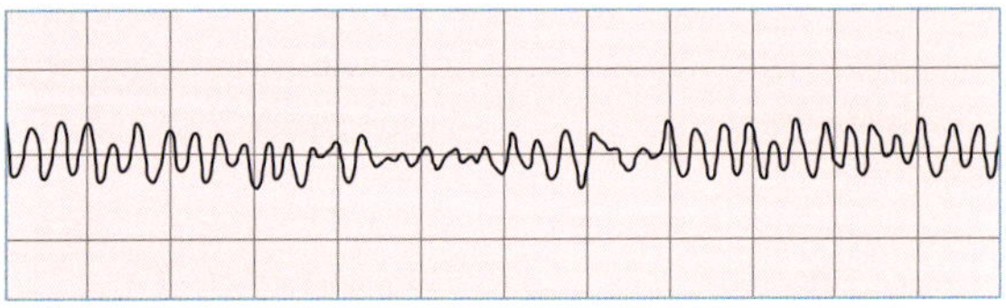

Bild 3 *EKG bei Kammerflimmern*

Gelingt es nicht, innerhalb von drei bis vier Minuten die bedrohliche Situation zu beherrschen, kann eine bleibende Hirnschädigung eintreten.

Umgehend muss die **Herzdruckmassage** einsetzen. Die kreisenden Ströme können mit der **Defibrillation** unterbrochen werden. Dabei werden dem Herzen mit dem **Defibrillator** elektrische Stromstöße verabreicht. Die beiden Elektroden werden unterhalb des rechten Schlüsselbeins und über der Herzspitze aufgesetzt (Bild 4). Wenn der **Defibrillationsschock** abgegeben wird, darf niemand den Patienten oder die Liege

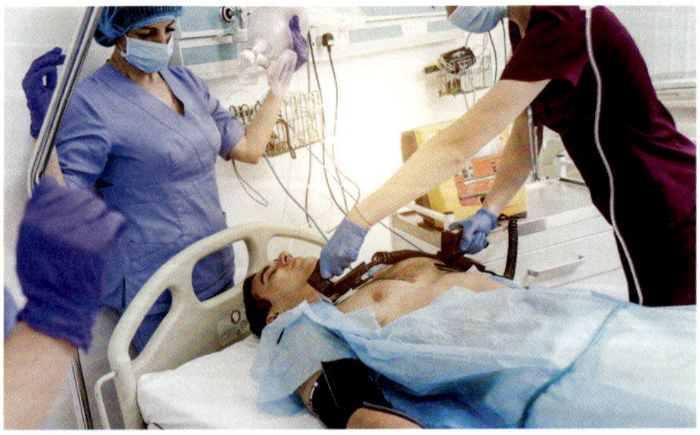

Bild 4 *Defibrillation am Krankenhausbett*

berühren, weil der Schock sonst auf den Helfer fortgeleitet wird. Während der Defibrillationspausen muss die Herzdruckmassage fortgesetzt werden.

Merke

Beim Defibrillieren dürfen weder der Patient, noch die Liege des Patienten berührt werden.

Therapie von Herzrhythmusstörungen

Herzrhythmusstörungen können **medikamentös** mit Antiarrhythmika behandelt werden. Wenn dies nicht hilft, wird ein Herzschrittmacher oder ein automatischer Defibrillator implantiert (Bild 1).

Der **Herzschrittmacher** erzeugt elektrische Impulse und ersetzt damit den Sinusknoten. Der **automatische** implantierbare **Defibrillator** (ICD) erkennt und behandelt Kammerflimmern.

Der Schrittmacher ist nur wenige Zentimeter groß und wird meist unter den **rechten Brustmuskel** implantiert. Die mit dem Schrittmacher verbundenen Elektroden werden über die obere Hohlvene in die rechte Herzkammer, bzw. bei einem Zweikammerschrittmacher auch in den rechten Vorhof geschoben.

Je nach Ort und Art der Stimulation werden verschiedene Schrittmachertypen unterschieden. Die Energieversorgung erfolgt über eine Lithium-Ionen-Batterie. Die modernen Schrittmacher haben inzwischen eine Funktionsdauer von mehreren Jahren. Sie müssen regelmäßig vom Arzt kontrolliert werden.

Der automatische Defibrillator liegt ebenfalls in der rechten Herzkammer. Wenn beim Patienten Kammerflimmern einsetzt, wird ein elektrischer Impuls ausgelöst, der die kreisende elektrische Erregung unterbricht.

Patienten mit Herzschrittmachern und automatischen Defibrillatoren müssen darüber informiert werden, dass **Wechselstrom** und **Magnetfelder** Störungen hervorrufen können (Bild 2). Das gilt für verschiedene **elektrische Geräte** ebenso wie für **Diebstahlsicherungsanlagen** in Geschäften. **Handys** sollten nicht in der Brusttasche getragen werden, da das elektrische Feld den Herzschrittmacher beeinflussen kann.

Bei Patienten mit Herzschrittmachern dürfen grundsätzlich keine **Kurz- oder Mikrowellenbestrahlungen** und keine Untersuchungen in einem **MRT** (Magnetresonanztomographen) durchgeführt werden. Einige neuere Schrittmacher sind inzwischen unter bestimmten Voraussetzungen für das MRT zugelassen.

Eine **Kontrolle der Geräte** vor und nach der Untersuchung ist dabei unbedingt notwendig.

Das **EKG** hat bei einem Herzschrittmacher eine veränderte Form (Bild 3).

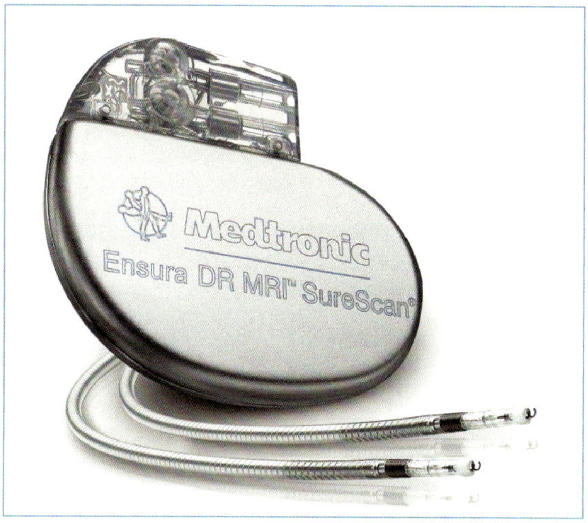

Bild 1 *Herzschrittmacher*

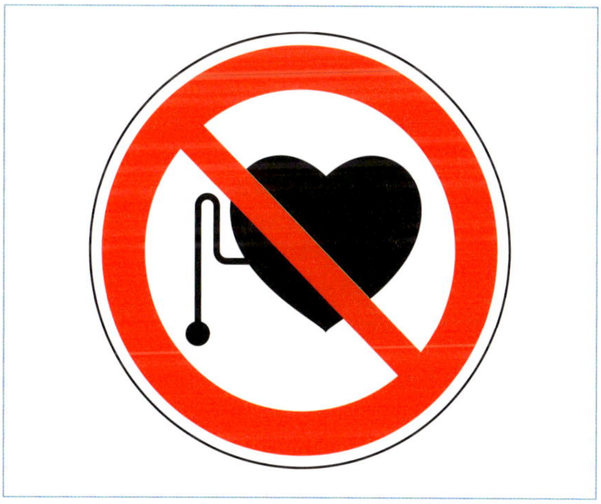

Bild 2 *Warnzeichen: Nicht für Patienten mit Schrittmacher geeignet.*

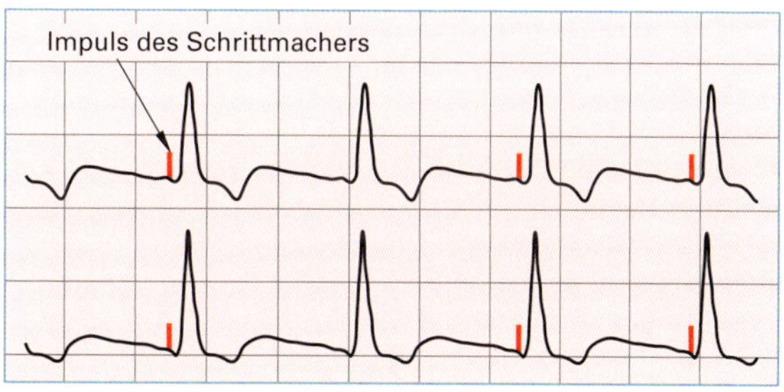

Bild 3 *EKG bei Herzschrittmacher*

2.6.3 Akute Störungen des Kreislaufs

Kreislaufkollaps

Der Kreislaufkollaps (Ohnmacht, Synkope) ist eine meistens harmlose kurze Bewusstlosigkeit, bei der der Patient „umkippen" kann. Sie wird durch eine vorübergehende verminderte Durchblutung des Gehirns hervorgerufen. Ursachen können langes Stehen, Hitze oder Angst bei der Blutentnahme sein. In seltenen Fällen liegt eine Herzrhythmusstörung vor.

Erste Hilfe

Anheben der Beine beim liegenden Patienten, damit Blut in den Kreislauf zurückfließen kann.

Schock

Der Schock ist ein **lebensbedrohlicher Zustand**, bei dem die Blutzirkulation vermindert ist. Lebenswichtige Organe werden nicht mit Sauerstoff versorgt.

In der Umgangssprache wird der Schock als ein psychischer Ausnahmezustand verstanden. Im medizinischen Sinne ist der Schock durch die Werte von **Puls** und **Blutdruck** definiert.

Berechnung des Schockindex:

$$\frac{\text{Puls}}{\text{systolischer Blutdruck}} = \text{Schockindex}$$

Beispiel:

Puls 120/Min.
RR 80 mm Hg $\frac{120}{80} = 1{,}5$

Hier geht zum Video *Kreislaufschock*

Schockindex	Bewertung
0,5	normal, kein Schock
1	drohender Schock
1,5	manifester Schock (Lebensgefahr)

Tabelle 1 *Schockindizes und ihre Bedeutung*

Merke

Der Schock ist ein lebensbedrohliches Kreislaufversagen.
Dabei ist der systolische Blutdruck erniedrigt und der Puls erhöht.

Der niedrige systolische Blutdruck drückt das **Kreislaufversagen** aus. Die erhöhte Pulsfrequenz stellt die **Gegenregulation** dar, mit der das Kreislaufversagen aufgefangen werden soll. Der Schockindex wird errechnet, indem man die Pulsfrequenz durch den systolischen Druck teilt (Infokasten und Tabelle 1).

Ursachen des Schocks

Ein Schock kann verschiedene Ursachen haben, die alle dazu führen, dass ein regelrechter Kreislauf nicht aufrechterhalten werden kann. Wenn die wichtigste Ursache der Verlust von Flüssigkeit ist, spricht man von einem Volumenmangelschock (hypovolämischer Schock). Unbehandelt kann der Schock zum Herzkreislaufstillstand führen.

- **Blutverlust:** Die vorhandene Blutmenge reicht zur Versorgung der Organe nicht mehr aus. Es kommt zu Blutdruckabfall und Minderversorgung der lebenswichtigen Organe wie Herz, Gehirn und Nieren.
- **Herzinfarkt:** Das Herz kann seine Pumpfunktion nicht mehr ausreichend erfüllen. Es ist zwar genug Blutvolumen vorhanden, es wird jedoch nicht ausreichend weitertransportiert.
- **Verbrennungen:** Es kommt zu großen Plasmaverlusten durch die Verbrennungswunde. Dadurch nimmt das Blutvolumen ab.
- **Allergische Reaktion**: Beim allergischen (anaphylaktischen) Schock tritt Wasser aus den Kapillaren aus. Dadurch vermindert sich die **Blutmenge,** die dem Kreislauf zur Verfügung steht.
- **Sepsis**: Bei einer **Infektionskrankheit** können Bakterien Toxine bilden, die zu einem starken Blutdruckabfall führen.

Merke

Der hypoglykämische Schock ist kein Kreislaufversagen. Ursache ist ein zu niedriger Blutzuckerspiegel.

Symptome

Beim Schock treten folgende Symptome auf:

- kühle, blasse Haut (bei Blutverlust oder Herzinfarkt)
- warme, rote Haut (beim allergischen und septischen Schock)
- Zittern, Unruhe, kalter Schweiß
- Bewusstseinstrübung
- hoher Puls
- niedriger systolischer Blutdruck
- Oligurie/Anurie (verminderte/keine Urinausscheidung)

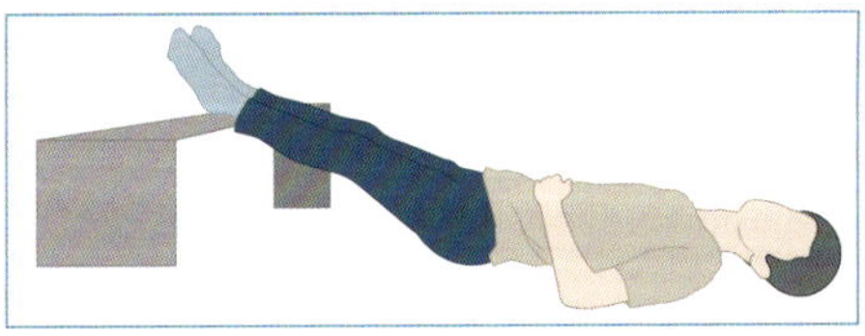

Bild 1 *Schocklagerung (Füße über Herzniveau, außer bei Herzinfarkt)*

Erste Hilfe

Das Ziel ist, die Funktion des Kreislaufs wiederherzustellen und die Ursachen des Schocks zu beseitigen. Durch die Infusion von isotonischer Kochsalzlösung (physiologische Kochsalzlösung, 0,9 %ige NaCl-Lösung) oder Plasmaersatzmittel wird das fehlende Blutvolumen aufgefüllt. Man bezeichnet dies als **Volumensubstitution**.

Die **Flachlagerung mit angehobenen Beinen** dient demselben Zweck. In den Gefäßen der Beine befindet sich eine größere Menge Blut, die auf diese Weise dem Kreislauf zur Verfügung gestellt wird.

Eine Ausnahme ist der **kardiogene Schock** (Schock durch Herzversagen). Ein zusätzlicher Blutzufluss würde das Herz des Patienten überlasten. Deshalb werden in diesem Fall die Beine flach, aber der Oberkörper des Patienten hoch gelagert.

2.6.4 Herzinsuffizienz

Wenn der Herzmuskel nicht mehr in der Lage ist, die benötige Blutmenge zu fördern, spricht man von einer Herzinsuffizienz. Ursachen für eine Herzinsuffizienz sind Herzinfarkt, Herzmuskelentzündung, Klappenfehler und Hypertonie.

Betrifft die Insuffizienz nur die linke Kammer, spricht man von einer **Linksherzinsuffizienz,** ist nur die rechte Kammer betroffen, nennt man sie **Rechtsherzinsuffizienz**. Sind beide Kammern betroffen, leidet der Patient an einer **Globalinsuffizienz**. Je nach betroffener Herzseite sind die Symptome unterschiedlich. Bei der Globalinsuffizienz treten die Symptome der Rechts- und der Linksherzinsuffizienz auf.

Rechtsherzinsuffizienz

Die Rechtsherzinsuffizienz ist eine Folge **chronischer Lungenerkrankungen**. Das rechte Herz muss gegen den erhöhten Druck im Lungenkreislauf arbeiten. Pumpt die rechte Herzhälfte nicht mehr ausreichend, kommt es zum Rückstau in die Körpervenen. Die Folgen sind **Ödeme** der unteren Körperpartien, **Aszites** (Ansammlung von Wasser in der Bauchhöhle), **Ösophagusvarizen** oder eine **Leberstauung.**

5

Linksherzinsuffizienz

Die Linksherzinsuffizienz ist eine typische Folge der **Hypertonie**. Das linke Herz muss gegen den erhöhten Druck im Körperkreislauf arbeiten, das Blut staut in die Lungenvenen zurück. Es kommt zu einer mangelnden Versorgung des Körpers mit Sauerstoff. Die Folgen sind **geringe Belastbarkeit, Luftnot** und **Husten.** Die Symptome verschlimmern sich oft im Liegen, sodass die Patienten mit erhöhtem Oberkörper schlafen.

Das Hormon **BNP** (Brain Natriuretic Peptide) wird bei einer Herzinsuffizienz vermehrt ausgeschüttet und kann zu diagnostischen Zwecken im Blut nachgewiesen werden.

2.6.5 Herzklappenfehler

Herzfehler können **angeboren** oder **erworben** sein. Ein erworbener Herzfehler ist die Folge einer Erkrankung, z. B. eines Streptokokkeninfektes oder einer Arteriosklerose. Außerdem wird bei den Herzklappenfehlern zwischen **Stenose** und **Insuffizienz** unterschieden.

Bei einer Stenose erschwert die verkleinerte Öffnung der Herzklappe den Blutstrom (Bild 1). Bei der Insuffizienz können sich die Klappen nicht vollständig schließen, was zu einem Rückfluss des Blutes führt. Bei allen vier Klappen können sowohl eine Stenose als auch eine Insuffizienz auftreten.

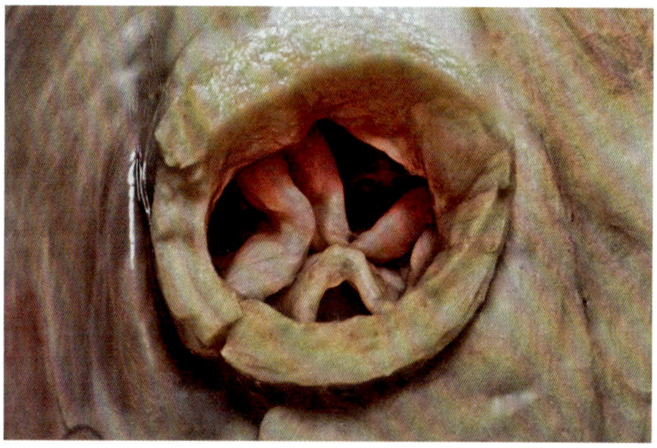

Bild 1 *Stenose durch verdickte Aortenklappe*

Der **häufigste** erworbene Herzfehler ist die **Aortenklappenstenose**. Ursache ist eine arteriosklerotische Veränderung der Klappe. Ein weiterer häufiger Klappenfehler ist die **Mitralklappeninsuffizienz.** Die Ursache ist fast immer eine Erweiterung der linken Herzkammer.

2.7 Krankheiten der Gefäße

Gefäßerkrankungen betreffen Venen, Arterien und Kapillaren. **Arterienerkrankungen** führen zur arteriellen Verschlusskrankheit, Herzinfarkt und Schlaganfall. **Venenerkrankungen** kommen bei jedem zweiten oder dritten Erwachsenen vor.

2.7.1 Arteriosklerose

Die Arteriosklerose entsteht durch Ablagerung von Blutfetten, Thromben oder Kalk an den Gefäßwänden. Die Entwicklung erfolgt langsam über Jahre und bleibt anfangs meist symptomlos. Eine Arteriosklerose in einem großen/mittleren Gefäßen heißt **Makroangiopathie,** in einem sehr kleinen **Mikroangiopathie.**

Als Folge der Arteriosklerose bilden sich Engstellen und Verschlüsse, die zur Minderdurchblutung an den betroffenen Gefäßabschnitten führen (Bild 1). Die Gefäßwand kann auch derart geschwächt werden, dass sie sich ausweitet und ein sogenanntes **Aneurysma** bildet.

Die meisten Menschen in den westlichen Industrienationen sterben an den Folgen der Arteriosklerose.

Risikofaktoren für eine Arteriosklerose sind:
- Bluthochdruck
- Übergewicht
- Diabetes mellitus
- erhöhte Blutfette
- Rauchen
- Stress
- familiäre Belastung

Merke

Die Arteriosklerose entsteht durch Ablagerung von Blutfetten, Thromben oder Kalk an den Gefäßwänden.

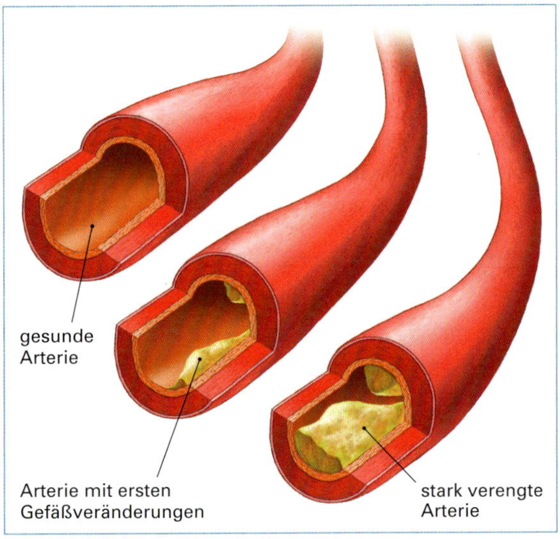

Bild 1 *Arteriosklerotische Veränderungen der Blutgefäße*

2.7.2 Hypertonie

Hypertonie (Hypertonus, Bluthochdruck) ist eine anhaltende Steigerung des arteriellen Druckes über den festgelegten Normwert (Tabelle 1).

Die Normwerte werden in Zusammenarbeit von der **World Hypertension League** (WHL) und der **Weltgesundheitsorganisation** (WHO) definiert. Danach gilt bei Erwachsenen ein wiederholt gemessener Blutdruckwert ab 140/90 mm Hg als Hypertonie.

Die alte Behauptung, dass ein normaler Blutdruck bei 100 + Lebensalter läge, ist nach der Definition der WHO falsch.

Bei Kindern hängen die Referenzwerte von Alter, Körpergröße und Geschlecht ab und sind deutlich niedriger als bei Erwachsenen. Beispiel: Für einen 4,5 Jahre alten Jungen mit einer Körpergröße von 103 cm beträgt der Referenzwert für den systolischen Druck 96 mm Hg. Die Werte können auf der Internetseite des Robert-Koch-Institutes (KIGGS-Studie) nachgelesen werden.

Beurteilung	Systolisch mm HG	Diastolisch mm HG
optimal	< 120	< 80
normal	< 140	< 90
Hypertonie 1. Grades	140–159	90–99
Hypertonie 2. Grades	160–179	100–109
Hypertonie 3. Grades	≥ 180	≥ 110

Tabelle 1 *Blutdruck Normwerte Erwachsene*

Umrechnung mm HG in Pa

Umrechnung von Millimeter Quecksilbersäule in die SI-Einheit Pascal:

1 mm Hg = 133,3 Pa

In Deutschland und den meisten angelsächsischen Ländern wird der Blutdruck in mm Hg (sprich „Millimeter Quecksilbersäule") gemessen, andere Länder verwenden die SI-Einheit Pascal (Pa). Bei SI handelt es sich um ein internationales Einheitensystem (aus dem Französischen: **S**ysteme **i**nternational d'unités).

Merke

Eine Hypertonie besteht
- ab einem systolischen Blutdruck von 140 mm Hg,
- ab einem diastolischen Blutdruck von 90 mm Hg.

Ursachen und Formen der Hypertonie

Nach ihrer Ursache werden zwei Arten von Hypertonie unterschieden:

- **Essenzielle Hypertonie**

Die essenzielle Hypertonie umfasst 90 % aller Hochdruckerkrankungen. Sie ist **multifaktoriell** bedingt, das heißt, dass viele Faktoren bei der Entstehung zusammenwirken.

Zu den **Risikofaktoren** gehören Übergewicht, Stress, Rauchen, fett- und kochsalzreiche Ernährung, erhöhter Alkoholkonsum und erbliche Belastung. Auch psychische Faktoren spielen eine Rolle. Die betroffenen Patienten fühlen sich im wahrsten Sinne des Wortes ständig „unter Druck".

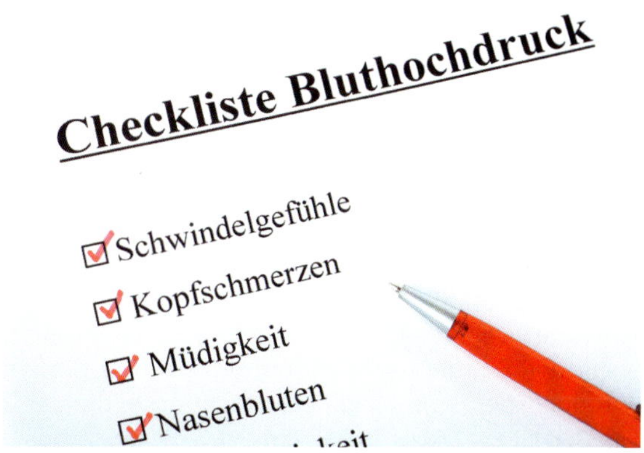

Bild 1 *Risikoeinschätzung bei Hypertonie*

- **Sekundäre Hypertonie**

10 % aller Hypertonien sind die Folge von Nieren- und Hormonerkrankungen, Gefäßmissbildungen oder Medikamenteneinnahme (z. B. Ovulationshemmer, Kortison).

Der Hochdruck bereitet zunächst keine **Symptome,** erst später führen Zeichen wie Kopfschmerzen, Tachykardie, Schwindel, Sehstörungen oder Nasenbluten zur Diagnose (Bild 1).

Über 40 % der Bevölkerung ist an Bluthochdruck erkrankt. Viele Patienten spüren ihren hohen Blutdruck nicht, sodass er häufig erst bei einer Routineuntersuchung diagnostiziert wird.

Entscheidend für den weiteren Krankheitsverlauf sind die Gefäßveränderungen. Die meisten Hypertoniker entwickeln frühzeitig eine allgemeine **Arteriosklerose** (siehe S. 254), deren Ausmaß unter anderem mit der Augenhintergrundspiegelung direkt beurteilt werden kann. Die Gefäßschädigung führt auch an anderen Organen zu Komplikationen:
- **Nieren**: Schrumpfnieren mit Niereninsuffizienz
- **Herz**: Herzinsuffizienz, koronare Herzkrankheit und Herzinfarkt
- **Gehirn**: Schlaganfall durch Ischämie (Minderdurchblutung) oder Massenblutung (durch Platzen der Gefäße bei zu hohem Druck)
- **Extremitäten**: periphere arterielle Verschlusskrankheit (pAVK)

Therapie der Hypertonie

Die Therapie strebt einen Blutdruckwert von unter 140/90 mm Hg an. Eine dauerhafte Absenkung vermindert das Risiko für einen Schlaganfall um 40 % und das für einen Herzinfarkt um 25 %.

Typen von Antihypertonika

- Betablocker
- Diuretika
- ACE-Hemmer
- Kalziumantagonisten
- Kalziumkanalblocker

Der Patient sollte sein Gewicht normalisieren, sich fettarm ernähren, nicht rauchen, wenig Kaffee und Alkohol trinken, Stress vermeiden und für Bewegung sorgen. Diese Maßnahmen sind bei einer leichten Hypertonie oft schon ausreichend, um den Blutdruck zu normalisieren.

Für die medikamentöse Behandlung gibt es verschiedene Typen von **Antihypertonika.** Nebenwirkungen sind oft Müdigkeit und Abgeschlagenheit, da der Körper sich an den niedrigeren Blutdruck gewöhnen muss.

Oft fehlt den Patienten die Einsicht in ihre Krankheit, sodass sie sich gegen die lebenslange Einnahme von **Antihypertonika** sperren. Es kommt auch vor, dass die Medikamente eigenmächtig wieder abgesetzt werden, wenn der zu Hause gemessene Druck längere Zeit im Normbereich war.

Darum sind erklärende **Gespräche** ein wichtiger Bestandteil der Therapie.

2.7.3 Hypotonie

Mit Hypotonie (Hypotonus) wird ein zu niedriger Blutdruck bezeichnet. Die WHO definiert eine Hypotonie ab Werten unter 100/60 mm Hg. Die Hypotonie muss nur behandelt werden, wenn subjektive Beschwerden, wie Müdigkeit oder Schwindel auftreten. Ein zu niedriger Blutdruck verursacht keine Folgeerkrankungen, ganz im Gegenteil – eine Hypotonie schützt sogar vor vielen Herz- und Gefäßerkrankungen. In seltenen Fällen kann die Hypotonie zum **Kreislaufkollaps** führen.

2.7.4 Periphere arterielle Verschlusskrankheit

Periphere arterielle Verschlusskrankheit (pAVK) ist eine Sammelbezeichnung für Erkrankungen, die durch verengte oder verschlossene Arterien entstehen (Bild 1). Am häufigsten kommt die pAVK an den Beinen vor. Sie durchläuft vier Stadien.

- **Erstes Stadium:** Das Bein ist kalt und blass. Der Patient hat **keine Beschwerden**, aber der Fußpuls ist nicht mehr tastbar.
- **Zweites Stadium: Belastungsschmerz**. Der Patient bleibt nach einer gewissen Wegstrecke wegen der Schmerzen in den Beinen stehen und wartet, bis der Schmerz wieder vorübergeht (Claudicatio intermittens, Schaufensterkrankheit). Die Länge der Wegstrecke, die der Patient schmerzfrei gehen kann, ist ein Maß für die Schwere des Verschlusses.
- **Drittes Stadium:** In horizontaler Lage tritt ein **Ruheschmerz** auf, der vorübergeht, wenn der Patient das Bein nach unten hängen lässt.
- **Viertes Stadium: Unterschenkelgeschwüre** (Ulcus cruris) und **Gewebetod** (Nekrose).

Die Behandlung eines Unterschenkelgeschwürs ist sehr langwierig. Wenn sie nicht anschlägt, muss der Unterschenkel schlimmstenfalls amputiert werden.

Therapie: Gehtraining, Einlegen eines Stents, Bypass-Operation, Einnahme von Acetylsalicylsäure (ASS) oder Marcumar®.

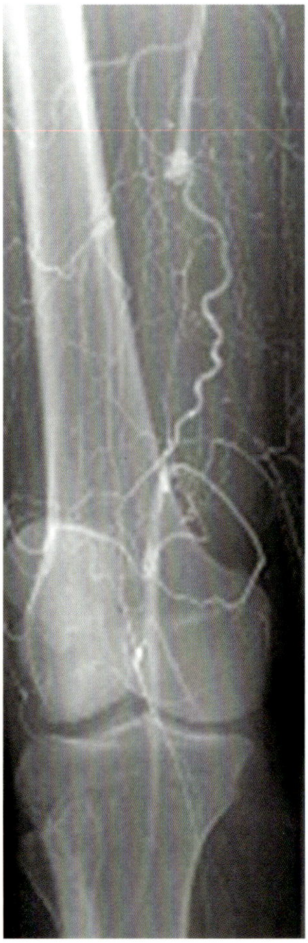

Bild 1 *Angiographie: Verschluss der Beinarterie*

2.7.5 Thrombose und Embolie

Eine Thrombose ist der Verschluss eines Blutgefäßes durch ein Blutgerinnsel (Thrombus), das sich an der Gefäßwand bildet. Thrombosen können in Arterien und Venen vorkommen, sie sind aber in Venen viel häufiger.

Eine gefährliche Komplikation der Thrombose ist die **Embolie**. Dabei löst sich der Thrombus, der nun **Embolus** heißt, von der Gefäßwand. Er wird mit dem Blutstrom weitergetragen, bis er in eine Arterie gelangt, deren Durchmesser der Größe des Embolus entspricht. Hier bleibt er stecken und ruft als akutes Ereignis den Verschluss der Arterie hervor. Gefürchtet ist die Lungenembolie

Am häufigsten ist der Embolus ein losgelöster Thrombus. Aber auch Fett, Luft, Tumorzellen, Fruchtwasser, Kalkablagerungen und Fremdkörper können als Embolus verschleppt werden.

Tiefe Venenthrombose

Die häufigste Form der Thrombose ist die tiefe Beinvenenthrombose (TVT, Phlebothrombose). **Risikofaktoren** sind die Ruhigstellung eines Beines durch einen Gips, Bettlägerigkeit, Operationen, lange Bus- und Flugreisen, Therapie mit Östrogenen („Pille") und gleichzeitigem Rauchen, Schwangerschaft, Wochenbett und hohes Alter.

Ratschläge für Venenpatienten

- nicht sitzen und stehen, sondern laufen und liegen
- keine Sauna, kein Sonnenbad
- kaltes Abduschen und Fußgymnastik
- Kompressionsstrümpfe

Symptome sind Schwellung, Spannungsgefühl, Blauverfärbung, Überwärmung und ziehende Schmerzen wie bei einem Muskelkater. 50 % der Patienten haben keine Symptome.

Wegen der Gefahr einer **Lungenembolie** muss der Arzt die TVT möglichst schnell von anderen Erkrankungen, wie z. B. einem Ischias-Syndrom oder einem Muskelfaserriss, abgrenzen. Die **Diagnose** wird durch die **Farbduplex-Sonographie** (siehe S. 390) und den **D-Dimere-Test** (siehe S. 216) gestellt.

Die **Therapie** besteht in der Anlage eines Kompressionsverbandes, Mobilisierung des Patienten und der Gabe von Heparin (intravenös oder subkutan). Die **Antikoagulanzientherapie** wird über mehrere Monate oder Jahre mit **Marcumar®** oder ähnlich wirkenden Substanzen fortgesetzt.

Merke

Bei der peripheren arteriellen Verschlusskrankheit (pAVK) ist das Bein blass und kalt.
Bei der tiefen Beinvenenthrombose (TVT) ist das Bein bläulich und warm.

Lungenembolie

Wenn ein **Thrombus** sich von der Gefäßwand der tiefen Beinvenen löst, gelangt er durch die Venen zur rechten Herzhälfte. Bis dorthin wird ihm, da die Gefäße immer größer werden, kein Widerstand entgegengesetzt.

Symptome einer Lungenembolie

- Dyspnoe und Tachypnoe
- Schmerzen im Brustkorb
- Husten
- Angst
- Schweißausbruch
- schneller Puls
- Schock

Von der rechten Herzhälfte aus werden die Gefäße für den Embolus immer kleiner. Er passiert die Pulmonalklappe und gelangt nach den größeren in die kleineren Gefäße der Lunge. Ein großer Embolus bleibt bereits in den größeren Arterien der Lunge hängen, ein kleinerer verstopft die kleinen Arterien. Dieses Geschehen heißt **Lungenembolie**. In mehr als 90 % der Fälle stammt der Embolus aus den tiefen Becken- und Beinvenen als Folge einer **Thrombose.**

Das hinter dem Verschluss liegende Gebiet wird schlagartig von der Durchblutung abgeschnitten. Das Blut wird zurückgestaut. Die Blutgefäße des betroffenen Lungenabschnitts reagieren darauf mit einer Engstellung. Es kommt zu einer erheblichen Störung der Sauerstoffaufnahme in den Lungen. Die rechte Herzkammer kann die unvermittelte Druckerhöhung nur selten verkraften. Die Folge ist dann der Tod durch **plötzliches Rechtsherzversagen** und Kreislaufschock.

Lungenembolien können durch körperliche Anstrengungen ausgelöst werden wie Aufstehen nach längerem Liegen, Absetzen von Stuhl mit starker Bauchpresse oder Anheben eines schweren Gegenstandes.

Eine Lungenembolie ist ein lebensbedrohliches Ereignis. **Erstmaßnahmen** bei einer Lungenembolie sind:

- Lagerung mit angehobenem Oberkörper
- Sauerstoffgabe
- behutsamer Transport, um eine erneute Embolie zu verhindern
- Heparingabe

Nicht jede Embolie verläuft tödlich, sie kann sich aber wiederholen. Meistens sind es mehrere kleine Emboli, die immer wieder kleine Arterienäste der Lunge verstopfen. Anzeichen können wiederholte Schwindelanfälle mit kurzer Bewusstlosigkeit, unklares Fieber, Tachykardie und Luftnot sein.

Die **Therapie** einer Lungenembolie erfolgt auf einer Intensivstation und umfasst die Auflösung des Thrombus und die Stabilisierung des Kreislaufs.

Merke

Ein Thrombus ist ein Blutgerinnsel in einem Gefäß.
Eine Embolie ist der Gefäßverschluss durch einen verschleppten Thrombus (Embolus).

2.7.6 Oberflächliche Thrombophlebitis

Eine Entzündung von oberflächlichen Venen (Thrombophlebitis) ist mit der Bildung von Thromben verbunden. Sie kommt oft bei Krampfadern im Unterschenkelbereich vor.

Eine **Phlebitis** kann aber auch als Folge des längeren Verweilens einer Kanüle im Armbereich auftreten. Die Vene ist dann ein geröteter harter, schmerzhafter Strang. Die betroffene Extremität nimmt nicht an Umfang zu, denn das Blut kann über andere Bahnen abfließen.

Bei einer Venenentzündung am Arm wird die Kanüle entfernt und die Einstichstelle mit entzündungshemmenden Salbenverbänden behandelt. Am Bein wird ein Kompressionsverband angelegt und der Patient soll laufen.

Bei starken Schmerzen erhält der Patient zusätzlich **Antiphlogistika** (siehe S. 194), bei infizierten Kanüleneinstichstellen Umschläge mit antiseptischen Lösungen (z. B. Rivanol®-Lösung). Nur bei bettlägerigen Patienten wird Heparin s. c. injiziert.

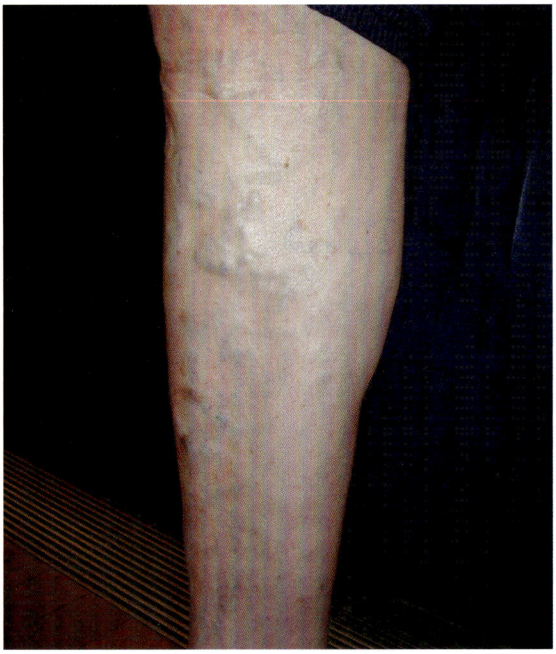

Bild 1 *Unterschenkelvaricosis (Krampfadern)*

2.7.7 Krampfadern und Venenklappeninsuffizienz

Krampfadern (Varizen) sind erweiterte, oberflächliche Venen mit Verlust der Schlussfähigkeit der Klappen (Bild 1). **Risikofaktoren** sind höheres Lebensalter und Schwangerschaft sowie stehende oder sitzende Tätigkeiten.

Die **Symptome** sind Schwere, Spannungsgefühl und Ödeme der Beine, wobei diese Veränderungen vermehrt am Abend, bei längerem Stehen und warmem Wetter auftreten. Im Gegensatz zur arteriellen Verschlusskrankheit bessern sich die Symptome beim Gehen.

Die **Diagnose** wird durch die **Sonographie** gesichert. Die Patienten sollen viel laufen und Kompressionsstrümpfe tragen. Bei kleineren Gefäßen kann eine **Verödung** durchgeführt werden. Eine weitere Möglichkeit ist die operative Entfernung der oberflächlich gelegenen Krampfadern. Sie ist nur möglich, wenn das tiefe Beinvenensystem gesund ist.

Merke

Risikofaktoren für Varizen sind höheres Lebensalter und Schwangerschaft sowie stehende oder sitzende Tätigkeiten.

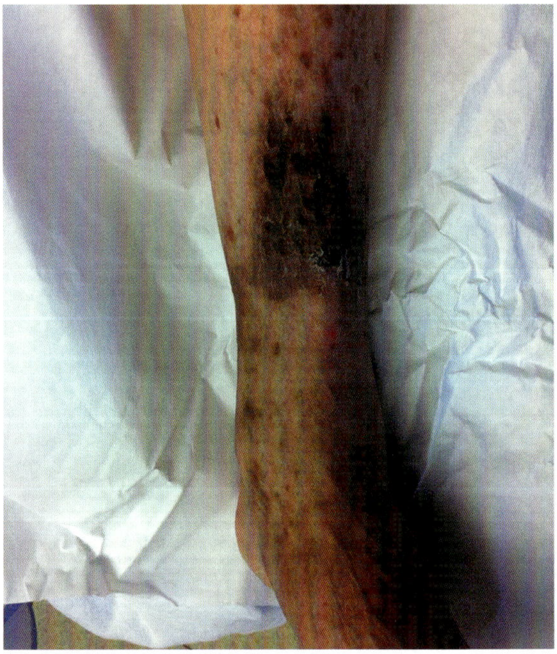

Bild 2 *Ulcus cruris*

2.7.8 Offenes Bein

Chronische venöse Abflussbehinderungen führen zur **venösen Insuffizienz.** Es kommt zu Geschwürbildungen der Haut, zum offenen Bein (Ulcus cruris, Bild 2). Die **Therapie** erfolgt mit Salben- und Kompressionsverbänden, ist aber langwierig und nicht immer erfolgreich.

2.8 Krankheiten der lymphatischen Organe

Die lymphatischen Organe haben die Aufgabe der **lokalen** und der allgemeinen **Abwehr.** Krankheiten der lymphatischen Organe geben einen Hinweis darauf, dass in bestimmten Körperregionen eine **Entzündung** oder ein **Tumor** besteht, der durch die lymphatischen Organe abgewehrt werden muss.

2.8.1 Lymphadenitis

Die Lymphadenitis ist eine Entzündung von Lymphknoten. Sie geht mit einer schmerzhaften Schwellung der betroffenen Lymphknoten einher. Die Lymphadenitis wird meistens durch eine **Infektion** im Entzündungsbereich eines Lymphknotens verursacht. Bei einer Mandelentzündung sind z. B. die Lymphknoten im Kieferwinkel vergrößert (Bild 1), bei einer Infektion der Genitalorgane die Leistenlymphknoten.

Die gleichzeitige Vergrößerung von Lymphknoten in mehreren Körperregionen kommt beim **Pfeifferschen Drüsenfieber** und bei einer **Leukämie** vor.

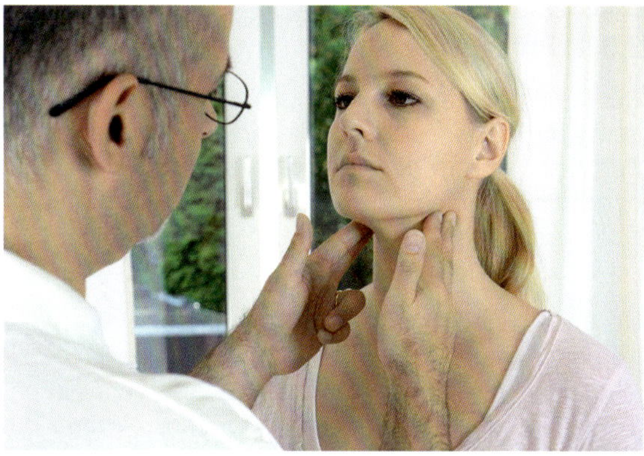

Bild 1 *Kontrolle der Lymphknoten im Kieferwinkel*

2.8.2 Lymphangitis

Die Lymphangitis ist die Entzündung eines Lymphgefäßes. Die Ursache ist eine manchmal nur kleine Verletzung, z. B. durch einen Insektenstich. Das infizierte Lymphgefäß ist als rötlicher Streifen auf der Haut sichtbar. Laien bezeichnen dies fälschlich als Blutvergiftung.

Eine **Blutvergiftung** (Sepsis) kann aber tatsächlich eintreten, wenn die infizierte Lymphe über die obere Hohlvene die Blutbahn erreicht. Das kann innerhalb von Stunden geschehen. Deshalb wird eine Extremität mit Lymphangitis ruhiggestellt und der Patient schnellstens einem Arzt vorgestellt.

Die **Therapie** einer Lymphangitis besteht in der lokalen Behandlung der Verletzung und in der Gabe von Antibiotika.

2.8.3 Tonsillitis

Die Tonsillitis (Mandelentzündung, Angina tonsillaris, Bild 2) wird in den meisten Fällen durch Streptokokken verursacht (siehe S. 59). Auch beim Pfeiffer-Drüsenfieber kann eine Tonsillitis vorkommen (siehe S. 85). Am häufigsten sind Kinder und Jugendliche betroffen.

Die Tonsillen sind gerötet und haben weiße, eitrige Beläge. **Symptome** sind Fieber, Mundgeruch und Schluckbeschwerden, die bis ins Ohr ausstrahlen können.

Wenn die Tonsillitis durch Bakterien verursacht ist, wird sie mit **Antibiotika** behandelt.

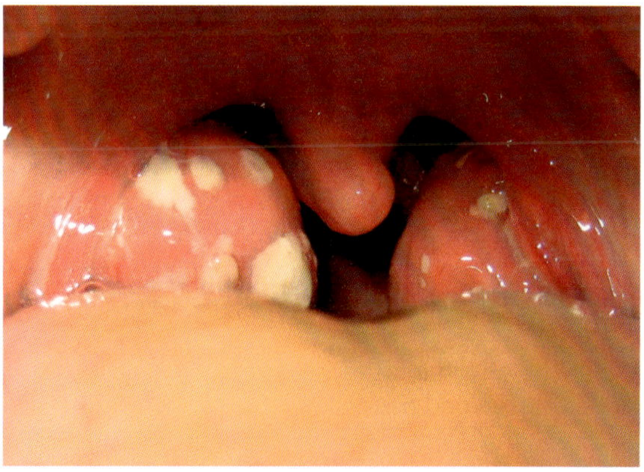

Bild 2 *Mandelentzündung (Tonsillitis)*

Merke

Die Tonsillitis wird in den meisten Fällen durch Streptokokken hervorgerufen.

2.9 Untersuchungsmethoden und Diagnostik von Herz-Kreislauf-Erkrankungen

Für die Untersuchung der Herz-Kreislauf-Funktion steht eine Vielzahl von Methoden zur Verfügung. Man unterscheidet **invasive** Untersuchungsmethoden, bei denen die medizinischen Geräte in den Körper eindringen, von **nicht-invasiven** Methoden, bei denen Geräte weder in den Körper eindringen, noch ihn verletzen.

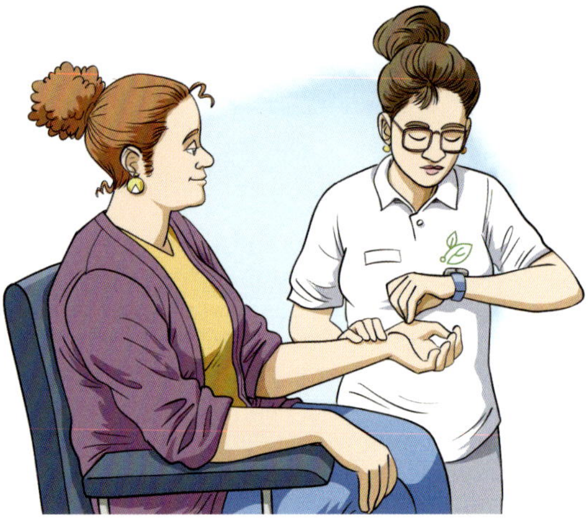

Bild 1 *Pulsmessung an der Speichenarterie*

2.9.1 Puls

Bei jeder Kontraktion des Herzens (Systole) wird in den Arterien eine Druckwelle erzeugt, die auch als Pulswelle bezeichnet wird. Diese Pulswelle ist an oberflächlich gelegenen Arterien tastbar, z. B. an der Speichenschlagader (A. radialis) oder an der Halsschlagader (A. carotis).

Der **Puls** lässt sich auch noch an anderen Stellen des Körpers tasten (Bild 2). Dadurch kann man sich einen Überblick über den Zustand der Gefäße verschaffen. Eine stark **arteriosklerotisch** veränderte **Arterie** hat eine starre Wand und pulsiert nicht.

Das Aufsuchen des **Fußpulses** gibt Auskunft über den Zustand der Arterien in diesem Bereich. Außerdem kann an jeder Stelle, an der der Puls getastet werden kann, im **Notfall** die Arterie abgedrückt werden.

Altersgruppe	Schläge pro Minute
Neugeborenes	120–140
Kleinkind	100–120
Erwachsener	60–80

Tabelle 1 *Puls: Normwerte in Ruhe*

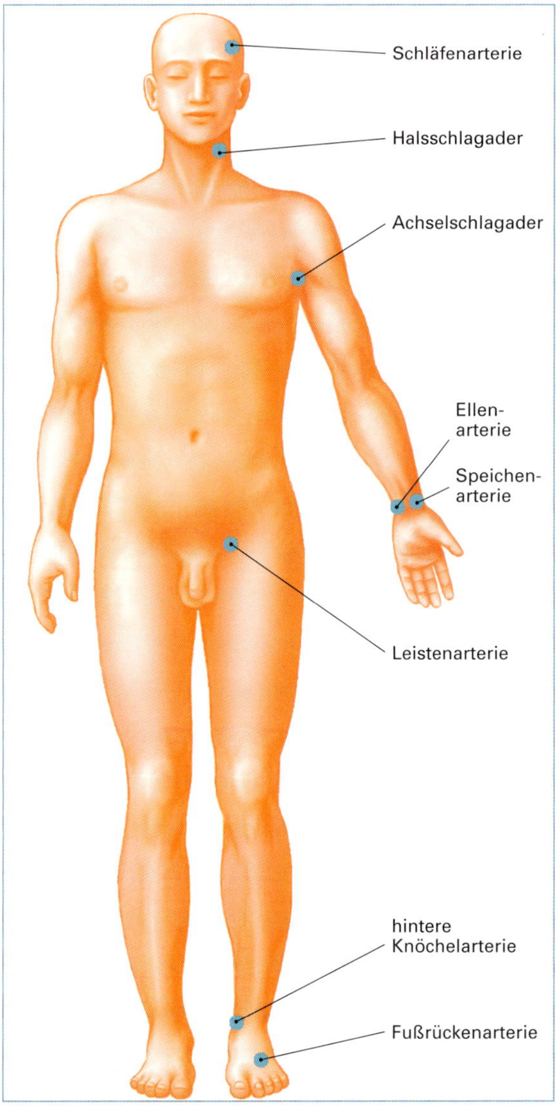

Bild 2 *Tastbare Arterien des Menschen*

PRAXIS Manuelle Pulsmessung

Der **Puls** wird normalerweise am **Handgelenk** (A. radialis) gemessen. Wenn der Puls dort nicht tastbar ist, z. B. bei einem Kreislaufkollaps, wird er an der **Halsschlagader** (A. carotis) gemessen.

Bei der **Pulsmessung am Handgelenk** geht man folgendermaßen vor:

- Handgelenk freimachen
- Puls tasten und beurteilen, ob er regelmäßig oder unregelmäßig ist
- bei regelmäßigem Puls: 15 Sekunden lang zählen und den Betrag mit 4 multiplizieren
- bei unregelmäßigem oder langsamen Puls: 60 Sekunden lang zählen und den Betrag angeben

Die Referenzwerte für den Puls sind bei Kindern und Erwachsenen unterschiedlich (Tabelle 1).

Gleichzeitig sollte auf die **Pulsqualität** geachtet werden, z. B. ob die Druckwelle kräftig oder schwach ist.

Pulsmessung mit dem Pulsoxymeter

Das Pulsoxymeter zeigt den Puls und die Sauerstoffsättigung des Blutes an. Normalwerte für die Sauerstoffsättigung sind 100 – 97 %. Das Pulsoxymeter wird als Clip am Finger oder am Ohrläppchen befestigt und dient zur Überwachung des Patienten im Rettungsdienst, in der Intensivmedizin und bei chirurgischen Eingriffen.

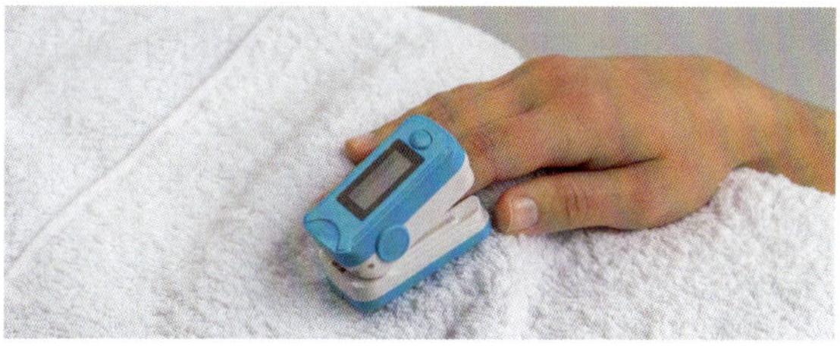

Bild 1 *Pulsoxymeter*

Merke

Die Pulsmessung gibt Auskunft über den Herzrhythmus.

Das Aufsuchen eines Pulses gibt Auskunft über die Durchblutung einzelner Körperabschnitte.

PRAXIS 2.9.2 Blutdruck

Der Blutdruck in den Gefäßen verändert sich im Ablauf einer Herzaktion. Er ist am höchsten bei der **Kontraktion** (systolischer Blutdruck) und am niedrigsten bei der **Erschlaffung** (diastolischer Blutdruck) des Herzmuskels. Der Blutdruck wird in Millimeter Quecksilbersäule (mm Hg) angegeben.

Die Höhe des Blutdrucks wird durch das vegetative Nervensystem, durch **Hormone** des Nebennierenmarks (Adrenalin) und durch die Niere beeinflusst. Auch Kreislaufzentren im Hirnstamm und Druckrezeptoren im Bereich der Halsschlagader regulieren den Blutdruck. Kinder und Säuglinge haben niedrigere Blutdruckwerte.

Merke

Der systolische Blutdruck ist der Blutdruck in der Systole.

Der diastolische Blutdruck ist der Blutdruck in der Diastole.

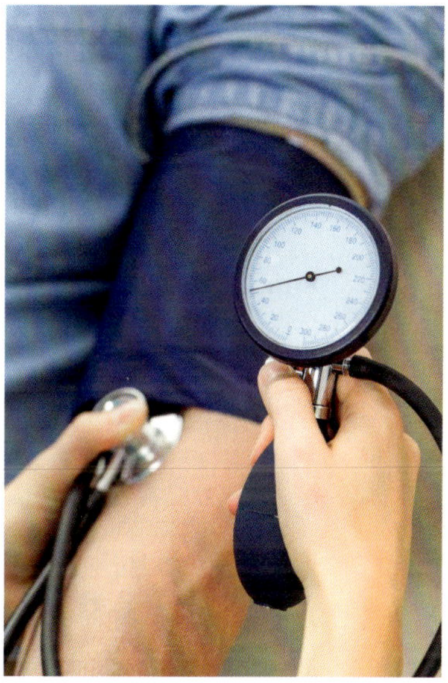

Bild 2 *Blutdruckmessung mit Manometer und Stethoskop*

Blutdruckmessung nach Riva-Rocci

Die Blutdruckmessung gehört zu den am häufigsten durchgeführten Untersuchungen in allen Arztpraxen (Bild 2).

Der Erfinder der unblutigen Blutdruckmessung war der italienische Kinderarzt **Scipione Riva-Rocci** (1863–1937), der 1896 erstmals das Quecksilber-Messgerät auf einem Ärztekongress vorstellte und mit dieser Erfindung einen großen Beitrag zur medizinischen Diagnostik lieferte.

Die Blutdruckmessung nach Riva-Rocci mit **Oberarmmanschette** und **Stethoskop** wird in der Arztpraxis immer noch häufig angewandt. Es gibt inzwischen auch **digitale Messgeräte**, bei denen nur die Manschette nach den Herstelleranweisungen angelegt werden muss (Bild 3). Nach dem Einschalten misst das Gerät selbsttätig. Das Ergebnis kann auf dem Display abgelesen werden.

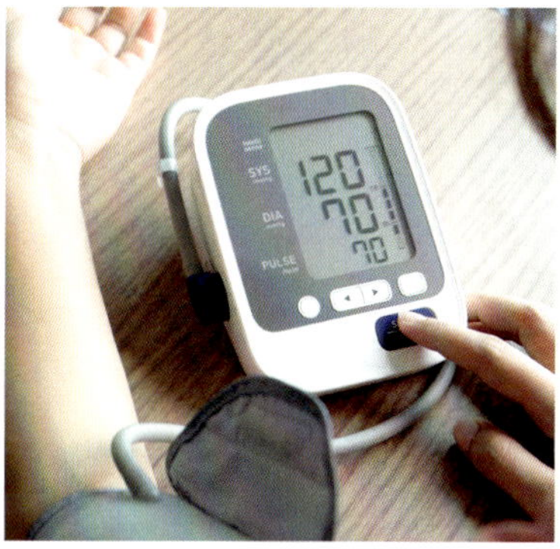

Bild 3 *Digitale Blutdruckmessung*

Viele Patienten haben inzwischen ein eigenes Blutdruckmessgerät zu Hause und messen ihren Blutdruck selbst (S. 262, Bild 1).

Bei der **Blutdruckmessung** soll der Patient ruhig sitzen oder liegen. Der Arm muss dabei auf einer stabilen Unterlage ruhen, um ein korrektes Messergebnis zu erhalten. Wenn er sich vor der Untersuchung z. B. durch Treppensteigen angestrengt hat, muss vor der Blutdruckmessung eine **Ruhephase** eingelegt werden.

Kommt der Patient zum ersten Mal zur Untersuchung, wird der Blutdruck an **beiden Armen** gemessen. Aufgrund von Gefäßveränderungen kann es Blutdruckunterschiede zwischen dem rechten und dem linken Arm geben. In diesem Fall wird ein Vermerk darüber gemacht, damit in Zukunft immer an dem Arm mit dem höheren Blutdruck gemessen wird.

Die Blutdruckmessung erfolgt in **Herzhöhe.** Beim Anlegen der Manschette muss auf die richtige **Manschettenbreite** geachtet werden. Sie soll zwei Drittel der Oberarmlänge betragen. Eine falsche Manschettenbreite führt zu falschen Messergebnissen.

Nach einer Mastektomie, nach einem Schlaganfall und bei einem Shunt darf an dem betroffenen Arm nicht gemessen werden.

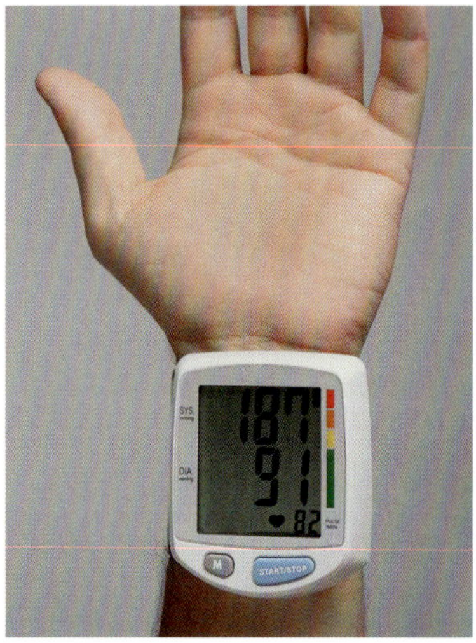

Bild 1 *Blutdruckselbstmessung am Handgelenk*

Die **Blutdruckmessung** erfolgt in mehreren Schritten:

- Die Restluft wird aus der Blutdruckmanschette gedrückt.
- Die Manschette wird etwa 3 cm über der Ellenbeuge am unbekleideten Oberarm angelegt und verschlossen.
- Das Rädchen am Blutdruckmessgerät wird verschlossen, indem es nach rechts gedreht wird.
- Die Oliven des Stethoskops werden in die Ohren gesteckt.
- Die Manschette wird aufgepumpt bis der Radialispuls nicht mehr tastbar ist. Danach werden noch einmal 20 bis 30 mm Hg mehr aufgepumpt.
- Der Kopf des Stethoskops wird in der Ellenbeuge aufgelegt.
- Das Rädchen wird vorsichtig nach links gedreht und die Luft langsam herausgelassen.
- Beim Beginn des Klopfens wird der systolische Wert abgelesen.
- Beim Aufhören oder Leiserwerden des Klopfens wird der diastolische Wert abgelesen.

Fehler bei der Blutdruckmessung

- Manschette zu locker
- Manschette zu schmal
- Manschette zu breit
- Restluft in der Manschette
- Luft zu schnell abgelassen
- Husten, Sprechen oder Bewegung des Patienten während der Messung

Beim Aufpumpen der Manschette wird die Armarterie zugedrückt bis der Puls am Handgelenk nicht mehr tastbar ist. Beim Öffnen des Ventils sinkt der Druck in der Manschette. Der erste Ton ist zu hören, wenn der Druck in der Manschette so weit abgesunken ist, dass die Pulswelle in der Arterie den Druck in der Manschette überwindet. Dieser Zahlenwert ist der **systolische Blutdruckwert.**

Bei weiterem Herausströmen der Luft ist ab einem bestimmten Wert die Pulswelle in der Arterie nicht mehr hörbar. Der Zahlenwert auf dem Manometer an dieser Stelle heißt **diastolischer Blutdruckwert**.

Die Geräusche, die während der Messung gehört werden, heißen **Korotkow-Geräusche**. Sie entstehen, wenn man eine Arterie abdrückt und sie dann wieder öffnet.

Bei der **elektronischen Messung** ist lediglich auf den korrekten Sitz und die richtige Breite der Manschette zu achten.

Merke

Beim Aufpumpen der Blutdruckmanschette orientiert man sich am Radialispuls. Beim Verschwinden des Radialispuls wird die Manschette noch um weitere 20 bis 30 mm Hg aufgepumpt.

Danach wird die Luft langsam abgelassen.

PRAXIS Langzeitblutdruckmessung

Bei einer Langzeitblutdruckmessung wird der Blutdruck über einen Zeitraum von 24 Stunden gemessen und ein **Blutdruckprofil** erstellt (Bild 1).

Der Patient führt während dieses Zeitraumes ein **Blutdrucktagebuch,** in dem er seinen Tagesablauf mit Angabe der entsprechenden Uhrzeit genau protokolliert. So kann man später Blutdruckveränderungen bestimmten Situationen im Tagesverlauf zuordnen.

Der Patient erhält eine Oberarmmanschette, die mit einem Messgerät verbunden ist, das die Werte aufzeichnet und speichert. Das Gerät wird an einem Gürtel befestigt. Die Einzelmessungen erfolgen tagsüber ca. alle 15 Minuten und nachts jede halbe Stunde.

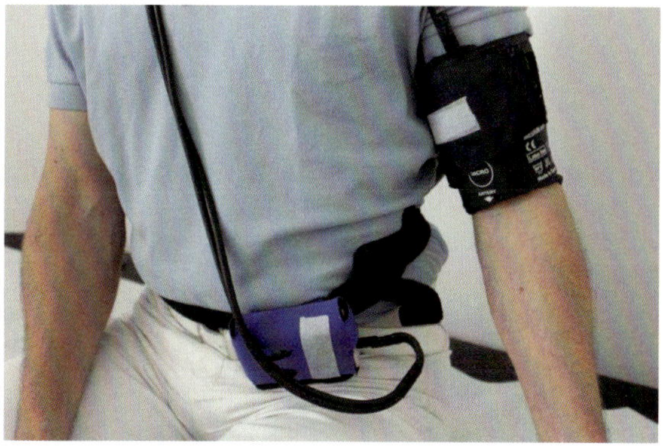

Bild 1 *Langzeitblutdruckmessung*

Im Anschluss werden die aufgezeichneten Werte ausgewertet. Mithilfe der Langzeitblutdruckmessung können Ausschläge des Blutdrucks registriert werden, die bei einer einmaligen Messung verborgen bleiben.

2.9.3 Elektrokardiographie

Bei der Tätigkeit des Herzens entsteht eine **elektrische Spannung** in der Größenordnung von Millivolt. Die Größe der Spannung verändert sich in typischer Weise im Verlauf einer Herzaktion.

Mithilfe der Elektrokardiographie können diese Spannungsunterschiede an der Körperoberfläche **abgeleitet** (S. 264, Bild 1) werden. Das Gerät, mit dem diese Spannungsunterschiede aufgezeichnet werden, heißt **Elektrokardiograph.** Die Kurve, die dabei entsteht, heißt **Elektrokardiogramm** (EKG).

Die Ableitung erfolgt mithilfe von **Elektroden**. Diese nehmen die elektrische Spannung auf und leiten sie zum Aufzeichnungsgerät.

Die Elektroden werden an den Extremitäten und an der Brustwand befestigt. Nur wenn die Elektroden richtig angelegt werden, gelingt eine fehlerfreie Aufzeichnung.

Das **EKG** hat große Bedeutung bei der Diagnostik von Herz-Kreislauf-Erkrankungen. Es wird eingesetzt zum Nachweis eines Herzinfarkts, von Durchblutungsstörungen des Herzens und von Herzrhythmusstörungen.

Das EKG erlaubt Aussagen über:

- Lagetyp des Herzens
- Herzfrequenz
- Herzrhythmus
- Ursprung, Ausbreitung und Rückbildung der Erregung

Das EKG gibt jedoch keine direkte Auskunft über die Pumpleistung und die Kontraktionskraft des Herzens oder über Veränderungen der Herzklappen.

Kurvenabschnitt	Bedeutung
P-Welle	Vorhoferregung
PQ-Strecke	Weiterleitung der Erregung von den Vorhöfen zu den Kammern
QRS-Komplex	Kammererregung
ST-Strecke	Zeitraum zwischen dem Ende der Erregungsausbreitung in den Kammern und dem Beginn der Erregungsrückbildung
T-Welle	Erregungsrückbildung

Tabelle 1 *Abschnitte der EKG-Kurve*

Abkürzungen bei den Goldberger-Ableitungen

a = augmented (erhöht)
V = voltage (Spannung)
L = left (links)
R = right (rechts)

Die EKG-Kurve

Die elektrischen Impulse erscheinen im EKG-Gerät als Kurve. Das Grundmuster der **EKG-Kurve** besteht aus **Wellen**, **Zacken** und **Strecken** (Bild 1, S. 263, Tabelle 1).

Bei älteren Geräten wurde die EKG-Kurve auf **Millimeterpapier** gezeichnet. Die modernen Geräte sind computergesteuert. Die EKG-Kurven werden auf den **Monitor** übertragen und können ausgedruckt werden.

Die Ableitung beginnt mit der **Eichzacke** (1 mV entspricht 1 cm). Nur wenn das Gerät richtig geeicht ist, kann die spätere Auswertung des EKGs korrekt sein.

Die EKG-Kurve kann folgende Störungen aufweisen:

- **unregelmäßige Verzitterung** durch Muskelzittern, Frieren oder Husten
- **regelmäßige Verzitterung** durch elektrische Geräte, wie z. B. Handy oder Bestrahlungsgeräte
- **Wandern der Null-Linie** durch locker sitzende Elektroden, Husten oder lebhafte Atmung

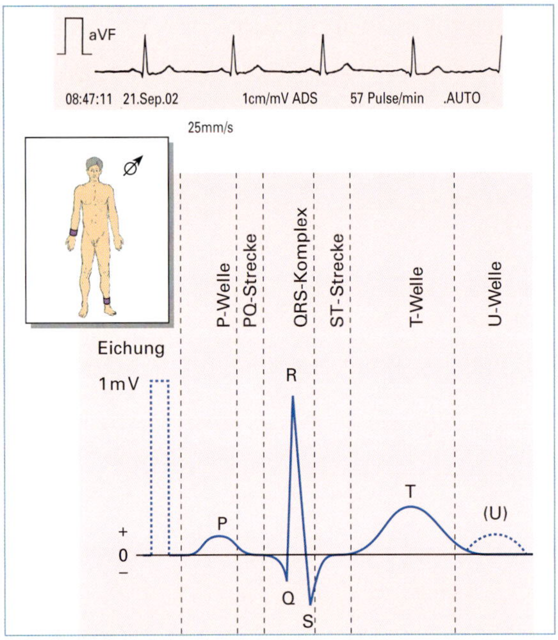

Bild 1 *EKG-Kurve*

Ruhe-EKG

PRAXIS Das Ruhe-EKG wird am liegenden Patienten abgeleitet (Bild 2).

Je nach Hersteller des EKG-Gerätes werden Saug- oder Klebeelektroden verwendet. Die Elektroden werden mit Elektrodengel oder Elektrodenspray befeuchtet. Dies erhöht die Leitfähigkeit und verbessert die Qualität des EKGs.

Man beginnt mit den **Extremitätenableitungen**. Die Elektroden werden auf glatten Flächen des Unterarms in der Nähe der Handgelenke und der Unterschenkel nahe den Fußgelenken angebracht. Strumpfhosen sollten vorher ausgezogen werden.

Die vier Elektroden werden folgendermaßen befestigt:

- rotes Kabel: rechter Arm
- gelbes Kabel: linker Arm
- grünes Kabel: linkes Bein
- schwarzes Kabel (Erdung): rechtes Bein

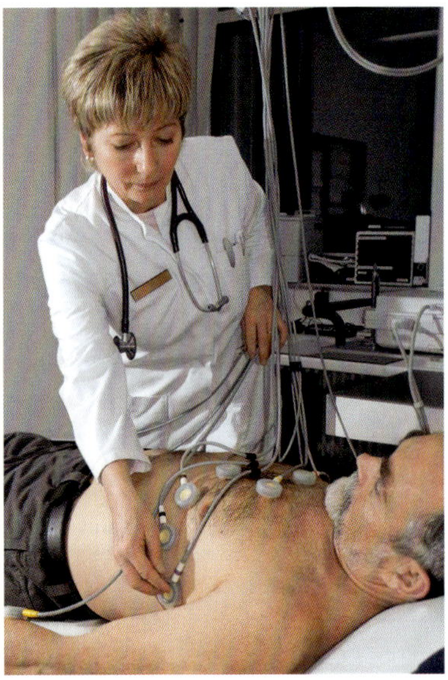

Bild 2 *Anlegen eines Ruhe-EKGs*

Hier geht e
zum Video
EKG

Im EKG-Gerät werden die ankommenden elektrischen Impulse entsprechend den Festlegungen von **Einthoven** (Ableitungen I, II und III) und **Goldberger** (Ableitungen aVR, aVL, aVF) registriert (S. 265, Bild 1). Dadurch entstehen sechs unterschiedliche EKG-Kurven.

Bei den Goldberger-Ableitungen gibt es folgende Abkürzungen:

- a = augmented (erhöht)
- V = voltage (Spannung)
- R = right (rechts)
- L = left (links)
- F = foot (Fuß)

Merke

Bei den Extremitätenableitungen werden mit vier Elektroden sechs Ableitungen geschrieben.

Für die **Brustwandableitungen nach Wilson** werden zusätzliche Elektroden auf der Brustwand platziert. Dies geschieht mithilfe von **Saug**- oder **Klebeelektroden**. In manchen Praxen werden die Brustwandableitungen mithilfe eines **Gürtels** um den Thorax befestigt.

Eventuell vorhandene **Brustbehaarung** muss an den Elektrodenpositionen vorher rasiert werden.

Brustwandableitungen lassen sich nur schreiben, wenn gleichzeitig die vier genannten **Extremitätenelektroden** angelegt wurden.

Merke

Nur wenn die Elektroden richtig angelegt werden, gelingt eine fehlerfreie EKG-Aufzeichnung.

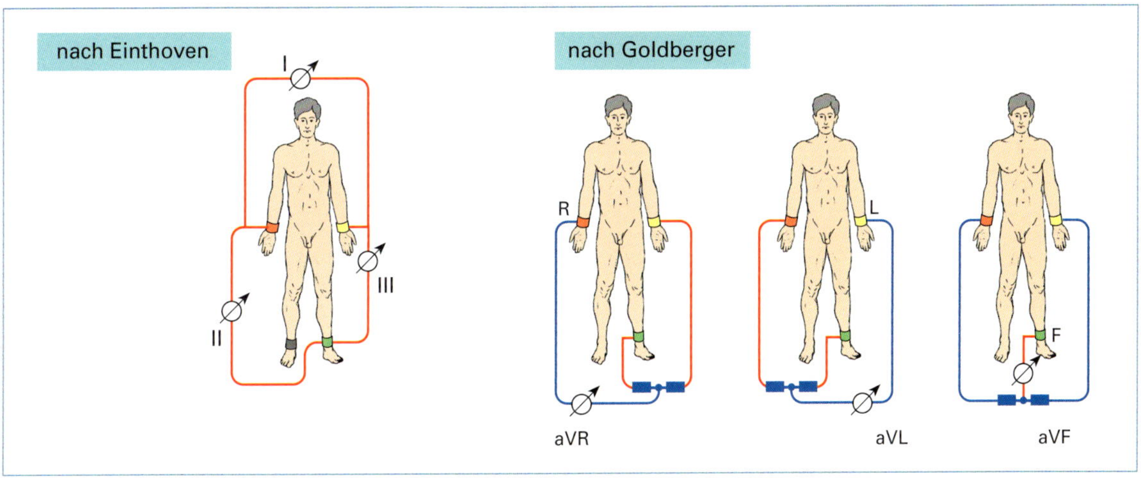

Bild 1 *Extremitätenableitungen nach Einthoven und Goldberger*

Die sechs Brustwandelektroden werden mit V1 bis V6 bezeichnet. Sie müssen an genau festgelegten Punkten auf dem Thorax angelegt werden (siehe S. 266, Tabelle 1 und Bild 2 und 3).

Dazu orientiert man sich an gedachten Linien auf dem Brustkorb und an den **Zwischenrippenräumen** (Interkostalraum, ICR).

Beim Abzählen der Zwischenrippenräume ist zu beachten, dass die erste Rippe nicht zu tasten ist, weil sie vom Schlüsselbein überlagert wird. Der erste Interkostalraum ist somit unterhalb des Schlüsselbeins zu tasten.

Die Elektroden V1 und V2 liegen rechts und links neben dem Sternum. Diese Position bezeichnet man als **parasternal.**

Die **Medioklavikularlinie** ist eine gedachte Senkrechte, die von der Mitte des Schlüsselbeins ausgeht. Sie verläuft in der Regel über die Brustwarze (Bild 3).

Die **vordere Axillarlinie** verläuft von der vorderen Achselfalte senkrecht nach unten, die **mittlere Axillarlinie** verläuft von der Mitte der Achselhöhle ebenfalls senkrecht nach unten (Bild 3).

Bei den **Elektroden** sollte, sofern es sich nicht um Einmalelektroden handelt, auf regelmäßige **Desinfektion** geachtet werden.

In den meisten Kliniken und Praxen ist die elektronische Speicherung der EKGs auf dem Computer Standard.

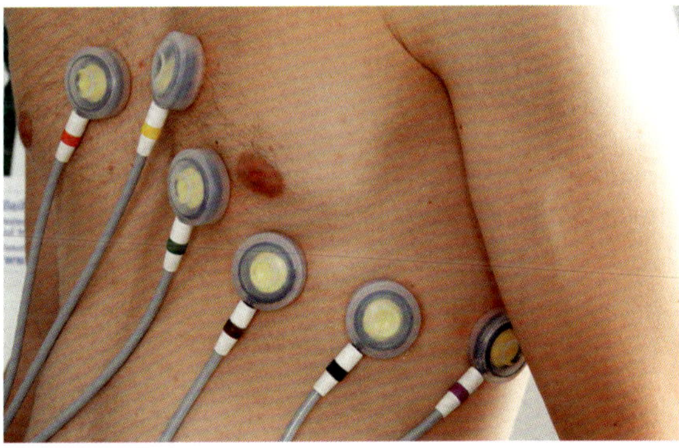

Bild 2 *Korrekte Platzierung der Brustwandelektroden (a)*

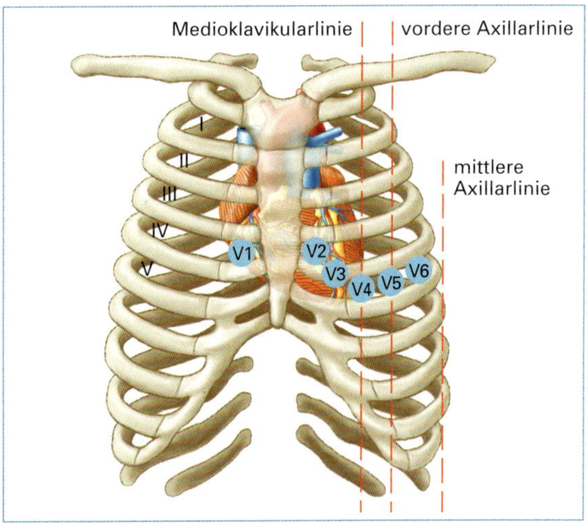

Bild 3 *Korrekte Platzierung der Brustwandelektroden (b)*

Merke

Die 12 **Standardableitungen** des EKGs sind:

- 3 Ableitungen nach Einthoven: I, II, III
- 3 Ableitungen nach Goldberger: aVR, aVL, aVF
- 6 Brustwandableitungen nach Wilson: V1–V6

V1 bis V6	Lage der Elektrode
V1	4. ICR parasternal rechts
V2	4. ICR parasternal links
V3	zwischen V2 und V4 auf der 5. Rippe
V4	5. ICR medioklavikular links
V5	5. ICR vordere Axillarlinie links
V6	5. ICR mittlere Axillarlinie links

Tabelle 1 *Lage der Brustwandelektroden*

Langzeit-EKG

Das Langzeit-EKG über 24 Stunden dient der Erkennung und Abklärung von Herzrhythmusstörungen oder damit verbundenen Symptomen, wie z. B. Schwindelattacken, Ohnmachtsanfällen, vorübergehenden Lähmungserscheinungen oder Angstanfällen.

Das EKG wird über **zwei** bis **sechs** Klebeelektroden auf dem Brustkorb abgeleitet und zu einem **Kassetten-** oder **Festspeicherrecorder** übertragen, der am Gürtel getragen wird, ähnlich wie bei der Langzeitblutdruckmessung (siehe S. 263). Der Patient sollte während der Aufzeichnung seinen alltäglichen Verrichtungen, wie Schlafen, Essen, Arbeiten, sportliche Betätigung usw., nachgehen und Besonderheiten des Tages sowie auftretende Beschwerden dokumentieren.

Belastungs-EKG

Mit dem Belastungs-EKG (Ergometrie) wird die Leistung des Herzens unter und nach einer definierten Belastung beurteilt. Während der EKG-Aufzeichnung wird fortlaufend der **Blutdruck** gemessen. Die Belastung erfolgt kontrolliert durch ein **Standfahrrad-Ergometer** (Bild 1 und S. 267, Bild 1) oder ein Laufband.

Zu Beginn der Untersuchung wird ein Ruhe-EKG geschrieben. Die anschließende **Belastung** beginnt mit 25 oder 50 Watt, das entspricht der Anstrengung bei normalem Gehen. Danach wird die Leistung in der Regel alle zwei Minuten um jeweils 25 Watt gesteigert bis Werte von ca. 150 Watt erreicht werden. Das entspricht der Leistung beim Joggen oder schnellen Radfahren.

Die Untersuchung wird beendet, wenn der Blutdruck und die Herzfrequenz die für den Patienten individuell vorgegebenen **Grenzwerte** erreichen.

Die **Ergometrie** wird bei unterschiedlichen Fragestellungen durchgeführt:

- Verdacht auf koronare Herzerkrankung
- Vorsorgeuntersuchung bei Patienten mit Risikofaktoren
- Tauglichkeitsuntersuchung bei speziellen Berufen (Piloten, Busfahrer)
- Beurteilung der Belastbarkeit nach Infarkt, Stent-Einsetzung oder Bypass-OP

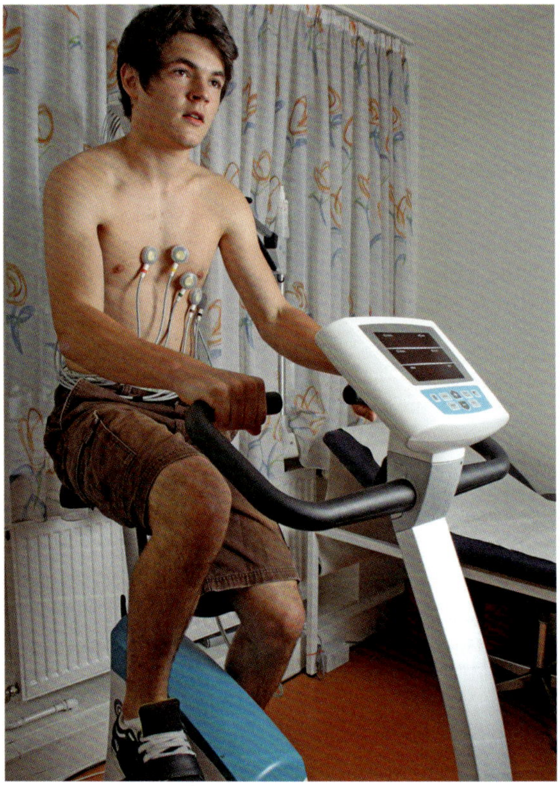

Bild 1 *Belastungs-EKG*

Auch wenn die Untersuchung korrekt durchgeführt wird, bleibt bei einem Belastungs-EKG ein erhöhtes **Risiko** für **Rhythmusstörungen, Angina pectoris, Herzinfarkt** und **Blutdruckkrisen**. Daher darf diese Untersuchung nur in Anwesenheit oder unmittelbarer Rufweite eines Arztes durchgeführt werden.

Der Patient wird dazu angehalten, mit der Belastung aufzuhören, wenn er sich unwohl fühlt. Man achtet darauf, ob er auffällig **rot** oder **blass** im Gesicht wird, stark **schwitzt** oder andere Hinweise für eine Überbelastung zeigt. Das EKG wird laufend kontrolliert.

Wann ein Belastungs-EKG abgebrochen werden muss, hängt von der Vorerkrankung des Patienten ab. Bei folgenden Befunden wird die Untersuchung sofort beendet:

- Erschöpfung des Patienten
- Blutdruckanstieg über 180 mm Hg systolisch
- Blutdruckabfall unter den Ausgangswert
- Pulsbeschleunigung (Grenzwert: 220 minus Lebensalter)
- Angina pectoris
- EKG-Veränderungen, Rhythmusstörungen

Merke

Nur wenn die Elektroden **richtig angelegt** werden, gelingt eine fehlerfreie EKG-Aufzeichnung.

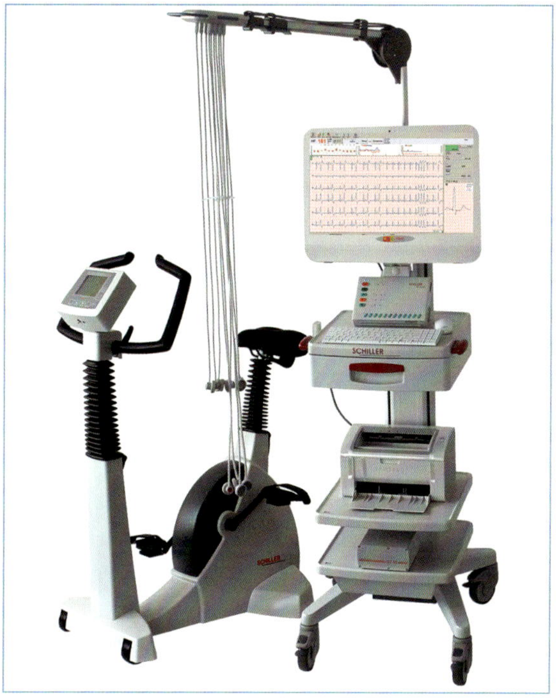

Bild 1 *Fahrrad-Ergometer*

2.9.4 Echokardiographie

Die Echokardiographie ist eine **Ultraschalluntersuchung des Herzens** (Bild 2). Das schlagende Herz kann auf drei Arten untersucht werden:

- **Von außen:** Der Schallkopf befindet sich auf dem Brustkorb zwischen den Rippen (transthorakale Echokardiographie).
- **Von innen:** Der Schallkopf wird in die Speiseröhre eingeschoben (Schluckecho, transösophageale Echokardiographie).
- Mit zusätzlicher **Belastung** für das Herz durch Medikamente oder das Fahrradergometer: Diese Untersuchung heißt **Stressecho** und wird bei Verdacht auf Durchblutungsstörungen der Koronargefäße durchgeführt.

Mit der Echokardiographie werden die Herzwände, die Herzklappen, die Herzbinnenräume, die Bewegungsabläufe und die Auswurfleistung des Herzens beurteilt.

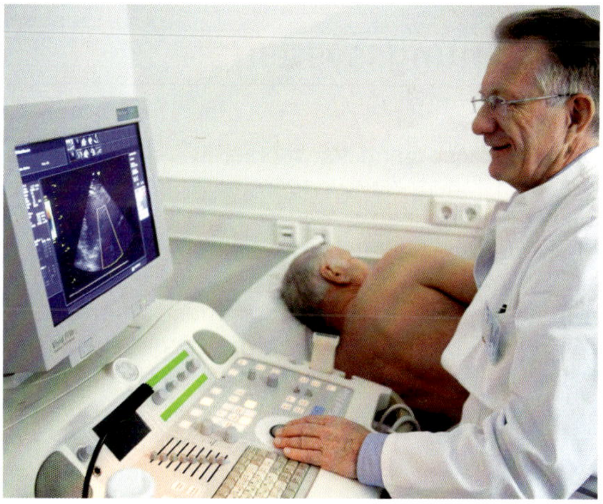

Bild 2 *Echokardiographie*

Die Echokardiographie wird eingesetzt bei der Diagnose und Verlaufskontrolle folgender Krankheiten:

- Herzinsuffizienz
- Erkrankung der Herzklappen
- Herzmuskelerkrankungen
- Flüssigkeit im Herzbeutel

2.9.5 Koronarangiographie

Die **Koronarangiographie** ist eine spezielle Röntgenuntersuchung der Herzkranzgefäße mit Kontrastmittel. Sie wird im Rahmen einer **Herzkatheteruntersuchung** durchgeführt.

Dabei wird ein **Katheter** von der **Leistenarterie** oder einer Armarterie aus bis in die Aorta und weiter in die **Koronararterien** vorgeschoben (Bild 1). Über den Katheter wird **Kontrastmittel** in die Koronararterien injiziert. Dadurch werden die Koronargefäße im Röntgenbild dargestellt (Bild 2).

Mithilfe der Koronarangiographie können **Gefäßstenosen** (Verengungen, Einengungen) lokalisiert und vermessen werden.

Bei einem **Herzinfarkt** (siehe S. 246ff.) muss eine Herzkatheteruntersuchung innerhalb weniger Stunden erfolgen, um den minderdurchbluteten Herzmuskel zu retten.

Merke

Die **Koronarangiographie** ist eine spezielle Röntgenuntersuchung der Herzkranzgefäße mit Kontrastmittel.

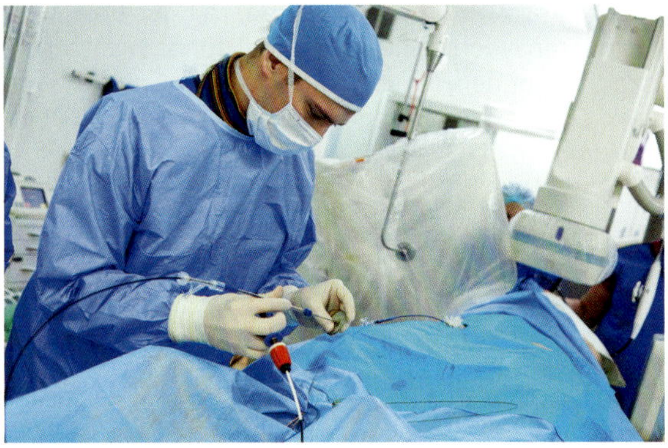

Bild 1 *Herzkatheteruntersuchung*

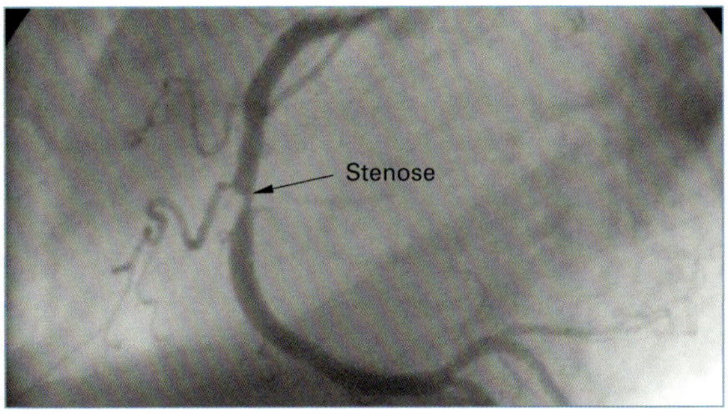

Bild 2 *Koronarangiographie: Stenose der rechten Herzkranzarterie*

3 Atmungssystem

Die **Atmungsorgane** transportieren die Luft zu den Lungenbläschen. Dort werden die beiden Atemgase Sauerstoff (O_2) und Kohlendioxid (CO_2) ausgetauscht. Man unterscheidet **äußere** und **innere Atmung.**

Äußere Atmung ist der Transport von Atemluft zur Lunge und der Gaswechsel in der Lunge. Beim Gasaustausch bewegen sich die Atemgase entlang eines Konzentrationsgefälles (Bild 3). Diesen Vorgang bezeichnet man als **Diffusion.** In der Atemluft ist der O_2-Gehalt höher ist als im Blut. Daher **diffundiert** der Sauerstoff durch die Wand der Lungenbläschen in die Kapillaren. Umgekehrt diffundiert das Kohlendioxid aus dem Blut in die Alveolen und wird dann ausgeatmet.

Innere Atmung (Zellatmung) beschreibt Stoffwechselprozesse, die mithilfe des Sauerstoffs der Energiegewinnung dienen (Bild 4). Diese findet in den Mitochondrien der Zellen statt, dabei entstehen Energie in Form von **ATP** (Adenosintriphosphat), Kohlendioxid und Wasser.

Die **Atemluft** setzt sich aus verschiedenen Gasen zusammen (nächste Seite, Tabelle 1). Nur Sauerstoff

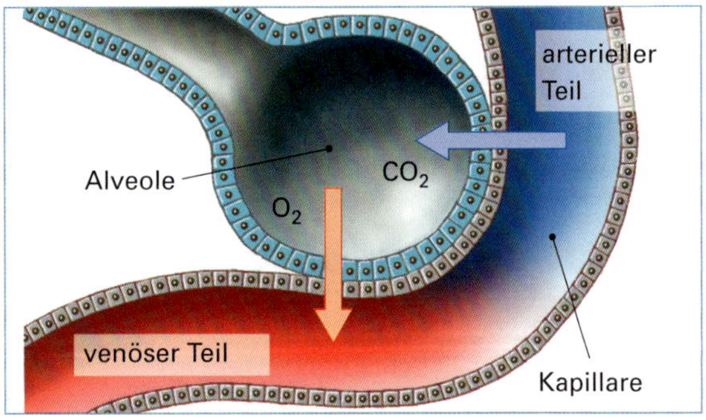

Bild 3 *Äußere Atmung, Gasaustausch in der Lunge*

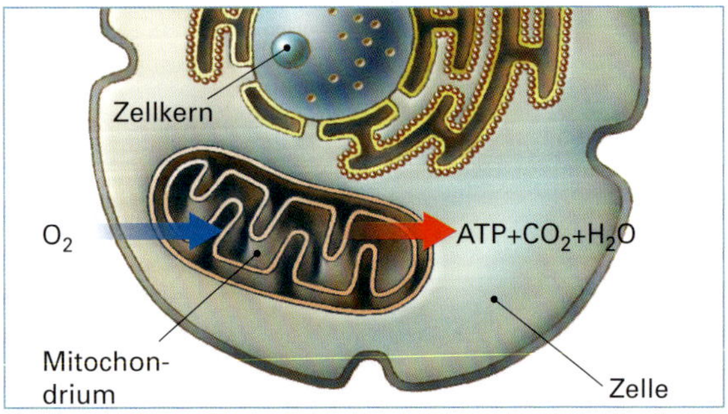

Bild 4 *Innere Atmung: Gasaustausch im Gewebe*

und Kohlendioxid nehmen am Gasaustausch teil. Daher ändert sich ihr Volumenanteil bei der Ein- und Ausatmung, während der Mengenanteil der anderen Gase bei der Atmung unverändert bleibt.

Der **Sauerstoffgehalt** in der Einatmungsluft beträgt 21 %, in der Ausatmungsluft 17 %. Der Sauerstoffgehalt in der Ausatmungsluft reicht noch aus, um einen Menschen zu beatmen.

Einatmungsluft	Gehalt in Volumenprozent	Ausatmungsluft	Gehalt in Volumenprozent
Sauerstoff (O_2)	21 %	Sauerstoff (O_2)	17 %
Kohlendioxid (CO_2)	0,04 %	Kohlendioxid (CO_2)	4 %
Stickstoff (N_2)	78 %	Stickstoff (N_2)	78 %
Edelgase	1 %	Edelgase	ca. 1 %

Tabelle 1 *Bestandteile der Ein- und Ausatmungsluft*

Merke

Äußere Atmung ist der Gasaustausch in der Lunge.
Innere Atmung ist die Energiegewinnung in der Zelle mit Hilfe von Sauerstoff.

3.1 Aufbau und Funktion der Atmungsorgane

Der Weg der Luft von der Nase zur Lunge führt über folgende Stationen (Bild 1):

- Nase oder Mund
- Rachenraum (Pharynx)

} obere Atemwege

- Kehlkopf (Larynx)
- Luftröhre (Trachea)
- Bronchien
- kleine Bronchien
- Endbronchien
- Lungenbläschen (Alveolen)

} untere Atemwege

3.1.1 Nase

Die **Nase** gehört zum Gesichtsschädel. Sie ist symmetrisch aufgebaut und wird durch das **Nasenseptum** (Nasenscheidewand) in eine rechte und eine linke Hälfte unterteilt. An der Seitenwand liegen die drei knöchernen **Nasenmuscheln** (S. 270, Bild 1a).

Unter der unteren Nasenmuschel endet der **Tränen-Nasen-Gang** (S. 270, Bild 1b). Er leitet Tränen vom inneren Augenwinkel in die Nasenhöhle ab. Unter der mittleren und oberen Nasenmuschel münden die Ausführungsgänge der Nasennebenhöhlen.

Die Nase ist die erste Station des Atemweges. Sie ist mit Schleimhaut ausgekleidet, die die Atemluft erwärmt und anfeuchtet.

Feine Härchen in der Nasenhöhle filtern die Luft und halten Schmutzpartikel auf. Bei Kontakt mit Fremdkörpern lösen sie den **Niesreiz** aus, der zum Ausstoßen der fremden Partikel führt.

Die Nase ist zudem ein **Sinnesorgan.** Die Geruchsempfindungen werden vom Riechnerv zum Gehirn geleitet.

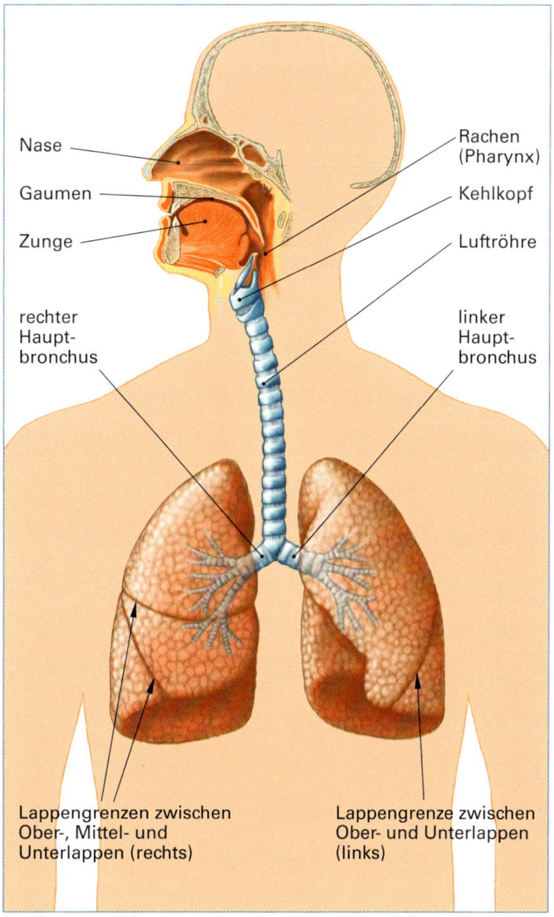

Bild 1 *Übersicht über die Atmungsorgane*

ie Nase trägt auch zur Fähigkeit des **Schmeckens** bei. Mit der **Zunge** können nur die vier Geschmacksqualitäten **süß, sauer, salzig, bitter** und **umami** (s. S. 358) wahrgenommen werden. Alle anderen Geschmacksqualitäten sind eigentlich Geruchsempfindungen. Das zeigt sich bei einem Schnupfen: Mit einer verstopften Nase kann man weniger schmecken.

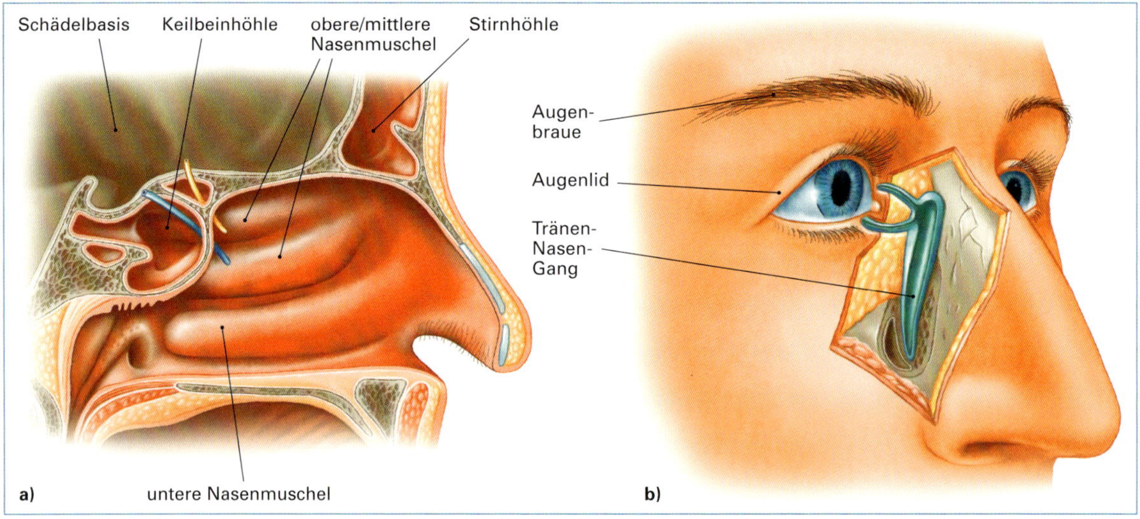

Bild 1 *a) Medianschnitt der Nase, b) Tränennasengang*

Merke

Funktionen der Nase:
- Erwärmung, Reinigung und Anfeuchtung der Atemluft
- Riechorgan
- Resonanzraum für die Stimme
- Ableitung der Tränenflüssigkeit

3.1.2 Nasennebenhöhlen

Die Nasennebenhöhlen sind mit Luft gefüllte und mit Schleimhaut ausgekleidete Räume, die durch schmale Gänge mit der Nasenhaupthöhle in Verbindung stehen (Bild 2). Mit der Nase zusammen bilden sie den Resonanzboden für die Stimme und geben dieser ihren individuellen Klang. Sie liegen im Oberkiefer, oberhalb der Nase sowie in der Stirn und hinter der Nase. Es gibt vier Nasennebenhöhlen:

- Stirnhöhle (Sinus frontalis, siehe Bild 1a)
- Kieferhöhle (Sinus maxillaris)
- Siebbeinzellen (Cellulae ethmoidales)
- Keilbeinhöhle (Sinus sphenoidalis, siehe Bild 1a)

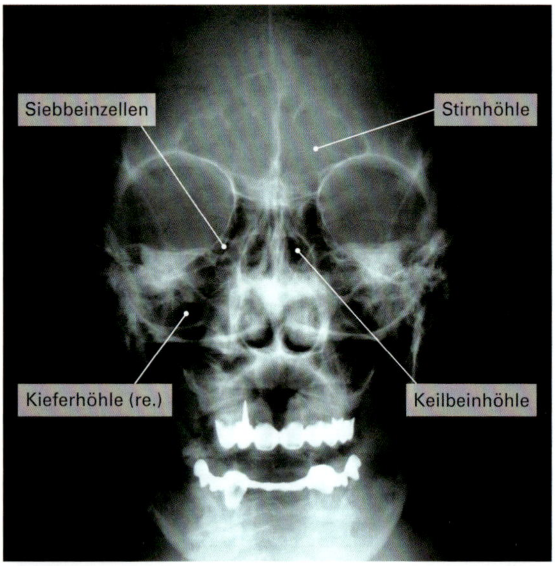

Bild 2 *Röntgenbild der Nasennebenhöhlen*

3.1.3 Rachen

Die Verbindung zwischen der Nase und dem Kehlkopf heißt Rachen (Pharynx, (S. 269, Bild 1).

In die Rachenhinterwand mündet beidseitig die **Ohrtrompete** (Tuba auditiva, Eustachische Röhre).

Sie ist die Verbindung zwischen dem Mittelohr und dem Rachen und dient der Entlüftung der Paukenhöhle.

Durch Schlucken oder Gähnen wird die Ohrtrompete weitgestellt. Beim Fliegen entsteht ein Druck auf den Ohren, den man durch ein kurzes Schlucken ausgleichen kann.

Am Rachendach liegt die **Rachenmandel**. Sie zählt, ebenso wie die im mittleren Bereich des Gaumensegels gelegenen **Gaumenmandeln**, zu den lymphatischen Organen und schützt die Atemwege vor Infektionen.

Ist die Rachenmandel krankhaft vergrößert, nennt man dies **Adenoide** oder im Volksmund **Polypen.** Diese behindern erheblich die Nasenatmung, sodass Betroffene meist zur Atmung durch den Mund gezwungen sind und dadurch auch häufig an Erkältungserkrankungen leiden.

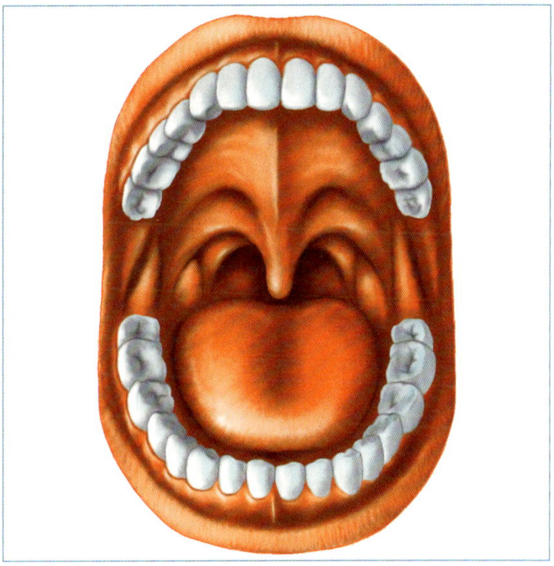

Bild 1 *Mund- und Rachenraum*

3.1.4 Kehlkopf

Durch den Rachen gelangt die Luft in den Kehlkopf (Larynx). Er besteht aus einem knorpeligen Grundgerüst, an dem Schleimhautfalten und Muskeln ansetzen (Bild 1a). Vorne tritt ein zweigeteilter flächiger Knorpel hervor, der die dünneren dahinter gelegenen Gerüstteile wie ein Schild zu schützen scheint. Er heißt deshalb **Schildknorpel** (Bild 2a+b). Darüber befindet sich das **Zungenbein.** Von dort fällt eine Art Vorhang aus bindegewebigem Material auf den Schildknorpel. Hinter diesem „Vorhang" befindet sich der **Kehldeckel** (Epiglottis, Bild 1b+c), der das Aussehen einer Knorpelzunge hat.

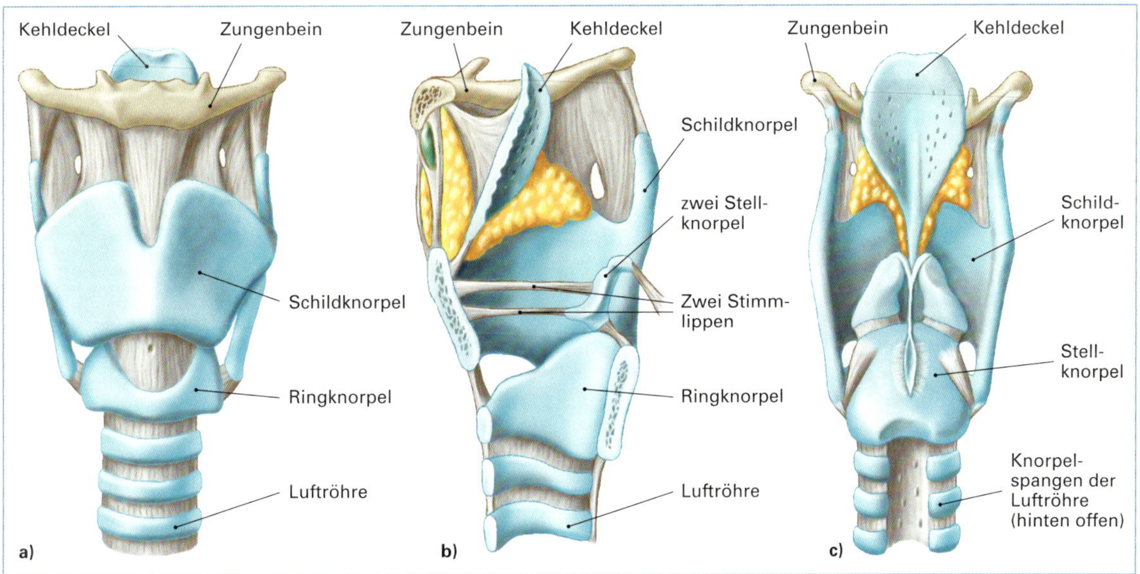

Bild 2 *Kehlkopfskelett a) von vorne, b) Medianschnitt, c) von hinten mit Trachealspangen*

Der Kehldeckel legt sich beim Schluckvorgang über den Eingang zur Luftröhre und verhindert so den Durchtritt von Speisen in die Luftwege. Am hinteren Ende des Schildknorpels sieht man zwei dreieckige **Stellknorpel.** An ihnen sind die **Stimmlippen** befestigt, die aus den **Stimmbändern** und den zugehörigen Stimmmuskeln bestehen.

Die jeweilige Stellung der Stellknorpel bestimmt, ob die Stimmlippen geöffnet oder geschlossen sind. Beim Atmen sind die **Stimmlippen** weit geöffnet. Durch den Luftstrom werden sie wie Saiten eines Instrumentes in Schwingung versetzt. Die **Tonhöhe** hängt von der Anspannung der Stimmbänder ab, die **Lautstärke** wird von der Stärke ihres Schwingens geregelt. Die **Klangfarbe** der Stimme ist bedingt durch den Resonanzkörper, das heißt durch den Nasen-Rachen-Raum mit den Nasennebenhöhlen.

Die **Stimmritze** ist die engste Stelle der Atemwege. Der Verschluss der Stimmritze durch Verschlucken oder durch eine Schwellung im Rahmen einer allergischen Reaktion führt zum Ersticken. Kann ein Patient nicht selbstständig atmen, so wird er intubiert. Dabei schiebt man mit Hilfe eines Kehlkopfspiegels (Laryngoskop) einen dünnen Schlauch (Tubus) in die Trachea. Eine **Intubation** darf nur vom Arzt durchgeführt werden (siehe S. 286, Bild 3).

3.1.5 Luftröhre

Die Luftröhre (Trachea) schließt an den Kehlkopf an (Bild 1). Sie ist ein ca. 12 cm langer Schlauch, der von Flimmerepithel ausgekleidet ist.

Die Trachea leitet die Luft zu den Bronchien. Sie endet in einer Aufzweigung, der **Bifurkation.** An dieser beginnen der rechte und der linke **Hauptbronchus.**

Die Luftröhre besteht aus Knorpelspangen, die den Luftweg offen halten. Die Rückseite der Trachea ist nur durch Bindegewebe verschlossen. Dadurch kann die Wand der Trachea nachgeben, wenn ein Fremdkörper verschluckt wurde. Hinter der Trachea liegt die Speiseröhre. Ein großer Speisebrocken kann die Luftröhre einengen und zu Luftnot führen.

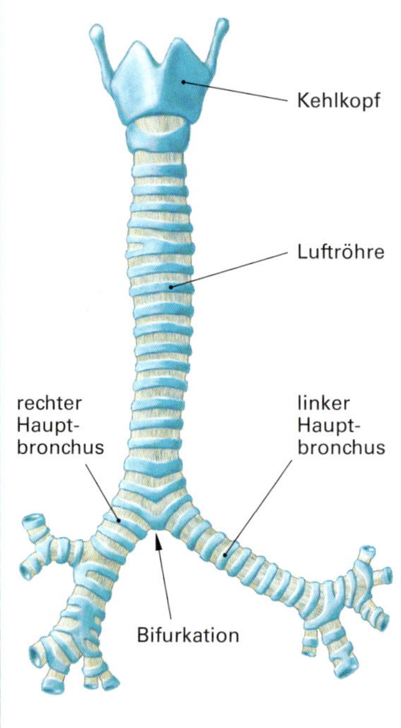

Bild 1 *Trachea mit Hauptbronchien*

3.1.6 Bronchien

Die **Hauptbronchien** sind die Verbindung zwischen der Luftröhre und den Lungen. Der rechte Hauptbronchus verläuft merklich steiler nach unten als der linke. Das hat zur Folge, dass verschluckte Gegenstände, wenn sie bis in die Bronchien gelangen, vornehmlich in den rechten Bronchus gleiten. Die beiden **Hauptbronchien** zweigen sich in etliche kleinere Bronchien (Bronchiolen) auf. Sie treten am sogenannten Lungenhilus in die Lunge ein und verästeln sich bis zu den Alveolen.

3.1.7 Lunge

Die Lunge (Pulmo) besteht aus dem rechten und dem linken Lungenflügel.

Die Bronchien treten am **Lungenhilus** (Lungenwurzel) in die beiden Lungenflügel ein (Bild 2). Der rechte Lungenflügel hat drei Lungenlappen: einen Ober-, einen Mittel- und einen Unterlappen. Der linke Lungenflügel lässt Raum für das Herz und besteht aus zwei Lappen: einem Ober- und einem Unterlappen. Nach ihrem Eintritt in die Lungen gelangt die Atemluft in immer kleinere Bronchien, die **Bronchiolen**.

Alle Bronchien bis zu den Bronchiolen enthalten in der Wand Knorpel, sodass die Luftwege mechanisch offen gehalten werden. Nur die letzten Bronchien vor den Lungenbläschen, die **Endbronchien,** enthalten in ihrer Wand keine Knorpelanteile mehr. Diese können also zusammenfallen und die Ausatmung erschweren.

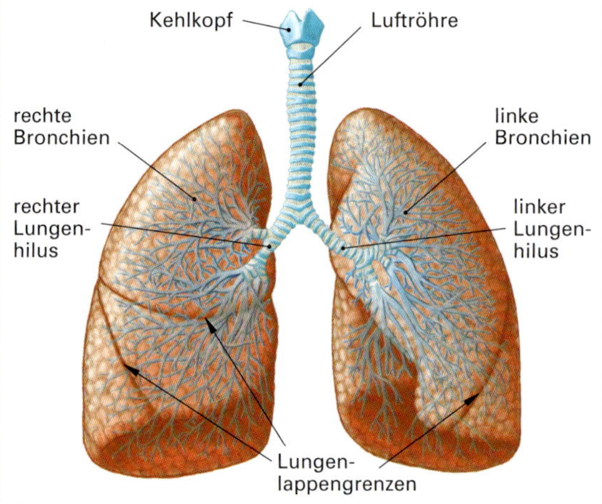

Bild 2 *Lungenflügel mit Lappengrenzen und Bronchialbaum*

Hier geht … zum Video … *Atmung*

Merke

Die rechte Lunge besteht aus Ober-, Mittel- und Unterlappen.

Die linke Lunge besteht aus Ober- und Unterlappen.

Merke

Die Pleurahöhle ist der Raum zwischen Lungenfell und Rippenfell.

Zwischen den beiden Lungenflügeln liegt das **Mediastinum** (Mittelfellraum). Dort befinden sich die Mediastinalorgane: Luftröhre, Bronchien, Herz, die großen Gefäße, Speiseröhre und Lymphknoten (Bild 1).

Lungenfell und Rippenfell

Die Lungen sind vom **Brustfell** (Pleura) umgeben. Dieses besteht aus zwei verschieblichen Blättern. Der innere Teil, das **Lungenfell**, liegt der Lunge auf. Der äußere Teil, das **Rippenfell,** ist mit der Innenseite der Rippen verwachsen. Der Raum zwischen Rippenfell und Lungenfell ist die **Pleurahöhle**. Hier herrscht ein Unterdruck, der einen Sog auf die Lungen ausübt und die Lungen entfaltet hält.

Wenn durch eine Verletzung Luft in die Pleurahöhle gelangt, hört die Sogwirkung auf. Die Lunge fällt zusammen, und der Patient bekommt schwere Atemnot.

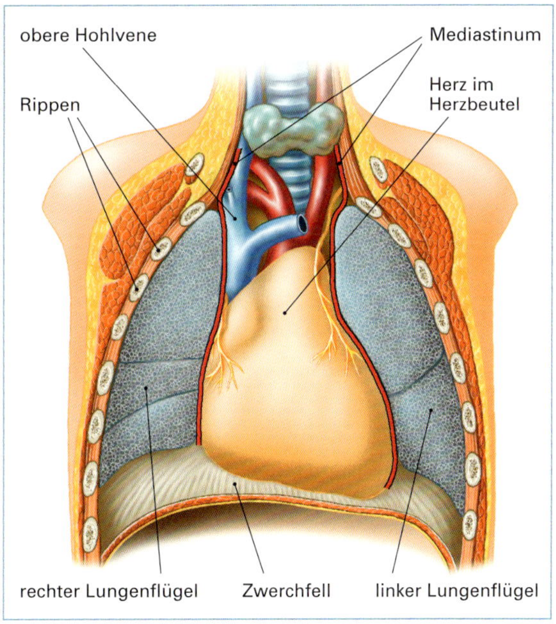

Bild 1 *Lungen, Mediastinum mit Herz und Zwerchfell*

Gasaustausch in den Alveolen

Die Endbronchien schließen mit den **Alveolen** (Lungenbläschen) ab. Die Lungenbläschen sind von einem dichten Netz von Blutkapillaren umgeben (Bild 2). Diese sind so dünn, dass die Erythrozyten sich wie Geldstücke in Geldrollen aneinanderlegen und noch ein wenig biegen müssen, um hindurch zu kommen. Damit ist der Weg für den Gasaustausch so kurz wie möglich.

Bei einem **Lungenödem** oder einer **Lungenentzündung** wird dieser Weg durch eine dazwischenliegende dünne Wasserschicht vergrößert, sodass die **Diffusion** (siehe Infokasten unten) des Sauerstoffs in die Kapillaren erschwert wird. Beim betroffenen Patienten kommt es zu Sauerstoffmangel und Atemnot.

Diffusion ist die Bewegung von Molekülen in Richtung der geringeren Konzentration. Der Sauerstoff in den Kapillaren hat eine höhere Konzentration als im umliegenden Gewebe. Daher diffundiert der Sauerstoff von den Kapillaren in das Gewebe. Bei Kohlendioxid verläuft der Prozess in die umgekehrte Richtung.

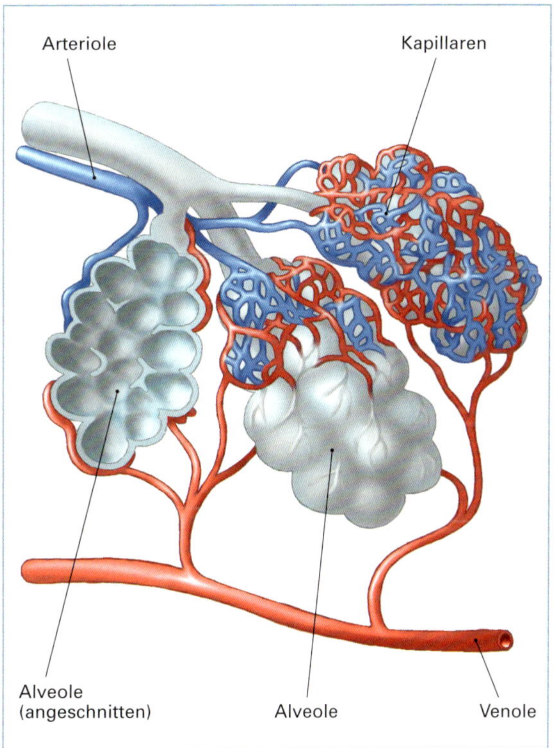

Bild 2 *Lungenbläschen mit umgebenden Kapillaren*

3.1.8 Zwerchfell

Das Zwerchfell (Diaphragma) grenzt die Brusthöhle von der Bauchhöhle ab. In der Mitte sind Durchtrittsstellen für die großen Blutgefäße und für die Speiseröhre. Das Zwerchfell ist ein wichtiger Atemmuskel.

3.2 Atmung

Durch den Atemvorgang wird die Außenluft in die Lungen eingesogen und wieder aus ihnen herausgelassen (Tabelle 1). Das geschieht mithilfe der Atemmuskeln, dem **Zwerchfell**, den **Zwischenrippenmuskeln** und dem großen **Brustmuskel**.

Die **Inspiration** (Einatmung) erfolgt **aktiv** durch Muskeltätigkeit. Die Rippen werden angehoben und das Zwerchfell gesenkt. Dadurch erweitert sich der Thoraxraum und die Luft wird in die Lungen angesaugt.

Die **Exspiration** (Ausatmung) erfolgt **passiv.** Das Zwerchfell tritt nach oben und der Brustkorb senkt sich. Aufgrund seiner Elastizität zieht sich das Lungengewebe zusammen und presst die Luft wieder hinaus.

Die Atmung durch Bewegung der Rippen wird als **Brustatmung,** die Atmung durch Bewegung des Zwerchfells wird als **Bauchatmung** bezeichnet.

Die Atmung wird durch das Gehirn und das Atemzentrum im verlängerten Rückenmark gesteuert. Der Reiz zum Einatmen wird durch den Anstieg des Kohlendioxidgehaltes im Blut ausgelöst.

Organ	Inspiration	Exspiration
Thoraxraum	vergrößert	verkleinert
Rippen	angehoben	gesenkt
Zwerchfell	gesenkt	angehoben

Tabelle 1 *Inspiration und Exspiration*

Alter	Atemzüge/Minute
Erwachsene	12 bis 16
Jugendliche	16 bis 19
Schulkinder	20
Kleinkinder	25
Säuglinge	30
Neugeborene	40 bis 50

Tabelle 2 *Atemfrequenzen in Ruhe*

3.2.1 Atemfrequenz und Lungenvolumina

Ein Erwachsener atmet in Ruhe etwa 12 bis 16 mal pro Minute, Kinder atmen häufiger (Tabelle 2). Unter körperlicher Belastung atmet auch ein Erwachsener öfter.

Bei der Atmung werden bestimmte Lungenvolumina bewegt (Tabelle 1). Bei der normalen Ein- und Ausatmung werden 0,5 Liter gefördert. Diese Luftmenge heißt **Atemzugvolumen.** Das Volumen, das nach normaler Einatmung mit Anstrengung noch zusätzlich eingeatmet werden kann, ist die **Einatmungsreserve.** Sie beträgt ca. 2,5 Liter. Entsprechend ist die **Ausatmungsreserve** das Volumen, das nach normaler Ausatmung mit Anstrengung zusätzlich ausgeatmet werden kann. Es beträgt ca. 1,8 Liter.

Die Summe von Atemzugvolumen, Einatmungs- und Ausatmungsreserve ist die **Vitalkapazität**. Die Summe aller Luftvolumina der Lunge heißt **Totalkapazität**. Die Messung der Lungenvolumina (Bild 1) ist wichtig in der Diagnostik, wenn durch Erkrankungen von Lunge oder Pleura die Einatmung oder Ausatmung behindert werden.

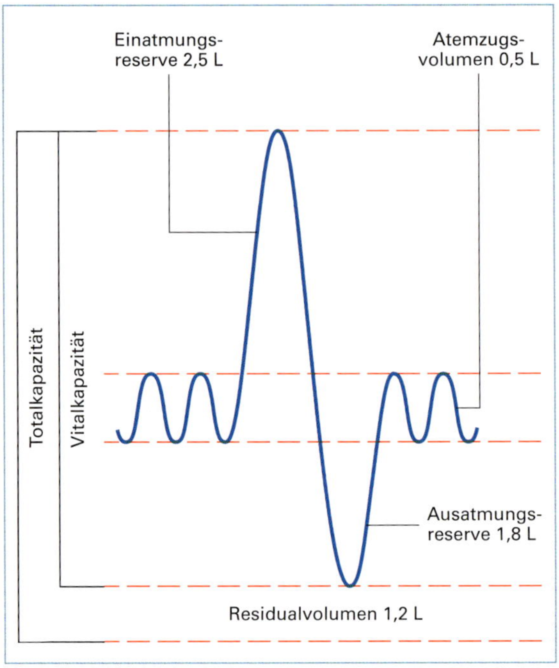

Bild 1 *Kurve der Lungenvolumina*

Merke

Die Vitalkapazität ist ein Maß für die Leistungsfähigkeit der Lunge.
Gemessen wird die maximale Ausatmung nach maximaler Einatmung.

Volumen	Menge in L	Erklärung
Atemzugvolumen	0,5 L	Volumen, das bei einer normaler Atmung bewegt wird
Inspiratorisches Reservevolumen	2 bis 2,5 L	Volumen, das bei maximaler Einatmung zusätzlich bewegt wird
Exspiratorisches Reservevolumen	bis 1,8 L	Volumen, das bei maximaler Ausatmung zusätzlich bewegt wird
Vitalkapazität	4,0–4,5 L	Summe aus Atemzugvolumen, inspiratorischem Reservevolumen und exspiratorischem Reservevolumen
Residualvolumen, Totraumvolumen	1,2 L	Volumen, das auch bei maximaler Ein- und Ausatmung in der Lunge verbleibt
Totalkapazität	etwa 5,6 L	Summe aller Volumina

Tabelle 1 *Lungenvolumina und ihre Bedeutung*

3.2.2 Inhalationstherapie

Die Inhalationstherapie wird zur Behandlung von akuten und chronischen Erkrankungen der unteren und oberen Atemwege durchgeführt. Sie erfolgt entweder mittels eines **Düsen**- oder eines **Ultraschallverneblers.** Beides kann zu Hause oder in der Praxis durchgeführt werden. Das Inhalieren erfolgt über das Einatmen von gasförmigen Wirkstoffen oder Aerosolen. Sie erweitern die Bronchien oder hemmen Entzündungen. Eine andere Inhalationsform sind **Fertigaerosole.** Hierbei wird das Medikament in Treibgas gelöst. Bei Trockenaerosolen liegt das ittel in Pulverform vor.

5

3.3 Erkrankungen der Atmungsorgane

Erkrankungen der Atmungsorgane gehören zu den häufigsten Gründen für Patienten, eine Arztpraxis aufzusuchen. Manche Erkrankungen sind harmlos, z. B. Schnupfen, andere, wie die Lungenentzündung, stellen eine ernste Erkrankung dar.

3.3.1 Nasenbluten

Die Nasenschleimhaut ist gut durchblutet. Daher können mechanische Reizung, Austrocknung oder eine Druckerhöhung in den Gefäßen schnell zu Nasenbluten führen (Bild 1). Trockene Luft in beheizten Räumen macht die Nasenschleimhaut anfällig für Blutungen. Im Bereich der Nasenspitze gibt es ein **Gefäßgeflecht,** das besonders empfindlich reagiert und oft der Ausgangspunkt von Nasenbluten ist. **Nasenbluten** (Epistaxis) kann vielfache Ursachen haben:

- äußere Verletzung der Nase durch stumpfe Gewalt
- lokale Infektionen, wie Schnupfen (Rhinitis) und Nasennebenhöhlenentzündung (Sinusitis)
- Verletzungen der Schleimhaut durch heftiges Schnäuzen
- Hypertonus
- Einnahme von gerinnungshemmenden Medikamenten
- Krankheiten, die die Blutgerinnung beeinträchtigen, z. B. Lebererkrankungen oder bestimmte Leukämieformen

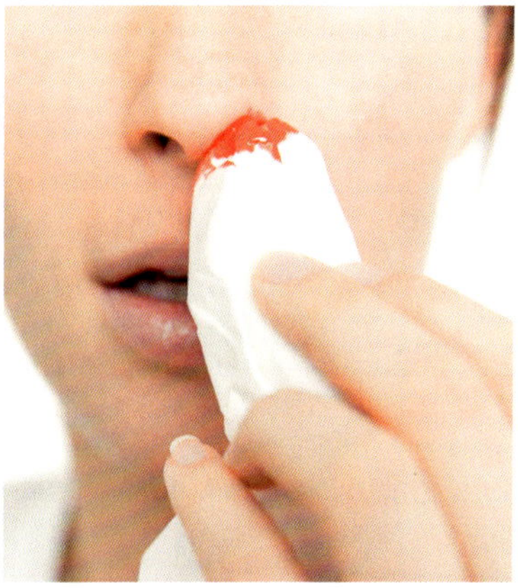

Bild 1 *Nasenbluten*

Erste Maßnahmen

Der Blutverlust bei Nasenbluten ist meistens nicht hoch, aber wie jede Blutung, so alarmiert auch Nasenbluten den Patienten und seine Umgebung. Folgende Maßnahmen helfen:

- Der Patient soll nach vorn geneigt sitzen und das Blut herausfließen lassen.
- Die Nasenflügel werden einige Minuten lang fest zusammengedrückt.
- Gleichzeitig wird ein kalter Lappen ins Genick gelegt. Er bewirkt eine Engstellung der Blutgefäße.

Anschließend sollen die Nasenschleimhaut geschont und körperliche Belastung vermieden werden. Verschlucktes Blut löst Übelkeit und Erbrechen aus. Wenn Blut in die Luftröhre gelangt, kann es zu Atemnot und Ersticken kommen. Dieser Vorgang wird als **Aspiration** bezeichnet.

Nasenbluten ist meistens harmlos und kommt mit den beschriebenen Maßnahmen zum Stillstand. Wenn das nicht der Fall ist, muss der Patient zum Hals-Nasen-Ohren-Arzt geschickt werden, der eine **Tamponade** legt.

3.3.2 Schnupfen

Schnupfen (Rhinitis) ist die häufigste Erkrankung der Atemwege. Die Ursache ist infektiös oder allergisch (Bild 1).

Bei einer Infektion durch Viren ist das Sekret wässrig, bei einer nachfolgenden bakteriellen Besiedlung eitrig. Bei einer Allergie ist das Sekret immer wässrig.

Eine Rhinitis wird in der Regel **symptomatisch,** das heißt, mit **schleimhautabschwellenden Nasentropfen** oder Sprays behandelt. Diese bewirken eine Engstellung der Blutgefäße in der Nase und eine Beendigung der Schwellung und Sekretbildung. Die Medikamente dürfen nicht länger als eine Woche angewandt werden, da sonst eine **Gewöhnung** eintritt, die zu chronischem Schnupfen führt.

Bei allergisch bedingtem Schnupfen treten gleichzeitig Jucken, Niesreiz und gerötete Konjunktiven (Bindehäute) auf. Die Therapie erfolgt mit **Antiallergika.**

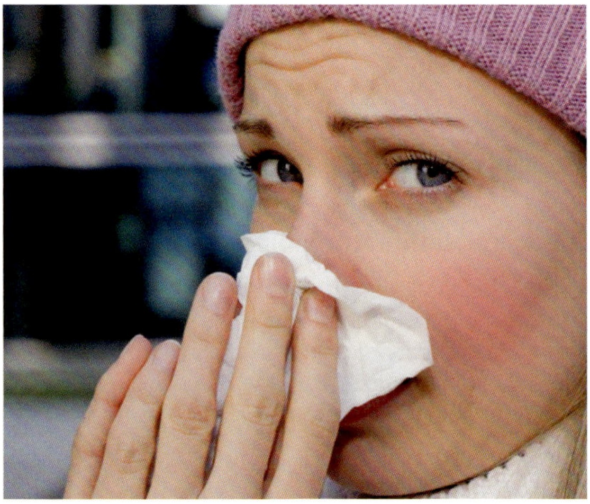

Bild 1 *Schnupfen*

3.3.3 Entzündungen der Nasennebenhöhlen

Die Nasennebenhöhlen sind luftgefüllte Räume, die mit Schleimhaut ausgekleidet sind. Bei einem Schnupfen schwillt die Verbindung zur Nasenhöhle zu, sodass das Sekret aus den Nasennebenhöhlen nicht mehr abfließen kann. Das Sekret bildet einen Nährboden für Bakterien. Die Folge ist eine **Entzündung der Nasennebenhöhlen** (Sinusitis).

Die Symptome sind Kopfschmerzen, vor allem morgens, und Druckempfindlichkeit über den Nebenhöhlen.

Schnupfen wird durch Viren ausgelöst, bei einer Sinusitis kommt es darüber hinaus zu einer Infektion durch Bakterien. Daher besteht die **Therapie** in der Gabe von Antibiotika. Die Abflusswege werden durch Inhalationen (Bild 2) und schleimhautabschwellende sowie schleimlösende Medikamente freigemacht.

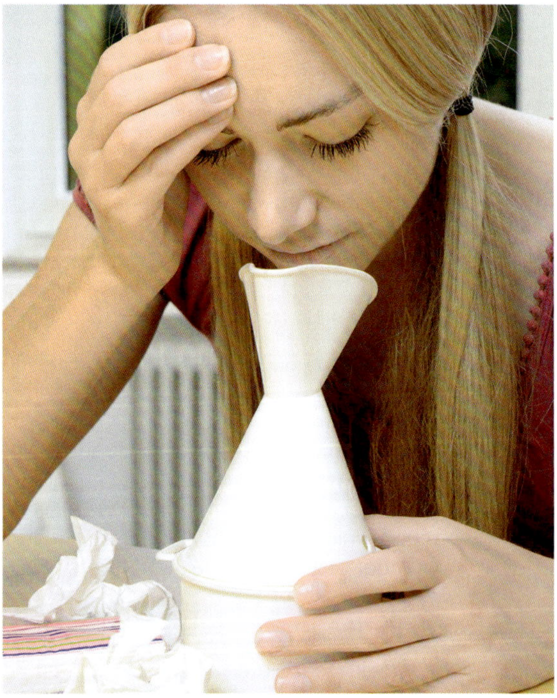

Bild 2 *Inhalation bei Sinusitis*

3.3.4 Pseudokrupp

Pseudokrupp ist eine akute Entzündung im Bereich des Kehlkopfes und der Luftröhre. Am häufigsten sind Säuglinge und Kleinkinder betroffen (nächste Seite, Bild 1). Auslöser sind Virusinfekte der oberen Atemwege. Seltener verursachen Bakterien wie Hib einen Pseudokruppanfall. Risikofaktoren sind Feinstaub und Tabakrauch in der Umgebung des Kindes.

Typische **Symptome** sind:

- bellender Husten
- Heiserkeit
- pfeifendes Geräusch bei der Einatmung

Ein **Pseudokruppanfall** tritt typischerweise nachts auf. Da der Schweregrad nicht einzuschätzen ist, muss ein Pseudokruppanfall immer als Notfall behandelt werden. Dabei sollte man beruhigend auf Eltern und Kind einwirken, da Aufregung den Sauerstoffverbrauch erhöht.

Als Erstmaßnahme lässt man das Kind feuchte Luft atmen. Die weitere **Therapie** besteht in Kortisongaben, meistens in Form von Zäpfchen. In seltenen Fällen muss das Kind intubiert werden.

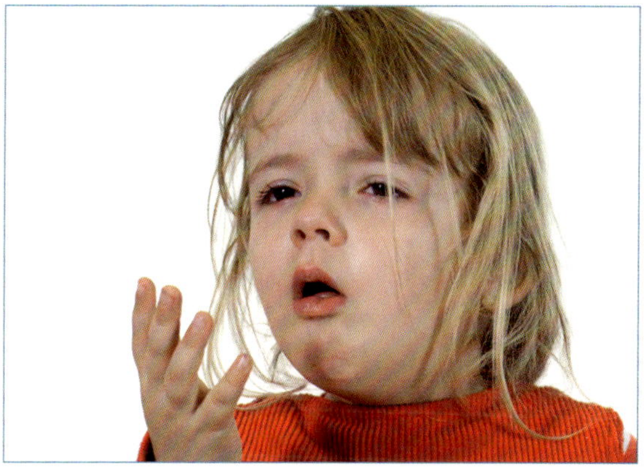

Bild 1 *Hustenanfall beim Pseudokrupp*

3.3.5 Bronchitis

Bronchitis ist eine Entzündung der Bronchialschleimhäute. Sie tritt in akuter und in chronischer Form auf. Die Ursache einer Bronchitis kann **infektiös** oder **nicht infektiös** sein. Nicht infektiöse Ursachen sind Dämpfe von Säuren, Ammoniak und Lösungsmitteln, Umweltreizstoffe oder Tabakrauch.

Akute Bronchitis

Der akuten Bronchitis gehen häufig Symptome eines Infekts der oberen Atemwege voraus, wie Fieber, allgemeines Krankheitsgefühl, Schüttelfrost, Muskel- und Gliederschmerzen und ein rauer Hals. Die akute Bronchitis beginnt mit einem trockenen Husten, verbunden mit Schmerzen unter dem Brustbein. Später produziert die Bronchialschleimhaut ein zähes **Sputum** (Auswurf). Ist dieses abgehustete Sputum eitrig, dann handelt es sich um eine **bakterielle Infektion.**

Chronische Bronchitis

Die chronische Bronchitis ist keine Komplikation der akuten Bronchitis, sondern eine eigenständige Erkrankung. Ursache sind chronische Schädigungen der Bronchialschleimhaut, am häufigsten durch Rauchen. Sie wird deshalb auch als **Raucherhusten** bezeichnet.

Symptome sind:

- Husten mit Auswurf
- pfeifende Ausatmung
- Atemnot bei Belastung
- vermehrte Infektanfälligkeit

Unbehandelt führt die **chronische Bronchitis zum Lungenemphysem.**

Die wichtigste therapeutische Maßnahme ist die Aufgabe des Rauchens. Zusätzlich können durch eine medikamentöse Therapie die Symptome gelindert werden.

Merke

Die häufigste Ursache für eine chronische Bronchitis ist das Rauchen.

WHO-Definition

Eine **chronische Bronchitis** besteht, wenn ein Patient in zwei aufeinanderfolgenden Jahren während mindestens drei Monaten pro Jahr Husten mit Auswurf hat.

3.3.6 Asthma bronchiale

Als Asthma bronchiale bezeichnet man Anfälle von Atemnot, die durch eine Verengung der Bronchien (Bronchialspasmus) verursacht werden.

Ursache für Asthma können sein:
- Allergien, z. B. durch Pollen oder durch Nahrungsmittel verursacht
- Nebenwirkung von Medikamenten
- Reizstoffe, insbesondere Zigarettenrauch
- kalte Luft
- körperliche und seelische Anstrengung

Beim Asthmaanfall verengen sich die Bronchien durch die Kontraktion der Bronchialmuskulatur, durch die Schwellung der Bronchialschleimhaut und durch die Bildung von Sekret.

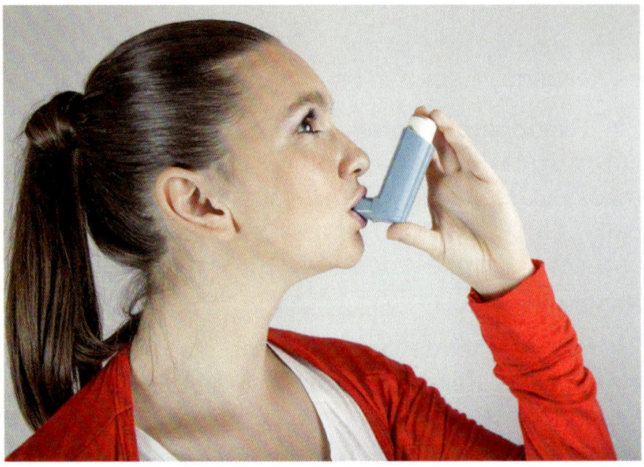

Bild 1 *Patientin mit Asthma-Spray (Dosieraerosol)*

Der Patient erlebt den Asthmaanfall als plötzliche, **anfallsweise Atemnot**. Die Luft kann eingeatmet, aber nicht wieder vollständig ausgeatmet werden. Man hört eine **pfeifende Atmung**.

Jeder Asthmaanfall ist bedrohlich und kann unter Umständen tödlich enden. Die erste Hilfe besteht darin, den Patienten zu beruhigen und durch den **Kutschersitz** und die **Lippenbremse** die Atmung zu erleichtern. Der Patient soll auf dem vorderen Teil des Stuhls sitzen und die Arme auf den Oberschenkeln abstützen (Kutschersitz). Die Ausatmung soll durch die leicht geschlossenen Lippen erfolgen (Lippenbremse). Meistens besitzt der Patient ein **Asthmaspray** (Dosieraerosol), das zumindest Erleichterung verschafft (Bild 1).

Die medikamentöse Asthmatherapie beruht auf drei Säulen:
- Erweiterung der Bronchien
- Lösung des Bronchialspasmus
- entzündungshemmende Therapie

Ziel ist es, die Lebensqualität und die Leistungsfähigkeit des Patienten zu steigern und langfristige Folgen, wie die Entwicklung eines Emphysems und einer Herzinsuffizienz zu vermeiden.

Für Asthma bronchiale gibt es ein **Chronikerprogramm** (DMP).

3.3.7 Lungenentzündung

Die Lungenentzündung (Pneumonie) ist eine Entzündung des Lungengewebes. Typische Symptome der Pneumonie sind hohes Fieber, Husten und Luftnot.

Erreger einer Lungenentzündung können verschiedene Mikroorganismen sein. Die häufigsten bakteriellen Krankheitserreger sind Pneumokokken, Staphylokokken und im Kindesalter Haemophilus influenzae. Oft tritt die Pneumonie als Komplikation einer anderen Infektionskrankheit auf, wie Keuchhusten, Masern, Influenza oder grippaler Infekt.

Ein besonderes Risiko besteht bei:
- einer Schwächung des Immunsystems, z. B. Tumorerkrankungen, Leukämie, AIDS
- älteren, bettlägerigen Patienten; Säuglingen und Kleinkindern
- Aspiration (Eindringen von Blut, Erbrochenem oder Nahrungsresten in die unteren Luftwege)

Bei einer Lungenentzündung wird der Diffusionsweg des Sauerstoffs von den Lungenbläschen zu den Kapillaren wegen der Gewebeschwellung verlängert. Deshalb gelangt nicht genügend Sauerstoff ins Blut. Der Kohlendioxidgehalt steigt an und führt zu Atemnot. Die Körpertemperatur erreicht oft 40 °C und mehr.

Die **Symptome** hohes Fieber, Husten und Atemnot sind nicht immer so charakteristisch, dass man die Pneumonie erkennt. Auch die plötzliche Verschlechterung des Zustands eines Patienten kann ein Hinweis auf eine Lungenentzündung sein. Die **Diagnose** wird durch eine Röntgenaufnahme gestellt.

Die **Therapie** einer bakteriellen Pneumonie erfolgt mit Antibiotika. Diese werden auch bei einer viralen Infektion gegeben. Sie wirken zwar nicht gegen Viren, verhindern aber eine **Superinfektion** (Folgeinfektion) mit Bakterien.

Als Folge einer Pneumonie kann sich eine **Pleuritis** (Entzündung des Brustfells) entwickeln, bei der es zu starken atemabhängigen Schmerzen kommt. Andere Ursachen für eine Pleuritis sind Lungentuberkulose oder ein Bronchialkarzinom.

3.3.8 COPD und Lungenemphysem

Lungenerkrankungen, die durch eine Einengung (Obstruktion) der Atemwege gekennzeichnet sind, heißen **chronisch obstruktive Lungenerkrankungen.** Ein anderer Ausdruck ist **COPD (c**hronic **o**bstructive **p**ulmonary **d**isease).

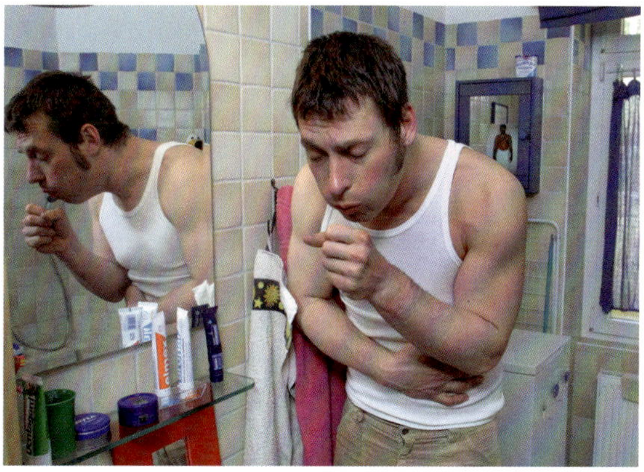

Bild 1 *Husten am Morgen kann ein Hinweis auf eine chronische Bronchitis durch Rauchen sein.*

Die verengten Atemwege führen zu Atemnot, die **Ausatmung** ist **erschwert.** Weitere Symptome sind Auswurf, Husten bei Belastung, Zyanose der Lippen und ein fassförmig erweiterter Thorax.

Der Begriff chronisch obstruktive Lungenerkrankung umfasst die **chronisch obstruktive Bronchitis** und das **Lungenemphysem.** Das Lungenemphysem ist der Endzustand nach chronischen Lungenerkrankungen. Dabei kommt es zu einer Überblähung der Lungenbläschen, die nicht mehr rückgängig gemacht werden kann.

Merke

Bei chronisch obstruktiven Lungenerkrankungen (COPD) erfolgt die Ausatmung gegen einen erhöhten Widerstand.

Fast alle **COPD-Patienten** sind Raucher, ehemalige Raucher oder Passivraucher. Andere Ursachen sind Asthma bronchiale, berufsbedingte Erkrankungen wie Silikose oder Asbestose und Infektionen.

Die **Therapie** besteht vor allem darin, das Fortschreiten der Erkrankung zu mindern oder aufzuhalten und die Lebensqualität der Patienten zu verbessern. Für die COPD gibt es ein **Chronikerprogramm** (DMP).

Als Folge eines Lungenemphysems kann ein Pneumothorax entstehen. Dabei gelangt Luft in die Pleurahöhle, was zu akuter, lebensbedrohlicher Atemnot führt. Auch Thoraxverletzungen können Ursache für einen **Pneumothorax** sein.

3.3.9 Bronchialkarzinom

Das Bronchialkarzinom ist bei Männern und Frauen der dritthäufigste bösartige Tumor (Bild 2).

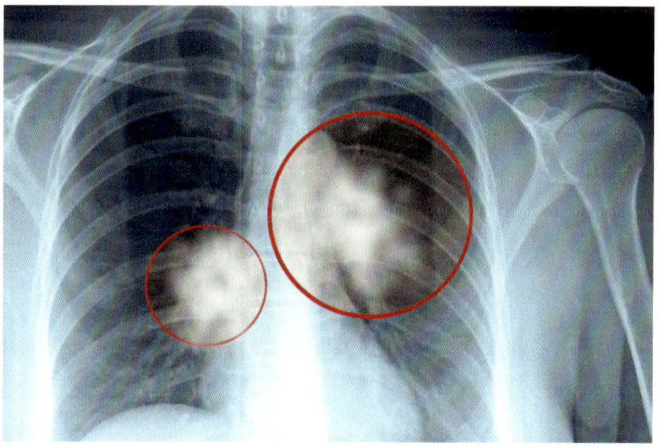

Bild 2 *Röntgen: Bronchialkarzinom*

Die häufigste Ursache ist das **Rauchen.** Dabei wirken zwei schädliche Inhaltsstoffe von Tabak zusammen, Nikotin und Teerstoffe. Das **Nikotin** lähmt die Flimmerepithelien der Atemwege, sodass Schadstoffe nicht nach außen transportiert werden können. Die **Teerstoffe** führen zu bösartigen Veränderungen der Bronchialschleimhaut. Die Krebszellen breiten sich weiter in der Lunge aus. Daher wird das Bronchialkarzinom auch Lungenkrebs genannt.

Für das Bronchialkarzinom gibt es keine Früherkennungsuntersuchung und nahezu keine **Frühsymptome**. Länger andauernder trockener Husten kann ein Hinweis sein.

Das Abhusten von blutvermischtem Sekret ist bereits ein **Spätsymptom**, da der Krebs dann in die Blutbahn eingebrochen ist. Häufig hat der Tumor zu diesem Zeitpunkt bereits Metastasen gestreut. Das Bronchialkarzinom wird meistens erst spät diagnostiziert, sodass die Überlebenszeit nach Diagnose nicht mehr lang ist.

Für die Diagnostik ist neben bildgebenden Verfahren wie Röntgen und Computertomographie die **Bronchoskopie** wichtig. Dabei wird ein Endoskop in die Bronchien geschoben, um eventuelle Gewebeveränderungen zu sichten und eine **Gewebeprobe** zu entnehmen. Diese Untersuchung wird unter **Kurznarkose** durchgeführt.

Die Therapie des Bronchialkarzinoms ist abhängig vom Stadium der Erkrankung. Ein kleiner, lokal begrenzter Tumor kann operativ entfernt werden. Dies ist die einzige Therapie, die dauerhaft zu einer Heilung führt. Häufig hat der Tumor schon Metastasen in benachbarte Lymphknoten, den gegenüberliegenden Lungenflügel oder über die Blutbahn in weitere Organe gestreut. In diesen Fällen kann durch Bestrahlung oder Chemotherapie das Tumorwachstum verlangsamt werden. Eine Heilung ist nicht mehr möglich.

3.3.10 Allergie

Bei einer Allergie reagiert das Immunsystem auf bestimmte Stoffe, die für den Nicht-Allergiker harmlos sind (Bild 1). Zu den allergischen Erkrankungen gehören der Heuschnupfen, das allergische Asthma, das Ekzem, die Kontaktallergie und der allergische Schock.

Die auslösenden Substanzen werden als **Allergene** bezeichnet. Fast alle Stoffe können für den Allergiker zum Allergen werden.

Nach der Art der **Allergenzufuhr** werden unterschieden:
- **kutan,** z. B. Nickel, Latex, Färbemittel
- **inhalativ,** z. B. Pollen, Hausstaub, Tierhaare, Mehl
- **enteral,** z. B. Zitrusfrüchte, Konservierungsstoffe, Milchprodukte
- **parenteral,** z. B. Kontrastmittel

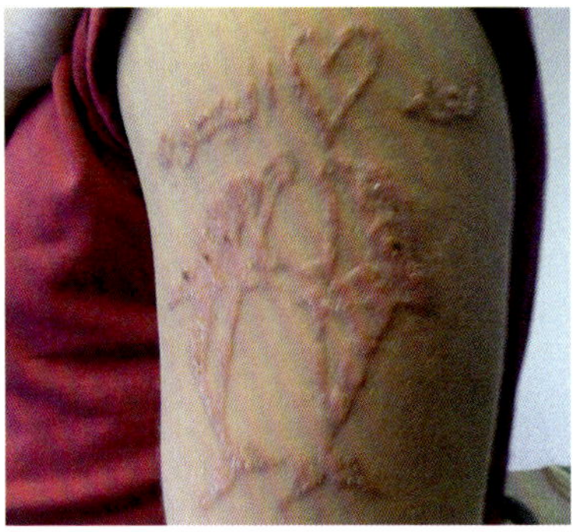

Bild 1 *Kontaktallergie durch eine Henna-Tätowierung*

Allergische Reaktionen können sofort nach dem Kontakt mit dem Allergen auftreten, z. B. bei einem Asthmaanfall nach Kontakt mit Tierhaaren, oder sie entwickeln sich langsam, wie bei einer Kontaktallergie auf nickelhaltigen Modeschmuck.

Merke

Eine Allergie ist eine überschießende Abwehrreaktion des Immunsystems. Die auslösenden Substanzen werden als Allergene bezeichnet.

Bei der **Diagnostik** einer Allergie ist es wichtig herauszufinden, welche Allergene – z. B. Birkenpollen, Hundehaare, Latex – die allergische Reaktion hervorrufen. Hierzu wird ein Prick-Test oder ein Epikutantest durchgeführt (siehe S. 283). Zusätzlich können im Serum Antikörper bestimmt werden, die auf eine Allergie hinweisen.

Zur **Therapie** werden bei einer Allergie zunächst **Antiallergika** angewendet. Diese beseitigen oder lindern die Symptome. Auch **Kortison** ist ein wirksames Mittel gegen allergische Reaktionen, sollte aber wegen seiner Nebenwirkungen nur kurzfristig eingesetzt werden. Antiallergika und Kortison wirken nur symptomatisch.

Gegen die eigentliche Ursache einer Allergie kann nur eine **Hyposensibilisierung** helfen. Dabei werden dem Patienten regelmäßig die für ihn wirksamen Allergene in kleinen Dosen subkutan verabreicht. Als Folge „gewöhnt" sich das Immunsystem langsam an die Allergene und gibt die überschießende Reaktion auf. Die Hyposensibilisierung muss über drei Jahre fortgeführt werden.

Bei der Hyposensibilisierungsbehandlung kann es zu einem **allergischen Schock** kommen. Deshalb müssen Patienten im Anschluss an die Behandlung mindestens 30 Minuten im Wartezimmer warten.

PRAXIS Allergischer Schock und Infusionszwischenfall

Der **allergische** (anaphylaktische) **Schock** ist die schwerste Form der allergischen Reaktion. Es kann nach anfänglichen leichten Hautreaktionen bis zum **Kreislaufschock** mit **Organversagen** und tödlichem Ende kommen. Die Reaktionen setzen innerhalb von Minuten bis zu einigen Stunden nach Allergenkontakt ein.

Auslöser eines allergischen Schocks kann z. B. ein Wespenstich sein. Auch medizinische Maßnahmen wie Injektion von Medikamenten, Kontrastmittelgabe, Allergietests und Desensibilisierungsbehandlung können einen allergischen Schock hervorrufen.

Symptome des allergischen Schocks sind Hauterscheinungen (Rötung, Anschwellung, Nesselsucht, Juckreiz), Luftnot, Erbrechen, kalter Schweiß, hoher Puls, Blutdruckabfall.

Sollte es in der Praxis zu einer solchen Situation kommen, z. B. nach Gabe einer **Injektion** oder **Infusionen**, muss schnell gehandelt werden:

- Den Arzt verständigen. Ist dieser nicht erreichbar, die **Notrufnummer 112** wählen und einen Notarzt anfordern.
- Infusion abstellen, aber Kanüle (venösen Zugang) liegenlassen.
- Besteht keine Atemnot, den Oberkörper des Patienten flach und die Beine hochlagern (30 Grad-Winkel). Bei Atemnot den Oberkörper hochlagern.
- Notfallkoffer bereitstellen.

Notfallmedikamente bei Allergie

- Adrenalin
- Glukokortikoide
- Antihistaminikum
- physiologische Kochsalzlösung

Sollte sich die Unverträglichkeit einer Infusion abzeichnen, muss die **Kanüle** unbedingt liegengelassen werden, damit durch diesen Zugang die **Notfallmedikamente** gegeben werden können. Der **Schock** wird, solange noch kein Atem- und Kreislaufstillstand eingetreten ist, zunächst medikamentös behandelt. Bei einem Atem- und Kreislaufstillstand werden **Reanimationsmaßnahmen** eingeleitet.

Merke

Vorgehen im Notfall bei allergischem Schock

- Allergenzufuhr sofort stoppen
- Notarzt verständigen
- Lagerung: Oberkörper flach, Beine hoch, bei Atemnot Oberkörper hochlagern
- bereitstehendes Notfallset anwenden (nur vom Arzt)

Heuschnupfen

Der Heuschnupfen (allergische Rhinitis) ist eine allergisch bedingte Entzündung der Nasenschleimhaut. Er beginnt oft schon im Kindesalter, kann aber auch erst in späteren Lebensjahren auftreten.

Da Heuschnupfen auch auf einer ererbten Neigung zu allergischen Reaktionen beruht, ist das Risiko für weitere allergische Erkrankungen, wie Asthma bronchiale und Neurodermitis, erhöht.

Die **Symptome** – Jucken der Nase, Niesreiz und Schnupfen mit einem wässrigen Sekret – scheinen harmlos zu sein, aber sie beeinträchtigen die Lebensqualität erheblich.

Die **Therapie** besteht in der Anwendung von **Antiallergika.** Zur Prävention kann eine **Hyposensibilisierungsbehandlung** durchgeführt werden.

3.4 Untersuchungsmethoden und Diagnostik von Atemwegserkrankungen

Störungen im Atmungssystem werden mit verschiedenen Methoden diagnostiziert. Man beginnt dabei mit der Perkussion und Auskultation des Patienten. In vielen haus- und fachärztlichen Praxen werden auch Lungenfunktionsprüfungen durchgeführt.

PRAXIS 3.4.1 Lungenfunktionsprüfung

Soll die Funktion der Atemwege und der Lunge untersucht werden, wird eine Lungenfunktionsprüfung (Spirometrie, abgekürzt „Lufu") durchgeführt. Das geschieht mithilfe eines Gerätes, dem **Spirometer**.

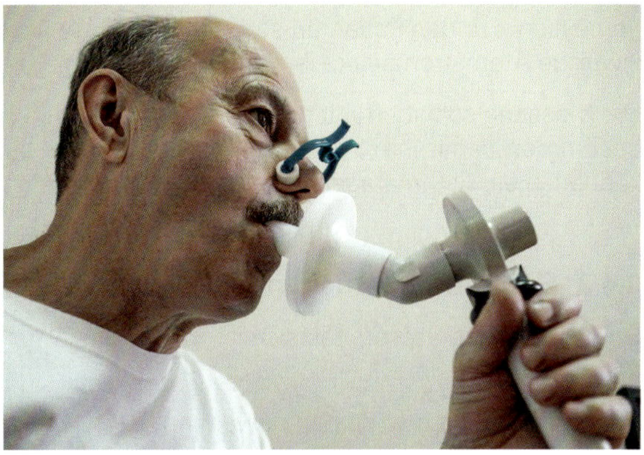

Bild 1 *Lungenfunktionsprüfung*

Grundsätzlich unterscheidet man zwei Arten von Störungen der Atemfunktion:

- Eine **obstruktive Ventilationsstörung** liegt vor, wenn der Atemfluss erschwert ist, z. B. bei Asthma, Lungenemphysem oder COPD.
- Bei einer **restriktiven Ventilationsstörung** ist die Dehnbarkeit von Brustkorb oder Lunge vermindert, oder aber die zur Verfügung stehende Atemfläche ist reduziert. Das kommt vor bei Pleuraerguss, Pneumothorax und nach Operationen an der Lunge.

Die Lungenfunktionsprüfung ist fester Bestandteil der DMPs Asthma und COPD.

Hier geht zum Videc Pulsoxym rie am Fin

Zu Beginn der Untersuchung werden die Patientendaten wie Alter, Gewicht, Größe und Vorerkrankungen in das Gerät eingegeben. Dann nimmt der Patient das Mundstück des Spirometers zwischen die Zähne, umschließt es eng mit den Lippen und steuert seine Ein- und Ausatmung auf Anweisung der MFA. Ein Nasenklemme verhindert dabei die Nasenatmung (S. 281, Bild 1). Wenn ein Pulsoxymeter aufgesetzt wird, kann gleichzeitig die Sauerstoffsättigung gemessen werden.

Die Verwertbarkeit der Ergebnisse hängt weitgehend davon ab, ob der Patient gut mitarbeitet. Deshalb ist es wichtig, dem Patienten das Vorgehen vorher ausführlich zu erklären und ihm während des Tests verständliche Anweisungen zu geben. Bei mehreren Versuchen wird der beste gewertet.

Mithilfe der Lungenfunktionsprüfung werden statische und dynamische Werte erfasst. **Statische Werte** sind die sogenannten Lungenvolumina wie Vitalkapazität, Atemzugvolumen, exspiratorisches Reservevolumen, inspiratorisches Reservevolumen (siehe S. 274). **Dynamische Werte** beschreiben die Geschwindigkeit oder die Kraft der Ausatmung. Sie sind wichtig für die Überwachung von chronischen Erkrankungen der Atemorgane. Dabei kommt es besonders auf zwei Werte an:

- **FEV1 – Forciertes exspiratorisches Volumen in der ersten Sekunde:** Hier muss der Patient nach einigen ruhigen Atemzügen mit aller Kraft ausatmen (Bild 1). Die Luftmenge, die er nach 1 Sekunde ausgeatmet hat, wird aus der Kurve abgelesen. Dieser Wert ist bei COPD vermindert (Bild 2).
- **PEF – Peak Expiratory Flow, exspiratorischer Spitzenfluss:** Auch hier muss der Patient mit aller Kraft ausatmen. Es wird die maximale Atemstromstärke bestimmt. Dieser Wert ist bei Asthma vermindert.

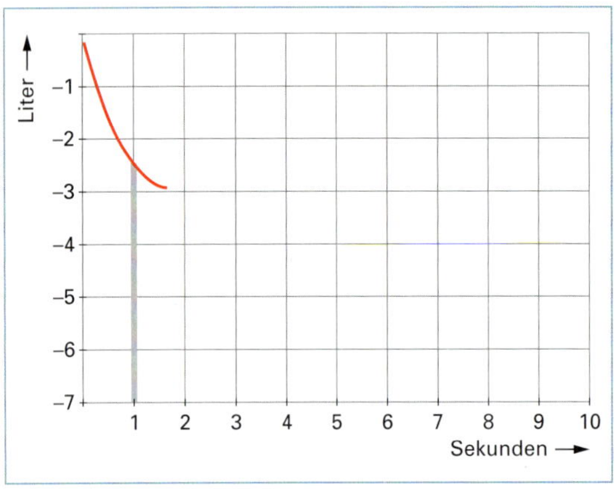

Bild 1 *Lungenfunktionstest (FEV1) einer gesunden 16-jährigen Patientin*

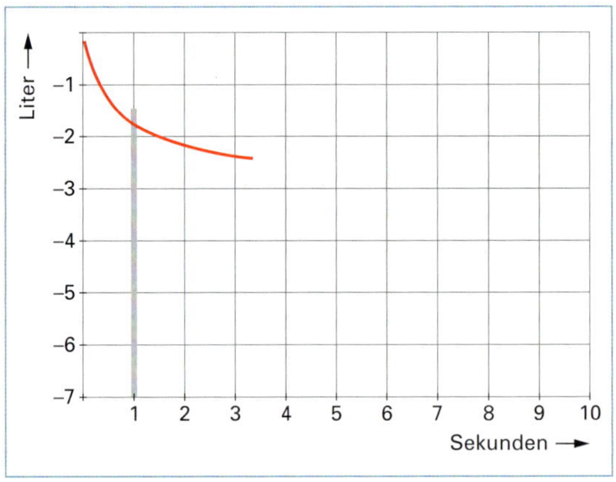

Bild 2 *Lungenfunktionstest (FEV1) einer 75-jährigen Patientin mit COPD*

Peak-Flow

Eine weitere messbare Atmungsgröße ist der **Peak-Flow (PF)**. Das ist die **maximale Atemstromstärke** bei Ausatmung mit größtmöglicher Kraft innerhalb einer Sekunde. Der Peak-Flow wird in Liter pro Sekunde (L/s) gemessen. Für den Patienten stehen **Peak-Flow-Meter** zur Verfügung, mit denen sie über den Tag verteilt die jeweilige Atemstromstärke ihrer Ausatmung kontrollieren.

Die Messung selbst erfolgt durch ein einfaches kräftiges Pusten in das Gerät (S. 283, Bild 1). Asthma-Patienten bestimmen damit ihre Werte mehrfach täglich selbst und führen so eine Verlaufskontrolle durch. Die Werte können in ein Asthmatagebuch eingetragen werden.

3.4.2 Sputumuntersuchung

Sputum ist das Sekret, das sich im Krankheitsfall in den Bronchien befindet. Es ist nicht zu verwechseln mit dem Speichel in der Mundhöhle, der aus den Speicheldrüsen stammt.

Sputum wird durch Abhusten gewonnen. Bei Erkrankungen der Atmungsorgane wie Bronchitis, Bronchialkarzinom oder Lungenentzündung kommt es zu Veränderungen im Sputum.

Deshalb wird bei Verdacht auf solche Erkrankungen eine **Sputumuntersuchung** durchgeführt. Die vom Patienten durch Abhusten produzierte **Sputumprobe** wird in einem Labor auf Krankheitserreger, Zellen oder andere Parameter untersucht.

3.4.3 Blutgasanalyse

geht es Video test

Die Blutgasanalyse ist ein Verfahren zur Messung des Sauerstoff- und Kohlendioxid-Gehaltes und des pH-Wertes im Blut. Man führt diese Untersuchung vor allem auf Intensivstationen durch, aber auch zur Überwachung von Patienten mit Atmungsstörungen und Sauerstoffmangel.

Die Blutentnahme erfolgt aus einer Arterie oder durch Entnahme von **hyperämisiertem Kapillarblut** (siehe S. 218).

3.4.4 Allergietestung

Besteht bei einem Patienten der Verdacht auf eine Allergie, kann man mit verschiedenen Tests prüfen, welche Stoffe die Allergie hervorgerufen haben. Unterschiedliche Allergietests stehen zur Verfügung.

Der **Prick-Test** (Bild 2) wird bei Allergien auf Gräser, Pollen, Hausstaub und Tierhaare eingesetzt. Mit einem Kugelschreiber werden auf dem Unterarm Testfelder kreisförmig eingezeichnet, anschließend wird in jedes Testfeld ein Tropfen einer Allergen-Lösung aufgetragen. Zur Kontrolle wird jeweils in ein Testfeld NaCl-Lösung (Negativkontrolle) und in ein Testfeld Histamin (Positivkontrolle) gegeben. Nun sticht man mit einer jeweils frischen Lanzette durch die einzelnen Tropfen in die Haut, so dass das Allergen eindringen kann. Der Test wird nach 20 Minuten abgelesen. Die Größe der Quaddeln entspricht der Stärke der allergischen Reaktion. Der Patient muss im Anschluss 30 Minuten in der Praxis bleiben, da während des Prick-Tests und danach die Gefahr eines allergischen Schocks besteht.

Der **Epikutantest** wird zur Suche nach Allergenen bei einer Kontaktallergie angewendet. Dabei werden allergenhaltige Pflaster auf den Rücken geklebt (Bild 3). Nach zwei Tagen kann der Test abgelesen werden.

Allergietests können einen **allergischen Schock** auslösen. Beim Prick-Test muss der Patient nach Beendigung des Tests 30 Minuten zur Überwachung in der Praxis bleiben.

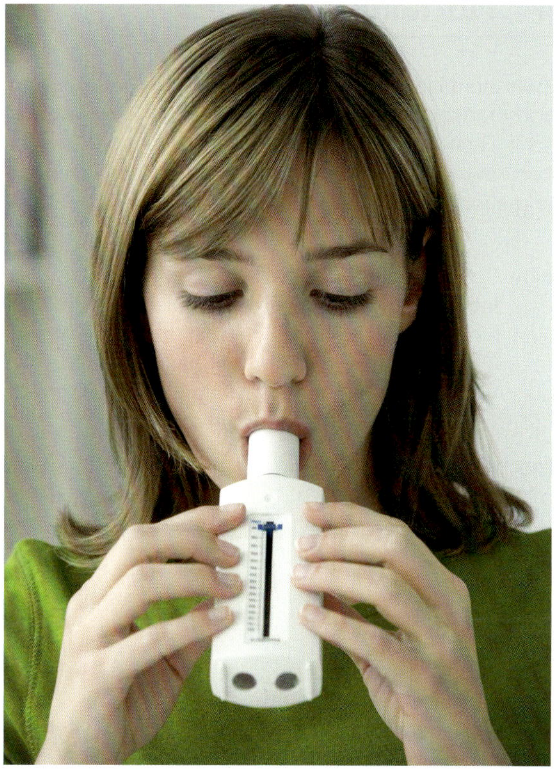

Bild 1 *Messung mit dem Peak-Flow-Meter*

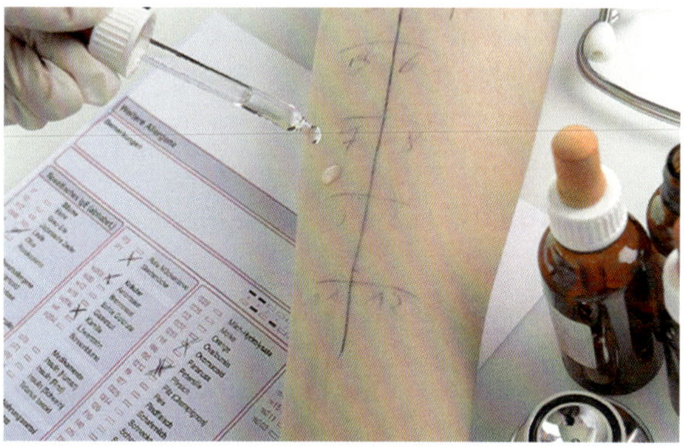

Bild 2 *Prick-Test*

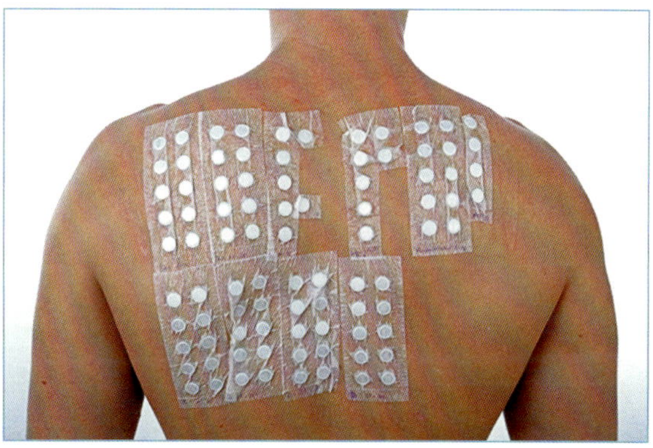

Bild 3 *Epikutantest*

4 Notfälle

Zwischenfälle und Notfälle kommen in Arztpraxen und Krankenhäusern immer wieder vor. Die Medizinische Fachangestellte muss Notfallsituationen erkennen, die entsprechenden Erstmaßnahmen einleiten und anschließend den Patienten sachgerecht betreuen können (Bild 1).

Eine Notfallsituation im medizinischen Sinn ist immer eine **lebensbedrohliche** Situation, die ein schnelles Handeln erforderlich macht. Sowohl für die Mitarbeiter der Arztpraxis, als auch für den Patienten bedeutet dies Aufregung und Angst. Deshalb gilt für jeden Notfall der Grundsatz: Ruhe bewahren!

Nicht jeder Notfall kommt aus heiterem Himmel, manchmal bahnen sich Verschlechterungen eines Krankheitszustandes langsam an, sodass man rechtzeitig entgegenwirken kann.

Auf folgende Notfälle sollte eine Medizinische Fachangestellte vorbereitet sein:

- Bewusstlosigkeit mit Atmung
- Bewusstlosigkeit ohne Atmung
- Kreislaufkollaps (s. S. 252)
- Schock (s. S. 252)
- Epileptischer Anfall (S. 288)
- Arterielle Blutung (S. 289)
- Vergiftung (S. 289)
- Hypoglykämie (s. S. 383)
- Nasenbluten (s. S. 275)
- Akutes Abdomen (S. 289)

4.1 Erste Hilfe

Unter erster Hilfe versteht man Maßnahmen, die in einer Notfallsituation zu ergreifen sind, bis professionelle Hilfe durch den Arzt oder den Rettungsdienst eintrifft. Ziel der ersten Hilfe ist es, das Überleben des Patienten zu sichern und weitere Schäden zu vermeiden. Das geschieht durch die richtige Lagerung und, wenn nötig, durch Blutstillung und Wiederbelebungsmaßnahmen.

Erste Hilfe besteht aus wenigen einfachen Maßnahmen, die man immer wieder üben muss, um im Notfall richtig zu reagieren (Bild 1).

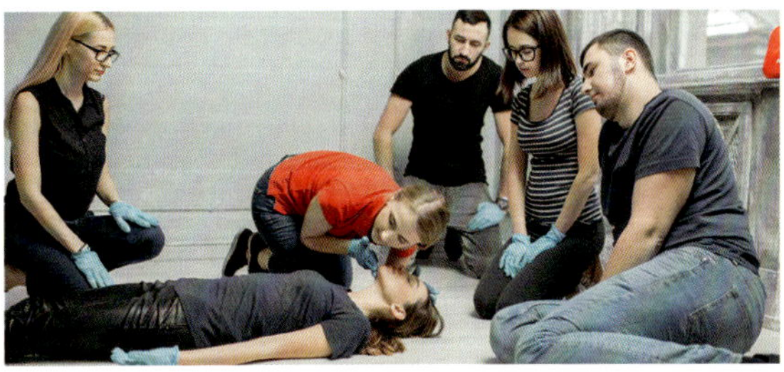

Bild 2 *Erste-Hilfe-Kurs*

Bewusstsein überprüfen:
Ansprechen, an der Schulter rütteln

keine Reaktion

↓

nach **Hilfe** rufen (Helfer setzen Notruf ab 112)

↓

Atemwege frei machen:
Kopf überstrecken, keine Mundinspektion mit dem Finger, nur sichtbare, lose Gegenstände entfernen

↓

Atmung überprüfen:
Prüfung durch Sehen, Hören, Fühlen (Atemgeräusche und Thoraxbewegungen)
nicht länger als 10 Sekunden prüfen

↓	↓
Atmung vorhanden	keine oder nicht „normale" Atmung
↓	↓
stabile Seitenlagerung Patienten weiter betreuen	**Notruf absetzen** (112)
	↓

Herz-Lungen-Wiederbelebung (HLW)
30 Herzdruckmassagen, 2 Beatmungen
Druckpunkt: untere Hälfte des Brustbeins
Frequenz: 100–120/min.

↓

EKG-Rhythmus über Defibrillator beurteilen

defibrillierbar 1 Schock	nicht defibrillierbar
↓	↓
HLW weiterführen	HLW weiterführen

Bild 1 *Lebensrettende Basismaßnahmen*

4.1.1 Überprüfung von Notfallpatienten

Zu den lebenswichtigen Organen zählen das Gehirn, das Herz und die Lungen. In Notfällen wird immer zuerst die Funktion dieser drei Organe überprüft.

Das **Bewusstsein** gibt Auskunft über die Funktionsfähigkeit des Gehirns. Daher muss zuerst festgestellt werden, ob der Patient bei Bewusstsein ist oder nicht (Bild 1). Von dem Ergebnis hängen die weiteren Maßnahmen ab. Die Überprüfung des Bewusstseins erfolgt durch laute Ansprache und leichtes Rütteln an den Schultern.

Bei **vorhandenem Bewusstsein** wird der Patient situationsgerecht versorgt.

Erfolgt **keinerlei** Reaktion auf die Bewusstseinsprüfung, ist der Patient **bewusstlos**. Das bedeutet:

Sofort Notruf 112 absetzen, bzw. um Hilfe rufen!

Beim **bewusstlosen** Patienten erfolgt als Nächstes die **Atemkontrolle:**

Bei überstrecktem Kopf versucht man, Atemgeräusche zu **hören**, Luftbewegungen zu **fühlen** oder Brustkorbbewegungen zu **sehen**. Diese Kontrolle sollte nicht länger als **zehn Sekunden** dauern.

Bei einer normalen Atmung hebt und senkt sich der Brustkorb regelmäßig 16 bis 20 Mal pro Minute. Hecheln und Schnappatmung weisen auf eine gestörte Atmung hin.

Puls und **Blutdruck** werden **nicht** kontrolliert, da das zu zeitaufwändig ist.

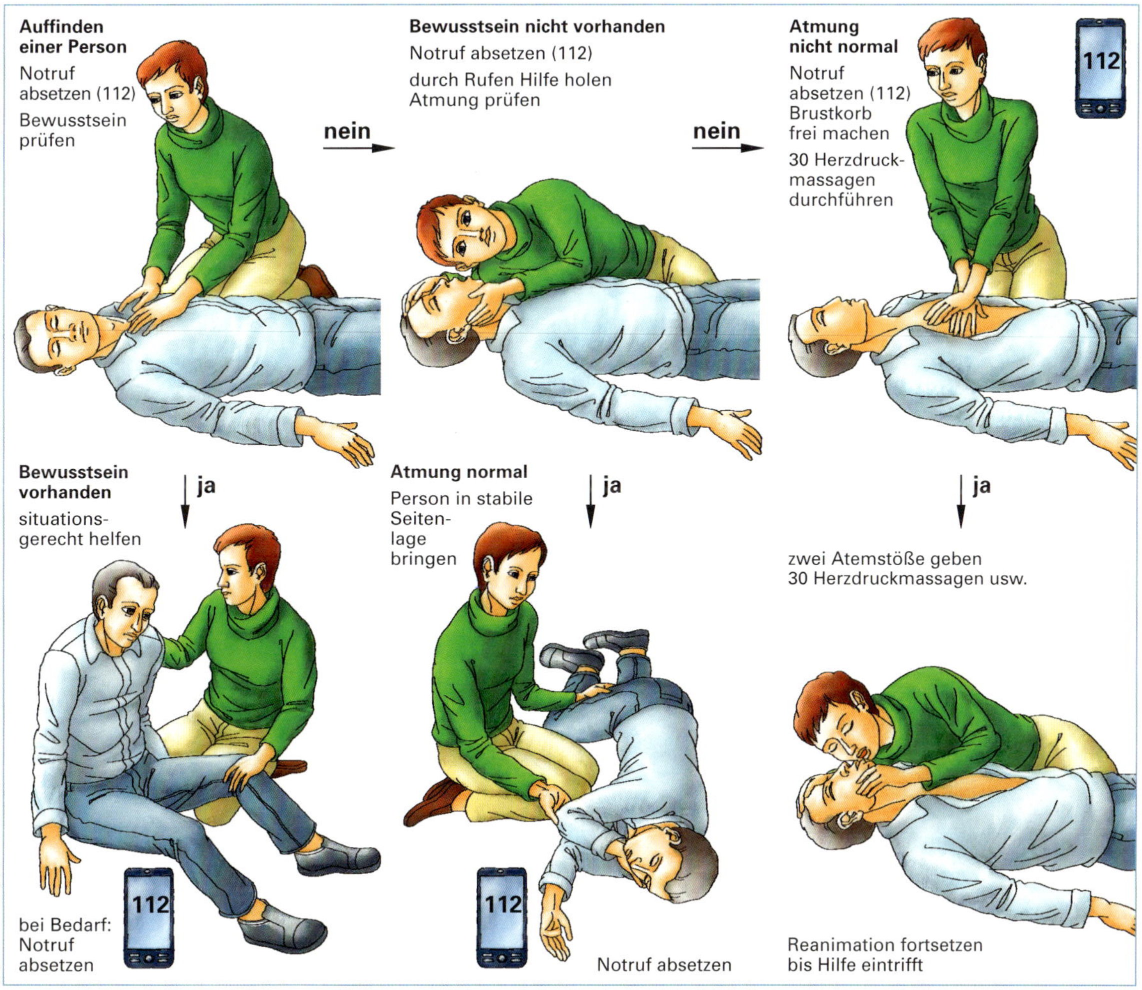

Bild 1 *Vorgehen beim Auffinden einer Person*

4.1.2 Bewusstloser Patient ohne Atmung

Kann keine normale Atmung festgestellt werden, beginnt man **sofort** mit der **Herzdruckmassage** (Thoraxkompression).

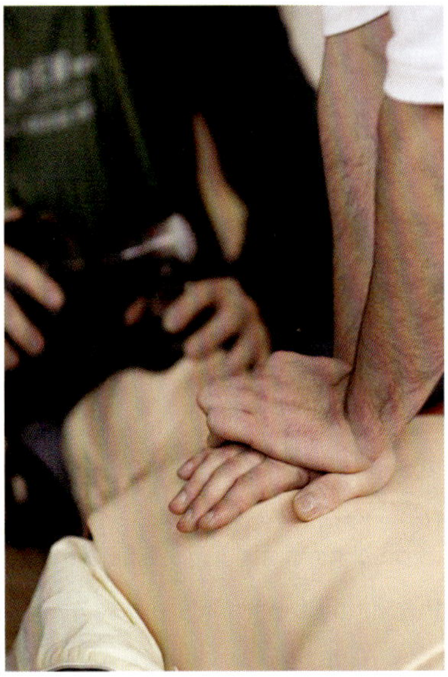

Bild 1 *Herzdruckmassage*

Hier geht zum Video *Herzdruckmassage*

Entgegen früherer Lehrmeinungen wird der Patient bei einem Atemstillstand nicht mehr als Erstes beatmet, sondern man beginnt **sofort** mit der **Herzdruckmassage** (Bild 1), damit eine Durchblutung des Herzens und des Gehirns erreicht wird.

Vorher sollte so schnell wie möglich ein **Notruf** abgesetzt werden. Ist man als Ersthelfer allein, sollte man mindestens **eine Minute** lang den Brustkorb mit den Händen komprimieren, bevor der Notruf getätigt wird.

PRAXIS Im Idealfall wird nach 30 **Thoraxkompressionen** zweimal beatmet. Wenn der Helfer allein ist oder wenn er sich die Beatmung nicht zutraut, kann auf die Atemspende verzichtet werden. Nach heutigen Erkenntnissen ist die entscheidende Maßnahme bei der Wiederbelebung die Herzdruckmassage. Denn wenn das Herz nicht mehr pumpt, kann auch der Sauerstoff, der durch die Atmung in das Blut gelangt, nicht transportiert werden. Umgekehrt ist in den ersten Minuten nach Einsetzen des Atemstillstandes noch ausreichend Sauerstoff im Blut vorhanden, sodass dessen Transport die Hauptaufgabe in einer solchen Situation darstellt.

Die ersten **vier bis fünf Minuten** sind von ausschlaggebender Wichtigkeit. Mit jeder Minute ohne **Wiederbelebungsmaßnahmen** sinkt bei einem Herzstillstand mit Kammerflimmern die **Überlebenschance** um sieben bis zehn Prozent.

Merke

Bei einem Patienten ohne Atmung wird sofort mit der Herzdruckmassage begonnen.
Die Herzdruckmassage hat Vorrang vor der Beatmung.

4.1.3 Durchführung der Herzdruckmassage und künstliche Beatmung

Der Patient liegt auf dem Rücken. Der Handballen des Helfers liegt auf der Mitte des Brustbeins. Der Handballen der anderen Hand wird auf die erste Hand gesetzt. Mit gestreckten Armen wird das Brustbein fest und schnell hintereinander (ca. 100–120 Mal pro Minute) gedrückt. Die Arme sind dabei gestreckt. Der Brustkorb sollte beim Erwachsenen ca. 5 Zentimeter eingedrückt werden.

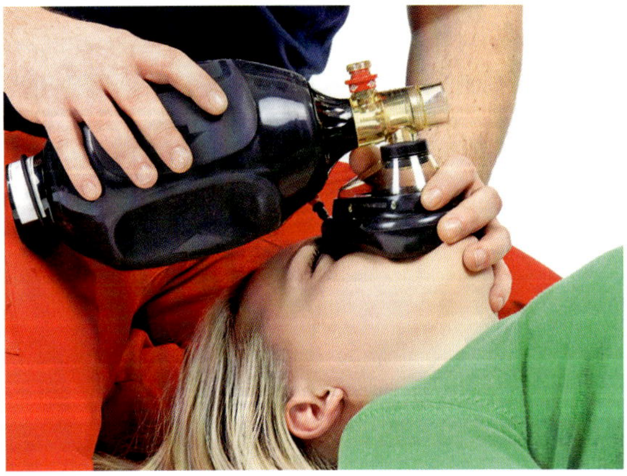

Bild 2 *Beatmung mithilfe eines Beatmungsbeutels*

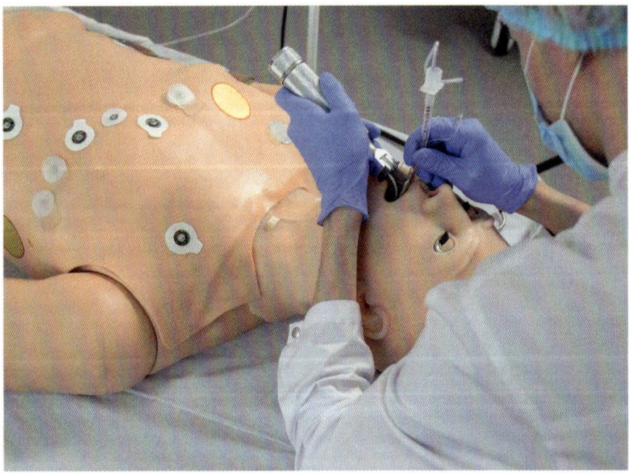

Bild 3 *Einführung eines Tubus in die Luftröhre – Intubation*

Nach 30 Kompressionen des Brustkorbes erfolgen **zwei Beatmungen** für je eine Sekunde. Die Beatmung kann nur gelingen, wenn der Kopf überstreckt ist und die Atemwege frei sind. Es gibt verschiedene Techniken:

- **Mund-zu-Nase-Beatmung:** Die Hand des Helfers wird am Kinn angelegt und der Daumen drückt die Unterlippe gegen die Oberlippe, sodass der Mund geschlossen bleibt. Der Mund des Helfers wird nun vorsichtig um die Nase des Patienten herum aufgesetzt. Der Helfer beatmet zweimal. Aus hygienischen Gründen wird ein Beatmungstuch oder eine Maske benutzt.
- PRAXIS **Mund-zu-Mund-Beatmung:** Wenn eine Mund-zu-Nase-Beatmung nicht möglich ist, gibt es die Möglichkeit der Mund-zu-Mund-Beatmung.
  Daumen und Zeigefinger des Helfers verschließen die Nase und öffnen den Mund des Betroffenen. Der Helfer setzt seinen weitgeöffneten Mund um den Mund des Betroffenen herum auf und beatmet ihn.
- **Atemmaske:** In der Arztpraxis wird zur Beatmung ein **Beatmungsbeutel** zu Hilfe genommen (S. 286, Bild 2). An diesen wird eine **Atemmaske** geeigneter Größe angeschlossen. Der Beatmungsbeutel wird 14 bis 20 Mal pro Minute fest zusammengedrückt.
  Der Beatmungsbeutel ermöglicht eine Beatmung mit Umgebungsluft und die gleichzeitige Gabe von reinem Sauerstoff. Dies geschieht immer nur auf Anweisung des Arztes.

Um die **Atemwege freizuhalten**, gibt es mehrere Arten von Tuben, die in die Luftröhre eingeführt werden und mittels derer die künstliche Beatmung erfolgen kann (Bild 3, S. 286).

Merke

Die Beatmung kann nur gelingen, wenn der Kopf überstreckt ist und die Atemwege frei sind.

4.1.4 Defibrillation

Mithilfe des **Defibrillators** (umgangssprachlich „Defi") können gezielt starke Stromstöße abgegeben werden, um den normalen Herzrhythmus wiederherzustellen (Bild 1). Bei **Kammerflimmern** ist der Defibrillator indiziert, nicht aber bei einer **Asystolie** (Herzstillstand). Um beides zu unterscheiden, wird vor der Defibrillation ein EKG geschrieben.

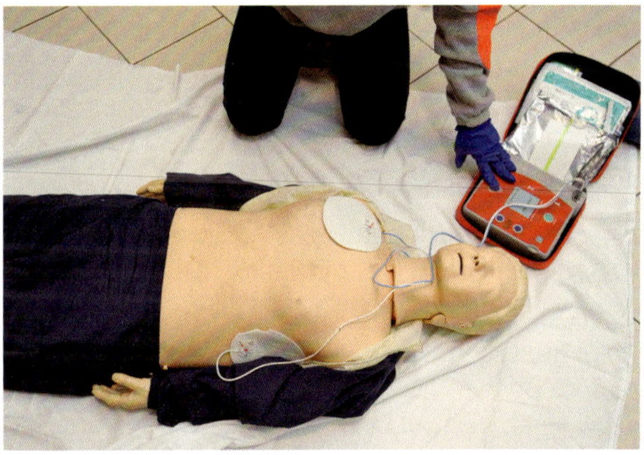

Bild 1 *Defibrillation mit dem AED, Schulung an einer Übungspuppe*

PRAXIS Der heute übliche **AED** (automatisierter externer Defibrillator) arbeitet automatisch. Die Aufgabe des Helfers ist es, die beiden Elektroden richtig zu kleben und dann den Anweisungen des Gerätes zu folgen.

Die erste Elektrode sitzt unter dem rechten Schlüsselbein, die zweite Elektrode in der mittleren Axillarlinie links. Die gedachte Verbindung der beiden Elektroden geht durch die Herzachse.

Bei einem Schock fließt elektrischer Strom. Die Abgabe des Schocks wird vom Gerät angekündigt. Der Helfer wird aufgefordert, zurückzutreten und den Patienten oder die Liege nicht zu berühren.

Der AED leitet nach jedem Schock ein EKG ab und gibt bei Bedarf noch weitere Schocks. Im Anschluss an einen Schock muss unbedingt die Herzmassage fortgesetzt werden. Eine Kontrolle von Rhythmus oder Puls ist dabei nicht erforderlich.

Zunehmend finden sich auch an öffentlichen Plätzen und viel besuchten Orten sogenannte **PADs** (public access defibrillator), um in einem Notfall rasche Hilfe durch Laien zu ermöglichen.

Merke

Bei der Defibrillation werden starke Stromstöße abgegeben, um den normalen Herzrhythmus wiederherzustellen. Im Anschluss an den Stromstoß muss die Herzmassage fortgesetzt werden.

4.1.5 Lagerung

PRAXIS Bei vielen Verletzungen und Krankheiten verbessert eine richtige **Lagerung** das Befinden des Betroffenen. Die nachfolgenden Lagerungsarten beziehen sich immer auf **Patienten mit vorhandenem Bewusstsein:**

- **bei Wirbelsäulenverletzung:** flach auf harter Unterlage oder Vakuummatratze
- **bei Brustkorbverletzungen:** auf der verletzten Seite, damit die Atembewegungen nicht unnötig schmerzen
- **bei Atemnot:** mit erhöhtem Oberkörper
- **bei Herzinfarkt:** mit erhöhtem Oberkörper und herabhängenden Beinen
- **bei Schlaganfall:** mit erhöhtem Oberkörper
- **bei Kreislaufkollaps:** Oberkörper flachliegend und die Beine angehoben oder den gesamten Körper mit tiefliegendem Kopf in Schräglage
- **bei akutem Abdomen und Bauchverletzungen:** mit angewinkelten Beinen zur Entlastung der Bauchdecken
- **nach epileptischem Anfall:** bequeme Lagerung

Bewusstlose Patienten mit vorhandener Atmung werden in die **stabile Seitenlage** gebracht, um sicherzustellen, dass die Atemwege frei bleiben und Erbrochenes oder Blut ablaufen kann (Bild 1). Der Betroffene wird so vor dem Ersticken bewahrt.

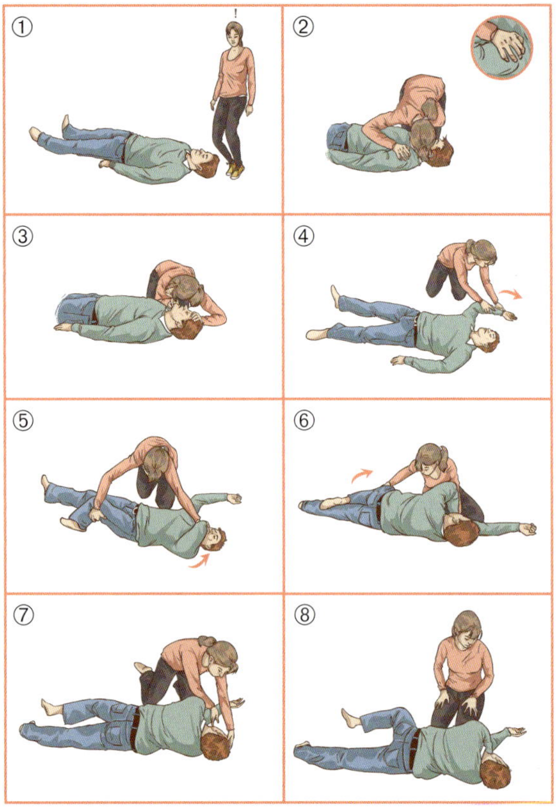

Bild 1 *Lagerung in stabiler Seitenlage*

PRAXIS 4.1.6 Epileptischer Anfall

Bei einer **Epilepsie** (zerebrales Anfallsleiden) treten unvorhergesehen Anfälle von Muskelkrämpfen auf. Es gibt verschiedene Formen der Epilepsie, die mithilfe des EEGs (Elektroenzephalogramm) diagnostiziert werden können.

Beim **großen epileptischen Anfall** (Grand mal) fällt der Patient plötzlich steif, mit gestreckten Armen und Beinen, zu Boden. Das Gesicht führt Grimassenbewegungen aus. Die Pupillen sind weit und reagieren nicht auf Licht. Der Patient ist bewusstlos, kurzzeitig setzt der Atem aus. Die Haut verfärbt sich blau. Danach treten heftige **Muskelkontraktionen** auf. Häufig kommt es zum Abgang von Urin.

Nach dem Anfall ist der Patient nicht ansprechbar. Er ist oft für kurze Zeit tief bewusstlos und reagiert beim langsamen Erwachen verwirrt, bisweilen auch aggressiv. Danach schläft er in der Regel für einige Stunden.

Der Ablauf eines epileptischen Anfalls kann nicht beeinflusst werden. Er hört nach ein bis zwei Minuten von selbst auf. Es sollen keine Wiederbelebungsmaßnahmen durchgeführt werden. Wegen der Gefahr des Beißens darf dem Patienten nichts in den Mund geschoben werden. Es ist aber wichtig, den Patienten vor Verletzung und Unterkühlung zu schützen.

Am Ende des Anfalls wird der bewusstlose, atemstabile Patient in die **stabile Seitenlage** gebracht. Die Dauer des Anfalls sollte dokumentiert werden.

Tritt eine Serie von Grand-mal-Anfällen auf, ohne dass zwischendurch das Bewusstsein wiedererlangt wird, so handelt es sich um einen sogenannten **Status epilepticus.**

Ein **Status epilepticus** stellt eine lebensbedrohliche Situation dar. Durch den Sauerstoffmangel kommt es zu einer Schwellung des Gehirns (Hirnödem) und erhöhtem Gehirndruck. Dies kann ausgedehnte Spätschäden oder auch den Tod des Patienten verursachen.

PRAXIS
4.1.7 Arterielle Blutung

Bei einer arteriellen Blutung schießt hellrotes Blut mit hohem Druck und pulsierend aus der betroffenen Arterie. Blut, das langsam aus einem Gefäß fließt, ist niemals arteriell. Durch den schnellen und hohen Blutverlust bei einer arteriellen Blutung kann es zum **Volumenmangelschock** kommen (siehe S. 252). Als erste Maßnahme wird Druck auf die betroffene Stelle ausgeübt. Dazu kann jedes schnell verfügbare Material benutzt werden, z. B. ein Schal. Dabei sollen Handschuhe getragen werden. Gleichzeitig wird der Notruf abgesetzt.

Bei einer Blutung an den Extremitäten kann ein **Druckverband** (siehe S. 189) angelegt werden.

- Verletzte Extremität hoch lagern.
- Wunde steril abdecken.
- Verbandpäckchen auf die Wunde legen.
- Verbandpäckchen mit einer Binde fest anwickeln, sodass Druck auf das blutende Gefäß ausgeübt wird.
- Falls das nicht ausreicht, ein weiteres Verbandpäckchen anwickeln.

Merke

Bei einer arteriellen Blutung schießt das Blut mit hohem Druck und pulsierend nach außen. Es muss sofort ein Notruf abgesetzt und die Blutung durch Druck gestoppt werden.

PRAXIS
4.1.8 Vergiftung

Bei plötzlichen Erkrankungen, die sich nicht aus der Vorgeschichte erklären lassen und bei unerwarteten Todesfällen muss eine Vergiftung in Betracht gezogen werden. Eine Vielzahl von Stoffen in der häuslichen Umgebung oder am Arbeitsplatz kann als Gift wirken, das gilt z. B. auch für **Medikamente**. Bei falscher Anwendung oder bei einer Überdosierung kann ein Medikament zu einer **Vergiftung** führen. Die meisten Vergiftungen kommen im Haushalt vor. Häufig sind Kinder betroffen.

Verhalten bei Vergiftungen

- Bewusstsein und Atmung prüfen
- sofortige Alarmierung des Rettungsdienstes (Notarztes)
- Giftnotruf anrufen, z. B. Berlin: 030/19 240, **www.giftnotruf.de**
- nichts zu trinken geben, keine Milch geben
- auf keinen Fall den Patienten zum Erbrechen bringen

Meistens gelangt der schädliche Stoff oder das Gift über den Verdauungsweg in den Körper. Aber auch über die Atemwege und über die Haut können Giftstoffe aufgenommen werden. So kann es z. B. beim Versprühen von Pflanzenschutzmitteln zu heftiger Atemnot und Augenreizungen kommen.

Weitere Symptome einer Vergiftung können Übelkeit, Erbrechen, Eng- und Weitstellung der Pupillen oder Bewusstlosigkeit sein. Eine Vergiftung erkennt man weniger an typischen Symptomen, sondern eher an den Umständen, unter denen sie auftreten.

Die **Kreislaufsituation** kann sich bei einem Giftopfer schnell dramatisch verschlechtern. Dies muss bei der Betreuung berücksichtigt werden.

Merke

Bei Vergiftungen ist dem Patienten nichts zum Trinken zu geben und kein Erbrechen herbeizuführen.

Vergiftungen bei Erwachsenen erfolgen häufig durch Medikamente, Alkohol, Lebensmittel oder Drogen. Bei Kindern kommen auch unsachgemäß (zugänglich) gelagerte Reinigungsmittel und chemische Produkte oder giftige Pflanzen in Betracht. Für die Behandlung kann es entscheidend sein, zu wissen, durch welchen Stoff die Vergiftung ausgelöst wurde. Daher müssen das Opfer selbst oder die Angehörigen befragt werden. Reste des Giftes, wie Tabletten oder Lebensmittel müssen sichergestellt werden.

Die Telefonnummer der Giftnotrufzentrale muss in der Praxis jederzeit auffindbar sein.

4.1.9 Akutes Abdomen

Ein akutes Abdomen erkennt man an sehr heftigen Bauchschmerzen und gespannten Bauchdecken, dazu können Übelkeit, Erbrechen und ein Kreislaufkollaps kommen.

Es handelt sich dabei um eine gefährliche Situation. Die Ursache kann z. B. die Perforation eines Magengeschwürs, eine Darmverschlingung oder eine Pankreatitis sein. Deshalb muss sofort gehandelt werden.

5

4.2 Notfallmanagement

Um bei einem plötzlich auftretenden Notfall in der Praxis möglichst gut vorbereitet zu sein, sollten für die verschiedenen Situationen Checklisten angefertigt und im **QM-Handbuch** abgeheftet werden.

Vorrausetzungen für den reibungslosen Ablauf in einer Notfallsituation sind:
- ein komplett ausgestatteter und funktionstüchtiger Notfallkoffer
- ein funktionstüchtiger Defibrillator
- eine Liste über die vorhandenen und auf Haltbarkeit geprüften Medikamente
- notfallmedizinisch geschultes Personal
- regelmäßige praxisinterne Schulung

Die **Überprüfung des Notfallkoffers** erfolgt einmal im Quartal und wird **schriftlich** dokumentiert (siehe Tabelle 1, S. 293).

Der **Defibrillator** muss permanent geladen sein, einmal im Quartal erfolgt eine Überprüfung durch das Personal. Jährlich sollte mindestens einmal ein „Defi-Training" mit anschließender Dokumentation stattfinden.

In jeder Praxis sollte eine Medizinische Fachangestellte als **Verantwortliche** für den **Notfallplan** bestimmt werden. Sie muss den Notfallkoffer, die Medikamente und den Defibrillator überprüfen und dies schriftlich dokumentieren. Sie sollte auch die jährlichen Schulungen planen und gemeinsam mit dem Praxisinhaber durchführen. Das gesamte Personal sollte in regelmäßigen Abständen an zertifizierten **Kursen** für kardiopulmonale Reanimation teilnehmen.

Merke

In einer Arztpraxis muss jede Medizinische Fachangestellte in der Lage sein, in kürzester Zeit den Notfallkoffer und den Defibrillator bereitzustellen.

Notfallkoffer

Der Notfallkoffer ist ein mobiler Behälter, in dem Medikamente, Instrumente und Geräte zur Notfallbehandlung von Patienten untergebracht sind. Es kann sich dabei um einen Koffer, einen Rucksack oder auch eine Tasche handeln. Vereinfachend wird hier stets von Notfallkoffer gesprochen.

Oft ist der **Defibrillator** mit anderen Geräten zur notfallmäßigen Behandlung in einem Koffer untergebracht, beispielsweise mit dem Sauerstoffgerät und dem Blutdruckmessgerät (Bild 1).

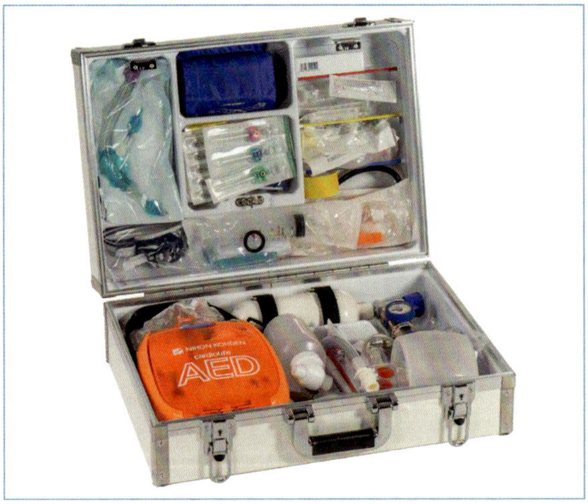

Bild 1 *Notfallkoffer mit AED-Defibrillator*

Die **Ausrüstung** von Notfallkoffern ist je nach Notfallbehandlung unterschiedlich. Bild 1 (S. 292) zeigt die Ausstattung eines Notfallkoffers für die wichtigsten ärztlichen Basismaßnahmen, die in Tabelle 1 (S. 291) zusammengefasst sind.

Die Medizinische Fachangestellte sollte sich mit dem Aussehen der in ihrer Praxis üblichen **Notfallmedikamente** vertraut machen. Die Zusammenstellung und Anwendung dieser Medikamente liegt in der Verantwortung des Arztes. Tabelle 1 auf S. 292 gibt einen Überblick über die Hauptwirkung der wichtigsten Notfallmedikamente.

Einmal im Quartal müssen alle Medikamente der Praxis, also auch die Medikamente des Notfallkoffers, auf ihr Verfalldatum geprüft und gegebenenfalls ersetzt werden. Abgelaufene Medikamente (Abfallschlüssel 18 01 09 gemäß der Abfallverzeichnis-Verordnung) werden über die Apotheken entsorgt.

Beim Einsatz von **Sauerstoffgeräten** muss darauf geachtet werden, dass noch etwas Sauerstoff unter Überdruck im Gerät verbleibt. Sonst gelangt Außenluft, die immer etwas feucht ist, hinein. Das Gerät rostet dann und wird unbrauchbar.

Benutzte Geräte und Instrumente werden nach Gebrauch desinfiziert, gereinigt und, je nach Herstellerhinweisen, sterilisiert. In der Praxis ist dies die Aufgabe der Medizinischen Fachangestellten.

Anwendung	Inhalt
Sauerstoffgabe	Sauerstoffflasche mit Druckminderer. Der Sauerstoff in der Flasche steht unter hohem Druck; mit dem Druckminderer kann dieser auf eine gewünschte Menge, z. B. auf 5 Liter pro Minute, geregelt werden.
Inhalation	Inhalationsmaske Sauerstoffnasenbrille Sauerstoffkatheter, 12 Ch (Außendurchmesser des Katheters), mit Kompresse
Beatmung/Reanimation	Beatmungsbeutel Beatmungsmasken Sauerstoffreservoir Sauerstoffschlauch
Kreislaufstabilisierung	1 Einhandstaubinde Venenverweilkanülen Gr. 18 und 20 Fixierpflaster 2 Infusionsbestecke 6 Einmalspritzen: 2 mL, 5 mL, 10 mL 10 Alkoholtupfer
Intubation	Laryngoskop-Griff 3 Laryngoskop-Spatel (unterschiedliche Größen) Magillzange Blockerspritze 4 Trachealtuben (unterschiedliche Größen)
Absaugen	Notfallaspirator 3 Absaugkatheter, 12 Ch, 14 Ch, 16 Ch Außerdem befinden sich noch einige weitere Utensilien zum Absaugen in dem Notfallkoffer.
Notfallinstrumente	4 Guedeltuben, Gr. 1, 2, 3, 4 2 Nasopharyngealtuben 1 Hyperventilationsmaske 1 Kleiderschere
Geräte zur Diagnostik	Blutdruckmessgerät mit Oberarmmanschette und Manometer Stethoskop Reflexhammer Handschuhe Multifunktionsleuchte

Tabelle 1 *Ausrüstung des Notfallkoffers*

Oberer Kofferteil:
1. Reflexhammer
2. Blockerspritzen
3. Laryngoskop-Griff
4. Laryngoskop-Spatel
5. Medikamente
6. Magillzange
7. Kleiderschere
8. Trachealtuben
9. Guedeltuben

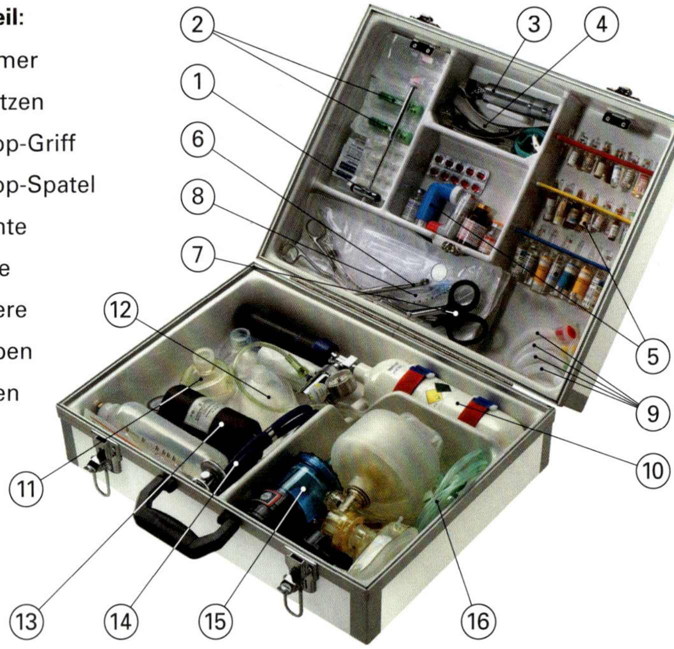

Unterer Kofferteil:
10. Sauerstoff-flasche
11. Beatmungs-maske
12. Beatmungs-beutel
13. Blutdruck-messgerät
14. Stethoskop
15. Absauggerät (Notfall-aspirator)
16. Absaug-katheter

Bild 1 *Notfallkoffer für ärztliche Basismaßnahmen*

Notfallmedikament	Hauptwirkung
Adrenalin (z. B. Suprarenin®)	Blutdruckerhöhung
Antiallergika (z. B. Tavegil®, Fenistil®)	antiallergisch
Kortikoide (z. B. Urbason®, Soludecortin®)	antiallergisch
Atropin	Steigerung der Herzfrequenz
Glyceroltrinitrat (z. B. Nitro-Spray)	Erweiterung der Herzkranzgefäße
Fenoterolspray	broncholytisch
Furosemid (Lasix®, Furo-CT®)	Förderung der Diurese
Diazepam	Beruhigung
Morphinsulfat	schmerzlindernd
Acetylsalicylsäure	Thrombozytenaggregationshemmer
Clopidogrel (Plavix®)	Thrombozytenaggregationshemmer
Amiodaron	Antiarrhythmikum
Betablocker	Senkung der Herzfrequenz, Blutdrucksenkung

Tabelle 1 *Wirkung der Notfallmedikamente*

Praxis	Praxis Dr. Rainer König, Facharzt für Allgemeinmedizin
Standort Notfallkoffer	Raum 5, unter der EKG-Liege
Datum der letzten Kontrolle	25.04.2024

Inhalt des Notfallkoffers	**Überprüft**	**Abweichungen festgestellt/ Bemerkungen**	**Abweichung behoben/ gemeldet/Datum**
Blutdruckmessgerät mit Oberarmmanschette und Manometer	✓	Eichung nur bis Juli 2025	
Stethoskop	✓	war nicht vorhanden	wurde ersetzt
Reflexhammer	✓		
Handschuhe	✓		
4 Guedeltuben, Gr. 1, 2, 3, 4	✓		
1 Hyperventilationsmaske	✓		
1 Kleiderschere	✓		
Multifunktionsleuchte	✓	Licht sehr schwach	Batterie gewechselt
Sauerstoffflasche	✓		
Inhalationsmaske	✓		
Beatmungsbeutel	✓		
Beatmungsmasken	✓		
Sauerstoffreservoir	✓		
Sauerstoffschlauch	✓		
1 Einhandstaubinde	✓		
6 Einmalspritzen: 2 mL, 5 mL, 10 mL	✓	Verpackung einer 2-mL-Spritze war verletzt	defekte Spritze entsorgt und ausgetauscht am 24.05.2022
10 Alkoholtupfer	✓	Es waren nur 8 vorhanden.	2 wurden ersetzt am 23.05.2024
Eventuelle Reparaturen veranlasst am:		keine Reparaturen nötig	
Sämtliche Abweichungen wurden dem Arzt mitgeteilt			✓
Datum, Name und Unterschrift		30.05.2024 Margarete Meyer (MFA, Erstkraft)	

Tabelle 1 *Checkliste für den Notfallkoffer (Auszug)*

5 Übungsaufgaben (die Lösungen finden Sie in der Europathek)

Blut

1. Wie heißen die drei Arten von Blutzellen?
2. Nennen Sie vier Aufgaben des Blutes.
3. Wie viel Liter Blut hat eine 60 Kilogramm schwere Frau?
4. Welche Leukozytenart kommt prozentual am häufigsten vor?
5. Welche Aufgaben haben Erythrozyten?
6. Welche Aufgabe hat das Hämoglobin?
7. Erklären Sie den Unterschied zwischen Plasma und Serum.
8. Wie setzt sich Plasma zusammen?
9. Welche Bestandteile des Plasmas werden bei der Elektrophorese bestimmt?
10. Welche Aufgabe haben die Blutgerinnungsfaktoren?
11. Welche Gerinnungshemmer werden im Labor eingesetzt?
12. Bei welchen Patienten wird regelmäßig der Quick- bzw. INR-Wert bestimmt?
13. Welcher Laborwert wird bei Verdacht auf Beinvenenthrombose bestimmt?
14. Erklären Sie den Unterschied zwischen Antigen und Antikörper.
15. Was passiert, wenn man einem Patienten der Blutgruppe A Blut der Blutgruppe B überträgt?
16. Was bewirkt eine Anti-D-Prophylaxe bei einer Rhesus-negativen Schwangeren?
17. Wie ist eine Anämie definiert?
18. Welche Anämieformen kennen Sie?
19. Welche bösartigen Erkrankungen des Blutes kennen Sie?
20. Nennen Sie zwei angeborene Blutgerinnungsstörungen.

Herz

1. Nennen Sie die vier Hohlräume des Herzens.
2. Beschreiben Sie den Blutfluss im Herzen, beginnend mit den Hohlvenen.
3. Wie heißen die drei Herzschichten von innen nach außen?
4. Wie heißen die vier Herzklappen und wo sitzen sie?
5. Erklären Sie den Unterschied zwischen Taschen- und Segelklappen.
6. Wo entspringen die Koronararterien und welche Aufgaben haben sie?
7. Wie heißen die vier Phasen der Herzaktion?
8. Was versteht man unter der Autonomie der Herzerregung?
9. Was beurteilt man bei der Auskultation des Herzens?
10. Welche Stationen durchläuft der elektrische Impuls nach der Entstehung im Sinusknoten?

Gefäße

1. Was ist eine Vene, was ist eine Arterie?
2. Welche Gefäße enthalten sauerstoffreiches Blut? Nennen Sie zwei Beispiele.
3. Wie heißt die größte Arterie des Körpers?
4. Welche Funktion haben Venenklappen?
5. Was versteht man unter der „Muskelpumpe"?
6. Wo beginnt und wo endet der Körperkreislauf?
7. Wo beginnt und wo endet der Lungenkreislauf?
8. Aus welchen Organen fließt Blut in die Pfortader?
9. Warum werden die Kapillargefäße auch „Haargefäße" genannt?
10. Beschreiben Sie in knappen Worten den Aufbau aller Gefäße von innen nach außen.

Lymphatische Organe

1. Welche Aufgabe haben die Lymphknoten?
2. Bei welchen Erkrankungen finden sich Metastasen in den Lymphknoten?
3. Beschreiben Sie die Lage der Milz.
4. Welche Aufgabe hat die Milz?
5. Nennen Sie weitere lymphatische Organe.

Krankheiten des Herz-Kreislauf-Systems

1. Nennen Sie Risikofaktoren für die Arterio- und Koronarsklerose.
2. Was sind typische Symptome für einen Herzinfarkt?
3. Welche anderen Symptome weisen, besonders bei Frauen, auch auf einen Herzinfarkt hin?
4. Beschreiben Sie die Erstmaßnahmen beim Herzinfarkt.
5. Erklären Sie den Unterschied zwischen einem Stent und einem Bypass.
6. Nennen Sie vier Rhythmusstörungen des Herzens.
7. Wodurch können Herzschrittmacher gestört werden?
8. Was versteht man unter einem Schock?
9. Welche Symptome treten bei einer Links- und Rechtsherzinsuffizienz auf?
10. Warum sollte eine Hypertonie behandelt werden, auch wenn der Patient nicht über Symptome klagt?
11. Was ist der Unterschied zwischen einer Thrombose und einer Embolie?
12. Was versteht man unter Varizen?

Diagnostik von Bluterkrankungen

1. Welchen Körperstellen eignen sich für die kapillare Blutentnahme?
2. Beschreiben Sie die Durchführung der kapillaren Blutentnahme.
3. Wodurch unterscheiden sich die beiden Blutentnahmesysteme?
4. Welche Zusätze sind in den Probegefäßen enthalten?
5. Worauf müssen Sie achten, wenn Sie Blut in Probenröhrchen abnehmen, die gerinnungshemmende Zusätze enthalten?
6. Bei einem Patienten wurden folgende Blutuntersuchungen angeordnet: BSG, Blutbild, Kreatinin, Harstoff, und Blutfette. Welche Röhrchen benötigen Sie und in welcher Reihenfolge füllen Sie die Röhrchen?
7. Nennen Sie drei Faktoren von denen Laborwerte abhängen.
8. Was versteht man unter standardisierten Bedingungen bei der Blutentnahme?
9. Welche Fehler sollten bei der venösen Blutentnahme vermieden werden?
10. Beschreiben Sie, wie Sie aus dem abgenommenen Blut Serum gewinnen.
11. Beim Betrachten der Serumproben fällt Ihnen auf, dass ein Serum milchig trüb aussieht, ein anderes dunkelgelb und ein weiteres rötlich. Worauf sind diese Farben zurückzuführen?
12. Der Laborfahrer hat die heutigen Blutproben schon abgeholt und bei Frau Maier soll noch Blut für ein kleines Blutbild abgenommen werden. Wie bewahren Sie das Blutröhrchen bis zum nächsten Tag auf?
13. Von einem Hepatitis-B-Patienten soll Serum an ein Speziallabor per Post versandt werden. Beschreiben Sie, wie Sie das Serumröhrchen verpacken und wie die Verpackung beschriftet sein muss.
14. Was versteht man unter Präanalytik?
15. In Ihrer Praxis werden routinemäßig zweimal in der Woche bei Patienten Hämoglobinbestimmungen an einem Fotometer durchgeführt. Beschreiben Sie, wie die interne Qualitätssicherung diesbezüglich durchgeführt werden muss.
16. Wie wird die Blutkörperchensenkungsgeschwindigkeit durchgeführt?
17. Sie haben bei drei Blutsenkungen folgende 1-Std.-Werte erhalten: Frau Grün, 56 Jahre, 25 mm, Herr Schwarz, 65 Jahre, 28 mm, Frau Braun, 45 Jahre 27 mm. Beurteilen Sie die Ergebnisse.

18. Eine Praktikantin fragt Sie, warum in Ihrer Praxis die BSG *und* der CRP-Test durchgeführt werden, wo doch beide Untersuchungen eine vermutete Entzündung belegen können. Erklären Sie ihr die Vor- bzw. Nachteile von BSG und CRP.
19. In Ihrer Praxis wird ein qualitativer Coronatest auf das SarsCov2-Antigen durchgeführt. Welches Probenmaterial benötigen Sie dafür?
20. Ein Blutzuckerpatient kommt beunruhigt in die Praxis und möchte sofort seinen Blutzucker bestimmen lassen, da sein Gerät zuhause 250 mg/dL angezeigt hat. In der Praxis beträgt der Blutzucker dann 155 mg/dL. Woran kann das liegen?

Untersuchungsmethoden des Herz-Kreislauf-Systems

1. Nennen Sie mehrere Stellen, an denen der Puls gemessen werden kann.
2. Beschreiben Sie die Pulsmessung.
3. Beschreiben Sie die Blutdruckmessung nach Riva-Rocci.
4. Was sind Korotkow-Geräusche?
5. Erklären Sie einem Patienten die Durchführung einer Langzeit-Blutdruckmessung.
6. Wo werden die vier Extremitätenelektroden angebracht und mit welchen Farben sind diese gekennzeichnet?
7. Worüber gibt ein EKG Auskunft?
8. Wo werden die sechs Brustwandelektroden platziert?
9. Wann sollte ein Belastungs-EKG abgebrochen werden?
10. Erklären Sie den Unterschied zwischen einer Koronarangiographie und einer Echokardiographie. Welche der beiden Untersuchungen ist für den Patienten weniger belastend?

Atmung

1. Wie setzt sich die Luft zusammen?
2. Was ist äußere Atmung?
3. Was ist innere Atmung?
4. Nennen Sie verschiedene Funktionen der Nase.
5. Welche Bedeutung haben die Nasennebenhöhlen?
6. Wie nennt man die Teilungsstelle der Luftröhre mit dem Fachausdruck?
7. Welche Organe finden sich im Mediastinum?
8. Wo in der Lunge findet der eigentliche Gasaustausch statt?
9. Was versteht man unter „Diffusion"? Nennen Sie ein Beispiel.
10. Beschreiben Sie den Vorgang der Ein- und Ausatmung.
11. Welche Lungenvolumina kennen Sie und welche Bedeutung haben diese?
12. Wie oft atmet ein erwachsener Mensch in Ruhe?

Erkrankungen der Atmungsorgane

1. Beschreiben Sie die Erstmaßnahmen bei akutem Nasenbluten.
2. Welche beiden Ursachen kann eine akute Rhinitis haben?
3. Welche Patientengruppe ist besonders anfällig für einen Pseudokrupp?
4. Wie erkennt man eine akute Bronchitis?
5. Welche Ursachen für Asthma kennen Sie?
6. Welche Erkrankungen gehören zum Bild der COPD?
7. Welches ist die Hauptursache eines Bronchialkarzinoms?
8. Wie entsteht eine Allergie?
9. Welche Maßnahmen in der Praxis können einen anaphylaktischen Schock auslösen?
10. Was geschieht bei einer Hyposensibilisierungsbehandlung?

Untersuchungsmethoden/Diagnostik der Atemwege

1. Was kann man durch eine Inspektion des Patienten bereits erkennen?
2. Welche Organe kann man auskultieren?
3. Für welche diagnostischen Zwecke perkutiert man den Patienten?
4. Welche Anweisungen erhält der Patient zur Durchführung einer Lungenfunktionsprüfung?
5. Erklären Sie einer Asthmapatientin die Benutzung eines Peak-Flow-Gerätes.
6. Erklären Sie den Unterschied zwischen Sputum und Speichel.
7. Warum werden Allergietests durchgeführt?
8. Welche Risiken geht der Patient durch einen solchen Test ein?

Notfallmaßnahmen

1. Was ist das Ziel der ersten Hilfe?
2. Nach welchen Grundsätzen verfährt man in einem Notfall und in welcher Reihenfolge?
3. Welche Telefonnummer wählen Sie bei einem Notfall, um einen Notarzt anzufordern?
4. Nennen Sie fünf typische Notfälle, die in jeder Arztpraxis auftreten können.
5. Wie wird ein bewusstloser Patient mit Atmung gelagert?
6. Wie erkennt man, ob ein Patient noch atmet?
7. Beschreiben Sie die Durchführung einer Herzdruckmassage.
8. Wann kommt eine Defibrillation zum Einsatz? Wer darf diese durchführen?
9. Wie kann man erkennen, dass ein Patient unterzuckert?
10. Welche Schockarten kennen Sie?
11. Welche Blutung ist gefährlicher für den Patienten: eine arterielle oder eine venöse Blutung? Begründen Sie Ihre Antwort.
12. Wie lagert man einen Patienten nach einem akuten epileptischen Anfall?
13. Erklären Sie den Unterschied zwischen einer Verbrennung und einer Verbrühung.
14. Welche Ursachen können einen Apoplex auslösen?
15. Was gehört zum Notfallmanagement?
16. Was sollte auf jeden Fall in einem Notfallkoffer enthalten sein?
17. Erstellen Sie eine Checkliste für den Notfallkoffer Ihrer Praxis.
18. Wie wird ein bewusstloser Patient ohne Atmung gelagert?
19. Warum hat die Herzdruckmassage Vorrang vor der Beatmung?
20. Mit welcher Frequenz soll eine Herzdruckmassage durchgeführt werden?
21. Welche Möglichkeiten gibt es, die Atemspende durchzuführen?
22. Wie kann man bei der Beatmung die Hygiene für den Helfer verbessern?

Lernfeld 8
Patienten bei diagnostischen und therapeutischen Maßnahmen der Erkankungen des Urogenitalsystems begleiten

Praxisfall: Harnwegsinfekt

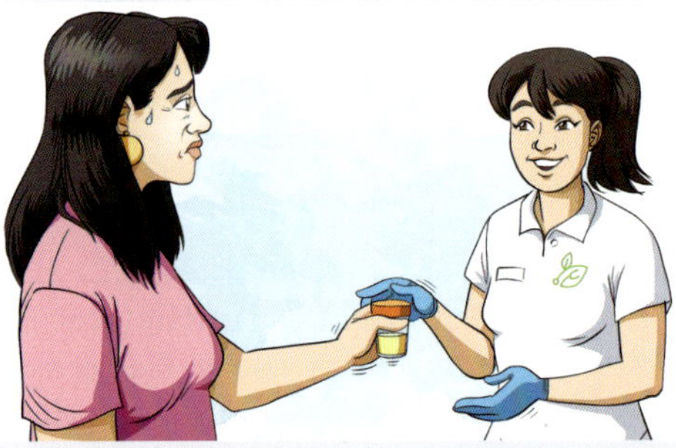

Die 35-jährige Frau Eva Grossmann kommt in die Praxis von Herrn Dr. König. Frau Grossmann stellt sich in einem schlechten Allgemeinzustand vor. Sie sieht blass und schmerzgeplagt aus.

„Angefangen hat es vor zwei Tagen", berichtet sie Herrn Dr. König, „als ich lediglich Schmerzen beim Wasserlassen hatte. Ich habe mir zuerst nichts dabei gedacht, aber jetzt habe ich auch immer häufiger Harndrang, obwohl ich dann gar kein Wasser lassen kann." Dr. König schließt aus dem Bericht der Patientin auf einen Harnwegsinfekt und möchte die Diagnose durch eine Urinprobe absichern. Frau Grossmann soll Mittelstrahlurin abgeben. Er bittet Svenja, der Patientin alles genau zu erklären und im Anschluss die Untersuchung der Harnprobe durchzuführen.

1 Harnorgane

Zu den Harnorganen gehören die **Nieren** und die **ableitenden Harnwege**, welche den Harn aus dem Körper transportieren. Die Nieren sind der Ort der **Harnproduktion**. Von dort wird der Harn über die **Harnleiter** in die **Harnblase** transportiert, wo der Urin gesammelt wird. Bei der **Miktion** (Entleerung der Harnblase) wird der Harn über die **Harnröhre** nach außen transportiert.

Zu den **Aufgaben des Harnsystems** gehören:

- Harnbildung und Harnausscheidung (Diurese)
- Ausscheidung der harnpflichtigen Substanzen: Harnstoff, Harnsäure, Kreatinin
- Regulierung des Wasser- und Salzhaushalts
- Ausscheidung von Medikamenten
- Regulierung der Blutbildung
- Regulation des pH-Wertes im Blut

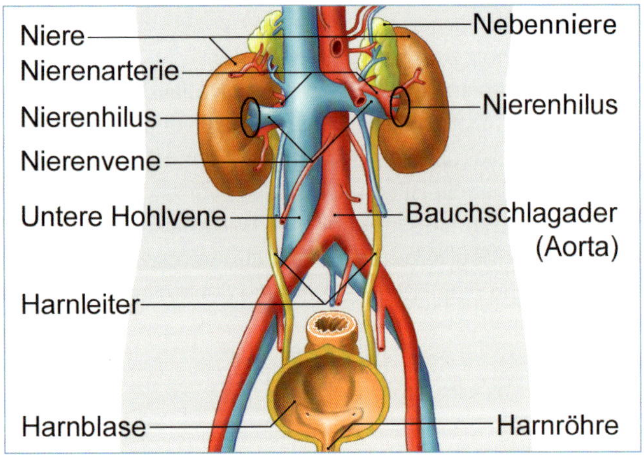

Bild 1 *Übersicht über die Harnorgane*

1.1 Nieren

Die Nieren (Ren, Nephros) liegen als **paarige Organe** rechts und links der Wirbelsäule im Bauchraum (Bild 1). Sie befinden sich etwa auf Höhe der 11. Rippe. Die rechte Niere liegt unterhalb der Leber und daher etwas tiefer als die linke. Die Rippen sind auch von außen durch die Haut zu tasten und dienen als Orientierungshilfe bei der Lokalisation der Nieren.

Die Nieren werden von Abzweigungen aus der **Bauchaorta**, der rechten und linken **Nierenarterie** (Arteria renalis) versorgt. Das venöse Blut strömt aus den Nieren über die rechte und linke **Nierenvene** (Vena renalis) in die untere Hohlvene. Die Ein- und Austrittsstelle der versorgenden Gefäße wird als **Nierenhilus** bezeichnet.

Auf der oberen Spitze der Nieren sitzen die **Nebennieren** (siehe Bild 1, S. 298). Sie sind **endokrine Drüsen** und für die Produktion von Hormonen zuständig. Es handelt sich um eigenständige Organe, die mit der Nierenfunktion nichts zu tun haben.

Merke

Der lateinische Name der Niere ist Ren, der griechische Nephros.

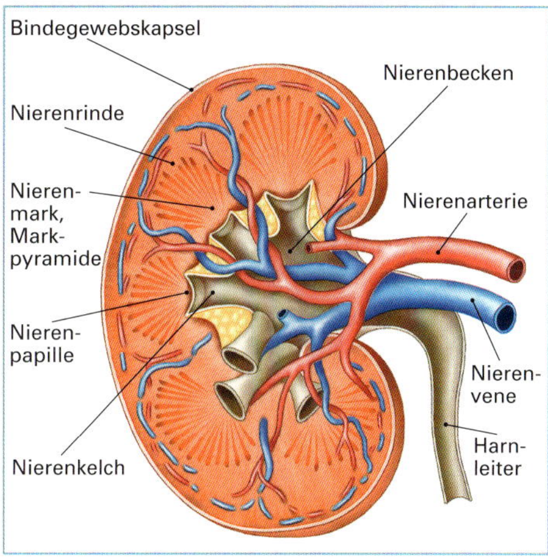

Bild 1 *Längsschnitt der Niere*

1.1.1 Aufbau der Nieren

Die Nieren sind von einer Bindegewebskapsel umgeben, in der sich ein **Fettpolster** befindet. Dieses schützt vor Druck von außen. Die Bindegewebskapsel ist mit sehr vielen sensiblen Nerven versehen, welche auf verschiedene Schmerzreize reagieren.

Makroskopischer Aufbau der Nieren

Bei Betrachtung mit dem bloßen Auge (makroskopische Betrachtung) hat eine Niere eine bohnenförmige Gestalt. In der kleinen zur Wirbelsäule gewandten Krümmung befindet sich das **Nierenbecken**.

Teil der Niere	Erklärung
Nierenkapsel	Bindegewebige Außenhülle
Nierenhilus	Ein- und Austrittsstelle für Blutgefäße und Ureter
Nierenrinde	Äußerer Anteil des Nierengewebes. Enthält die Nierenkörperchen. Hier entsteht durch Filtration von Blut der Primärharn. Fein gekörntes Aussehen.
Nierenmark	Innerer Anteil des Nierengewebes. Enthält Harnkanälchen und Sammelrohre. Hier wird der Harn konzentriert. Aus dem Primärharn wird Sekundärharn. Streifenförmiges Aussehen.
Nierenbecken	Hohlraum in der Niere als Auffangbecken für den neu gebildeten Harn

Tabelle 1 *Makroskopische Anatomie der Nieren*

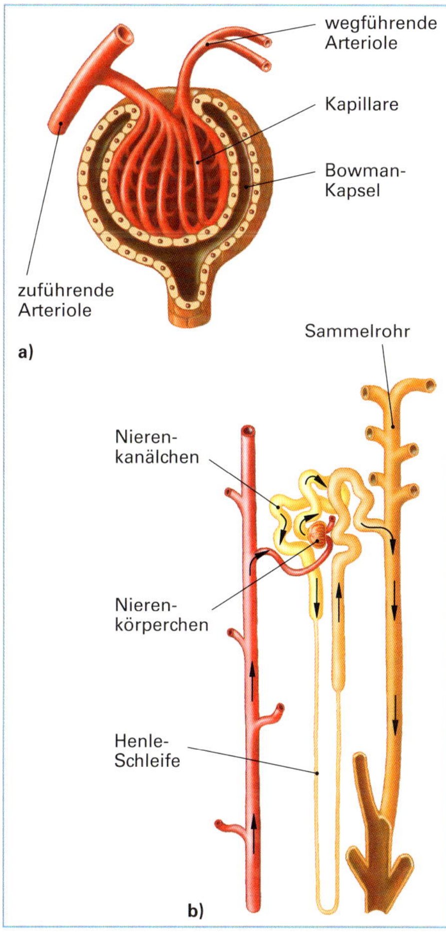

Bild 2 *Niere mikroskopisch, a) Nierenkörperchen, b) Nierenkanälchen*

Im Querschnitt der Niere zeigt sich eine Gliederung des Gewebes in **Nierenrinde** und **Nierenmark** (Bild 1).

Die außen liegende **Nierenrinde** ist ca. einen Zentimeter breit und erscheint bei bloßer Betrachtung feinkörnig und etwas blasser als das Nierenmark. In der Nierenrinde befinden sich ca. eine Million Nierenkörperchen, in denen das Blut gefiltert wird.

Das **Nierenmark** hat eine tiefrote Farbe und besteht aus mehreren sogenannten **Pyramiden**, deren Spitzen (Nierenpapillen) zum Nierenbecken reichen. Mit dem bloßen Auge erkennt man gradlinige Streifen, die zu den Nierenpapillen weisen. Über die **Nierenpapillen** wird der Endharn in die Nierenkelche entlassen. In der Mitte der Niere vereinigen sich die Nierenkelche zum Nierenbecken.

Das **Nierenbecken** markiert den Übergang zu den harnableitenden Wegen. Hier wird der in den Nieren produzierte Urin gesammelt und über den **Harnleiter** in Richtung **Harnblase** transportiert.

Bei der körperlichen Untersuchung ist die Niere nicht zu ertasten. Bei Verdacht auf Nierenerkrankungen kann die Niere durch eine Ultraschalluntersuchung beurteilt werden.

Merke

Makroskopisch unterteilt man das Nierengewebe in Nierenrinde, Nierenmark und Nierenbecken.

Fachbegriff	Erklärung
Bowman-Kapsel	Teil des Nierenkörperchens, umgibt das Gefäßknäuel
Glomerulus	Gefäßknäuel im Nierenkörperchen
Nephron	kleinste funktionelle Einheit der Niere, bestehend aus Nierenkörperchen und Nierenkanälchen
Nierenkanälchen, Tubuli	Harnkanälchen, die den Primärharn weiterleiten und im Verlauf zu Sekundärharn umwandeln
Nierenkörperchen	besteht aus dem Glomerulus und der umgebenden Bowman-Kapsel → hier entsteht der Primärharn durch Filterung von Blut.

Tabelle 1 *Mikroskopische Anatomie der Niere*

Mikroskopischer Aufbau der Nieren

Wenn man das Gewebe der Niere unter dem Mikroskop betrachtet, sieht man zwei wichtige Teile: **Nierenkörperchen** und **Nierenkanälchen** (Bild 2, S. 299). Zusammen bilden sie eine Funktionseinheit, die als **Nephron** bezeichnet wird.

Nierenkörperchen

Ein Nierenkörperchen besteht aus einem **Glomerulus**, einer Gruppe von Kapillaren, die von einer Kapsel umgeben sind, genannt **Bowman-Kapsel**. Das Blut fließt durch die **zuführende Arteriole** in den Glomerulus und wird dort gefiltert. Dann fließt es durch die **wegführende Arteriole** zurück in den Blutkreislauf. An jedes Nierenkörperchen ist ein Nierenkanälchen angeschlossen.

Nierenkanälchen

Die Nierenkanälchen (Tubuli) sind der Ort der Rückresorption von Nährstoffen und Wasser ins Blut. Dadurch gelangen die lebensnotwendigen Stoffe zurück ins Blut und der Harn wird konzentriert. In den Nierenkanälchen entsteht der Sekundärharn, der in die Sammelrohre geleitet wird.

Merke

Diurese bedeutet Harnausscheidung durch die Nieren.

Diuretika sind Medikamente, die die Harnausscheidung erhöhen.

Ein Bereich der Nierenkanälchen wird als **Henle-Schleife** bezeichnet. Dort wird der Harn konzentriert. Dies geschieht durch die **Rückresorption** (Wiederaufnahme) von Wasser und Blutsalzen aus den Nierenkanälchen in den Körperkreislauf. Die Funktion der Rückresorption kann durch Medikamente beeinflusst werden. **Diuretika** hemmen an bestimmten Bereichen der Nierenkanälchen die Konzentrierung und führen damit zu einer erhöhten Harnausscheidung.

Im **Sammelrohr** wird der Sekundärharn von mehreren Nierenkanälchen gesammelt. Auch hier kann der Harn noch wenig konzentriert werden. Die Sammelrohre verleihen dem Nierenmark das streifenförmige Aussehen.

1.1.2 Funktionen der Nieren

Die Hauptaufgabe der Nieren ist die **Bildung des Harns**, die in mehreren Schritten abläuft:

- **Harnbildung**
  1. Das Blut (insgesamt 1500 Liter pro Tag in beiden Nieren) strömt aus den Nierenarterien in die Nieren. Es verteilt sich in feine Arteriolen und dann in noch kleinere Kapillaren, die einen **Glomerulus** (Knäuel aus Kapillaren) bilden, der von der **Bowman-Kapsel** umgeben wird.

2. Die Kapillarwände und die Bowman-Kapsel bilden einen Filter, durch den das Blut aus dem Kapillarknäuel gepresst wird. Die Blutflüssigkeit mit kleinen gelösten Stoffen wie Harnstoff, Harnsäure und Kreatinin passiert den Filter. Der Filter hält **Zellen** und große **Proteine** zurück, aber lässt wichtige Stoffe wie **Glukose** und **Aminosäuren** durch. Wenn Proteine im Urin gefunden werden, nennt man das **Proteinurie**, was auf eine Schädigung der Bowman-Membran hinweist, wie z. B. bei Nierenentzündungen. Die gefilterte Flüssigkeit heißt **Primärharn** (insgesamt 150 L/Tag in beiden Nieren zusammen).
3. Der Primärharn wird durch die Nierenkanälchen geleitet, wo 98 % des Wassers und viele wertvolle Substanzen wie **Glukose** und **Aminosäuren** wieder in den Blutkreislauf zurückgeführt werden (Rückresorption). Gleichzeitig werden viele harnpflichtige Substanzen aktiv aus dem Blut in den Harn abgegeben (Sekretion).
4. Die konzentrierte Flüssigkeit heißt **Sekundärharn** (1,5 L/Tag) und fließt in die Sammelrohre. Hier kann der Harn weiter konzentriert werden. In Durstphasen wird vermehrt Wasser rückresorbiert.
5. Der Sekundärharn wird durch die Sammelrohre weitergeleitet und in der **Nierenpapille** in das **Nierenbecken** abgegeben. Dieser Harn entspricht dem Endharn, den wir täglich ausscheiden.

Merke

Primärharn (Vorharn) entsteht durch die Filtration von Blut in den Nierenkörperchen (ca. 150 L/Tag). Sekundärharn (Endharn) entsteht aus dem Primärharn durch Konzentrierung in den Nierenkanälchen (ca. 1,5 L/Tag).

Weitere Funktionen der Nieren sind:

- **Regulierung des Wasser- und Salzhaushalts**
  Die Niere reguliert den Wasser- und Natriumgehalt im Körper. Bei erhöhter Wasserzufuhr steigert sie die Harnausscheidung, bei **Wassermangel** (Durst) konzentriert sie den Harn. Das Wassersparhormon **ADH** (**a**nti-**d**iuretisches-**H**ormon) wird passend zum Wasserbedarf des Körpers von der Hirnanhangsdrüse abgegeben und fördert in Durstphasen die Wasser-Rückresorption in den Sammelrohren.
- **Ausscheidung der harnpflichtigen Substanzen**
  Im Stoffwechsel entstehen Endprodukte, die in hohen Konzentrationen für den Körper giftig sind und daher ausgeschieden werden müssen. Die Ausscheidung erfolgt über Lunge, Darm und Niere. Stoffe, die nur die Niere ausscheiden kann, werden als harnpflichtig bezeichnet. **Harnpflichtige Substanzen** sind **Harnstoff, Harnsäure** und **Kreatinin**. Harnstoff entsteht in der Leber aus dem Eiweißstoffwechsel. Harnsäure entsteht in der Leber beim Abbau von Nukleinsäuren. Kreatinin entsteht im Muskel.
- **Ausscheidung von Medikamenten**
  Medikamente werden im Körper verarbeitet und teilweise über die **Niere** ausgeschieden. Durch eine **Urinprobe** kann man nachweisen, ob jemand Medikamente oder verbotene Substanzen eingenommen hat.
- **Hormonproduktion**
  Die Nieren produzieren wichtige Hormone, darunter **Erythropoetin** (EPO), das die Bildung von roten Blutkörperchen im Knochenmark anregt. Es wird auch als Dopingmittel verwendet, um künstlich die Blutproduktion anzuregen und somit die Leistungsfähigkeit zu steigern. Die Nieren bilden auch **Renin**, ein wichtiges Hormon für die Regulation des Blutdruckes, und aktivieren **Vitamin D**, das für den Kalziumhaushalt und den Knochenaufbau, sowie für die Immunabwehr notwendig ist.
- **Regulation des pH-Wertes im Blut**
  Der pH-Wert im Blut muss sehr genau balanciert werden. In der Niere geschieht dies durch die Ausscheidung von sauren oder basischen Stoffen. Anders herum führt eine Niereninsuffizienz auch zu gefährlichen Verschiebungen des pH-Wertes.

Merke

Harnpflichtige Substanzen sind Endprodukte des Stoffwechsels, die ausgeschieden werden müssen: Harnstoff, Harnsäure und Kreatinin.

1.2 Ableitende Harnwege

Der Sekundärharn wird über die ableitenden Harnwege weiter transportiert.

Die ableitenden Harnwege bestehen aus:
- Nierenbecken (Pyelon renalis)
- Harnleiter (Ureter)
- Harnblase (Vesica urinaria)
- Harnröhre (Urethra)

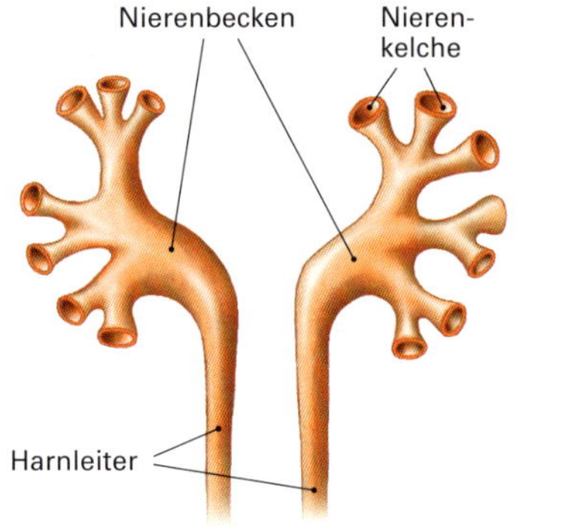

Bild 1 *Nierenbecken mit Nierenkelchen*

1.2.1 Nierenbecken und Harnleiter

Das Nierenbecken (Pyelon renalis) ist Teil der Niere und gehört zugleich zu den harnableitenden Organen (Bild 1). Die Nierenkelche sind Ausstülpungen des Nierenbeckens. Sie fangen den Harn aus den Nierenpapillen auf und führen ihn in das **Nierenbecken**.

Das Nierenbecken setzt sich im **Harnleiter** (Ureter) fort, der den Harn in Richtung Harnblase leitet. Wie die Nieren, sind auch die Harnleiter paarig angelegt. Das bedeutet, dass jede Niere über einen Harnleiter mit der Blase verbunden ist.

Der Harn wird in den Harnleitern durch peristaltische, d. h. wellenförmige, Bewegungen der glatten Muskelzellen weitertransportiert.

Fachbegriff	Erklärung
Pyelon renalis	Nierenbecken
Ureter	Harnleiter
Vesica urinaria	Harnblase
Urethra	Harnröhre

Tabelle 1 *Ableitende Harnwege*

Im Nierenbecken und im Harnleiter können sich durch Kristallisation aus dem Harn Steine bilden (Nierensteine). Versperren diese den Harnleiter, führt das zu sehr starken **kolikartigen** Schmerzen.

Merke

Peristaltik ist die wellenförmige Bewegung glatter Muskelzellen in Hohlräumen.
Durch die Peristaltik wird der Harn in eine Richtung weitergeleitet. Schmerzen, die durch peristaltische Wellen entstehen, nennt man Koliken.

1.2.2 Harnblase

Die Harnblase (Vesica urinaria) ist ein muskuläres Hohlorgan, das den von den Harnleitern kommenden Harn auffängt und sammelt (Bild 2). Sie kann in Abhängigkeit von der Körpergröße bis zu 1000 mL fassen. Ihre Wand besteht unter anderem aus **glatten Muskelzellen**.

Die innerste Schicht der Blase besteht aus **Übergangsepithel**. Dieses ist speziell dafür ausgelegt, sich dem jeweiligen Füllungszustand der Harnblase anzupassen. Das Epithel besteht aus mehreren Schichten, die bei niedrigem Füllungsdruck **übereinander** und bei hohem Füllungsdruck **nebeneinander** angeordnet sind. Nervenendigungen in der Blasenwand melden bereits bei halber Füllung eine zunehmende Wandspannung, was zum Harndrang führt.

Der **Blasenschließmuskel** wird aus **Beckenbodenmuskulatur** gebildet. Diese gehört zur Skelettmuskulatur und ist dem Willen unterworfen. So ist es möglich, den Harnabgang zu kontrollieren.

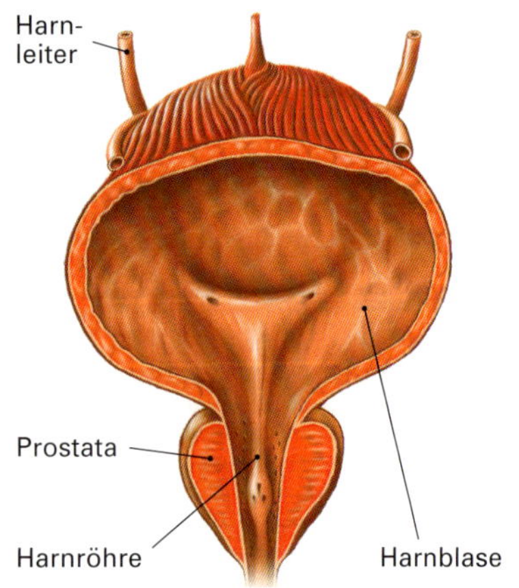

Bild 2 *Harnblase*

Die Harnblase liegt im kleinen Becken. In gefülltem Zustand ist sie oberhalb der **Symphyse** durch die Bauchdecke zu tasten. Patienten, die auf natürlichem Wege nicht mehr Wasser lassen können, kann durch die Bauchdecke ein Katheter direkt in die Harnblase gelegt werden.

1.2.3 Harnröhre

Die Harnröhre (Urethra) leitet den Harn aus der Harnblase ab. Die Urethra der Frau ist 3 bis 4 cm lang und mündet im Scheidenvorhof zwischen Klitoris und Vagina. Wegen der Nähe zum After können Fäkalkeime in die Urethra gelangen. Harnwegsinfektionen sind deshalb bei Frauen sehr viel häufiger als bei Männern.

Zudem hat die Kürze der Harnröhre bei der Frau zur Folge, dass aufsteigende Harnwegsinfekte gleich in die Harnblase gelangen und zu einer **Harnblasenentzündung** (Zystitis) führen können. Beim Mann entzündet sich für gewöhnlich zunächst nur die Harnröhre (Urethritis).

Die Harnröhre des Mannes ist 20 bis 25 cm lang. Sie verläuft durch den Penis und ist zugleich Ausscheidungsorgan für den Harn und für die Samenflüssigkeit.

Merke

Harnwegsinfektionen treten bei Frauen sehr viel häufiger auf.
Keime aus dem Darmausgang können durch die kurze Harnröhre der Frau sehr viel schneller in die Blase gelangen und dadurch häufiger Krankheiten hervorrufen als bei Männern.

1.3 Krankheiten der Nieren und der ableitenden Harnwege

Erkrankungen der Harnorgane zeigen folgende Symptome:
- Schmerzen beim Wasserlassen
- allgemeine Entzündungszeichen wie Fieber oder Erhöhung von BSG und CRP
- Abweichungen der Harnmenge (Tabelle 1)
- Abweichung der Zusammensetzung des Harns (Glukosurie, Hämaturie, Proteinurie)

Bei einer **Nykturie** muss der Patient mehrfach nachts die Blase entleeren. Dies ist allerdings kein Hinweis auf eine Erkrankung der Harnorgane, sondern auf eine Herzinsuffizienz. Bei einer Herzinsuffizienz werden die Nieren nämlich nur dann genügend mit Blut versorgt, wenn der Patient in Ruhe ist. Um die Filtration der Nieren in Gang zu halten, muss in den Nierenkapillaren ein bestimmter Blutdruck herrschen. Diesen Druck kann der **herzinsuffiziente** Patient nur noch in körperlicher Ruhe aufbauen. Daher ist auch eine ausreichende Harnproduktion nur in Ruhe möglich.

1.3.1 Aufsteigender Harnwegsinfekt

Ein Harnwegsinfekt entsteht in der Regel durch Darmbakterien, die in den Harntrakt aufsteigen und verläuft in mehreren Stationen (Tabelle 1, S. 304).

Erste Station der Infektion mit Bakterien ist die **Harnröhre**, was zu einer Entzündung der Urethra führt. Beim Mann führt die isolierte Urethritis zu Schmerzen beim Wasserlassen. Durch die Kürze der Harnröhre kommt es bei Frauen häufiger zu einer **Mitbesiedlung** der Harnblase. Typische Symptome sind dann Dysurie sowie häufiger Harndrang, wobei nur geringe Mengen von Harn ausgeschieden werden.

Risikofaktoren für Harnwegsinfektionen
- Weibliches Geschlecht
- Geschlechtsverkehr
- Schwangerschaft
- Östrogenmangel
- Harnabflussstörungen (z. B. bei Prostatavergrößerung)
- Diabetes mellitus
- Unterkühlung

Fachausdruck	Erklärung
Polyurie	vermehrte Harnausscheidung: mehr als 2,5 L/Tag
Oligurie	verminderte Harnausscheidung: weniger als 400 mL/Tag
Anurie	weniger als 100 mL Harn/Tag
Pollakisurie	häufiger Harndrang mit Entleerung geringer Harnmengen
Nykturie	nächtliches Wasserlassen
Dysurie	Schmerzen beim Wasserlassen
Hämaturie	Blutbeimengung im Urin
Proteinurie	Proteinausscheidung im Urin
Glukosurie	Glukoseausscheidung im Urin

Tabelle 1 *Veränderungen der Harnausscheidung*

Bei einer **Zystitis** sollten Antibiotika gegeben werden, um ein weiteres Aufsteigen des Infekts zu verhindern, wobei meist eine Kurzzeittherapie (1–3 Tage) empfohlen wird. Darüber hinaus wird empfohlen, die Wasserausscheidung über die Nieren zu erhöhen, um den Infekt hinauszuspülen, sowie die auslösenden Faktoren (Nässe, Kälte) zu beseitigen.

Wandern die Keime von der Blase aus weiter aufwärts, so wird als nächste Station das Nierenbecken betroffen. Dadurch entsteht eine **Nierenbeckenentzündung** (Pyelonephritis).

Bei **wiederkehrenden Harnwegsinfekten** sollten Antibiotika auch längerfristig, ggf. auch über das Abklingen der Symptome hinaus, eingenommen werden.

Station des Infekts	Folgen für das Gewebe
Harnröhre	Urethritis
Harnblase	Zystitis
Harnleiter	keine isolierte Entzündung
Niere und Nierenbecken	Pyelonephritis
Nierengewebe	Niereninsuffizienz, Nierenversagen, Harnvergiftung

Tabelle 1 *Stationen eines aufsteigenden Harnwegsinfekts und mögliche Folgen*

1.3.2 Nierenbeckenentzündung

Tritt bei einem Harnwegsinfekt **Fieber** auf, ist dies ein Zeichen dafür, dass das Nierenbecken mitbetroffen ist. Die **Pyelonephritis** (Nierenbeckenentzündung) ist ein schweres Krankheitsbild und ist durch folgende Symptome gekennzeichnet:

- hohes Fieber, Schüttelfrost
- Druckschmerz in der Flanke
- stark beeinträchtigtes Allgemeinbefinden

Eine Pyelonephritis kann einseitig oder auch beidseitig auftreten. Sie muss sofort behandelt werden, da sie unbehandelt zu gefährlichen **Komplikationen** führen kann. Eine schwere Komplikation der Pyelonephritis ist die **Urosepsis**, bei der Keime aus dem Urogenitaltrakt in die Blutbahn gelangen. Es entsteht eine Entzündung im gesamten Körper, die sich bis zu einem **septischen Schock** ausweiten kann.

Die **Therapie** erfolgt durch Steigerung der Wasserausscheidung über die Nieren sowie durch die Gabe von **Antibiotika.**

Bei der Einnahme der Antibiotika muss die Dosierung streng eingehalten werden, sonst können sich **resistente Keime** bilden. Nach einer Zeit von wenigen Wochen bis zu zwei Monaten könnte es dann zu einer erneuten Pyelonephritis mit demselben Keim, einem Rezidiv, kommen. Über Jahre hinweg kann sich auf diese Art eine **chronische Pyelonephritis** entwickeln. Sie ist charakterisiert durch unspezifische Symptome wie Leistungsminderung und Kopfschmerzen. Die stetige Entzündung kann zu schwerwiegenden Schädigungen des Nierengewebes führen, die eine **Niereninsuffizienz** zur Folge haben können.

1.3.3 Niereninsuffizienz

Bei einer Niereninsuffizienz ist die **Funktion** der Niere eingeschränkt. Dies betrifft die Aufgaben der Entgiftung, der Harnproduktion und der Blutbildung. Die Niereninsuffizienz kann **akut** eintreten, sehr viel häufiger ist aber die **chronische Niereninsuffizienz**, die sich über **Jahre** entwickelt.

Die häufigsten Ursachen der **akuten Niereninsuffizienz** sind:

- verminderte Durchblutung der Niere bei Flüssigkeitsmangel oder septischem Schock
- Schädigung der Nierenkörperchen durch Medikamente oder Entzündungen
- Behinderung des Harnabflusses durch Nierensteine

Wenn die Ursache der akuten Niereninsuffizienz behoben wird, so kann sich die Nierenleistung wieder vollständig erholen.

Laborwert	Veränderung
Kreatinin (0,5–1,2 mg/dL)	erhöht
Harnstoff (17–43 mg/dL)	erhöht
Glomeruläre Filtrationsrate (> 90 mL/min)	vermindert

Tabelle 2 *Veränderte Laborwerte bei Niereninsuffizienz*

Die häufigsten Ursachen der **chronischen Niereninsuffizienz** sind:

- Diabetische Nephropathie (Schädigung der Nierenkörperchen durch erhöhte Blutzuckerkonzentration bei Diabetes mellitus)
- Hypertensive Nephropathie (Schädigung der Nierenkörperchen durch Bluthochdruck)
- Glomerulonephritis (Entzündung der Nierenkörperchen)

Durch den Funktionsverlust der Niere nimmt die Konzentration der harnpflichtigen Stoffe im Körper zu. Dies kann durch Blutproben festgestellt werden. Wichtige Labormarker der Nierenfunktion sind **Harnstoff**, **Kreatinin** und die **glomeruläre Filtrationsrate** (GFR). Die GFR ist ein Maß der Nierendurchblutung und gibt an, wie viel Milliliter Blut die Glomeruli beider Nieren insgesamt in einer Minute filtrieren. Bei Niereninsuffizienz nimmt die GFR ab.

Erste **Symptome** der Niereninsuffizienz sind eine Erhöhung des **Kreatinins**, ohne dass sich dadurch die Harnausscheidung verändert. In späteren Stadien nimmt diese zunehmend ab (Oligurie, Anurie). Durch die verminderte Ausscheidung sammelt sich Wasser im Körper. Es bilden sich **Ödeme**, z. B. in den Beinen.

Niereninsuffiziente Patienten müssen sehr genau auf ihre **Ernährung** achten und die Aufnahme von Blutsalzen (Natrium, Kalium) einschränken, da diese von ihnen nicht mehr gut ausgeschieden werden können.

Der Arzt muss bei der **Verordnung von Arzneimitteln** vorsichtig sein. Bestimmte Medikamente müssen niedriger dosiert werden, weil ihre Wirkung durch die Niereninsuffizienz verstärkt wird. Andere wirken nierenschädigend und dürfen gar nicht mehr verschrieben werden. Die chronische Niereninsuffizienz ist nicht heilbar. Ziel ist es, den Fortschritt der Nierenschädigung durch Medikamente zu reduzieren. Bei starker Nierenschädigung kann es zum **Nierenversagen** kommen.

1.3.4 Nierenversagen und Dialyse

Das Nierenversagen beschreibt die **vollständige Unfähigkeit** der Niere, harnpflichtige Substanzen aus dem Körper auszuscheiden. Dadurch entsteht eine **Urämie** (Harnvergiftung). Die hohe Konzentration der harnpflichtigen Stoffe im Blut führt zu Veränderungen an fast allen lebenswichtigen Organen und verursacht zuletzt einen Zustand tiefer Bewusstlosigkeit, das **urämische Koma.** Unbehandelt führt dies unweigerlich zum Tod.

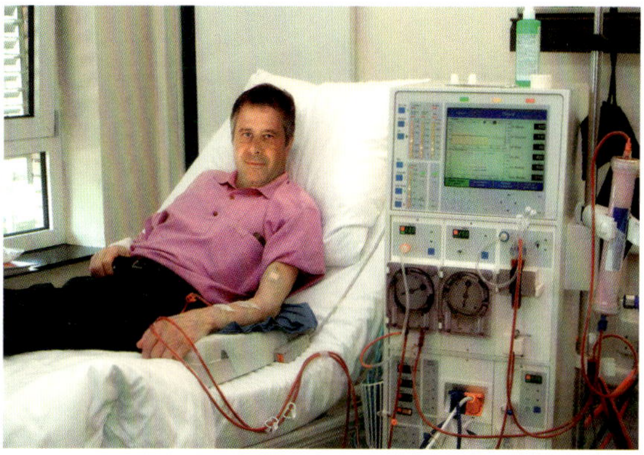

Bild 1 *Dialyse*

geht es
Video
yse

Die Therapie des Nierenversagens erfolgt durch die **Dialyse** (Bild 1). Hierbei wird das Blut aus einer Arterie in einem Dialysegerät zu einer künstlichen Membran geleitet, durch die die harnpflichtigen Substanzen austreten und damit aus dem Blut entfernt werden. Das gereinigte Blut wird wieder zurück in eine Vene gegeben. Dialysepflichtige Patienten müssen alle zwei bis drei Tage zur Dialyse.

Merke

Die Dialyse ist ein Verfahren, in dem das Blut außerhalb des Körpers in einer Maschine gereinigt wird.

Voraussetzung für die Durchführung einer ambulanten Dialyse ist die Anlage eine **Gefäßshunts**. Dabei handelt es sich um einen Kurzschluss zwischen einer Arterie und einer Vene, sodass aus dem Shunt gleichzeitig arterielles Blut entnommen und venöses Blut in den Kreislauf zurückgeführt werden kann. Zur Schonung des Shunts sollte aus diesem **keine diagnostische Blutentnahme** erfolgen. Auch darf am selben Unterarm kein Blutdruck gemessen werden.

Die Verpflanzung einer gesunden Niere, d. h. **Nierentransplantation,** ist die einzige therapeutische Möglichkeit, die den Patienten wieder unabhängig von der Dialyse werden lässt.

1.3.5 Diabetische Nephropathie

Die diabetische Nephropathie ist eine **Spätfolge** des Diabetes mellitus. Sie ist die **häufigste Ursache** der chronischen Niereninsuffizienz. Beide Diabetesformen, d. h. **Diabetes Typ 1 und Typ 2**, können eine diabetische Nephropathie verursachen. Die Schädigung entsteht durch dauerhaft hohe Blutglukosewerte. Hierdurch lagern sich Zuckermoleküle in den Glomeruli der Niere ab, wodurch das Nierengewebe unwiederbringlich geschädigt wird.

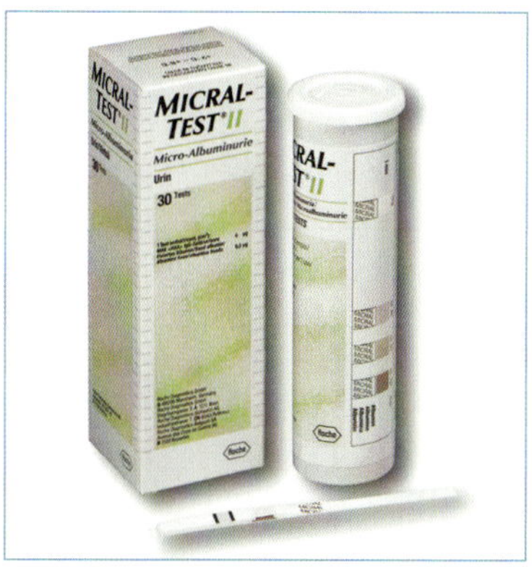

Bild 2 *Micral-Test*

8

Diese Erkrankung entsteht, von dem Patienten unbemerkt, über viele Jahre. Es entwickelt sich eine Niereninsuffizienz, die bei dauerhaftem Fortgang in der Dialysepflichtigkeit endet.

PRAXIS Als **erstes Zeichen** für einen beginnenden Nierenschaden werden **Albumine** in geringen Mengen ausgeschieden. Albumine sind besonders kleine Proteine. Daher treten sie bei einer Schädigung der Filtrationsmembran in den Nierenkörperchen vom Blut in den Urin über. Man spricht von **Mikroalbuminurie** und weist diese mit dem **Micral-Test**® nach (Bild 2, S. 305, siehe auch S. 312). Erst bei fortschreitender Erkrankung treten auch größere Proteine vom Blut in den Urin über. Dieser Zustand wird als **Makroalbuminurie** bezeichnet.

Die Therapie der diabetischen Nephropathie besteht in der konsequenten Blutzuckereinstellung.

1.3.6 Glomerulonephritis

Glomerulonephritis ist ein Sammelbegriff für eine Reihe von Nierenerkrankungen, denen eine Schädigung durch entzündliche Prozesse an den **Glomeruli** und in der Folge auch der übrigen Zellen zugrunde liegt. Die Glomerulonephritis kann als Folgekrankheit von Scharlach auftreten. Deshalb sollte der Urin nach Scharlach auf Blut und Eiweiß kontrolliert werden. Unbehandelt führt die Glomerulonephritis zu einer dauerhaften Schädigung des Nierengewebes, sodass es zu einer **Niereninsuffizienz** kommt.

Die Glomerulonephritis ist die zweithäufigste Ursache der chronischen Niereninsuffizienz, nach der diabetischen Nephropathie.

1.3.7 Nierensteinleiden

Nierensteine sind Kristalle, die aus Stoffen entstehen, die normalerweise im Harn gelöst vorkommen, z. B. Kalzium oder Harnsäure. Bei **erhöhter Konzentration** im Urin lagern sie sich als Kristalle ab.

Ursachen von Nierensteinen können unter anderem eine zu **fleischreiche Ernährung** oder eine verminderte **Trinkmenge** sein. Ebenso begünstigen **Abflussbehinderungen** innerhalb der ableitenden Harnwege und **bakterielle Harnwegsinfekte** das Entstehen von Nierensteinleiden (Nephrolithiasis, Urolithiasis).

Die Nierensteine können sich im gesamten Bereich der ableitenden Harnwege anlagern (Bild 1) Sie sind zumeist **asymptomatisch**, d. h. sie werden vom Patienten nicht bemerkt.

Verstopfen Nierensteine den Abfluss und gelangen in die ableitenden Harnwege, kommt es zur **Kolik** (Bild 1). Patienten mit Kolikschmerzen berichten über auftretende stärkste Schmerzen, die plötzlich wieder nachlassen, verbunden mit Übelkeit. Das Kommen und Gehen der Schmerzen wiederholt sich mehrere Male und wird deshalb als **wellenförmig** bezeichnet.

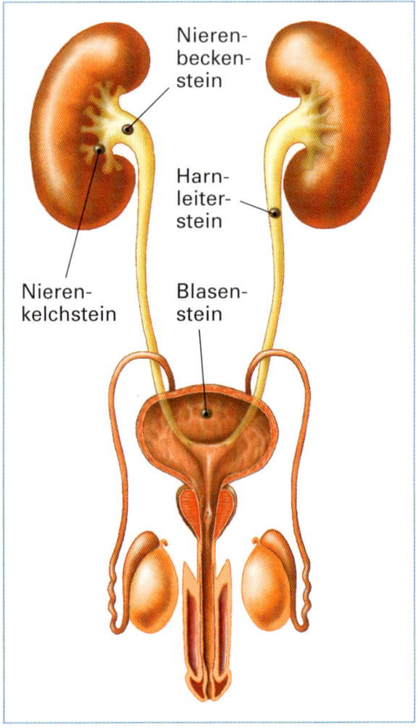

Bild 1 *Lokalisation von Steinen*

Die erste **Therapie** bei Nierensteinleiden besteht in Maßnahmen, die einen spontanen Steinabgang herbeiführen sollen. Das kann geschehen durch:

- vermehrte Flüssigkeitszufuhr
- vermehrte Harnausscheidung
- plötzliche Bewegungen

Findet kein spontaner Steinabgang statt, gibt es folgende Möglichkeiten, den Stein zu bergen:

- extrakorporale Stoßwellenlithotrypsie (ESWL): berührungsfreie Steinzertrümmerung durch Stoßwellen
- endoskopische Steinentfernung: endoskopische Einführung einer Fasszange in die ableitenden Harnwege und Bergung des Steins
- operative Entfernung: heute nur noch sehr selten notwendig

Merke

Nierensteine können in den Harnleiter wandern und eine äußerst schmerzhafte **Kolik** auslösen.

1.3.8 Nierenkrebs

Nierenkrebs (Nierenkarzinom) ist eine **bösartige** Entartung von Nierengewebe, die oft erst dann in Erscheinung tritt, wenn das Krebsgewebe bereits in Nachbarstrukturen eingebrochen ist. Dann machen folgende Symptome auf die schon seit längerer Zeit bestehende Krankheit aufmerksam:

- Blutabgang und dunkelbrauner Urin
- Druckschmerz in der Lendengegend
- leichtes Fieber

Nierenkrebs ist eine Erkrankung des höheren Lebensalters, die gehäuft bei Männern auftritt. Die Therapie besteht in der vollständigen **Entnahme** der befallenen Niere. Bei fortgeschrittener Metastasierung ist eine **operative Therapie** nicht mehr möglich. Das Tumorwachstum kann durch **Chemotherapie** oder **Bestrahlung** gebremst werden. Eine vollständige Heilung ist dadurch nicht zu erreichen.

1.3.9 Harninkontinenz

Bei der Harninkontinenz kann die Abgabe von Harn nicht mehr **willkürlich** gesteuert werden. Es kommt zum unwillkürlichen Austritt von Harn bei Stress, Kälte, Lachen und Niesen bis hin zum völligen Verlust der Kontrolle über den Blasenschließmuskel. Harninkontinenz stellt für die Betroffenen ein großes Problem dar und wird oft verschwiegen. In Deutschland sind ca. sechs Millionen Menschen von Harninkontinenz betroffen.

Häufige Ursachen für eine Harninkontinenz sind:

- Gebärmuttersenkung
- neurologische Erkrankungen
- Prostatavergrößerung
- Demenz
- Zustand nach Prostataoperation

Mehrfachgebärende Frauen haben ein erhöhtes Risiko, später an einer Harninkontinenz zu leiden. Durch die Geburt kommt es zu einer Dehnung der Muskeln im **Beckenboden**. Diese haben eine wichtige Funktion für die Kontinenz. Die Beckenbodengymnastik nach der Geburt hilft, diese Muskeln wieder zu kräftigen.

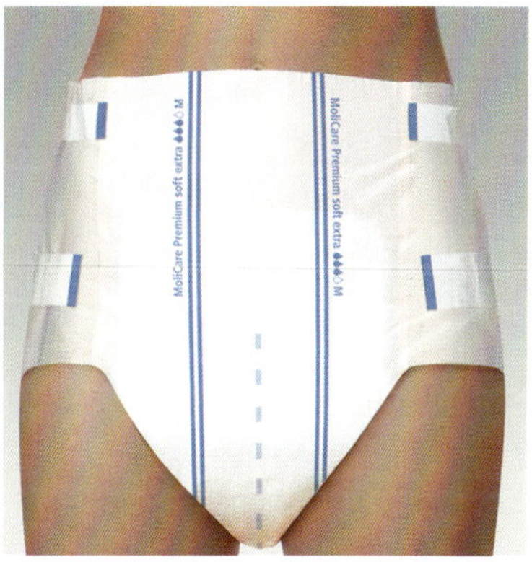

Bild 1 *Inkontinenzslip bei Harninkontinenz*

Die **Therapie** der Harninkontinenz erfolgt möglichst durch **konservative Maßnahmen**, wie **Biofeedback** oder medikamentöse Therapie. Beim Biofeedback lernt der Patient mithilfe von Messinstrumenten, ein Gefühl für die Muskelspannung zu entwickeln und die Beckenbodenmuskeln gezielt einzusetzen. In schweren Fällen kann eine Operation erfolgen, in der die Funktion des Schließmuskels wieder hergestellt wird. Wenn die Therapie langfristig nicht erfolgreich ist, werden die Patienten mit **Inkontinenzslips** versorgt (Bild 1).

Die Bedeutung der **Demenz** für die Harninkontinenz ist groß. Etwa 80 % aller Patienten mit fortgeschrittener Demenz leiden auch an einer Harninkontinenz. Dies hat mehrere Ursachen. Auf der einen Seite findet bei der Demenz ein Abbau der **hirnorganischen Funktionen** statt. Nervenzellen, die die Schließmuskeln kontrollieren, gehen zugrunde. Damit erlischt auch die Kontrolle über die Kontinenz.

Auf der anderen Seite haben demente Patienten das Problem, rechtzeitig den Harndrang zu bemerken, den Weg zur Toilette zu finden oder die Kleidung zu öffnen. Medikamente sowie eine gute soziale Betreuung können diese Probleme lindern.

1.4 Harndiagnostik

geht es
Video
nsediment

Die Untersuchung des Harns ist eine schnelle und günstige diagnostische Methode, um Erkrankungen der Nieren zu erkennen bzw. auszuschließen. Daher sollte bei jedem Erstkontakt mit einem Patienten und den entsprechenden Symptomen ein Urinstatus durchgeführt werden.

Bereits in der Antike wurde die Untersuchung des Harns zur Erkennung von Krankheiten angewendet. So wurde z. B. schon in dieser Zeit beobachtet, dass Patienten mit einer Zuckerkrankheit süßen Harn haben. Noch heute stammt der Begriff „Diabetes mellitus" aus der Antike und bedeutet „honigsüßer Durchfluss".

1.4.1 Einteilung der Harnuntersuchungen

Die heute üblichen Harnuntersuchungen (Bild 1) werden unterteilt in:

1. die allgemeine oder makroskopische Beurteilung des Harns
2. chemische Testverfahren, meist mittels Teststreifen
3. immunologische Untersuchungen, z. B. Micral®-Test
4. die mikroskopische Untersuchung des Harnsediments
5. bakteriologische Untersuchungen

Je nach Harnuntersuchung muss der Harn auf unterschiedliche Weise gewonnen werden. Eine falsche Harngewinnung kann das Ergebnis der Harnuntersuchung verfälschen.

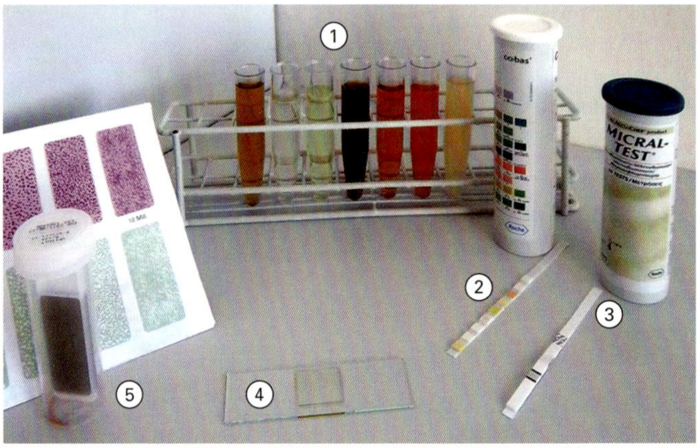

Bild 1 *Verschiedene Harnuntersuchungsarten*

1.4.2 Harngewinnung

In den meisten Fällen wird der Harn vom Patienten selbst gewonnen. Um verwertbare Untersuchungsergebnisse zu erhalten, muss der Patient über die richtige Vorgehensweise bei der Harngewinnung informiert werden.

Man unterscheidet nach der Art der Gewinnung und dem Gewinnungszeitpunkt bzw. -zeitraum:

- Spontanurin
- Morgenurin
- Mittelstrahlurin
- Katheterurin
- Punktionsurin
- Sammelurin

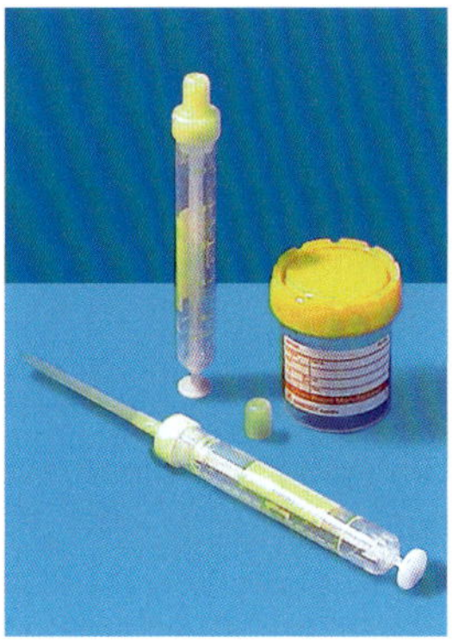

Bild 2 *Uringefäße*

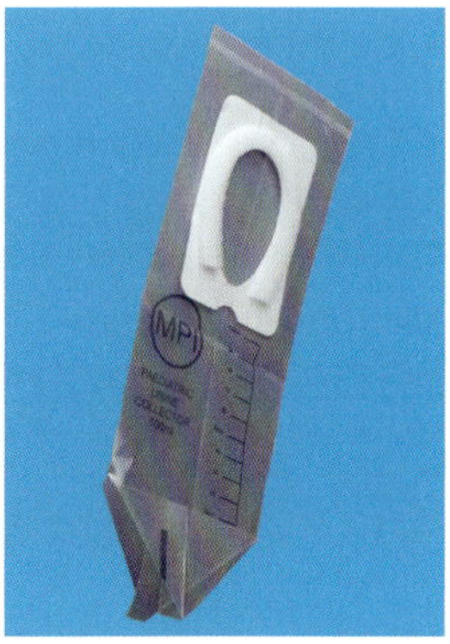

Bild 3 *Urinbeutel für Kinder*

Spontanurin

Darunter versteht man den bei Bedarf unabhängig von der Tageszeit in einem sauberen Uringefäß (Bild 2) oder bei Kindern in einem speziellen Beutel (Bild 3) aufgefangenen Urin. Die Konzentration des Spontanurins kann sehr variieren, je nachdem wie viel der Patient vor der Gewinnung getrunken hat. Dieser Umstand ist bei der Beurteilung von Untersuchungsergebnissen zu berücksichtigen, die aus Spontanurin gewonnen wurden.

Morgenurin

Der erste nach der Nachtruhe gewonnene Urin wird als Morgenurin bezeichnet. Er ist konzentrierter als der Tagesurin und eignet sich deshalb für Untersuchungen, für die eine längere Verweildauer des Harns in der Blase von Vorteil ist, z. B. für die Keimzahlbestimmung.

> **Merke**
>
> Morgenurin und Spontanurin sollten als Mittelstrahlurin gewonnen werden, um zu vermeiden, dass Verunreinigungen aus dem äußeren Harnröhrenabschnitt oder bei Frauen aus dem Vaginalsekret das Ergebnis verfälschen.

PRAXIS Mittelstrahlurin

Zur Gewinnung von Mittelstrahlurin erhält der Patient einen sauberen Einmalbecher mit Deckel. Für **bakteriologische** Untersuchungen muss ein **steriles Gefäß** verwendet werden. Die Innenseiten des Gefäßes und des Deckels dürfen nicht berührt werden.

Vorgehensweise bei der Mittelstrahluringewinnung:

- Der Patient wäscht die Hände und den Genitalbereich.
- Frauen reinigen den äußeren Genitalbereich, spreizen die Schamlippen, entleeren den ersten Harnstrahl in die Toilette und fangen den folgenden Urin ohne Strahlunterbrechung im Gefäß auf.
- Männer streifen die Vorhaut zurück und waschen die Eichel mit Wasser, entleeren den ersten Harnstrahl in die Toilette und fangen den folgenden Urin ohne Strahlunterbrechung im Gefäß auf.
- Der restliche Urin kann wieder in die Toilette entleert werden.
- Der mit dem Namen des Patienten und der Harngewinnungsart beschriftete Becher sollte möglichst rasch zur Untersuchung gebracht werden.

Soll der Mittelstrahlurin in einem Fremdlabor untersucht werden, kann eine Teilmenge des Urins mit einem Spezialvorsatz auf einem Einmalröhrchen (Bild 2, S. 308) entnommen und ins Labor gesandt werden.

Katheterurin

Zur Gewinnung von Katheterurin wird ein steriles Einmalkunststoffröhrchen, ein Katheter, durch die Harnröhre in die Blase vorgeschoben. Der auf diese Weise gewonnene Urin wird in einem sterilen Gefäß aufgefangen. Um die Gefahr einer Infektion der Harnwege zu vermeiden, muss steril gearbeitet werden. Katheterurin ist besonders für bakteriologische Untersuchungen geeignet.

Punktionsurin

Diese Art der Harngewinnung darf nur vom Arzt durchgeführt werden. Unter sterilen Bedingungen wird mit einer Kanüle oberhalb des Schambeins direkt in die Blase gestochen und Harn entnommen. Der Harn wird auf diese Art gewonnen, wenn die Harnröhre durch einen Tumor oder Stein verschlossen oder durch eine Prostatahypertrophie eingeengt ist. In diesem Fall kommt eine Katheterisierung nicht infrage. Punktionsurin kann für bakteriologische und andere Harnuntersuchungen verwendet werden.

Sammelurin

Die Ausscheidung von Stoffwechselendprodukten über den Harn unterliegt tageszeitlichen Schwankungen. Deshalb wird zur Konzentrationsbestimmung bestimmter Stoffwechselprodukte der Urin meist über 24 Stunden gesammelt. Der Patient erhält ein ausreichend großes Sammelgefäß und einen sauberen Becher, in dem er den Urin auffangen kann. Je nach der angeordneten Untersuchung befindet sich im Sammelgefäß ein Konservierungsmittel.

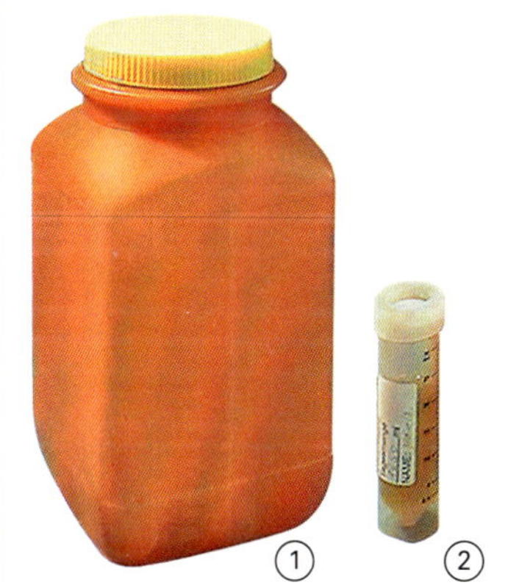

Bild 1 *Sammeluringefäß mit Teilmenge*

Vorgehensweise bei der Harnsammlung:

- Der Patient entleert den ersten Morgenurin in die Toilette und notiert sich die Uhrzeit.
- Jede weitere Urinprobe fängt er vollständig im Becher auf und gibt sie in das Sammelgefäß (Bild 1, ①).
- Die Urinprobe und jeder weitere gesammelte Urin wird mit dem evtl. im Sammelbehälter vorhandenem Konservierungsmittel vermischt.
- Der letzte aufgefangene Urin ist der Morgenurin des nächsten Tages, zu der am Vortag notierten Uhrzeit.
- **Gesamtmenge** des gewonnenen Urins und **Dauer der Sammelperiode** werden notiert.
- Zur Untersuchung wird meist eine gemischte Teilmenge des Urins gebracht (Bild 1, ②).

1.4.3 Allgemeine Beurteilung des Harns

Die allgemeine Beurteilung der **Harnfarbe** und **-durchsichtigkeit,** sowie des **Harngeruchs** haben heute, im Gegensatz zu früher, nur eine orientierende Bedeutung.

Die **Harnmenge** ist abhängig von der Nahrungs- und Flüssigkeitsaufnahme sowie von der Flüssigkeitsabgabe über Atmung, Schweiß und Stuhl. Abweichungen von der normalen Harnmenge (1–2 Liter/Tag) können auf verschiedene Erkrankungen hinweisen (Tabelle 1, S. 310).

Die **Harnfarbe** ist bedingt durch Abbauprodukte des roten Blutfarbstoffes (Hämoglobin), die sogenannten Urochrome. Sie wird bei unauffälligem Urin als bernsteingelb bezeichnet. Außerdem variiert sie je nach Flüssigkeitsaufnahme und Harnausscheidung von hell- bis dunkelgelb. Nahrungsmittel und Medikamente können ebenfalls eine Abweichung von der normalen Harnfarbe verursachen.

Harnmenge (Fachbegriff)	Vorkommen
> 2500 mL/Tag (Polyurie)	• durch gesteigerte Trinkmengen z. B. bei unbehandeltem Diabetes mellitus
< 400 mL/Tag (Oligurie)	• bei starkem Flüssigkeitsverlust • bei fieberhaften Erkrankungen • bei Durchfallerkrankungen und Erbrechen
< 100 mL/Tag (Anurie)	• bei Tumoren und Vergiftung • bei beginnendem Nierenversagen
keine Harnausscheidung (komplette Anurie)	• bei völligem Nierenversagen • bei Tumoren

Tabelle 1 *Abweichungen vom Referenzbereich der Harnmenge*

Da sich die Harnfarbe beim Stehenlassen des Harns verändert, sollte zur Beurteilung der **Harnfarbe** immer **frischer** Harn verwendet werden. Abweichungen von der normalen Harnfarbe können auf Erkrankungen hinweisen (Tabelle 2). Frisch gelassener Harn ist klar und **durchsichtig.**

Beim Stehenlassen und Abkühlen fallen im Harn gelöste Salze aus und können eine **Trübung** verursachen. Die Trübung kann nahrungsbedingt sein, von ausgeschiedenen Blutkörperchen oder massenhaft Bakterien herrühren (Tabelle 2).

Harnfarbe und -durchsichtigkeit	Vorkommen
hell, fast farblos, klar	• bei Polyurie: durch gesteigerte Flüssigkeitsaufnahme, z. B. bei unbehandelter Blutzuckerkrankheit
strohgelb **dunkelgelb**	• bei chronischer Niereninsuffizienz • bei ungenügender Flüssigkeitsaufnahme oder verringerter Harnausscheidung • bei Fieber
intensiv gelb bis bierbraun	• Bilirubinausscheidung bei Lebererkrankungen
rötlich klar	• nahrungsabhängig (Rote Bete) • Hämoglobinausscheidung
rötlich trüb	• physiologisch: durch Salze (Urate; siehe Harnsediment S. 317) • pathologisch: durch Erythrozyten bei Verletzungen der Harnwege, z. B. durch Nierensteine • Vorsicht: Menstruation ausschließen!
weißlich trüb	• physiologisch: durch Salze (Phosphate und Karbonate, s. Harnsediment S. 317) • pathologisch: durch Leukozyten

Tabelle 2 *Abweichungen von Harnfarbe und -durchsichtigkeit*

Die Ursache einer Harntrübung sollte durch die Untersuchung des Harnsedimentes abgeklärt werden.

Der **normale Harngeruch** wird als **fade** und nicht ekelerregend empfunden. Manche Nahrungsmittel und Getränke können einen spezifischen **Harngeruch** hinterlassen (z. B. Spargel, Apfelsaft). Andere Gerüche können auf Krankheiten hinweisen (siehe Tabelle 3).

Harngeruch	Vorkommen
stechend ammoniakalisch	• bei Harnwegsinfekten durch bakterielle Zersetzung des Harns
obst- oder azetonartig	• bei Diabetes mellitus durch Abbauprodukte aus dem Fettstoffwechsel (Ketone)
übelriechend, süßlich	• bei eitriger Entzündung durch abgestorbene Leukozyten

Tabelle 3 *Harngeruch als Hinweis auf Erkrankungen*

1.4.4 Chemische Harnuntersuchungen

Die trockenchemische Teststreifenuntersuchung ist heute das Standardverfahren zur primären Diagnostik von Nierenerkrankungen.

Auf dem Teststreifen befinden sich alle für den jeweiligen Test erforderlichen Reagenzien. Kommt der Urin mit den Reagenzien in Berührung, findet eine chemische Reaktion statt, die durch eine Farbveränderung eines Indikators sichtbar gemacht wird. Die erfolgte Verfärbung der Indikatoren kann als **qualitatives** oder als **semiquantitatives Ergebnis** abgelesen werden.

Bei **qualitativen Bestimmungen** wird untersucht, ob ein Stoff vorhanden ist oder nicht. Ist er vorhanden, ist das Ergebnis **„positiv"**. Wenn er fehlt, lautet das Ergebnis **„negativ"**. Ein Beispiel für eine qualitative Bestimmung ist der Nitrittest. Bei manchen Bestimmungen, z. B. beim Bilirubin, wird das positive Ergebnis noch weiter unterschieden und in 1+, 2+ oder 3+ angegeben.

Bei **semiquantitativen Bestimmungen** wird die ungefähre Menge des Stoffes festgestellt. Das Ergebnis besteht aus der Angabe „ca." für die ungefähre Menge, einer Zahl oder einem Bereich sowie einer Einheit. Beim Eiweißtest können beispielsweise das physiologische Ergebnis „negativ" und die pathologischen Werte „ca. 30 mg/dL", „ca. 100 mg/dL" und „ca. 500 mg/dL" abgelesen werden (Bild 5, S. 312).

Im Gegensatz dazu wird bei der **quantitativen Bestimmung** die genaue Konzentration eines Stoffes bestimmt (z. B. Eiweiß im Sammelurin: 105 mg/24 h, Referenzbereich: < 150 mg/24 h).

Tabelle 1 zeigt, auf welche Erkrankungen pathologische Teststreifenergebnisse hinweisen können.

Parameter	Referenzbereich	Pathologisch	Ursache
Dichte (SG)	1012 bis 1030	< 1012 >1030	bei reduziertem Konzentrierungsvermögen der Nieren und bei erhöhter Flüssigkeitsaufnahme, nach längerem Dursten und bei Flüssigkeitsverlust durch Fieber und Durchfallerkrankungen
pH	4,8 bis 7,5	≥ 8 Alkalose	bei Harnwegsinfekt durch ammoniakbildene Bakterien
Leukozyten (LEU)	negativ	Leukozyturie	bei Entzündungen der Nieren und/oder der ableitenden Harnwege und Schädigung durch Medikamente
Nitrit (NIT)	negativ	Nitriturie	bei Harnwegsinfekt durch nitritbildene Bakterien
Eiweiß (PRO)	negativ	Proteinurie	bei Nierenerkrankungen
Glukose (GLU)	normal/negativ*	Glukosurie	bei Diabetes mellitus oder erniedrigter Nierenschwelle
Keton (KET)	negativ	Ketonurie	bei gesteigertem Fettabbau verursacht durch Schlankheitskuren, Hungerzustände oder bei Diabetes mellitus
Urobilinogen (UBG)	normal	Urobilinogenurie	bei Lebererkrankungen, bei Erkrankungen mit erhöhtem Erythrozytenzerfall
Bilirubin (BIL)	negativ	Bilirubinurie	bei Verschluss des Gallengangs und Lebererkrankungen
Blut (ERY)	negativ	Hämaturie	bei Nierensteinen und Tumoren der Nieren, bei massiven Entzündungen der Nieren und/oder der ableitenden Harnwege

*Je nach Hersteller wird der Referenzbereich als „negativ" oder „normal" angegeben.

Tabelle 1 *Interpretation der Teststreifenergebnisse*

geht es Video *rsuchung*

Die Teststreifenuntersuchung kann im **Spontanurin** durchgeführt werden, sofern er als **Mittelstrahlurin** gewonnen wurde. Für die Bestimmung des **Nitrits,** eines Stoffes der von **harnpathogenen Keimen** gebildet wird, ist **Morgenurin** erforderlich. Da Harn aus flüssigen und festen Bestandteilen besteht, wobei sich letztere mit der Zeit am Boden des Harngefäßes absetzen, muss der Harn **vor jeder Untersuchung gemischt** werden.

Durchführung der Teststreifenuntersuchung mittels Mehrfachteststreifen

PRAXIS

- Frisch gewonnen, maximal zwei Stunden alten Mittelstrahlurin mischen (Bild 1, S. 312).
- Teststreifen aus der Teststreifenhülse entnehmen und diese sofort wieder verschließen.
- Testfelder kontrollieren, ob nicht schon vor der Untersuchung Farbreaktionen stattgefunden haben.
- Teststreifen kurz (ca. eine Sekunde) in den Urin tauchen (Bild 2, S. 312).
- Seitliche Teststreifenkante am Harngefäß abstreifen (Bild 3, S. 312).
- Vorgeschriebene Reaktionszeit einhalten.
- Farbe der Reaktionsfelder mit denen auf der Teststreifenhülse vergleichen (Bild 4, S. 312). Vorsicht: Teststreifen richtig herum halten!
- Ergebnisse entsprechend den Vorgaben auf der Teststreifenhülse als qualitative oder semiquantitative Angaben notieren.

Hinweise

Viele Medikamente führen zu Farbveränderungen der Indikatoren, die nicht mit den Farben der Reaktionsfelder der Teststreifenhülse übereinstimmen. Als Ergebnis wird in so einem Fall die Vermutung „Medikamentenreaktion" als Hinweis für den Arzt notiert.

Außerdem ist zu beachten, dass die Testfelder nicht mit den Fingern berührt werden dürfen und die Teststreifen trocken, verschlossen und vor Feuchtigkeit geschützt in der Originalteststreifenhülse gelagert werden müssen. Wichtig ist es auch, immer bei der gleichen Beleuchtung abzulesen.

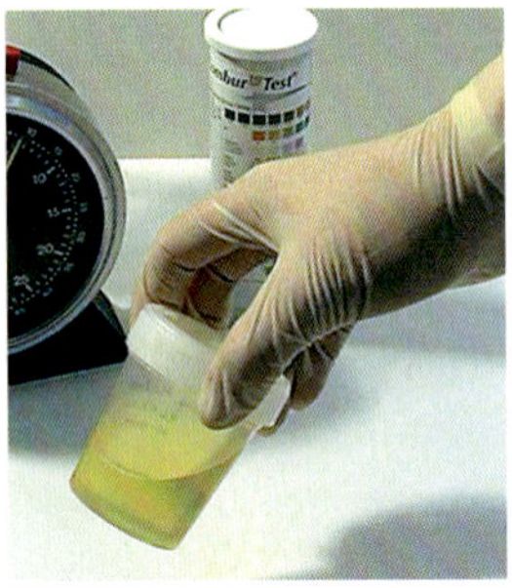

Bild 1 *Urin mischen*

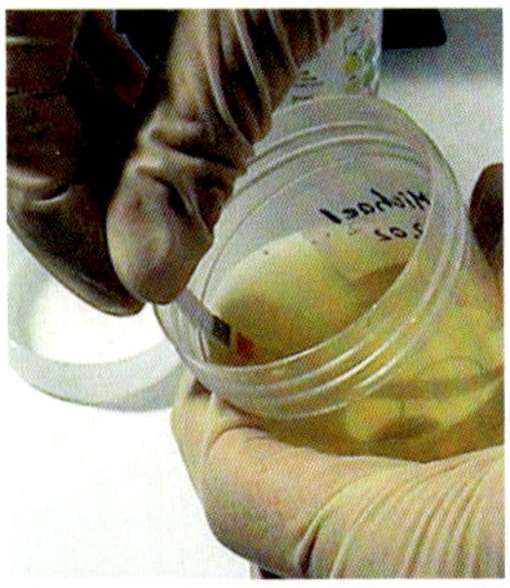

Bild 2 *Teststreifen eintauchen*

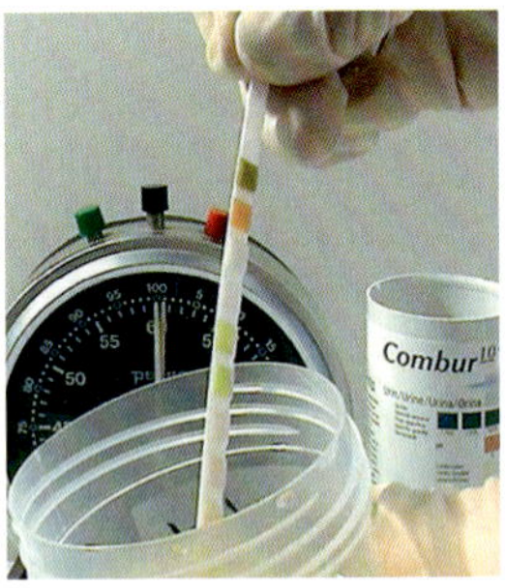

Bild 3 *Überschüssigen Harn abstreifen*

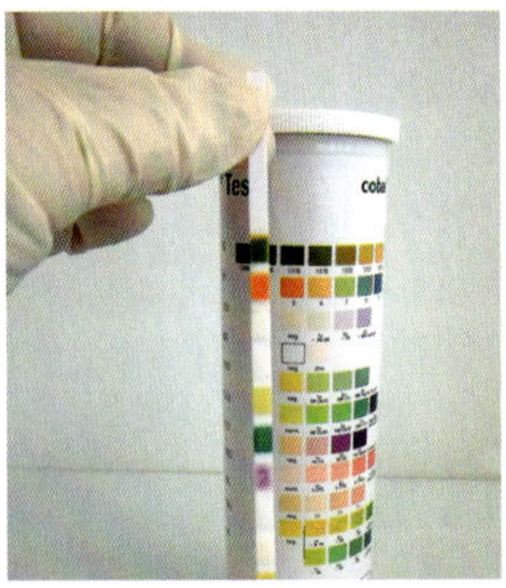

Bild 4 *Farbvergleich vornehmen*

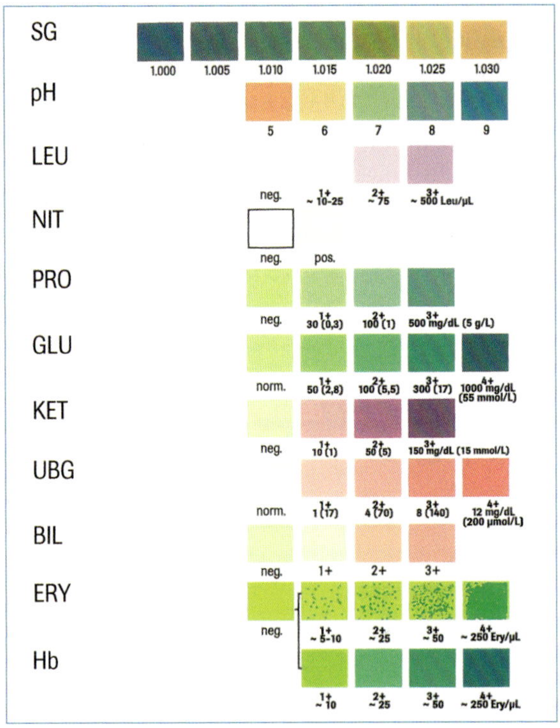

Bild 5 *Teststreifenparameter (siehe S. 311, Tabelle 1)*

Merke

Die Durchführungsanweisungen, insbesondere die Reaktionszeit, variieren je nach Teststreifenhersteller. Grundsätzlich sollte man sich nach der Packungsbeilage richten.

1.4.5 Immunologische Untersuchung (Micral®-Test)

Der Test dient zur Erkennung von minimalen Mengen an Albumin im Urin und ist ein früher Hinweis auf Nieren- und kardiovaskuläre Erkrankungen. Er kann schon durchgeführt werden, wenn der Verdacht auf diese Erkrankungen besteht und bei der Teststreifenuntersuchung **keine** Proteinurie und auch sonst keine störenden Stoffe wie Nitrit, Leukozyten oder Erythrozyten nachgewiesen wurde.

Im Gegensatz zu den chemischen Harnuntersuchungen basiert der Micral®-Test auf einem **immunologischen Testprinzip**. Das Albumin im Harn verbindet sich dabei mit farbmarkierten Antikörpern. Dieser Antigen/Antikörperkomplex bewegt sich entlang des Teststreifens bis zum Nachweisfeld und kann dort **semiquantitativ** nachgewiesen werden.

Referenzbereich: < 20 mg/L Harn

Bei der Interpretation des Micral®-Testergebnisses ist Folgendes zu beachten:
- Leukozyten, Nitrit oder Blut im Urin können die Aussagefähigkeit des Tests verfälschen.
- Albuminausscheidung findet sich auch beim gesunden Menschen, insbesondere nach starker körperlicher Arbeit. Beim Verdacht auf eine Mikroalbuminurie sollte daher der **erste Morgenurin,** als **Mittelstrahlurin** gewonnen, verwendet werden.

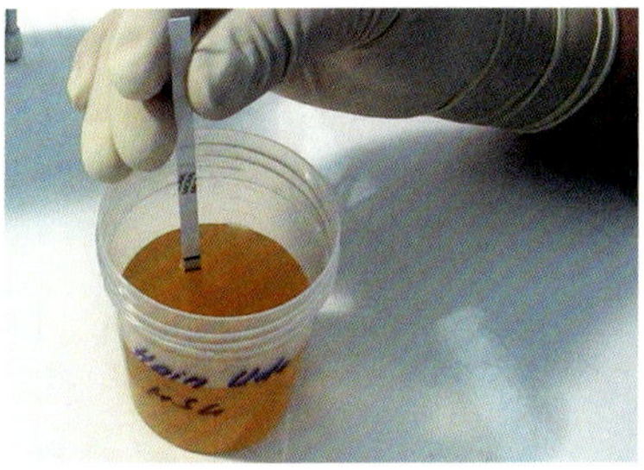

Bild 1 *Teststreifen eintauchen*

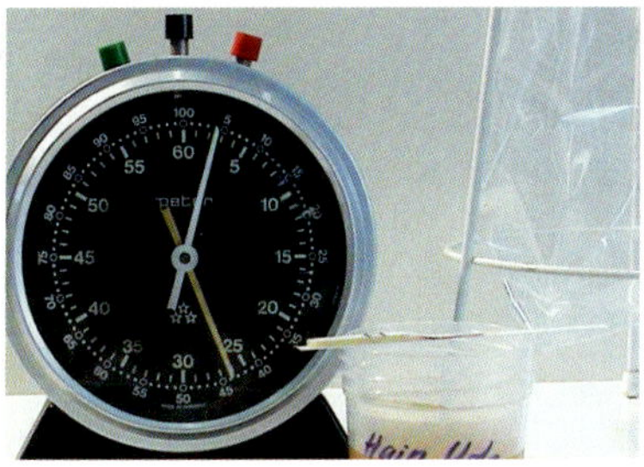

Bild 2 *Teststreifen ablegen*

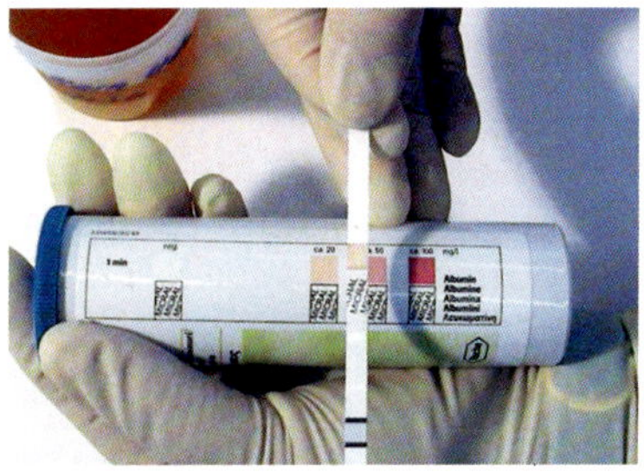

Bild 3 *Ergebnis ablesen*

Durchführung des Micral®-Tests

- Harn möglichst sofort untersuchen, sonst maximal 3 Tage im Kühlschrank aufbewahren.
- Harn und Teststreifen müssen eine Temperatur von mindestens +10 °C haben. Daher vor der Testung Urin für mindestens 30 Minuten aus dem Kühlschrank nehmen (Zimmertemperatur).
- Teststreifen fünf Sekunden lang bis zwischen die beiden schwarzen Markierungen in den Harn tauchen (Bild 1).
- Teststreifen **nicht** abstreifen.
- Teststreifen ohne Berührung des Harngefäßes herausziehen und auf eine **nicht saugende Unterlage** legen (Bild 2).
- Die entstandene Farbe auf dem Nachweisfeld nach 1 bis 5 Minuten mit den Vorgaben auf der Teststreifenröhre vergleichen (Bild 3).
- Ergebnis semiquantitativ notieren.

Merke

Von einer **Mikroalbuminurie** spricht man, wenn zwei von drei Morgenurinen eine Albuminkonzentration von 20 bis 200 mg/L Harn aufweisen.

1.4.6 Mikroskopische Harnuntersuchung – Harnsediment

Die Untersuchung der festen Bestandteile des Urins, des **Harnsediments,** dient der genaueren Diagnostik von Nierenerkrankungen. Sie erfolgt erst im Anschluss an die Teststreifenuntersuchung, wenn dabei pathologische Werte bei Leukozyten, Eiweiß, Nitrit, Blut oder dem pH-Wert angezeigt werden.

Die Beurteilung des Harnsediments erfordert einen höheren Aufwand als die bislang beschriebenen Untersuchungen. Man benötigt eine **Zentrifuge** (siehe S. 315) und ein **Mikroskop** (Bild 4).

Mikroskop

Ein Mikroskop dient zur Vergrößerung kleiner Objekte. Es wird in der Praxis hauptsächlich dazu verwendet, Harnsedimentbestandteile oder Blutzellen im Blutausstrich zu beurteilen. Bild 1 zeigt den Aufbau eines Lichtmikroskops. Dabei ist auch der Weg, den das Licht nimmt, ersichtlich. Ausgehend von der **Lichtquelle** im **Fuß** des Mikroskops trifft das Licht zuerst auf das **Leuchtfeld** und wird im **Kondensor** gebündelt. Von dort gelangt es durch das auf dem **Kreuztisch** liegende **Objekt,** z. B. ein Harnsediment, ins **Objektiv**. Anschließend wird es über ein **Umlenkprisma** und den **Tubus** zum **Okular** und ins Auge des Betrachters gelenkt.

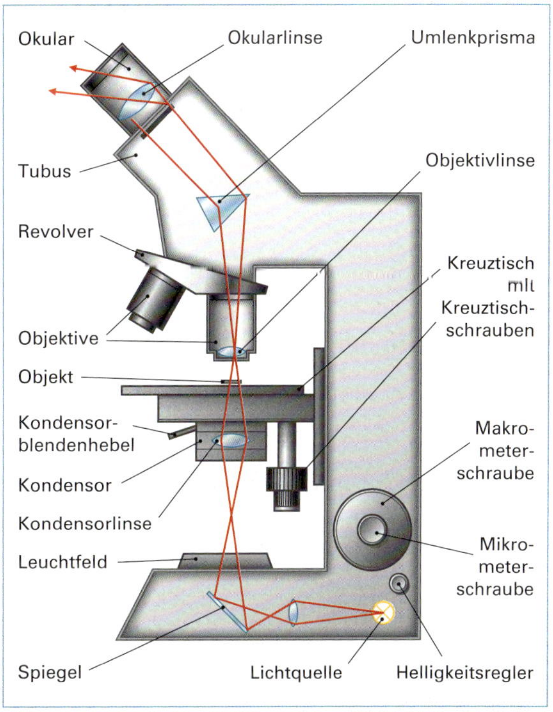

Bild 4 *Aufbau des Lichtmikroskops*

8

Vorgehensweise beim Mikroskopieren

- Lichtquelle eingeschalten, Helligkeitsregler jedoch nicht voll aufdrehen.
- Am **Revolver** das Objektiv mit der geringsten Vergrößerung in den Lichtweg drehen und den Kreuztisch mithilfe der Makroschraube nach unten bewegen.
- Das zu untersuchende Präparat auf dem Kreuztisch einspannen. Sofern es sich um ein **ungefärbtes Präparat** handelt, z. B. ein Harnsediment, **Kondensorblende mit Kondensorblendenhebel einengen**.
- Unter Sichtkontrolle **von außen** den Kreuztisch nach oben bewegen, bis sich das Präparat knapp unterhalb des Objektivs befindet.
- Mit **Blick ins Okular** den Kreuztisch an der Makroschraube nach unten bewegen, um die **Mikroskopierebene** einzustellen. Mithilfe der Mikrometerschraube das Präparat scharf einstellen.
- Das zur Beurteilung des Präparats erforderliche Objektiv in den Lichtweg drehen.
- Lichtstärke am Helligkeitsregler und Kontrast an der Kondensorblende nachregeln.
- Nach dem Mikroskopieren das Präparat vom Kreuztisch nehmen, den Kreuztisch reinigen und das Mikroskop mit der Staubschutzhülle bedecken.

Welche Funktion die einzelnen Mikroskopteile haben, ist in Tabelle 1 zusammengefasst.

Mikroskopteil	Beschreibung/Funktion
Okular	• dem Auge zugewandtes Linsensystem vergrößert das Bild des Objektes
Objektive	• vergrößern das Objekt unterschiedlich stark
Revolver	• ermöglicht den Objektivwechsel
Kreuztisch	• trägt das Objekt
Kreuztischschrauben	• bewegen das Objekt auf dem Kreuztisch in der horizontalen Ebene
Makro- und Mikrometerschraube (Groß- und Feintrieb)	• dienen zur Scharfeinstellung des Präparates • bewegen den Kreuztisch in in vertikaler Richtung
Kondensor	• bündelt das Licht
Kondensorblende	• regelt den Kontrast
Helligkeitsregler	• reguliert die Helligkeit

Tabelle 1 *Lichtmikroskop*

Reinigung und Pflege des Mikroskops

Bei der Auswertung eines Blutausstriches mit dem Objektiv 100 : 1 wird zur Verbesserung der Bildqualität **Immersionsöl** auf den Blutausstrich aufgetragen und das Objektiv darin eingetaucht.

Das Öl muss sofort nach Beendigung des Mikroskopierens mit einem weichen Tuch und Ether-Alkohol vom Objektiv entfernt werden.

Von Staub befreit man das Mikroskop mit einem weichen Pinsel oder flusenfreien Tuch. Hartnäckige Verschmutzungen werden vorsichtig mit einem feuchten Tuch entfernt.

Durchführung der Harnsedimentuntersuchung

Folgendes ist zu beachten, um **optimale Ergebnisse** bei der **Harnsedimentuntersuchung** zu erhalten:

- Der Harn sollte als **Mittelstrahlurin** gewonnen und innerhalb von **zwei Stunden** untersucht werden.
- Bei der Aufbewahrung im Kühlschrank fallen Salze aus und erschweren die Diagnostik.
- Steht der Harn zu lange bei Zimmertemperatur, vermehren sich Bakterien und zelluläre Bestandteile werden zerstört.
- Die Zentrifugationsdauer und -drehzahl müssen genau eingehalten werden, damit keine Bestandteile zerstört werden.
- Das Mikroskop muss zur Betrachtung des Sedimentes optimal eingestellt werden.

Errechnung Gesamtvergrößerung

Die Gesamtvergrößerung, mit der das Objekt vergrößert wird, errechnet sich aus der Multiplikation der **Objektivvergrößerung** mit der **Okularvergrößerung**.
Beispiel:
Objektivvergrößerung 10-fach
Okularvergrößerung 8-fach
Gesamtvergrößerung: 10 • 8 = 80-fach

Benötigte Materialien

① Frischer Mittelstrahlurin
② Spitzes Zentrifugenröhrchen
③ Zentrifuge
④ Objektträger
⑤ Einmaldeckgläser
⑥ Mikroskop mit Objektiven 10 : 1 und 40 : 1

Herstellung des Harnsedimentes

- Spitzes Zentrifugenröhrchen mit dem Patientennamen versehen.
- Frischen Mittelstrahlurin gründlich mischen.
- Ca. 10 mL Harn in das Röhrchen einfüllen (Bild 1).
- Falls kein weiterer Patientenharn untersucht wird, muss ein zweites Röhrchen mit ca. 10 mL Wasser zum gleichmäßigen Beladen (austarieren) der Zentrifuge gefüllt werden.
- Beide Röhrchen gegenüber in die Zentrifuge stellen (Bild 2).
- 5 Minuten bei 750 g zentrifugieren.
- Überschüssigen Harn abkippen (dekantieren) (Bild 3) und den Bodensatz (Sediment) gründlich im restlichen Harn aufschütteln (resuspendieren).
- Mit einer Kolbenhubpipette 20 µL des Sedimentes entnehmen, auf einen sauberen Objektträger geben und mit einem Einmaldeckglas bedecken (Bild 4).
- Alternativ kann auch ein mittelgroßer Tropfen mit der Ecke eines Einmaldeckglases entnommen und auf einen Objektträger gegeben werden.

Mikroskopie des Harnsedimentes

- Lichtquelle einschalten.
- Mit der Makroschraube den Kreuztisch nach unten drehen, Objektträger auf den Kreuztisch legen.
- Mittels Revolver das Objektiv 10 : 1 in den Lichtweg drehen und die Mikroskopierebene einstellen.
- Kondensorblende einengen (Bild 5).
- Falls der Teststreifen eine Proteinurie angezeigt hat, mit dem Objektiv 10 : 1 nach Zylindern (siehe S. 317) suchen.
- Mit dem Objektiv 40 : 1 das Präparat mäanderförmig durchmustern und 10 bis 15 Blickfelder (Bild 6) beurteilen.
- Durchschnittsmengen pro Blickfeld dokumentieren.

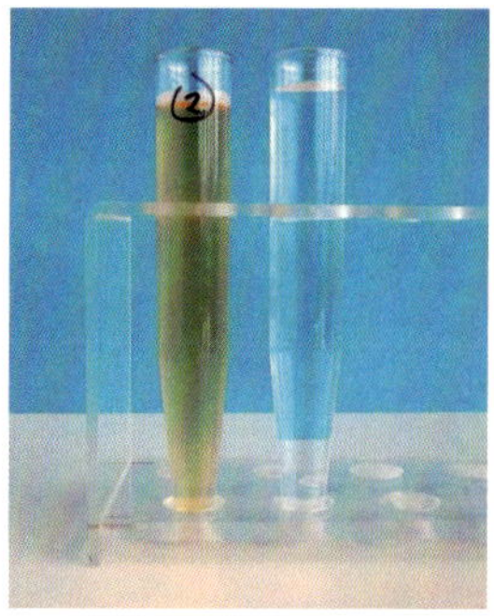

Bild 1 *Harn einfüllen*

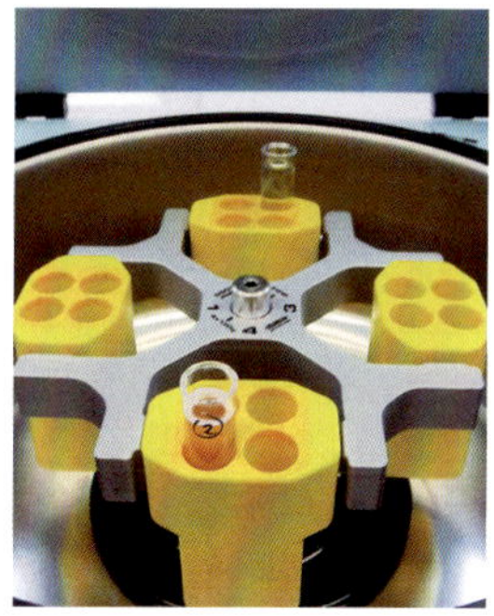

Bild 2 *Zentrifuge richtig austarieren*

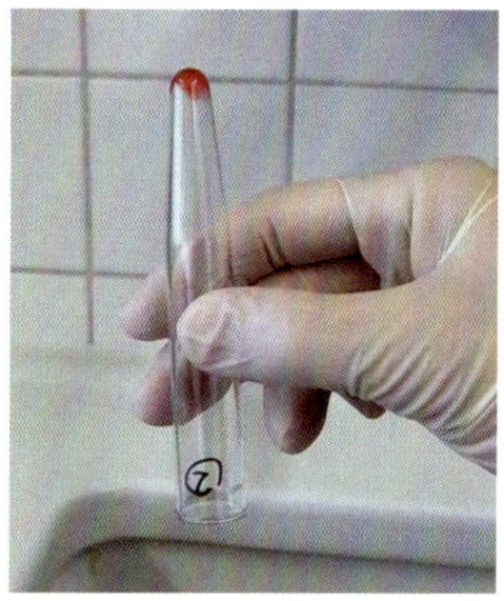

Bild 3 *Überstand dekantieren*

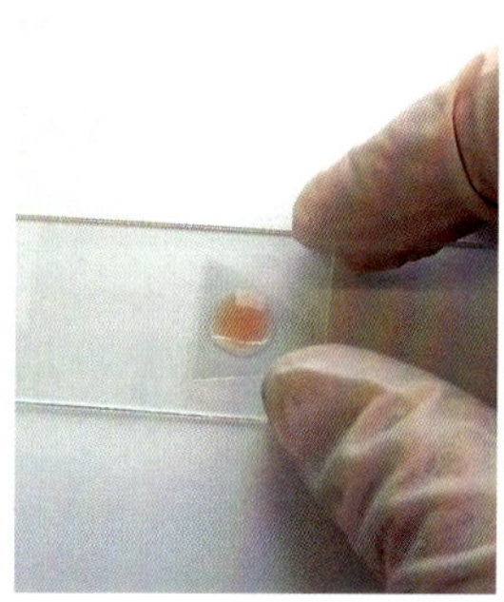

Bild 4 *Sediment mit Deckglas bedecken*

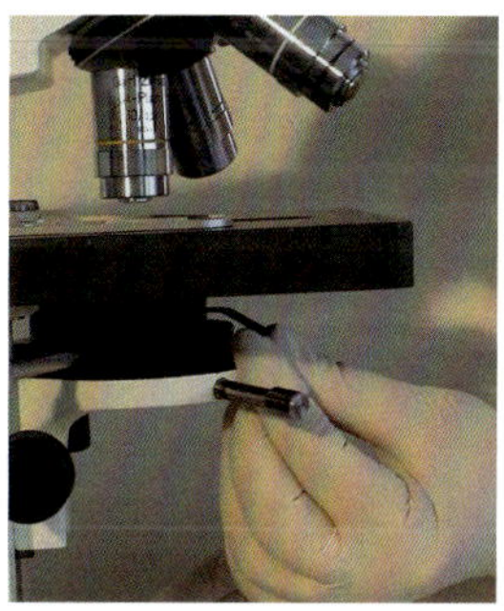

Bild 5 *Kondensorblende einengen*

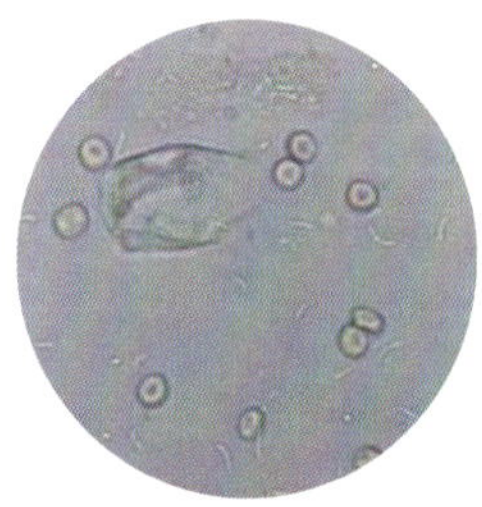

Bild 6 *Blickfeld*

Merke

Das **Harnsediment** ist ein **ungefärbtes Präparat**. Die Sedimentbestandteile sind nur in Graustufen zu erkennen. Die **Beleuchtung** und der **Kontrast** sind deshalb am Mikroskop gut aufeinander abzustimmen.

Beurteilung

Bei Zellen und Zylindern richtet man sich nach der niedrigsten und der höchsten gefundenen Anzahl pro Blickfeld. Die Angabe 3–6 Leuko/Blickfeld bedeutet, dass in jedem Blickfeld mindestens 3, jedoch höchstens 6 Leukozyten gefunden wurden.

Kristalle, Salze und sonstige nicht zählbare Bestandteile gibt man in Worten oder Kreuzen an:
(+) ganz vereinzelt
+ vereinzelt/einige
++ vermehrt/reichlich
+++ massenhaft

Im Harnsediment können folgende Bestandteile gefunden werden.

- **Zellen:** Epithelzellen der Nieren und ableitenden Harnwege, Erythrozyten und Leukozyten
- **Zylinder:** Sie bestehen aus Eiweiß und bilden sich bei der Passage des Tubulussystems in den Nieren, in dem sie die zylindrische Form annehmen. Ihr Auftreten, besonders mit Einlagerungen von Erythrozyten, Leukozyten oder Nierenepithelien, spricht für Nierenerkrankungen.
- **Kristalle** und ihre gestaltlose, amorphe Form, die Salze: Bis auf einige Ausnahmen sind Kristalle nahrungsbedingt und nicht von diagnostischer Bedeutung. Wenn sie allerdings in großen Mengen gefunden werden, besteht die Gefahr der Nierensteinbildung.
- **sonstige Bestandteile**: z. B. Bakterien, Parasiten, Verunreinigungen, Medikamentenkristalle

Tabelle 1, sowie Tabelle 1 auf S. 317 zeigt eine Auswahl der am häufigsten im frischen Mittelstrahlurin zu findenden zellulären Harnsedimentbestandteile.

Mikroskopisches Bild ca. 400-fache Vergrößerung	Bestandteil → Referenzbereich pro Blickfeld	Vorkommen
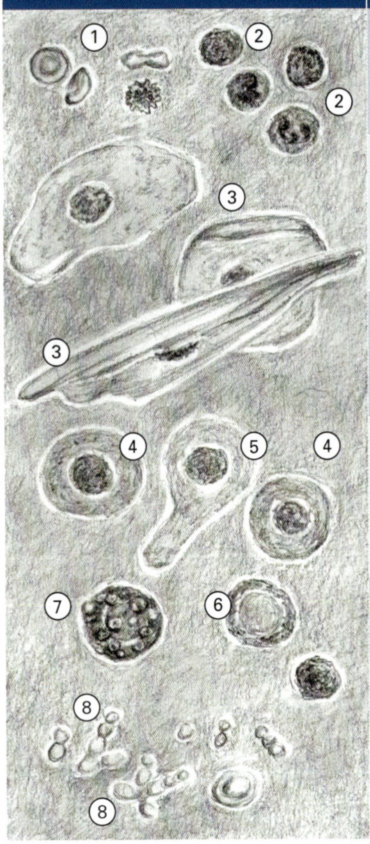	**Erythrozyten** ① → 0 bis 1	• bei Nierensteinen und Tumoren der Nieren • bei massiven Entzündungen der Nieren und/oder der ableitenden Harnwege
	Leukozyten ② → 0 bis 4	• bei Entzündungen der Nieren und/oder der ableitenden Harnwege • bei Schädigung durch Medikamente • als Verunreinigung aus der Vaginalschleimhaut
	Plattenepithelien ③ → bis 10	• bei akuten und chronischen Entzündungen der Harnwege • als Verunreinigung aus der Vaginalschleimhaut
	Übergangsepithel ④/ **geschwänzte Epithelien** ⑤ → keine	• bei Entzündungen der Nieren und/oder der ableitenden Harnwege
	Nieren-⑥- oder Rundepithelien, Fettkörnchenzellen ⑦ → keine	• bei Nierenentzündungen • bei toxischer Schädigung der Nieren • bei generalisierten Viruserkrankungen • beim nephrotischen Syndrom
	Hefezellen ⑧ → keine	• bei Pilzinfektionen des Urogenitaltraktes • häufig bei Glukosurie

Tabelle 1 *Harnsedimentbestandteile/Zellen*

Mikroskopisches Bild ca. 400-fache Vergrößerung	Bestandteil → Referenzbereich pro Blickfeld	Vorkommen
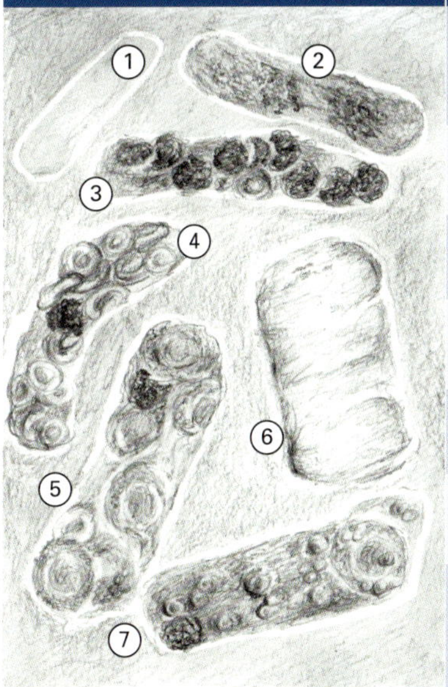	**Hyaline Zylinder** ① → 0 bis 1	• nach körperlicher Anstrengung • bei hochfieberhaften Infekten und beginnendem Nierenversagen
	Granulierte Zylinder ② → keine bis ganz vereinzelt	• bei toxischer Nierenschädigung • bei Schrumpfniere
	Leukozytenzylinder ③ → keine	• bei eitriger Nieren- und Nierenbeckenentzündung
	Erythrozytenzylinder ④ → keine	• bei Blutungen in der Niere und Nierenentzündung
	Epithelzylinder ⑤ → keine	• bei Tubulusschädigung • nach Nierenversagen
	Wachszylinder ⑥ → keine	• bei fortgeschrittener Niereninsuffizienz
	Fettkörnchen- und Fetttröpfchenzylinder ⑦ → keine	• bei glomerulären Erkrankungen und starker Proteinurie

Tabelle 1 *Harnsedimentbestandteile/Zylinder*

Bei den Kristallen in der folgenden Tabelle 2 ist angegeben, ob der Harn sauer oder alkalisch ist, da sie aufgrund ihrer chemischen Eigenschaften nur in bestimmten pH-Wertbereichen vorkommen.

Mikroskopisches Bild ca. 400-fache Vergrößerung	Bestandteil → Referenzbereich pro Blickfeld	Vorkommen
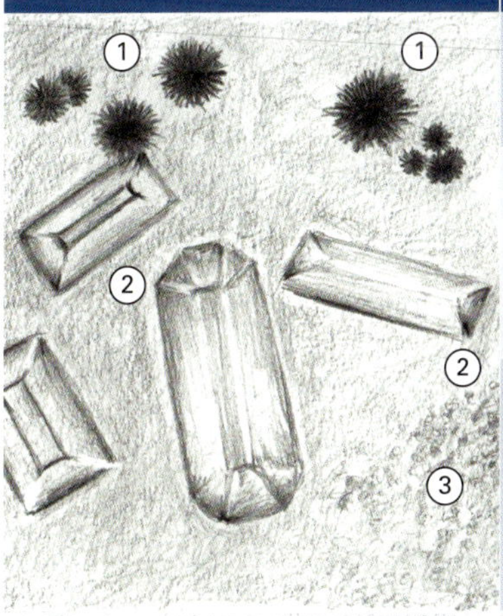	**Ammoniumurat** ① → alkalisch bis schwach alkalisch	• nahrungsbedingt, bei Lebererkrankungen und Harnwegsinfekten
	Tripelphosphate ② (Ammonium-Magnesium Phosphat) „Sargdeckel" → alkalisch bis neutral	• nahrungsbedingt, außerdem häufig zusammen mit Ammoniumuraten und Erdalkaliphosphaten bei Harnwegsinfekten in bakteriell zersetzten Harnen
	Erdalkaliphosphate ③ → alkalisch bis neutral	• nahrungsbedingt, bei Harnwegsinfekten, gelegentlich bei vegetativ labilen Patienten • mikroskopisch nicht von Uraten zu unterschieden, makroskopisch als weißer Niederschlag erkennbar
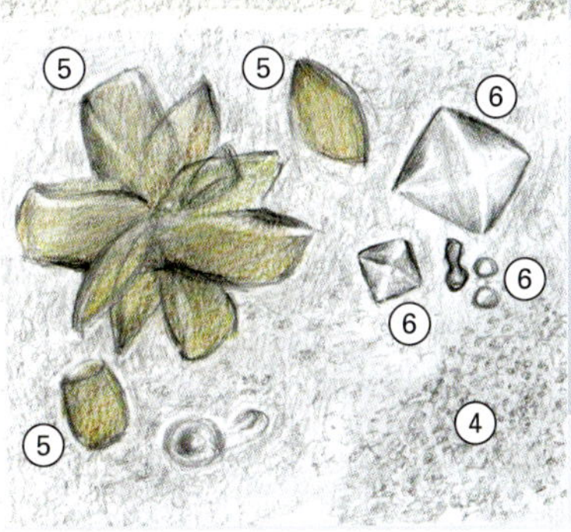	**Urate** ④ → neutral bis sauer	• nahrungsbedingt und bei Fieber
	Harnsäure ⑤ → sauer	• nahrungsbedingt und in hoch konzentriertem Harn • bei Fieber und Gicht • bei Krankheiten, die mit einem vermehrten Kernzerfall einhergehen, z. B. Leukosen
	Kalziumoxalate ⑥ → sauer bis schwach alkalisch	• vorwiegend bei pflanzlicher Nahrung • vermehrt bei Nierensteinen

Tabelle 2 *Harnsedimentbestandteile/Kristalle, Salze*

Tabelle 1 zeigt sonstige Bestandteile und Verunreinigungen.

Mikroskopisches Bild ca. 400-fache Vergrößerung	Bestandteil → Referenzbereich pro Blickfeld	Vorkommen
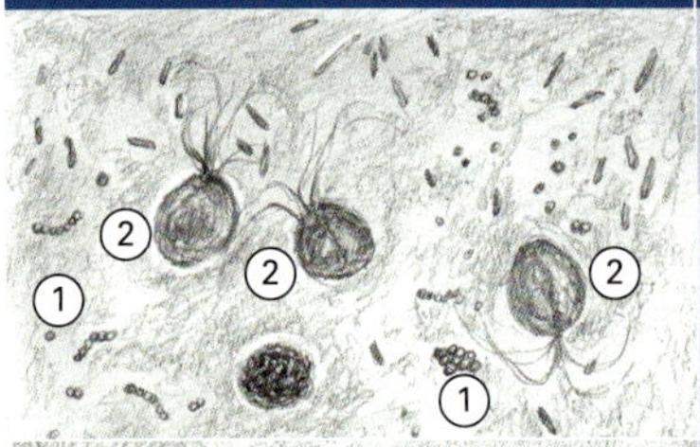	**Bakterien** ① → keine bis ganz vereinzelt	• bei Infektionen der Nieren und/oder der ableitenden Harnwege
	Trichomonaden ② → keine	• bei Genitalinfektion nur in ganz frischem Harn zu finden, sonst Verwechslung mit Leukozyten
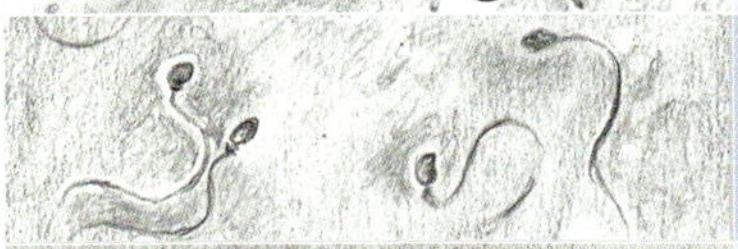	**Spermien** → keine	• gelegentlich in frischem Harn
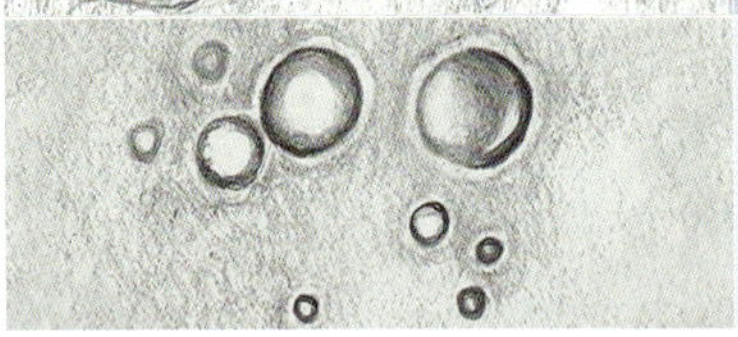	**Fetttröpfchen** → keine	• zusammen mit Fettkörnchenzellen und -zylindern beim nephrotischen Syndrom • als Verunreinigung durch Zäpfchen und Salben

Tabelle 1 *Harnsedimentbestandteile/sonstige*

Tabelle 2 zeigt **sehr selten** vorkommende Kristalle, deren Auftreten **immer pathologisch** ist.

Mikroskopisches Bild ca. 400-fache Vergrößerung	Bestandteil → Referenzbereich pro Blickfeld	Vorkommen
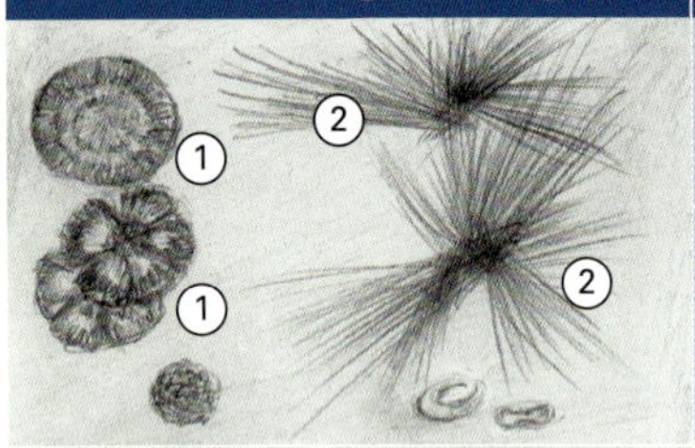	**Leucin** ① → sauer	• Leucin und Tyrosin kommen meist zusammen bei schweren Leberschädigungen vor
	Tyrosin ② → sauer	
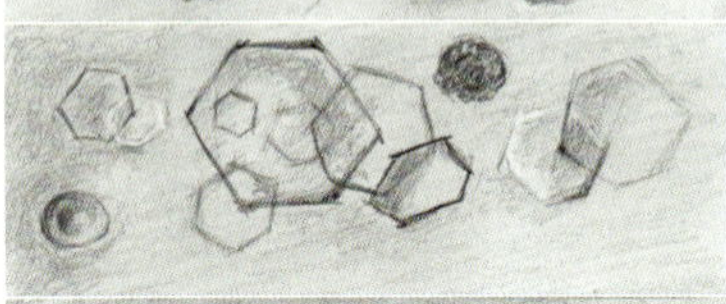	**Cystin** → sauer	• bei einer angeborenen Rückresorptionsstörung für Cystin
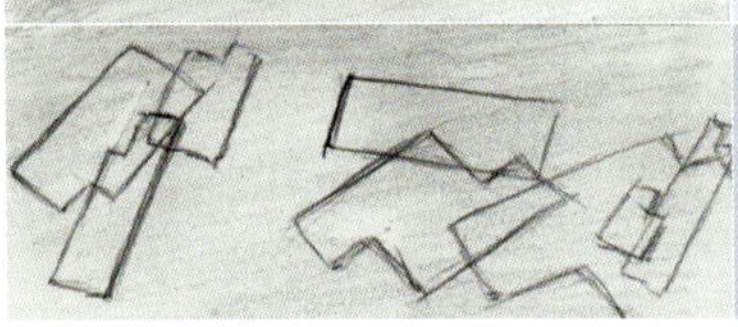	**Cholesterin** → pH-Wert-unabhängig	• sehr selten bei Verlegung des Lymphabflusses durch Tumore und bei Nephritis

Tabelle 2 *Harnsedimentbestandteile/pathologische Kristalle*

1.4.7 Bakteriologische Untersuchung

Ein positiver Nitritnachweis, vermehrt Leukozyten und Eiweiß sowie ein pH-Wert von 8 oder 9 bei der Teststreifenuntersuchung sind Hinweise auf eine bakterielle Infektion. Um diese nachzuweisen, bestimmt man die Keimzahl auf vorgefertigten Nährböden.

Keimzahlbestimmung

PRAXIS Bei der Keimzahlbestimmung wird ein Plastikobjektträger, der mit unterschiedlichen Nährböden beschichtet ist, verwendet. Der Plastikobjektträger wird in den Harn des Patienten getaucht und anschließend in einem Brutschrank bebrütet. Die gewachsenen Kolonien werden mit Musterbildern verglichen. Dabei dient der sogenannte **CLED-Nährboden** zur Beurteilung der **Gesamtkeimzahl**.

Hinweise

Die Harngewinnung sollte **vor bzw. 48 Stunden nach** der letzten Gabe eines **Antibiotikums** durchgeführt werden. Außerdem sollte der Harn nach einer **Verweildauer** von **mindestens vier Stunden** in der Blase gewonnen werden. Hierfür geeignet ist als **Mittelstrahlurin** gewonnener **Morgenurin**. Der Patient sollte besondere Sorgfalt bei der Gewinnung hinsichtlich der Hygienebedingungen einhalten. Der Harn muss in einem **sterilen Gefäß** aufgefangen werden. Kann der Urin nicht sofort weiterverarbeitet werden, muss er im Kühlschrank gelagert werden, um ein Bakterienwachstum zu vermeiden.

Für die Teststreifenuntersuchung und das Harnsediment wird, um eine Kontamination der Harnprobe zu vermeiden, 10 mL Harn in ein Zentrifugenglas abgegossen und die **unveränderte Harnprobe** für eine evtl. durchzuführende Keimzahlbestimmung zurückbehalten.

Merke

Zur Beurteilung der Gesamtkeimzahl dient der CLED-Nährboden.

Durchführung

- Urin sorgfältig mischen.
- Objektträger mit dem Nährboden aus dem Röhrchen nehmen ohne den Nährboden mit den Fingern zu berühren und **vollständig** in den Harn eintauchen (Bild 1).
- Urinüberschuss abfließen lassen (Bild 2).
- Objektträger zurück in das Röhrchen geben und den Deckel gut zuschrauben.
- Etikett beschriften mit dem Patientennamen, der Harngewinnungsart, Datum und Uhrzeit (Bild 3).
- Das Röhrchen anschließend stehend 16 bis 24 Stunden lang bei 37 °C inkubieren.
- Danach den Nährboden aus dem Röhrchen nehmen und die gewachsenen Kolonien mit den Musterbildern des Herstellers vergleichen (Bild 4).

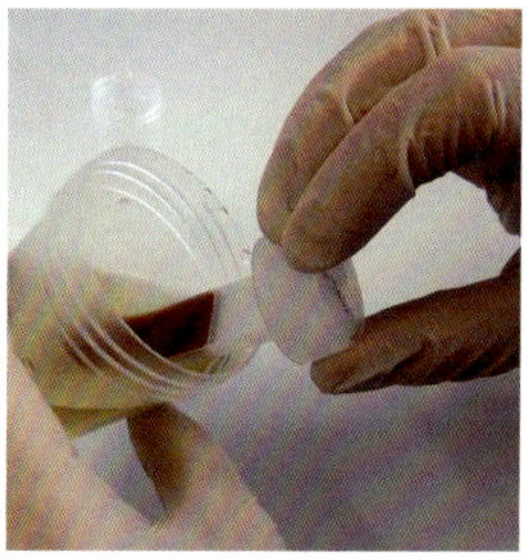

Bild 1 *Nährboden eintauchen*

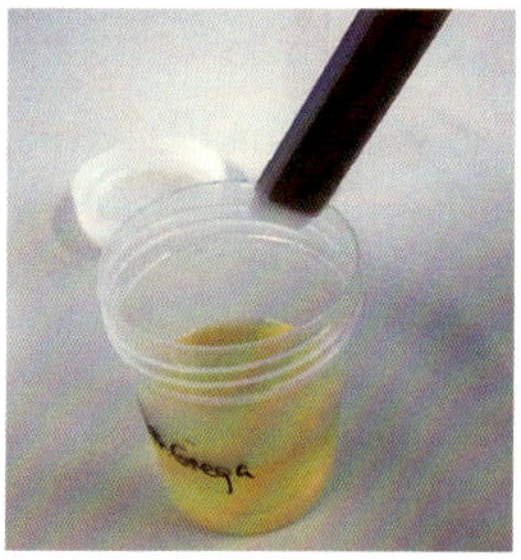

Bild 2 *Urinüberschuss abfließen lassen*

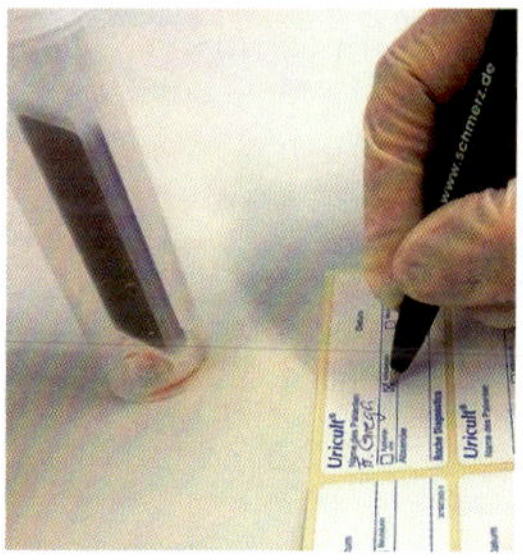

Bild 3 *Etikett beschriften*

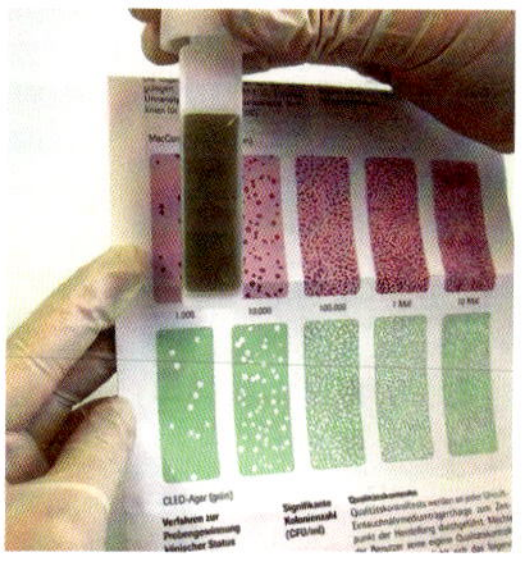

Bild 4 *Gesamtkeimzahl ablesen*

Beurteilung

In einem, unter den oben beschriebenen Bedingungen gewonnenen, Urin gelten Gesamtkeimzahlen von unter 10 000 (10^4) Keimen/mL Urin als nicht pathologisch.

Keimzahlen zwischen 10^4 und 10^5 Keimen/mL gelten als zweifelhaft und sollten wiederholt werden.

Ab 10^5 (bei Kindern ab 10^4) Keimen/mL Urin, ist ein Harnwegsinfekt anzunehmen und es sollte eine Keimidentifizierung und Resistenzbestimmung erfolgen.

Das Wachstum verschiedener Bakterienstämme auf dem Nährboden spricht für eine **Verunreinigung** der Harnprobe. Der Test sollte wiederholt werden.

Bei der **Keimidentifizierung** in einem Speziallabor erleichtert der MacConkey-Nährboden auf der Rückseite des Plastikobjektträgers die nähere Unterscheidung der Keime, da er das Wachstum bestimmter Bakterien unterstützt und das Wachstum anderer Bakterien unterdrückt.

Bei der **Resistenzbestimmung** oder einem **Antibiogramm** werden die Keime auf einem Nährboden ausgestrichen und der Nährboden mit in Antibiotika getränkten Plättchen belegt. Anschließend wird der Nährboden 24 Stunden lang bei 37 °C in den Brutschrank gestellt. Sind die Keime bis an das Antibiotikaplättchen heran gewachsen, sind sie **resistent** gegen das Antibiotikum. Bildet sich um das Plättchen ein sogenannter **Hemmhof,** reagiert der Keim **empfindlich** auf das Antibiotikum. Dieses Antibiotikum wird dann zur Therapie der Harnwegsinfektion verordnet.

Entsorgung

Bebrütete Nährböden zählen zum infektiösen Abfall und müssen deshalb autoklaviert oder mit Desinfektionsmittel aufgefüllt in den Hausmüll gegeben werden.

2 Weibliche Geschlechtsorgane

Geschlechtsorgane dienen der menschlichen Fortpflanzung und bilden eine wesentliche Grundlage für das Individuum, sich als Mann oder Frau zu identifizieren. **Primäre Geschlechtsorgane,** wie Eierstöcke und Hoden, sind schon mit der Geburt beim Menschen voll ausgebildet (Bild 1). **Sekundäre Geschlechtsmerkmale,** wie die Körperbehaarung und die weibliche Brust, bilden sich erst in der Pubertät durch die Wirkung von männlichen und weiblichen Sexualhormonen aus. Die Organe, in denen die Keimzellen für die Fortpflanzung und die Sexualhormone produziert werden, sind die Keimdrüsen (Gonaden). Die weiblichen Keimdrüsen bezeichnet man als Eierstock, die männlichen als Hoden.

Die **weiblichen Geschlechtsorgane** haben die Aufgabe, reife, befruchtungsfähige Eizellen zu bilden und nach der Befruchtung ein Kind auszutragen. In der Gebärmutter wächst der Embryo bzw. der Fötus heran. Bei der Geburt wird das Kind durch die Gebärmutter ausgetrieben: Die Vagina wird zum Geburtskanal.

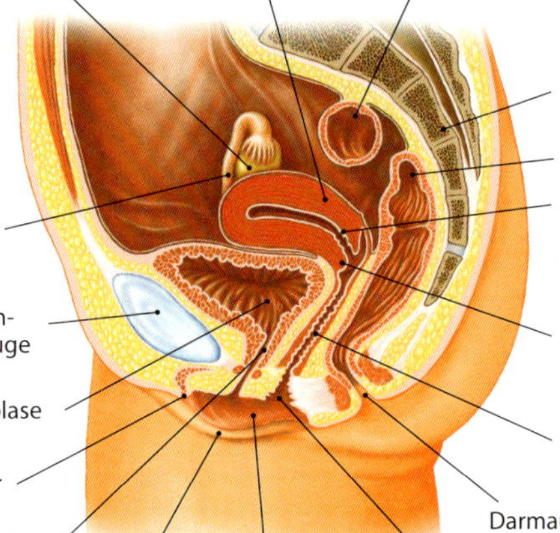

Bild 1 *Längsschnitt durch das weibliche Becken*

2.1 Aufbau der weiblichen Geschlechtsorgane

Beim Aufbau der weiblichen Geschlechtsorgane werden **innere** und **äußere** Geschlechtsorgane (Tabelle 1) unterschieden.

Die **inneren Geschlechtsorgane** liegen im Becken der Frau und sind von außen nicht sichtbar. Hierzu gehören:
- rechter und linker Eierstock (Ovar)
- rechter und linker Eileiter (Tube)
- Gebärmutter (Uterus)
- Scheide (Vagina)

Betrachtet man die Lage der inneren Geschlechtsorgane in einem Längsschnitt (Bild 1), sieht man, dass die **Gebärmutter** zwischen Harnblase und Enddarm liegt und nach vorne geneigt ist. Vom oberen Pol der Gebärmutter führt nach rechts und links jeweils ein **Eileiter** zum **Eierstock** (Bild 1). Eileiter und Eierstock werden in der Fachsprache gemeinsam als **Adnexe** bezeichnet. Nach unten hin verschmälert sich die Gebärmutter und bildet mit dem Gebärmutterhals die Verbindung zum **Muttermund.** Dieser verläuft zwischen Blasenhinterwand und Mastdarm. Der Muttermund ist die Verbindung des Uterus zur Vagina und ist durch diese von außen zu betrachten.

Deutsche Bezeichnung	Fachbegriff
Eierstock	Ovar
Eileiter	Tuba uterina, Tube
Eierstock und Eileiter	Adnexe
Gebärmutter	Uterus
Gebärmutterhals	Cervix uteri
Gebärmuttermund	Portio
Scheide	Vagina
Jungfernhäutchen	Hymen
Kitzler	Klitoris
Schamlippen	Labien
äußere weibliche Geschlechtsorgane	Vulva

Tabelle 1 *Fachsprache für die inneren und äußeren weiblichen Geschlechtsorgane*

Die **Vagina** ist ein ca. zehn Zentimeter langer Schlauch, der aus Muskeln und Bindegewebe besteht. Die Vagina liegt in enger Nachbarschaft zum Analkanal und zur Harnröhre. Nach außen hin ist die Scheide durch das **Hymen** (Jungfernhäutchen) bis zum ersten Geschlechtsverkehr teilweise verschlossen. Es grenzt die Scheide zu den äußeren Geschlechtsorganen ab.

Zu den **äußeren Geschlechtsorganen** zählen:

- große und kleine Schamlippen (Labien)
- Kitzler (Klitoris)

Alle äußeren Geschlechtsorgane werden gemeinsam als **Vulva** bezeichnet.

Die weiblichen **Brustdrüsen** (Mammae) gehören zwar anatomisch nicht zu den weiblichen Geschlechtsorganen, sondern zu den Hautanhangsgebilden, ihre Erkrankungen werden aber vom Gynäkologen behandelt.

Merke

Primäre Geschlechtsorgane sind bereits bei der Geburt angelegt.
Sekundäre Geschlechtsorgane bilden sich erst in der Pubertät aus.

Die **gynäkologische Untersuchung** umfasst die Betrachtung von **Vulva**, **Vagina** und **Portio**, wobei die Vagina mit Hilfe eines Spekulums leicht gespreizt wird. An der Portio werden Abstriche zur Tumorvorsorge entnommen. Danach folgt die Tastuntersuchung mit zwei Händen (bimanuell), bei der die Frauenärztin mit zwei Fingern in der Scheide und mit der anderen Hand auf dem Unterbauch nach der Gebärmutter und den Eierstöcken tastet. Ebenfalls zur Untersuchung gehört die Betastung der **Brust.** Sollen die inneren Geschlechtsorgane genauer beurteilt werden, so geschieht dies durch einen **transvaginalen Ultraschall**.

2.1.1 Eierstock und Eileiter

Der rechte und linke **Eierstock** (Ovar) liegen beidseits der Gebärmutter und sind mit ihr durch die Eileiter verbunden (Bild 1). Die befruchtungsfähigen Eizellen werden aus den Eierstöcken durch den Eileiter in die Gebärmutter transportiert. Die Eierstöcke sind von Bauchfell (Peritoneum) bedeckt und durch Aufhängebänder an der hinteren Beckenwand befestigt.

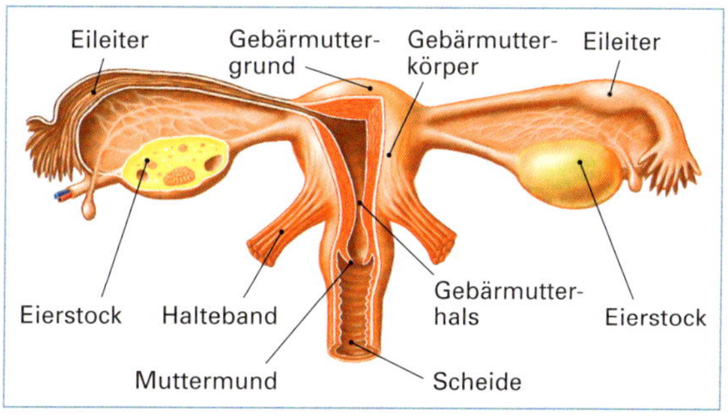

Bild 1 *Innere weibliche Geschlechtsorgane*

Die Eierstöcke enthalten zum Zeitpunkt der Pubertät etwa 50 000 Vorläufer der **Eizellen** (Oozyten). Aus jeder Oozyte kann unter Hormoneinfluss eine befruchtungsfähige Eizelle reifen, die bei der Ovulation (Eisprung) in den Eileiter entlassen wird. Die Eizelle enthält das Erbgut in Form von 23 Chromosomen: 22 Körperchromosomen und ein Geschlechtschromosom, das X-Chromosom.

Jedes Ovar ist eine **endokrine Drüse.** Sie produziert die Hormone **Östrogen** und **Gestagen**. Diese beeinflussen die Reifung der Eizellen und im Falle der Befruchtung das Wachstum und die Einnistung der Eizelle in die Uterusschleimhaut.

Der rechte und linke **Eileiter** (Tuba uterina) sind vom Uterus ausgehende Schläuche, die am anderen Ende in der freien Bauchhöhle enden. An ihrem Ende befinden sich **fingerförmige Fortsätze** (Fimbrien), mit denen sie das Ovar umfassen. Mit ihnen fangen sie die Eizelle nach dem Eisprung auf und transportieren sie zum Uterus. Der Transport der Eizelle in den Tuben wird durch die Bewegung des Flimmerepithels ermöglicht. Es kann geschehen, dass die Eizelle nicht in den Eileiter gelangt, sondern in die freie Bauchhöhle fällt. Hierbei kann es zu einer **Bauchhöhlenschwangerschaft** kommen.

2.1.2 Gebärmutter

Die Gebärmutter (Uterus) liegt im Becken. Sie ist der Ort, an dem die befruchtete Eizelle zum Kind heranreift. Sie schützt und ernährt das ungeborene Kind. Der Uterus hat die Größe und Form einer Birne, wächst jedoch bei der Schwangerschaft entsprechend der Größe des Kindes.

An der Gebärmutter werden folgende Teile unterschieden:

- Gebärmutterkörper (Corpus uteri)
- Gebärmutterhals (Cervix uteri)
- Muttermund (Portio)

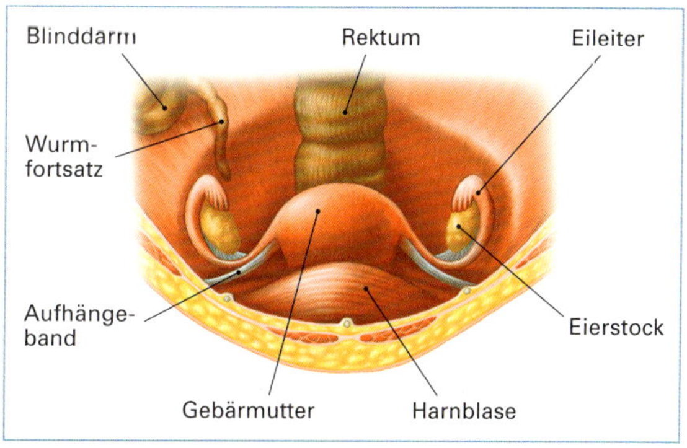

Bild 2 *Blick von oben auf Gebärmutter und Adnexe*

Am Oberrand des Gebärmutterkörpers münden die paarigen Eileiter (Bild 2). Der kraniale Teil zwischen den Eileiter-Einmündungen heißt **Fundus uteri** (Gebärmuttergrund). Der **Gebärmutterhals** ist die trichterförmige Verengung in Richtung der Vagina. Der **Muttermund** stülpt sich in die Scheide. Von hier aus kann in der gynäkologischen Untersuchung ein Abstrich vorgenommen werden.

Die Uteruswand besteht aus zwei Schichten. Die innere Schicht ist das **Endometrium** (Uterusschleimhaut). Diese verändert sich unter dem Einfluss der Hormone Östrogen und Gestagen während des Menstruationszyklus so, dass sich eine befruchtete Eizelle einnisten kann und ernährt wird.

Nach außen schließt sich die **Muskelschicht** (Myometrium) an. Sie besteht aus glatten Muskelzellen. Diese sind nicht dem Willen unterworfen.

Wehen sind Kontraktionen des Myometriums. Diese werden durch das Hormon **Oxytocin** hervorgerufen, welches in der **Hirnanhangsdrüse** (Hypophyse) gebildet wird. Beim Geburtsvorgang kontrahiert sich das Myometrium in immer kürzeren Abständen. Durch die Wehen wird das Kind aus dem Mutterleib gepresst.

2.1.3 Scheide und äußeres weibliches Geschlechtsorgan

Die **Scheide** (Vagina) schließt sich an den Muttermund an. Sie ist schlauchförmig und verbindet den Muttermund mit den äußeren Geschlechtsorganen. Unter der Geburt dehnt sich die Scheide und wird zum Geburtskanal des Kindes.

Beim Geschlechtsverkehr dringt der Penis in die Scheide ein und entleert beim Samenerguss das Ejakulat vor den Muttermund. Der Muttermund ist durch einen **Schleimpropf** verschlossen, der die Samenzellen nur in einem bestimmten Zeitraum vor und nach der Ovulation durchlässt.

Die Scheidenschleimhaut einer geschlechtsreifen Frau ist mit **Milchsäurebakterien** besiedelt. Diese sorgen für ein **saures Milieu** in der Scheide (pH-Wert 4,5), welches vor aufsteigenden Infektionen schützt. Da das Wachstum der Bakterien durch **Hormone** beeinflusst wird, fehlt älteren Frauen dieser Schutz häufig, wodurch sie anfälliger für Infektionen werden.

Das äußere weibliche Geschlechtsorgan (Vulva) besteht aus den **großen** und den **kleinen Schamlippen** sowie der **Klitoris**, dem Kitzler. Die beiden Schamlippen sind einfache Hautfalten. An ihrem vorderen Ende befindet sich die Klitoris, ein mit vielen sensiblen Nervenfasern ausgestattetes Organ.

2.1.4 Weibliche Brust

Die weibliche Brust (Mamma) ist eine **Hautanhangsdrüse** wie die Talg- oder Schweißdrüsen. Sie besteht aus einem Drüsenkörper und einer Brustwarze (Mamille). Ihr Sekret ist die Muttermilch. Als **exokrine Drüse** ist sie mit vielen einzelnen Milchdrüsen sowie mit glatten Muskelzellen ausgestattet. Die Muttermilch entsteht unter der Einwirkung der Hormone **Prolaktin** und **Oxytocin**. Sie werden in der Hirnanhangsdrüse gebildet und gelangen über die Blutbahn in die Brustdrüsen, in denen sie die Bildung und Austreibung der Muttermilch aktivieren.

In der Zeit der Schwangerschaft kommt es zu einem Aufbau von Milchdrüsengewebe. Nach der Geburt beginnt die hormonelle Umstellung zur Milchproduktion, welche sich bei den Müttern als **Milcheinschuss** bemerkbar macht. Die Muttermilch enthält viele wichtige Nährstoffe und auch **Immunglobuline.** Diese ermöglichen dem Säugling eine wichtige Immunabwehr, da er eigene Immunglobuline erst 6 bis 12 Monate nach der Geburt produziert.

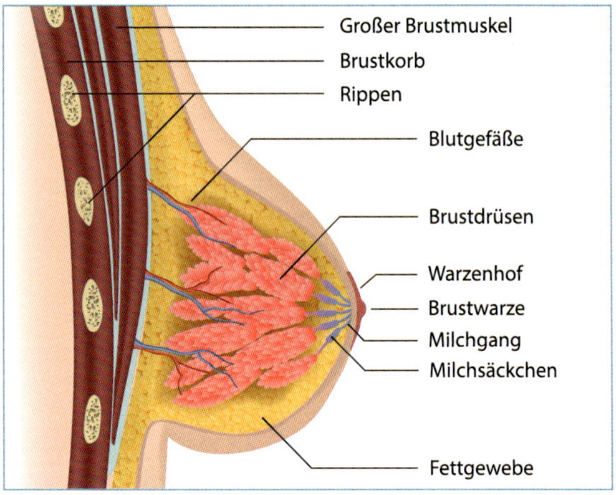

Bild 1 *Weibliche Brust*

2.2 Funktion der weiblichen Geschlechtsorgane

2.2.1 Menstruationszyklus

Der Menstruationszyklus beginnt mit dem ersten Tag der Regelblutung und endet einen Tag vor der nächsten Regelblutung. Er dauert im Durchschnitt 28 Tage. In dieser Zeit verändern sich die Eierstöcke und die Schleimhaut des Uterus. Beide Veränderungen sind eng miteinander verknüpft und werden durch die Hormone **Östrogen** und **Gestagen** beeinflusst.

Veränderungen im Eierstock

In den ersten 14 Tagen eines Menstruationszyklus reift in einem der beiden Eierstöcke eine **Eizelle** heran. Sie bildet um sich einen Saum aus **Epithelzellen,** in dem eine Höhle mit Nährstoffen heranreift. Die Eizelle mit der Höhle wird als **Follikel** (Eibläschen) bezeichnet. Der reife Follikel gelangt dicht unter die Oberfläche des Ovars und führt dort zu einer Vorwölbung. Dies geschieht unter dem Einfluss des Hormons **Östrogen**.

Beim **Eisprung** (Ovulation) reißt die Oberfläche des Follikels ein und entlässt die Eizelle. Diese wird vom über dem Ovar liegenden Ende des Eileiters aufgefangen.

Aus dem Rest des Follikels entsteht der **Gelbkörper** (Corpus luteum). Dieser produziert eine geringe Menge Östrogen und immer mehr Gestagen. Dieses wirkt am Endometrium im Uterus.

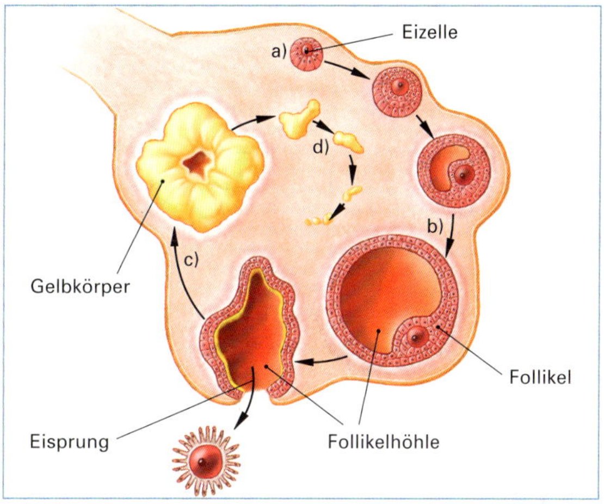

Bild 1 *Follikelreifung und Gelbkörperbildung im Eierstock*

Veränderungen an der Gebärmutter

Unter dem Hormoneinfluss durchläuft die Gebärmutterschleimhaut während des Menstruationszyklus verschiedene Phasen.

Während der **Menstruationsphase** werden die obersten Schichten des Endometriums abgestoßen. Dieser Phase geht ein plötzlicher Abfall der Hormonkonzentration im Blut voraus.

In der **Proliferationsphase** wird die Gebärmutterschleimhaut wieder aufgebaut. Dies geschieht unter dem Einfluss des Hormons Östrogen.

Hormon	Wirkung
Östrogen	Wiederaufbau der Gebärmutterschleimhaut, Reifung einer befruchtungsfähigen Eizelle
Gestagen	Vorbereitung der Gebärmutterschleimhaut auf Einnistung einer befruchteten Eizelle
Humanes Choriongonadotropin (HCG oder auch β-HCG)	signalisiert dem Gelbkörper die Einnistung einer befruchteten Eizelle, dadurch Fortführung der Gestagenproduktion

Tabelle 1 *Weibliche Sexualhormone und deren Wirkung*

8

In der **Sekretionsphase** wird die Gebärmutter auf eine mögliche Einnistung der befruchteten Eizelle vorbereitet. In der Gebärmutterschleimhaut kommt es zur Ausreifung von Drüsen, welche **nahrhafte Sekrete** produzieren. Dies geschieht unter dem Einfluss des Hormons Gestagen.

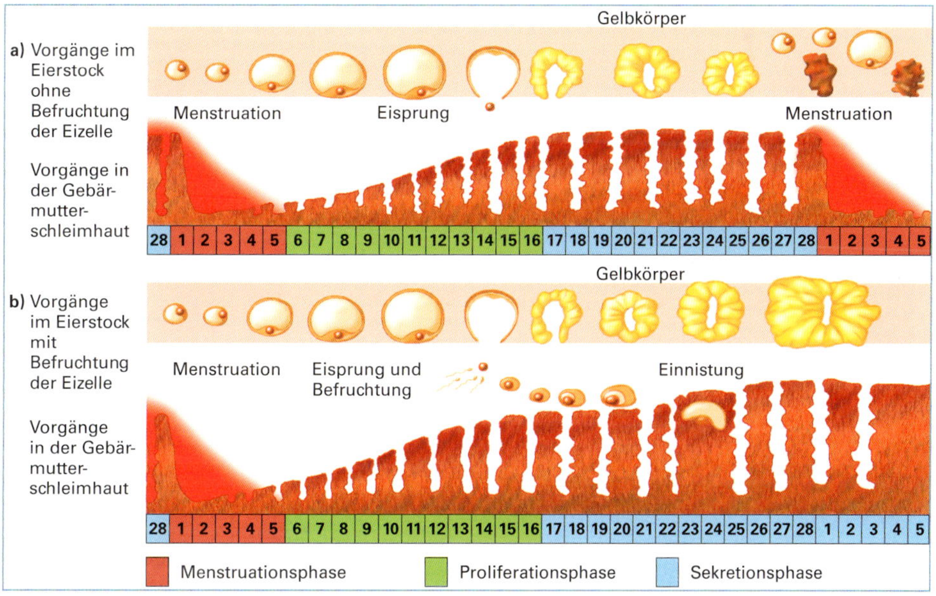

Bild 2 *Menstruationszyklus: Ovarien und Uterusschleimhaut a) ohne und b) mit Befruchtung*

Kommt es zu **keiner** Befruchtung (Bild 2, Teil a), verliert der Gelbkörper seine Aktivität. Der Gestagenspiegel im Blut sinkt ab. Die Endometriumschleimhaut wird mit der Menstruationsblutung abgestoßen, was den Beginn eines neuen Menstruationszyklus markiert.

Ist es zu einer **Befruchtung** gekommen (Bild 2 Seite 323, Teil b), bleibt der **Gelbkörper** für ca. 12 Wochen erhalten und produziert weiterhin das Schwangerschaftsschutzhormon **Gestagen**.

Phasen des weiblichen Zyklus

Fachausdruck	Erklärung
Menarche	erste Regelblutung
Menopause	letzte Regelblutung
Klimakterium	Wechseljahre
Postmenopause	Zeit nach der letzten Regelblutung

Tabelle 1 *Begriffe des weiblichen Zyklus*

Die Zeit, in der eine Frau schwanger werden kann, ist begrenzt. Sie reicht etwa von der ersten bis zur letzten Regelblutung. Dabei hängt es vom individuellen Hormonhaushalt ab, wann der letzte Eisprung stattfindet. Bezogen auf die erste und letzte Menstruation, die Zeit nach der letzten Regelblutung und die Zeit der hormonellen Umstellung sind einige Fachausdrücke gebräuchlich (Tabelle 1). Der Zeitpunkt der ersten Regelblutung wird als **Menarche** bezeichnet und findet in den meisten Fällen zwischen dem 10. und 14. Lebensjahr statt. Der Zeitpunkt der letzten Regelblutung heißt **Menopause**.

Der Menopause geht ein Zeitraum zwischen dem 45. und 55. Lebensjahr voraus, in dem die Östrogenbildung abnimmt. Die Zyklen werden unregelmäßig und bleiben schließlich aus. Dieser Zeitraum wird als **Klimakterium** bezeichnet.

Klimakterium und Postmenopause

Der Zeitraum der hormonellen Umstellung vor und nach der letzten Regelblutung heißt **Klimakterium** (Wechseljahre). Der Rückgang der Hormonbildung ist ein natürlicher Prozess. Dennoch ist das Befinden vieler Frauen durch den Abfall der Produktion von Sexualhormonen in den Wechseljahren instabil. Häufige Störungen sind:
- vegetative Störungen (Hitzewallungen, Schwindel, Schweißausbrüche, Schlafstörungen)
- Verminderung der Scheidenhautdicke und dadurch Schmerzen beim Geschlechtsverkehr sowie vaginale Blutungen
- depressive Verstimmung

Bei starken Beschwerden der Frauen ist eine Hormontherapie möglich.

Der Zeitraum nach der letzten Regelblutung heißt **Postmenopause.** Der Mangel an Östrogenen in der Postmenopause führt zu einem verminderten Knochenaufbau (Osteoporose). Die **Osteoporose** erhöht das Risiko für Knochenbrüche.

2.2.2 Schwangerschaft

Eine Schwangerschaft dauert normalerweise 280 Tage, das sind 40 Wochen bzw. 10 Monate zu 28 Tagen (Mondmonate). Rein rechnerisch beginnt die Schwangerschaft mit dem ersten Tag der letzten Periode. Diese Definition schließt die ersten zwei Zykluswochen ein, in denen noch keine Schwangerschaft bestand. Sie wird häufig von Ärzten und auch hier im Folgenden verwendet, da der genaue Zeitpunkt der Befruchtung oft unbekannt ist. Der voraussichtliche Geburtstermin berechnet sich nach der Regel von Franz Naegele, einem Heidelberger Gynäkologen (1778–1851).

Hier geht zum Video *Eisprung, Befruchtu und Einnistung eines Embryos*

Merke

Es gibt zwei gängige Methoden zur Berechnung der Schwangerschaftsdauer:
1. post menstruationem (p.m.): zählt vom ersten Tag der letzten Menstruation bis zur Geburt = 40 Wochen
2. post conceptionem (p.c.): zählt ab dem Zeitpunkt der Befruchtung = 38 Wochen

Naegele-Regel	Beispiel
erster Tag der letzten Menstruation	04.01.2026
minus 3 Monate	04.10.2025
plus 7 Tage	11.10.2025
plus 1 Jahr	11.10.2026
Geburtstermin	11.10.2026

Voraussetzung für die Schwangerschaft ist die **Befruchtung** der **Eizelle** durch ein männliches **Spermium** (Konzeption, Empfängnis), wobei die Eizelle nach dem Eisprung nur etwa 12 bis 24 Stunden lang befruchtungsfähig ist. Die Spermien wandern von der Scheide durch die Gebärmutter zu den Eileitern, wo in der Regel eines von ihnen in die Eizelle eindringt und die Zellkerne der beiden Keimzellen verschmelzen. Während die Eizelle den Eileiter entlang wandert, teilt sie sich mehrfach und durchläuft wichtige Entwicklungsschritte. In der Gebärmutter angekommen, bildet sich aus dem Vielzeller ein Bläschenkeim (Blastozyste), der sich etwa 5 bis 10 Tage nach der Befruchtung in die Gebärmutterschleimhaut (Endometrium) einnistet. Dieser Vorgang wird **Nidation** genannt. Die Blastozyste produziert das Hormon Humanes Choriongonadotropin (HCG), das die Abstoßung der Gebärmutterschleimhaut verhindert und somit die Menstruation unterbindet. Aus der Blastozyste entwickeln sich im weiteren Verlauf sowohl der Embryo als auch der fetale Teil der Plazenta.

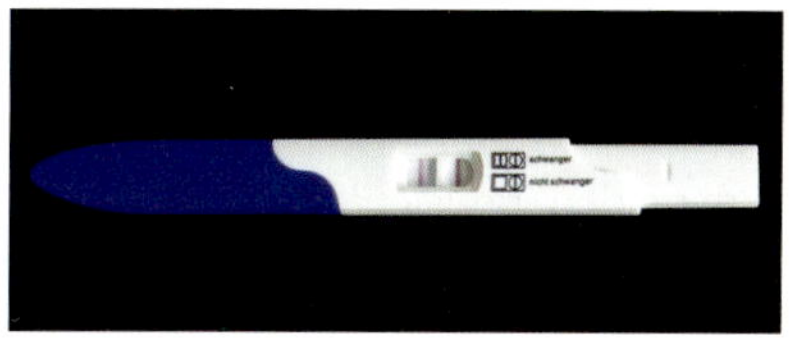

Bild 1 *Nachweis von β-HCG im Urin mit einem Schwangerschafts-Schnelltest.*

Merke

Die fruchtbaren Tage umfassen den Tag des Eisprungs und die 5 Tage davor.
Dies ergibt sich, weil Spermien bis zu 5 Tage im weiblichen Körper überleben können, während die Eizelle nach dem Eisprung etwa 24 Stunden befruchtungsfähig ist.

Schwangerschaftszeichen

Das Ausbleiben der Regelblutung und morgendliches Erbrechen sind **unsichere** Schwangerschaftszeichen. Der Nachweis des **β-HCG** (siehe S. 323 und Bild 1) im Urin macht eine Schwangerschaft sehr wahrscheinlich. **Sichere** Schwangerschaftszeichen sind der **sonographische** Nachweis des Fötus oder der Nachweis **kindlicher Herztöne**.

Merke

Embryo = Ungeborenes in den ersten 8 Wochen seiner Entwicklung
Fötus = Ungeborenes ab der 9. Entwicklungswoche bis zur Geburt

Schwangerschaftsverlauf

Erstes Trimenon (1. bis 12. Schwangerschaftswoche, SSW): Vom Moment der Befruchtung spricht man in den ersten 8 Wochen vom Embryo. Während dieser ersten Phase der Schwangerschaft werden die Organe des Kindes angelegt. Es finden große hormonelle Umstellungen im mütterlichen Organismus statt, die die Ursachen für Übelkeit und morgendliches Erbrechen sind. Im ersten Trimenon ist der Embryo für Entwicklungsstörungen durch Medikamente oder Alkohol besonders anfällig. **Fehlbildungen** können die Folge sein. Sie werden als Embryopathien bezeichnet. Ab der 9. SSW heißt das Kind bis zur Geburt **Fötus** bzw. **Fetus**.

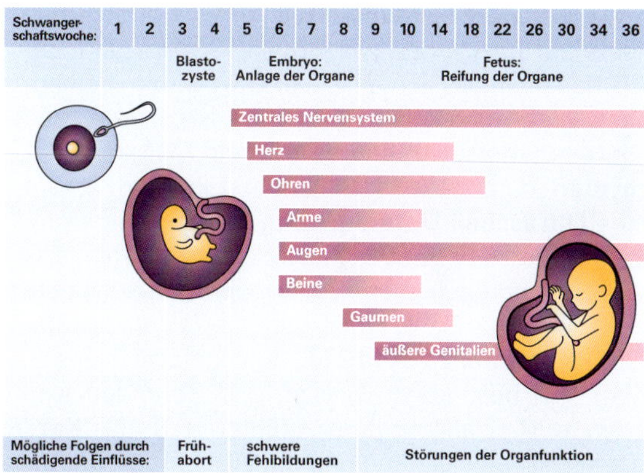

Bild 2 *Embryo- und Fetogenese, Wochenangaben ab der Konzeption*

Zweites Trimenon (13. bis 28. SSW): Für dieses mittlere Drittel ist das schnelle Wachstum des Ungeborenen kennzeichnend. Alle Organe sind angelegt und müssen weiter reifen. Etwa in der 20. SSW erreicht die Gebärmutter die Höhe des Bauchnabels. Erste Kindsbewegungen werden von der Mutter wahrgenommen. Im zweiten Trimenon geht es der Schwangeren oft am besten, da sich ihr Körper an die hormonellen Veränderungen gewöhnt hat und der wachsende Bauch die Bewegungsfreiheit noch nicht einschränkt. Schädigungen ab der 13. Woche bis zur Geburt führen zu körperlichen oder geistigen **Entwicklungsstörungen** (Fetopathien). Eine der häufigsten ist das fetale Alkoholsyndrom (FAS) mit verschiedenen Hirn- und Organschäden. Ab dem Schwangerschaftsbeginn sollte strikt auf Alkohol verzichtet werden.

Drittes Trimenon (29. bis 40. SSW): Der Fötus reift vollständig heran, er nimmt an Gewicht zu und seine Lungen reifen aus. Der weibliche Organismus bereitet sich auf die Geburt vor. Durch die Größe des Kindes und die Verdrängung der Organe im Bauchraum kann es bei der Mutter zu Kurzatmigkeit, Blasen- und Darmschwäche kommen.

Ernährung des Kindes

Das Kind wird während der Schwangerschaft von der **Plazenta** (Mutterkuchen) aus über die Nabelschnur mit Sauerstoff und Nährstoffen versorgt (Bild 1 Seite 326). Auf demselben Weg werden die Abbauprodukte des kindlichen Stoffwechsels abtransportiert. Anders als beim geborenen Kind führen die **Venen sauerstoffreiches**

Blut zum Herzen und über die **Arterien** fließt **sauerstoffarmes** Blut zur Plazenta. Die Plazenta besteht aus einem mütterlichen und einem kindlichen Teil. Die beiden Kreisläufe sind voneinander getrennt, treten aber in der Plazenta in so engen Kontakt, dass der Stoffaustausch durch Diffusion erfolgen kann. Das Blut vermischt sich dabei nicht (Plazentaschranke). Für Nährstoffe und Antikörper ist die Schranke durchlässig. Jedoch können auch Medikamente, Alkohol und Viren diese Barriere überwinden und den Fötus schädigen. Die Plazenta übernimmt ab der 11. Woche die Bildung der Schwangerschaftshormone vom Gelbkörper.

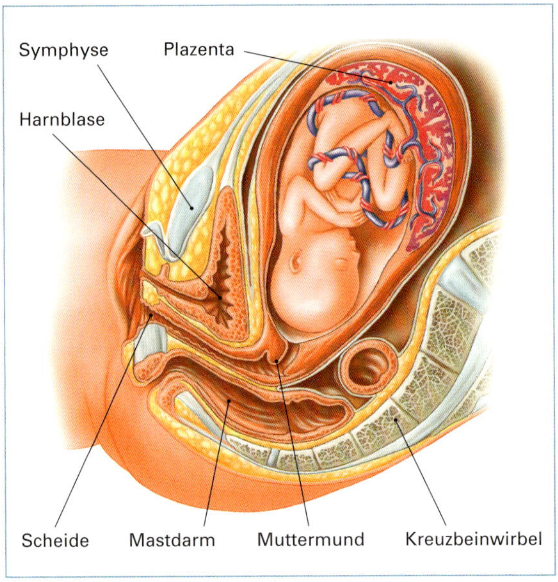

Bild 1 *Lage des Kindes im mütterlichen Becken*

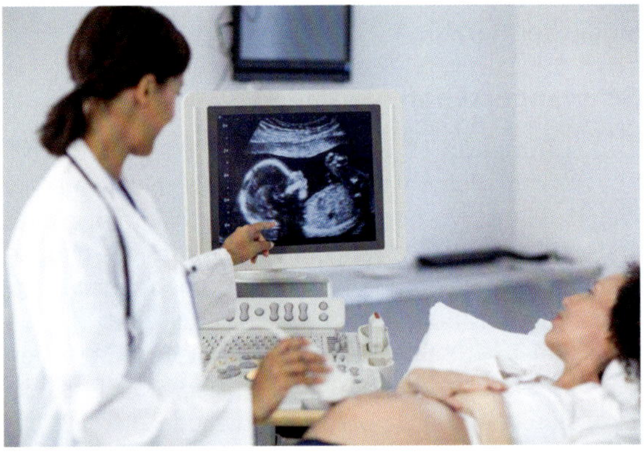

Bild 2 *Ultraschalluntersuchung in der Schwangerschaft*

Vorsorgeuntersuchungen in der Schwangerschaft

Jede Schwangere hat in Deutschland den Anspruch auf eine medizinische Betreuung. Diese erfolgt bei komplikationsloser Schwangerschaft zunächst alle vier Wochen, ab der 32. SSW alle zwei Wochen (siehe S. 415). Bei der **Eingangsuntersuchung** werden eine ausführliche **Anamnese** und **körperliche Untersuchung** durchgeführt, einschließlich **Gewicht**, **Größe** und **Blutdruckmessung**. Zudem erfolgt eine **gynäkologische Untersuchung** und die Bestimmung der **Blutgruppe** (mit **Rhesusfaktor**) und des **Hämoglobinwertes** (Hb). Serologische Tests auf Infektionen wie Röteln, Syphilis und HIV werden ebenfalls gemacht. Der **Urin** wird mit einem Teststreifen und einem Sediment auf Eiweiß und Glukose untersucht, und es wird ein Test auf **Chlamydien** durchgeführt. In jedem Trimenon erfolgt eine **Ultraschall-Untersuchung**, bei der Körpergröße und Herztätigkeit des Kindes erfasst werden. Zusätzlich wird ein Test auf Schwangerschaftsdiabetes angeboten, und bei auffälligen Werten ein **oraler Glukosetoleranztest (oGTT)** durchgeführt (siehe S. 424). Bei besonderen Risiken und Befunden sind weitere Maßnahmen durchzuführen, z. B. das **Kardiotokogramm (CTG)**. Der „Wehenschreiber" misst dabei die kindlichen Herztöne und die Wehen der Gebärmutter (siehe S. 420). Alle Befunde werden in den **Mutterpass** eingetragen.

Rhesusunverträglichkeit und Rhesusprophylaxe

Erwartet eine **Rhesus-negative Frau** ein **Rhesus-positives Kind**, kann das mütterliche Blut **Antikörper** gegen das Rh-positive Blut bilden. In den meisten Fällen kommt es erst während der Geburt zur Übertragung von kindlichem Blut in den Blutkreislauf der Mutter, so dass **für das erste Kind häufig keine Gefahr** besteht. Wird die Mutter jedoch **erneut mit einem Rhesus-positiven Kind schwanger**, können ihre Antikörper in den Blutkreislauf des Ungeborenen gelangen, seine Entwicklung schwer beeinträchtigen und sogar **lebensbedrohlich** für das Kind sein.

Zur Vorbeugung erfolgt bei Rhesus-negativen Schwangeren ein Bluttest, bei dem der **Rhesusfaktor des Kindes aus dem mütterlichen Blut** bestimmt wird. Ist das Kind Rhesus-positiv, erhält die Schwangere eine zweimalige **Anti-D-Prophylaxe** (in der 28. SSW und nach der Geburt), um die Antikörperbildung zu verhindern.

Pränataldiagnostik

Die Pränataldiagnostik dient dazu, **Erkrankungen** und **Behinderungen** des heranwachsenden Kindes frühzeitig zu erkennen. Es werden **invasive** von **nicht-invasiven** Untersuchungsmethoden unterschieden. Zu den nicht-invasiven Maßnahmen gehört die **Sonographie**, mit der Fehlbildungen erkannt werden können. Auch Hormonbestimmungen im mütterlichen Blut sind nicht-invasiv. Methoden, bei denen z. B. Gewebe aus dem Körper entnommen wird, bezeichnet man als invasiv. Sie werden vorgenommen, um **kindliche Chromosomenstörungen** frühzeitig zu erkennen. Zu den invasiven diagnostischen Maßnahmen gehört die **Amniozentese**, bei der unter Ultraschallüberwachung Fruchtwasser und darin enthaltene kindliche Zellen entnommen werden. In der **Chorionzottenbiopsie**, einer weiteren invasiven Methode, wird unter Ultraschall eine Gewebeprobe aus einem Bereich der Plazenta entnommen.

Risikoschwangerschaft

Schwangerschaften, die ein erhöhtes gesundheitliches Risiko für die Mutter oder das ungeborene Kind darstellen, werden als **Risikoschwangerschaften** eingestuft und bedürfen einer intensiveren ärztlichen Betreuung. Risikofaktoren sind ein **Alter** der Mutter über 35 Jahre, Mehrlingsschwangerschaften, aber auch fortgesetzter Nikotin- oder Alkoholkonsum. Der Anteil an Risikoschwangerschaften nimmt zu, da immer mehr Paare sich erst später für Kinder entscheiden.

2.2.3 Geburt

Regelmäßige Wehen, **Blutungen** oder der **Blasensprung** sind Zeichen der beginnenden Geburt.

Vorwehen führen zum **Tiefertreten** des kindlichen Kopfes in das mütterliche Becken und helfen bei der Öffnung des Muttermundes.

Die **Geburt** (Partus) verläuft in drei Phasen:

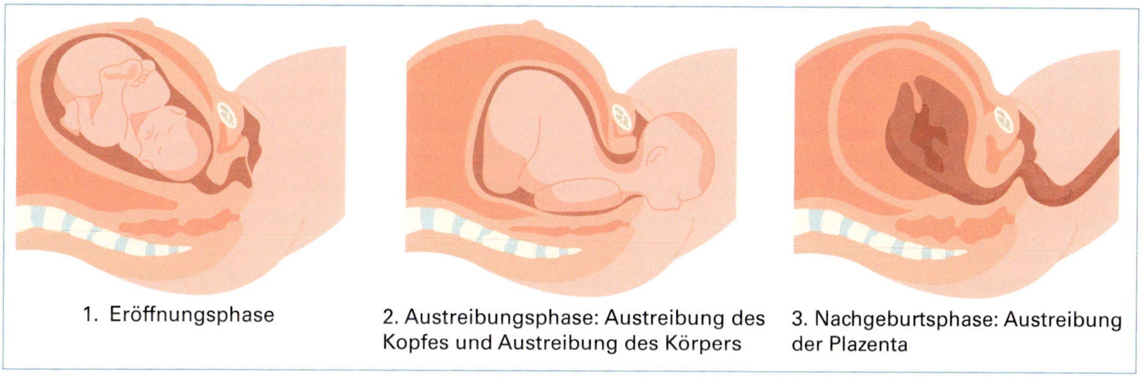

Bild 1 *Geburtsphasen*

1. Eröffnungsphase

Durch die **Eröffnungswehen** wird der Muttermund so weit gedehnt, dass er sich auf etwa 10 Zentimeter öffnet. Der Kopf des Kindes tritt dabei ins Becken ein. Die Eröffnungsphase dauert in der Regel vier bis zehn Stunden und hängt u. a. davon ab, ob es sich um eine **Erst-** oder eine **Mehrgebärende** handelt. Während der Eröffnungsphase kommt es zu geringem Blutabgang. Dieser entsteht durch das Ablösen des Schleimpropfs, der vor dem Muttermund liegt. In der Regel gegen Ende der Eröffnungsphase kommt es zum **Blasensprung** (Aufplatzen der Fruchtblase) und das Fruchtwasser tritt aus.

2. Austreibungsphase

Die Austreibungsphase reicht von der vollständigen Eröffnung des Muttermundes bis zur Geburt des Kindes (Bild 1). Das Kind wird durch **Presswehen** ausgetrieben. Der vorangehende Teil ist im Normalfall der Hinterkopf des Kindes.

Ist das Kind geboren, wird die Nabelschnur abgeklemmt und durchtrennt. Anschließend wird das Kind versorgt und die frühkindliche Untersuchung U1 (siehe S. 427) durchgeführt.

3. Nachgeburtsphase

Im Laufe der nächsten Minuten bis eine halbe Stunde nach der Geburt wird die Plazenta mit dem Rest der Nabelschnur ausgestoßen. Die Plazenta heißt jetzt **Nachgeburt.** Die Ausstoßung der Plazenta ist mit erneuten Wehen verbunden.

Die Nachgeburt wird genauestens auf ihre **Vollständigkeit** hin untersucht. Sollte ein Stückchen Plazenta an der Uteruswand verblieben sein, führt dies dazu, dass sich die Gebärmutter nicht zusammenzieht. Dies kann zu einem hohen Blutverlust führen und stellt ein Infektionsrisiko dar.

Der Zeitraum, in dem sich die durch die Schwangerschaft hervorgerufenen Veränderungen zurückbilden, heißt **Wochenbett.** Es beginnt nach der Geburt und dauert sechs bis acht Wochen. Die Frau wird in dieser Zeit Wöchnerin genannt. Die im Wochenbett auftretende Wundsekretion aus der Scheide heißt **Wochenfluss** (Lochien) und hat in zeitlicher Abfolge verschiedene Farben. Diese sind Ausdruck der Wundheilung der Gebärmutter.

Durch die vaginale Geburt wird der **Beckenboden** der Frau stark gedehnt. Der Beckenboden ist von großer Bedeutung für die Kontinenz von Blase und Darm. Durch aktives Training (Beckenbodengymnastik) kann die Straffheit des Beckenbodens gestärkt werden. Hierdurch wird Spätkomplikationen wie **Harninkontinenz** vorgebeugt.

Merke

Die Geburt verläuft in drei Phasen:
1. Eröffnungsphase: Dehnung des Muttermundes, Blasensprung
2. Austreibungsphase: Geburt des Kindes
3. Nachgeburtsphase: Ausstoßung der Plazenta

2.2.4 Empfängnisverhütung

Empfängnisverhütung (Kontrazeption, Antikonzeption) ist ein Begriff für Maßnahmen zur Verhinderung einer **ungewollten Schwangerschaft.**

Die Zuverlässigkeit einer Verhütungsmethode wird mit dem **Pearl-Index** angegeben (Tabelle 1). Der Pearl-Index gibt an, wie viele **ungewollte Schwangerschaften** entstehen, wenn **100 Frauen** über **12 Monate** bei **regelmäßigem Geschlechtsverkehr** die jeweilige Verhütungsmethode anwenden. Ein Pearl-Index von 5 bedeutet z. B., dass trotz Verhütung pro Jahr fünf von hundert Frauen ungewollt schwanger werden.

Um eine Empfängnis oder eine Schwangerschaft zu verhindern, hat ein Paar folgende Möglichkeiten:

Verhütungsmethode	Pearl-Index
Hormonelle Kontrazeption (Pille)	0,03–0,1
Nidationshemmer (Pille danach)	0,1–2,6
Sterilisation der Frau	0,1–0,2
Barrierehemmer (Kondome)	4–5,0
Intrauterinpessar (Spirale)	0,3–0,8

Tabelle 1 *Verhütungsmethoden nach Pearl-Index*

Merke

Je niedriger der Pearl-Index, desto sicherer ist die Verhütungsmethode.

Hormonelle Kontrazeption (Pille)

Eine sehr sichere hormonelle Verhütungsmethode ist die orale Kontrazeption. Sie hat einen Pearl-Index von 0,03–0,1, abhängig vom Präparat und der Hormonzusammensetzung. Die meisten Pillenpräparate sind **Kombinationspillen**, die **Östrogene und Gestagene** enthalten. Diese Hormone:
- **unterdrücken die Eireifung und den Eisprung.**
- **verändern den Zervixschleim** im Gebärmutterhals. Dieser wird so zäh, dass Spermien kaum in die Gebärmutter eindringen können.
- **verhindern** den monatlichen **Aufbau der Gebärmutterschleimhaut** und damit die Einnistung der Eizelle.

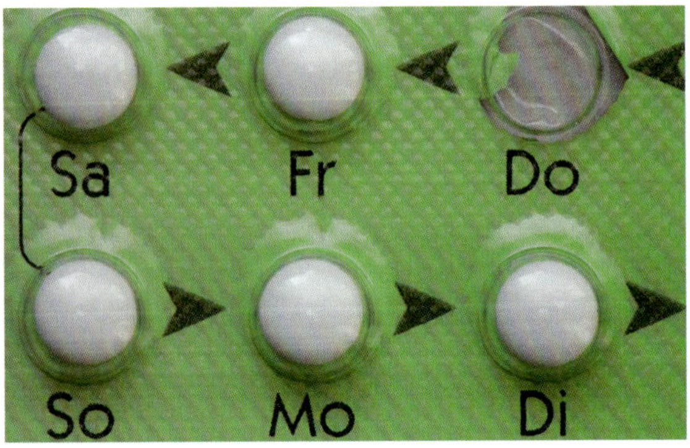

Bild 1 *Hormonelle Kontrazeption mit der Pille*

Bei der **Minipille**, die nur Gestagen enthält und nicht generell den Eisprung hemmt, wird das Eindringen der Spermien in die Gebärmutter und die Einnistung der Eizelle in die Gebärmutterschleimhaut verhindert.

Bei der Einnahme hormoneller Kontrazeptiva sind einige Punkte zu beachten:

- Die **tägliche** Einnahme der Pille darf nicht vergessen werden.
- Ein Kontrazeptivum darf bei einer bestehenden **Schwangerschaft nicht** weiter eingenommen werden.
- Bei **Durchfallerkrankungen** besteht kein sicherer Schutz, da die Aufenthaltszeit der Wirksubstanzen im Dünndarm so stark verkürzt ist, dass die Hormone nicht ausreichend ins Blut resorbiert werden.
- Auch die Pille ist ein **Medikament.** Die Einnahme weiterer Medikamente (wie z. B. Abführmittel oder Antibiotika) kann die Wirkung der Pille abschwächen. Ein sicherer Schutz ist dann z. B. durch Kondome gewährleistet.
- Wer hormonelle Kontrazeptiva einnimmt, sollte auf das Rauchen völlig verzichten. Das Östrogen in der Pille fördert die Bildung von **Thrombosen** in den Blutgefäßen. Zusätzliches Rauchen erhöht das Risiko für Thrombosen. Daraus können sich lebensgefährliche Embolien entwickeln (siehe S. 256).

Weitere hormonelle Verhütungsmethoden:

- Das **Hormonstäbchen** und die **Dreimonatsspritze** sind Methoden der Langzeitverhütung. Das Hormonstäbchen (Implantat) wird unter die Haut des Oberarms eingepflanzt und gibt kleine Mengen Gestagen ins Blut ab (Bild 1). Es wirkt 3 Jahre lang. Die Dreimonatsspritze enthält ein langwirkendes Hormon, ebenfalls ein Gestagen, das in den Gesäßmuskel gespritzt wird.
- Beim **Vaginalring** und beim **Verhütungspflaster** werden die Hormone über die Schleimhaut bzw. Haut aufgenommen. Der biegsame Kunststoffring wird, ähnlich wie ein Tampon, in die Scheide eingeführt und drei Wochen in der Scheide belassen. Die Pflaster werden wie normale Pflaster für je eine Woche auf die Haut geklebt.

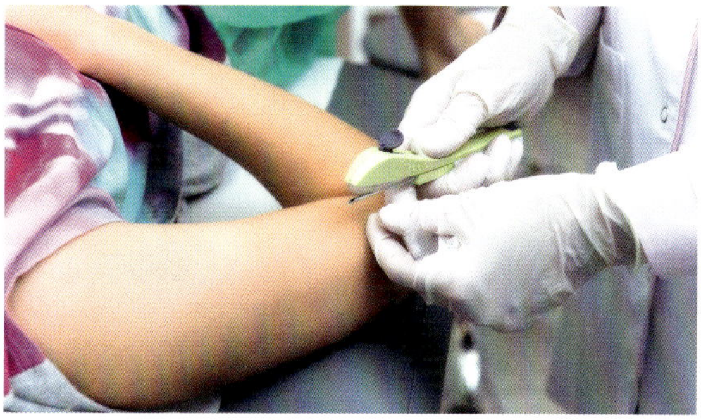

Bild 1 *Einsetzen eines Hormonstäbchens*

Postkoitale Kontrazeption

Die sogenannte „Pille danach" ist ebenfalls eine Form der **hormonellen** Kontrazeption. Sie enthält ein hochdosiertes **Gestagen**, das den Eisprung verhindert und die Funktionsfähigkeit der Spermien herabsetzt. Je nach Präparat kann sie bis zu 72 Stunden oder bis zu fünf Tage nach dem ungeschützten Verkehr eingenommen werden. Die „Pille danach" darf nur in **Notfällen** eingesetzt werden, sie ist nicht für die regelmäßige Empfängnisverhütung geeignet.

Intrauterinpessar

Eine ebenfalls recht sichere Methode ist das Intrauterinpessar (Spirale) mit dem Pearl-Index von 0,3 (Bild 2).

Die Spirale muss vom Gynäkologen in den Uterus eingesetzt werden, wo sie bis zu fünf Jahre verbleiben kann. Die richtige Lage der Spirale muss durch eine Sonographie kontrolliert werden.

Kupferspiralen: Sie stellen einen konstanten **Entzündungsreiz** am Endometrium dar, wodurch die Einnistung der befruchteten Eizelle verhindert wird. Durch die Gabe von entzündungshemmenden Medikamenten (Aspirin®, Diclofenac®) kann diese Wirkung aufgehoben werden.

Hormonspiralen: Diese Spiralen geben über einen konstanten Zeitraum in einer geringen Dosierung **Gestagen** ab. Sie können bis zu fünf Jahre in der Gebärmutter verbleiben.

Die Spirale ist nicht für alle Frauen geeignet, da manche empfindlich auf diesen Fremdkörper reagieren und unter Krämpfen oder anderen Symptomen leiden. Bei ihnen muss das Intrauterinpessar sofort wieder entfernt werden.

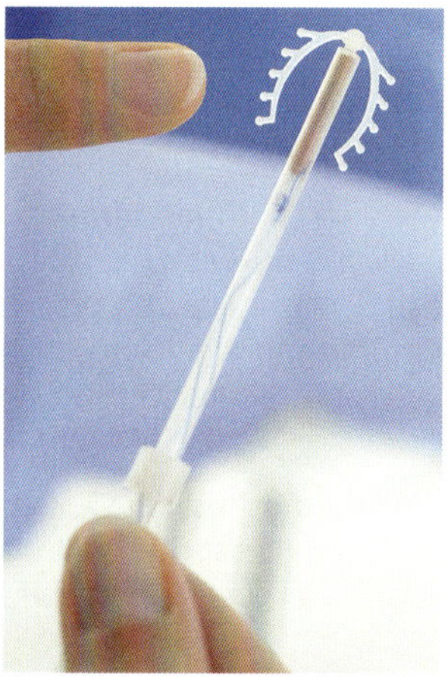

Bild 2 *Intrauterinpessar*

Kupferkette

Die Kupferkette ist ein hormonfreies Verhütungsmittel. Sie wird in die Gebärmutter eingelegt und mit einem Nylonfaden in der Muskulatur der Gebärmutterwand fixiert. Sie ähnelt in ihrer Wirkweise der Kupferspirale. Die Kupferkette ist etwa 5 Jahre wirksam.

Barrieremethoden

Kondome

Kondome stellen eine **mechanische Barriere** dar. Sie werden über das männliche Glied gestülpt und verhindern damit die Wanderung der Spermien in die Gebärmutter. Im Gegensatz zur Pille hat die Einnahme von Medikamenten keinen Einfluss auf die Verhütungssicherheit des Kondoms. Darüber hinaus sind Kondome die einzige sichere Möglichkeit, sich zusätzlich vor der Übertragung von **Geschlechtskrankheiten** zu schützen.

Das Kondom für die Frau (Femidom) gilt als ebenso sicheres Verhütungsmittel wie das Kondom für den Mann, ist jedoch kaum verbreitet und teurer. Außerdem ist die Anwendung relativ schwierig.

Merke

Kondome sind die einzig sichere Möglichkeit, sich neben der Schwangerschaftsverhütung zusätzlich vor Geschlechtskrankheiten zu schützen.

Diaphragma und Portiokappe

Das **Diaphragma** (Bild 1) wird vor dem Geschlechtsverkehr in die Vagina eingeführt und wirkt als Barriere (Gummikappe), die den Spermien den Zugang zur Gebärmutter versperrt. Ob es zuverlässig schützt, hängt von der passenden Größe und dem richtigen Sitz ab. Die **Portiokappe** ist kleiner und wird direkt über den Muttermund gesetzt. Beide Methoden müssen individuell angepasst werden, und das Einlegen sollte geübt sein. Sie müssen rechtzeitig vor dem Verkehr eingesetzt und danach ausreichend lange belassen werden. Die Anwendung erfolgt in Kombination mit einer spermiziden Creme.

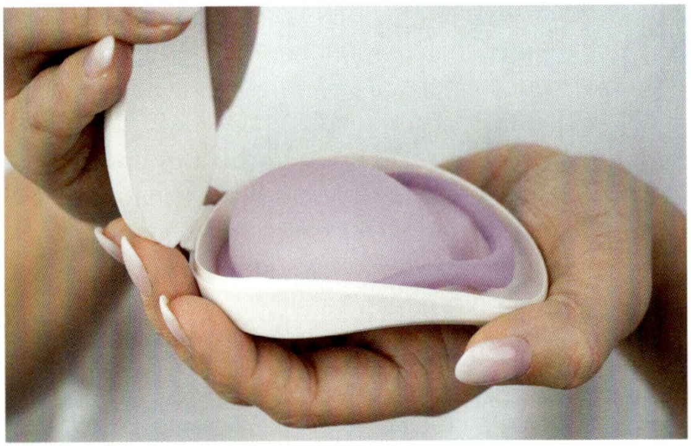

Bild 1 *Diaphragma*

Chemische Verhütungsmethoden

Chemische Verhütungsmittel enthalten Substanzen, welche die Spermien abtöten. Erhältlich sind Mittel in Form von Cremes, Gels, Scheidenzäpfchen, Vaginalfilm und Schaum. Sie sind nicht sehr sicher und sollten nur in Verbindung mit mechanischen Verhütungsmitteln verwendet werden.

Natürliche Methoden

Beim **Coitus interruptus** wird der Penis kurz vor der Ejakulation aus der Scheide zurückgezogen, um zu verhindern, dass Spermien in die Vagina gelangen. Diese Methode erfordert viel Selbstkontrolle und ist weniger zuverlässig als andere Verhütungsmethoden.

Auch bei der **Kalendermethode**, der **Temperaturmethode** und der **Beobachtung des Zervixschleims** handelt es sich nicht einfach um weitere sichere Methoden zur Empfängnisverhütung. Die Frau muss sich intensiv mit den Signalen ihres Körpers vertraut machen, weshalb man eher von **Methoden zur Familienplanung oder zur Empfängnisregelung** spricht. Diese erfordern sorgfältige und kontinuierliche Beobachtung. **Apps** können dies unterstützen und **Verhütungscomputer** können die Körpertemperatur messen und Hormone im Urin bestimmen und so die fruchtbaren und unfruchtbaren Tage anzeigen.

Die **Stillmethode** basiert darauf, dass das Stillen die Freisetzung von Hormonen verhindert, die den Eisprung auslösen. Diese Methode ist in den ersten sechs Monaten nach der Geburt wirksam, wenn das Baby ausschließlich gestillt wird und die Mutter noch keine Menstruation hat. Für einen sicheren Schutz ist die Kombination mit anderen Methoden angeraten.

Sterilisation

Eine weitere Methode der Empfängnisverhütung ist die Sterilisation. Es handelt sich bei der Frau in der Regel um einen Verschluss der **Eileiter,** beim Mann um eine Durchtrennung der **Samenleiter.** Eine solche Methode kommt aber erst dann infrage, wenn bei der Frau bzw. dem Mann definitiv **kein Kinderwunsch** mehr besteht. Gelegentlich kommt es, z. B. durch Partnerwechsel bedingt, vor, dass ein Kinderwunsch erneut aufkommt. Zwar gibt es durch bestimmte Operationstechniken die Möglichkeit der Rekonstruktion, jedoch sind die Ergebnisse unbefriedigend. Deshalb sollte der Schritt zur Sterilisation sehr genau überlegt werden.

Kategorie	Verhütungsmethode
Hormonelle Methoden	Antibabypille; Hormonstäbchen; Dreimonatsspritze; Vaginalring; Verhütungspflaster; Hormonspirale; Pille danach (nur Notfallverhütung)
Intrauterinpessare	Kupferspirale; Hormonspirale; Kupferkette
Barrieremethoden	Kondom, Femidon; Diaphragma; Portiokappe
Chemische Verhütungsmethoden	Spermizide in Form von Scheidencremes, -gels, -zäpfchen
Natürliche Methoden	Coitus interruptus; Kalendermethode; Basaltemperaturmethode; Zervixschleimmethode; Stillmethode
Chirurgische / Endgültige Methoden	Sterilisation der Frau; Sterilisation des Mannes

Tabelle 1 *Einteilung der Verhütungsmethoden nach ihrer Wirkweise und Anwendung*

2.2.5 Schwangerschaftsabbruch

Es gibt verschiedene Methoden, einen Schwangerschaftsabbruch (Abruptio, Interruptio) einzuleiten:

- medikamentös: Gabe von Prostaglandinen oder Mifepriston
- mechanisch: durch Ausschabung (Abrasio) der Gebärmutter

Die Durchführung von Schwangerschaftsabbrüchen ist in Deutschland gesetzlich geregelt. Der Schwangerschaftsabbruch ist demnach verboten, er kann jedoch bei Vorliegen bestimmter Gründe und Einhaltung vorgegebener Fristen von einem Arzt straffrei durchgeführt werden (Tabelle 2).

	Grund des Abbruchs	Beratung notwendig?	Zeitliche Frist
beratener Abbruch	Wunsch der Schwangeren	ja, mindestens drei Tage vor Durchführung der Abtreibung	zulässig bis 12. SSW
kriminologischer Abbruch	Vergewaltigung, sexuelle Nötigung	nein, aber Feststellung der Vergewaltigung durch Amtsarzt	zulässig bis 12. SSW
medizinischer Abbruch	schwerwiegende Gefahr für physische oder psychische Gesundheit der Schwangeren	nein	keine zeitliche Begrenzung

Tabelle 2 *Übersicht über Regelungen des straffreien Schwangerschaftsabbruchs*

Beratungsstellen

Ein Schwangerschaftsabbruch ist dann **nicht strafbar**, wenn die Schwangere die Abtreibung wünscht und mindestens drei Tage vor dem Abbruch eine **Schwangerschaftsberatung** wahrgenommen hat.

Voraussetzung ist, dass die Beratungsstellen staatlich anerkannt sind. In den Beratungsgesprächen werden schwangeren Frauen **Alternativen** zu einer Abtreibung aufgezeigt. Wenn sich die Frau dennoch für eine Abtreibung entscheidet, wird sie über Risiken und Konsequenzen aufgeklärt.

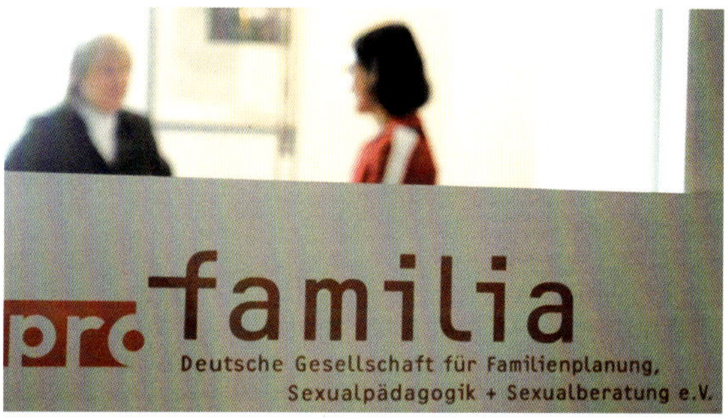

Bild 1 *Schwangerschaftsberatung*

2.3 Krankheiten der weiblichen Geschlechtsorgane

Häufiges Symptom von Erkrankungen der weiblichen Geschlechtsorgane sind **Zyklusunregelmäßigkeiten** (Tabelle 1, S. 332). Auch bei postmenopausalen Frauen sind vaginale Blutungen ein häufiges Symptom und bedürfen einer weitergehenden Diagnostik.

Fachbegriff	Erklärung
Amenorrhö	Ausbleiben der Regelblutung
Dysmenorrhö	Beschwerden bei der Regelblutung
Hypermenorrhö	verstärkte Menstruation
Hypomenorrhö	verringerte Menstruation
Menorrhagie	verlängerte Regelblutung
Metrorrhagie	Blutung außerhalb des Zyklus
Oligomenorrhö	verlängerter Zyklus, dadurch seltenere Blutung
Ovulationsblutung	Zwischenblutung zur Zeit des Eisprungs
Polymenorrhö	kürzerer Zyklus, dadurch häufigere Blutung

Tabelle 1 *Zyklusunregelmäßigkeiten*

2.3.1 Prämenstruelles Syndrom

Das Prämenstruelle Syndrom entsteht in der zweiten Zyklushälfte und äußert sich durch physische und psychische Beschwerden. Häufige Symptome sind **Stimmungsschwankungen,** vermehrte Reizbarkeit, Spannungsgefühl in den Brüsten und Hitzewallungen sowie **Kopf- oder Rückenschmerzen.**

Es wird vermutet, dass diese Symptome durch die nachlassende Gestagenwirkung gegen Ende des monatlichen Zyklus entstehen.

Symptomatisch können die Beschwerden mit schmerzreduzierenden Medikamenten (z. B. Ibuprofen®) behandelt werden.

Merke

Der Mittelschmerz beschreibt einen Schmerz im Unterleib, der in der Mitte des Zyklus auftritt – hervorgerufen durch den Eisprung.

2.3.2 Entzündungen der weiblichen Geschlechtsorgane

Die **Adnexitis** ist eine ein- oder beidseitige Entzündung der weiblichen Adnexe. Sie entsteht durch Infektionen mit **Krankheitserregern,** die über die Vagina nach oben wandern. Frauen sind während des Wochenbetts und der Menstruation besonders anfällig für Infektionen. Weitere Risikofaktoren sind häufig wechselnde Sexualkontakte.

Die Adnexitis äußert sich durch **Fieber** und **Schmerzen** im Unterbauch. Sie kann anfangs mit prämenstruellen Beschwerden verwechselt werden (Bild 1). Eine Adnexitis muss mit Antibiotika behandelt werden, da sich sonst die Erreger weiter ausbreiten und zu einer lebensgefährlichen Entzündung im gesamten Körper (Sepsis) führen. Eine nicht behandelte Adnexitis kann zur **Unfruchtbarkeit** führen.

Die **Kolpitis** ist eine Entzündung der Vagina. Sie entsteht durch die Übertragung von Krankheitserregern beim Geschlechtsverkehr und äußert sich durch vermehrten oder veränderten Ausfluss (Fluor vaginalis) sowie Juckreiz und Brennen. Häufig geht sie mit einer Entzündung der Vulva einher (Vulvovaginitis). Eine weitere Ursache ist der **Östrogenmangel** bei Frauen in der Postmenopause.

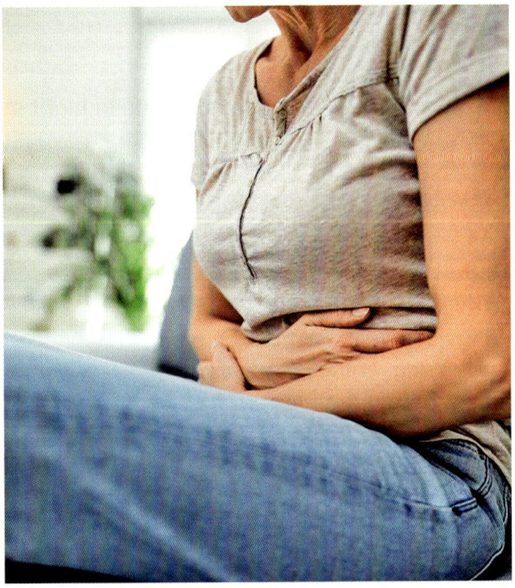

Bild 1 *Prämenstruelle Beschwerden können denen einer Adnexitis ähneln.*

2.3.3 Endometriose

Das Endometrium ist Bestandteil der physiologischen Gebärmutterschleimhaut.

Die **Endometriose** ist ein Krankheitsbild, bei dem Bruchstücke des Endometriums in **Nachbarorgane** versprengt werden. Dies geschieht zumeist dadurch, dass vom Endometrium abgelöste **Schleimhautreste** in die Bauchhöhle gelangen und sich dort an den Organen festsetzen. Häufige Lokalisationen sind die Eierstöcke oder das Bauchfell (Bild 1). In seltenen Fällen lagert sich Endometrium in Geweben außerhalb des Bauchraumes an.

Beschwerden entstehen dadurch, dass diese Schleimhautanteile auf die Geschlechtshormone in derselben Weise reagieren wie die Gebärmutterschleimhaut. Sie durchlaufen den regulären **Menstruationszyklus.** Dies führt besonders während der Menstruation zu starken **Schmerzen.**

Je nach Ausmaß der Beschwerden reicht die Therapie von symptomatischen Maßnahmen bis zur **operativen Entfernung** der versprengten Endometriumteile.

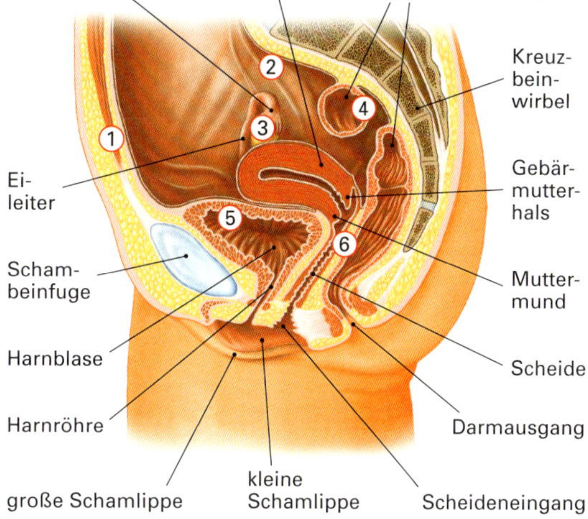

(1) Haut
(2) Bauchfell
(3) Eierstock
(4) Darm
(5) Harnblase
(6) zwischen Scheide und Enddarm

Bild 1 *Lokalisation der Endometriose*

Merke

Bei der Endometriose haben sich Inseln von Endometrium außerhalb der Gebärmutter festgesetzt. Sie unterliegen dem Menstruationszyklus und verursachen starke Schmerzen während der Blutungsphase.

2.3.4 Benigne Tumoren der weiblichen Geschlechtsorgane

Das **Uterusmyom** ist eine Wucherung der Muskelschicht (Myometrium) im Uterus. Es können einzelne oder auch mehrere Wucherungen im Uterus vorkommen. Häufige Symptome sind **verlängerte** und **verstärkte Menstruationsblutungen,** sowie **Unterbauchschmerzen.** Die Muskelwucherung wird durch das Hormon **Östrogen** beeinflusst. Deshalb kommen Myome bei Frauen im gebärfähigen Alter vor. Große Uterusmyome können auch zur Sterilität führen und müssen **operativ** behandelt werden. Bei kleinen Myomen ist die medikamentöse Therapie mit **Antiöstrogenen** (Medikament, welches die Östrogenwirkung abschwächt) möglich.

2.3.5 Maligne Tumoren der weiblichen Geschlechtsorgane

Typische Symptome maligner Tumoren der weiblichen Geschlechtsorgane sind Blutungsunregelmäßigkeiten. Diese Symptome sind unspezifisch und lassen keine Rückschlüsse auf die Art des Tumors zu. Die drei wichtigsten Tumorarten sind (Reihenfolge nach Häufigkeit, Stand 2023):

Symptome maligner Tumoren der weiblichen Geschlechtsorgane

- Zwischenblutung
- blutiger Ausfluss
- Blutungen in der Menopause/Postmenopause

1. Gebärmutterkörperkrebs (Korpuskarzinom)

Gebärmutterkörperkrebs – auch Korpuskarzinom oder Endometriumkarzinom genannt – ist eine Krebsart, die vorwiegend bei älteren Frauen auftritt. Es ist der häufigste Tumor der Genitalorgane der Frau.

Für diese Krebsart gibt es **keine zufriedenstellende Prävention.** Deshalb gilt, dass jede Blutung, die keine Regelblutung mehr ist, sofort von einem Gynäkologen untersucht werden sollte. Durch den Ultraschall besteht die Möglichkeit, einen Tumor in der Gebärmutter festzustellen. Die Therapie besteht in der Entfernung der Gebärmutter **(Hysterektomie)**. Wie bei allen Krebsoperationen werden auch hier die benachbarten Lymphknoten mit entfernt und untersucht. Der Lymphknotenbefund ist mitentscheidend für die weitere Therapie.

2. Eierstockkrebs (Ovarialkarzinom)

Der Eierstockkrebs ist der zweithäufigste Genitalkrebs bei Frauen. Das Durchschnittsalter der betroffenen Frauen liegt zwischen 60 und 65 Jahren. In Ausnahmefällen kann der Krebs auch sehr viel früher auftreten.

Das Ovarialkarzinom macht sich oft erst in einem späten Stadium bemerkbar, da frühe Symptome meist fehlen. Erst wenn der Tumor durch das **vergrößerte Ovar** auf umliegende Organe drückt, treten Beschwerden auf. Zu den häufigsten Symptomen gehören Schwierigkeiten beim Wasserlassen, Probleme beim Stuhlgang sowie eine **Zunahme des Bauchumfangs**. Zum Zeitpunkt der Diagnose hat sich der Tumor oft schon auf benachbarte Organe ausgebreitet und **Metastasen** gebildet. Die wichtigste Behandlungsmethode ist eine Operation, bei der das betroffene Ovar entfernt wird, häufig gefolgt von einer Chemotherapie. Die chirurgische Entfernung eines oder beider Eierstöcke wird als **Ovarektomie** bezeichnet.

Eine wirksame **Vorbeugung** gegen Eierstockkrebs ist schwierig, da kleine Veränderungen am Ovar mit Ultraschall oft nicht erkannt werden können. Daher ist es wichtig, jede auffällige Größenzunahme im Bauchraum ernst zu nehmen.

3. Gebärmutterhalskrebs (Zervixkarzinom)

Das **Zervixkarzinom** (Bild 1) ist der dritthäufigste Tumor der Genitalorgane der Frau. Der mit Abstand wichtigste Risikofaktor ist die Infektion mit dem **Humanen Papillomvirus HPV** (vor allem Typ 16 oder 18), das beim Geschlechtsverkehr übertragen wird.

HPV kann auch Feigwarzen (Kondylome, siehe LF 3, Kapitel 4.6 Sexuell übertragbare Infektionserkrankungen) an den Geschlechtsorganen hervorrufen.

Erste Anzeichen einer bösartigen Veränderung der Zervixschleimhaut können schon im jungen Alter auftreten. Diese Veränderungen können sich noch rückbilden.

Im Verlauf von bis zu zehn Jahren kann sich daraus ein Gebärmutterhalskrebs entwickeln, der in die Nachbarorgane hineinwächst. Es gibt keine **Frühsymptome.** Die meisten Diagnosen werden aufgrund des Abstriches bei der **Krebsfrüherkennungsuntersuchung** gestellt.

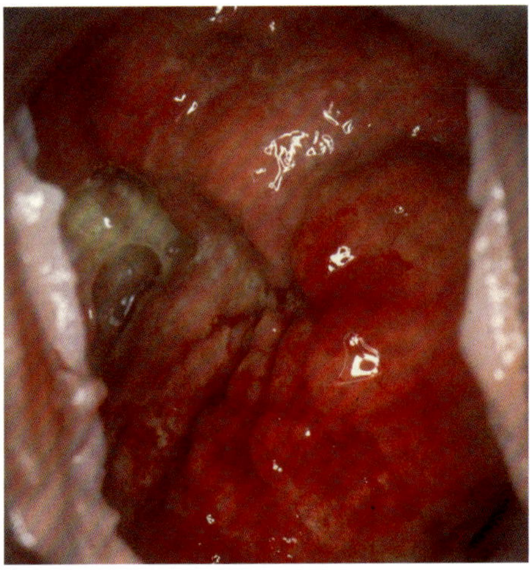

Bild 1 *Zervixkarzinom*

Beim Zervixkarzinom gibt es zwei verschiedene Möglichkeiten der **Prävention,** die beide genutzt werden sollten:

- Die **HPV-Impfung** verhindert die Infektion mit dem Humanen Papillomvirus und beugt damit 70 % der Erkrankungen vor. Sie wird angeboten für 9- bis 14-Jährige.
- Krebsfrüherkennungsuntersuchung ab 20 Jahren. Beim **Zervixabstrich** können mittels Pap-Test (siehe LF 11 Kapitel 6.1 Früherkennung auf Gebärmutterhalskrebs) Vorstufen von Krebs so frühzeitig erkannt werden, sodass noch eine Heilung möglich ist. (Ab 35 Jahren kombiniertes Screening mit Pap-Test und HPV-Test.)

2.3.6 Erkrankungen der weiblichen Brust

Mastitis

Die Mastitis ist eine durch Bakterien verursachte Infektion der Brüste. Sie entsteht zumeist im **Wochenbett** oder während der **Stillzeit.** Symptome sind eine schmerzhafte **Schwellung** und **Rötung** der Brust, begleitet von Fieber. Die Therapie erfolgt durch Kühlung der Brust und die Gabe von Antibiotika.

Mastopathie

Unter einer Mastopathie versteht man gutartige, hormon- und zyklusabhängige Veränderungen des Brustdrüsengewebes.

Brustkrebs (Mammakarzinom)

Der Brustkrebs ist der **häufigste** bösartige Tumor der Frau. In Deutschland erkranken jährlich etwa 45 000 bis 50 000 Frauen an Brustkrebs.

Es gibt eine deutliche **familiäre Disposition.** Das bedeutet, dass alle weiblichen Verwandten einer Erkrankten ein höheres Risiko haben, ebenfalls an Brustkrebs zu erkranken. Grund dafür sind **genetische** Faktoren, die vererbt werden.

Wie bei allen Krebserkrankungen treten Symptome erst im fortgeschrittenen Stadium auf.

Über 50 % der Tumore treten im **äußeren oberen Quadranten** der Brust auf (Bild 1).

Das Abtasten der Brust und der Achsellymphknoten gehört zur Krebsfrüherkennungsuntersuchung ab 30 Jahren und kann auch von den Patientinnen selbst durchgeführt werden.

Frauen zwischen 50 und 75 Jahren wird das **Mammographie-Screening** angeboten.

Je nach Stadium des Tumors und Lebensalter der Patientin kommen eine **operative Entfernung** nur des Tumors oder der gesamten befallenen Brust in Betracht. Ist eine operative Entfernung nicht mehr sinnvoll, dann bestehen die **Alternativen** in der Chemotherapie, Bestrahlung oder Antiöstrogenen-Therapie.

Für den Brustkrebs gibt es ein **Chronikerprogramm** (DMP).

Symptome des Brustkrebs

- Knoten in der Brust
- Absonderungen aus der Brustwarze
- Hautveränderungen im Brustbereich

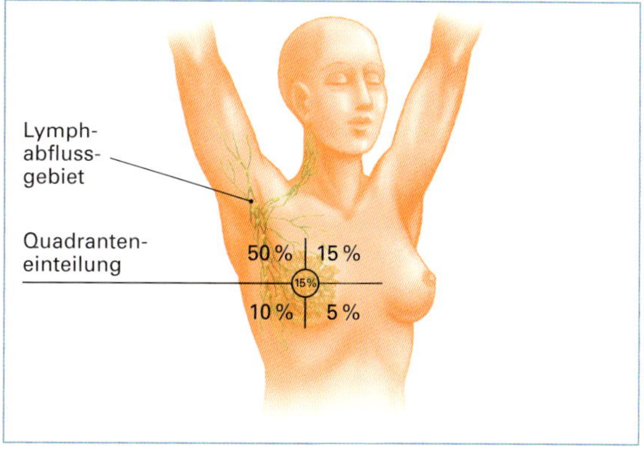

Bild 1 *Häufigkeitsverteilung der Brusttumore*

Merke

Brustkrebs ist der bei Frauen am häufigsten auftretende bösartige Tumor.

2.3.7 Extrauteringravidität

Eine Extrauteringravidität ist eine Schwangerschaft **außerhalb** der **Gebärmutter**. Sie entsteht, wenn der Transport der befruchteten Eizelle zur Gebärmutter gestört ist. Die Eizelle nistet sich in der **Tube**, in seltenen Fällen auch in der Bauchhöhle, ein und beginnt zu wachsen (Bild 2). Es kann zur Zerreißung (Ruptur) des Eileiters kommen, wodurch **lebensbedrohliche Blutungen** entstehen.

Die Extrauteringravidität ist eine Komplikation der **Frühschwangerschaft,** die möglicherweise zu einem Zeitpunkt auftritt, zu dem die Schwangerschaft noch nicht diagnostiziert worden ist. Häufige Entzündungen der Eileiter können die Entwicklung dieses Krankheitsbildes begünstigen. Zeichen von plötzlich auftretendem Blutverlust und Schmerzen im Unterbauch bei Frauen im gebärfähigen Alter müssen daher sehr ernst genommen werden. Die Ruptur der Tube ist ein **lebensbedrohlicher Notfall.**

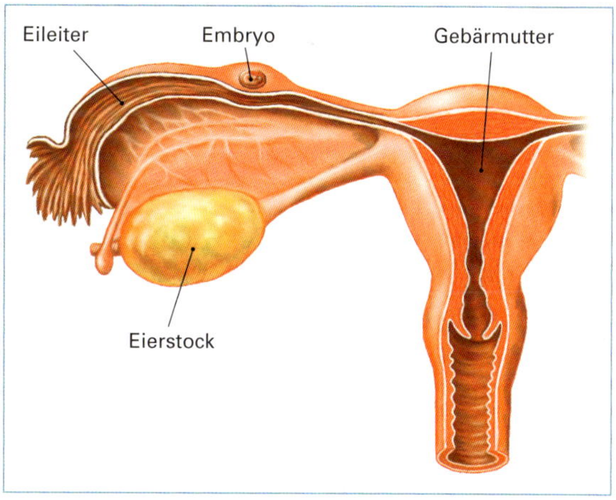

Bild 2 *Extrauteringravidität*

2.3.8 Plazentainsuffizienz

Plazentainsuffizienz bedeutet, dass die Plazenta ihre Aufgaben der Versorgung des Kindes mit Nährstoffen und Sauerstoff nicht mehr ausreichend wahrnehmen kann.

Eine der Ursachen der Plazentainsuffizienz ist der anhaltende **Nikotinkonsum** während der Schwangerschaft. Das im Zigarettenrauch enthaltene **Nikotin** tritt von der Mutter ins kindliche Blut über und verursacht dabei in der Plazenta eine **Verengung der Blutgefäße**. Die Folge ist häufig eine Frühgeburt oder eine **Dystrophie** (extreme Unterentwicklung) des Kindes.

Frauen sollten das Rauchen unbedingt vor Beginn der Schwangerschaft aufgeben, da eine Entziehungskur während der Schwangerschaft für Mutter und Kind zu Problemen führen kann.

Plazentainsuffizienz kann auch durch zu hohen **Blutdruck** der Schwangeren hervorgerufen werden. Deshalb gehören regelmäßige Blutdruckkontrollen zu jeder Kontrolluntersuchung in der Schwangerschaft. Der Blutdruck wird dabei auf Werte unter 135/85 mm Hg eingestellt.

2.3.9 Schwangerschaftsbedingte Erkrankungen (Gestosen)

Die Schwangerschaft führt zu erheblichen Veränderungen im mütterlichen Organismus. Viele davon sind als physiologisch anzusehen und bilden sich nach der Schwangerschaft wieder zurück (Infokasten).

Physiologische Veränderungen des Körpers während der Schwangerschaft

- morgendliches Erbrechen
- Unterschenkelödeme
- Gewichtszunahme
- Hypotonie

Davon abzugrenzen sind Veränderungen, die als krankhaft anzusehen sind und der ärztlichen Betreuung bedürfen (Gestosen, Tabelle 1):

- **Hyperemesis gravidarum**
Erbricht die Schwangere häufiger als 10 mal täglich, spricht man von **verstärktem Schwangerenerbrechen** (Hyperemesis gravidarum). Es kommt dabei zu Austrocknungserscheinungen und zu Zeichen von Salzverlusten und Gewichtsabnahme. In diesen Fällen muss der Arzt mit Medikamenten (Antiemetika) eingreifen.

- **Präeklampsie/EPH-Gestose**
Die EPH-Gestose kann alle Schweregrade von einer leichten Erhöhung des Blutdrucks **(Hypertonie)** bis zur lebensbedrohlichen Eklampsie annehmen. Zusätzlich können eine **Eiweißausscheidung** im Urin (Proteinurie) und **Ödeme** auftreten. In diesem Fall liegt das Vollbild einer Präeklampsie (EPH-Gestose: **E**dema (engl. Ödem), **P**roteinurie, **H**ypertonie) vor.

- **Eklampsie**
Zusätzlich zum Bild der Präeklampsie bilden sich zerebrale Anfälle und Bewusstseinsverlust aus.

Begriff	Erklärung
Hyperemesis gravidarum	mehr als 10 ×/Tag Erbrechen
Präeklampsie/ EPH-Gestose	arterielle Hypertonie + Proteinurie + Ödeme
Eklampsie	Wie Präeklampsie + Krampfanfall
HELLP-Syndrom **H**ämolyse **E**levated **L**iver **L**ow **P**latelets	schwere Präeklampsie mit Hämolyse, erhöhten Leberwerten, verminderten Thrombozyten
Gestationsdiabetes	in der Schwangerschaft auftretender Diabetes mellitus

Tabelle 1 *Gestosen*

Die Präeklampsie und die Eklampsie bedrohen das Leben von Mutter und Kind und müssen **intensivmedizinisch** behandelt werden. Das Kind ist durch eine Plazentainsuffizienz gefährdet. Entwickelt sich das Kind nicht mehr weiter, muss die Schwangerschaft durch Einleitung der Geburt vorzeitig beendet werden.

- **HELLP-Syndrom**
Das HELLP-Syndrom ist die schwerwiegendste Form der Präeklampsie. Es handelt sich um eine seltene, aber gefährliche Schwangerschaftskomplikation, bei der **Veränderungen der Leberwerte** und des **Blutbildes** auftreten.

- **Gestationsdiabetes**
Gestationsdiabetes zeigt sich durch eine Blutzuckererhöhung der Mutter. Beim Kind findet sich eine Reifestörung der Organe und eine vermehrte Insulinbildung. Durch den erhöhten Blutzucker der Mutter kommt es zu einer Reifestörung der kindlichen Organe. Außerdem bildet das Kind mehr Insulin. So entsteht ein kindlicher Riesenwuchs, der zu Geburtsschwierigkeiten führen kann. Beim Neugeborenen treten häufig Stoffwechselstörungen wie eine Unterzuckerung auf.

Durch **regelmäßige Blutdruckmessung** und die **regelmäßige Harnuntersuchung** auf Glukose und Protein bei der **Mutterschaftsvorsorgeuntersuchung** sollen Gestosen frühzeitig erkannt werden.

2.3.10 Fehlgeburt, Totgeburt, Frühgeburt

Eine **Fehlgeburt** (Abort) ist das vorzeitige Ende einer Schwangerschaft mit einem Kind ohne Lebenszeichen und einem Gewicht von **< 500 g**. Beträgt das Geburtsgewicht des toten Kindes **> 500 g**, so wird es als **Totgeburt** bezeichnet. Diese Unterscheidung ist wichtig, weil, im Gegensatz zu Aborten, bei Totgeburten die **Mutterschaftsrichtlinien** (12 Wochen Beschäftigungsverbot) gelten und eine Bestattungspflicht für die Totgeburt besteht.

Unabhängig von der Ursache löst sich der abgestorbene Embryo bzw. Fötus von der Wand der Gebärmutter und wird durch Wehen aus dem Uterus ausgestoßen. Komplikationen sind Blutungen und Infektionen. Im Anschluss an den Abort muss eine **Kürettage** (**Abrasio**, Ausschabung) der Gebärmutter stattfinden, um zu verhindern, dass verbliebene Gewebereste Infektionen hervorrufen.

Fehlgeburten sind nicht selten. Eine Fehl- oder Totgeburt ist für die Frau oder das Paar eine seelisch sehr belastende Situation. Vielen Betroffenen hilft es, sich mit anderen in Selbsthilfegruppen auszutauschen. Erleidet eine Frau mehrere Fehlgeburten, sollte über eine genetische Beratung nachgedacht werden.

Frühgeburten sind Geburten von lebenden Kindern, die vor Vollendung der 37. Schwangerschaftswoche stattfinden.

Eine Überlebensmöglichkeit besteht für den Föten schon ab der Geburt in der 22. Schwangerschaftswoche. Es bleibt aber ein **erhöhtes Risiko** für Sterblichkeit kurz nach der Geburt und für **bleibende Schäden**, besonders des **Gehirns** und der **Augen**. Ein Frühgeborenes sollte immer in einer neonatologischen Abteilung (Spezialabteilung für Neugeborene) betreut werden.

Ein **Abort** ist das Ende einer Schwangerschaft, bevor das Kind außerhalb der Gebärmutter lebensfähig ist. Eine Fehlgeburt, die meist ohne erkennbare Ursache auftritt, wird **Spontanabort** genannt. Die meisten Spontanaborte geschehen in den ersten 12 Schwangerschaftswochen und werden **Frühaborte** genannt.

Ein Schwangerschaftsabbruch (**Abruptio**) ist ein künstlich herbeigeführter Abort. Dieser kann medikamentös, operativ oder durch eine Kombination beider Methoden durchgeführt werden.

2.3.11 Unfruchtbarkeit

10 bis 20 % der Paare in Deutschland bleiben ungewollt kinderlos. Ein Paar gilt dann als unfruchtbar, wenn die Frau innerhalb eines Jahres, in dem sie regelmäßig **ungeschützten** Geschlechtsverkehr hatte, nicht schwanger geworden ist.

Die Ursachen für eine **Sterilität** liegen beim **Mann** in einer Störung der **Spermienproduktion** oder des **Spermientransports**. Die Spermienproduktion kann durch Bestrahlung, z. B. im Rahmen einer Tumortherapie, beeinträchtigt werden. Abgelaufene Entzündungen im Bereich der Hoden und Nebenhoden können den Spermientransport verhindern.

Bei **Frauen** sind die Ursachen der Sterilität sehr viel mannigfaltiger. Störungen der Reifung, des Eitransports, der Gelbkörperphase, der Nidation oder des Uterus können Ursachen einer Sterilität sein. Die Beobachtung, dass die Anzahl ungewollt kinderloser Paare in der westlichen Zivilisation zunimmt, legt die Vermutung nahe, dass auch äußere Faktoren wie z. B. Stress oder Übergewicht die Fruchtbarkeit (Fertilität) beeinflussen.

Bei Männern haben die Begriffe Sterilität und Infertilität dieselbe Bedeutung. Bei Frauen grenzt man den Begriff Sterilität noch von der Infertilität ab:

Sterilität ist die Unfähigkeit zur Empfängnis. Ursache können Zyklusstörungen sowie entzündliche Veränderungen im Endometrium und im Eileiter sein.

Infertilität ist die Unfähigkeit, die befruchtete Eizelle in einer regelrechten Schwangerschaft auszutragen.

Bei Sterilität und Infertilität kann die Störung sowohl bei der Frau als auch beim Mann liegen. Daher müssen stets **beide Partner** untersucht werden.

Therapie der Unfruchtbarkeit

Bei Ausbleiben einer Schwangerschaft werden bei den Partnern zuerst alle Krankheiten ausgeschlossen, die möglicherweise ursächlich sind und behoben werden können. Sind diese Ursachen ausgeschlossen, dann stehen dem Paar folgende Methoden zur Verfügung.

1. **Hormontherapie:** Durch eine medikamentöse Therapie kann der **Eisprung** ausgelöst werden. Der Spermientransport und die Befruchtung erfolgen auf natürlichem Wege.

2. **Intrakorporale künstliche Befruchtung:** Der gesammelte Samen wird mit einem Katheter direkt in den Uterus eingeführt. Von dort wandern die Spermien in den Eileiter und befruchten die Eizelle.

3. **In-vitro-Fertilisation:** Bei fortbestehender Sterilität kann eine Frau mithilfe der **In-vitro-Fertilisation** (IvF) schwanger werden. Dies ist eine sehr unangenehme und teure Behandlung; sie kommt deshalb erst als letzte Möglichkeit in Betracht. Die Behandlung erfolgt in mehreren Schritten:

   - Der Eierstock wird durch **Hormongabe** dazu gebracht, mehrere Follikel auszubilden.
   - Unter Ultraschallkontrolle werden dem Eierstock einige Eizellen entnommen.
   - Diese werden außerhalb des weiblichen Körpers befruchtet. Der Begriff „in vitro" bedeutet hier sinngemäß: im Reagenzglas. Bei schlechter Qualität der Spermien kann zudem das einzelne Spermium direkt in die Eizelle injiziert werden **(ICSI = intracytoplasmatische Spermieninjektion)** (Bild 1). Dieser Vorgang erhöht die Chance auf eine erfolgreiche Befruchtung.
   - Die befruchteten Eizellen werden in die Gebärmutterschleimhaut implantiert. Stets werden dabei mehrere befruchtete Eizellen eingepflanzt, wodurch es zu Mehrlingsschwangerschaften kommen kann.

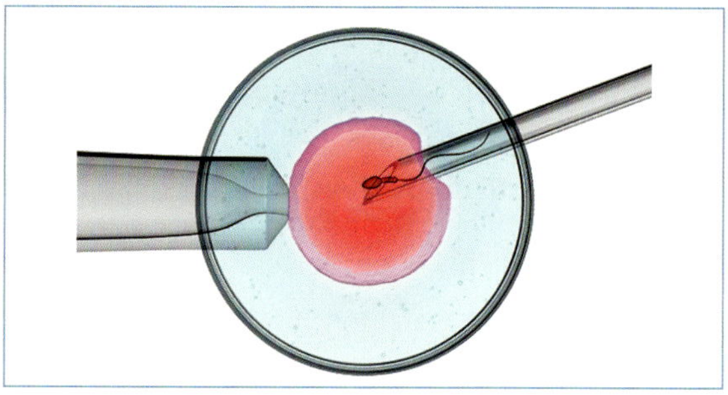

Bild 1 *Spermieninjektion*

Der Umgang mit Embryonen ist durch das **Embryonenschutzgesetz** geregelt. Es werden nur so viele Eizellen einer Frau befruchtet, wie später übertragen werden sollen. Bei der In-vitro-Fertilisation sind die Richtlinien der Bundesärztekammer zu berücksichtigen.

3 Männliche Geschlechtsorgane

Die männlichen Geschlechtsorgane haben die Aufgabe, reife Samenzellen hervorzubringen und zu transportieren.

3.1 Aufbau und Funktion

Betrachtet man die männlichen Geschlechtsorgane in einem Längsschnitt (Bild 2), sieht man, dass die **Hoden** als **Keimdrüsen** in einem **Hodensack** aus der Bauchhöhle heraus verlagert sind.

Die **Prostata** umschließt den oberen Teil der Harnröhre. Vergrößert sie sich, so wird der Harnabfluss beeinträchtigt. Die Prostata kann über den **Mastdarm** mit dem Finger ertastet werden.

Die **Harnröhre** ist im Verlauf des Penis von **Schwellkörpern** umgeben. Diese richten den Penis bei der Erektion auf. Während der **Ejakulation** werden in der Harnröhre Spermien transportiert.

Wie auch bei der Frau unterscheidet man beim Mann die äußeren von den inneren Geschlechtsorganen.

Äußere männliche Geschlechtsorgane:

- Glied (Penis)
- Hodensack (Scrotum)

Innere männliche Geschlechtsorgane:

- Hoden (Testis, Plural: Testes)
- Nebenhoden (Epididymis)
- Samenleiter (Ductus deferens)
- Bläschendrüse (Glandula vesicularis)
- Vorsteherdrüse (Prostata)
- Cowper-Drüse
- Harn-Samenröhre (Urethra)

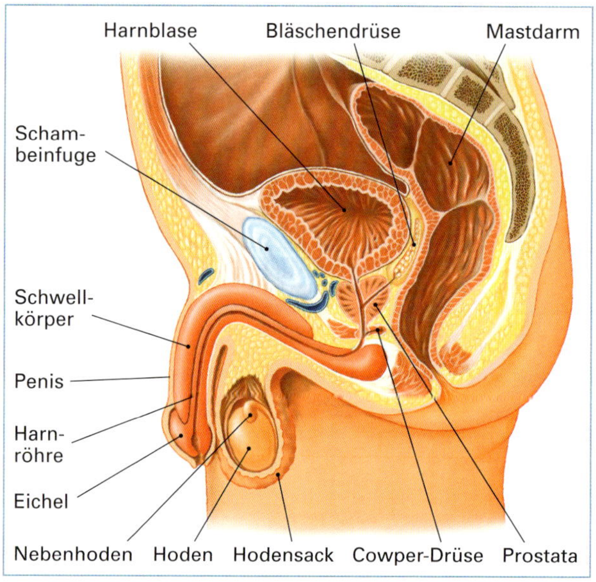

Bild 2 *Längsschnitt durch die äußeren und inneren männlichen Geschlechtsorgane*

3.1.1 Hoden

Die Hoden (Testes) sind als eiförmige, beim Erwachsenen etwa pflaumengroße Gebilde im Hodensack tastbar (Bild 1). Sie entwickeln sich zunächst in der Bauchhöhle und wandern vor der Geburt durch den Leistenkanal in den Hodensack.

Die beiden Aufgaben der Hoden sind:

- Bildung der **Samenzellen** (Spermien)
- Bildung des Hormons **Testosteron**

Die Spermien werden in den **Hodenkanälchen** gebildet. Hierbei handelt es sich um sehr lange Kanälchen, die stark aufgerollt sind. In diesen Kanälchen befinden sich die **Sertoli-Zellen,** die für die Versorgung der frisch gebildeten Spermien mit Nährstoffen verantwortlich sind.

Testosteron wird zwischen den Hodenkanälchen in den **Leydig-Zellen** gebildet. Der Beginn der Pubertät ist durch einen deutlichen Anstieg dieses Hormons gekennzeichnet. Testosteron spielt bei der Entwicklung der primären und sekundären männlichen Geschlechtsorgane eine wichtige Rolle.

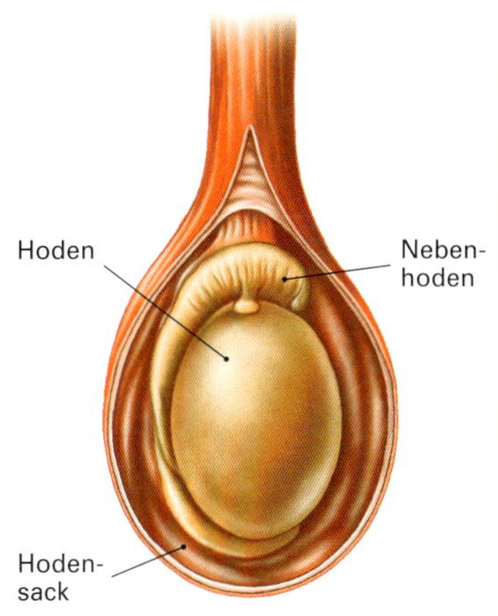

Bild 1 *Hoden aufgeschnitten in Seitenansicht*

3.1.2 Nebenhoden und Samenleiter

Der Nebenhoden (Epididymis) liegt dem Hoden von hinten oben auf. Er besteht aus vielen Kanälchen, die mit dem Hoden in Verbindung stehen. Der Nebenhoden ist der Ort der **Spermienspeicherung** und **Spermienreifung.** Von hier aus wandern die Spermien in den **Samenleiter** (Ductus deferens).

Der **Samenleiter** bildet die unmittelbare Fortsetzung des Nebenhodens. Er ist ca. 50 cm lang, zieht mit den übrigen Samenstranggebilden durch den **Leistenkanal** und verläuft zur Hinterseite der Blase. Er erweitert sich am Ende zur Ampulle und zieht gemeinsam mit den Ausführungsgängen der Bläschendrüsen durch die Prostata. Der Samenleiter mündet in der Harnröhre. Bei einer Sterilisation ist der Verlauf im Leistenkanal der Ort, wo der Samenleiter durchtrennt wird.

3.1.3 Männliche Geschlechtsdrüsen

Die männlichen Geschlechtsdrüsen produzieren Sekrete, die Bestandteile der Samenflüssigkeit sind (Tabelle 1).

Produktionsort	Sekret
Hoden	Spermien
Prostata, Bläschendrüse Cowper-Drüse	Samenflüssigkeit

Tabelle 1 *Zusammensetzung des Spermas*

Bläschendrüse, auch Samenbläschen genannt (Glandula vesicularis): Die Bläschendrüsen liegen an der Blasenhinterwand oberhalb der Prostata. Sie fügen den Spermien ein alkalisches und fruktosereiches Sekret hinzu. Dieses dient der Versorgung der Spermien mit Nährstoffen. Ein verminderter Fruktosegehalt führt zu einer verminderten Beweglichkeit der Spermien.

Prostata (Vorsteherdrüse): Die Prostata ist ein kastaniengroßes derbes Organ, welches unterhalb der Blase die Harnröhre umfasst. Sie ist vom Rektum aus zu tasten. Die Prostata sondert ein dünnflüssiges Sekret ab, welches ebenfalls Bestandteil der Samenflüssigkeit ist und die Bewegung der Spermien verstärkt.

Cowper-Drüse: An der Peniswurzel befindet sich die **Cowper-Drüse.** Diese produziert einen Schleim, der bei sexueller Erregung abgesondert wird. Er wirkt als Gleitmittel bei der Einführung des Penis in die Vagina und neutralisiert Harnreste in der Harnröhre vor Durchfluss des Samens.

3.1.4 Penis

Der Penis besteht aus Schwellkörpern, die bei sexueller Erregung mit Blut gefüllt werden und dadurch das Glied versteifen (Erektion). Die Schwellkörper umschließen die Harnröhre, durch die Harn oder Samen nach außen gelangt. Erreicht der Mann beim Geschlechtsverkehr den Höhepunkt (Orgasmus), kommt es zum **Samenerguss** (Ejakulation). Dabei tritt die **Samenflüssigkeit** (Sperma) aus. Während der Ejakulation wird durch einen Muskel die Verbindung der Harnröhre zur Harnblase unterbunden. Dadurch tritt der Samen ausschließlich nach außen und gelangt nicht fälschlicherweise in die Harnblase.

Die **Vorhaut** (Präputium) umgibt die Eichel (Glans) des Penis. Sie ist leicht verschiebbar. Bei der **Beschneidung** (Zirkumzision) wird die Vorhaut ganz oder teilweise abgetrennt.

Aufbau des Spermiums

Die einzelne reife Samenzelle gliedert sich in **Kopf**, **Mittelstück** und **Schwanz**.

Im **Kopf** der Samenzelle befinden sich 22 Körperchromosomen + 1 Geschlechtschromosom (X oder Y).

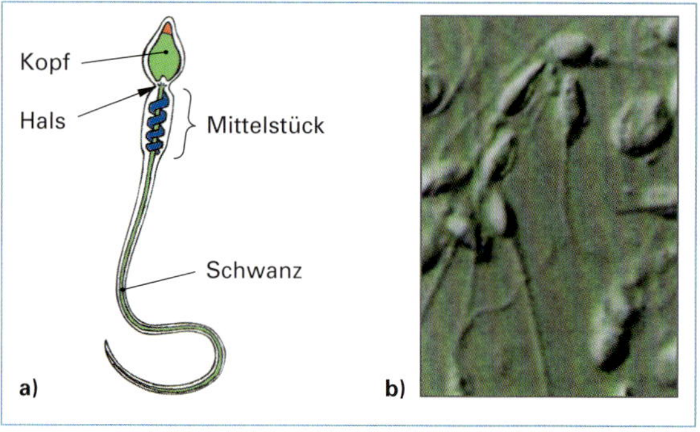

Bild 1 *Spermien a) Schemazeichnung, b) Mikroskopbild*

Das **Mittelstück** enthält viele **Mitochondrien**. Diese produzieren Enzyme für den Energiestoffwechsel, welcher für die Fortbewegung benötigt wird.

Der **Schwanz** des Spermiums schlägt wie eine Geißel im Ejakulat und ermöglicht seine Fortbewegung.

Befruchtung

Der Geschlechtsverkehr findet den Höhepunkt im **Orgasmus**, dem Moment maximaler sexueller Erregung. Dabei gibt der Mann ca. 2 bis 6 mL Samen (Ejakulat, Bild 1) in die Vagina ab. Das Ejakulat enthält ca. 50 Millionen Spermien/mL. Die Spermien wandern durch den Schleimpropf der Gebärmutter bis zu den Eileitern, wo **ein Spermium** sich mit **einer Eizelle** vereinigt. Hierbei durchdringt der **Kopf** des Spermiums die Hülle der Eizelle und entlässt das Erbgut ins Innere. Sowohl die Spermien als auch die Eizellen besitzen einen einfachen Chromosomensatz von 23 Chromosomen. Das Geschlechtschromosom der Eizelle ist immer ein X-Chromosom, während das Geschlechtschromosom der Samenzelle entweder ein X- oder ein Y-Chromosom sein kann. Im Moment der Befruchtung wird somit das Geschlecht des Kindes festgelegt: Aus einem XX-Chromosomensatz entwickelt sich ein Mädchen, aus einem XY-Chromosomensatz ein Junge. Zeitgleich mit der Befruchtung findet eine Reaktion in der Eizelle statt, die verhindert, dass weitere Spermien die Eizelle befruchten. Die befruchtete Eizelle wandert vom Eileiter zur Gebärmutter, wo sie sich einnistet.

Stationen einer Samenzelle vom Bildungsort zum Ort der Befruchtung

1. Hoden
2. Nebenhoden
3. Samenleiter
4. Harnröhre
5. Scheide
6. Gebärmutter
7. Eileiter

Intergeschlechtlichkeit und Transsexualität

Intergeschlechtlichkeit (oder Intersexualität) bezeichnet angeborene körperliche Variationen, bei denen ein Mensch nicht eindeutig dem männlichen oder weiblichen Geschlecht zugeordnet werden kann. Diese Variationen können Chromosomen, Genitalien oder Hormonprofile betreffen.

Transsexualität beschreibt den Zustand, in dem die empfundene Geschlechtsidentität einer Person nicht mit dem bei der Geburt zugewiesenen Geschlecht übereinstimmt. Dies kann den Wunsch nach einer medizinischen Geschlechtsangleichung umfassen.

Diese Begriffe sind wichtig für die respektvolle und korrekte Beschreibung der vielfältigen Erfahrungen und Identitäten im Zusammenhang mit Geschlecht und Geschlechtsidentität.

In Deutschland ist es seit 2018 möglich, „divers" als Geschlecht in das Personenstandsregister einzutragen.

3.2 Krankheiten der männlichen Geschlechtsorgane

Erkrankungen der männlichen Geschlechtsorgane können in jedem Lebensalter vorkommen. Es gibt aber zwei Schwerpunkte: das Kindesalter, in dem besonders auf das Auftreten von Hodenhochstand und Phimose geachtet werden muss, und das späte Erwachsenenalter, in dem es häufig zu einer Vergrößerung der Prostata kommt.

3.2.1 Hodenhochstand

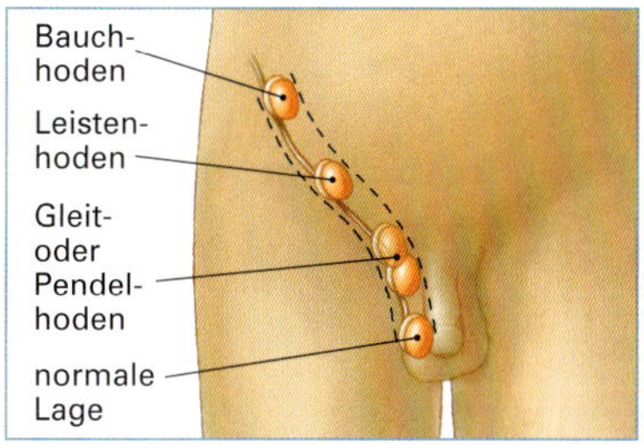

Bild 1 *Hodenhochstand, Pendelhoden*

Die Hoden gleiten normalerweise um die Zeit der Geburt aus dem Körperinneren in den Hodensack. Verbleiben sie nach der Geburt in der Bauchhöhle, spricht man von Hodenhochstand (Kryptorchismus). Manchmal bleiben die Hoden auch im Leistenkanal liegen (Leistenhoden). Wenn sie ins Scrotum gezogen werden können, jedoch sofort wieder in den Leistenkanal zurückgleiten, spricht man vom Gleithoden. Die relativ hohe Temperatur von ca. 37 °C in der Bauchhöhle im Gegensatz zu ca. 21 °C im Skrotum schadet den Zellen, die für die Spermienproduktion verantwortlich sind. Dies kann zur **Unfruchtbarkeit** und zu **Hodenkrebs** führen. Um diesen Folgeerscheinungen vorzubeugen, wird bei der Kinderfrüherkennungsuntersuchung überprüft, ob sich die Hoden im Hodensack befinden.

Bei der **Therapie** des Kryptorchismus wird zunächst medikamentös versucht, das Herabgleiten der Hoden in den Hodensack zu erreichen. Gelingt es auf diesem Wege nicht, wird der Hoden operativ im Hodensack befestigt. Die Therapie sollte zur Vermeidung der oben genannten Folgen gegen Ende des 1. Lebensjahres abgeschlossen sein.

3.2.2 Pendelhoden

Der Pendelhoden (Wanderhoden) ist eine **physiologische Normvariante**, die nicht behandlungsbedürftig ist. Auch hier befindet sich der Hoden normalerweise im Hodensack. Durch bestimmte Reize (Erektion, Kälte), die zur Kontraktion der Hodenmuskeln führen, werden die Hoden in die Leistenregion gedrückt. Nach Ausfallen des Reizes gleiten sie später wieder zurück in den Hodensack.

3.2.3 Hydrozele und Varikozele

Eine Hydrozele ist eine **Flüssigkeitsansammlung** innerhalb der Hodenhüllen. Bei der Varikozele sind die Venen des Hodensacks erweitert. Diese Erkrankung ist schmerzlos. Unbehandelt kann sie zur Unfruchtbarkeit führen.

3.2.4 Hodendrehung

Bei einer Hodendrehung (Hodentorsion) handelt es sich um die **Drehung** in der Regel nur eines Hodens im Hodensack. Dies ist eine seltene Erkrankung, die mit **starken Schmerzen** einhergeht. Der Patient wacht meistens mit starken Schmerzen aus dem Schlaf auf. Durch die Drehung werden Blutgefäße des Hodens abgeklemmt, sodass keine weitere Blutversorgung mehr gewährleistet ist. Die Hodentorsion ist ein **Notfall.**

Wird die Hodentorsion nicht schnellstens operativ rückgängig gemacht, führt der Durchblutungsmangel zur **Nekrose** des Hodengewebes und der betroffene Hoden muss operativ entfernt werden.

3.2.5 Hodenkarzinom

Hodenkrebs betrifft vor allem jüngere Männer zwischen 20 und 40 Jahren und ist in dieser Altersgruppe die häufigste Krebserkrankung. Er führt zu einer schmerzlosen Größenzunahme und/oder Verhärtung des betroffenen Hodens. Daher sollte jede Vergrößerung des Hodens ärztlich untersucht werden. Wichtigster Risikofaktor ist der Hodenhochstand. Bei früher Diagnose und Therapie ist die Prognose gut. Die beste Früherkennungsmaßnahme ist die regelmäßige Selbstuntersuchung der Hoden. Die Therapie besteht in der Entfernung des betroffenen Hodens sowie gegebenenfalls Chemotherapie oder Bestrahlung, je nach histologischem Befund und Vorhandensein von Metastasen.

3.2.6 Phimose

Die Phimose ist eine **Verengung** der Vorhaut, bei der sich diese nicht über die Eichel zurückziehen lässt (Bild 2). Beim **Neugeborenen** ist die Verklebung der Vorhaut normal. Sie löst sich bis zum Beginn des Schulalters. Bleibt die Phimose bestehen, so kann sich das Risiko für Entzündungen der Eichel erhöhen. Wenn die Vorhaut bei einer Phimose doch über die Eichel zurückgezogen wird, so kann sie durch die Verengung die Blutversorgung der Eichel abschnüren. Dieses ist ein Notfall, da es zu Durchblutungsstörungen und im schlimmsten Fall zur **Nekrose** der Eichel kommen kann.

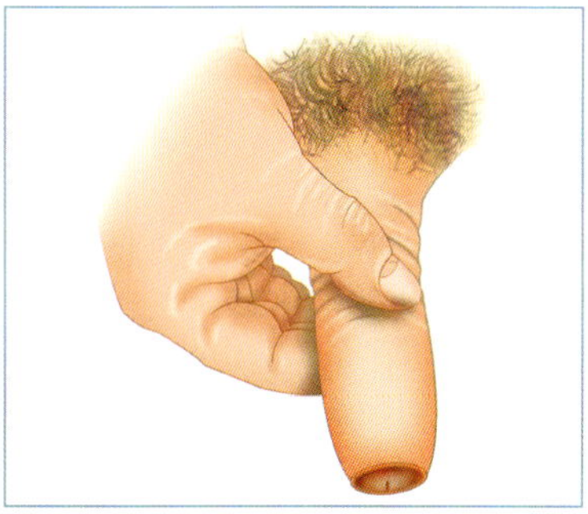
Bild 2 *Phimose*

Die Behandlung der Phimose besteht in der **Zirkumzision**, in der durch einen operativen Schnitt die beiden Vorhautblätter entfernt werden.

3.2.7 Prostatavergrößerung

Eine Vergrößerung der Prostata kann zwei Ursachen haben: einen gutartigen oder einen bösartigen Tumor.

Merke

Die benigne Prostatahyperplasie ist eine gutartige Prostatavergrößerung. Das Prostatakarzinom ist eine bösartige Prostatavergrößerung.

Die Symptome, die bei einem Prostatatumor auftreten, sind unspezifisch. Das bedeutet, dass man aus den Symptomen nicht schließen kann, ob es sich um einen gutartigen oder bösartigen Tumor handelt.

Vergrößert sich die Prostata, drückt sie von außen auf die Harnröhre und verengt diese (Bild 1). Dadurch hat der Mann einen verminderten Harnstrahl und die Harnblase kann nicht vollständig entleert werden. Man spricht dann von **Restharnbildung.** Dies hat zur Folge, dass die Harnblase schneller voll ist und der Patient an **Pollakisurie** leidet. Das heißt, der Patient muss öfter Wasser lassen, jeweils aber nur kleine Mengen. Außerdem kann es bei einem Harnwegsinfekt dazu kommen, dass durch die Restharnbildung die Bakterien ausreichend Zeit haben, um sich massenhaft zu vermehren. So kann es über Nacht plötzlich zu hohem Fieberanstieg und Schmerzen in der Flanke kommen. Aus einem an sich harmlosen **Harnwegsinfekt** ist eine **Nierenbeckenentzündung** (Pyelonephritis) geworden.

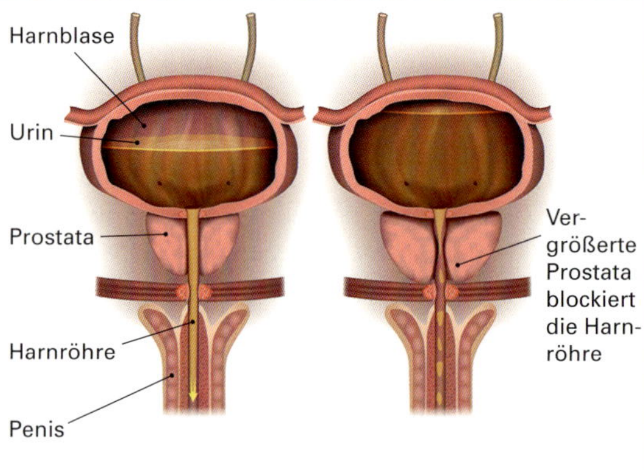

Bild 1 *Gesunde und vergrößerte Prostata*

Eine Prostatavergrößerung wird vom Arzt bei der **rektalen Untersuchung** festgestellt. Dabei tastet der Arzt mit dem Finger das Rektum des Patienten aus und erreicht, nach ventral (in Richtung Bauchdecke) gehend, die Prostata. Sie fühlt sich wie eine Walnuss mit einem Graben in der Mitte an. Das erste Zeichen für eine Prostatavergrößerung ist, dass dieser Graben verstrichen, d. h. nicht mehr tastbar ist. Die digitale rektale Untersuchung ist Teil der **Krebsfrüherkennungsuntersuchung.**

Wird bei der digitalen rektalen Untersuchung eine Prostatavergrößerung festgestellt, folgt eine Sonographie der Prostata und die Bestimmung des **PSA-Wertes** (**P**rostata-**s**pezifisches-**A**ntigen). Dies ist ein Protein, welches auch von der gesunden Prostata produziert wird. Bei **Tumoren** oder **Entzündungen** der Prostata werden **erhöhte** Konzentrationen im Blut gemessen. Ist der PSA-Wert erhöht, so folgt eine **Biopsie** (Gewebeentnahme) zur weiteren Abklärung. Die histologische Untersuchung führt dann zur Diagnose Adenom oder Karzinom.

Benigne Prostatahyperplasie (BPH)

Die gutartige Vergrößerung der Prostata, auch **Prostatahyperplasie** oder **Prostataadenom** genannt, betrifft vor allem ältere Männer. Durch hormonelle Einflüsse wächst die Prostata und verursacht die oben genannten typischen Beschwerden. Diese Beschwerden werden unter dem Begriff **benignes Prostatasyndrom (BPS)** zusammengefasst. Die Therapie richtet sich nach der Stärke der Beschwerden. In leichten Fällen kann durch die Gabe von Medikamenten die Größe der Prostata reduziert werden. Kommt es zu ausgeprägten Symptomen, wird die Prostata durch die Harnröhre mithilfe minimal-invasiver Verfahren verkleinert. Die transurethrale Resektion der Prostata (TURP) entfernt das Gewebe mittels einer elektrischen Schlinge oder Lasertechniken. In schweren Fällen kann eine offene Operation notwendig sein. Dabei werden häufig auch die Nervenfasern zerstört, die für die Erektion im Penis verantwortlich sind und es entsteht eine **erektile** Dysfunktion.

Eine weitere Nebenwirkung ist die **retrograde Ejakulation**. Der Samen wird bei der Ejakulation nicht mehr durch die Harnröhre nach außen geleitet, sondern gelangt in die entgegengesetzte Richtung (retrograd) in die Harnblase. Dadurch verliert der Mann die Zeugungsfähigkeit.

Bei akutem Harnverhalt wird der Urin mithilfe eines Blasenkatheters abgeleitet.

Prostatakarzinom

Das Prostatakarzinom ist der häufigste Tumor des männlichen Geschlechtsystems. Frühsymptome können sich wie ein Prostataadenom äußern, sie können aber auch ganz fehlen. Da das Karzinom häufig an der Hinterwand wächst, ist es leicht durch die rektale Untersuchung zu erkennen. Die rektale Untersuchung gehört zur jährlichen Früherkennungsuntersuchung beim Mann ab 45 Jahren. Bei einem Verdacht auf Prostatakrebs wird eine **Biopsie** durchgeführt, wodurch das Gewebe histologisch begutachtet werden kann. Die Therapie richtet sich nach dem Stadium. In frühen Stadien, in denen der Tumor auf die Prostata begrenzt ist, wird eine **Operation** oder lokale Bestrahlung durchgeführt. In fortgeschritteneren Stadien, in denen der Tumor schon Metastasen gesetzt hat, besteht die Möglichkeit der Strahlen- und Chemotherapie. Der **PSA-Wert** wird zur Verlaufsbeurteilung von Prostatakrebs bestimmt. Er gehört nicht zur Vorsorge.

3.2.8 Erektile Dysfunktion

Die **erektile Dysfunktion** ist der Verlust der Erektionsfähigkeit des Penis. Ursachen der erektilen Dysfunktion sind Operationen an der Prostata, durch die Nerven geschädigt werden, welche die Erektion des Penis steuern. Weitere Ursachen sind Arteriosklerose (Gefäßverkalkung) und Diabetes mellitus. Durch Medikamente (z. B. Viagra®) ist die Erkrankung zwar nicht heilbar. Es kann jedoch die Erektion des Penis für den Zeitraum des Geschlechtsverkehrs wiederhergestellt werden.

3.2.9 Entzündliche Erkrankungen der männlichen Geschlechtsorgane

Alle Abschnitte der männlichen Geschlechtsorgane können sich entzünden. Es kann zu folgenden Erkrankungen kommen:

- Harnröhrenentzündung (Urethritis)
- Hodenentzündung (Orchitis)
- Nebenhodenentzündung (Epididymitis)
- Prostataentzündung (Prostatitis)
- Entzündung der Eichel (Balanitis)

4 Sexuell übertragbare Krankheiten

Geschlechtskrankheiten (venerische Infektionen) werden durch **Geschlechtsverkehr** übertragen und befallen vorwiegend den Genitalbereich**.** Die wichtigsten sind die Syphilis (Lues) und die Gonorrhö (Tripper).

Heute hat man den Begriff erweitert und spricht von **sexuell übertragbaren Krankheiten** (STD, engl. sexually transmitted diseases). Darunter fallen alle Krankheiten, die durch Geschlechtsverkehr übertragen werden können, wie z. B. auch Hepatitis B oder HIV-Infektionen.

Die sexuell übertragbaren Krankheiten können die Geschlechtsorgane befallen, wie die Chlamydien oder das Humane Papillomvirus oder ganz andere Organe schädigen, wie das Hepatitis- oder das HI-Virus.

Die wichtigsten sexuell übertragbaren Krankheiten sind:

- Chlamydieninfektion
- Herpes genitalis
- Trichomonadeninfektion

} nur Genitalregion betroffen

- HPV-Infektion
- Gonorrhö
- Syphilis (Lues)

} auch andere Organe betroffen

- HIV-Infektion → ganz überwiegend andere Organe betroffen
- Hepatitis-B- und Hepatitis-C-Virusinfektion → andere Organe betroffen

Merke

Sexuell übertragbare Krankheiten führen meistens zu Erkrankungen der Urogenitalorgane. In einigen Fällen sind andere Organsysteme betroffen.

In den letzten Jahren stellte man in mehreren europäischen Ländern wieder eine **Zunahme** der „klassischen Geschlechtskrankheiten" wie z. B. Syphilis fest, während die Zahl der HIV-Neuinfektionen in Deutschland relativ konstant blieb. Ein wirksamer Schutz besteht in der **Anwendung von Kondomen**, allerdings schützen sie nicht vor HPV-Infektionen und nie zu 100 %.

Bei Bestehen einer sexuell übertragbaren Erkrankung sollte sich immer auch der **Sexualpartner** untersuchen und ggf. auch behandeln lassen.

Nach dem Infektionsschutzgesetz besteht eine Labormeldepflicht an das RKI für HIV und Syphilis (jeweils nicht namentlich) sowie für alle Virushepatitiden (namentlich).

Impfmöglichkeiten bestehen nur gegen Hepatitis B und gegen Humane Papillomviren (für Mädchen und Jungen von 9–14 Jahren).

Tabelle 1 gibt einen Überblick über Erreger sowie die Symptome von sexuell übertragbaren Krankheiten. Weitere Informationen zu den genannten Erkrankungen siehe Lernfeld 3, Kapitel 4.6.

Krankheit	Erreger	Symptome und Komplikationen
HPV-Infektion	Humanes Papillomvirus	Feigwarzen im Genitalbereich, Zervixkarzinom, Peniskarzinom, Anal- und Oropharyngealtumore
Chlamydieninfektion	Chlamydien (Bakterien)	aufsteigende Infektion des Urogenitaltraktes, erhöhtes Risiko für Eileiterschwangerschaft
Herpes-genitalis-Infektion	Herpes-simplex-Virus Typ 2	schmerzhafte Entzündung der äußeren Genitalien mit Bläschenbildung, bei Übertragung auf das Neugeborene: tödlicher Verlauf
Trichomonadeninfektion	Trichomonaden (Protozoen)	aufsteigende Infektion des Urogenitaltraktes
Gonorrhö	Gonokokken (Bakterien)	aufsteigende Infektion des Urogenitaltraktes, bei Übertragung auf das Neugeborene: schwere Infektion des Auges
Syphilis (Lues)	Treponema pallidum (Bakterien)	1. Stadium: Knötchen im Genitalbereich 2. Stadium: Hautausschläge 3. Stadium: neurologische Veränderungen
HIV-Infektion	Humanes-Immunschwäche-Virus	AIDS
Hepatitis-B-Virusinfektion **Hepatitis-C-Virusinfektion**	Hepatitis-B-Virus Hepatitis-C-Virus	akute Entzündung der Leber mit Gelbsucht, die zu chronischer Hepatitis, Leberzirrhose und Leberkarzinom führen kann

Tabelle 1 *Sexuell übertragbare Krankheiten*

5 Übungsaufgaben (die Lösungen finden Sie in der Europathek)

Nieren

1. Beschreiben Sie die Lage der Nieren und der ableitenden Harnwege.
2. Nennen Sie die wichtigsten Aufgaben der Nieren.
3. Welche Strukturen sind bei der makroskopischen Betrachtung der Nieren zu sehen?
4. Beschreiben Sie die wichtigsten mikroskopischen Strukturen der Niere und erläutern Sie deren Funktion.
5. Wo wird der Primärharn gebildet?
6. Wo wird der Sekundärharn gebildet?
7. Welche Stoffe gelangen in den Nierenkörperchen nicht vom Blut in den Primärharn?
8. Wie groß ist die Blutmenge, die täglich durch beide Nieren fließt?
9. Wie groß ist die Menge an Primärharn und Sekundärharn, die innerhalb von 24 Stunden von den Nieren gebildet wird?
10. Welches Organ sitzt auf der oberen Spitze der Niere?

Ableitende Harnwege

1. Welche Strukturen werden zu den ableitenden Harnwegen gezählt?
2. Was versteht man unter dem Begriff „Peristaltik"?
3. Beschreiben Sie den Verlauf der Harnröhre bei Männern und bei Frauen.
4. Wie heißen die Ausstülpungen des Nierenbeckens, mit denen der Harn aufgefangen wird?
5. Welche Art von Muskulatur befindet sich in der Wand der Blase?
6. Aus welcher Muskelgruppe wird der Blasenschließmuskel (Blasenausgang) gebildet?

Krankheiten der Niere und ableitenden Harnwege

1. Nennen Sie die Stationen eines aufsteigenden Harnwegsinfekts.
2. Welche Folgen hat ein Harnwegsinfekt, der nicht rechtzeitig behandelt wurde?
3. Nennen Sie Symptome des Harnwegsinfekts.
4. Nennen Sie Ursachen und Behandlungsmöglichkeiten eines Nierenversagens.
5. Welche Behandlungsmöglichkeiten bestehen bei einem Nierensteinleiden?
6. Beschreiben Sie häufige Symptome bei Erkrankungen der Harnorgane.
7. Nennen Sie die harnpflichtigen Substanzen.
8. Welche Stoffe sind bei einer Niereninsuffizienz im Blut erhöht?
9. Nennen Sie Ursachen der Harninkontinenz.
10. Was ist eine Nierenkolik?

Diagnostik von Erkrankungen der Nieren und ableitenden Harnwege

1. Wovon hängt es ab, wie der Patient den Urin gewinnen muss?
2. Beschreiben Sie die Gewinnung von Katheterurin.
3. Wodurch unterscheidet sich die Gewinnung von Sammelurin von der des Mittelstrahlurins?
4. Weshalb ist es wichtig, den Harn vor allen Laboruntersuchungen zu mischen?
5. Ein Patient bringt von zu Hause einen Mittelstrahlurin mit, den er in einem ausgespülten Marmeladenglas gesammelt hat. Der Harn ist wasserklar und nahezu farblos. Die Teststreifenuntersuchung ergibt eine Glukosurie und eine Ketonurie. Alle anderen Parameter sind normal. Was sagen diese Ergebnisse aus? Gilt es bei der Beurteilung der Ergebnisse etwas zu beachten?

Diagnostik von Erkrankungen der Nieren und ableitenden Harnwege

6. Eine 26-jährige Patientin, die über Rücken- und Bauchschmerzen klagt, gewinnt in der Praxis Mittelstrahlurin. Der Urin ist rötlich trüb. Bei der Teststreifenuntersuchung ist nur das Blutfeld stark positiv. Wodurch kann diese Hämaturie verursacht worden sein?
7. Wodurch unterscheidet sich die chemische Teststreifenuntersuchung vom Micral®-Test?
8. Ab wann spricht man von einer Mikroalbuminurie?
9. Wodurch unterscheidet sich eine Proteinurie von einer Mikroalbuminurie?
10. Beschreiben Sie, wie Sie die Ebene beim Mikroskopieren finden.
11. Zur Beurteilung der Harnsedimentbestandteile wurde ein Okular mit einer achtfachen Vergrößerung und das Objektiv 40 : 1 verwendet. Berechnen Sie die Gesamtvergrößerung.
12. Weshalb ist es wichtig, beim Betrachten des Harnsediments an der Kondensorblende abzublenden?

Aufbau der weiblichen Geschlechtsorgane

1. Welche Organe zählen zu den inneren weiblichen Geschlechtsorganen?
2. Welche Organe zählen zu den äußeren weiblichen Geschlechtsorganen?
3. Aus welchen Schichten besteht die Wand der Gebärmutter? Welche Aufgabe hat jede Schicht?
4. Was sind die Adnexe? Beschreiben Sie deren Aufgabe.
5. Welche Hormone produziert das Ovar?
6. Beschreiben Sie die Lage der Gebärmutter in Bezug auf die Harnblase.

Funktion der weiblichen Geschlechtsorgane

1. In welche drei Phasen wird der Menstruationszyklus eingeteilt?
2. Wie ist der Beginn des Menstruationszyklus definiert?
3. Beschreiben Sie, was während des Menstruationszyklus im Ovar geschieht.
4. Welche Veränderungen durchläuft das Endometrium während eines Menstruationszyklus?
5. Welche Wirkung hat das Östrogen auf den Menstruationszyklus?
6. Welche Wirkung hat das Gestagen auf den Menstruationszyklus?
7. Welche Rolle spielt die Hypophyse bei der Follikelreifung?
8. Eine Frau ist schwanger und hatte am 06.03.2026 ihre letzte Regelblutung. Berechnen Sie den Geburtstermin.
9. Welche Symptome weisen auf eine Schwangerschaft hin?
10. Beschreiben Sie die Phasen einer Geburt.
11. Welche Möglichkeiten der Empfängnisverhütung gibt es?
12. Welche Methode der Empfängnisverhütung schützt gleichzeitig vor sexuell übertragbaren Krankheiten?
13. Welche Risiken bestehen bei der hormonellen Kontrazeption (Pille)?
14. Was gibt der Pearl-Index an?

Krankheiten der weiblichen Geschlechtsorgane

1. Was ist eine Amenorrhö und was können die Ursachen sein?
2. Welche weiteren Unregelmäßigkeiten der Monatsblutungen kennen Sie?
3. Nennen Sie Ursachen für eine Kolpitis.
4. Nennen Sie die drei häufigsten bösartigen Tumoren des weiblichen Genitals.
5. Für welche bösartigen Tumoren gibt es eine Prophylaxe? Wie sieht diese aus?
6. Nennen Sie Beispiele für schwangerschaftsbedingte Erkrankungen.
7. Was ist eine Extrauteringravidität und warum kann sie für die Frau lebensbedrohlich sein?
8. Erläutern Sie die Begriffe Frühgeburt, Totgeburt und Abort.

Aufbau der männlichen Geschlechtsorgane

1. Welche Organe zählen zu den inneren männlichen Geschlechtsorganen?
2. Welche Organe zählen zu den äußeren männlichen Geschlechtsorganen?
3. Nennen Sie die männlichen Geschlechtsdrüsen.
4. Beschreiben Sie den Aufbau der Hoden und Nebenhoden.
5. Welches Hormon produzieren die Hoden?
6. Welche männliche Geschlechtsdrüse kann bei der rektalen Untersuchung ertastet werden?
7. Welche Organe werden durch den Samenleiter miteinander verbunden?
8. Wie lang ist der Samenleiter?
9. Welcher Abschnitt der männlichen Geschlechtsorgane wird bei der Beschneidung ganz oder teilweise entfernt?

Funktion der männlichen Geschlechtsorgane

1. Nennen Sie die Aufgaben der Hoden.
2. Nennen Sie die Aufgaben der Nebenhoden.
3. Welche Drüsen geben ihr Sekret in das Sperma ab?
4. Beschreiben Sie den Aufbau eines Spermiums.
5. Beschreiben Sie den Weg eines Spermiums vom Hoden bis zur Befruchtung der Eizelle.
6. Welche Funktion haben die Schwellkörper des Penis?
7. Welche Aufgabe haben im Hoden die Leydig-Zellen?
8. Was befindet sich im Kopf eines Spermiums?
9. In welchem Abschnitt des Spermiums wird Energie gewonnen?
10. Wie bewegt sich ein Spermium vorwärts?
11. Wie viele Spermien pro Milliliter enthält im Durchschnitt das Ejakulat?

Krankheiten der männlichen Geschlechtsorgane

1. Beschreiben Sie das Krankheitsbild des Kryptorchismus. Was ist die schwerwiegendste Komplikation?
2. Bei welcher Erkrankung kann die Zirkumzision als Therapie durchgeführt werden?
3. Nennen Sie die Komplikation der Hodentorsion.
4. Nennen Sie typische Symptome der benignen Prostatahyperplasie.
5. Nennen Sie die häufigste Nebenwirkung der operativen Therapie des Prostataadenoms.
6. Welchen Blutwert bestimmt man bei Verdacht auf ein Prostatakarzinom?
7. Welche weiteren diagnostischen Maßnahmen werden bei Verdacht auf ein Prostatakarzinom ergriffen?

Sexuell übertragbare Krankheiten

1. Was sind sexuell übertragbare Krankheiten?
2. Nennen Sie die drei Stadien der Syphilis.
3. Nennen Sie den Erreger und Komplikationen der Gonorrhö.
4. Nennen Sie sexuell übertragbare Krankheiten, die durch Viren verursacht werden.
5. Welches Virus verursacht AIDS?

Lernfeld 9
Patienten bei diagnostischen und therapeutischen Maßnahmen der Erkrankungen des Verdauungstrakts begleiten

Praxisfall: Ein Urlaub mit Folgen

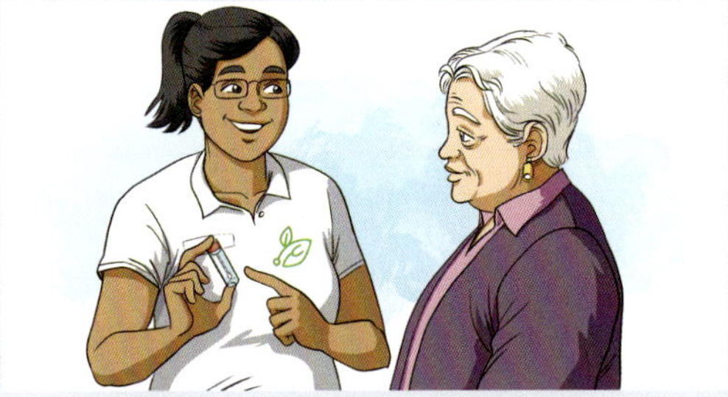

Anja Schäfer, 28 Jahre alt, hat einen Termin bei Frau Dr. König. Sie hat seit drei Wochen Durchfall und fühlt sich seitdem krank. Frau Dr. König fragt sie nach der Vorgeschichte. Die Patientin berichtet, dass sie in der Türkei Urlaub gemacht habe. „In der Nacht nach dem Gala-Diner im Hotel wurde mir furchtbar übel. Ich musste mich übergeben und bekam heftigen Durchfall." Nach drei Tagen ging es ihr wieder besser, aber die Durchfälle traten immer wieder auf. „Ein erholsamer Strandurlaub war das nicht", meint Frau Schäfer.

Frau Dr. König bittet Aylin Kaya, mit der Patientin einen Termin für eine Ultraschalluntersuchung am übernächsten Tag zu vereinbaren und ihr ein Stuhlröhrchen mitzugeben.

Sie erklärt der Patientin, dass ihre Krankheit möglicherweise ansteckend sei und dass sie auf strenge Hygiene achten müsse.

Aylin erklärt Frau Schäfer, wie sie das Stuhlröhrchen benutzen und wie sie sich auf die Ultraschalluntersuchung vorbereiten soll. Am Ende meint Frau Schäfer: „Jetzt bin ich aber doch froh, dass ich mich zu einem Arztbesuch aufgerafft habe."

Nahrung liefert die notwendige **Energie** für die verschiedenen Aktivitäten des Körpers wie z. B. Fortbewegung, Gehirntätigkeit oder Infektabwehr. Ohne Nahrung kann der Körper seine vielfältigen Aufgaben nicht erfüllen.

Die Nahrung (Bild 1) enthält die **Ausgangsstoffe** für die Bildung von körpereigenen Substanzen, wie Hormonen und Enzymen. Für alle Aufbauvorgänge im Körper, wie Blutbildung oder Wachstum, braucht der Körper chemische Stoffe, z. B. Aminosäuren, Vitamine oder Eisen.

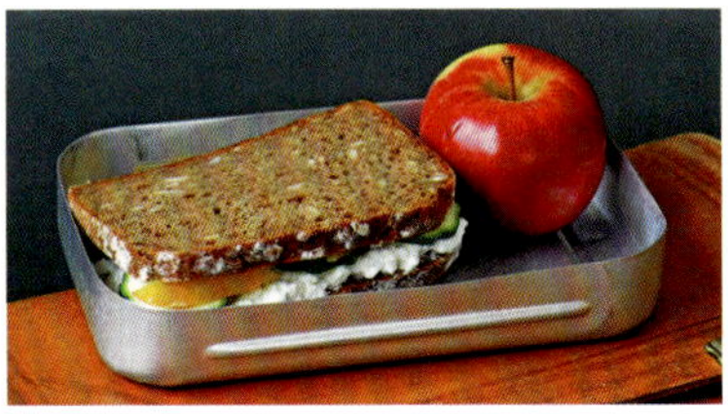

Bild 1 *Vielseitige Ernährung*

Sowohl die Energie als auch die benötigten Stoffe sind in der Nahrung enthalten. Bei der **Verdauung** spaltet der Organismus die Nahrung in ihre chemischen Bestandteile auf. Alle für den Körper nützlichen Bestandteile gelangen in die Blutbahn. Die Aufnahme von Stoffen durch die Darmwand in das Blut wird **Resorption** genannt. Die nicht mehr benötigten Bestandteile der Nahrung werden ausgeschieden.

Die vom Organismus aufgenommenen Nahrungsbestandteile werden in der Leber zu neuen, körpereigenen Stoffen zusammengefügt. Dieser Vorgang heißt **Stoffwechsel.**

Die **Nahrungsaufnahme** und die **Ausscheidung** von Stuhl sind für den Menschen elementare Vorgänge. Kinder verschieben ihre Beschwerden oft in den Bauch. Sie klagen beispielsweise über Bauchschmerzen bei einer Mittelohrentzündung. Auch Erwachsene lokalisieren Stress und Ängste in die Bauchorgane. Daher kommen im Bereich der Verdauungsorgane häufig **psychosomatische Beschwerden** vor.

Merke

Verdauung ist die Zerlegung der Nahrung in ihre chemischen Bestandteile.
Resorption ist die Aufnahme der Nahrungsbestandteile durch die Darmwand in das Blut.
Stoffwechsel ist der Umbau der aufgenommenen Stoffe in neue, körpereigene Stoffe.

Für die Diagnostik von Erkrankungen des Verdauungstrakts sind **Ultraschall** und **Endoskopie** besonders wichtig. Daher werden diese Methoden im Zusammenhang mit den Verdauungsorganen besprochen. Aber auch in anderen Fachgebieten werden Ultraschall und Endoskopie häufig angewandt.

1 Bestandteile der Nahrung

Die **Nahrung** besteht aus verschiedenen Bestandteilen. **Eiweiß, Fett** und **Kohlenhydrate** werden als **Nährstoffe** zusammengefasst. Sie liefern bei ihrer Zerlegung verschiedenartige Baustoffe und unterschiedliche Mengen von Energie. **Vitamine, Mineralien** und **Nukleinsäuren** sind keine Energielieferanten, aber sie sind wichtig für chemische Prozesse innerhalb des Stoffwechsels. Ein anderer Teil der Nahrung sind unverdauliche **Ballaststoffe**. Sie liefern keine Energie, sind aber wichtig für die Darmtätigkeit.

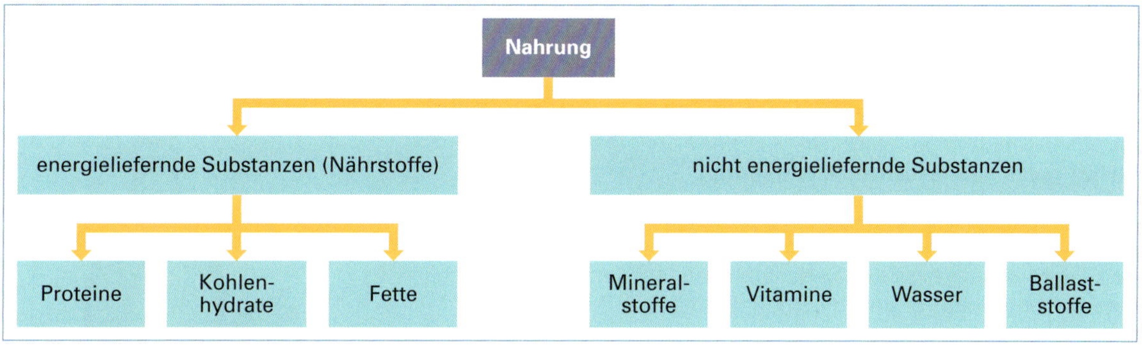

Bild 1 *Zusammensetzung der Nahrung*

1.1 Eiweiß

Eiweiß (Protein) besteht aus einer Kette von **Aminosäuren.** Jedes Eiweißmolekül ist durch eine ganz bestimmte Abfolge von Aminosäuren gekennzeichnet (Bild 2). Wenn in der Abfolge von Hunderten von Aminosäuren nur eine einzige am falschen Platz ist, so verliert dieses Molekül seine Wirksamkeit.
Die drei Nährstoffe Fette, Kohlenhydrate und Eiweiß bestehen aus denselben chemischen Elementen, nämlich **Kohlenstoff**, **Wasserstoff** und **Sauerstoff**. Die Aminosäuren als Baustein der Proteine enthalten zusätzlich auch **Stickstoff**.

Insgesamt kommen 22 verschiedene Aminosäuren in den Proteinen vor. Viele Aminosäuren kann der Körper selbst herstellen, andere müssen mit der Nahrung aufgenommen werden. Diese bezeichnet man als **essenzielle Aminosäuren**.

Der Körper braucht Eiweiß zum Aufbau von Zellen und von körpereigenen Stoffen, wie Enzymen, Gerinnungsfaktoren und Antikörpern.

Nach der Herkunft der Proteine unterscheidet man zwei Typen von Eiweiß:

- **Tierisches Eiweiß** ist in Fisch (Bild 3), Fleisch und Milchprodukten enthalten.
- **Pflanzliches Eiweiß** kommt in Hülsenfrüchten und Getreide vor (Bild 4).

Merke

Aminosäuren, die der Körper nicht selbst herstellen kann, müssen mit der Nahrung aufgenommen werden. Sie heißen essenzielle Aminosäuren.

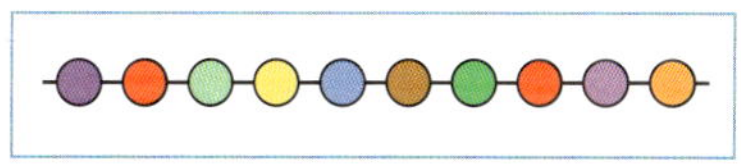

Bild 2 *Aufbau von Proteinen aus Aminosäuren*

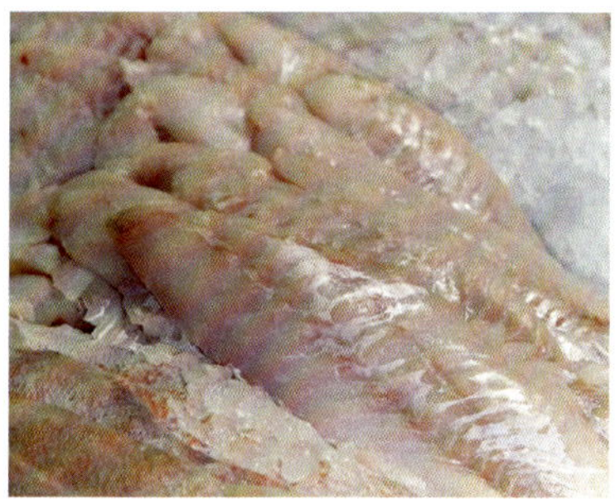

Bild 3 *Fisch – ein eiweißhaltiges Nahrungsmittel*

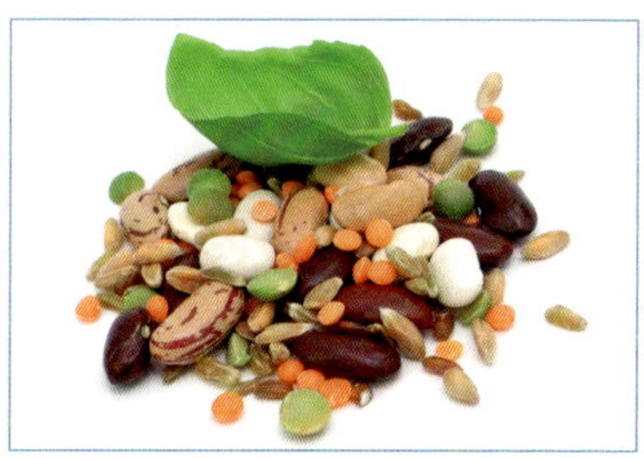

Bild 4 *Hülsenfrüchte und Getreide*

9

1.2 Fette

Fette (Triglyceride) sind Verbindungen aus je einem Molekül **Glycerin** und drei **Fettsäuren** (Bild 1). Es gibt verschiedene Arten von Fettsäuren – lang- und kurzkettige, gesättigte und ungesättigte. Von der Zusammensetzung der Fettsäuren hängen die Eigenschaften des Fettes ab, z. B. ob es flüssig oder fest ist. Unter dem Gesichtspunkt einer gesunden Ernährung ist vor allem die Unterscheidung von zwei Formen wichtig:

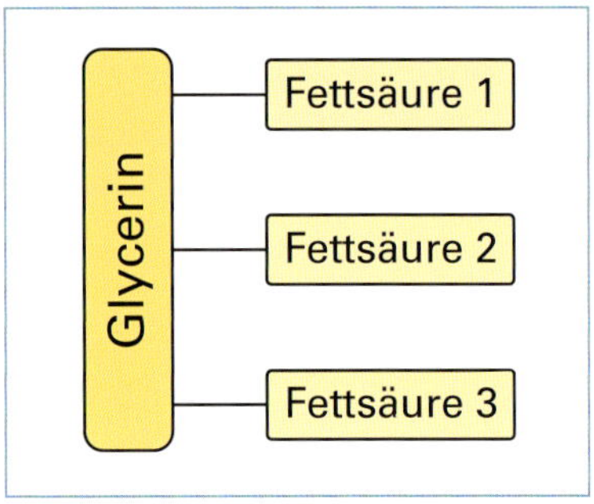

Bild 1 *Aufbau von Fett aus Glycerin und Fettsäuren*

- **Gesättigte Fettsäuren**
Die Kohlenstoffatome sind durch eine Einfachbindung verbunden. Sie kommen in **tierischen Fetten** vor. Der Körper kann sie bei Nahrungsüberschuss selbst aufbauen und damit ein Kaloriendepot anlegen.

- **Ungesättigte Fettsäuren**
Wenn zwischen den Kohlenstoffatomen einer Fettsäure eine Doppelbindung vorkommt, bezeichnet man sie als ungesättigt. Ungesättigte Fettsäuren kommen in **pflanzlichen Fetten** vor (Bild 2). Der Körper braucht ungesättigte Fettsäuren. Er kann sie nicht selbst aufbauen und ist daher darauf angewiesen, sie aus der Nahrung aufzunehmen. Sie heißen daher auch **essenzielle Fettsäuren**.

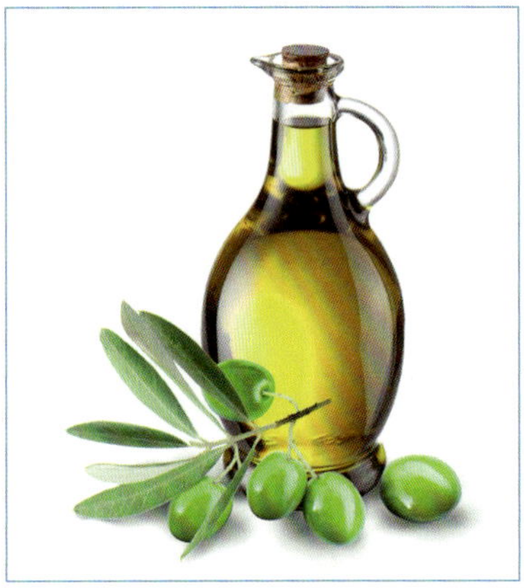

Bild 2 *Olivenöl – reich an ungesättigten Fettsäuren*

Fett ist ein wichtiger **Energiespeicher** des Menschen. Bei einem Überangebot von Nahrung wird vermehrt Fett in das Fettgewebe eingelagert. Nicht nur überschüssiges Nahrungsfett, sondern auch überschüssige Kohlenhydrate werden in Körperfett umgewandelt.

Wenn mehr Nahrung aufgenommen als verbraucht wird, füllen sich die Fettzellen mit Fett. Solches **Speicherfett** findet sich bei Frauen im Oberschenkel und Gesäß, bei Männern am Bauch.

1.3 Kohlenhydrate

Der Grundbaustein von Kohlenhydraten ist Einfachzucker (**Monosaccharid**). Die Verbindung zweier Einfachzucker heißt **Disaccharid**, die Verbindung vieler Einfachzucker **Polysaccharid.**

Das wichtigste Monosaccharid ist die **Glukose** (Traubenzucker). Das Molekül besteht aus einem Grundgerüst von fünf Kohlenstoffatomen und einem Sauerstoffatom. Diese sind in einem sogenannten Sechserring angeordnet (Bild 3). Glukose kann unverändert aus dem Verdauungstrakt in das Blut aufgenommen werden. Dort heißt die Glukose **Blutzucker**. Disaccharide und Polysaccharide werden bei der Verdauung in Einfachzucker zerlegt und ebenfalls in das Blut aufgenommen.

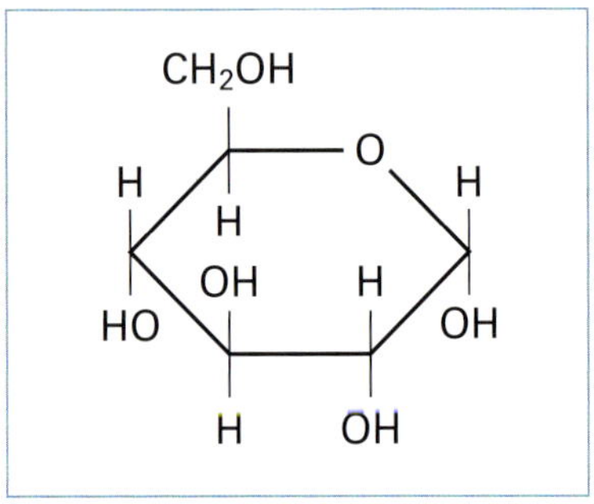

Bild 3 *Formel von Glukose*

Glukose liefert der Zelle Energie. Ohne Glukose können die Zellen des Körpers nicht arbeiten. Besonders empfindlich reagiert das Gehirn auf **Glukosemangel,** wie er z. B. bei einer **Unterzuckerung** auftritt. Eine akute Leistungsminderung des Gehirns ist die Folge.

In der Nahrung kommt am häufigsten das Disaccharid **Saccharose** (Rohrzucker, Haushaltszucker) vor. Es besteht aus einem Molekül Glukose und einem Molekül Fruktose. Ein weiteres Disaccharid ist **Laktose** (Milchzucker).

Merke

Kohlenhydrate liegen als Monosaccharide, Disaccharide oder Polysaccharide vor.

Laktoseintoleranz

Der Milchzucker kann aufgrund eines Enzymmangels nicht abgebaut werden. Beim Verzehr von Milch und Milchprodukten treten Bauchkrämpfe und Durchfall auf.

Polysaccharide sind Verbindungen aus mehreren hundert Monosacchariden (Bild 1). In ihnen liegen die Einfachzucker in einer Speicherform vor, aus der sie erst durch chemische Aufspaltung mithilfe von Enzymen freigesetzt werden.

Stärke ist die pflanzliche Speicherform für Kohlenhydrate. Sie kommt in Kartoffeln, Getreide, Hülsenfrüchten und Nüssen vor. Die menschliche Speicherform für Kohlenhydrate ist **Glykogen.** Es kommt in den Muskeln und in der Leber vor. Sättigende Nahrungsmittel, wie z. B. Kartoffeln, Nudeln oder Brot, enthalten viel Stärke.

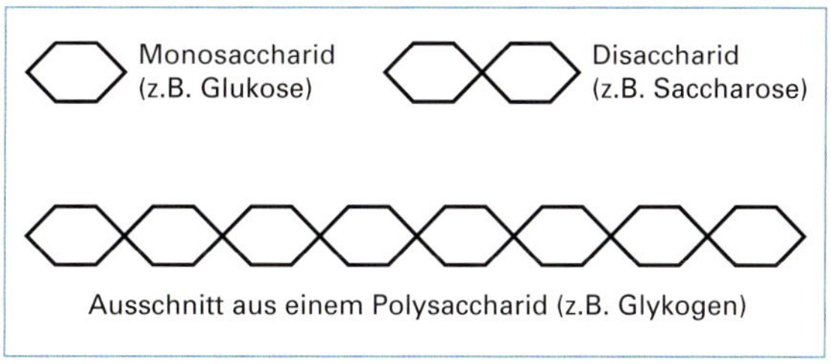

Bild 1 *Aufbau von Kohlenhydraten aus Monosacchariden*

Bei der Verdauung im Darm muss eine Vielzahl von chemischen Reaktionen erfolgen bis die Stärke zerlegt ist und die Glukosemoleküle in den Blutkreislauf aufgenommen werden können. Stärkehaltige Nahrungsmittel, wie zum Beispiel Schwarzbrot, sind daher nicht dafür geeignet, den Blutzuckerspiegel schnell anzuheben. Ihre Wirkung setzt langsam ein, hält aber auch lange vor. Für eine schnelle **Steigerung des Blutzuckerspiegels** eignet sich Glukose (Traubenzucker).

Merke

Stärke bewirkt eine langsame Steigerung des Blutzuckerspiegels, die lange anhält.
Glukose bewirkt eine sofortige Steigerung des Blutzuckerspiegels, die nur kurz anhält.

1.4 Mineralstoffe

Mineralstoffe sind bei vielen biochemischen Prozessen nötig (Tabelle 1). Sie werden mit der Nahrung aufgenommen. Im Körper werden sie chemisch nicht verändert.

Wenn die Mineralien im Wasser gelöst vorliegen, haben sie eine geringfügige **elektrische Ladung**. Sie werden dann auch als **Elektrolyte** bezeichnet.

Mineralstoff	Funktion
Ca **Kalzium**	Ist beteiligt an der Muskelkontraktion und an der Erregung von Nervenzellen und am Knochenaufbau. Wichtig für Knochen und Zähne.
Cl **Chlorid**	Ist Bestandteil der Salzsäure (HCl) des Magens und des NaCl (Kochsalz) im Serum und in den Zellen.
Fe **Eisen**	Ist Bestandteil des Hämoglobins und kommt in eisenhaltigen Enzymen vor.
K **Kalium**	Beeinflusst die elektrische Erregbarkeit von Nerven- und Muskelzellen. Veränderungen des Kaliumspiegels führen zu Rhythmusstörungen des Herzens.
Mg **Magnesium**	Ist Gegenspieler von Kalzium an Nerven, Skelett und Herzmuskel. Wirkt am Knochenaufbau mit und ist Bestandteil von vielen Enzymen.
Na **Natrium**	Bindet Wasser in den Gefäßen und beeinflusst dadurch den Blutdruck. Ermöglicht die elektrische Erregung von Muskel- und Nervenzellen.
P **Phosphor**	Ist beteiligt am Knochenaufbau und ist enthalten in Adenosintriphosphat (ATP), außerdem in der Erbsubstanz DNS und RNS.

Tabelle 1 *Mineralstoffe*

1.5 Spurenelemente

Spurenelemente sind Mineralstoffe, die nur in sehr geringen Mengen benötigt werden.

- Zink, Mangan, Kobalt, Kupfer, Chrom, Molybdän und Selen sind Bestandteile von **Enzymen.**
- **Fluorid** macht **Zahnschmelz** zur härtesten Substanz des Körpers.
- **Jod** ist wichtig für die Schilddrüse (Bild 1). Es ist Bestandteil der **Schilddrüsenhormone** T3 (Trijodthyronin) und T4 (Thyroxin).
- **Jodmangel** ist die häufigste Ursache für einen sogenannten **Kropf** (Struma). Fische und Meerestiere enthalten Jod. Sie sind deshalb ein unentbehrlicher Bestandteil der Nahrung. Auch jodiertes Speisesalz beugt dem Jodmangel vor.

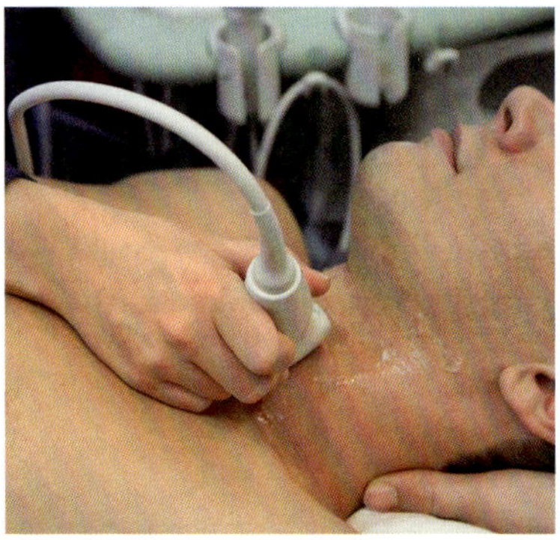

Bild 1 *Vergrößerung der Schilddrüse durch Jodmangel*

1.6 Wasser

Das Leben auf der Erde ist im Wasser entstanden. Alle Stoffwechselprozesse sind an Wasser gebunden, und als Ergebnis von chemischen Reaktionen entsteht wiederum Wasser.

Der menschliche Körper besteht zu 60 % aus Wasser. Das Wasser befindet sich **innerhalb der Zellen** und **außerhalb der Zellen** sowie im Zwischenzellraum und im Blut. Durch die Abgabe von Urin, Stuhl und Schweiß wird täglich Wasser ausgeschieden, das wieder ersetzt werden muss.

Der **Wasserbedarf** eines Erwachsenen liegt bei ca. 2000 mL/Tag, davon werden 600 mL mit der festen Nahrung aufgenommen, der Rest muss getrunken werden (Bild 2). Ein Erwachsener setzt täglich 5 % seines gesamten Körperwassers um, beim Säugling beträgt dieser Anteil 17 %. Darum reagieren Säuglinge sehr empfindlich auf Flüssigkeitsverluste durch Schwitzen, Durchfall oder Erbrechen.

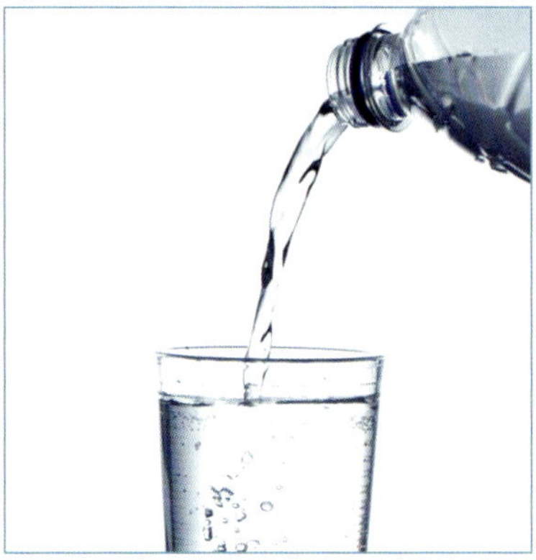

Bild 2 *Wasser – ein Lebensmittel*

Merke

Säuglinge reagieren sehr empfindlich auf Flüssigkeitsverluste durch Schwitzen, Durchfall oder Erbrechen.

1.7 Vitamine

Vitamine sind organische Verbindungen, die der Körper nicht selbst herstellen kann, die er aber für eine Vielzahl von Stoffwechselvorgängen benötigt. Vitamine sind hauptsächlich in Obst und Gemüse, aber auch in Fisch und Fleisch enthalten (Bild 3).

Nach der Löslichkeit werden **wasserlösliche** und **fettlösliche Vitamine** unterschieden. Zu den wasserlöslichen Vitaminen gehören alle Vitamine der B-Gruppe und Vitamin C. Fettlöslich sind die Vitamine E, D, K, A (Eselsbrücke: EDEKA). Die fettlöslichen Vitamine können im Darm nur resorbiert werden, wenn zugleich auch Fett aufgenommen wird.

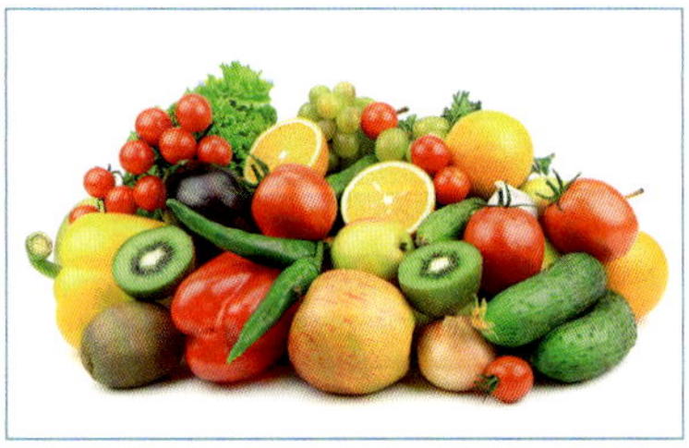

Bild 3 *Obst und Gemüse – reich an Vitaminen*

Merke

Wasserlöslich sind die Vitamine der B-Gruppe und Vitamin C.
Fettlöslich sind die Vitamine E, D, K und A.

Vitamin A

Vitamin A (Retinol) wird aus Beta-Carotin gewonnen, das in Eiern, Milch, Leber und Karotten vorkommt. **Vitamin-A-Mangel** kann zu Nachtblindheit, zur Schädigung des Auges und zu Wachstumsstörungen führen.

Vitamin D_3

Vitamin D_3 (Calciferol) kommt in Fischöl und in Milchprodukten vor. Es wird in einer Vorstufe aus der Nahrung aufgenommen und mithilfe von **UV-Strahlen** in die wirksame Form umgewandelt. Nur wenn die Haut der Sonne ausgesetzt wird, kann genügend Vitamin D_3 gebildet werden (Bild 1). Im Winter kann es vor allem in den nördlichen Gegenden Europas zu **Vitamin-D_3-Mangel** kommen.

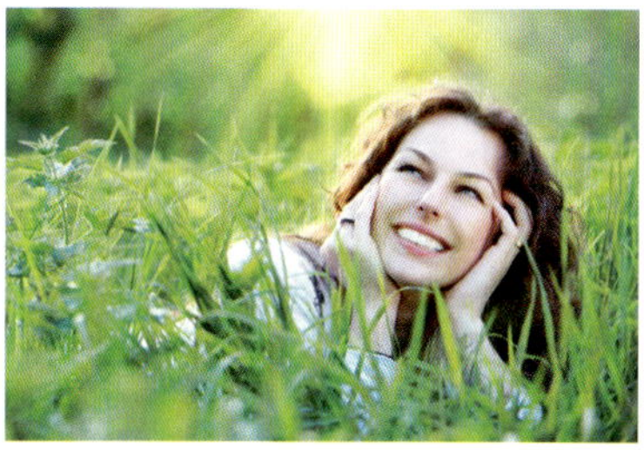

Bild 1 *UV-Licht – wichtig für die Bildung von Vitamin D_3*

Vitamin D_3 fördert die **Kalziumaufnahme** aus dem Darm und den **Kalziumeinbau** in den Knochen. Ohne Vitamin D_3 kann auch ein großes Angebot von Kalzium in Form von Milch und Milchprodukten nicht genutzt werden.

Bei Kindern ist die Folge, dass der Knochen weich bleibt und sich verformt. Diese Krankheit heißt **Rachitis**. Auch Erwachsene brauchen Vitamin D_3, um die Stabilität des Knochens zu erhalten. Bei älteren Menschen, die sich nicht mehr ausreichend draußen bewegen können, kann es ebenfalls zum Vitamin-D_3-Mangel kommen. Die Folge ist eine Erweichung des Knochens – die **Osteomalazie**.

Rachitisprophylaxe

Säuglinge und **Kleinkinder** haben einen hohen Bedarf an Vitamin D_3. Sie erhalten zur Rachitisprophylaxe bis zum Ende des zweiten Lebensjahres **täglich Vitamin D_3** in Kombination mit Fluor zur Kariesprophylaxe (D-Fluoretten®).

Vitamin K

Vitamin K (Phyllochinon) ist in allen grünen Pflanzen enthalten. Zur Resorption dieses Vitamins aus dem Darm werden Gallensäuren benötigt. Vitamin K wird auch von den **Kolibakterien im Dickdarm** gebildet, die damit zur Deckung des Bedarfs beitragen. Vitamin K fördert die Bildung von Gerinnungsfaktoren in der Leber. Bei Vitamin-K-Mangel sinkt der Spiegel der Gerinnungsfaktoren. Die Folge ist eine erhöhte Blutungsneigung.

Das Medikament **Marcumar®** hemmt die Wirkung von Vitamin K und kann daher die Gerinnbarkeit des Blutes senken. Es wird in der Behandlung von Herz-Kreislauf-Erkrankungen eingesetzt.

Umgekehrt kann durch Gabe von Vitamin K die **Gerinnungsfähigkeit des Blutes** verbessert werden. Säuglinge bekommen in den ersten vier Wochen Vitamin K (Konakion®) um das Risiko einer Hirnblutung zu vermindern.

Vitamin E

Vitamin E kommt in Pflanzenölen und Weizenkeimen vor. Es verhindert die Bildung von schädlichen Stoffwechselprodukten beim Abbau ungesättigter Fettsäuren und zögert damit Zellschädigung und Zelltod hinaus.

Vitamin-B-Komplex

Der B-Vitamin-Komplex ist eine Gruppe von verschiedenartigen Vitaminen, die auf Schleimhäute, Nerven und Blutbildung einwirken. B-Vitamine kommen u.a. in Fleisch, Fisch und Hefe vor. **Mangelerscheinungen** zeigen sich bei **Vitamin-B_{12}-** und bei **Folsäuremangel.**

B-Vitaminkomplex

- B1 Thiamin
- B2 Riboflavin
- B6 Pyridoxal
- B12 Cobalamin
- Folsäure
- Nikotinamid
- Pantothensäure
- Biotin

Der Mangel an Vitamin B_{12} ruft die **perniziöse Anämie** hervor. Bei dieser besonderen Form der Anämie ist die Bildung der Erythrozyten im roten Knochenmark gestört, zugleich treten Nervenstörungen auf (siehe S. 213). Die Ursache für diese Störung ist das Fehlen des sogenannten Intrinsic-Factors, der normalerweise von der Magenschleimhaut produziert wird. Der **Intrinsic-Factor** ist für die **Resorption von Vitamin B_{12}** im Dünndarm notwendig. Ohne Intrinsic-Factor kann Vitamin B_{12} nicht resorbiert werden, auch wenn es reichlich in der Nahrung enthalten ist. Damit Kinder keine Entwicklungsstörungen durch einen angeborenen Mangel erleiden, testet der Arzt im Rahmen des erweiterten Neugeborenenscreenings das Blut auf einen Vitamin-B_{12}-Mangel.

Ein Mangel an **Folsäure** entsteht durch Alkoholmissbrauch oder durch erhöhten Bedarf in der **Schwangerschaft**. Auch Folsäuremangel führt zu einer Anämie. In der Schwangerschaft ist das Risiko für die Fehlbildung **Spina bifida** (offener Rücken) beim Ungeborenen erhöht. Frauen mit Kinderwunsch sollten bereits vor der Empfängnis ausreichend mit Folsäure versorgt werden.

Merke

Die Zufuhr von Folsäure verhindert Missbildungen beim Embryo. Bereits vor dem Zeitpunkt der Empfängnis sollte Folsäure eingenommen werden.

Vitamin C

Vitamin C (Ascorbinsäure) kommt in Früchten, besonders in Zitrusfrüchten, vor. Es wirkt am Aufbau des Bindegewebes mit und fördert die Wundheilung.

Die Vitamin-C-Mangelkrankheit **Skorbut** ist heute selten geworden. Dabei kommt es zu Einrissen im Mundwinkel (Mundwinkelrhagaden) und Wundheilungsstörungen.

Viele Patienten nehmen in **Eigenmedikation** Vitamin C ein. Da dieses Vitamin sehr reaktionsfreudig ist, beeinflusst es die Urinuntersuchungen mit dem Teststreifen. Daher sollte man im Zweifel die Patienten nach der Einnahme von Vitamin C befragen.

Rhagaden

Rhagaden sind feine Einrisse in der Haut. Mundwinkelrhagaden können verschiedene Ursachen haben. Neben Vitamin C-Mangel können auch Diabetes, Neurodermitis oder Infektionen mit Candida albicans oder Herpes-simplex-Virus Mundwinkelrhagaden hervorrufen.

1.8 Ballaststoffe

Ballaststoffe sind pflanzliche Kohlenhydrate (Zellulose), die keine Energie liefern und **unverdaulich** sind. Sie sind z. B. in Vollkornbrot, Müsli, Kartoffeln und Gemüse enthalten (Bild 1). Ballaststoffe vergrößern das Volumen des Speisebreis und sind damit ein wichtiger Reiz für die **Peristaltik** des Darms, durch die der Speisebrei weiter befördert wird. Ballaststoffe sind wichtig für die **regelmäßige Stuhlentleerung.**

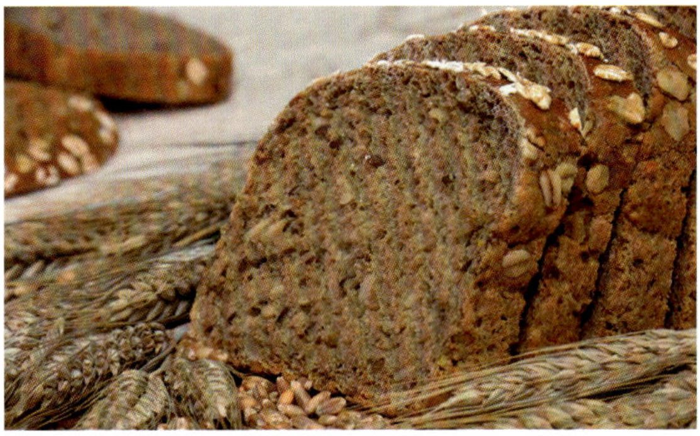

Bild 1 *Vollkornbrot – reich an Ballaststoffen*

2 Energiehaushalt

Die Nährstoffe werden in der Zelle chemisch umgewandelt. Dabei entsteht neben den Stoffwechselprodukten **Energie** für den Bedarf der Zelle (Tabelle 1). Daher wird dieser Vorgang auch als **Verbrennung** bezeichnet.

Die Maßeinheiten für den Energiegehalt von Nahrung sind **Kilojoule** (kJ) bzw. **Kilokalorie** (kcal).

Nährstoff	Abbau	Energiegehalt pro Gramm
Proteine	CO_2 + H_2O + Harnstoff + Energie	17,1 kJ = 4,1 kcal
Kohlenhydrate	CO_2 + H_2O + Energie	17,1 kJ = 4,1 kcal
Fette	CO_2 + H_2O + Energie	38,9 kJ = 9,3 kcal

Tabelle 1 *Abbau und Energiegehalt der Nährstoffe*

Selbst bei absoluter Ruhe braucht der Organismus Energie zur Aufrechterhaltung der Stoffwechselvorgänge. Dieser Energiebedarf wird als **Grundumsatz** bezeichnet. Der Grundumsatz ist abhängig von Alter, Geschlecht, Körpergröße, Körperoberfläche, Hormonen und Temperatur. Frauen brauchen bei gleichem Gewicht weniger Energiezufuhr als Männer.

Umrechnung Kilojoule – Kilokalorien

1 kJ = 0,24 kcal

1 kcal = 4,2 kJ

Der **Gesamtenergieumsatz** besteht aus **Grundumsatz** und **Arbeitsumsatz**. Die Höhe des Arbeitsumsatzes hängt von der körperlichen Tätigkeit ab (Tabelle 1).

Tätigkeit	kJ	kcal
leichte Arbeit (z. B. Schreibtischarbeit)	10300)	2450
schwere Arbeit (z. B. Stahlarbeiter)	20000	4600

Tabelle 1 *Gesamtenergieumsatz bei unterschiedlicher körperlicher Betätigung/Tag*

3 Grundsätze der Ernährung

Eine gesunde Ernährung ist durch den richtigen **Energiegehalt** und durch die richtige **Zusammensetzung** der Nahrung gekennzeichnet (Bild 1).

Für die Zusammensetzung der Nahrung gilt:

- 50–55 % des Kalorienbedarfs sollen durch Kohlenhydrate gedeckt werden, 15–18 % durch Eiweiß und 30–35 % durch Fett.
- Die Nahrung sollte Ballaststoffe enthalten.
- Die Nahrung sollte viel Obst und Gemüse, also pflanzliche Produkte, enthalten.
- Milch und Milchprodukte sind wichtige Kalziumlieferanten.
- Fisch sollte einmal pro Woche gegessen werden (Jodlieferant).
- Fleisch sollte nicht jeden Tag auf den Tisch kommen.
- Pflanzliche Fette sind tierischen Fetten vorzuziehen.

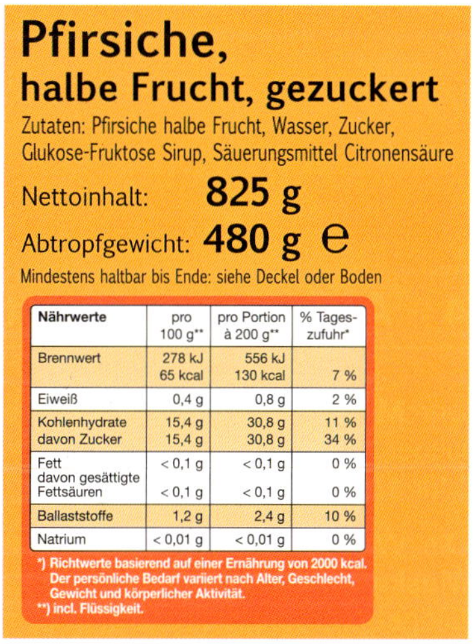

Bild 1 *Zusammensetzung und Energiegehalt eines Nahrungsmittels*

Ernährung und Bewegung beeinflussen das Körpergewicht. Da das Körpergewicht auch von der Körpergröße abhängt, wird zur besseren Vergleichbarkeit der **Body-Mass-Index** (BMI) benutzt. Er errechnet sich aus dem Gewicht in Kilogramm und der Länge in Meter. Der BMI ist wichtig zur Einschätzung, ob bei einem Menschen gesundheitliche Risiken aufgrund seines Körpergewichtes bestehen (Tabelle 2). PRAXIS

Einstufung des Gewichts	BMI
Normbereich	18,5–24,9
Übergewicht	25,0–29,9
Adipositas (Fettleibigkeit)	> 30
Extreme Adipositas	> 40

Tabelle 2 *Definition von Übergewicht*

Berechnung des BMI: $\frac{\text{Körpergewicht in Kilogramm}}{(\text{Körperlänge in Meter})^2}$

Beispiel: Herr Schmidt ist 1,86 m groß und wiegt 125 kg.

Berechnung: $125 : (1{,}86)^2 = 36{,}1$

Merke

Der Body-Mass-Index (BMI) errechnet sich aus dem Gewicht in Kilogramm und der Länge in Meter.

Nicht nur das Körpergewicht ist für die Abschätzung von Krankheitsrisiken wichtig, sondern auch die **Verteilung des Körperfetts.** Aufgrund des Verhältnisses von Taillenumfang zu Hüftumfang (Tabelle 1) wird zwischen dem **Apfel- und** dem **Birnentyp** (Bild 1) unterschieden.

Der **Birnentyp** entspricht dem **weiblichen Fettverteilungsmuster.** Das Fett lagert sich im Bereich von Hüfte und Oberschenkel ab. Bei dieser Fettverteilung ist das Risiko einer Arteriosklerose nicht so hoch. Der **Apfeltyp** entspricht dem **männlichen Fettverteilungsmuster**. Der Fettansatz ist im Bauchbereich, während Gesäß und Beine schlank sind. Das Risiko, eine **Arteriosklerose** (siehe S. 254) mit den Folgeerkrankungen zu entwickeln, ist hier höher als beim Birnentyp.

Merke

Das Arterioskleroserisiko ist beim Apfeltyp höher als beim Birnentyp.

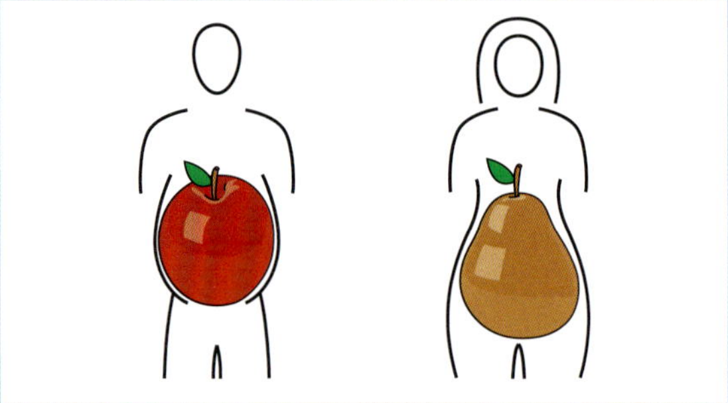

Bild 1 *Apfel- und Birnentyp*

T : H	Bedeutung
Frauen < 0,85 Männer < 1	Birnentyp, geringes Risiko
Frauen > 0,85 Männer > 1,0	Apfeltyp, erhöhtes Risiko

Tabelle 1 *Verhältnis Taillenumfang : Hüftumfang (T : H)*

4 Aufbau und Funktion der Verdauungsorgane

Der **Magen-Darm-Kanal** ist in gewisser Weise ein langer Schlauch (Bild 2). Die obere Öffnung ist der Mund, die untere der After.

Die Wand des Magen-Darm-Kanals enthält **glatte Muskulatur**. Durch rhythmische Kontraktionen der Längs- und Ringmuskulatur wird die Nahrung durch den Verdauungskanal transportiert. Diese rhythmischen Kontraktionen heißen **Peristaltik**.

Die innere Oberfläche des Magen-Darm-Kanals ist mit **Schleimhaut** ausgekleidet. In den verschiedenen Abschnitten ist die Schleimhaut unterschiedlich aufgebaut und nimmt entsprechend verschiedenen Aufgaben wahr, wie die Bildung von Enzymen, die Resorption von Nahrungsbestandteilen oder die Rückresorption von Wasser.

Die **Aufspaltung der Nahrung** beim Verdauungsvorgang ist ein Prozess, der in vielen Einzelschritten verläuft. Dabei hat jeder Abschnitt des Verdauungsapparates eigene Aufgaben (Tabelle 1 S. 357). Die chemische Aufspaltung der Nahrung geschieht mithilfe von Enzymen. Ein **Enzym** ist ein vom Körper gebildetes Protein, das eine biochemische Reaktion steuert.

Am Ende der Magen-Darm-Passage ist die Nahrung in ihre Bestandteile zerlegt. Alle verwertbaren Bestandteile sind dem Körper zugeführt worden. Unverdauliche Bestandteile werden nochmals durch **Bakterien** zersetzt und dann als **Stuhl** ausgeschieden.

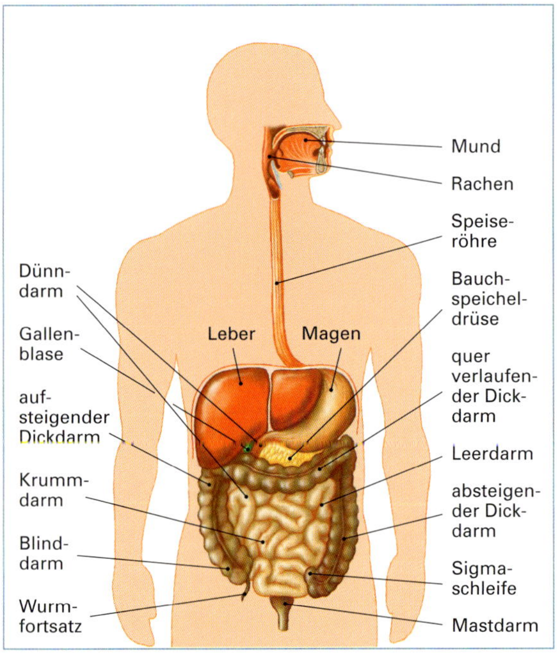

Bild 2 *Verdauungsorgane*

Merke

Ein Enzym ist ein vom Körper gebildetes Protein, das eine biochemische Reaktion steuert.

Abschnitt	Aufgabe	Enzym
Mund (Os)	• Zerkleinerung der Nahrung • Verflüssigung der Nahrung durch Speichel • Beginn der Kohlenhydratverdauung: Spaltung von Stärke	α-Amylase
Rachen (Pharynx)	• Schlucken der Nahrung	–
Speiseröhre (Ösophagus)	• Transport der Nahrung in den Magen mithilfe von Peristaltik	–
Magen (Ventriculus, Gaster)	• Bildung von Magensaft • Bildung von Intrinsic-Factor • Beginn der Eiweißverdauung und der Fettverdauung • Bildung von Gastrin	Pepsin, Lipase
Zwölffingerdarm (Duodenum)	• Verdauung aller Nahrungsbestandteile mithilfe des Bauchspeichels und der Galle • Beginn der Resorption	Trypsin, Chymotrypsin, α-Amylase, Lipase
Leerdarm (Jejunum) **Krummdarm** (Ileum)	• Abschluss der Verdauung • Resorption der Nahrungsbestandteile	–
Dickdarm (Colon)	• Rückresorption von Wasser • Verdauung von Zellulose durch Darmbakterien • Bildung von Vitamin K durch Darmbakterien	–

Tabelle 1 *Aufspaltung der Nahrung in den Abschnitten des Verdauungstrakts*

4.1 Mundhöhle und Rachen

In der Mundhöhle wird die Nahrung zerkleinert und mit Speichel durchmengt. Sie gelangt danach über den Rachen in die Speiseröhre.

Zur Zerkleinerung der Nahrung ist ein gesundes **Gebiss** nötig. Es besteht beim Kind aus 20, beim Erwachsenen (Bild 1) aus 32 Zähnen. Beim Neugeborenen sind noch keine Zähne zu erkennen. Sie kommen ab einem Alter von vier Monaten. Das „Zahnen" des Kindes ist mit Schmerzen und Unwohlsein verbunden.

9

Etwa mit sechs Jahren beginnt der **Zahnwechsel.** Die Milchzähne fallen aus, an ihre Stelle treten die bleibenden Zähne. Die **Weisheitszähne** sind die Mahlzähne, die am weitesten hinten liegen. Sie kommen zuweilen erst im Erwachsenenalter und verursachen beim Durchbruch Beschwerden.

In die Mundhöhle geben drei Speicheldrüsen ihr Sekret ab:

- **Ohrspeicheldrüse** (Glandula parotis)
- **Unterzungenspeicheldrüse** (Glandula sublingualis)
- **Unterkieferspeicheldrüse** (Glandula submandibularis)

In der Mundhöhle beginnt die Kohlenhydratverdauung. Der Mundspeichel enthält das Enzym **α-Amylase,** das Stärke spaltet. Deshalb schmeckt Schwarzbrot, das länger im Mund bleibt, süß.

Gebiss des Erwachsenen

Jede Kieferhälfte enthält:

- zwei Schneidezähne
- einen Eckzahn
- zwei Vormahlzähne (Prämolaren)
- drei Mahlzähne (Molaren)

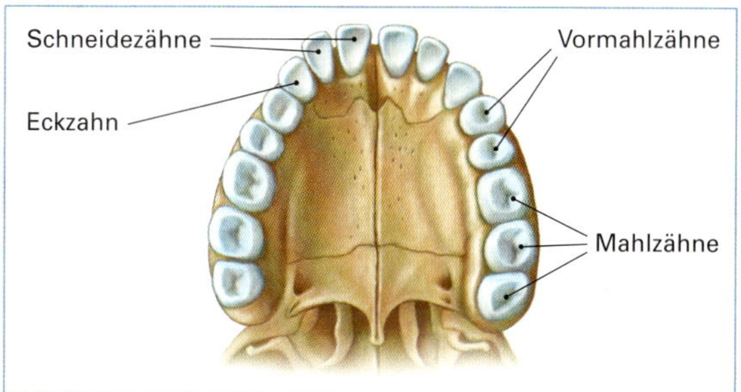

Bild 1 *Gebiss des Erwachsenen*

Die **Zunge** ist ein mit Schleimhaut überzogener Muskel. Die Schleimhaut enthält Geschmacksknospen für die Wahrnehmung der Geschmacksqualitäten **süß, sauer, salzig, bitter und umami** (Fleischgeschmack) (Bild 1). Andere Geschmackseindrücke wie Vanille oder Orange werden als Geruchseindrücke über die **Nase** wahrgenommen. Außerdem kann die Zunge Temperatur-, Tast- und Schmerzempfindung wahrnehmen.

Im **Rachen** kreuzen sich der Luft- und der Speiseweg. Durch den **Schluckreflex** gelangt ein Bissen Nahrung in die Speiseröhre. Dabei wird der Luftweg nach oben durch das **Gaumensegel** und nach unten durch den **Kehldeckel** verschlossen.

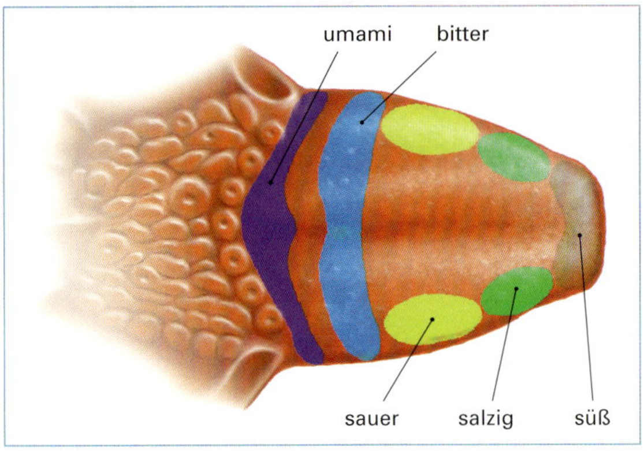

Bild 1 *Geschmacksknospen auf der Zunge*

Der Schluckvorgang ist ein kompliziertes Zusammenspiel von Muskelbewegungen des Rachens. **Schluckstörungen** können ein erster Hinweis auf **neurologische Störungen** wie Multiple Sklerose oder Demenz sein.

4.2 Speiseröhre

Die ca. 25 bis 30 cm lange Speiseröhre (Ösophagus) transportiert den Speisebrei vom Rachen in den Magen. Sie verläuft zwischen den beiden **Lungenflügeln** durch den **Thorax**, tritt durch das **Zwerchfell** und mündet in den Magen (Bild 2). Die Speiseröhre gehört zu den Mediastinalorganen (siehe S. 254).

Der **Aufbau** ist charakteristisch für den gesamten Magen-Darm-Trakt. Von innen nach außen gibt es folgende Gewebeschichten:

- Schleimhaut (Mucosa)
- lockeres Bindegewebe mit Blut- und Lymphgefäßen (Submucosa)
- Muskelschicht (Ring- und Längsmuskulatur)
- Bindegewebsschicht (Adventitia)

Regelmäßige Muskelkontraktionen (Peristaltik) schieben den Speisebrei weiter zum Magen.

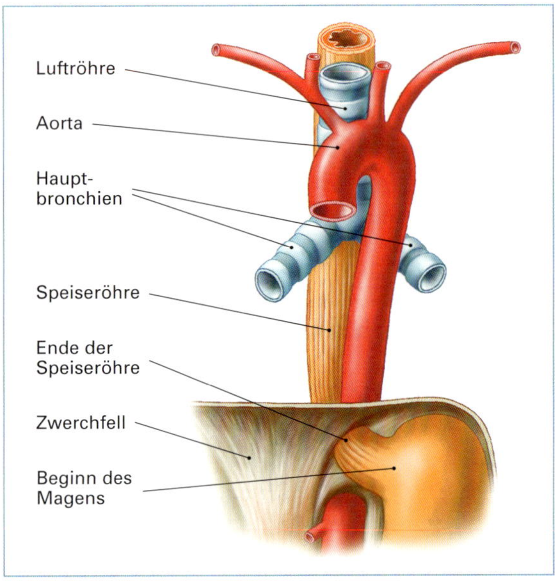

Bild 2 *Speiseröhre*

4.3 Magen

Der Magen (Gaster, Ventriculus) liegt im linken Oberbauch unter dem Zwerchfell (S. 244, Bild 2). Er hat die Form eines leicht gekrümmten Schlauches. Die äußere Krümmung heißt **große Kurvatur**, die innere Krümmung **kleine Kurvatur**.

Die **Kardia** ist die Einmündung der Speiseröhre in den Magen. Ein **Schließmuskel** verhindert, dass Mageninhalt in den Ösophagus zurückfließt. Im **Fundus** (Magengewölbe) sammelt sich Luft, die man auf Röntgenaufnahmen erkennen kann.

Aufgaben des Magens

- Sammlung der Nahrung
- Verflüssigung und Durchmischung der Nahrung
- Portionsweise Weitergabe der Nahrung
- Abtötung von Keimen
- Beginn der Eiweißverdauung und der Fettverdauung
- Bildung von Intrinsic-Factor
- Bildung von Gastrin

Den größten Teil des Magens bildet der **Magenkörper** (Corpus). Vor dem Übergang in den Zwölffingerdarm liegt der **Magenausgang** (Antrum). Der Magen wird vor dem Zwölffingerdarm durch den **Magenpförtner** (Pylorus) verschlossen. Er bildet eine Barriere zwischen dem sauren Mageninhalt und dem alkalischen Inhalt des Duodenums. Der Pförtner wird über den **pH-Wert** im Duodenum gesteuert. Er entlässt portionsweise Mageninhalt in den nächsten Darmabschnitt.

4.3.1 Aufgaben der Magenschleimhaut

Die Magenschleimhaut produziert 1 bis 3 Liter **Magensaft** am Tag. In den unterschiedlichen Zelltypen werden Pepsinogen, Salzsäure, Lipase, Intrinsic-Factor, Schleim und das Hormon Gastrin gebildet.

Pepsinogen ist die Vorstufe des eiweißspaltenden Enzyms **Pepsin.**

Die **Salzsäure** bewirkt, dass der Magensaft sauer ist (pH-Wert = 1) und schützt damit vor Krankheitserregern. Der saure pH-Wert des Magensaftes ist erforderlich, damit das unwirksame Pepsinogen in das wirksame Pepsin umgewandelt werden kann. Die **Lipase** des Magens spaltet Fette auf. Die Fettverdauung wird im Dünndarm durch die Pankreaslipase fortgesetzt.

Der **Intrinsic-Factor** wird im Antrum des Magens gebildet. Er ist nötig für die Resorption von Vitamin B_{12} im Duodenum.

Das Hormon **Gastrin** wird in das Blut abgegeben und erreicht über den Blutweg wieder die Magenschleimhaut. Es fördert die Produktion von Salzsäure.

Die Magenschleimhaut ist durch **Schleim** geschützt. Daher wird sie nicht angegriffen, obwohl die Salzsäure im Magensaft ätzend ist. Die schädigende Wirkung des Magensafts zeigt sich aber beim Rückfluss von Mageninhalt in den Ösophagus. Dabei entsteht eine entzündliche Veränderung, die zu **Sodbrennen** führt.

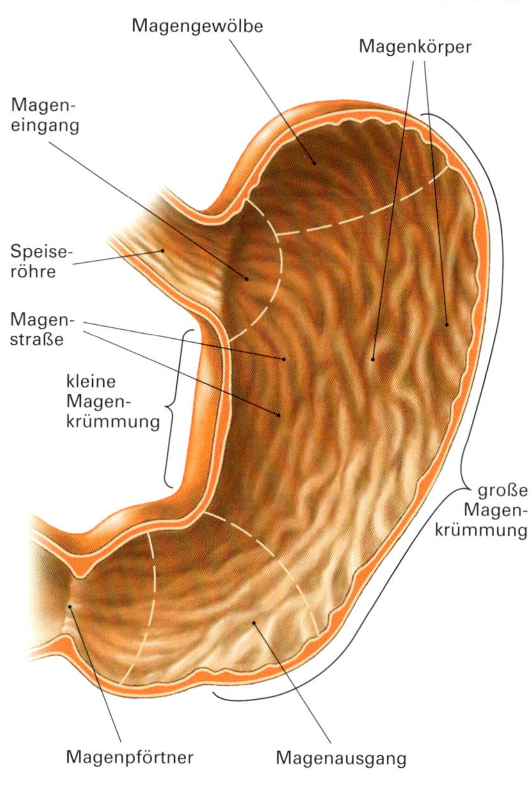

Bild 1 *Magen*

4.3.2 Entleerung des Magens

Der Magen ist gegen den Zwölffingerdarm durch einen ringförmigen Muskel, den **Pförtner**, verschlossen (Bild 1). Wenn der Pförtner sich öffnet, lässt er portionsweise sauren Mageninhalt in den Zwölffingerdarm fließen. Erst wenn der **alkalische Inhalt** des Duodenums den **sauren Mageninhalt** neutralisiert hat, öffnet sich der Pförtner erneut.

Merke

Der Magenpförtner steuert den Übertritt von saurem Mageninhalt in den Zwölffingerdarm.

4.4 Dünndarm

Der Dünndarm ist 3 bis 4 m lang und besteht aus drei Abschnitten:

- Duodenum (Zwölffingerdarm)
- Jejunum (Leerdarm)
- Ileum (Krummdarm)

Im Dünndarm wird der wichtigste Teil der Verdauungsarbeit geleistet. Die Nahrung wird mithilfe von Enzymen in die chemischen Bestandteile zerlegt. Anschließend werden die Spaltprodukte durch die Wand des Dünndarms aufgenommen und dem Blutkreislauf zugeführt. Die **Sekretion von Enzymen** und die **Resorption von Nährstoffen** setzt eine große Oberfläche voraus. Diese wird durch die beträchtliche Länge des Dünndarms und durch Falten, Zotten und Mikrovilli der Darmschleimhaut erreicht.

Die **Darmzotten** sind Ausstülpungen der Schleimhaut von 1,5 mm Höhe. Sie geben der Dünndarmoberfläche ein samtartiges Aussehen. Die Darmzotten haben auf ihrer Oberfläche nochmals Ausstülpungen. Diese heißen **Mikrovilli** und sind nur mit dem Mikroskop zu erkennen.

Die **Oberfläche des Dünndarms** wird durch Falten, Zotten und Mikrovilli etwa 200 bis 250 mal vergrößert. Das ergibt eine Fläche von ca. 120 Quadratmetern, die für die Resorption der abgebauten Nahrungsbestandteile zur Verfügung steht. Eine intakte Darmschleimhaut ist die unabdingbare Voraussetzung für eine regelrechte Verdauung und Resorption (Bild 1).

Wenn der Nahrungsbrei den Dünndarm passiert hat und in den Dickdarm übertritt, ist der Verdauungsvorgang abgeschlossen.

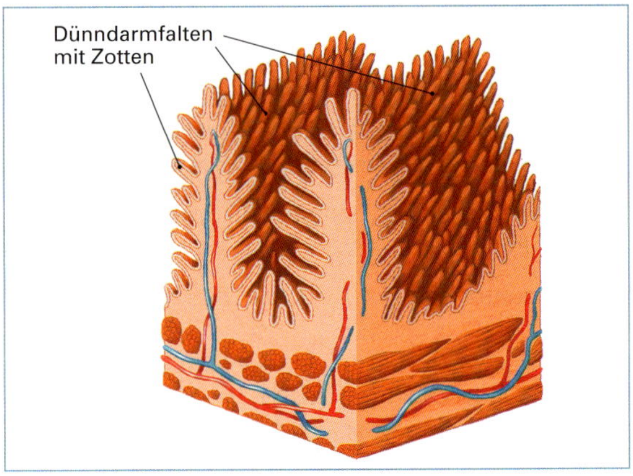

Bild 1 *Schleimhaut des Dünndarms*

4.4.1 Zwölffingerdarm

Der Zwölffingerdarm (Duodenum) schließt sich an den Magen an. Er ist 25–30 cm lang und hat die Form einer C-förmigen Schlinge.

Über den **Gallengang** gelangt Galle und über den **Pankreasgang** gelangt Bauchspeichel in das Duodenum. Beide Gänge münden gemeinsam in den Zwölffingerdarm (Bild 2).

Durch die enge Nachbarschaft der Mündungsstellen kann es zu einem Rückfluss von Galle in den Ausführungsgang der Bauchspeicheldrüse (Pankreas) kommen. Die Folge ist eine Entzündung der Bauchspeicheldrüse (Pankreatitis).

Die **Galle** emulgiert die Fette im Speisebrei. Das heißt, sie zerteilt große Fetttropfen in mehrere kleine und ermöglicht damit den fettspaltenden Enzymen besser auf die Fette einzuwirken.

Der **Bauchspeichel** enthält Enzyme, die zur Aufspaltung von Fetten, Kohlenhydraten, Proteinen und Nukleinsäuren nötig sind (Tabelle 1).

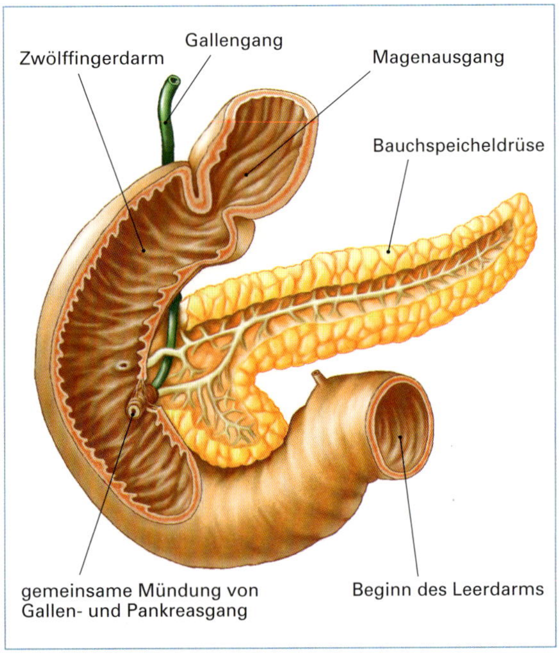

Bild 2 *Zwölffingerdarm und Bauchspeicheldrüse*

Enzyme des Bauchspeichels	Wirkung	Spaltprodukte
Lipase	Spaltung von Fett	Glycerin und Fettsäuren
Trypsin, Chymotrypsin Carboxypeptidasen	Spaltung von Eiweiß	Aminosäuren
Amylase, Saccharase Maltase, Laktase	Spaltung von Kohlenhydraten	Monosaccharide (Glukose und Fruktose)
Nukleasen	Spaltung von Nukleinsäuren (DNS und RNS)	Harnsäure

Tabelle 1 *Enzyme des Bauchspeichels*

Merke

Die Galle emulgiert die Fette. Sie vergrößert ihre Oberfläche.
Die Lipase verdaut die Fette. Sie spaltet sie in ihre chemischen Bestandteile Glycerin und Fettsäuren auf.

4.4.2 Leerdarm und Krummdarm

Im Leerdarm (Jejunum) und Krummdarm (Ileum) werden die Nährstoffe resorbiert (Bild 1). Jede Zotte enthält ein **Kapillarnetz** und ein **zentrales Lymphgefäß** für die Aufnahme der Nahrungsbestandteile. Alle resorbierten Stoffe, außer Glycerin und den Fettsäuren, werden durch die Kapillaren aufgenommen und im Blutkreislauf weitergleitet.

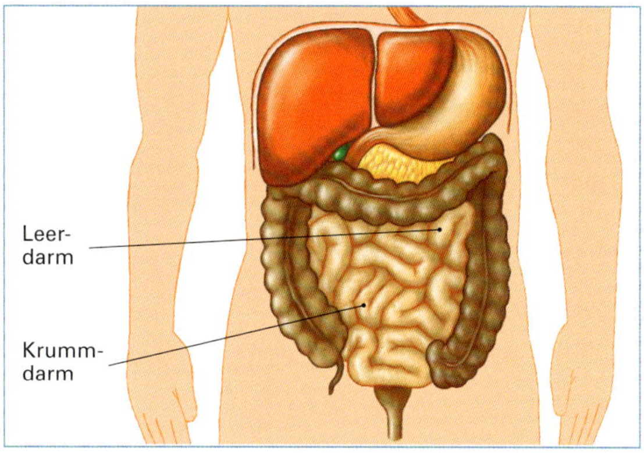

Bild 1 *Leerdarm und Krummdarm*

Glycerin und Fettsäuren, die Spaltprodukte der Fette, werden über die **Lymphgefäße** der Zotten resorbiert. Nach dem Eintritt in die Lymphgefäße werden sie wieder zu Triglyceriden zusammengesetzt und gelangen über den sogenannten **Milchbrustgang** in die obere Hohlvene und damit ebenfalls in den Kreislauf (siehe S. 244).

Das Jejunum und das Ileum sind mit der Rückwand der Bauchhöhle durch das **Mesenterium** (Gekröse) beweglich verbunden. Sie haben, verglichen mit anderen Darmteilen, einen größeren Bewegungsspielraum. Daher kann es in diesem Bereich des Darms zu Darmverschlingungen kommen.

Am Übergang vom Dünndarm zum Dickdarm befindet sich eine **Klappe**, die den Rückfluss von bakterienhaltigem Dickdarminhalt in den Dünndarm verhindert.

Sekret	Produktion in 24 Stunden
Mundspeichel	1–2 Liter
Magensaft	1–3 Liter
Bauchspeichel	1,5–2 Liter
Galle	0,5–1 Liter
Gesamt	**3–8 Liter**

Tabelle 1 *Menge der Verdauungssekrete*

In den Verdauungstrakt werden ca. **6 Liter Verdauungssekrete in 24 Stunden** abgegeben (Tabelle 1). Der größte Teil der Flüssigkeit wird im Dickdarm wieder rückresorbiert. Wenn das aufgrund von Durchfall oder Erbrechen nicht möglich ist, verliert der Körper große Mengen an Flüssigkeit.

Merke

Bei der Verdauung werden große Mengen von Verdauungssekreten abgegeben. Bei Erkrankungen des Verdauungstraktes besteht die Gefahr von erheblichen Flüssigkeitsverlusten.

4.5 Dickdarm

Der Dünndarm mündet im rechten Unterbauch in den Dickdarm (Colon). Er ist fest mit der Rückseite der Bauchwand verwachsen und umgibt den Dünndarm wie ein Rahmen (Bild 1, S. 362).

Im Dickdarm werden dem Speisebrei Wasser und Salze entzogen. Der flüssige Speisebrei wird zu festem **Stuhl** (Kot, Faeces). Anders als der Magen und der Dünndarm, ist der Dickdarm mit Bakterien besiedelt. Die Bakterienbesiedlung des Darms wird auch als **Darmflora** bezeichnet. Die Darmbakterien spalten die für den Menschen unverdauliche **Zellulose**. Die **Kolibakterien** produzieren außerdem **Vitamin K**, das für die Bildung von Gerinnungsfaktoren in der Leber gebraucht wird (siehe S. 209).

Fachwort (latein)	Deutsche Bezeichnung
Caecum	Blinddarm
Appendix	Wurmfortsatz
Colon ascendens	aufsteigender Dickdarm
Colon transversum	querverlaufender Dickdarm
Colon descendens	absteigender Dickdarm
Sigmoideum	S-Darm
Rectum	Mastdarm
Anus	After, Darmausgang

Tabelle 2 *Dickdarmabschnitte*

Außerhalb des Darms können **Darmbakterien** unangenehme Infektionen hervorrufen, wie z. B. **Harnwegsinfekte**. Daher ist beim Kontakt mit Stuhl äußerste Hygiene erforderlich.

Im Dickdarm wird, wie in den anderen Darmabschnitten auch, der Darminhalt mithilfe der **Peristaltik** weiterbewegt. Die Entleerung des Darms erfolgt durch Erschlaffen des **Schließmuskels**. Das Kind muss die Beherrschung des Schließmuskels während seiner Entwicklung erst erlernen. Diese Fähigkeit kann im Alter oder aufgrund von Erkrankungen wieder verloren gehen.

Die Häufigkeit von Stuhlentleerungen ist individuell sehr unterschiedlich. Die Spanne reicht von zweimal täglich bis zweimal in der Woche.

Der **Stuhl** (Faeces) besteht aus Ballaststoffen, unverdauten Nahrungsbestandteilen, Wasser und Mikroorganismen. Die braune Farbe entsteht durch den Stuhlfarbstoff **Sterkobilin**, ein Abbauprodukt des Gallenfarbstoffes Bilirubin.

Der unwillkürliche Abgang von Stuhl heißt **Stuhlinkontinenz** und stellt für die Betroffenen ein großes Problem dar. Sie kommt bei 1 bis 3 % der Bevölkerung vor.

Wenn aufgrund einer Erkrankung von Teilen des Dickdarms ein **künstlicher Darmausgang** (Anus praeter) angelegt werden muss, kann der Stuhl nicht mehr auf natürliche Weise entleert werden.

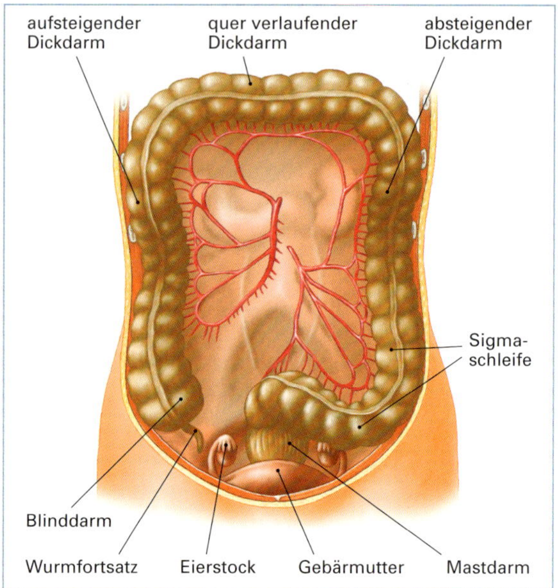

Bild 1 *Dickdarm*

Schwarzer Stuhl:
Eisentabletten, Blut aus dem Magen
Rötlicher Stuhl:
Rote Beete, Blut aus dem Darm
Heller Stuhl:
Gallengangsverschluss, Hepatitis

4.6 Leber

Die Leber (Hepar) liegt im rechten Oberbauch unterhalb vom Zwerchfell. Sie ist mit einem Gewicht von 1,5 kg die größte Drüse des Körpers. Sie gliedert sich in einen großen rechten und in einen kleineren linken Leberlappen (Bild 2).

An der Unterseite liegt die **Leberpforte** (Leberhilus). Hier treten **Blutgefäße** in die Leber ein, und die Gallenwege verlassen die Leber (Bild 2). Die zuführende Vene heißt **Pfortader.** Sie bringt venöses Blut aus dem Darm, der Milz und der Bauchspeicheldrüse zur Leber. Die Pfortader hat nicht die Aufgabe, die Leber mit Sauerstoff zu versorgen. Sie bringt der Leber die resorbierten Substanzen aus dem Darm. Aus diesen Grundstoffen stellt die Leber neue, körpereigene Stoffe her.

Der Sauerstoff wird durch eine Arterie, die **Leberarterie** zugeführt. Die **Lebervene** leitet das verbrauchte Blut von der Leber weg zur **unteren Hohlvene**. Die vielfältigen Aufgaben der Leber beziehen sich alle auf den Stoffwechsel und das Blut.

Die Galle wird von der Leber gebildet. Sie ist eine gelbgrüne, bittere Flüssigkeit. Die typische Farbe entsteht durch den Gallenfarbstoff **Bilirubin**, der in der Leber aus **Hämoglobin** gebildet wird.

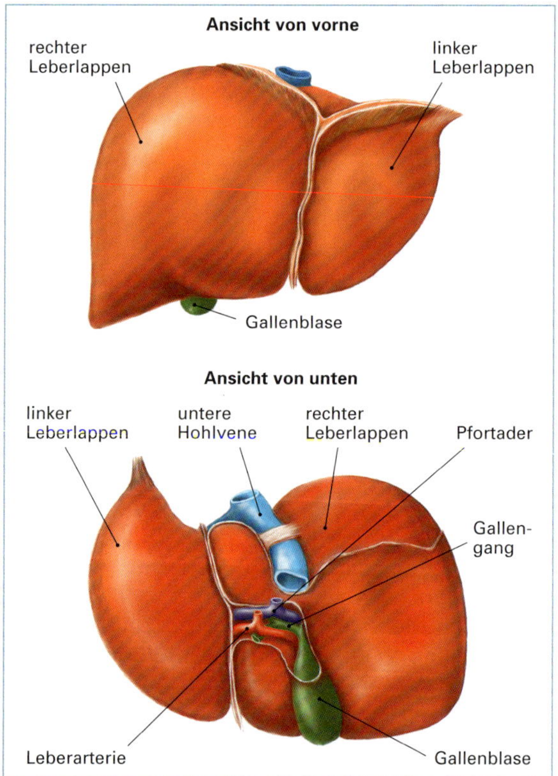

Bild 2 *Leber*

Ein weiterer Bestandteil der Galle sind die **Gallensäuren.** Sie emulgieren im Dünndarm die Fette und unterstützen damit die Fettverdauung. Die Galle wird über die **Gallenwege** in das Duodenum ausgeschieden. In Bezug auf die Produktion von Galle ist die Leber eine **exokrine Drüse.**

Alle Stoffe, die sich im Blut befinden, gelangen auch zur Leber (Bild 1). Ein großer Teil dieser Stoffe wird von der Leber ab- oder umgebaut. Dabei werden die Stoffe so umgewandelt, dass sie anschließend von der Niere ausgeschieden werden können. Dabei entsteht **Harnstoff** durch den Abbau von Protein, **Harnsäure** durch den Abbau von Nukleinsäure (einem Bestandteil von DNS) und **Kreatinin** durch den Abbau von Muskelgewebe.

Wenn die **harnpflichtigen Substanzen** aufgrund einer Erkrankung nicht durch die Niere ausgeschieden werden, steigt ihr Spiegel im Serum an. Das führt zu Vergiftungserscheinungen (siehe S. 310).

Durch die chemische Umwandlung verlieren viele Stoffe ihre **biologische Wirkung.** Das trifft ebenso für Alkohol zu, wie für Medikamente oder vom Körper produzierte Hormone. Beim Alkohol ist das Nachlassen der Wirkung erwünscht, man spricht daher auch von **Entgiftung.**

Aber auch bei **Medikamenten** sinkt der Spiegel im Blut, wenn keine erneute Zufuhr erfolgt. Dasselbe geschieht mit körpereigenen Hormonen. Auch diese müssen ständig nachproduziert werden, weil sonst ihre Konzentration im Blut abnimmt.

Die **Standarddosierung eines Medikamentes** gilt daher nur bei einer normalen Leberfunktion. Wenn die Leberfunktion eingeschränkt ist, muss auch die Dosierung des Medikamentes geringer sein (Bild 3). Wenn man dieses außer Acht lässt, kann es zu einer gefährlichen **Überdosierung** kommen (Bild 2).

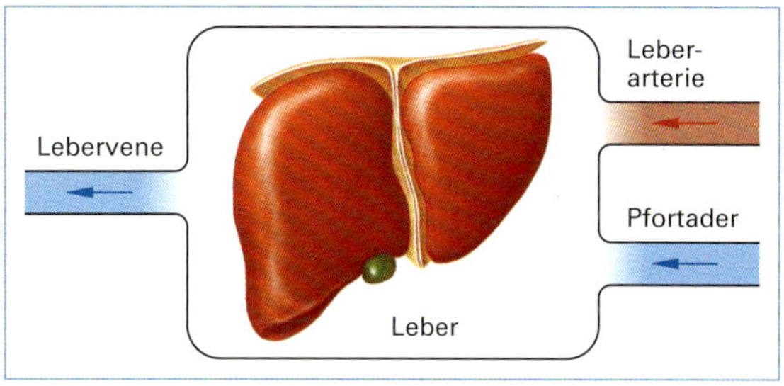

Bild 1 *Blutversorgung der Leber*

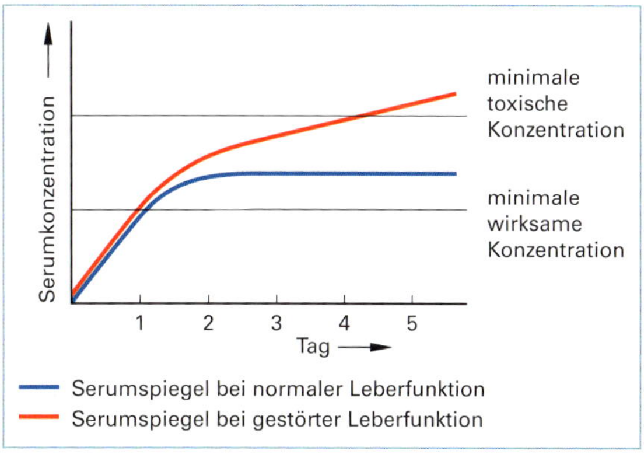

Bild 2 *Konzentration eines Arzneimittels im Serum*

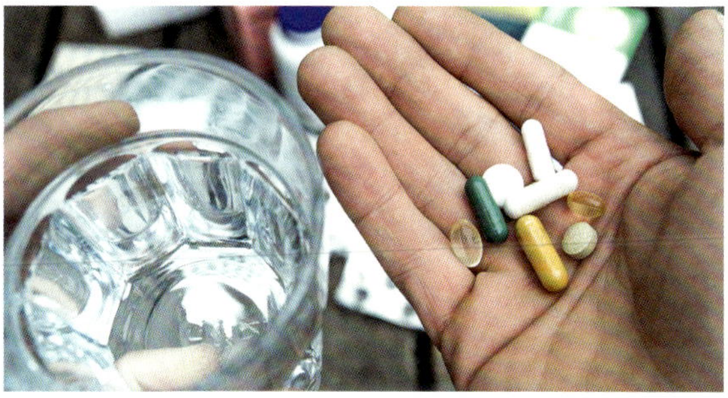

Bild 3 *Dosierung von Medikamenten: Vorsicht bei eingeschränkter Leberfunktion*

Aufgaben der Leber	Beispiele
Sekretbildung (exokrine Funktion)	• Bildung von Galle
Abbau von Substanzen (Entgiftungsfunktion)	• Bildung von Harnstoff, Harnsäure und Kreatinin (harnpflichtige Substanzen) • Abbau von Medikamenten und Alkohol
Aufbau von Substanzen	• Bildung von Glykogen aus Glukose • Bildung von Gerinnungsfaktoren • Bildung von Serumproteinen • Bildung von Cholesterin
Speicherung von Substanzen	• Glykogen • Fett • Vitamin B_{12} • Eisen • Blut
Abbau von Blut	• Abbau von Hämoglobin

Tabelle1 *Aufgaben der Leber*

4.7 Gallenblase

Die Gallenblase (Vesica fellea) liegt am Unterrand der Leber (Bild 1). Sie ist 4 cm lang, birnenförmig und hat ein Fassungsvermögen von 50 mL. Ihre Aufgabe ist die **Eindickung** und **Speicherung** der von der Leber gebildeten Galle und die **Abgabe** der Galle in den Zwölffingerdarm.

Die Gallenblase und die Gallengänge enthalten in der Wand **glatte Muskulatur**. Wenn sich im Dünndarm fetthaltige Nahrung befindet, wird eine Kontraktion der Gallenblase ausgelöst. Damit gelangt Galle in das Duodenum (Bild 1). Die Gallensäuren **emulgieren** die Fette (siehe S. 363) und erleichtern ihre Spaltung durch die Verdauungsenzyme.

Die Fähigkeit von Gallenblase und Gallengängen, sich zu kontrahieren, kann sich unangenehm bemerkbar machen. Wenn sich in der Gallenblase Steine gebildet haben, versucht die Gallenblase, mithilfe von Kontraktionen, die Steine auszutreiben. Das führt zu sehr schmerzhaften **Gallenkoliken**.

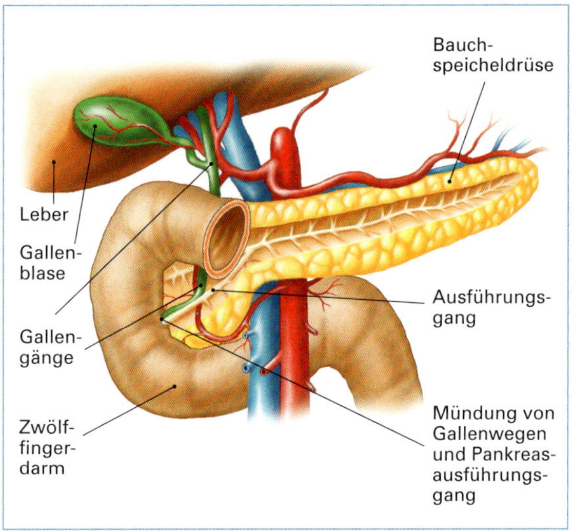

Bild 1 *Gallenblase mit Gallenwegen*

4.8 Bauchspeicheldrüse

Die Bauchspeicheldrüse (Pankreas) ist ca. 80 g schwer und 15 bis 22 cm lang. Sie liegt, von Magen und Darm verdeckt, hinter dem Bauchfell (Bild 2).

Der **Pankreaskopf** liegt in der C-förmigen Schlinge des Duodenums, seitlich reicht das Pankreas bis unter den linken Rippenbogen. Da das Pankreas in der Tiefe des Bauchraums verborgen liegt, werden Krankheiten des Pankreas oft spät erkannt.

Alle Aufgaben der Bauchspeicheldrüse beziehen sich auf die Verdauung und den Stoffwechsel. Die Bauchspeicheldrüse ist zugleich eine exokrine und eine endokrine Drüse (Tabelle 1, S. 365).

Der exokrine Teil des Pankreas bildet den Bauchspeichel. Das Sekret enthält **Verdauungsenzyme** zur Aufspaltung von Eiweiß, Fett und Kohlenhydraten. Der Ausführungsgang des Pankreas mündet in das Duodenum. Dort werden die Verdauungsenzyme wirksam.

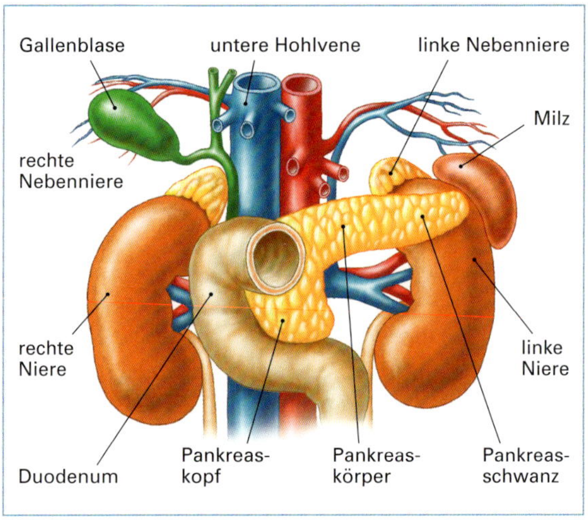

Bild 2 *Pankreas mit Nachbarorganen*

Der endokrine Teil (Langerhans-Inseln, auch Inselzellen genannt) des Pankreas besteht aus hormonbildenden Zellen, die wie Inseln in der Bauchspeicheldrüse liegen. Diese enthalten zwei Arten von Zellen:

- Die A-Zellen bilden das **blutzuckersteigernde Hormon** Glukagon.
- Die B-Zellen bilden das **blutzuckersenkende Hormon** Insulin.

Merke

Das Pankreas ist eine Drüse mit exokrinen und endokrinen Funktionen. Im exokrinen Teil wird der Bauchspeichel gebildet. Im endokrinen Teil werden die blutzuckerwirksamen Hormone Insulin und Glukagon gebildet.

Ort der Bildung	Produkt	Abgabe	Wirkung	Drüsenfunktion
Drüsenzellen des Pankreas, außer A- und B-Zellen	Bauchspeichel	in das Duodenum	Verdauung der Nahrungsstoffe im Dünndarm	exokrin
A-Zellen	Glukagon	in das Blut	hebt den Blutzuckerspiegel	endokrin
B-Zellen	Insulin	in das Blut	senkt den Blutzuckerspiegel	endokrin

Tabelle 1 *Aufgaben des Pankreas als exokrine und endokrine Drüse*

4.9 Bauchhöhle und Bauchfell

Die Bauchhöhle ist die größte Körperhöhle des Menschen (Bild 1). Sie enthält die Bauchorgane. Ihre Grenzen sind:

- nach oben – das Zwerchfell
- nach unten – die Beckenbodenmuskulatur
- nach hinten – die Rückenmuskulatur
- nach vorn – die Bauchmuskulatur

Die Bauchhöhle ist vom **Bauchfell** (Peritoneum) ausgekleidet.

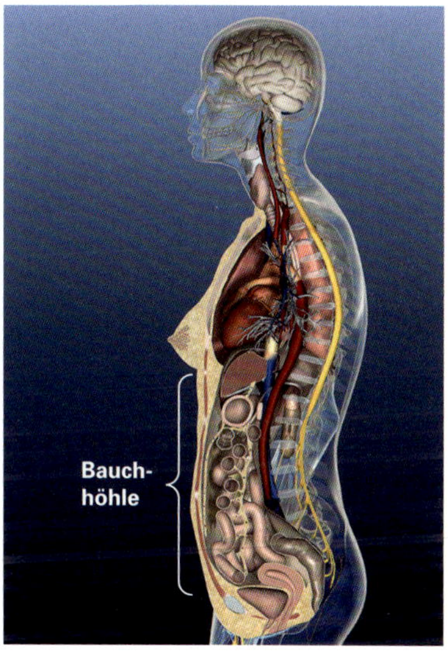

Bild 1 *Bauchhöhle*

Bauchfell

Das Bauchfell (Peritoneum) ist eine feine Haut, die die Bauchhöhle auskleidet und einige der Bauchorgane umgibt. Unter der Bauchwand liegt das Bauchfell wie eine Schürze über den Dünndarmschlingen. An dieser Stelle heißt es **großes Netz** (Omentum majus). Organe, die vollständig von Bauchfell umgeben sind, liegen **intraperitoneal**. Organe, die gar nicht oder nur teilweise von Bauchfell umgeben sind, liegen **extra**- oder **retroperitoneal** (Tabelle 2).

Das Bauchfell produziert eine geringe Menge **Flüssigkeit**, die wie ein Gleitmittel die Verschiebung der Bauchorgane gegeneinander erleichtert.

Infektionen im Bauchraum können auf das Bauchfell übergreifen. Dann kommt es zu einer Entzündung des Bauchfells, der gefürchteten **Peritonitis**. Auch bösartige Tumoren im Bauchraum können das Bauchfell befallen.

Lagebezeichnung	Organe
intraperitoneale Organe	Magen, Leber, Gallenblase, Ileum, Jejunum, Appendix, Teile des Dickdarms, Milz
retroperitoneale Organe	Duodenum, Teile des Dickdarms, Nieren, Nebennieren, Blase, Rektum

Tabelle 2 *Lage der Bauchorgane zum Bauchfell*

Merke

Tumoren und Infektionen können sich über das Bauchfell im Bauchraum ausbreiten. Die Entzündung des Bauchfells (Peritonitis) ist eine schwere, lebensbedrohliche Erkrankung.

5 Krankheiten der Verdauungsorgane

Krankheiten des Verdauungstraktes gehen oft mit **Übelkeit, Erbrechen, Bauchschmerzen, Durchfall** oder **Verstopfung** einher. Bösartige Erkrankungen sind bei den Verdauungsorganen, wie auch in anderen Organsystemen, im Anfangsstadium symptomlos. 20 % aller **bösartigen Tumoren** kommen im Verdauungstrakt vor.

5.1 Krankheiten der Speiseröhre

Schädliche Stoffe, wie z. B. Alkohol, Säuren oder Tabakrauch, benetzen beim Schlucken die Wand der Speiseröhre. Die daraus folgende Schädigung der Schleimhaut ist ein lang dauernder Prozess, der meistens erst in einem späteren Stadium der Erkrankung wahrgenommen wird.

5.1.1 Refluxkrankheit

Die Refluxkrankheit (gastroösophageale Refluxkrankheit) entsteht durch Rückfluss von saurem Magensaft in den Ösophagus. Am Ende des Ösophagus befindet sich ein Schließmuskel (siehe S. 358), der die Speiseröhre gegen die Kardia verschließt. Er verhindert, dass saurer Magensaft in die Speiseröhre zurückfließt.

Versagt dieser Verschlussmechanismus, so gelangt saurer Mageninhalt in die Speiseröhre und löst eine **chronische Entzündung** (Refluxösophagitis) aus. Die veränderte Schleimhaut ist eine Vorstufe (Präkanzerose) zum Ösophaguskarzinom (siehe unten). **Risikofaktoren** sind Adipositas, Schwangerschaft, Verzehr von Kaffee und fetthaltiger Nahrung, Medikamente und eine gebückte Körperhaltung.

Folgende Symptome weisen auf eine Refluxkrankheit hin:

- Sodbrennen
- saures Aufstoßen
- Schmerzen hinter dem Brustbein

Die **Therapie** besteht in der Beseitigung der Risikofaktoren. Außerdem werden Medikamente eingesetzt, die die Säurebildung im Magen hemmen (H_2-Blocker) oder die Wirkung der Magensäure abmildern (Antazida).

Merke

Durch den ständigen Säurereiz verändert sich die Schleimhaut im unteren Ösophagus. Diese Schleimhautveränderung ist eine Vorstufe (Präkanzerose) des Ösophaguskarzinoms.

5.1.2 Entzündung der Speiseröhre

Ursachen für eine Entzündung der Speiseröhre (Ösophagitis) sind:

- Verbrühung durch zu heiße Speisen
- Rückfluss von saurem Mageninhalt
- Verätzung durch Säuren oder Laugen

Merke

Reinigungsmittel und andere chemische Substanzen dürfen nie in Getränkebehältern aufbewahrt werden. Versehentliches Trinken führt zu schweren Verätzungen der Speiseröhre.

5.1.3 Speiseröhrenkrebs

Die wichtigsten **Risikofaktoren** für das **Ösophaguskarzinom** (Speiseröhrenkrebs) sind Rauchen und das Trinken von hochprozentigem Alkohol. Männer sind fünf Mal häufiger betroffen als Frauen. Das Hauptsymptom ist die **schmerzlose Schluckstörung**. Sie tritt erst in einem fortgeschrittenen Stadium auf, wenn schon Metastasen bestehen.

5.2 Krankheiten des Magens

Die häufigsten Krankheiten des Magens sind die akute und die chronische Entzündung, das Magengeschwür und bösartige Tumoren. Typische Symptome für Erkrankungen des Magens sind:

- Schmerzen
- Völlegefühl
- Übelkeit
- Erbrechen

Durchfall, Verstopfung oder Blähungen sind Zeichen einer **Beteiligung des Darms** (Tabelle 1).

Symptom	Fachbegriff	Erklärung
Schmerz	Dolor	Unterscheidung nach der Schmerzqualität, z. B. dumpfer Schmerz oder stechender Schmerz
krampfartiger Schmerz	Kolik	heftigste Schmerzen, ausgelöst durch eine Verkrampfung der glatten Muskulatur
Übelkeit	Nausea	Unwohlsein vor dem Erbrechen
Erbrechen	Vomitus, Emesis	Umkehr der Peristaltik in Richtung Mundhöhle
Blähungen	Meteorismus	vermehrte Gasbildung im Magen-Darm-Trakt
Durchfall	Diarrhö	häufige Stuhlentleerungen mit halbfestem oder flüssigem Stuhl
Verstopfung	Obstipation	seltene Stuhlentleerungen
Blutung	Hämorrhagie	Bluterbrechen oder akute Blutung aus dem Darm
Blut im Stuhl	–	sichtbare Blutauflagerungen oder nicht sichtbare Blutbeimengungen (okkultes Blut)
heller Stuhl	–	Fehlen des braunen Stuhlfarbstoffes Sterkobilin
Teerstuhl	Meläna	schwarz gefärbter glänzender Stuhl - Blutbeimengung von mindestens 100 ml

Tabelle 1 *Symptome bei Erkrankungen des Verdauungstraktes*

9

5.2.1 Akute Gastritis

Bei einer akuten Gastritis (akute Magenschleimhautentzündung) reagiert die Magenschleimhaut auf Schädigungen verschiedener Art mit einer **Entzündungsreaktion.**

Die Symptome sind Übelkeit, Völlegefühl und Erbrechen.

Meistens helfen der vorübergehende Verzicht auf Nahrungsaufnahme (Nahrungskarenz) und die Beseitigung der Ursache. Ist das Erbrechen zu stark, werden **Antiemetika** (Mittel gegen Erbrechen, siehe S. 194) gegeben.

Gegen eine zu starke Produktion von Magensäure helfen **Antazida** (Magensäure-bindende Arzneimittel, siehe S. 194). Die Krankheit heilt in der Regel innerhalb weniger Tage spontan ab.

Ursachen für akute Gastritis

- **Alkohol**
- **Medikamente**, besonders entzündungshemmende Medikamente und Kortison
- **Krankheitserreger**, z. B. Staphylokokken und Salmonellen
- **Stress** durch Verletzungen oder Operationen

Merke

Die **akute Gastritis** heilt innerhalb weniger Tage spontan ab.

5.2.2 Chronische Gastritis

Wenn eine Entzündung der Magenschleimhaut über längere Zeit besteht, handelt es sich um eine chronische Gastritis. Um die Diagnose zu sichern, wird eine **Gastroskopie** (Magenspiegelung) mit Biopsie durchgeführt.

Bei einer chronischen Gastritis besteht ein deutlich erhöhtes Risiko für ein **Magenkarzinom**, daher muss sie in jedem Fall behandelt werden. Nach den Ursachen wird die chronische Gastritis in drei Gruppen unterteilt:

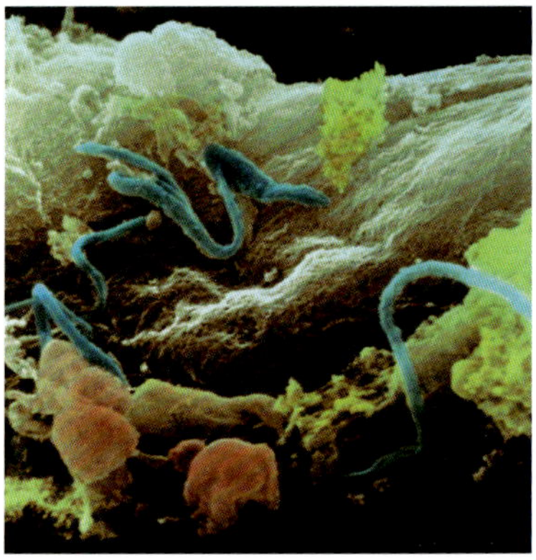

Bild 1 *Helicobacter pylori (hier blau eingefärbt)*

Typ A – Autoimmungastritis

Die Autoimmungastritis macht 5 % der Gastritiden aus. Durch einen **Fehler des Immunsystems** werden die Belegzellen der Magenwand als körperfremde Bestandteile gedeutet und Antikörper dagegen gebildet. Krankheiten, die durch diesen Mechanismus entstehen, werden als **Autoimmunkrankheiten** bezeichnet.

Bei der Autoimmungastritis kommt es zu einer Atrophie der Magenschleimhaut. Davon sind auch diejenigen Zellen der Magenschleimhaut betroffen, die den **Intrinsic-Faktor** bilden. Infolge von **Vitamin-B_{12}-Mangel** entsteht die **perniziöse Anämie** (siehe S. 213).

Typ B – Bakterielle Gastritis

Die bakterielle Gastritis ist mit über 80 % die häufigste Form der Gastritiden. Das Bakterium **Helicobacter pylori** (Bild 1) besiedelt die Nischen der Magenschleimhaut. Dort ist es durch Bildung von Harnstoff vor dem bakteriziden Einfluss der Salzsäure geschützt.

Der **Infektionsweg** ist fäkal-oral. Ein großer Teil der Bevölkerung ist mit Helicobacter pylori infiziert, ohne zu erkranken. Helicobacter pylori lässt sich mithilfe einer Gewebeprobe oder eines **Atemtests** nachweisen. Die **Therapie** besteht in einer Kombination aus zwei Antibiotika mit einem Säureblocker.

Typ C – Chemische Gastritis

Die chemische Gastritis wird durch schädigende Substanzen verursacht. Dazu gehören Alkohol, Schmerzmittel und Antibiotika. Auch der Rückfluss von Gallensäure aus dem Duodenum kann zu einer chemischen Gastritis führen.

Die chemische Gastritis heilt aus, wenn ihre Ursachen beseitigt werden. Aber gerade in der Beseitigung der Ursachen liegt oft das Problem. Viele Patienten sind wegen einer chronischen Erkrankung auf Schmerzmittel angewiesen oder es besteht eine Abhängigkeit von Alkohol oder Tabletten.

Merke

Bei einer chronischen Gastritis besteht ein erhöhtes Risiko für ein Magenkarzinom. Daher sind eine frühzeitige Diagnostik und Therapie unbedingt anzustreben.

5.2.3 Ulkuskrankheit

Das **Magengeschwür** und das **Zwölffingerdarmgeschwür** werden als Ulkuskrankheit zusammengefasst. Ein **Ulkus** (Geschwür) ist ein Gewebedefekt. Die Schleimhaut ist an einer umschriebenen, meist kreisrunden, Stelle zerstört, der Gewebeschwund reicht bis in die darunter liegende Muskelschicht (Bild 2). Ein nur oberflächlicher Defekt der Schleimhaut heißt **Erosion.**

Im Deutschen werden die Begriffe „Geschwür" und „Geschwulst" oft miteinander verwechselt. Ein Geschwür ist ein Gewebedefekt, eine Geschwulst ist eine krankhafte Neubildung von Gewebe.

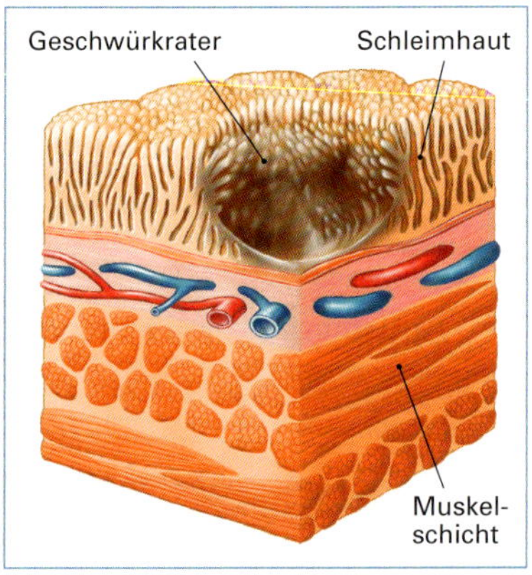

Bild 2 *Ulcus ventriculi*

Merke

Ein Geschwür (Ulkus) ist ein Gewebedefekt.

Eine Geschwulst (Tumor) ist eine krankhafte Neubildung von Gewebe.

Die **Ulkuskrankheit** kann als eine Steigerung der chronischen Gastritis aufgefasst werden. Sie hat im Wesentlichen dieselben Symptome, nämlich Schmerzen, Völlegefühl, Übelkeit und Erbrechen. Auch die **Ursachen** sind dieselben wie bei der chronischen Gastritis.

Die beiden Formen der Ulkuskrankheit lassen sich nach den **Symptomen** nicht sicher unterscheiden. Allgemein gilt:
- Magengeschwür (Ulcus ventriculi): **Schmerzen nach der Nahrungsaufnahme**
- Zwölffingerdarmgeschwür (Ulcus duodeni): **Nüchternschmerz**, der sich bei Nahrungsaufnahme bessert

Das Ulcus duodeni ist viermal häufiger als das Ulcus ventriculi. Insgesamt kommt die Ulkuskrankheit bei Männern doppelt so oft vor wie bei Frauen.

Die **Diagnose** von Ulkuserkrankungen erfolgt endoskopisch mit einer Gastro-Duodenoskopie. Die **Therapie** ist in der Regel medikamentös. Die rechtzeitige Diagnose und Therapie sollen vor den drei gefährlichen **Komplikationen** der Ulkuskrankheit schützen:

- **Blutung**
  Die **akute Blutung** mit **Bluterbrechen** ist ein lebensbedrohlicher Notfall.
  Häufiger besteht eine **chronische Blutung**, die über lange Zeit hin nicht bemerkt wird.
- **Perforation**
  Das Geschwür „frisst" sich durch die Magenwand, bis ein Loch entsteht. Mageninhalt fließt in den Bauchraum und löst eine **Peritonitis** (Bauchfellentzündung, siehe S. 365) aus.

Blutungen im Magen-Darm-Trakt

Blutungen im Magen-Darm-Trakt sind die häufigste Ursache für einen chronischen Blutverlust. Daher muss bei einem **niedrigen Hb-Wert** sehr sorgfältig nach der Blutungsquelle gesucht werden. Der **Test auf okkultes Blut im Stuhl** ist in diesem Falle meistens positiv.

- **Magenkarzinom**
  Das Gewebe im Bereich des Geschwürs entartet zu Tumorgewebe, sodass ein Magenkarzinom entsteht.

Merke

Die Komplikationen der Ulkuserkrankungen sind die akute Blutung, die Perforation und die Entstehung eines Magenkarzinoms.

5.2.4 Magenkarzinom

Beim Magenkarzinom (Magenkrebs) sind die Zellen der Magenschleimhaut bösartig verändert. Wie bei fast allen Krebserkrankungen treten die Symptome erst im fortgeschrittenen Stadium auf. Sie sind überdies unspezifisch und könnten auch durch eine Gastritis verursacht sein: Druckgefühl im Oberbauch, Appetitlosigkeit, Brechreiz. Lediglich die **Abneigung gegen Fleisch** kann ein Hinweis sein.

Auch beim Magenkarzinom spielt die Besiedlung mit **Helicobacter pylori** eine wichtige Rolle. Über die Hälfte aller Magenkrebspatienten leidet zum Zeitpunkt der Diagnose an einer **Gastritis vom Typ B.** Auch genetische Faktoren und die Ernährung (geräucherte und gesalzene Speisen) spielen eine Rolle.

Die **Diagnose** wird durch eine Gastroskopie mit Biopsie und histologischer Untersuchung gestellt. Die **Therapie** des Magenkarzinoms besteht in der operativen Entfernung des Tumors mit einer anschließenden Chemotherapie und/oder Bestrahlung.

Merke

In der Vorgeschichte des Magenkarzinoms gibt es häufig die Infektion mit Helicobacter pylori.

5.3 Krankheiten des Darms

Erkrankungen des Darms können von Erkrankungen des Magens in der Regel durch ihre Symptomatik unterschieden werden. **Krankheiten des Magens** gehen mit Erbrechen einher, **Krankheiten des Darms** mit Durchfall oder Verstopfung. Die **Schmerzen** sind bei Erkrankungen des Magens mehr im **Oberbauch,** bei Erkrankungen des Darms im **Mittel- oder Unterbauch** lokalisiert.

Magen und Darm können aber auch gleichzeitig befallen sein, wie bei der Gastroenteritis.

5.3.1 Gastroenteritis

Die Gastroenteritis ist eine akute entzündliche Erkrankung des Magen-Darm-Trakts. Sie wird durch **Bakterien** wie z. B. Salmonellen, Kolibakterien oder Staphylokokken hervorgerufen. Oft sind es nicht die Bakterien selbst, sondern die **Bakterientoxine**, die die eigentliche Schädigung hervorrufen. Auch **Viren** können eine Gastroenteritis verursachen, z. B. **Noroviren** und **Rotaviren**.

Die Übertragung erfolgt von Mensch zu Mensch oder durch kontaminierte Speisen. Da die Ansteckungsrate hoch ist, kann es zu regelrechten Gastroenteritis-Epidemien kommen.

Gefahr bei der Essenszubereitung

Krankheitserreger, die Menschen befallen, haben sich im Laufe einer langen Entwicklung an den „Lebensraum Mensch" angepasst. Sie vermehren sie sich am besten im Bereich der **menschlichen Körpertemperatur**. Warme Speisen muss man schnell abkühlen lassen und anschließend kühl aufbewahren.

Typische Symptome der Gastroenteritis sind **Erbrechen** und **Durchfall**. Die Krankheit bessert sich in der Regel nach einigen Tagen.

Für Säuglinge, Kleinkinder und ältere Menschen ist der **Verlust von Flüssigkeit und Mineralien** besonders gefährlich. Es kann zu einem **Kreislaufkollaps,** in schweren Fällen sogar zum Tod kommen. Ein deutliches Zeichen für Austrocknung ist die schlaffe Haut, die sich in Falten abheben lässt (Bild 1). Ausgetrocknete Patienten sind in einem schlechten Allgemeinzustand und können konzentrationsgemindert oder verwirrt sein.

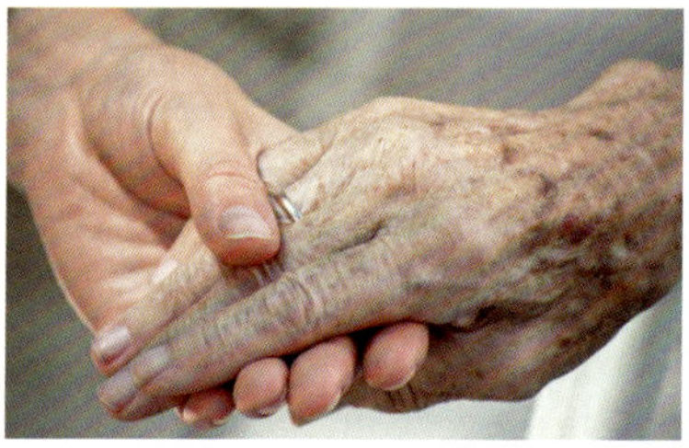

Bild 1 *Austrocknung der Haut*

Die **Therapie** besteht im Wesentlichen im Ersatz von Flüssigkeit und Elektrolyten. Dabei sollte bedacht werden, dass bei älteren Menschen oft das Durstgefühl vermindert ist.

Merke

Bei Flüssigkeitsverlusten trocknet der Körper aus. Zeichen für Austrocknung (Exsikkose) sind eine schlaffe Haut und ein schlechter Allgemeinzustand des Patienten.

5.3.2 Entzündliche Erkrankungen des Darms

Entzündungen des Darms können sich an verschiedenen Abschnitten abspielen. Die Krankheitsbezeichnung gibt an, welcher Abschnitt des Darms betroffen ist (Tabelle 1).

Entzündliche Erkrankung	Befallene Darmteile
Gastroenteritis	Entzündung des Magens und des Dünndarms
Enteritis	Entzündung nur des Dünndarms
Enterocolitis	Entzündung des Dünndarms und des Dickdarms
Colitis	Entzündung nur des Dickdarms

Tabelle 1 *Entzündliche Darmerkrankungen*

Mit dem Begriff **chronisch entzündliche Darmerkrankungen** (CED) werden zwei besondere Krankheitsbilder zusammengefasst: **Morbus Crohn** und **Colitis ulcerosa**. Beiden Krankheiten ist gemein, dass der Erkrankungsbeginn zwischen dem 20. und dem 40. Lebensjahr liegt. Als Ursachen werden eine **Fehlsteuerung des Immunsystems** und **Umweltfaktoren** angenommen.

Die chronisch entzündliche Darmerkrankung bedeutet für die oft noch jungen Patienten eine erhebliche **Beeinträchtigung der Lebensqualität**. Trotz Therapie kommt es immer wieder zu akuten Schüben. Bei beiden Erkrankungen ist nach einem längeren Verlauf das **Risiko für Darmkrebs** erhöht.

Die **Diagnose** der chronisch entzündlichen Darmerkrankungen erfolgt mit einer **Endoskopie** (siehe S. 391). Die **Therapie** besteht in der Gabe von entzündungshemmenden Medikamenten. In der akuten Phase soll die Ernährung flüssigkeitsreich und ballaststoffarm sein. In schweren Fällen ist eine Operation erforderlich.

Morbus Crohn

Beim Morbus Crohn (Enteritis regionalis) ist hauptsächlich der **Dünndarm** betroffen. Die Entzündung kann auch auf den Dickdarm übergreifen. Typische Symptome sind **Durchfälle** und **Schmerzen**, vor allem im rechten Unterbauch.

Eine typische Komplikation ist die **Fistelbildung**. Von der Darmwand aus bildet sich eine röhrenartige Verbindung zu einem Nachbarorgan (Fistel), z. B. der Harnblase. Auf diesem Wege kann Darminhalt in die Blase gelangen und schwere Infektionen hervorrufen. Die Fistel kann sich auch zur Bauchhöhle hin öffnen. Dann tritt Darminhalt in die freie Bauchhöhle über. Das führt zur **Bauchfellentzündung** (Peritonitis), einer schweren Komplikation, die tödlich enden kann.

Merke

Die Fistelbildung ist eine gefürchtete Komplikation bei Morbus Crohn.

Colitis ulcerosa

Bei der Colitis ulcerosa ist der Dickdarm betroffen. Charakteristisch ist die Bildung von **Geschwüren** (Ulcera) in der Darmschleimhaut (Bild 1). Die Erkrankung beginnt am Rektum und breitet sich weiter im Kolon zur Mundhöhle hin aus. Symptome sind krampfartige Bauchschmerzen und blutig-schleimige Durchfälle.

Auch bei dieser Form der Darmentzündung gibt es Komplikationen:

- Durchbruch (Perforation) der Darmwand
- Bauchfellentzündung (Peritonitis)
- häufige Rezidive (Rückfälle)
- erhöhtes Risiko für ein Dickdarmkarzinom

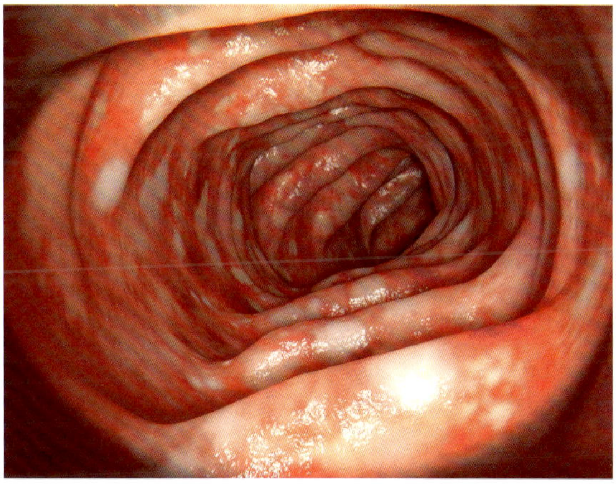

Bild 1 *Colitis ulcerosa*

5.3.3 Zöliakie

Bei der Zöliakie (Sprue) reagiert die Darmschleimhaut allergisch auf **Gluten,** einen Bestandteil von Getreide. Das führt zu einer Rückbildung der Zotten in der Darmschleimhaut. Die Nährstoffe können nicht ausreichend resorbiert werden. Die Folge sind **Durchfälle und Gewichtsabnahme.**

Die **Diagnose** wird nach einer **endoskopischen Untersuchung** durch eine Biopsie der Darmschleimhaut gestellt. Die **Therapie** besteht in einer **glutenfreien Diät.**

5.3.4 Appendizitis

Der **Wurmfortsatz** (Appendix) ist ein Anhängsel des **Blinddarms** (Bild 1). Er gehört zu den lymphatischen Organen.

Eine Entzündung des Wurmfortsatzes (Appendizitis) kommt vorwiegend bei Kindern und Jugendlichen vor, kann aber in jedem Alter auftreten. Typische Symptome sind:

- rechtsseitige Unterbauchschmerzen mit Druckschmerz am **Mc Burney-Punkt** (Bild 2)
- Übelkeit und Erbrechen
- Temperaturerhöhung mit deutlicher Differenz zwischen rektal und axillar gemessenem Wert
- Loslass-Schmerz im rechten Unterbauch (nach gezieltem Druck auf die linke Bauchdecke)

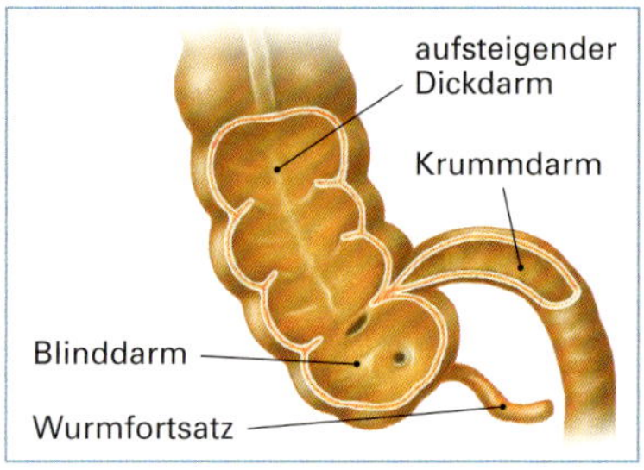

Bild 1 *Blinddarm mit Wurmfortsatz*

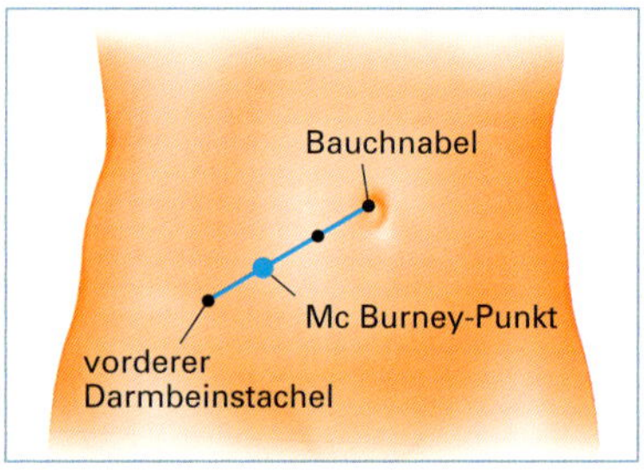

Bild 2 *Mc Burney-Punkt*

Eine Appendizitis ist schwierig zu diagnostizieren, wenn die Symptome nicht in der charakteristischen Weise auftreten. Schmerzen werden am Beginn der Erkrankung nicht im Unterbauch, sondern in der **Nabelgegend** wahrgenommen. **Kinder** können Bauchschmerzen oft gar nicht lokalisieren. Bei **Frauen** muss an eine **Entzündung des Eierstocks** oder an eine **Eileiterschwangerschaft** gedacht werden.

Zur **Diagnostik** gehören neben der klinischen Untersuchung:

- Sonographie
- Bestimmung der Leukozytenzahl
- Bestimmung der BSG oder von
- C-reaktivem Protein (CRP)

Die Therapie besteht in der **Appendektomie** (operative Entfernung des Wurmfortsatzes). Dieser Eingriff wird heute meistens endoskopisch durchgeführt. Eine nicht erkannte Appendizitis kann zum Durchbruch (Perforation) führen. Dabei ergießt sich der eitrige Inhalt in die Bauchhöhle und ruft eine **Peritonitis** hervor.

Mc Burney-Punkt

Zum Auffinden des Mc Burney-Punktes wird in Gedanken die Verbindungslinie zwischen dem Nabel und dem rechten Darmbeinstachel gezogen. Diese Linie wird in drei Teile geteilt. Der **Mc Burney-Punkt** liegt am Übergang vom unteren zum mittleren Drittel.

5.3.5 Reizdarmsyndrom

Beim Reizdarmsyndrom (RDS) treten Beschwerden im Dünn- und Dickdarm auf. Frauen sind häufiger betroffen als Männer. Die Patienten leiden unter **Schmerzen im Bauchraum**, die sich nach der Stuhlentleerung bessern. Die **Häufigkeit der Stuhlentleerungen** und die **Beschaffenheit des Stuhls** sind verändert.

Es gibt keinen Nachweis des Reizdarmsyndroms. Daher kann die **Diagnose** nur durch Ausschluss anderer Darmerkrankungen erfolgen. Die **Therapie** des Reizdarmsyndroms orientiert sich an den Symptomen. Auch Entspannungsverfahren wie Autogenes Training und Progressive Muskelrelaxation oder eine Psychotherapie können helfen.

5.3.6 Divertikulose und Divertikulitis

Divertikel sind Ausstülpungen der Darmschleimhaut (Bild 3). Das Vorkommen von Divertikeln im Darm ohne entzündliche Erscheinungen heißt **Divertikulose.** Diese Zivilisationskrankheit entsteht durch ballaststoffarme Kost. Sie wird meist zufällig bei einer Koloskopie (Darmspiegelung) entdeckt. Die **Therapie** besteht in ballaststoffreicher Ernährung und ausreichender Zufuhr von Flüssigkeit.

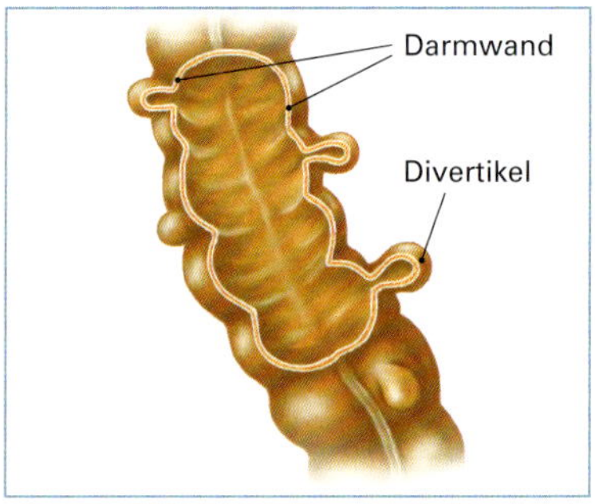

Bild 3 *Divertikel*

Wenn die mit Stuhl gefüllten Divertikel sich entzünden, spricht man von einer **Divertikulitis.** Diese tritt vorwiegend im absteigenden Kolon und im Sigma auf. Der Patient klagt über einen **linksseitigen Unterbauchschmerz**, der dem bei der Appendizitis rechts sehr ähnlich ist (sogenannte Linksappendizitis).

Da es sich um eine bakteriell verursachte Erkrankung handelt, wird die Divertikulitis mit Antibiotika und ballaststoffarmer Kost behandelt. **Komplikationen** sind Perforation und Stenosen (Verengungen).

5.3.7 Polyp und Polyposis

Ein **Darmpolyp** ist eine gutartige Wucherung der Darmschleimhaut (Bild 1). Polypen des Darms verursachen keine Schmerzen. Sie werden oft erst bei einer Koloskopie entdeckt.

Obwohl Polypen gutartig sind, müssen sie entfernt werden, da sie sich im Laufe von Jahren maligne entarten können. Außerdem verursachen Polypen **chronische Blutungen**, die zu einer Eisenmangelanämie führen können. Das gehäufte Vorkommen von Polypen im Darm heißt Polyposis. Bei dieser Krankheit besteht ein besonderes Risiko für **Darmkrebs**.

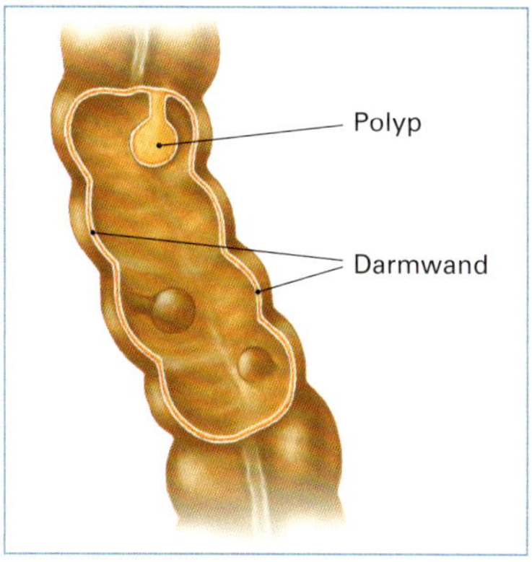

Bild 1 *Darmpolyp*

Merke

Darmpolypen sind gutartige Wucherungen der Schleimhaut. Sie müssen entfernt werden, weil sie im Laufe von Jahren bösartig werden können.

5.3.8 Darmkrebs

Beim Darmkrebs (Kolonkarzinom) ist die Darmschleimhaut bösartig verändert (Bild 2). Am häufigsten ist das Rektum, am zweithäufigsten das Sigma befallen. Oft geht der Tumor von einem Polypen aus, der sich bösartig verändert. Schon ein Tumor von der Größe einer Perle kann metastasieren.

Der Darmkrebs ist nach dem Mammakarzinom bei der Frau und dem Prostatakarzinom beim Mann das **zweithäufigste Karzinom** bei beiden Geschlechtern. Er tritt am häufigsten zwischen dem 60. und dem 70. Lebensjahr auf.

Risikofaktoren für Darmkrebs sind:

- langjähriges Zigarettenrauchen
- übermäßiger Alkoholkonsum
- Übergewicht
- langjährige chronisch entzündliche Darmerkrankungen, besonders Colitis ulcerosa
- Verzehr von viel Fett und Fleisch
- Alter über 40 Jahre

Wie bei allen Krebserkrankungen gibt es keine sicheren Frühsymptome. Folgende **Symptome** sind verdächtig:

- Blutbeimengungen im Stuhl
- Änderungen der Stuhlgewohnheiten
- Wechsel zwischen Durchfall und Verstopfung

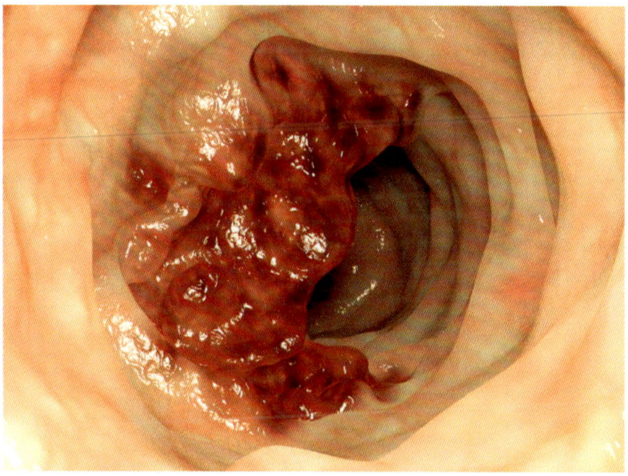

Bild 2 *Kolonkarzinom*

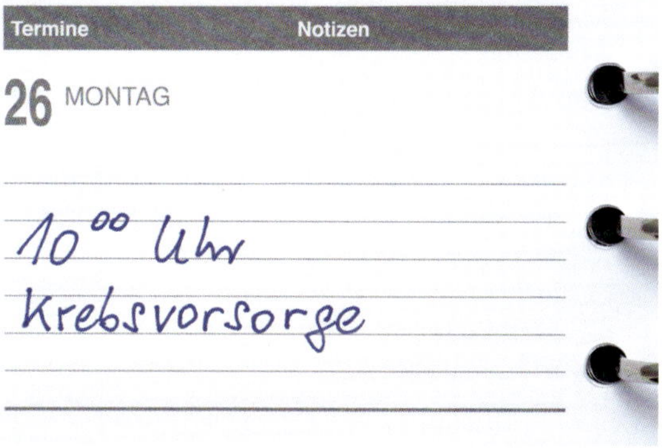

Bild 3 *Darmkrebsvorsorgetermine sind wichtig*

Zu den Früherkennungsuntersuchungen für Darmkrebs gehören der **Test auf okkultes Blut im Stuhl** und die **Koloskopie**. **Komplikationen** sind der Darmverschluss (Ileus), die Perforation und vor allem die Metastasierung in andere Organe wie Leber und Lunge.

Die **Diagnose** erfolgt durch Rektoskopie und Koloskopie. Die **Therapie** beinhaltet, je nach Tumorausdehnung, die operative Entfernung, Bestrahlung und Chemotherapie.

Bei sehr tief sitzenden Tumoren des Dickdarms muss ein **künstlicher Darmausgang** (Anus praeter) angelegt werden (Bild 1). Der Darminhalt wird in einen Klebebeutel entleert, der auf der Haut befestigt ist und vom Patienten gewechselt wird. Die Versorgung eines **Anus praeter** erfordert große Sorgfalt, damit sich nicht im angrenzenden Hautbezirk Hautveränderungen bilden.

Der Patient kann darin Unterstützung von einer Fachkraft, dem **Stomatherapeuten** bekommen.

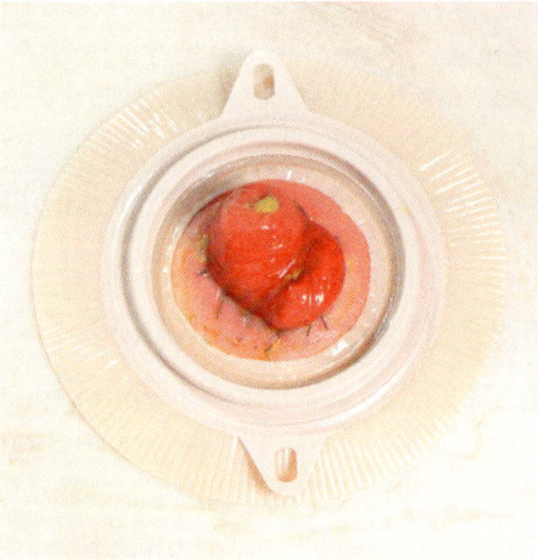

Bild 1 *Künstlicher Darmausgang, Anus praeter*

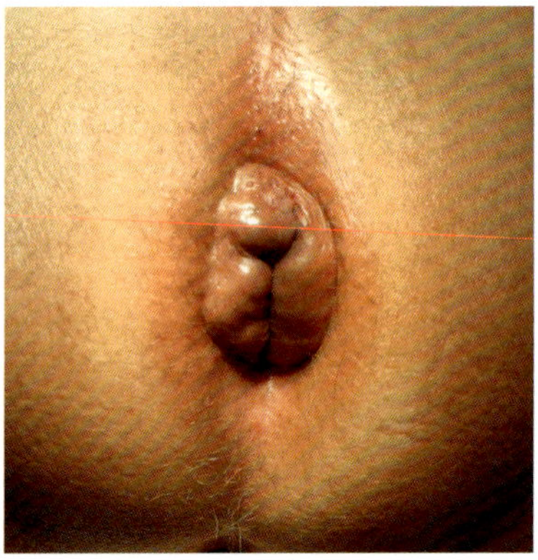

Bild 2 *Hämorrhoiden*

5.3.9 Darmverschluss

Ein Darmverschluss (Ileus) besteht, wenn der Darm mechanisch verschlossen ist oder wenn ein Abschnitt des Darms keine Muskeltätigkeit mehr aufweist. In beiden Fällen wird der Speisebrei nicht mehr weiter transportiert. Folglich wird kein Stuhl mehr ausgeschieden, es kann zum **Koterbrechen** kommen.

Der Darmverschluss ist eine sehr gefährliche Komplikation verschiedener Krankheiten. **Ursachen** sind:

- Darmkrebs
- Darmverschlingung
- Zustand nach Darmoperationen

5.3.10 Hämorrhoiden

Hämorrhoiden sind knotenförmige Erweiterungen von Blutgefäßen im Analbereich (Bild 2). Bei den weiter innen gelegenen Hämorrhoiden handelt es sich um erweiterte Arterien, bei den äußeren um subkutane Hämatome, die durch Einreißen von kleinen Venen entstanden sind. Symptome: Schmerzen beim Stuhlgang, Jucken und Brennen, hellrote Blutablagerungen auf dem Stuhl.

Auch hier besteht die **Therapie** in einer Verödung oder Operation. Eine eventuell bestehende Obstipation (Verstopfung) sollte reguliert werden.

5.3.11 Bauchfellentzündung

Das Bauchfell umhüllt die meisten Bauchorgane (siehe S. 365) und ist daher bei schweren Erkrankungen im Bauchraum mit betroffen.

Symptome der Bauchfellentzündung (Peritonitis) sind starke Bauchschmerzen, Übelkeit und Erbrechen. Die Bauchdecke ist bretthart, die Beine sind angezogen. Diese Symptomatik wird auch als **akutes Abdomen** bezeichnet. Der Patient hat eine graue Gesichtsfarbe, es können Symptome eines Kreislaufschocks auftreten.

Ursachen für eine Peritonitis

- Appendizitis
- Divertikulitis
- Cholezystitis
- Pankreatitis

Merke

Eine bretthart Bauchdecke, Schmerzen, Übelkeit und ein schlechter Allgemeinzustand sind Zeichen für das akute Abdomen. Das akute Abdomen ist ein Notfall und muss unverzüglich im Krankenhaus abgeklärt werden.

5.4 Krankheiten der Bauchspeicheldrüse

Krankheiten der Bauchspeicheldrüse beeinträchtigen die Verdauungsfunktion. Zusätzlich kann die Bildung von Insulin vermindert sein. Da die Bauchspeicheldrüse ganz versteckt liegt, können Veränderungen des Organs nicht durch einfache Untersuchungen, wie z. B. Abtasten des Bauches, wahrgenommen werden.

5.4.1 Pankreatitis

Die Pankreatitis (Entzündung der Bauchspeicheldrüse) ist eine schmerzhafte und bedrohliche Erkrankung. Die häufigsten **Ursachen** sind **Gallensteine** und starker **Alkoholkonsum**. Die Krankheit tritt in akuter und in chronischer Form auf.

Akute Pankreatitis

Der Gallengang und der Pankreasgang münden eng benachbart in das Duodenum (Bild 1). Wenn der Mündungsbereich durch **Gallensteine** oder durch einen **Tumor** verlegt ist, fließt die Galle nicht in das Duodenum, sondern staut sich in der Bauchspeicheldrüse. Dadurch werden die Verdauungsenzyme des Pankreas aktiviert. Sie beginnen mit der **Selbstverdauung des Organs** und verursachen so die schwere Entzündung.

Der Krankheitsverlauf ist oft dramatisch. **Symptome** sind:

- Schmerzen im Oberbauch, die gürtelartig in den Rücken einstrahlen
- Übelkeit und Erbrechen
- Kreislaufschock

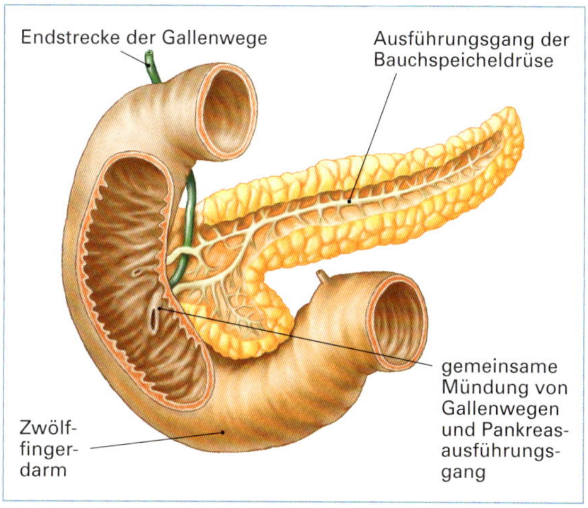

Bild 1 *Pankreas und Gallengang*

Die **Diagnostik** erfolgt mithilfe von bildgebenden Verfahren (Sonographie, CT) und Laboruntersuchungen. Die Enzyme α-Amylase und Lipase im Serum sind erhöht. Der Patient wird intensivmedizinisch behandelt mit Nahrungskarenz (Aussetzen von Nahrung für einen bestimmten Zeitraum), Infusionen und Analgetika.

Chronische Pankreatitis

Wenn die akute Pankreatitis nicht vollständig abheilt, geht sie in die chronische Pankreatitis über. Dabei verändert sich das Pankreasgewebe so, dass die Drüsenfunktion beeinträchtigt wird. Die Folge sind chronische Verdauungsbeschwerden und möglicherweise ein Diabetes.

5.4.2 Pankreaskarzinom

Das Pankreaskarzinom (Bauchspeicheldrüsenkrebs) entsteht am häufigsten im Kopfbereich des Pankreas. **Risikofaktoren** sind eine chronische Pankreatitis, Alkohol und Tabak. Frühsymptome fehlen. Die **Symptome** sind dieselben wie bei einer chronischen Pankreatitis.

Die **Diagnostik** erfolgt mittels bildgebender Verfahren. Die **Therapie** besteht in der operativen Tumorentfernung (Bild 2). Dabei wird in der Regel auch der benachbarte Abschnitt des Duodenums entfernt.

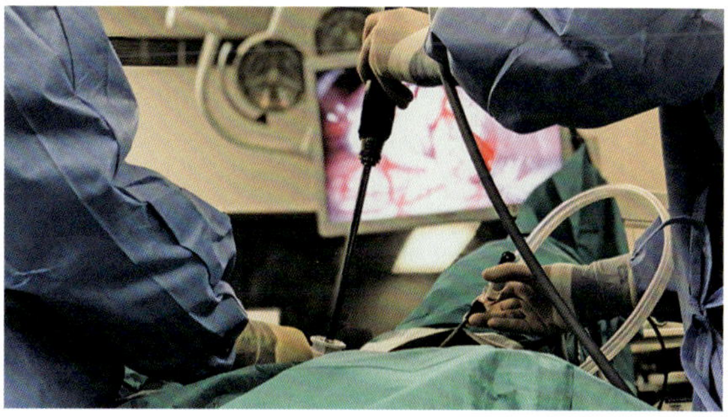

Bild 2 *Aufwendige Operation bei Pankreaskarzinom*

Merke

Das Pankreaskarzinom wird erst spät entdeckt, da das Pankreas verborgen liegt und weil es keine Frühsymptome gibt.

5.4.3 Mukoviszidose

Die Mukoviszidose gehört zu den **häufigsten angeborenen Stoffwechselerkrankungen.** In Deutschland sind 8000 Menschen erkrankt, in jedem Jahr werden 300 Kinder mit Mukoviszidose geboren. Die Krankheit beruht auf einem **Gendefekt,** der alle exokrinen Drüsen betrifft. Der Wassergehalt der Sekrete ist herabgesetzt. Dadurch entsteht ein **zäher Schleim,** der zu Abflussbehinderungen führt. Die Mukoviszidose betrifft viele Organe, an denen es zu bleibenden Schäden kommt (Tabelle 1). Eine Heilung ist nicht möglich. Eine frühzeitige Behandlung verbessert die Lebenserwartung und die Lebensqualität.

Organ	Schädigung
Atemorgane	Schädigung der Bronchien, Lungenemphysem
Bauchspeicheldrüse	Mangel an Bauchspeichel, Zerstörung der Inselzellen, Diabetes
Leber	Rückstau der Galle in die Leber, Leberzirrhose

Tabelle 1 *Schädigung von Organen durch Mukoviszidose*

Die **Diagnose** kann beim **Neugeborenen-Screening** im Rahmen der Kindervorsorgeuntersuchung U2 gestellt werden. Im späteren Lebensalter wird die Krankheit durch den **Schweißtest** (NaCl-Gehalt des Schweißes) diagnostiziert.

5.5 Krankheiten der Leber

Die Leber ist ein Organ mit vielen Aufgaben. Erkrankungen der Leber können eine Reihe von Ausfällen nach sich ziehen, wie die Beeinträchtigung der Verdauungsfunktion, Gerinnungsstörungen und verminderte Bildung von Plasmaproteinen.

5.5.1 Hepatitis

Die Hepatitis (Entzündung der Leber) führt zu einer Schädigung der Leberzellen, sodass der Abbau von Alkohol und Medikamenten, die Bildung von Gerinnungsfaktoren und der Aufbau von körpereigenem Eiweiß beeinträchtigt sind. Auch die Verarbeitung von Bilirubin in den Leberzellen ist gestört. Beim Gesunden wird das Bilirubin über die Gallenwege ausgeschieden. Bei einer Schädigung der Leberzellen gelangt Bilirubin von der Leber in das Blut und reichert sich in der Haut und den Schleimhäuten an. So entsteht die **Gelbsucht** (Ikterus, gelbliche Verfärbung von Haut und Schleimhäuten), das charakteristische Symptom der Hepatitis.

Die weitaus **häufigste Ursache** für eine Leberentzündung ist die Infektion mit einem der **Hepatitis-Viren** (siehe S. 84). Daneben gibt es noch andere **Ursachen** für eine Hepatitis wie Medikamente, Alkohol oder Autoimmunvorgänge. Ist eine **akute Hepatitis** nach sechs Monaten nicht ausgeheilt, spricht man von einer **chronischen Hepatitis**.

Akute Hepatitis

Symptome der akuten Hepatitis sind:

- Übelkeit, Appetitlosigkeit, Druckschmerz im rechten Oberbauch
- tastbare Lebervergrößerung (Bild 1)
- Gelbsucht (Ikterus)
- bierbraun gefärbter Urin, heller Stuhl
- Juckreiz

Durch die Entzündung werden Leberzellen zerstört. Das führt zum Austritt von **Leberenzymen** in das Blut. Die **Untersuchung der Leberwerte** ist ein wichtiger Bestandteil der Labordiagnostik (siehe S. 377).

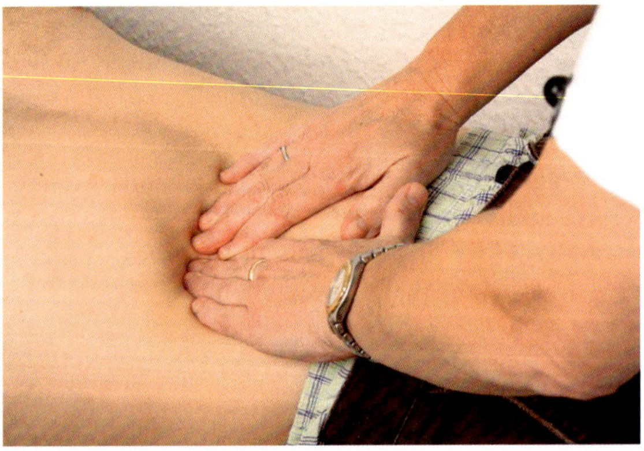

Bild 1 *Tastuntersuchung der Leber*

Auch das **Bilirubin**, das sich in der Leber befindet, gelangt in das Blut und lagert sich in der Haut, in der Sklera (Lederhaut des Auges) und in den Schleimhäuten ab. Am einfachsten ist der **Ikterus** an der **Sklera des Auges,** die beim Gesunden eine weiße Farbe hat, zu erkennen (Bild 1, siehe S. 84). Schon der erste Blickkontakt mit dem Patienten kann darauf hinweisen. Bei der Haut muss man genauer hinschauen, um die Gelbfärbung zu erkennen, wenn der Patient stark gebräunt ist oder eine dunkle Hautfarbe hat.

Beim Gesunden gelangt das in der Leber gebildete Bilirubin über die Gallenwege in das Duodenum. Dort wird es in den braunen Stuhlfarbstoff **Sterkobilin** umgewandelt. Da das Bilirubin aus den zerfallenen Leberzellen bereits in das But übergetreten ist, kann diese Reaktion nicht mehr stattfinden. Daher hat der **Stuhl** eine **helle, zementgraue Farbe.**

Ursachen für einen Ikterus

- **Prähepatischer Ikterus:**
  Die Störung liegt **vor der Leber**, nämlich im Blut, das zur Leber fließt.
  Beispiel: Neugeborenen-Ikterus
- **Intrahepatischer Ikterus:**
  Die Störung liegt **in der Leber.**
  Beispiel: Hepatitis, Leberzirrhose
- **Posthepatischer Ikterus:**
  Die Störung liegt **hinter** der **Leber**, nämlich in den Gallenwegen.
  Beispiel: Gallensteine

Der erhöhte Bilirubinspiegel im Blut führt dazu, dass über die Niere Bilirubin mit dem Harn ausgeschieden wird. Daher hat der Harn die charakteristische **bierbraune Verfärbung mit gelbem Schüttelschaum.** Diese Symptome treten nicht immer vollständig, oder nur kurzfristig auf. Zwei Drittel der Krankheitsfälle verläuft ohne diese Symptome, also **asymptomatisch.**

Die **Therapie** besteht in Bettruhe, Schonkost und Vermeidung von Alkohol. Da es sich um einen Virusinfekt handelt, gibt es keine kausale Therapie. Das akute Krankheitsstadium dauert 4 bis 8 Wochen. Die Hepatitis A heilt immer komplikationslos aus. Bei der Hepatitis B entstehen in 10 % der Fälle Komplikationen, bei der Hepatitis C sind es 50 %.

Komplikationen nach Hepatitis B und C sind ein chronischer Verlauf, Leberzirrhose und Leberkarzinom.

Merke

Während einer akuten Hepatitis und im Anschluss daran muss eine strenge Alkoholkarenz (Verzicht auf Alkohol) eingehalten werden.

Chronische Hepatitis

Sind nach einem Zeitraum von sechs Monaten noch Hepatitis-Viren nachweisbar, so handelt es sich um eine chronische Hepatitis. Der Patient leidet meistens unter Müdigkeit und Leistungsschwäche, er kann aber auch symptomfrei sein. Am häufigsten wird die Hepatitis C chronisch, die Hepatitis A geht nie in ein chronisches Stadium über.

Diagnostik der Hepatitis

Die Diagnostik der Hepatitis beruht auf dem Nachweis von veränderten Laborwerten, den sogenannten **Leberwerten** (Tabelle 1):

- Erhöhung der Entzündungsparameter BSG und CRP im Blut
- Erhöhung der Leberwerte (Leberenzyme, Transaminasen) im Blut
- Nachweis von Virusbestandteilen und Virusantikörpern im Blut

Abkürzung	Enzym
GOT	Glutamat-Oxalacetat-Transaminase
GPT	Glutamat-Pyruvat-Transaminase
Gamma-GT	Gamma-Glutamyl-Transferase
GLDH	Glutamat-Dehydrogenase

Tabelle 1 *Leberwerte*

Merke

Die Gelbfärbung von Haut, Schleimhäuten und der Sklera des Auges heißt Ikterus. Der Ikterus kann am einfachsten an der Sklera des Auges beobachtet werden.

5.5.2 Leberzirrhose

Durch den ständigen Entzündungsreiz bei einer chronischen Hepatitis verändert sich das Lebergewebe. Die Leberzellen werden durch knotiges Narbengewebe ersetzt, es entsteht eine Leberzirrhose (Bild 1).

Die Leberzirrhose ist das Endstadium von chronischen Lebererkrankungen. Der Verfall von Lebergewebe ist unumkehrbar. Es kommt früher oder später zum Ausfall aller Leberfunktionen.

Die häufigsten **Ursachen** für eine Leberzirrhose sind die chronische Hepatitis und der Alkoholmissbrauch.

Die **Folgen** einer Leberzirrhose sind:

- unzureichende Entgiftung von Stoffen
- unzureichende Synthese (Bildung) von Stoffen
- Bildung von Ösophagusvarizen
- Aszites

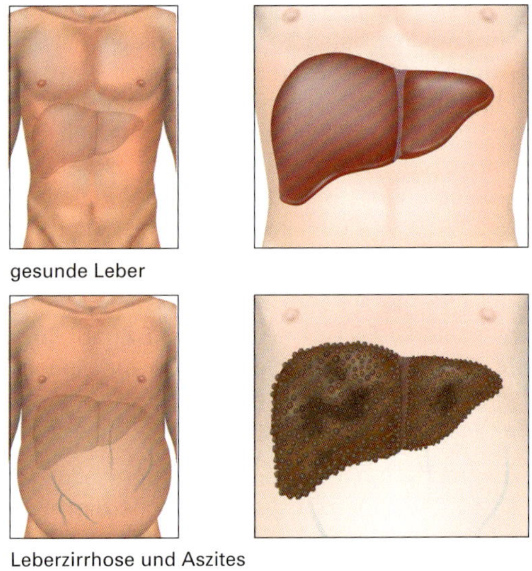

Bild 1 *Leberzirrhose*

Unzureichende Entgiftung und Synthese

Ähnlich wie bei der Hepatitis kann die Leber nicht mehr die ursprünglichen Aufgaben, wie Entgiftung von Medikamenten und Bildung von Gerinnungsfaktoren erfüllen. Dieser Zustand heißt **Leberinsuffizienz.** Wenn der Spiegel von giftigen Substanzen im Blut ansteigt, kommt es zum **Leberkoma** mit tödlichem Ausgang.

Bildung von Ösophagusvarizen

Durch die Verhärtung von Lebergewebe bei einer Leberzirrhose wird der Einstrom von Pfortaderblut in die Leber erschwert. Die Pfortader sucht sich daher auf dem Weg zum Herzen einen **Umgehungskreislauf,** der über die Venen des Magens und des Ösophagus führt (Bild 2).

In der Speiseröhre führt die Stauung in den Venen zur Bildung von Krampfadern, den **Ösophagusvarizen**. Schon geringe mechanische Reize – etwa durch ein hartes Brötchen oder einen Knochensplitter – können die gestauten Venen aufreißen und zur Blutung führen. Ein alarmierendes **Symptom** ist das Erbrechen von hellrotem oder schwarz-braunem Blut (Hämatemesis).

Die Varizenblutung endet in vielen Fällen tödlich. Ein Grund dafür ist der hohe Druck in den Venen des Umgehungskreislaufes. Ein anderer ist der Mangel an Gerinnungsfaktoren, der eine Folge der chronischen Lebererkrankung ist.

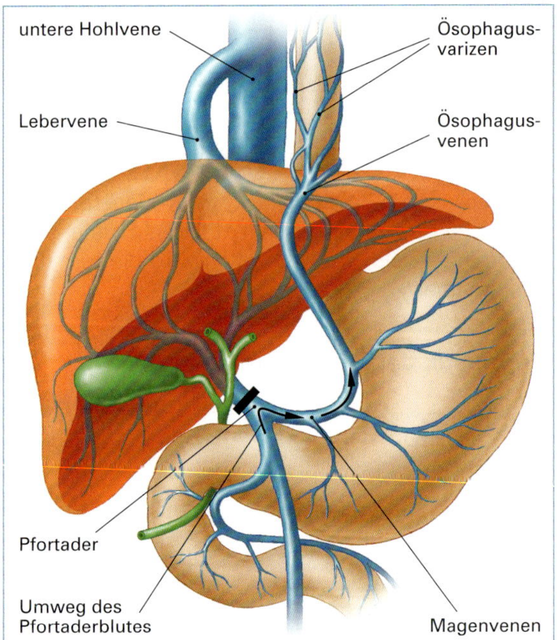

Bild 2 *Umgehungskreislauf bei Ösophagusvarizen*

Merke

Bluterbrechen (Hämatemesis) ist ein Notfall. Ursache ist eine akute Blutung aus dem Duodenum, dem Magen oder dem Ösophagus.

Aszites

Aszites (Bauchwassersucht) ist eine Ansammlung von Flüssigkeit in der Bauchhöhle. Dabei kann es zu einer massiven Auftreibung des Bauches kommen (Bild 1).

Auch hier ist die Ursache die Verhärtung von Lebergewebe, die zur **Stauung des Pfortaderblutes** vor der Leber führt. Die Folge ist eine Druckerhöhung in den Kapillaren des Bauchraums. Durch die Wand der Kapillaren tritt Flüssigkeit aus und sammelt sich in der Bauchhöhle. Der **Austritt von Flüssigkeit** aus den Kapillaren wird dadurch begünstigt, dass die Leber nicht mehr ausreichend **Albumin** bildet. Albumin bindet Wasser in den Blutgefäßen (siehe S. 208). Auch eine starke Unterernährung führt zum Aszites, weil ernährungsbedingt nicht genügend Ausgangsstoffe für die Bildung von Albuminen vorhanden sind.

Die **Therapie** besteht in einer streng salzarmen Diät und in der Punktion der Bauchhöhle. Die Menge der abgesaugten Flüssigkeit kann mehrere Liter betragen.

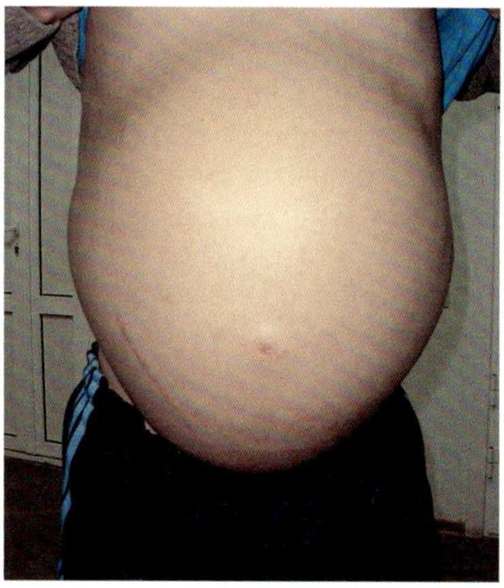

Bild 1 *Aszites mit Hervorwölbung des Nabels*

5.6 Krankheiten der Gallenblase und der Gallenwege

In der Gallenblase und in den Gallenwegen kommen Entzündungen und Steinbildung häufig vor. In seltenen Fällen kann sich dort ein bösartiger Tumor entwickeln. **Gallenblasensteine, Gallenblasenentzündung** und **Gallengangsentzündung** hängen eng miteinander zusammen.

Gallensteine (Bild 2) entstehen durch ein Ungleichgewicht in der chemischen Zusammensetzung der Gallenflüssigkeit. 10 bis 15 % der Bevölkerung sind davon betroffen. Unabhängig davon, ob Beschwerden bestehen oder nicht, spricht man von einer **Cholezystolithiasis.**

Krankheiten der Gallenblase und der Gallenwege

- **Cholangitis:** Entzündung der Gallenwege
- **Cholezystitis:** Gallenblasenentzündung
- **Cholezystolithiasis:** Gallensteinleiden

Die **Diagnose** erfolgt mit einer Ultraschalluntersuchung. Die **Therapie** besteht in der laparoskopischen Entfernung der Gallenblase (Cholezystektomie).

Risikofaktoren für Gallenblasensteine sind:

- positive Familienanamnese
- weibliches Geschlecht (Frauen sind doppelt so häufig betroffen wie Männer)
- Lebensalter über 40 Jahre
- Übergewicht

75 % der Steinträger sind symptomlos. Wenn Beschwerden auftreten, sind typische **Symptome** Völlegefühl und Unverträglichkeit von fetten Speisen. Eine schwere Komplikation ist die **Gallenkolik**. Es kommt zu heftigsten krampfartigen Schmerzen im rechten Oberbauch. Die Schmerzen strahlen in den Rücken und die rechte Schulter aus.

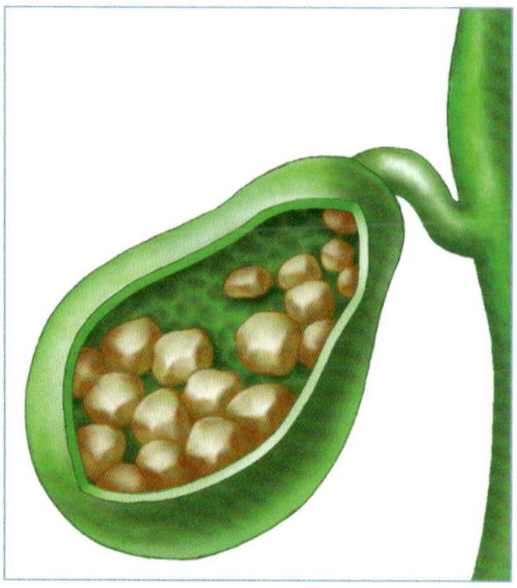

Bild 2 *Gallenblasensteine*

Merke

Die Gallenkolik ist ein Notfall. Symptome sind heftigste Schmerzen im rechten Oberbauch, ausstrahlend in die rechte Schulter. Es müssen sofort Analgetika und Spasmolytika verabreicht werden.

6 Stoffwechselkrankheiten

Die vom Darm aufgenommenen Nährstoffe werden in den Zellen des Körpers abgebaut, zur Energiegewinnung verbrannt oder zu neuen Stoffen umgebaut. Die Gesamtheit dieser chemischen Vorgänge heißt **Stoffwechsel**. Stoffwechselkrankheiten betreffen daher zunächst nicht ein Organ, sondern den **Abbauweg eines Stoffes** oder einer Stoffgruppe. So ist bei **Diabetes mellitus** (Zuckerkrankheit) die Verwertung von Kohlenhydraten im Organismus gestört.

Da alle Stoffwechselwege miteinander zu tun haben, beeinflusst eine Stoffwechselerkrankung auch andere Stoffwechselwege. Beim Diabetes ist neben der Verwertung von Kohlenhydraten auch der Fettstoffwechsel gestört. Langfristig können Störungen des Stoffwechsels Schäden an bestimmten Organen nach sich ziehen. Beim Diabetes sind unter anderem die Blutgefäße, die Nieren und das Auge betroffen.

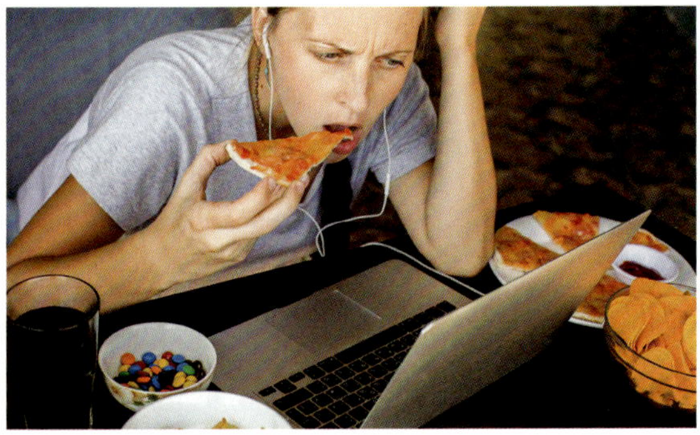

Bild 1 *Ungesunde Lebensweise*

> **Phenylketonurie (PKU)**
>
> Bei der Phenylketonurie ist ein Schritt beim Abbau von Phenylketon gestört. Unbehandelt führt diese Krankheit zu einer schweren Verhaltensstörung, dem **Autismus**.

Stoffwechselkrankheiten können verschiedene Ursachen haben. Eine mögliche Ursache ist ein **Gendefekt**, bei dem nur eine einzige chemische Reaktion blockiert ist. Diese Stoffwechselkrankheiten sind selten. Da ihre Folgen sehr einschneidend sind, wird im Rahmen des **Neugeborenen-Screenings** auf zwölf dieser Krankheiten getestet.

Sehr häufig hingegen sind Stoffwechselkrankheiten, die durch eine **ungesunde Lebensweise** (Bild 1) hervorgerufen werden. Auch hier können **genetische Faktoren** eine Rolle spielen, aber die wichtigste Ursache sind **Überernährung** und **Bewegungsmangel**, die Begleiter des Wohlstands. Zu diesen Krankheiten gehören Diabetes mellitus Typ 2, Fettsucht, Gicht und das metabolische Syndrom.

6.1 Diabetes mellitus

Der Diabetes mellitus (Zuckerkrankheit) ist eine der häufigsten Krankheiten. In Deutschland gibt es acht Millionen Diabetiker. Da Diabetes zu **Folgeschäden** an vielen Organen führt, findet man die Patienten nicht nur beim Allgemeinarzt oder beim Internisten, sondern auch beim Augenarzt, Chirurgen, Kardiologen, Nephrologen oder Neurologen.

6.1.1 Wirkung von Insulin

Im Zentrum des Diabetes steht das in der Bauchspeicheldrüse gebildete Hormon Insulin. Beim **Diabetes Typ 1** wird kein Insulin gebildet, beim **Diabetes Typ 2** wird Insulin zwar gebildet, aber die Wirkung ist abgeschwächt oder aufgehoben.

Insulin fördert den Eintritt von **Glukose** (Blutzucker) aus dem Blut in die Zelle und senkt dadurch den Blutzuckerspiegel (Bild 2). Gleichzeitig versorgt Insulin die Zellen des Körpers mit Glukose, die dies als Energielieferant benötigen. **Insulinmangel** führt daher zu einem Anstieg des Blutzuckerspiegels und zu einer Unterversorgung der Zellen mit Glukose.

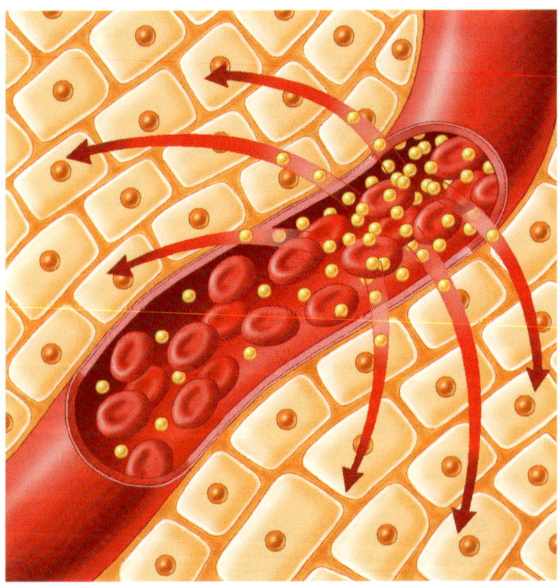

Bild 2 *Wirkung von Insulin: Versorgung der Zelle mit Glukose (hier gelb) und Senkung des Blutzuckerspiegels*

Hier geht e[s] zum Video *Blutzucker und Insulin*

Merke

Insulin hat eine dreifache Wirkung auf Glukose:

- Es fördert den Eintritt von Glukose aus dem Blut in die Zelle.
- Es senkt den Blutzuckerspiegel.
- Es ermöglicht die Versorgung der Zelle mit dem Energielieferanten Glukose.

Insulin wirkt auch auf den **Fettstoffwechsel**, indem es die Bildung von Fett in der Leber anregt. Eine zu starke Ausschüttung von Insulin fördert die **Adipositas** (Fettsucht). In der Landwirtschaft wird Insulin auch als Masthormon eingesetzt.

Weitere Wirkungen von Insulin:

- fördert den Aufbau von Glykogen
- fördert den Aufbau von Fett
- fördert den Aufbau von Eiweiß

Folgende **Symptome** weisen auf einen Diabetes hin:

- ständige Müdigkeit (Bild 1)
- Leistungsschwäche
- vermehrte Harnausscheidung (Polyurie)
- verstärktes Durstgefühl (Polydipsie)
- häufige Hautinfektionen

Die **Harnausscheidung** ist vermehrt, weil der Harn des Diabetikers **Glukose** enthält. Die Niere kann diesen Harn nur ausscheiden, wenn er mit viel Wasser verdünnt wird. Die vermehrte Harnausscheidung führt zu **vermehrtem Durst**. Bei Diabetes ist die **Abwehr** gegenüber Krankheitserregern geschwächt. Bei gehäuften Pilzinfektionen oder Furunkeln sollte an einen Diabetes gedacht werden.

Diabetes Typ 1 und Diabetes Typ 2 unterscheiden sich nicht in den **Symptomen.** Der Unterschied zwischen beiden Diabetes-Typen liegt in den Ursachen und in der Therapie.

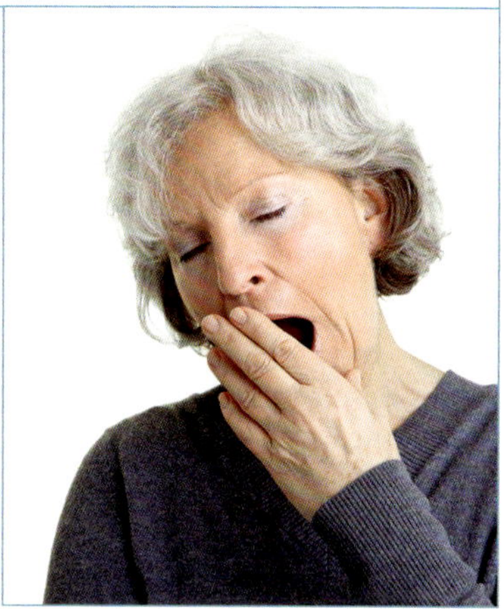

Bild 1 *Müdigkeit bei Diabetes*

Merke

Beim Diabetes Typ 1 produziert die Bauchspeicheldrüse kein Insulin.
Beim Diabetes Typ 2 produziert die Bauchspeicheldrüse Insulin, aber die Wirkung im Gewebe ist abgeschwächt oder nicht vorhanden.

6.1.2 Diabetes Typ 1

Der Diabetes mellitus Typ 1 macht etwa 10 % der Diabetes-Erkrankungen aus. Er tritt meistens im Kindes- oder Jugendalter auf und wurde deshalb früher Jugenddiabetes genannt. Dabei produzieren die Inselzellen der Bauchspeicheldrüse zu wenig Insulin.

Die Ursache ist meistens ein **Autoimmunprozess** im Anschluss an eine Infektion. Auch die Zerstörung des Pankreas durch Mukoviszidose oder durch eine Mumpsinfektion können die Ursache sein. Der Beginn ist meistens sehr plötzlich und heftig mit ausgeprägter Polyurie, starkem Durst, Gewichtsabnahme und hohen Blutzuckerwerten. Die Folge der Verminderung oder gänzlichen Zerstörung der B-Zellen ist ein **absoluter Insulinmangel.**

Beim Diabetes Typ 1 muss von Anfang an **Insulin** gespritzt werden. Die Patienten und ihre Eltern müssen lernen, mehrmals täglich den Blutzucker selbstständig zu messen und die Insulingaben richtig zu dosieren.

Merke

Die Ursache von Diabetes Typ 1 ist die Zerstörung der B-Zellen des Pankreas durch Autoimmunprozesse oder andere Krankheiten. Diabetes Typ 1 wird immer mit Insulin behandelt.

6.1.3 Diabetes Typ 2

90 % der Diabetes-Erkrankungen gehören zum Diabetes mellitus Typ 2. Ursache sind **Überernährung** und **Bewegungsmangel**. Diese Faktoren führen erst nach einem längeren Zeitraum zum Ausbruch der Erkrankung. Sie tritt typischerweise im höheren Lebensalter auf und wurde deshalb früher auch Altersdiabetes genannt.

In den letzten Jahren tritt der Diabetes mellitus Typ 2 vermehrt auch im Kindes- und Jugendalter auf. Parallel dazu hat in dieser Altersgruppe der Anteil Übergewichtiger zugenommen.

Beim Diabetes mellitus Typ 2 findet die Insulinproduktion durch die Bauchspeicheldrüse noch statt. Es besteht oft sogar ein zu hoher Insulinspiegel (Hyperinsulinämie). Die Wirkung des Insulins ist jedoch herabgesetzt oder aufgehoben, weil die Zellmembranen nicht mehr auf das Hormon ansprechen (Insulinresistenz). Deshalb bleibt die Glukose im Blut, obwohl die Zellen „hungern".

Die Mehrzahl der Erkrankungen an Diabetes mellitus Typ 2 entwickelt sich im Rahmen eines **metabolischen Syndroms** (siehe S. 387). Der Beginn des Diabetes mellitus Typ 2 geschieht meistens unbemerkt. Oft fällt die Krankheit erst bei einer Routineuntersuchung oder bei der Gesundheitsuntersuchung auf.

Diät und Bewegungstherapie

verbessern die Stoffwechselsituation. Bei vermehrter Muskeltätigkeit wird **Kreatinin** freigesetzt. Dieses erhöht die Empfindlichkeit der Muskelzellmembran gegenüber **Insulin**.

Studien haben gezeigt, dass der Diabetes mellitus Typ 2 bei 80 % der Patienten allein durch erhöhte körperliche Aktivität verschwand.

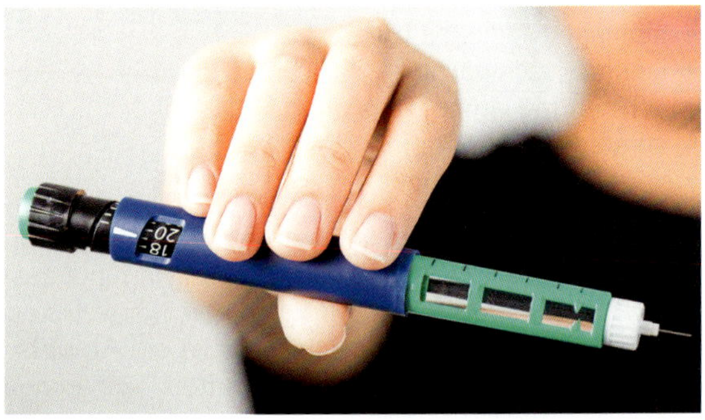

Bild 1 *Pen zur Injektion von Insulin*

Die **Therapie** erfolgt in drei Stufen: Zunächst wird versucht, durch Diät, Gewichtsabnahme und Bewegung die Stoffwechsellage zu verbessern. Wenn das allein nicht hilft, wird zusätzlich ein orales Antidiabetikum verordnet. Wenn auch das nicht ausreicht, muss Insulin gespritzt werden (Bild 1 und 2).

Merke

Die Ursache von Diabetes Typ 2 ist die verminderte Empfindlichkeit der Zellen gegenüber Insulin. Die Therapie besteht zunächst in der Gewichtsabnahme. Wenn nötig, werden orale Antidiabetika eingenommen. Wenn das nicht hilft, muss Insulin gespritzt werden.

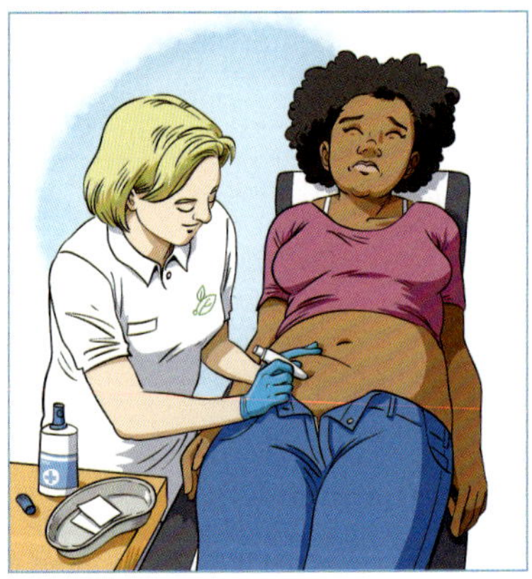

Bild 2 *Insulininjektion bei Diabetes*

6.1.4 Diagnostik des Diabetes mellitus

Grundlegend für die Diagnostik und die Verlaufskontrolle des Diabetes mellitus ist die **Messung des Blutzuckers.** Folgende Untersuchungen werden durchgeführt:
- Bestimmung des Nüchternblutzuckers
- Bestimmung des Blutzuckers nach Nahrungsaufnahme
- Oraler Glukosetoleranztest (OGTT)

Methode	Durchführung	Referenzwert
Nüchternblutzucker	nach acht Stunden ohne Nahrungsaufnahme	< 100 mg/dL; < 5,6 mmol/L
Blutzuckerbestimmung nach Nahrungsaufnahme	zwei Stunden nach Nahrungsaufnahme	< 140 mg/dL; < 7,2 mmol/L
Oraler Glukosetoleranztest (OGTT)	Messung zwei Stunden nach oraler Einnahme von 75 g Glukose	< 140 mg/dL; < 7,8 mmol/L

Tabelle 1 *Referenzwerte für Glukose bei kapillarer Blutentnahme*

Wird die Blutzuckermessung im Zusammenhang mit anderen Blutuntersuchungen durchgeführt, verwendet man **Venenblut mit Zusatz von Natriumfluorid**.

Für die Einzeluntersuchung in der Praxis, bei Notfällen und bei der Messung durch den Patienten selbst wird **Kapillarblut** verwendet. Ein Teststreifen wird in das **mobile Messgerät** geschoben. Ein Tropfen des Kapillarblutes wird mit dem Teststreifen aufgefangen. Das Messergebnis wird sofort angezeigt (Bild 1).

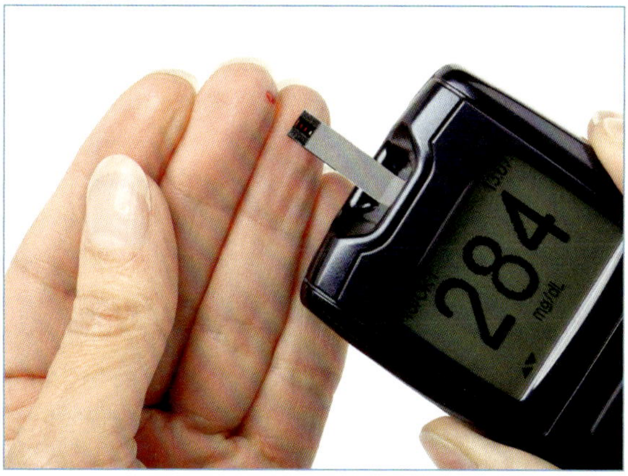

Bild 1 *Blutzuckermessung*

Auch die **Harnuntersuchung mit Teststreifen** ist zur Kontrolle eines Diabetes geeignet. Relevant sind hier die **Testfelder** für **Glukose** und **Keton.** Im Harn des Gesunden kommt keine Glukose vor. Wenn das Testfeld Glukose anzeigt, so ist das ein Hinweis auf Diabetes. Ausgenommen ist die **Schwangerschaft,** bei der es zu einer Glukoseausscheidung (Glucosurie) kommen kann, ohne dass ein Diabetes besteht.

PRAXIS Zeigt das Testfeld keine Glukose an, so kann der Blutzuckerspiegel dennoch erhöht sein, da Glukose erst ab einem Blutzuckerspiegel von 150 bis 180 mg/dL mit dem Harn ausgeschieden wird. Dieser Wert wird auch als **Nierenschwelle** bezeichnet.

Bei hohen Blutzuckerwerten ist im Harn **Keton** nachweisbar. Keton entsteht beim Abbau von Fettsäuren. Das Auftreten von Keton ist ein Zeichen für eine Entgleisung des Stoffwechsels, die bei Diabetes, aber auch bei schwerem Erbrechen und Hungerzuständen eintritt.

Merke

Nierenschwelle: Erst ab einem Blutzuckerspiegel von 150 bis 180 mg/dL wird Glukose im Harn ausgeschieden. Bei einer Erhöhung des Blutzuckerspiegels unter 150 mg/dL ist keine Glukose im Harn nachweisbar.

6.1.5 Akute Komplikationen des Diabetes mellitus

Die akuten lebensbedrohlichen Komplikationen des Diabetes mellitus werden durch einen **zu niedrigen Blutzuckerspiegel** (Hypoglykämie) oder einen **zu hohen Blutzuckerspiegel** (Hyperglykämie) hervorgerufen.

Hypoglykämie

Der Diabetes mellitus ist durch eine Erhöhung des Blutzuckerspiegels und die daraus folgenden Komplikationen gekennzeichnet. Daher ist es zunächst erstaunlich, dass beim Diabetiker auch ein zu niedriger Blutzuckerspiegel auftreten kann. Durch Fehler bei der Medikamentendosierung und der Ernährung kann es zu der gefährlichen **Hypoglykämie** (Unterzuckerung) kommen. Diese tritt spätestens bei einem Blutzuckerwert von unter 50 mg/dL auf.

Die Zellen des Körpers leiden an einer **Unterversorgung mit Glukose**. Das beeinträchtigt vor allem die Leistungsfähigkeit des Gehirns. Es reagiert mit Unruhe, Unkonzentriertheit und am Ende mit Bewusstlosigkeit.

Ursachen für eine Hypoglykämie

- verminderte Nahrungsaufnahme
- vermehrte körperliche Tätigkeit
- Stress
- Überdosierung von Insulin oder oralen Antidiabetika

Merke

Bei einem Blutzuckerwert < 50 mg/dL (< 2,7 mmol/L) besteht eine Hypoglykämie.

9

PRAXIS Folgende **Symptome** sind Zeichen für eine Hypoglykämie:

- Heißhunger, Schweißausbrüche, Schwächegefühl
- Zittern, Unruhe, Konzentrationsschwäche
- Verwirrtheit, Bewusstlosigkeit

Eine Hypoglykämie ist ein **Notfall**, auf den man sofort reagieren muss. Wenn die Symptome auftreten, ist der Blutzuckerspiegel bereits so weit abgesunken, dass der Spielraum nach unten nicht mehr groß ist.

Die Sofortmaßnahmen sind

- beim **Patienten mit Bewusstsein:** Zufuhr von Glukose durch Traubenzucker, gesüßte Getränke, Schokolade
- beim **bewusstlosen Patienten:** intravenöse Zufuhr von Glukose, Injektion des blutzuckersteigernden Hormons Glukagon subkutan, intramuskulär intravenös oder als Nasenspray, Anforderung eines Rettungswagens

Merke

Glukagon ist ein blutzuckersteigerndes Hormon. Es sollte zur Notfallausrüstung eines jeden Diabetikers gehören.

Hyperglykämie

Eine Hyperglykämie entwickelt sich langsam, oft über mehrere Tage. Unbehandelt führt sie zum diabetischen Koma. Typische Symptome sind:

- Übelkeit, Erbrechen, Bauchschmerzen
- Durst, Polyurie
- Verwirrtheit bis hin zur Bewusstlosigkeit
- Azetongeruch der ausgeatmeten Luft, Keton im Urin
- auffallend tiefe Atmung

Ursachen sind Fehler bei der **Diät**, bei der Verabreichung der **Medikamente** oder **Infekte**. Auch ein bis dahin nicht bekannter Diabetes mellitus wird manchmal erst entdeckt, wenn ein Koma eintritt. Die Behandlung erfolgt intensivmedizinisch. Unbehandelt endet das Koma tödlich.

Merke

Hypoglykämie und Hyperglykämie: Die Unterscheidung zwischen Hypoglykämie und Hyperglykämie ist sofort durch einen Blutzuckerschnelltest möglich. Bei Unklarheit darf auf keinen Fall Insulin verabreicht werden. Das wäre für den unterzuckerten Patienten tödlich.

6.1.6 Folgeschäden von Diabetes mellitus

Eine länger bestehende Erhöhung des Blutzuckerspiegels führt zu einer Veränderung der kleinen Blutgefäße (diabetische Angiopathie). Auch die **Arteriosklerose** der großen Arterien tritt beim Diabetiker früher ein als beim Gesunden. Außerdem werden die Nerven, die das Gefühl für Berührung, Druck und Schmerz vermitteln (sensible Nerven) geschädigt. Das führt zu Folgen an unterschiedlichen Organen.

- Beim **Herzen** steigt das Risiko für koronare Herzkrankheit und Herzinfarkt. 55 % der Diabetiker sterben an einem Herzinfarkt.
- Im **Gehirn** kann es zu Durchblutungsstörungen und zum **Schlaganfall** (Apoplex) kommen.
- Am **Auge** ist besonders die Netzhaut betroffen (diabetische Retinopathie). Die Minderdurchblutung kann zum Sehverlust führen.
- Die Minderdurchblutung der **Niere** führt zur **diabetischen Nephropathie**. Sie ist heute der häufigste Grund dafür, dass Patienten dialysepflichtig werden.
- An den **Beinen** entwickelt sich die periphere arterielle **Verschlusskrankheit** (pAVK).
- Aufgrund der Minderdurchblutung und der fehlenden Schmerzempfindlichkeit kommt es zum **diabetischen Fuß** (Bild 2, S. 385). Kleine Wunden werden nicht bemerkt. Sie infizieren sich und machen im schlimmsten Fall eine Amputation nötig.

6.1.7 Therapie des Diabetes mellitus

Ziel der Diabetestherapie ist es, langfristig einen normalen Blutzuckerspiegel zu erreichen. Das ist sowohl für das Wohlbefinden des Patienten nötig, als auch zur Vermeidung von Folgeschäden. Der Therapieerfolg hängt ganz wesentlich von der Mitwirkung des Patienten ab. Deshalb sollte den Patienten eine **Diabetikerschulung** angeboten werden.

Ernährung

Jeder Diabetiker sollte sich gesund und abwechslungsreich ernähren (Bild 1). Kohlenhydrate sollen möglichst als Vollkornprodukte verzehrt werden, da diese den Anstieg des Blutzuckerspiegels verlangsamen (siehe S. 351). Bei Fett ist auf einen möglichst hohen Anteil an ungesättigten Fettsäuren zu achten.

Alkohol erhöht das Risiko einer Hypoglykämie und darf daher nur in kleinen Mengen genossen werden.

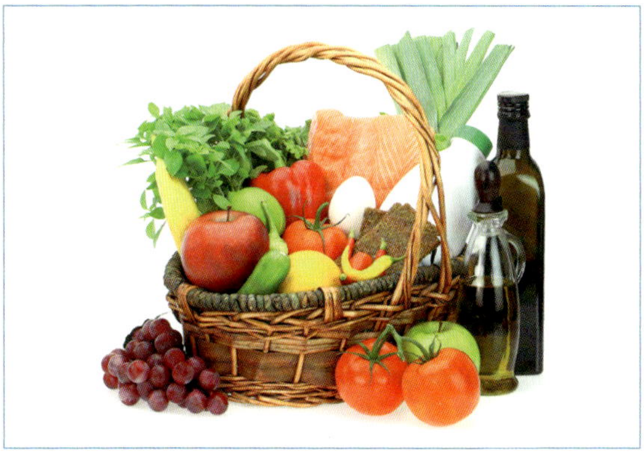

Bild 1 *Gesunde Ernährung*

Orale Antidiabetika

Tabletten, die den Blutzuckerspiegel senken, heißen **orale Antidiabetika**. Sie können nur beim Diabetes Typ 2 eingesetzt werden. Orale Antidiabetika können mit anderen Medikamenten **Wechselwirkungen** eingehen und deren Wirkung verstärken oder aber abschwächen.

Merke

Alkohol kann beim Diabetiker eine Hypoglykämie verstärken.

Insulin

Insulin ist das Hormon der Bauchspeicheldrüse. Da es aus Eiweiß besteht und im Magen verdaut werden würde, kann es nicht oral eingenommen werden. Insulin muss daher gespritzt werden. Die Injektion erfolgt im Normalfall subkutan.

Das Maß für die Insulinmenge ist die **Internationale Einheit** (IE). Ein gesunder Erwachsener produziert täglich etwa 40 IE Insulin. Wenn man berechnen will, wie viel Insulin bei einem erhöhten Blutzuckerspiegel gespritzt werden muss, gilt folgende Faustregel: 1 IE Insulin senkt den Blutzucker um 30 bis 40 mg/dL.

Die tatsächliche Wirkung einer Insulingabe kann man nie ganz sicher vorhersagen. Daher muss der Blutzuckerspiegel eines Patienten sorgfältig kontrolliert werden.

Verschiedene Typen von Insulin

- **Normalinsulin** (Alt-Insulin): wirkt sofort, auch i. v.-Gabe möglich
- **Verzögerungsinsulin** (Depot-Insulin): verzögerter Wirkungseintritt, aber längere Wirkung
- **Mischinsulin:** Mischung aus Normalinsulin und Verzögerungsinsulin

6.1.8 Tertiärprävention bei Diabetes

Diabetiker können sich oft nicht vorstellen, dass nach vielen Jahren **Folgeschäden** auftreten werden. Das Ausmaß der Komplikationen hängt davon ab, wie der Blutzuckerspiegel eingestellt ist und ob erste Hinweise auf Folgeschäden sofort erkannt werden (Bild 2).

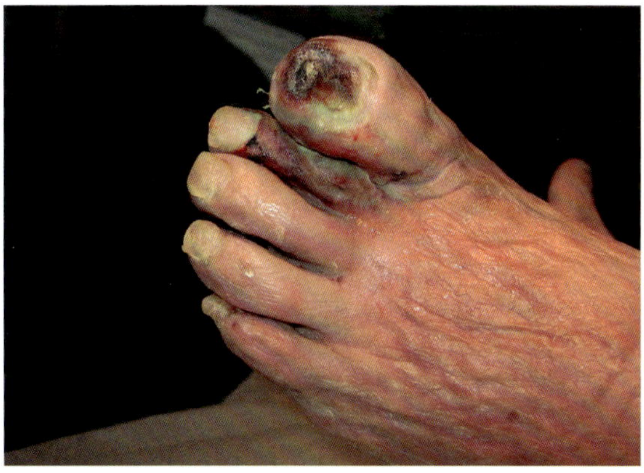

Bild 2 *Diabetischer Fuß: Folgeschaden bei Diabetes*

Die beiden Chronikerprogramme **Disease-Management-Programm Diabetes 1** und **Disease-Management-Programm Diabetes 2** beinhalten

9

regelmäßige Untersuchungen und sind eine wichtige Unterstützung für die Patienten. Zu den Untersuchungen gehören:

- HbA1c-Wert: gibt den mittleren Blutzuckerwert der letzten 8 bis 12 Wochen an
- Stimmgabel-Test: Prüfung der Sensibilität an den Füßen (Bild 1)
- Micral®-Test: Urintest zur Überprüfung der Nierenfunktion
- Kontrolle der Nierenwerte im Blut
- Kontrolle der Blutfettwerte
- Kontrollen beim Augenarzt

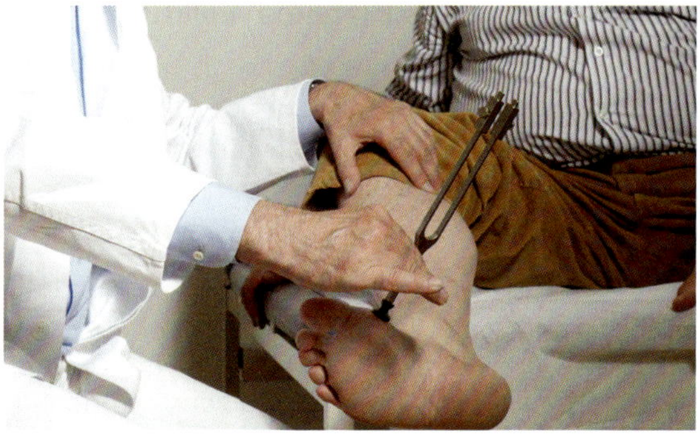

Bild 1 *Stimmgabel-Test*

Die Kontrolle der einzelnen Werte und die Dokumentation können von der Medizinischen Fachangestellten durchgeführt werden.

Merke

Der HbA1c-Wert ist wichtig für die langfristige Kontrolle eines Diabetes mellitus. Bei einem gut eingestellten Diabetes liegt der Wert unter 6 %.

6.2 Adipositas

Fettsucht (Adipositas) wurde früher mit Übergewicht gleichgesetzt. Heute wird Adipositas durch die prozentuale Fettmasse des Körpers definiert. Dieser Anteil sollte bei der Frau nicht höher als 30 % und beim Mann nicht höher als 20 % sein. In Europa sind ein Drittel der Erwachsenen übergewichtig.

Mithilfe des **Körpermassenindex** (Body-Mass-Index, BMI) wird die Fettmasse abgeschätzt und der Grad der Adipositas ermittelt (Tabelle 1).

Gewichtseinteilung	BMI in kg/m²
Normalgewicht	18,5 bis 24,9
Übergewicht	25,0 bis 29,9
Adipositas Grad I	30,0 bis 34,9
Adipositas Grad II	35,0 bis 39,9
Adipositas Grad III	größer als 40,0

Tabelle 1 *Normalgewicht und Übergewicht*

Die Adipositas ist an der Entstehung folgender Krankheiten beteiligt:

- Metabolisches Syndrom
- Herz-Kreislauf-Erkrankungen
- Gallensteinleiden
- Schlafapnoe-Syndrom (Atemaussetzer während des Schlafens)
- Arthrosen
- Krebserkrankungen
- Depressionen und soziale Probleme
- Potenzstörungen bei Männern, Unfruchtbarkeit bei Frauen

Die **Lebenserwartung** eines Patienten mit Adipositas Grad III kann bis zu 20 Jahre vermindert sein. Darum sind Programme zur Verbesserung des Ernährungs- und Bewegungsverhaltens unbedingt notwendig.

Die erfolgreichste Therapie ist die langfristige **Ernährungsumstellung** (Bild 2). Blitzdiäten bringen langfristig keine Verbesserung, da nach Beenden der Diät oft eine noch stärkere Gewichtszunahme eintritt. Dieser Mechanismus wird auch als **Jo-Jo-Effekt** bezeichnet.

Merke

Adipositas ist neben Zigarettenrauchen und Alkoholgenuss eine der drei wichtigsten vermeidbaren Krankheitsursachen in den Industrienationen.

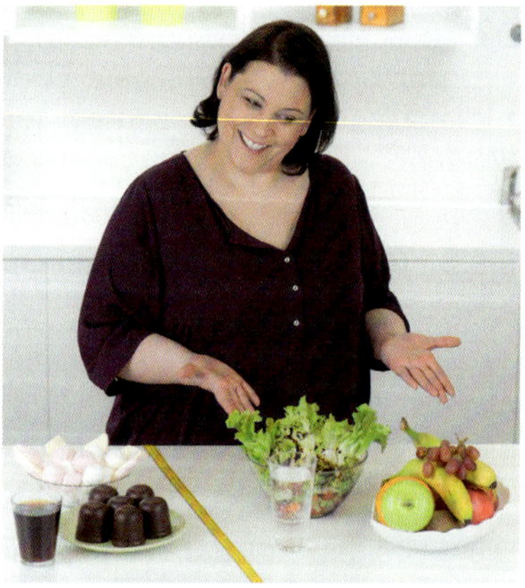

Bild 2 *Ernährungsumstellung bei Adipositas*

6.3 Gicht

Gicht (Hyperurikämie) ist eine Störung des Nukleinsäurestoffwechsels. Die **Nukleinsäuren DNS** und **RNS** kommen im Zellkern vor. Sie werden über das Zwischenprodukt **Purin** zu **Harnsäure** abgebaut und über die Nieren ausgeschieden.

Wenn zu viel Harnsäure produziert wird oder die Harnsäure nicht ausreichend über die Nieren ausgeschieden wird, steigt der Harnsäurespiegel im Blut. Die Harnsäure lagert sich in den Gelenken, in der Niere und in den Weichteilen ab (Bild 1).

Risikofaktoren für Gicht sind genetische Faktoren, Übergewicht, das männliche Geschlecht, Verzehr von viel Fleisch und Innereien, sowie Alkohol.

Die Gicht verläuft häufig symptomlos und wird erst bei einer Blutuntersuchung entdeckt. Beim **Gichtanfall** kommt es zu heftigen Schmerzen in den betroffenen Gelenken, am häufigsten im Großzehengrundgelenk. Das betroffene Gelenk ist überwärmt, gerötet und stark geschwollen.

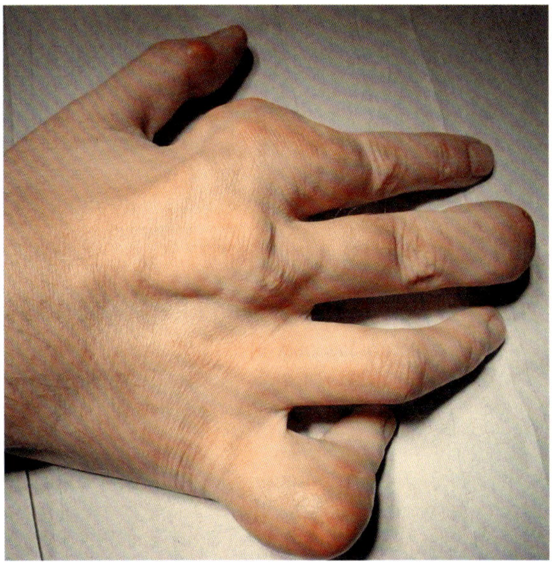

Bild 1 *Gichtknoten*

Chronische Gicht führt zur Ablagerung von Harnsäurekristallen in den Weichteilen, in den Gelenken und in der Niere.

Beim Gichtanfall besteht die **Therapie** im Kühlen und in der Gabe von Schmerzmitteln. Ansonsten sieht die Therapie Folgendes vor: Reduktion des Körpergewichtes, reichliches Trinken, Vermeidung von Alkohol, Vermeidung von Fleisch und Innereien.

Merke

Der Gichtanfall tritt typischerweise im Großzehengrundgelenk auf. Dem Gichtanfall gehen häufig die Aufnahme von purinreicher Nahrung (Fleisch und Innereien) und Alkoholgenuss voraus.

6.4 Metabolisches Syndrom

In den Industrieländern gibt es zunehmend Menschen, die gleichzeitig an mehreren Stoffwechselkrankheiten leiden. Das bezeichnet man als **metabolisches Syndrom** (Wohlstandssyndrom).

Ein metabolisches Syndrom liegt vor, wenn der **Bauchumfang** bei Männern über 94 cm und bei Frauen über 80 cm liegt und wenn **zwei** der folgenden **Kriterien** erfüllt sind:

- Diabetes mellitus Typ 2
- Erhöhung der Triglyceride im Blut
- Erhöhung des Cholesterinwertes im Blut
- Erhöhung des Nüchternblutzuckers
- Hypertonie

Jede einzelne Krankheit des metabolischen Syndroms ist ein **Risiko** für Arteriosklerose. Bei der Kombination mehrerer Faktoren erhöht sich das Risiko. Die **Therapie** besteht in der Reduzierung des Körpergewichts durch Bewegung und gesunde Ernährung.

Merke

Das metabolische Syndrom tritt in Ländern mit hohem Lebensstandard auf. Das metabolische Syndrom stellt ein hohes Risiko für Arteriosklerose und die Folgekrankheiten dar.

7 Diagnostik bei Erkrankungen der Verdauungsorgane

7.1 Stuhluntersuchungen

Der Stuhl kann auf verschiedene Inhalte wie Mikroorganismen oder Blut untersucht werden. Bei einer Stuhluntersuchung kann auch die **Zusammensetzung des Stuhls** bestimmt werden. Das kann nötig sein, wenn der Verdacht darauf besteht, dass die Nahrung nicht verdaut oder nicht aus dem Darm resorbiert wird.

7.1.1 Stuhluntersuchung auf pathogene Keime

Die **Stuhlproben** werden in einem **Stuhlröhrchen** in das Labor geschickt (Bild 1). Mit einem Spatel im Deckel des Röhrchens wird eine kleine Menge Stuhl entnommen und in das Röhrchen gefüllt. Für den Postversand erhält das Röhrchen noch eine zusätzliche Verpackung.

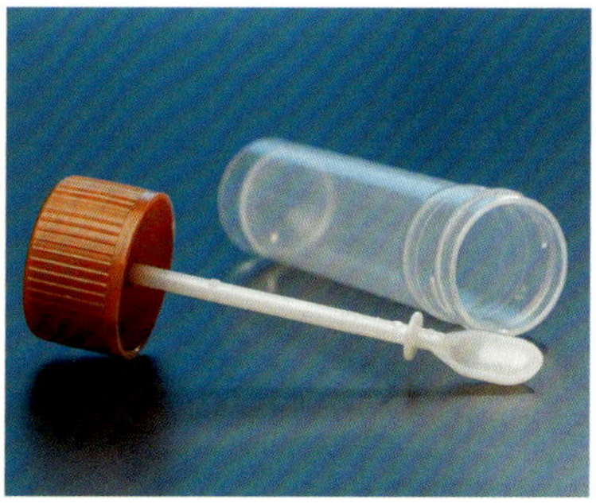

Bild 1 *Stuhlröhrchen*

Stuhlproben werden meistens für eine **mikrobiologische Untersuchung** gebraucht, wenn der Erreger einer Durchfallerkrankung bestimmt werden soll. Es gibt verschiedene Mikroorganismen, die Durchfall hervorrufen können. Am häufigsten werden **Salmonellen** nachgewiesen.

7.1.2 Untersuchung auf okkultes Blut im Stuhl

PRAXIS Wenn im Verlauf des Verdauungstrakts winzige Mengen von Blut in den Darm abgegeben werden, vermischt sich das Blut mit dem Stuhl und ist mit dem Auge nicht zu erkennen. Diese verborgene Blutbeimischung heißt **okkultes Blut im Stuhl**.

Eine Untersuchung auf Blut im Stuhl ist bei der Krebsvorsorgeuntersuchung und bei Verdacht auf akute Blutungen im Gastrointestinaltrakt angezeigt. Dazu ist der immunologische **Stuhltest iFOBT** vorgeschrieben. Die Abkürzung FOB kommt aus dem Englischen und bedeutet „Faecal Occult Blood", also „im Stuhl verborgenes Blut".

Dem Patienten wird das **Testset** in der Praxis mit folgenden Erklärungen ausgehändigt:
- Stuhl mit einer Auffanghilfe, z. B. Toilettenpapier, auffangen
-Proberöhrchen öffnen und Teststab entnehmen
- mit der Spirale des Teststabes mehrfach in den Stuhl einstechen
- Teststab zurück in das Proberöhrchen stecken, Röhrchen verschließen und schütteln
- Testset verschlossen in der Praxis abgeben

Zur Auswertung schickt die Praxis die Probe an ein spezielles Labor.

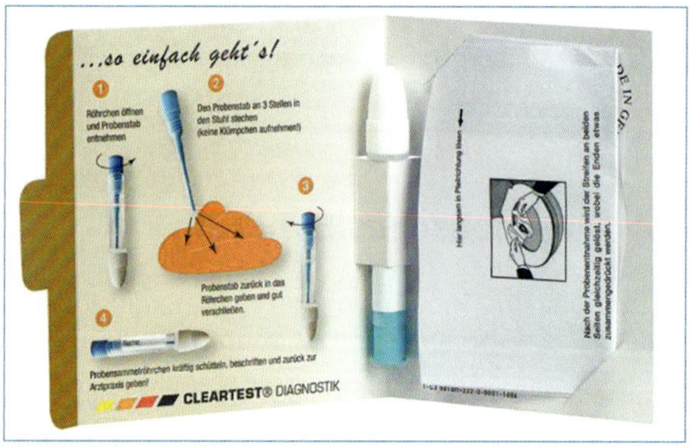

Bild 2 *Test auf okkultes Blut im Stuhl (iFOBT)*

Merke

Während und drei Tage nach der Menstruation, bei Hämorrhoiden und bei Zahnfleischbluten soll der Test **nicht durchgeführt werden**, weil er dann falsch positive Ergebnisse liefern kann.

Ein **positives Testergebnis** ist ein Hinweis auf eine Blutungsquelle im Magen-Darm-Trakt, die unterschiedliche Ursachen haben kann:
- Magen- oder Zwölffingerdarmgeschwür
- Zahnfleischbluten
- Nasenbluten
- Polypen
- Darmkrebs

Um die Blutungsquelle zu finden, müssen weitere Untersuchungen, wie eine **Gastroskopie** oder eine **Koloskopie** durchgeführt werden.

7.2 Ultraschalluntersuchung

Die Ultraschalluntersuchung (Sonographie) gehört zu den bildgebenden Verfahren. Im Gegensatz zur Röntgenuntersuchung gibt es **keine Strahlenbelastung.** Die Untersuchung ist daher für den Patienten völlig ungefährlich. Sie kann jederzeit ohne weitere Vorbereitungen durchgeführt werden. Fast jedes Organ kann mit Ultraschall dargestellt werden.

7.2.1 Schall und Ultraschall

Schallwellen sind mechanische Wellen. Durch die Schallwelle werden die Moleküle der Luft angeregt, zu schwingen. Der Abstand zwischen zwei Wellengipfeln ist die **Wellenlänge**. Die **Frequenz** ist die Zahl der Schwingungen pro Zeiteinheit. Je höher die **Frequenz** ist, umso kürzer ist die **Wellenlänge** und umgekehrt (Bild 1).

Einheit der Frequenz

1 Schwingung pro Sekunde =
1 Hertz (Hz)

1 Million Schwingungen pro Sekunde =
1 Megahertz (Mhz)

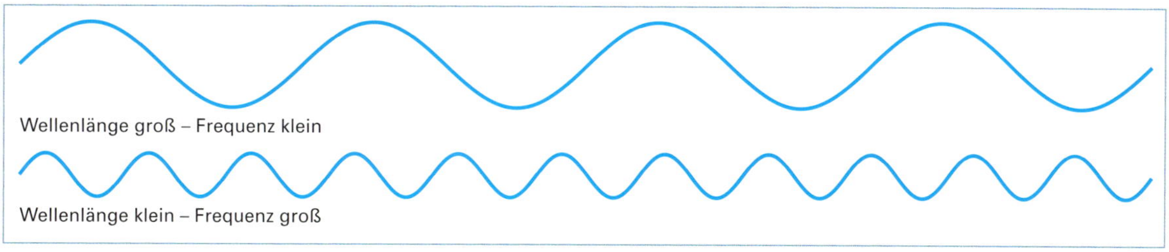

Bild 1 *Wellenlänge und Frequenz*

Das Hörvermögen des menschlichen Ohres liegt zwischen 16 und 20000 Hz. Schallwellen, deren Frequenz höher ist, werden vom Ohr nicht mehr wahrgenommen, sie können aber mit Geräten aufgezeichnet werden. Diese Wellen heißen **Ultraschallwellen.**

Mechanische Wellen breiten sich nur in Trägermedien aus (z. B. wasserhaltige Substanzen). Deshalb muss immer ein **Gel** zwischen dem Schallkopf am Ultraschallgerät und der Haut aufgetragen werden.

Merke

Hörbarer Schall hat eine Frequenz von 16 bis 20000 Hertz.
Ultraschall hat eine Frequenz von 1,5 bis 7 Megahertz.

Je nach dem physikalischen Verfahren unterscheidet man zwei Arten von Ultraschall, das Impulsechoverfahren und das Dopplerverfahren.

7.2.2 Impulsechoverfahren

Beim Impulsechoverfahren dient der Schallkopf als **Sender und Empfänger von Schallwellen**. Der Schallkopf wird auf die Haut aufgesetzt. Die von ihm ausgesandten Schallimpulse werden an den verschiedenen Grenzflächen im Inneren des menschlichen Körpers reflektiert. Die reflektierten Schallwellen werden vom Rechner in die Graustufen des Ultraschallbildes umgewandelt. So entsteht aus der Reflexion von Schallwellen ein zwei- oder dreidimensionales Bild.

Mithilfe von Ultraschall ist es möglich, innere Organe wie Leber, Herz oder Niere darzustellen (Bild 2). Diese Organe bilden sich bei einer Röntgenaufnahme nur ungenau ab. Auch Strukturen innerhalb von Organen (Steine, Zysten) sind im Ultraschallbild zu erkennen.

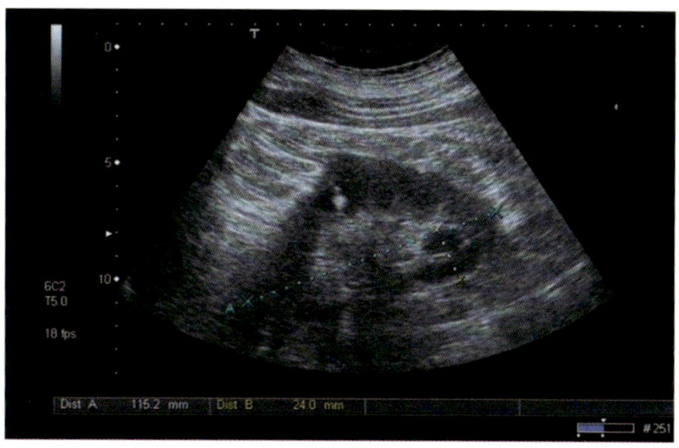

Bild 2 *Ultraschallbild der Niere*

Ultraschalluntersuchungen werden beim Allgemeinarzt am häufigsten an den Bauchorganen durchgeführt. Dabei ist Folgendes zu beachten:

- Zur Ultraschalluntersuchung des Abdomens muss der Patient meistens **nüchtern** kommen. Er sollte an den vorangehenden Tagen keine blähenden Speisen, wie z. B. Hülsenfrüchte, zu sich genommen haben, da Luft im Darm der größte Störfaktor ist.
- Die Untersuchung wird im Liegen durchgeführt.
- Der Arzt bestreicht die zu untersuchende Partie mit Kontaktgel und setzt den Ultraschallkopf auf die Haut über die zu untersuchenden Organe, wie Nieren, Leber, Milz, Gallenblase, Pankreas und große Gefäße (Bild 1).
- Nach der Untersuchung wird das Kontaktgel sorgfältig entfernt.

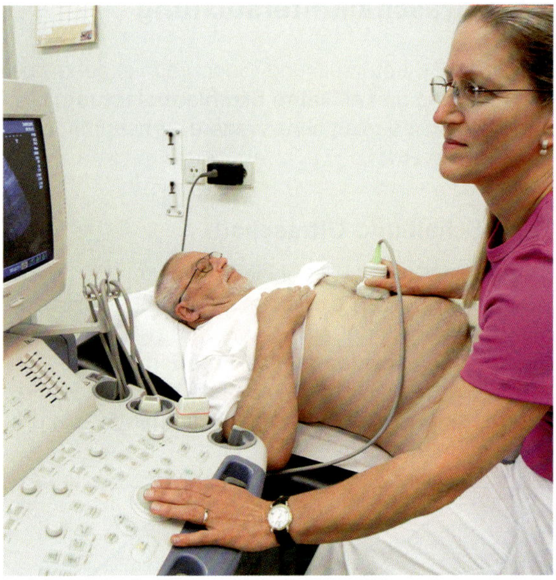

Bild 1 *Sonographieuntersuchung des Abdomens*

Merke

Das Impulsechoverfahren wird zur Untersuchung von Organen genutzt.

7.2.3 Dopplerverfahren

Das Dopplerverfahren (Duplex-Sonographie) beruht auf dem physikalischen Prinzip des Doppler-Effekts. Im Gegensatz zum Impulsecho werden keine einzelnen Schallimpulse, sondern ein **Dauerschall** ausgesandt.

Dieses Prinzip macht man sich bei der Messung der Fließgeschwindigkeit des Blutes in Arterien, Venen und im Herzen zunutze.

Das fließende Blut, insbesondere die Erythrozyten, reflektieren den Schall in Abhängigkeit von der Fließgeschwindigkeit. An Gefäßengen ändern sich die Geschwindigkeit und die Richtung der Blutkörperchen und damit der reflektierte Ultraschall.

Der Unterschied von ausgesandten und reflektierten Schallwellen kann hörbar gemacht oder im Ultraschallbild dargestellt werden. Bei der **farbcodierten Darstellung** erscheint der Fluss des Blutes zum Schallkopf hin **rot**, der Fluss vom Schallkopf weg **blau.**

Die Dopplersonographie sichert die Diagnose von Gefäßeinengungen im Bereich der hirnversorgenden Arterien (A. carotis) und der Beinarterien bei peripherer arterieller Verschlusskrankheit (pAVK). In der Geburtshilfe dient sie dem Nachweis kindlicher Herztöne. Ebenso wichtig ist sie bei der Echokardiographie.

Doppler-Effekt

Nähert sich eine Schallquelle dem Ohr, so wird die Schallwelle gestaucht. Die Wellenlänge wird kürzer, die **Frequenz** größer und der **Ton** höher.

Entfernt sich die Schallquelle, so kehrt sich der Vorgang um. Die Wellenlänge wird länger, die **Frequenz** kleiner und der **Ton** tiefer.

Anwendungsbereich der Dopplersonographie

- Arteriosklerose (Gefäßverkalkung)
- Stenose (Gefäßverengung)
- Aneurysma (Gefäßaussackung)
- Thrombose
- Kontrolle von gefäßchirurgischen Eingriffen
- kindliche Herztöne

Merke

Die Doppleruntersuchung wird eingesetzt bei der Untersuchung der kindlichen Herztöne, des Herzens und von Blutgefäßen.

7.3 Endoskopie

Das Endoskop ist ein Instrument, das in den Körper eingeführt wird, um mithilfe einer Optik Organe zu betrachten. Zum Einführen werden die natürlichen Körperöffnungen benutzt. Man kann das Endoskop aber auch durch einen kleinen Schnitt in die Bauchdecke oder in ein Gelenk einführen.

Ursprünglich diente die Endoskopie diagnostischen Zwecken. Heute wird sie zunehmend für therapeutische Zwecke genutzt.

Eingriffe mit dem Endoskop

Eingriffe, die mit dem Endoskop durchgeführt werden, heißen auch **Schlüsselloch-Operationen.** Die Operationstechnik wird auch als **minimal-invasive Chirurgie** bezeichnet.

7.3.1 Aufbau eines Endoskopes

Man unterscheidet starre und flexible Endoskope, die jeweils Linsensystem und Beleuchtungseinrichtungen besitzen. Ein flexibles Endoskop (Fiberendoskop, Bild 1) besteht aus folgenden Teilen:

- **Lichtquelle:** Kaltlicht zur Vermeidung von Verbrennungen
- **Objektiv:** Es befindet sich am distalen Ende (Bild 2), kann in alle vier Richtungen abgewinkelt werden und enthält meistens einen CCD-Chip zur digitalen Bilderzeugung auf einem Monitor und zur Datenspeicherung. Die Speicherung erfolgt auf einer Festplatte, einer CD oder einer DVD (Videoendoskopie).
- **Okular:** Es befindet sich am Bedienteil, das außerdem Drehknöpfe zum Abwinkeln und Ventile zum Spülen und Lufteingeben besitzt.
- **Schlauch:** Er enthält Glasfaserbündel zur Licht- und Bildübertragung, sowie Kanäle für Instrumente (Bild 2).

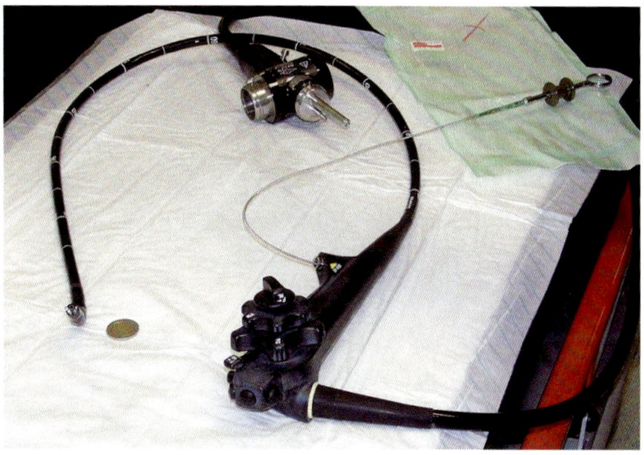

Bild 1 *Flexibles Fiberendoskop*

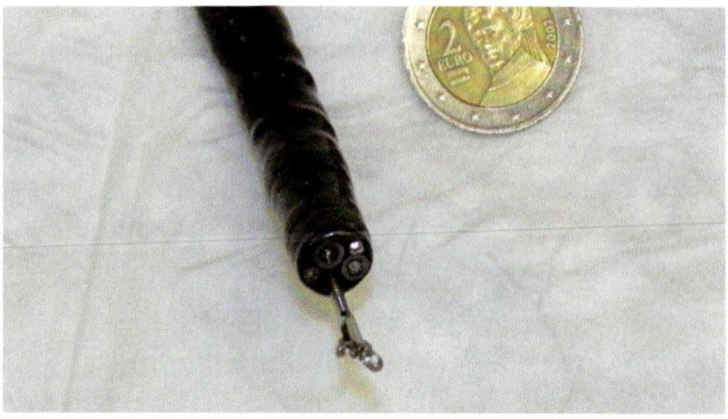

Bild 2 *Distales Ende des Endoskops*

7.3.2 Endoskopische Untersuchungen

In der medizinischen Umgangssprache heißt eine endoskopische Untersuchung auch **Spiegelung**, z. B. Magenspiegelung.

Der Fachbegriff wird aus dem Namen des untersuchten Organs und der Endung -**skopie** gebildet. So ist z. B. die **Arthroskopie** die endoskopische Untersuchung eines Gelenkes. Mit einem **starren Endoskop** untersucht man den Mastdarm, die Gelenke, die Harnblase der Frau und die Bauchhöhle (Tabelle 1). **Flexible Endoskope** benutzt man zur Untersuchung von Magen, Bronchien, Dickdarm und der Blase des Mannes (Bild 1).

Die Diagnose wird durch Betrachtung des Organs gestellt. Bei der Schleimhaut des Magens kann beispielsweise beurteilt werden, ob eine Entzündung vorliegt. Gleichzeitig kann eine Gewebeprobe (Probeexzision, PE) entnommen werden. Diesen Eingriff nennt man **Biopsie**.

Endoskopische Untersuchung	Untersuchtes Organ
Arthroskopie	Gelenk
Bronchoskopie	Bronchien
Enteroskopie	Darm
Gastroskopie	Magen
Koloskopie	Dickdarm
Laparoskopie	Bauchhöhle
Ösophagoskopie	Speiseröhre
Rektoskopie	Mastdarm
Tracheoskopie	Luftröhre
Zystoskopie	Harnblase

Tabelle 1 *Endoskopische Untersuchungen*

Das Endoskop ist nicht nur ein diagnostisches Instrument. Es kann auch zu folgenden Eingriffen benutzt werden:

- Entfernung von Polypen aus dem Dickdarm
- Entfernung von Steinen und Polypen aus der Harnblase
- Verödung von Ösophagusvarizen
- Entfernung des Meniskus im Kniegelenk
- Sterilisation bei Frauen
- Entfernung des Wurmfortsatzes
- Entfernung der Gallenblase
- Fremdkörperentfernung aus den Bronchien

Der **endoskopische Eingriff** ist für den Patienten schonender als eine konventionelle Operation (Bild 1). Die Patienten können früher mobilisiert werden. Aber auch bei endoskopischen Eingriffen gibt es Risiken, nämlich Blutungen, Perforationen und Infektionen.

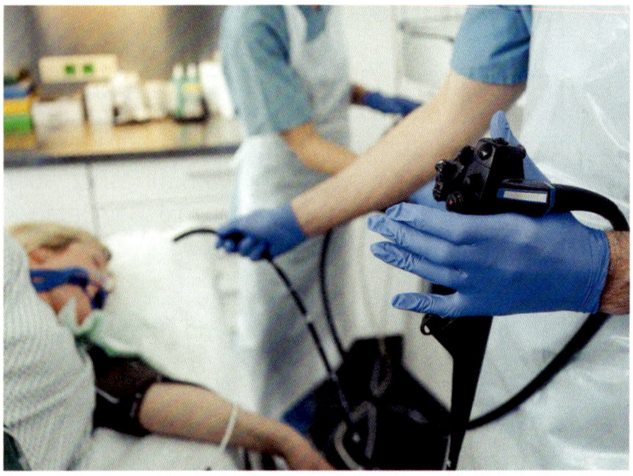

Bild 1 *Endoskopischer Eingriff zur Entfernung von Polypen*

Merke

Die Risiken bei einem endoskopischen Eingriff sind Blutung, Perforation und Infektion.

7.3.3 Koloskopie und Gastroskopie

Die Koloskopie und die Gastroskopie gehören zu den am häufigsten durchgeführten Untersuchungen.

Indikationen sind anhaltende Beschwerden wie Bauchschmerzen, Durchfälle oder unklare Gewichtsabnahme. Auch im Rahmen der Krebsfrüherkennungsuntersuchung wird die Koloskopie eingesetzt.

Der Patient muss über die Untersuchung aufgeklärt werden und seine **schriftliche Einwilligung** geben. Um das Blutungsrisiko einzuschätzen, werden die Thrombozytenzahl und die Gerinnungswerte bestimmt. **Gerinnungshemmende Medikamente** (Marcumar®, ASS®) müssen frühzeitig abgesetzt werden.

Das zu untersuchende Organ muss am Untersuchungstag leer sein. Bei der Gastroskopie darf sechs bis acht Stunden vorher nicht gegessen und getrunken werden, bei der Koloskopie kommen Abführmaßnahmen am Vortag hinzu.

Meistens erhalten die Patienten ein sedierendes Medikament (**Dormicum®, Propofol®**). Der Patient schläft und kann sich hinterher an nichts erinnern.

Das Endoskop wird zunächst unter Sicht vorgeschoben. Beim Zurückziehen wird systematisch die Schleimhaut betrachtet, dabei können Biopsien entnommen und Polypen abgetragen werden (Bild 2).

Während der **Nachbeobachtung** werden Blutdruck und Puls kontrolliert. Wenn der Patient wieder bewusstseinsklar ist, erfolgt das Gespräch mit dem Arzt.

Bei der Koloskopie beachten

- Fünf Tage vor dem Eingriff soll kein Obst oder Gemüse mit kleinen Körnern, z. B. Tomaten oder Kiwis, verzehrt werden.
- Am Tag vor dem Eingriff eine Darmreinigung durchführen
- Unsichere Wirksamkeit der Pille.
- Der Transport nach Hause muss organisiert sein.
- Die Einwilligung in die Koloskopie muss vorliegen.

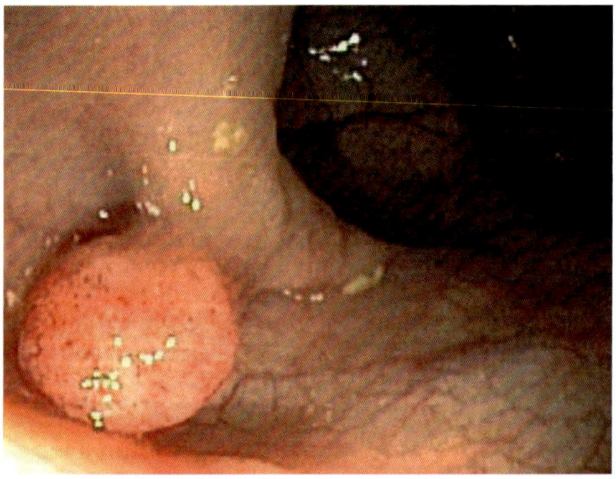

Bild 2 *Dickdarmpolyp*

Wenn es keinen Anhalt für Komplikationen gibt, darf der Patient in Begleitung nach Hause. Er muss darüber informiert werden, dass er nicht selbst Auto fahren kann, da das Sedativum nachwirkt.

7.3.4 Aufbereitung und Pflege der Endoskope

Die **Aufbereitung** und **Pflege** der Endoskope ist Aufgabe der medizinischen Fachangestellten. Sie erfolgt in mehreren Schritten

- direkt nach der Untersuchung mit einem Einmalhandtuch abwischen
- distales Ende in die Reinigungslösung tauchen und Kanäle auf Durchgängigkeit und Funktion prüfen
- Transport in geschlossenem Behältnis in den Aufbereitungsraum
- Dichtigkeitstest und manuelle Reinigung
- maschinelle Desinfektion, Schlussprüfung und Trocknung im Reinigungs- und Desinfektionsgerät (Bild 1)
- Entnahme und Funktionsprüfung
- Aufbewahrung (vollständig trocken, staubgeschützt, hängend in speziellem Schrank)

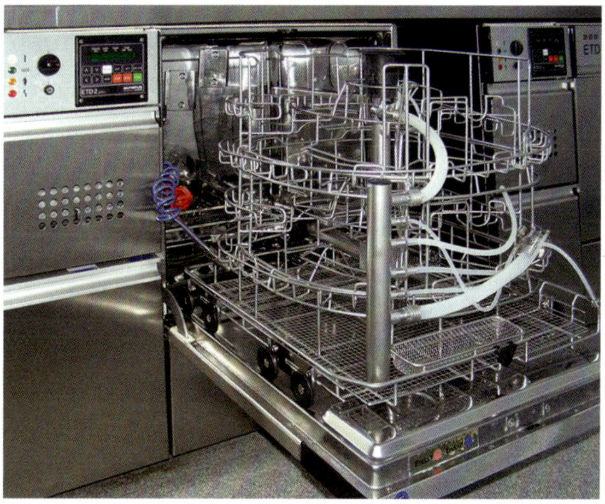

Bild 1 *Desinfektionsgerät*

Regelmäßige mikrobiologische Überprüfungen sind durchzuführen. Alle Zusatzinstrumente, die Gewebe durchdringen oder in sterile Körperhöhlen eingeführt werden, wie z. B. Biopsiezangen, müssen **sterilisiert** werden.

8 Übungsaufgaben (die Lösungen finden Sie in der Europathek)

9

Nahrung und Ernährung

1. Aus welchen Stoffen setzt sich die Nahrung zusammen?
2. In welcher Einheit wird der Energiegehalt der Nahrung angegeben?
3. Welchen Energiegehalt pro Gramm haben die Nährstoffe Eiweiß, Kohlenhydrate und Fett?
4. In welchen Nahrungsbestandteilen kommen ungesättigte Fettsäuren vor?
5. Wie setzt sich Glykogen zusammen und wo kommt es vor?
6. Welches Vitamin unterstützt die Bildung von Gerinnungsfaktoren in der Leber?
7. Der Mangel an welchem Vitamin kann zu Nachtblindheit führen?
8. Welches Vitamin fördert die Kalziumaufnahme in den Darm und den Kalziumeinbau in den Knochen?
9. Welches Vitamin fördert die Bildung von Erythrozyten im Knochenmark?
10. Welches Vitamin schützt den Fötus vor der Missbildung „offener Rücken"?
11. Welches Vitamin fördert die Wundheilung?
12. Bei einem Patienten werden folgende Werte gemessen:
    Gewicht: 110 kg, Körpergröße: 1,74 m. Wie groß ist der BMI? Wie ist der BMI dieses Patienten zu bewerten?
13. Was versteht man unter dem „Apfeltyp" und dem „Birnentyp"?
14. Von welchen Faktoren hängt der Grundumsatz ab?

Anatomie

1. Welche Speicheldrüsen kennen Sie?
2. Was versteht man unter Peristaltik?
3. Wie ist der pH-Wert im Magen?
4. Welcher Nahrungsstoff wird im Magen verdaut?
5. Wie heißen die Abschnitte des Dünndarms?
6. Wo wird die Galle gebildet?
7. Welche Aufgaben hat das Pankreas?
8. Welche Substanz wird durch Amylase gespalten?
9. Welche Enzyme spalten Eiweiß?
10. Was versteht man unter der Entgiftungsfunktion der Leber?
11. Welche Verdauungssäfte werden in den Magen-Darm-Trakt abgegeben?

Erkrankungen der Verdauungsorgane

1. Welche Krankheit könnte Anja Schäfer haben (Praxisfall, S. 319)?
2. Erklären Sie die diagnostischen Maßnahmen, die bei Frau Schäfer angeordnet werden.
3. Welche entzündlichen Darmerkrankungen kennen Sie?
4. Zu welcher Schädigung führt der Rückfluss von saurem Magensaft in den Ösophagus?
5. Welche Krankheit wird auch als „Linksappendizitis" bezeichnet?
6. Was ist die häufigste Ursache für eine chronische Gastritis?
7. Zu welchen Komplikationen kann ein Magengeschwür führen?
8. Warum werden Polypen im Darm bei einer Koloskopie abgetragen, obwohl sie gutartig sind?
9. Ein Gallenstein verschließt die Gallenwege. Was wird die Folge sein?
10. Welche Erreger für eine Virushepatitis kennen Sie? Welcher dieser Erreger ist am wenigsten gefährlich?
11. Frau Klose nimmt wegen ihrer Rückenschmerzen seit drei Monaten Ibuprofen ein. Mit welchen Nebenwirkungen im Magen-Darm-Trakt muss sie rechnen?

Diagnostik der Verdauungsorgane

1. Bei der Auszubildenden Svenja Reifenrath besteht der Verdacht auf einen Salmonelleninfekt. Welche Untersuchung wird durchgeführt?
2. Was bedeutet die Abkürzung iFOBT?
3. Welche Untersuchungen können mit der Doppler- bzw. Duplexsonografie durchgeführt werden?
4. Wie wird das Endoskop nach Gebrauch wieder aufbereitet?
5. Ein Patient wird nach einer Koloskopie sehr blass und kollabiert. Was könnte passiert sein?
6. Warum müssen Patienten vor der Koloskopie eine Darmreinigung durchführen?
7. Frau Bergmann meldet sich zur Koloskopie an. Was müssen Sie ihr vorher sagen?
8. Welche Eingriffe können mit dem Endoskop durchgeführt werden?
9. Welche Aufgabe hat bei einem Ultraschallgerät der Schallkopf?
10. Warum benutzt man bei der Ultraschalluntersuchung Gel?

Lernfeld 10
Patienten bei kleinen chirurgischen Behandlungen begleiten und Wunden versorgen

Praxisfall: Eine Wundversorgung

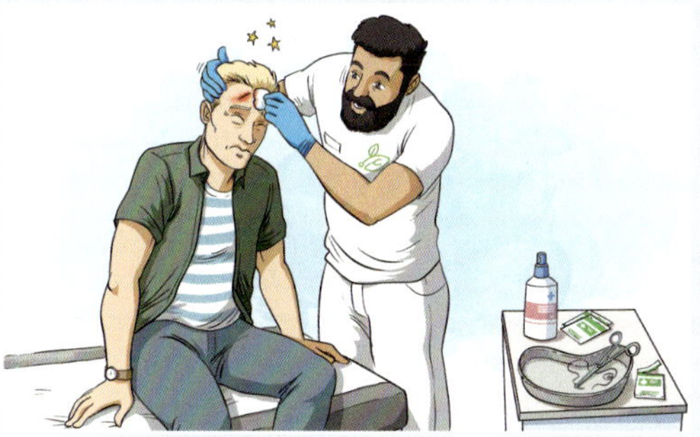

Herr Ulrich Weidner kommt unangemeldet in die Praxis. Er hat eine stark blutende Platzwunde am Kopf. Frau Dr. König sieht den Patienten und fragt ihn zunächst, ob er sich die Verletzung bei der Arbeit oder in der Freizeit zugezogen habe. Dann sagt sie zu dem Auszubildenden Kostas Dimitrios: „Bitte legen Sie gleich alles für eine Wundversorgung zurecht."

Kostas bittet Herrn Weidner in das Behandlungszimmer. Er tupft das Blut am Kopf ab und rasiert den Kopf im Umfeld der Wunde. Dann legt er Desinfektionsmittel, ein Lokalanästhetikum, Nahtmaterial und Verbandsmaterial zurecht. Dabei fragt er Herrn Weidner nach seiner Tetanusimpfung.

Nach der Wundversorgung möchte Herr Weidner sich hinsetzen, ihm ist ein bisschen schwindelig. Kostas fragt ihn: „Soll ich Ihre Frau anrufen, damit sie Sie abholt? Sie können so lange sitzen bleiben und sich ausruhen."

Chirurgische Eingriffe, wie die Eröffnung eines Furunkels, die Abtragung eines Fibroms oder die Entfernung eines Nävus, gehören in vielen Praxen zum Alltag. Ebenso werden **akute und chronische Wunden** versorgt. Aber auch größere Eingriffe, wie das „Strippen" einer Krampfader oder die Operation eines Grauen Stars können in einer Arztpraxis durchgeführt werden.

Bei den unterschiedlichen Fällen ist stets die **Haut** betroffen, die verletzt ist oder bei einem Eingriff durchtrennt wird. Daher ist es wichtig, den Aufbau der Haut, ihre Besiedlung mit Mikroorganismen und häufige Erkrankungen der Haut zu kennen.

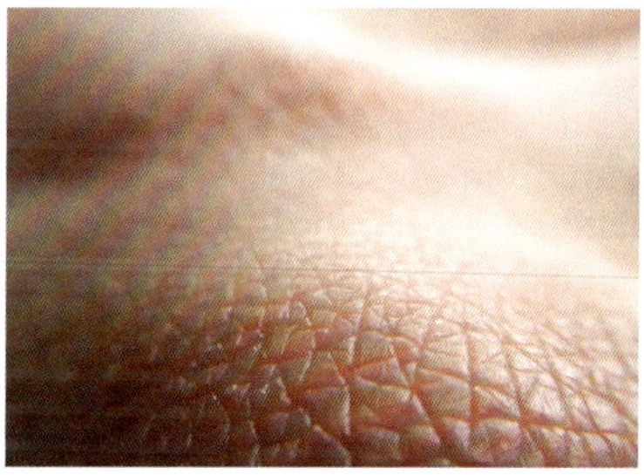

Bild 1 *Die Haut ist eine Barriere.*

1 Die Haut

Die Haut bildet die Grenze zwischen dem Körper und der Umwelt (Bild 1). Sie stellt eine **Barriere** für äußere Einwirkungen dar, wie z. B. chemische Stoffe, Mikroorganismen, Druck oder Stoß und Strahlen. Durch diese Einwirkungen kann die Haut geschädigt werden (z. B. Sonnenbrand, Bild 2).

Die Haut ist außerdem ein **Sinnesorgan** für Berührung, Druck, Schmerz und Temperatur. Hautkontakt ist deshalb auch ein Mittel der Kommunikation, das genutzt wird, wenn man einem anderen Menschen die Hand gibt oder wenn eine Mutter ihrem kranken Kind die Hand auf die Stirn legt.

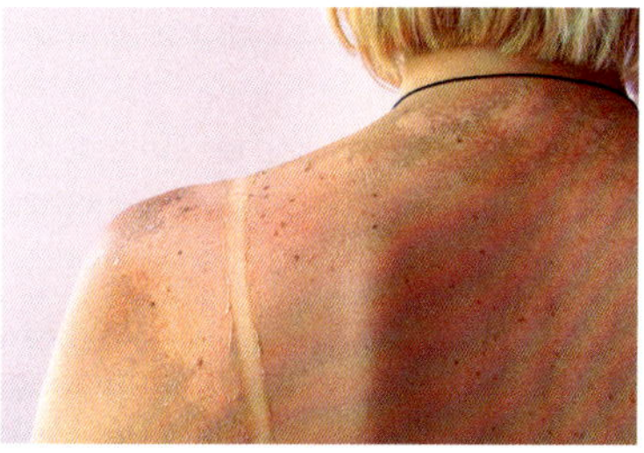

Bild 2 *Sonnenbrand durch UV-Strahlung*

Schließlich wird in der Haut mithilfe von Sonnenlicht das für den Knochenaufbau wichtige **Vitamin D_3** hergestellt (siehe S. 353).

Die **Aufgaben** der Haut sind:
- Schutz vor mechanischen Einwirkungen
- Schutz vor Mikroorganismen
- Reizwahrnehmung
- Schutz vor UV-Strahlung
- Schutz vor chemischen Stoffen
- Wärmeregulation
- Bildung von Vitamin D_3

10

1.1 Aufbau der Haut

Die Haut (Dermis) ist das größte Organ des Menschen. Sie hat, abhängig von der Körpergröße, eine Fläche von etwa 2 m² und ein Gewicht zwischen 3,5 und 10 kg.

Bei jedem Menschen ist die Haut mit **Mikroorganismen** besiedelt. Die Gesamtheit der Bakterien und Pilze der Hautoberfläche wird als **Hautflora** bezeichnet. Die Besiedlung mit Mikroorganismen führt nicht zu einer Infektion, solange die Haut intakt ist. Im Gegenteil, sie schützt vor Infektionen, weil die pathogenen Mikroorganismen sich aufgrund der bereits vorhandenen Flora nicht ausbreiten können. Sobald aber kleine Hautrisse auftreten, können Infektionen entstehen. Mikroorganismen können durch Hautkontakt auf andere Menschen übertragen werden.

Zum Schutz vor Krankheitserregern hat die Haut einen leicht sauren **pH-Wert von 5,5**. Dieser pH-Wert ist Teil der **natürlichen Barriere** gegen Krankheitserreger. Waschen mit alkalischer Seife verändert den pH-Wert, daher sollte pH-neutrale Seife benutzt werden, die den pH-Wert der Haut unverändert lässt (Bild 1).

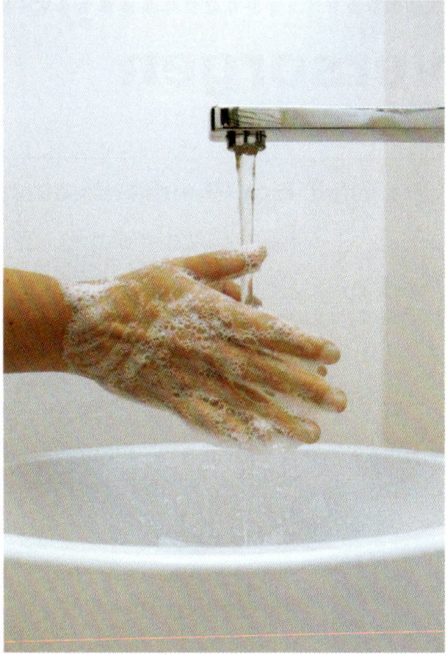

Bild 1 *Händewaschen mit pH-neutraler Seife*

Die Haut besteht von außen nach innen aus den **Schichten**:

- Oberhaut (Epidermis)
- Lederhaut (Corium)
- Unterhaut (Subcutis)

Oberhaut und Lederhaut werden auch unter dem Begriff **Cutis** zusammengefasst.

1.1.1 Oberhaut

Die Oberhaut (Epidermis) ist die äußere Schicht der Haut (Bild 2). Sie besteht aus **mehrschichtigem Plattenepithel** (siehe S. 151). In der **Keimschicht**, der unteren Schicht, befinden sich teilungsfähige Zellen. Von hier aus regeneriert sich die Haut ständig. Nach einer Zellteilung verbleibt jeweils eine Zelle in der Keimschicht, die andere wandert an die Oberfläche, stirbt auf diesem Weg ab und verwandelt sich in eine **Hornschuppe**, die dann abgestoßen wird.

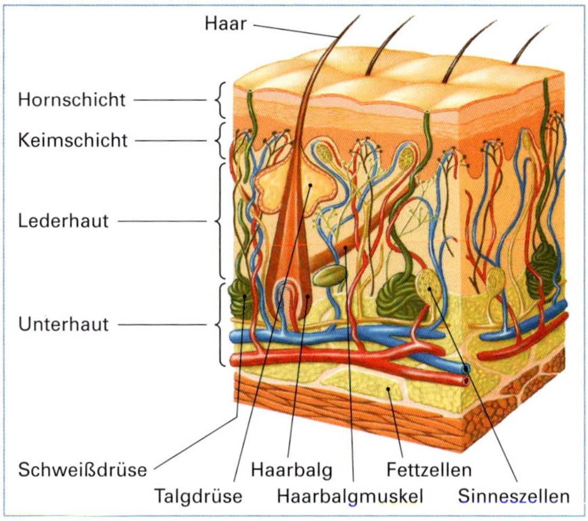

Bild 2 *Längsschnitt durch die Haut*

In der Keimschicht befinden sich außerdem sensible Nervenendigungen sowie **Pigmentzellen** mit dem dunklen Pigment **Melanin**. Die Menge dieses Farbstoffs in der Haut entscheidet über die Hautfarbe. Melanin schützt vor UV-Strahlung.

Die **Hornschicht** besteht aus mehreren Lagen abgestorbener Hornschuppen. Die Dicke der Hornschicht nimmt bei mechanischer Belastung zu, es bilden sich Schwielen. Auch durch UV-Belastung verdickt sich die Hornschicht. Daher ist die Haut im Sommer dicker als im Winter.

In der gesamten Oberhaut befinden sich **keine Blutgefäße**. Zwischen den Zellen fließt allerdings **Lymphe**, die bei einer oberflächlichen Verletzung austritt. Eine Schürfwunde nässt also nur, blutet aber nicht und heilt ohne Narbenbildung ab.

Merke

Die Oberhaut regeneriert sich ständig. Dabei werden die oberen Zellen abgestoßen, von unten wachsen neue Zellen nach.

1.1.2 Lederhaut

Die Lederhaut (Corium) enthält viele **Kollagenfasern und elastische Fasern**, die der Haut **Festigkeit** und **Elastizität** verleihen. Oberhaut und Lederhaut werden zusammen auch als **Cutis** bezeichnet. Im Laufe des Lebens verliert die Haut ihre elastische Eigenschaft, sodass es zunehmend zur Bildung von Falten kommt. Dieser Prozess wird durch die Einwirkung von UV-Licht verstärkt.

In der Lederhaut befinden sich außerdem **Blutgefäße** sowie besondere **Sinneszellen**. Diese nehmen Sinnesreize an der Oberfläche der Haut wahr und leiten sie an Gehirn und Rückenmark weiter. Die Fähigkeit zur Wahrnehmung von Sinnesreizen wird als **Sensibilität** bezeichnet.

Die Prüfung der Sensibilität der Haut ist wichtig bei der Diagnostik von Nervenschädigungen, wie sie z. B. bei einem Diabetes mellitus auftreten können (Bild 1).

Folgende Sinnesreize werden wahrgenommen:

- Druck
- Berührung
- Vibration
- Schmerz
- Temperatur

Oberhaut und Lederhaut werden zusammen auch als **Cutis** bezeichnet (s. S. 199).

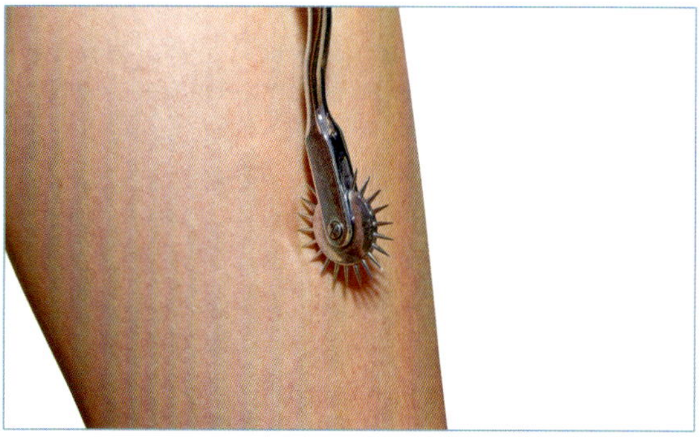

Bild 1 *Prüfung der Sensibilität*

1.1.3 Unterhaut

Die Unterhaut (Subcutis) enthält zahlreiche Fettzellen. Je nach dem Ernährungszustand kann das **Fettgewebe** unterschiedlich dick sein. Es wirkt als Druckpolster und spart Energie, indem es die Wärmeabgabe nach außen verhindert. Im Zustand des Hungerns dient das gespeicherte Fett als Energiereserve.

Die Dicke des Unterhautfettgewebes kann man überprüfen, indem man im Bereich des Bauches eine Hautfalte abhebt und die geschätzte Dicke halbiert (Bild 2).

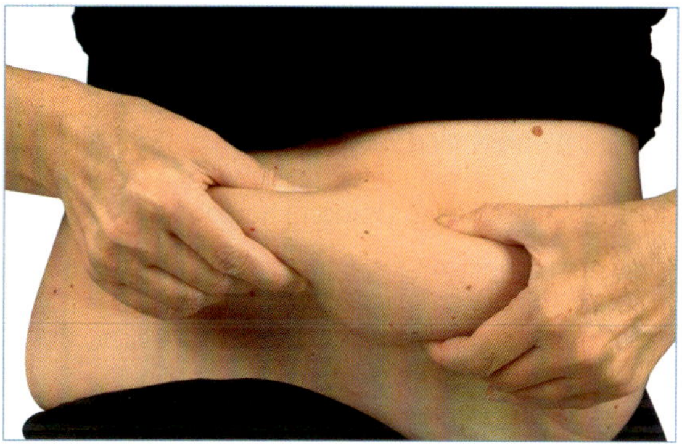

Bild 2 *Prüfung der Subcutis*

1.1.4 Hautanhangsgebilde

Zu den Hautanhangsgebilden gehören die Hautdrüsen, die Finger- und Fußnägel und die Haare.

Drüsen

Die Drüsen der Haut sind exokrine Drüsen (siehe S. 152). Sie befinden sich in der Lederhaut und in der Unterhaut und geben ihr Sekret an die Hautoberfläche ab. Folgende Drüsen werden unterschieden:

- Schweißdrüsen
- Duftdrüsen
- Talgdrüsen
- Milchdrüsen

Schweiß ist eine schwach saure Flüssigkeit. Bei Verdunstung auf der Haut trägt er zur Wärmeregulation bei. Er wirkt **bakterizid** (bakterientötend) und bildet damit den **Säureschutzmantel** der Haut.

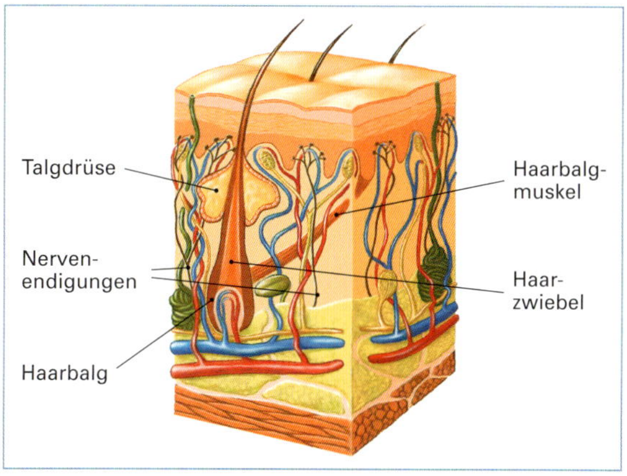

Bild 3 *Haar, Haarbalg und Talgdrüse*

Talg ist eine fetthaltige Substanz, die Wasser abstößt. Talgdrüsen liegen oft an Haarbälgen (Bild 3). Der Talg macht Haut und Haare geschmeidig. **Duftstoffe** haben bei jedem Menschen eine charakteristische Zusammensetzung. Die **Milchdrüsen** geben ihr Sekret, die Muttermilch, nach der Geburt des Kindes ab. Ihre Tätigkeit wird durch Hormone gesteuert.

Finger- und Fußnägel

Finger- und Fußnägel wachsen im Nagelbett. Sie bestehen aus fester Hornsubstanz und schützen die Finger- und Zehenkuppen.

Der proximale Teil des Nagelbettes wird als Nagelwurzel bezeichnet. Er wird von der Nageltasche überzogen (Bild 1).

Haare

Haare bestehen aus Horn. Sie sind in den **Haarbalg** eingelassen, dessen unteres Ende **Haarzwiebel** genannt wird.

An der Haarzwiebel treten Blutgefäße ein, die das Haar mit Nährstoffen versorgen. Auf der Höhe der Lederhaut mündet eine Talgdrüse.

Durch den **Haarbalgmuskel** kann das Haar in seiner Stellung verändert werden. Seine Kontraktion richtet das Haar auf, es entsteht eine Gänsehaut.

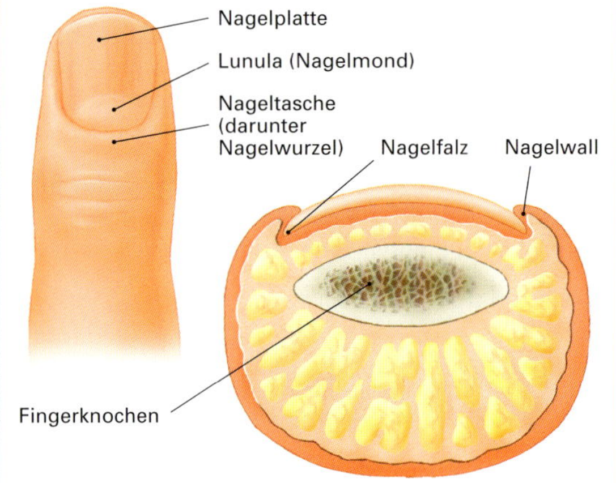

Bild 1 *Fingernagel*

Merke

Drüsen, Nägel und Haare sind Hautanhangsgebilde.

1.2 Krankheiten der Haut

Krankheiten der Haut sind für den Patienten unangenehm, weil andere Menschen auf Hautveränderungen oft mit Ekel und Ablehnung reagieren. Nicht immer sind Veränderungen der Haut durch eine Hautkrankheit verursacht. Auch eine Infektionskrankheit oder eine Allergie können einen Hautausschlag (Exanthem) hervorrufen.

Nach der **Inspektion** mit dem bloßen Auge kann der Hautarzt veränderte Hautpartien mit dem **Auflichtmikroskop** (Bild 2) vergrößern und genauer betrachten.

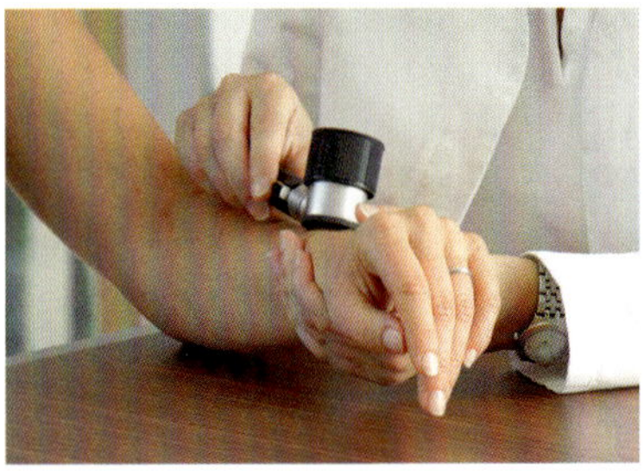

Bild 2 *Untersuchung mit dem Auflichtmikroskop*

1.2.1 Psoriasis

Die Psoriasis (Schuppenflechte) ist eine chronische und in Schüben auftretende Erkrankung der Haut. Dabei werden verstärkt Zellen der Epidermis gebildet. Das führt zu schuppigen Hautbezirken auf einem scharf abgegrenzten entzündlich geröteten Untergrund. Die Psoriasis-Herde treten typischerweise an den Streckseiten der Extremitäten, am Kopf und am Rücken auf (Bild 3).

Die Patienten leiden unter dem **Juckreiz** und der starken **Schuppung der Haut**. Bei einem Teil der Patienten sind auch die Gelenke betroffen. Es entsteht eine Arthritis in den kleinen Gelenken oder im Kniegelenk. Auch eine Tüpfelung der Fingernägel ist ein Hinweis auf eine Psoriasis.

Bei der Entstehung der Psoriasis wirken **genetische Faktoren** mit **Umweltfaktoren** zusammen. Die Krankheit bessert sich im **Sommer,** besonders unter dem Einfluss von Sonne und Meerwasser.

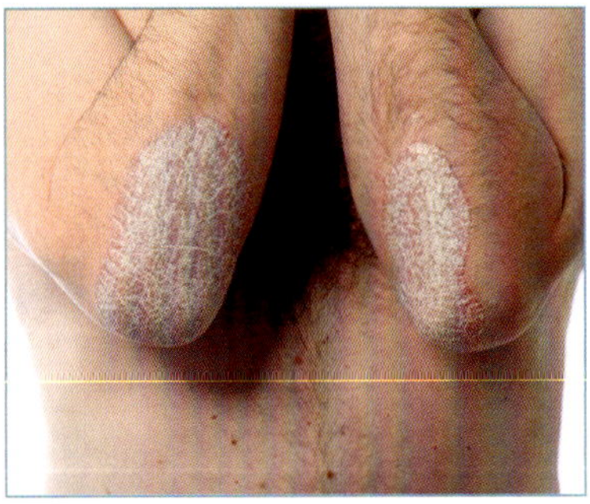

Bild 3 *Psoriasis*

1.2.2 Neurodermitis

Auch die Neurodermitis (endogenes Ekzem) ist chronisch und tritt in Schüben auf. Sie gehört zu den **allergischen Erkrankungen**. Meist am Kopf und in den Gelenkbeugen bilden sich **rötliche, juckende Entzündungsherde,** die auch nässen können. Das Ekzem tritt in der Regel erstmalig vor dem 5. Lebensjahr auf. Aufgrund der erblich bedingten Neigung zu allergischen Reaktionen entwickeln die Kinder oft auch ein allergisches **Asthma bronchiale** und eine **allergische Rhinitis** (siehe S. 281).

1.2.3 Akne

Akne ist eine **Entzündung** des Haarbalgs und der Talgdrüsen, bei der Bakterien beteiligt sind. Es entstehen **Mitesser** und **eitergefüllte Pusteln** im Gesicht, auf der Brust und auf dem Rücken (Bild 1). Die Krankheit wird durch Geschlechtshormone beeinflusst. Sie tritt erstmalig in der **Pubertät** auf und klingt im dritten Lebensjahrzehnt ab. Jungen sind stärker betroffen als Mädchen.

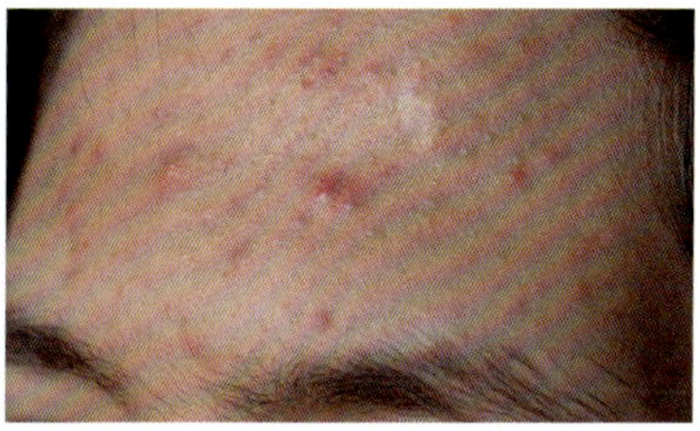

Bild 1 *Akne*

1.2.4 Mykosen

Mykosen (Pilzinfektionen) werden häufig durch den Hefepilz **Candida albicans** hervorgerufen. Es entstehen feuchte, rote, manchmal weißlich belegte Hautbezirke. Häufig betroffen sind Hautfalten wie die Leistenbeuge, Achselhöhle und bei Säuglingen der Windelbereich (siehe S. 90, Bild 1).

Risikofaktoren sind Feuchtigkeit und eine gestörte Immunabwehr bei chronischen Erkrankungen wie Diabetes mellitus oder Tumoren.

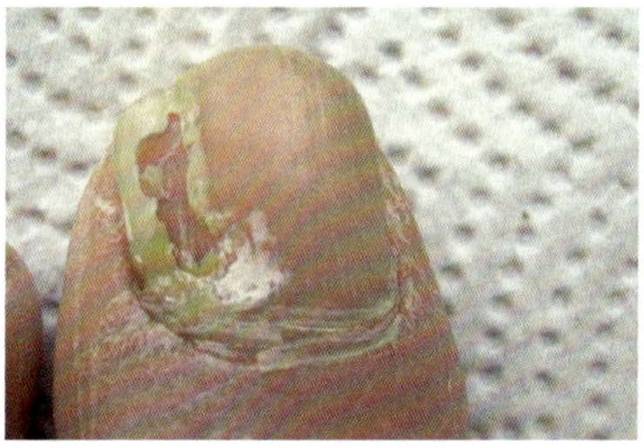

Bild 2 *Nagelmykose*

Die Erreger der **Onychomykose** (Nagelpilz, Bild 2) gehören zu einer anderen Gruppe von pathogenen Pilzen, den Dermatophyten. Diese Pilze ernähren sich von Keratin, das in der Hornschicht der Nägel enthalten ist.

Zehennägel sind viermal so häufig betroffen wie Fingernägel. Häufig geht dem Nagelpilz eine Tinea (Fußpilz) voraus. Eine Infektion mit Dermatophyten wird auch als Tinea bezeichnet.

1.2.5 Nävus

Ein Nävus (Muttermal) ist eine **Ansammlung von pigmentierten Zellen** in der Haut (Bild 3). Ein Nävus kann angeboren sein, es entstehen im Laufe des Lebens aber auch zahlreiche neue Nävi. Da Muttermale bösartig werden können, müssen sie sorgfältig beobachtet werden. Beim Hautkrebsscreening werden alle Nävi vom Hautarzt oder Allgemeinarzt begutachtet.

Folgende Zeichen legen den Verdacht auf eine **maligne Entartung** nahe:

- Vergrößerung
- Veränderung der Pigmentierung
- Veränderung der Oberfläche
- Austritt von Blut

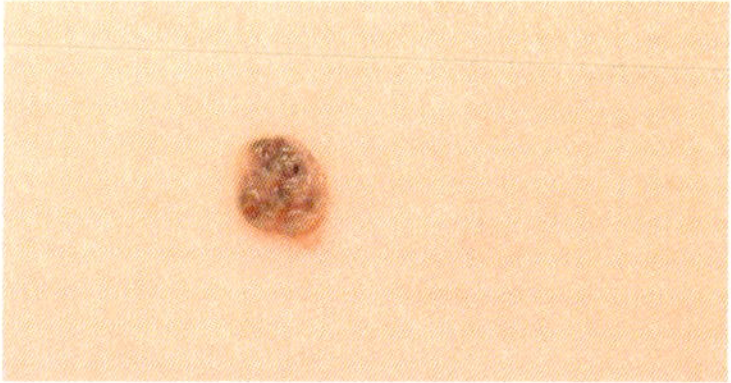

Bild 3 *Nävus*

1.2.6 Basaliom

Das Basaliom geht von den Basalzellen, der untersten Schicht der Epidermis, aus. Es ist der häufigste **bösartige Tumor** der Haut. Es bilden sich kleine Knötchen oder Abschürfungen, die aussehen wie eine nicht abheilende Wunde.

Am häufigsten ist das Gesicht betroffen, und zwar besonders diejenigen Partien, die stark der UV-Strahlung ausgesetzt sind, wie **Stirn, Nase** und **Ohren** (Bild 4). Der Tumor wächst zerstörend in das Nachbargewebe hinein, aber er bildet nur äußerst selten Metastasen. Aus diesem Grund wurde er früher als semimaligne bezeichnet.

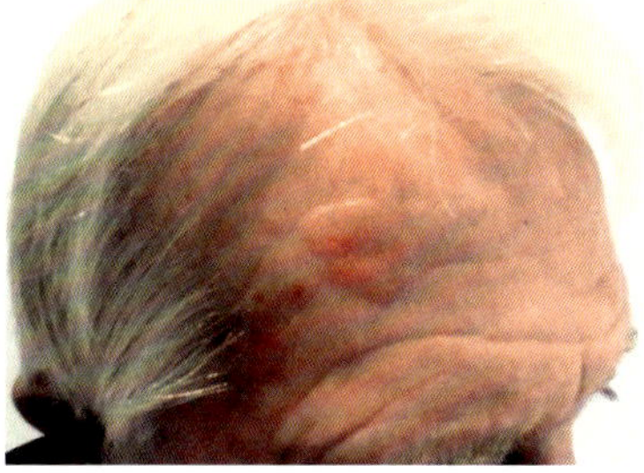

Bild 4 *Basaliom an der Stirn*

Merke

Mykosen breiten sich besonders an feuchten und dunklen Stellen aus. Dazu gehören: Leistenbeuge, Achselfalte, Zehenzwischenräume und bei Säuglingen der Windelbereich.

1.2.7 Aktinische Keratose

Die aktinische Keratose ist eine Veränderung der Epithelzellen, die bevorzugt bei hellhäutigen Menschen auftritt, die sich starker Sonnenbestrahlung ausgesetzt haben. Aus der aktinischen Keratose kann sich ein Plattenepithelkarzinom entwickeln. Deshalb handelt es sich um eine Vorstufe von Hautkrebs.

1.2.8 Malignes Melanom

Das maligne Melanom ist ein bösartiger Tumor, der von den **Melanozyten** der Haut ausgeht. Er entwickelt sich aus einem lange bestehenden Nävus oder aus vorher unauffälliger Haut. Das Melanom metastasiert sehr früh in die inneren Organe.

Da das maligne Melanom einem Nävus ähnlich sieht, wird es häufig nicht bemerkt.

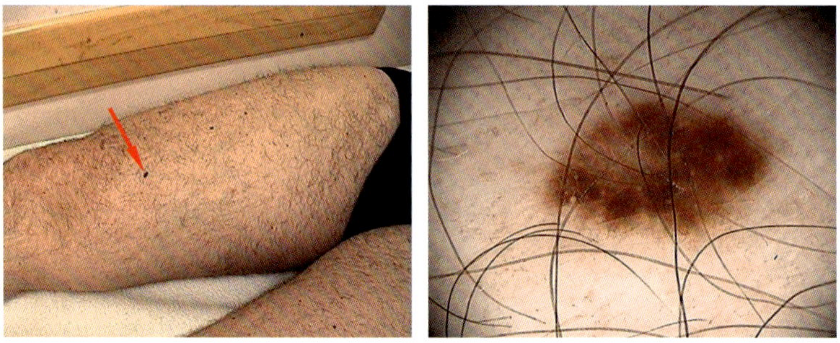

Bild 1 *a) Malignes Melanom, b) auflichtmikroskopische Darstellung*

Bild 1 a zeigt den Befund an einem 44-jährigen Patienten, der anlässlich einer **Hautkrebsvorsorgeuntersuchung** erhoben wurde, Bild 1 b zeigt das mikroskopische Bild.

1.2.9 Hautsymptome bei Infektionskrankheiten

Ein für die jeweilige Krankheit typisches Exanthem findet sich bei Scharlach, Hand-Fuß-Mund-Krankheit, Röteln, Windpocken, Masern und Ringelröteln. Bei Borreliose tritt zu Beginn der Erkrankung eine wandernde Hautrötung auf. Bei Syphilis treten im zweiten Stadium Hautveränderungen auf. Diese können sehr verschiedenartig aussehen, sodass sie oft nicht der Syphilis zugeordnet werden (siehe S. 94).

Merke

Eine Reihe von Infektionskrankheiten geht mit einem Exanthem einher. Oft kann die Krankheit aufgrund des Exanthems diagnostiziert werden.

2 Chirurgische Behandlung

Chirurgische Eingriffe werden nicht nur beim Chirurgen, sondern auch in anderen medizinischen Fachgebieten durchgeführt.

Aufgrund der hohen Kosten der stationären Behandlung besteht die Tendenz, Eingriffe in den ambulanten Bereich zu verlagern. Dadurch steigt die Bedeutung der **ambulanten Chirurgie**, aber auch der Anspruch an eine fachgerechte Durchführung.

Zunehmend kommen Patienten **nach einem chirurgischen Eingriff**, der stationär durchgeführt wurde, zur Nachsorge in die Praxis. Die Patienten werden aus Kostengründen zu einem sehr frühen Zeitpunkt aus dem Krankenhaus entlassen und sind auf **die ambulante Weiterbehandlung** angewiesen.

Beispiele für ambulante Eingriffe

- Eröffnung eines Abszesses oder eines Furunkels
- Abtragung eines Lipoms oder Fibroms
- Entfernung von Warzen
- Exzision (Herausschneiden) eines Nävus
- Operation von Varizen
- Operation des Grauen Stars
- Operation einer Hammerzehe
- Ausschabung der Gebärmutter

Die Medizinische Fachangestellte hat vor einem Eingriff die Aufgabe, die Instrumente zurechtzulegen, bei dem Eingriff zu assistieren, nach dem Eingriff einen Verband anzulegen und die Instrumente wieder aufzubereiten.

2.1 Chirurgische Instrumente

Chirurgische Instrumente können in schneidende, haltende und fassende Instrumente eingeteilt werden. Einige Instrumente lassen sich nicht zuordnen und werden unter „sonstige Instrumente" beschrieben. Die Aufbereitung der Instrumente erfolgt entsprechend den Risikoklassen (s. S. 126). Zum chirurgischen Instrumentarium gehört im weiteren Sinne auch das **Nahtmaterial.**

2.1.1 Schneidende Instrumente

Unter diesem Begriff wird eine Reihe **scharfer Instrumente** zusammengefasst, die bei Operationen zur Anwendung kommen. Bei der anschließenden Reinigung oder Entsorgung dieser Instrumente ist besondere Vorsicht geboten, da es zu **Schnitt- oder Stichverletzungen** kommen kann (siehe S. 138).

Skalpelle

Skalpelle sind **chirurgische Messer** (Bild 1). Da die Sterilisation von Skalpellen sehr aufwändig ist, werden fast ausschließlich Einmalskalpelle verwendet. Je nach Aufgabe gibt es unterschiedliche Klingenformen.

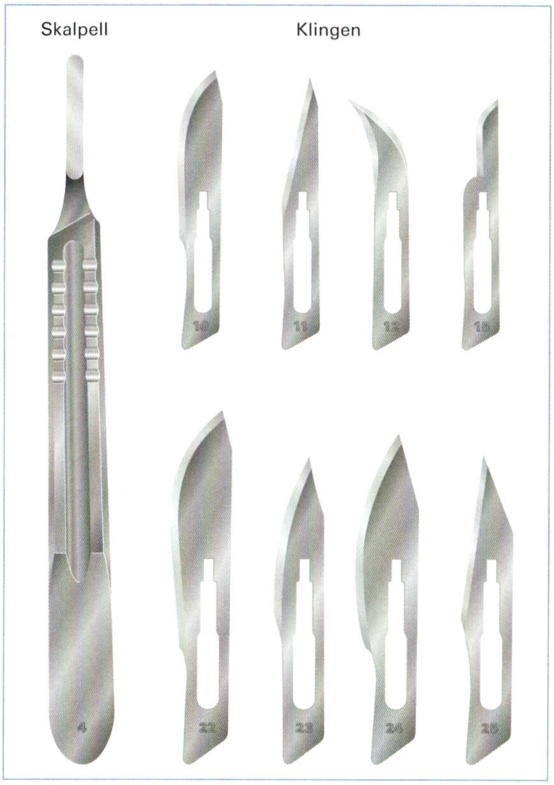

Bild 1 *Verschiedene Formen von Skalpellen bzw. Klingen*

Neben dem Skalpell gibt es noch ein anderes Instrument, mit dem man während einer Operation Gewebe durchtrennen kann: den **Elektrokauter.** Dabei wird gezielt starke Hitze in das OP-Gebiet gebracht. Das Gewebe verschmort, was auch am Geruch deutlich wird. Zugleich werden die Blutgefäße verschlossen, sodass keine zusätzliche Blutstillung nötig ist.

Scheren

Es gibt verschiedene Ausführungen von Scheren (Bild 2). Die während eines operativen Eingriffs verwendeten Scheren sind in der Regel kurz und spitz. Dabei unterscheidet man noch, ob sie von der Seite betrachtet **gebogen** oder **grade** sind. Der Chirurg durchtrennt mit **Präparationsscheren** nicht nur Nahtmaterial oder Gewebe, sondern er benutzt sie auch, um Gewebe schonend auseinanderzuspreizen. Dies nennt man „Präparieren".

Die **Verbandschere** benutzt man, um einen Verband aufzuschneiden. Sie hat einen stumpfen Schenkel, mit dem man unter den Verband gehen kann, ohne die Haut zu verletzen.

Im Notfall kann man mit der Verbandschere Kleidungsstücke aufschneiden, um Frakturen oder Wunden zu versorgen.

Noch besser eignet sich zu diesem Zweck die extra stabil gebaute **Kleiderschere.** Diese hat anstatt des Brillengriffes einen Zangenhandgriff, auf dessen Hebel man noch mehr Kraft ausüben kann als bei einer Verbandschere.

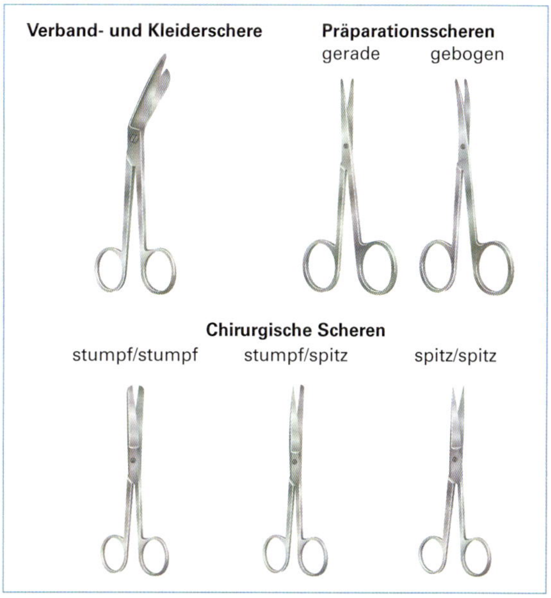

Bild 2 *Scheren*

10

Scharfer Löffel, Kürette, Trokar

Dies sind zwar keine schneidenden, jedoch scharfe Instrumente (Bild 1).

Der **scharfe Löffel** ist klein und am Rand sehr scharf. Er wird zum Entfernen u. a. von Warzen oder Hyperkeratosen (Stellen zu starker Verhornung) benutzt.

Die **Kürette** ist eine scharfe Metallschlinge mit langem Stiel. Sie dient z. B. zum Ausschaben der Gebärmutter.

Der **Trokar** ist eine Nadel mit dreikantiger Spitze, die von einem Rohr umgeben ist. Er dient zur Bauchpunktion.

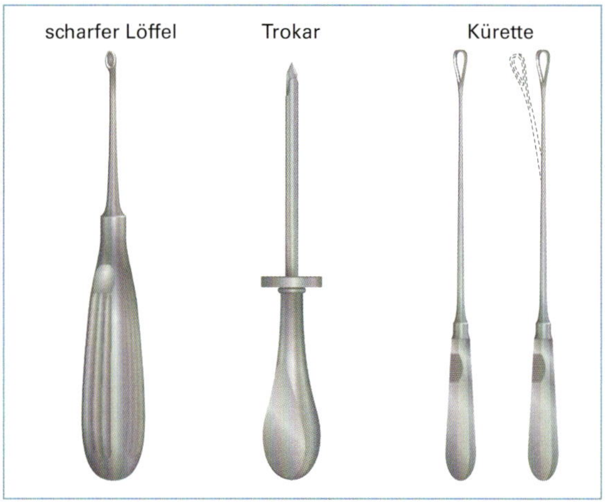

Bild 1 *Scharfer Löffel, Kürette, Trokar*

Gipssäge, Gipsmesser, Gipsschere

Mit der **Gipssäge** wird ein **Gipsverband** geöffnet. Die Gipssäge ist stumpf, bewirkt aber durch die Drehung einer gezahnten Scheibe die Durchtrennung des Gipsverbands. Die Haut wird dabei nicht verletzt.

Die **Gipsschere** hat lange Hebel zur besseren Übertragung der Kraft. Sie hat, wie die Verbandschere, eine stumpfe Unterschneide, durch die die Haut nicht verletzt werden kann (Bild 2).

Das **Gipsmesser** wird für Korrekturen beim Anlegen des Gipses verwendet.

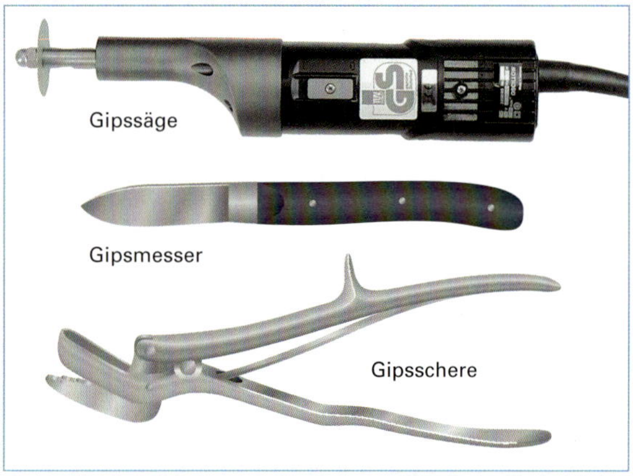

Bild 2 *Instrumente zur Gipsbearbeitung*

2.1.2 Fassende Instrumente

In der Medizin versteht man unter **Fassen**, dass man eine Sache von zwei Seiten ergreift, z. B. einen Splitter mit einer Pinzette.

Pinzette

Pinzetten dienen zum Fassen von Gewebeteilen oder Fremdkörpern (Bild 3).

Die **chirurgische Pinzette** hat vorne kleine Häkchen, die beim Zudrücken fest ineinandergreifen. Man benutzt sie, um Gewebeteile zu fassen oder bei einer chirurgischen Naht die Wundränder zusammenzufügen.

Die **anatomische Pinzette** ist abgerundet und an der Innenseite geriffelt. Man benutzt sie, um Tupfer zu fassen oder Fäden zu ziehen.

Die **Splitterpinzette** ist vorne schmal und hat eine extra breite Auflagefläche für die Daumen. Dies ermöglicht eine ruhige Hand beim Entfernen auch kleiner Fremdkörper aus einer Wunde.

Merke

Die chirurgische Pinzette hat an der Innenseite kleine Häkchen.

Die anatomische Pinzette hat an der Innenseite eine Riffelung.

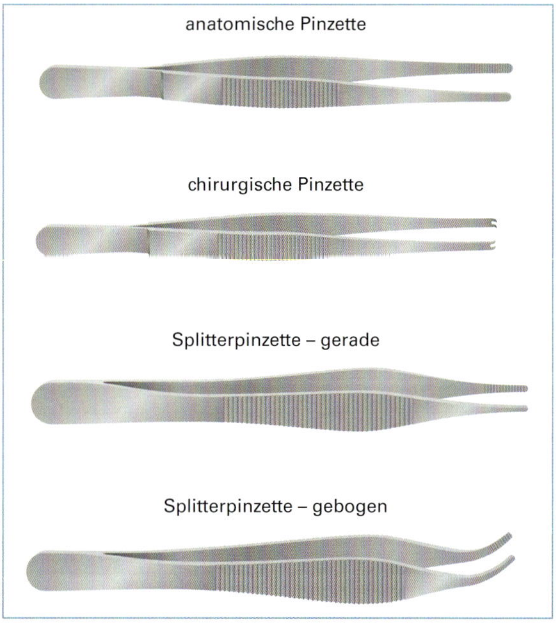

Bild 3 *Pinzetten*

Zangen

Zangen haben zwei lange und zwei kurze Enden, die durch ein Gelenk miteinander verbunden sind. Die wichtigste Zange in der Arztpraxis ist die **Kornzange** (Bild 1). Man benutzt sie, um Tupfer anzureichen oder um Instrumente aus dem sterilen Instrumentenkasten zu entnehmen. Die Kornzange trägt an der Innenseite eine Riffelung, in die ein Hohlraum eingelassen ist.

Eine **Klammerentfernungszange** wird benutzt, um Klammern, die bei einer Wundversorgung eingesetzt worden sind, zu entfernen.

Merke

Die Kornzange trägt an der Innenseite eine Riffelung, in die ein Hohlraum eingelassen ist.

Klemmen

Klemmen besitzen einen **Verschluss**, sodass sie, wenn sie einmal eingerastet sind, nicht weiter gehalten werden müssen.

Die **Backhaus-Klemme** (Tuchklemme) dient dazu, die OP-Tücher zu befestigen.

Bei den **Moskitoklemmen** (Gefäßklemmen) gibt es, ähnlich wie bei den Pinzetten, die chirurgische und die anatomische Ausführung. Sie dienen dem Abklemmen von Blutgefäßen.

2.1.3 Haltende und sonstige Instrumente

Zu den haltenden Instrumenten gehören der Spatel, der Wundhaken, das Spekulum und der Nadelhalter.

Spatel

Spatel werden für die Untersuchung der Mundhöhle oder der Haut benutzt. Mit einem Spatel wird auch Untersuchungsmaterial bei der Krebsfrüherkennungsuntersuchung vom Muttermund entnommen.

Wundhaken

Wundhaken und Wundspreizer dienen bei Operationen dazu, nach dem Legen des Hautschnittes die Wundränder offen zu halten. Wundhaken gibt es in stumpfer und in spitzer Form (Bild 2).

Spekulum

Ein Spekulum ist ein Untersuchungsinstrument. Mit dem **gynäkologischen Spekulum** wird die Scheide aufgespreizt, um den Muttermund zu untersuchen. Das **Nasenspekulum** wird bei der Untersuchung der Nasenhöhle eingesetzt.

Nadelhalter, Nadel und Nahtmaterial

Es gibt resorbierbares und nicht resorbierbares Nahtmaterial, das bei der Verwendung mit dem Nadelhalter gehalten wird (Bild 3). Nadel und Faden können getrennt oder schon als Einheit vorliegen (Bild 4).

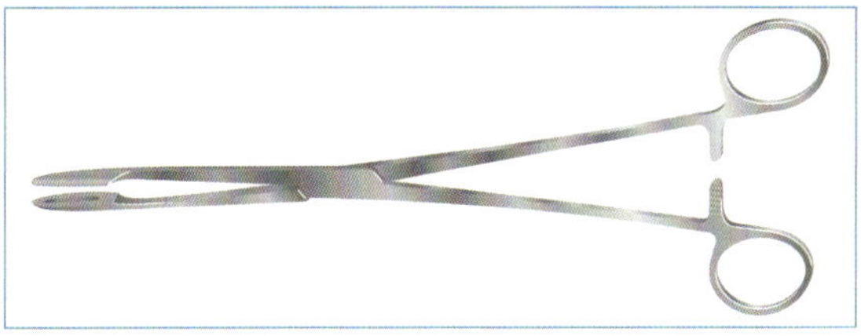

Bild 1 *Kornzange*

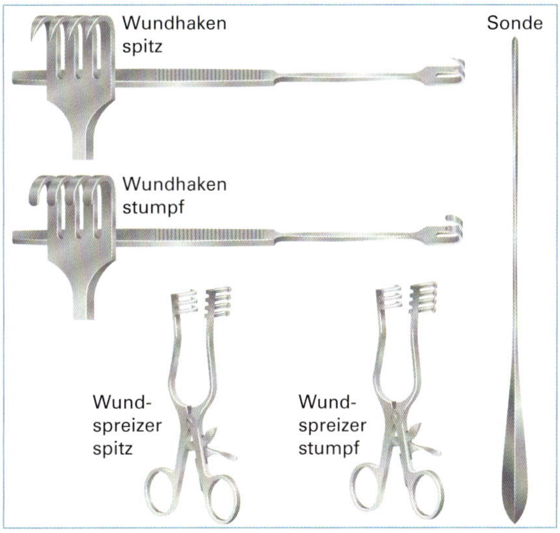

Bild 2 *Wundhaken, Wundspreizer und Sonde*

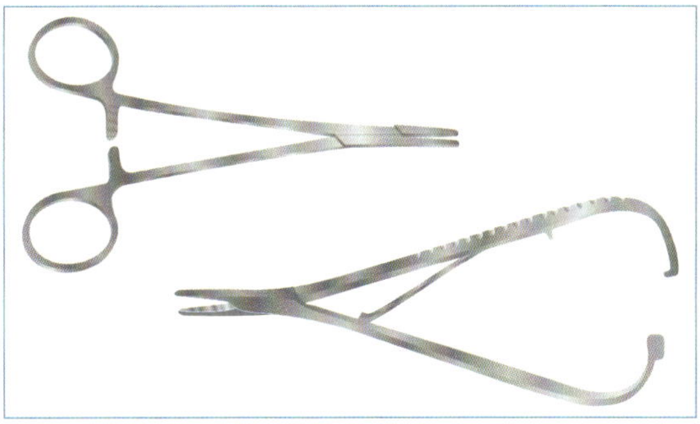

Bild 3 *Verschiedene Nadelhalter*

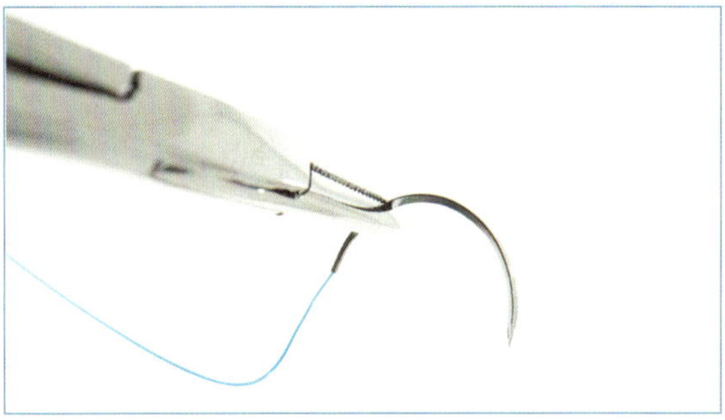

Bild 4 *Nahtmaterial und Nadel als Einheit*

Sonstige Instrumente

Die **Sonde** ist ein langer dünner Stab, mit der die Tiefe einer Wunde ausgetastet werden kann (Bild 2).

2.2 Vorbereitung und Durchführung von Eingriffen

In der **Vorbesprechung** zum chirurgischen Eingriff wird der Patient vom Arzt über die Operation, über die Erfolgsaussichten und mögliche Risiken aufgeklärt. Außerdem werden notwendige Voruntersuchungen wie kleines Blutbild, Quick-Wert oder EKG angeordnet, die vom Hausarzt durchgeführt werden.

Der Patient wird darüber informiert, ob er nüchtern kommen muss. Gerinnungshemmende Medikamente wie Marcumar® oder ASS müssen vorher abgesetzt werden. Spätestens am Tag der Operation muss die unterschriebene **Einwilligung** des Patienten vorliegen.

Vorbereitung des Eingriffs

- Desinfektionsmittel
- sterile Handschuhe
- OP-Tücher, Schlitztücher
- Instrumente wie Skalpell, Pinzetten u. a.
- Nahtmaterial
- Verbände

Bevor der Eingriff beginnt, wird das Material zurechtgelegt (Bild 1). Anschließend wird der Patient gelagert, und das OP-Gebiet wird freigemacht. Wird der Eingriff in einer behaarten Körperregion durchgeführt, muss vorher das OP-Gebiet rasiert werden. Meistens wird ein **venöser Zugang** gelegt.

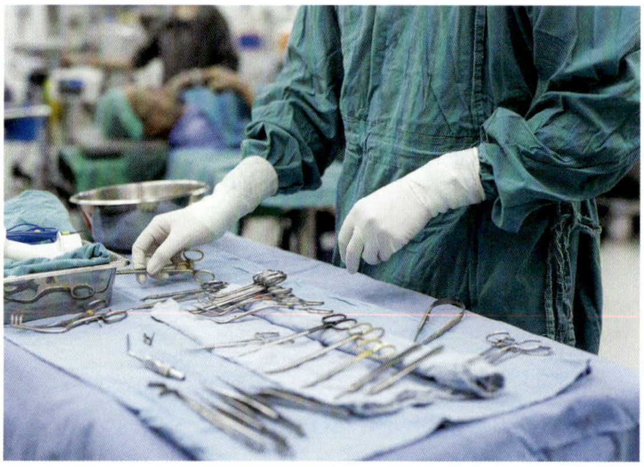

Bild 1 *Bereitlegen der chirurgischen Instrumente*

Häufig wird während des Eingriffs an einem Finger ein Pulsoxymeter angelegt. Es misst die Sauerstoffsättigung des Blutes und den Puls.

Eingriffe an Extremitäten finden in sogenannter **Blutleere** statt. Dabei wird die Extremität hochgehalten und das Blut zum Herzen hin ausgestrichen. Anschließend wird die Blutdruckmanschette so hoch aufgepumpt, dass der Zufluss von Blut unterbunden wird.

Während des Eingriffs und danach müssen die **Vitalfunktionen** (Atmung und Kreislauf) des Patienten überwacht werden.

2.3 Anästhesie

Bei der Anästhesie (Betäubung) wird die Empfindung von Schmerzen ausgeschaltet. Das kann durch eine Vollnarkose oder durch Lokalanästhesie erreicht werden.

Bei der **Vollnarkose** ist der Patient nicht bei Bewusstsein und hat später auch keine Erinnerung an den Eingriff. Eine kurze Vollnarkose, wie sie bei ambulanten Eingriffen angewendet wird, kann durch die **intravenöse Gabe** des Narkosemittels erreicht werden (Bild 2).

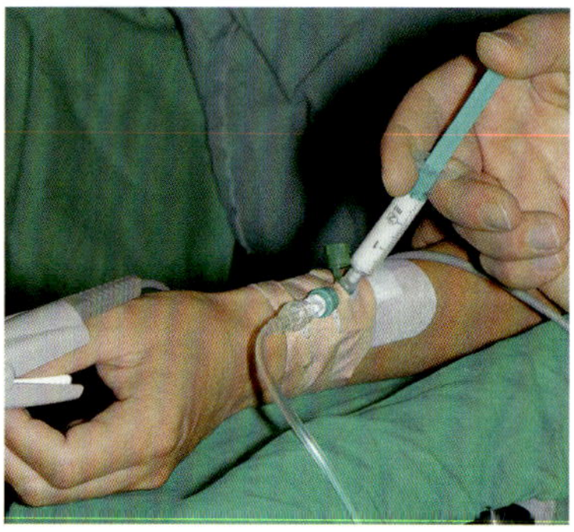

Bild 2 *Intravenöse Narkose*

Bei einem längeren Eingriff muss der Patient zusätzlich **intubiert** werden (Bild 3). Solche Eingriffe werden meistens im Krankenhaus durchgeführt.

Im ambulanten Bereich wird überwiegend die **Lokalanästhesie** angewandt. Hier gibt es verschiedene Varianten:

- **Oberflächenanästhesie:** Das Lokalanästhetikum wird aufgesprüht, z. B. bei der Anästhesie des Rachens vor einer Gastroskopie.
- **Infiltrationsanästhesie:** Das Lokalanästhetikum wird im Operationsgebiet direkt in das Gewebe gespritzt, z. B. bei einer Exzision eines Nävus oder bei einer Wundversorgung.
- **Leitungsanästhesie:** Ein Nerv wird mit dem Lokalanästhetikum umspritzt. Die **Oberstsche Leitungsanästhesie** wird bei Eingriffen an Fingern und Zehen angewandt. Dabei wird das Lokalanästhetikum beidseits der Finger- bzw. Zehenknöchel injiziert.

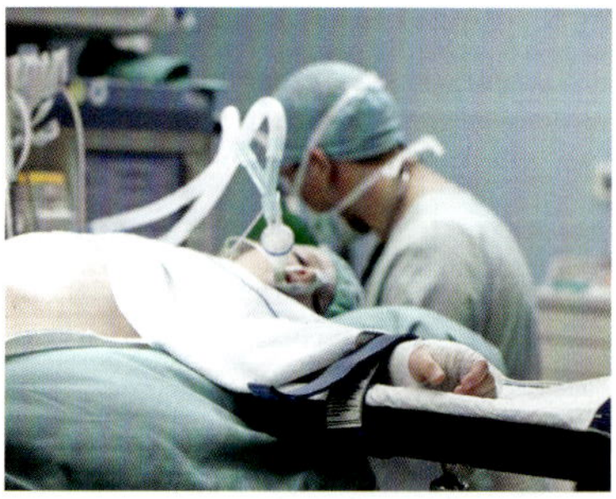

Bild 3 *Intubationsnarkose*

Die **Periduralanästhesie** (PDA) ist eine Leitungsanästhesie, mit der die untere Körperhälfte betäubt werden kann.

Das Lokalanästhetikum wird in der unteren Wirbelsäule in den Raum zwischen dem Knochen und der harten Hirnhaut (s. S. 38) appliziert (Bild 1).

Der Patient muss dabei sitzen. Die PDA wird bei Geburten und bei Operationen an den unteren Extremitäten eingesetzt.

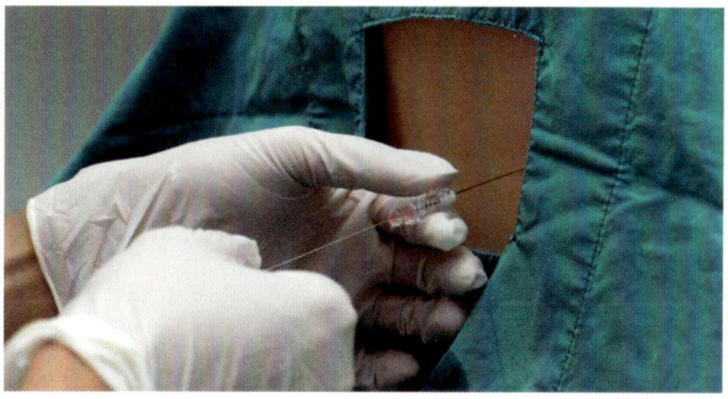

Bild 1 *Periduralanästhesie*

Merke

Anästhesie umfasst alle Methoden zur Ausschaltung von Schmerzen. Man unterscheidet:
- Vollnarkose: Das Bewusstsein des Patienten wird ausgeschaltet.
- Lokalanästhesie: Das Bewusstsein des Patienten ist erhalten.

2.4 Wundversorgung

Die Wundheilung ist ein natürlicher Vorgang. Epithel- und Bindegewebszellen teilen sich und verschließen den Gewebedefekt, der bei einer Wunde entstanden ist. Trotz dieser Selbstheilungsvorgänge sollte jede Wunde fachgerecht versorgt werden, um Infektionen zu vermeiden und einen möglichst schnellen und komplikationslosen Wundverschluss zu erreichen.

2.4.1 Primäre und sekundäre Wundheilung

Primäre Wundheilung bedeutet, dass alle Schichten des getrennten Gewebes gleichzeitig wieder zusammenwachsen. Die primäre Wundheilung erreicht die kosmetisch besten Resultate und wird immer angestrebt. Dazu müssen die Schichten des Gewebes zusammengefügt werden. Das geschieht in der Regel durch Nähen, bei kleinen Verletzungen auch durch Klammern oder durch Fibrinkleber.

Die primäre Wundheilung ist nur möglich, wenn die Wunde nicht infiziert ist, z. B. bei allen OP-Wunden und glatten Schnittverletzungen.

Bei Wunden, die älter als acht Stunden sind und Wunden, die von vorneherein als infiziert gelten, ist nur eine **sekundäre Wundheilung** möglich. Das bedeutet, dass die Wunde offen gehalten wird. Dabei wächst Gewebe von unten nach oben und verschließt allmählich die Wunde.

2.4.2 Akute Verletzungen

Patienten mit akuten Verletzungen werden auf der Behandlungsliege gelagert. Bei einer starken Blutung an Arm oder Bein wird die verletzte Extremität hochgelagert. Wichtig ist es, den Patienten zu beruhigen und gleichzeitig den Kreislauf zu überwachen. Wenn starke Schmerzen bestehen, kann eine Lokalanästhesie angezeigt sein. Sobald es dem Patienten besser geht, wird die Wunde gereinigt und desinfiziert. Anschließend untersucht der Arzt die Wunde, um das Ausmaß der Verletzung festzustellen.

2.4.3 Wundarten

Ziel der Wundversorgung ist es, Infektionen zu vermeiden und eine schnelle Heilung zu erreichen. Bevor die Wunde genäht wird, muss sich der Arzt vergewissern, dass sich keine Fremdkörper, wie z. B. Glassplitter oder kleine Steine in der Wunde befinden. Bei jeder Wundbehandlung muss der Impfschutz für Tetanus überprüft werden.

Für die Behandlung der Wunde und für die Abschätzung des Risikos ist es wichtig zu wissen, wie die Wunde entstanden ist. Tabelle 1 (siehe S. 406) zeigt die Merkmale der verschiedenen Wundarten.

Wunde	Kennzeichen und Besonderheiten
Schürfwunde	oberflächliche Verletzung
Schnittwunde	glatter Wundrand, Versorgung mit Wundnaht
Platzwunde (Bild 1)	unregelmäßiger Rand, Begradigung der Wundränder und Naht
Stichwunde	kleine Wundfläche, aber unter Umständen sehr tief mit Verletzung tieferliegender Strukturen
Bisswunde	unregelmäßige Wundränder, besondere Infektionsgefahr
Brandwunde	Verbrennungsgrad 1 bis 3, besondere Infektionsgefahr
chronische Wunde	arterielle und venöse Durchblutungsstörung, besondere Infektionsgefahr

Tabelle 1 *Wundarten*

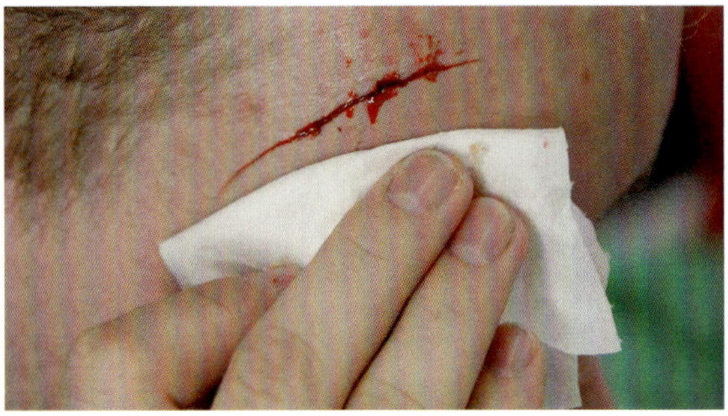

Bild 1 *Platzwunde an der Stirn*

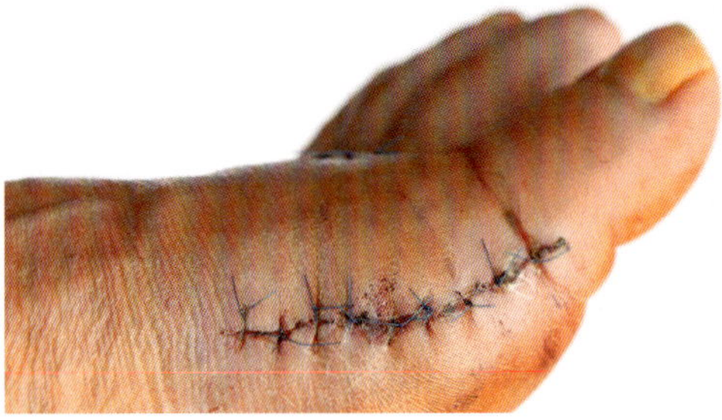

Bild 2 *Wundnaht nach OP*

OP-Wunde

Bei einem operativen Eingriff wird Gewebe zertrennt. Dadurch entsteht eine Schnittwunde, die glatte Ränder hat und nicht infiziert ist. Je genauer die Wundränder adaptiert (angenähert) werden, desto besser ist die **Wundheilung** und das **kosmetische Ergebnis.** In der Regel wird dies durch eine Wundnaht erreicht (Bild 2). Bei sehr kleinen Wunden, die in einem wenig bewegten Hautareal liegen, können auch ein **Klammerpflasterverband** oder **Fibrinkleber** verwendet werden.

Wenn die Wunde geheilt ist, werden die Fäden mithilfe einer feinen Schere und einer anatomischen Pinzette gezogen. Der Zeitpunkt dafür liegt zwischen 7 und 12 Tagen nach dem Eingriff, abhängig von der Art der OP-Wunde und von der Hautspannung im Nahtbereich.

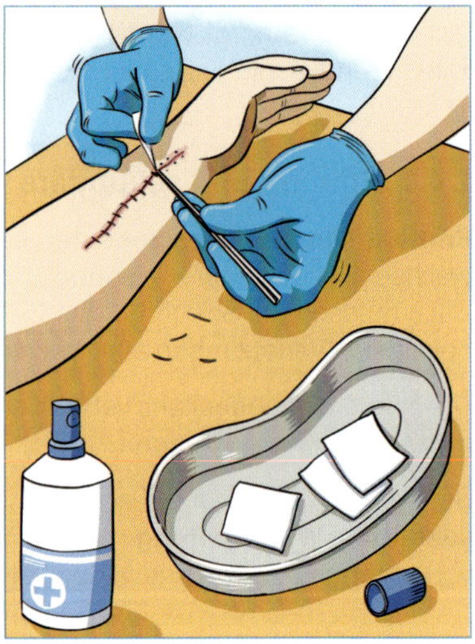

Bild 3 *Fädenziehen*

Brandwunde

Eine **Verbrennung** ist eine Schädigung der Haut durch Hitzeeinwirkung. Entsteht diese Hitze durch Dampf oder Flüssigkeiten, bezeichnet man die daraus entstandene Schädigung als **Verbrühung**.

Symptome und Behandlung sind in beiden Fällen gleich. Bei der Einschätzung von Verbrennungen zählen sowohl der Schweregrad, als auch die Ausdehnung der Verletzung. Drei **Schweregrade** werden unterschieden:

- **Verbrennung 1. Grades**
  lokale Rötung und Schwellung,
  Abheilung ohne Narbe
- **Verbrennung 2. Grades**
  lokale Rötung und Schwellung,
  Blasenbildung,
  Abheilung ohne Narbe
- **Verbrennung 3. Grades** (Bild 4)
  tiefgehende Zerstörung von Gewebe (Nekrose),
  Kreislaufreaktion, Gefahr eines Schocks

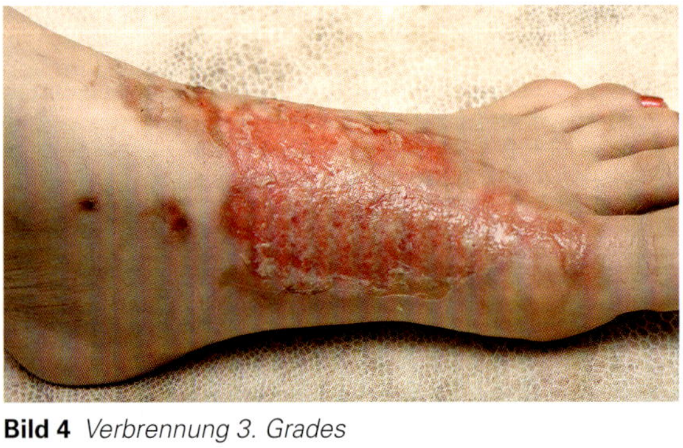

Bild 4 *Verbrennung 3. Grades*

Die **Ausdehnung** der Verbrennung wird beim Erwachsenen mit der **Neunerregel** abgeschätzt (Bild 1). Ist zum Beispiel ein ganzer Arm verbrannt, so sind 9 Prozent der Körperoberfläche betroffen, ist das ganze Bein mit Ober- und Unterschenkel verbrannt, handelt es sich um 18 Prozent.

Die **Handregel** besagt, dass die Handfläche des Patienten, Finger eingeschlossen, so groß ist wie 1 % seiner Körperoberfläche. Bei 15 % verbrannter Körperoberfläche ist das Leben des Verletzten in Gefahr. Diese Regeln gelten nicht für Kinder und Säuglinge, da sie andere Körperproportionen haben.

Verbrennungen sind sehr schmerzhaft, daher muss sofort ein **Analgetikum** gegeben werden. Wenn die verbrannte Stelle nicht zu ausgedehnt ist, wird sofort und anhaltend mit **Leitungswasser** gekühlt. Auf keinen Fall darf Eis angewendet, da es dadurch zu Erfrierungen kommen kann. Bis zur Wundbehandlung wird die Verbrennung locker mit einem sterilen Verbandtuch oder einer sterilen Metallfolie (aus dem Verbandskasten) abgedeckt.

Durch die Reaktion des Organismus auf die Verbrennung kann es zum Austritt von Eiweiß aus den Blutgefäßen und damit zum **Kreislaufschock** kommen. Daher muss die Kreislaufsituation sorgfältig beobachtet werden.

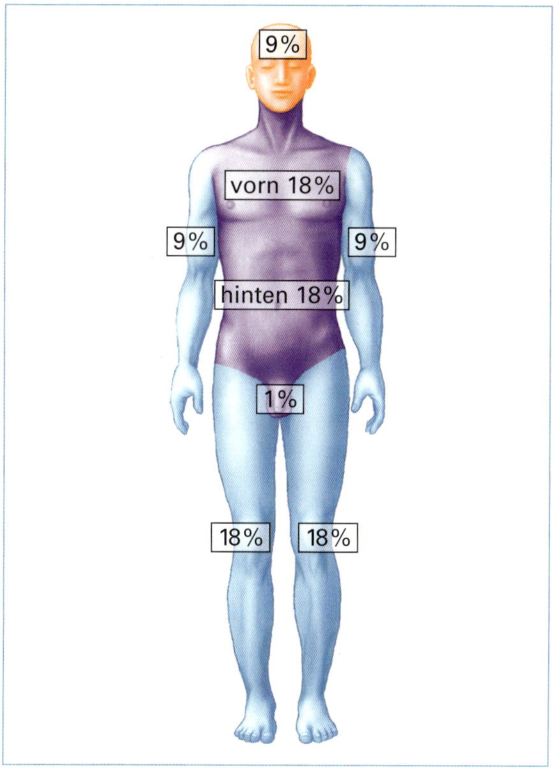

Bild 1 *Neunerregel bei Verbrennungen*

Verbrennungswunden sind besonders infektionsgefährdet. Daher muss streng auf sterile Bedingungen bei der Wundversorgung geachtet werden. Wie bei allen anderen Wunden auch, muss der **Tetanusimpfschutz** überprüft werden.

Merke

Bei Verbrennungen besteht die Gefahr eines Kreislaufschocks.

Chronische Wunde

Chronische Wunden entstehen als Folge von **Durchblutungsstörungen**. Schon unter normalen Bedingungen ist die Durchblutung der unteren Extremitäten störanfällig, da der Weg des Blutes vom und zum Herzen lang ist.

Chronische Wunden treten daher typischerweise am Unterschenkel und am Fuß auf. Ursachen sind:

- periphere arterielle Verschlusskrankheit (pAVK)
- chronische venöse Insuffizienz
- Diabetes (diabetischer Fuß)

Bild 2 zeigt ein **Unterschenkelgeschwür** (Ulcus cruris), das durch eine gestörte venöse Durchblutung (venöse Insuffizienz) entstanden ist. Auch der **Dekubitus** (Liegegeschwür) ist eine chronische Wunde.

Die Behandlung chronischer Wunden kann sich über Wochen und Monate hinziehen und erfordert viel Geduld. Es besteht die Gefahr einer Infektion mit anschließender Blutvergiftung (Sepsis). Wenn die Nekrose fortschreitet, muss eine **Amputation** durchgeführt werden.

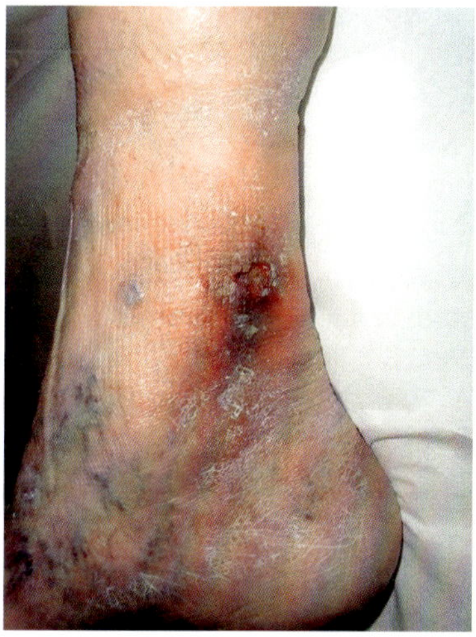
Bild 2 *Unterschenkelgeschwür*

2.5 Wundverband

Der Wundverband schützt die Wunde vor Nässe, Schmutz und dem Eindringen von Mikroorganismen.

Im Folgenden werden einige in einer Arztpraxis häufig vorkommende Verbandarten beschrieben.

2.5.1 Wundschnellverband

Der Wundschnellverband (Bild 1), auch **Heftpflaster** genannt, findet bei Bagatellverletzungen Anwendung. Dazu gehören alle oberflächlichen Schürf- oder Schnittwunden, sowie kleine Blasen und die Punktionsstellen der Haut nach einer Blutentnahme oder Injektion. Beim Anlegen eines Wundschnellverbandes muss darauf geachtet werden, dass der Teil, der mit der Wunde in unmittelbaren Kontakt kommt, nicht berührt wird.

Merke

Derjenige Teil eines **Wundschnellverbandes**, der mit der Wunde in unmittelbaren Kontakt kommt, darf nicht berührt werden.

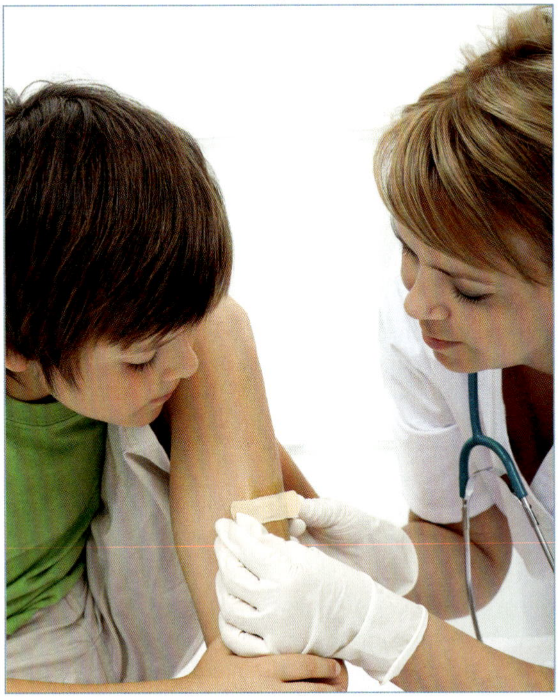

Bild 1 *Wundschnellverband*

2.5.2 Verbände von Operationswunden

Bei einer tiefen Wunde (z.B. bei Operationswunden) ist ein **steriler Wundverband** notwendig (Bild 2). Er besteht aus einer saugfähigen Wundauflage, die das Sekret aufnimmt und die dennoch nicht festklebt.

Sterile Wundauflagen sind einzeln verpackt. Bei der Wundversorgung werden sterile Handschuhe getragen. Die sterile Wundauflage und die Wunde dürfen nicht mit den Händen bzw. den Handschuhen berührt werden.

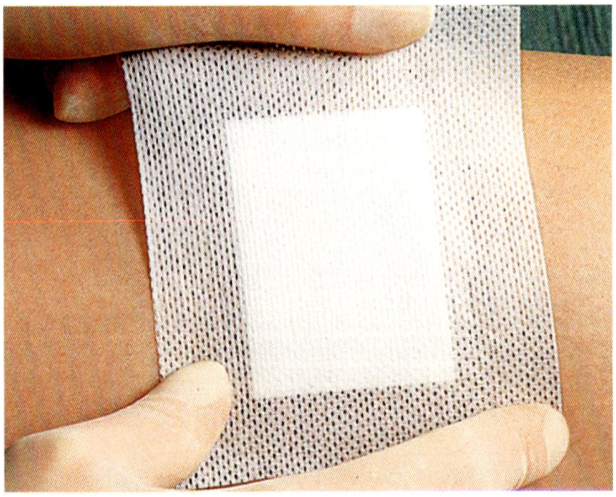

Bild 2 *Steriler Wundverband*

2.5.3 Klammerpflasterverband

Sollen kleine Schnitt-, Platz- oder Stichwunden versorgt werden, müssen diese nicht immer genäht werden. Sie können auch mit einem **Klammerpflaster** versorgt werden (Bild 3).

Die Wundränder werden vorher exakt aneinander gelegt (adaptiert), dann wird das Pflaster unter leichtem Zug aufgeklebt. Auf der der Wunde zugewandten Seite haben Klammerpflaster eine Metallfolie, die das Verkleben verhindert. Die Fensterung dient dem Sekretabfluss und der Wundkontrolle.

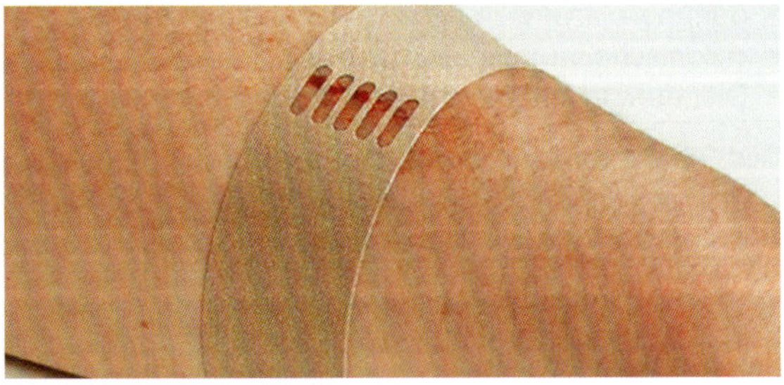

Bild 3 *Klammerpflaster*

2.5.4 Salbenverband

Manche Verletzungen erfordern zur Unterstützung der Wundheilung einen Salbenverband (Bild 1). Das hierzu gebräuchliche, direkt der Wunde aufliegende Material, muss saugfähig und keimfrei sein.

Wenn das Verbandmaterial einer Rolle entnommen wird, ist darauf zu achten, dass die **Salbe** auf die keimarme Innenseite der Wundauflage aufgetragen und danach direkt auf die Wunde gelegt wird.

Ob aus einer Tube oder einem Töpfchen: Salbe wird stets mit einem **Holzspatel** entnommen und auf die Mitte der Wundauflage gegeben.

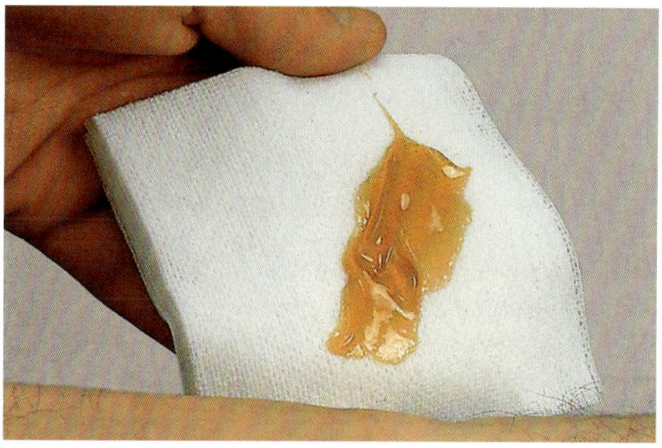

Bild 1 *Salbenverband*

2.5.5 Verbände von Brandwunden

Brandwunden, vor allem wenn sie größer sind, müssen mit Vliesstoffen versorgt werden, die auf der Seite des Wundkontaktes mit Metalldampf (hier Aluminiumdampf) beschichtet sind. Bei diesem Verbandmaterial wird eine saugfähige Abdeckung mit nicht klebendem Material kombiniert.

Eine **metallbeschichtete Wundauflage** (Bild 2) kann ein Verkleben der Wunde mit Verbandmaterial verhindern.

Bei der Versorgung von Verbrennungswunden ist ganz besonders auf **steriles Vorgehen** zu achten, weil diese Wunden der beste Nährboden für Bakterien und Pilze sind.

Bei großflächigen Verbrennungen hängt die Überlebensrate ganz entscheidend davon ab, ob eine Wundinfektion, die zu einer **Blutvergiftung** (Sepsis) führt, verhindert werden kann.

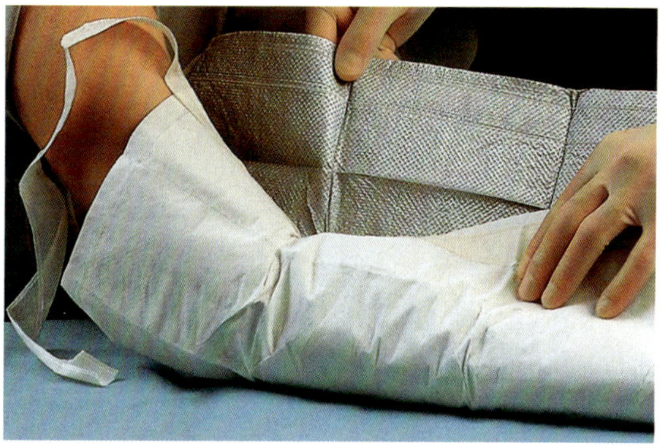

Bild 2 *Metallbeschichtetes Verbandtuch*

2.5.6 Drainagewunden

Wenn eine Wunde starkes **Wundsekret** abgibt, wird bei der Wundversorgung ein Röhrchen (Wunddrainage) eingenäht, das das Sekret nach außen ableitet (Bild 3).

Auch die **Drainagewunde** wird mit einer metallbeschichteten Wundauflage versorgt.

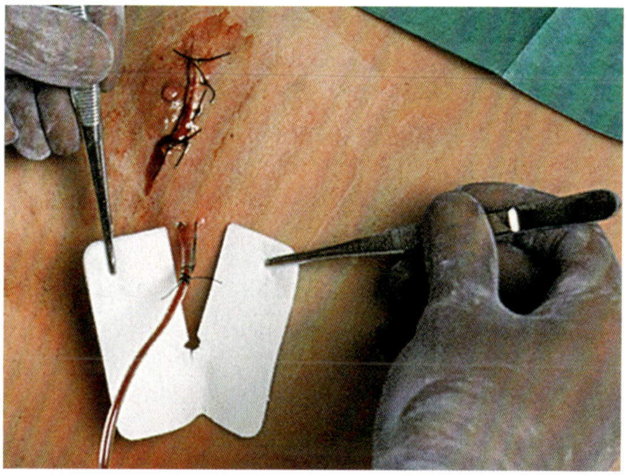

Bild 3 *Drainagewunde*

2.5.7 Schlauchverband

Der Schlauchverband (Bild 4) besteht aus Baumwolle und ist als Meterware in verschiedenen Größen erhältlich. Der Schlauch wird über den zu verbindenden Körperteil gezogen.

Mit dem Schlauchverband können Wunden am Kopf, und an den Fingern versorgt werden. Er ist auch die geeignete Unterlage für Gips- und Castverbände.

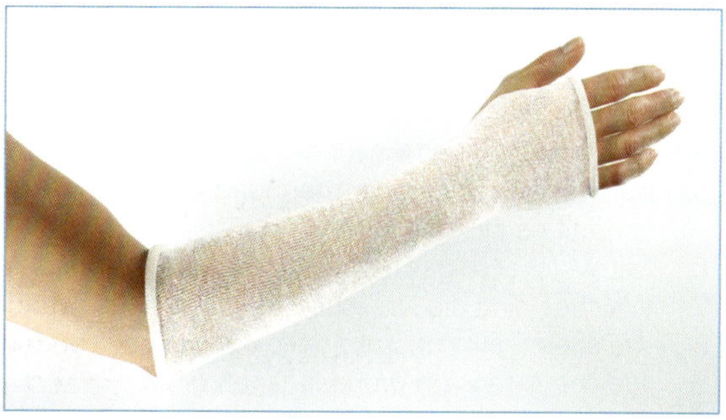

Bild 4 *Schlauchverband*

10

3 Übungsaufgaben (die Lösungen finden Sie in der Europathek)

Aufbau und Aufgaben der Haut

1. Wie heißen die drei Schichten der Haut?
2. Wo wird das Pigment Melanin gebildet?
3. In welcher Schicht der Haut gibt es keine Blutgefäße?
4. Welche Wirkung haben Schweiß und Talg?
5. In welcher Schicht der Haut werden Epithelzellen gebildet?
6. Was versteht man unter der Bakterienflora der Haut?
7. Was gehört zu den Hautanhangsgebilden?
8. Welche Aufgabe hat die Hornschicht der Haut?
9. Wie kann man die Dicke des Unterhautfettgewebes prüfen?

Krankheiten der Haut

1. Mit welchem Instrument können Muttermale auf der Haut inspiziert werden?
2. Mit welchen anderen Krankheiten tritt Neurodermitis oft gemeinsam auf?
3. Welches sind Warnsignale dafür, dass ein Nävus bösartig geworden ist?
4. Wie heißt das Fachwort für das Herausschneiden eines Nävus?
5. Welche Anhangsgebilde der Haut sind von Akne betroffen?
6. In welchem Alter tritt typischerweise Akne auf?
7. Bei welchen Infektionskrankheiten tritt ein Exanthem auf?
8. Welche Mikroorganismen rufen Mykosen hervor?
9. Welche Patienten haben ein erhöhtes Risiko für Pilzinfektionen?

Chirurgische Behandlung

1. Woran erkennt man eine chirurgische Pinzette?
2. Welches Instrument wird zur gynäkologischen Untersuchung gebraucht?
3. Wozu benutzt man Klemmen?
4. Woran kann man eine Kornzange erkennen?
5. Mit welchem Instrument bestimmt man die Tiefe einer Wunde?
6. Woran erkennt man die Verbandsschere?
7. Mit welchem Instrument wird ein Gipsverband geöffnet?
8. Welche Vorbereitungen werden am Patienten vor einem operativen Eingriff getroffen?
9. Welches Schriftstück muss vor einem operativen Eingriff vorliegen?
10. Welches Gebiet wird bei der Infiltrationsanästhesie betäubt?
11. Welches Gebiet wird bei der Leitungsanästhesie betäubt?

Wundversorgung

1. Was versteht man unter primärer und sekundärer Wundheilung?
2. Bei welchen Wunden wird ein Klammerpflaster benutzt?
3. Bei welchen Wunden ist nur eine sekundäre Wundheilung möglich?
4. Nach welcher Zeit werden die Fäden bei einer Wundnaht entfernt?
5. Ein Patient hat eine Verbrennung mit lokaler Rötung und Blasenbildung. Um welchen Verbrennungsgrad handelt es sich?
6. Mit welcher Allgemeinreaktion muss man bei einer schweren Verbrennung rechnen?
7. Welches sind die Ursachen für chronische Wunden?
8. Welches Risiko besteht bei chronischen Wunden?
9. Welche Arten von Wundauflagen gibt es?

Lernfeld 11
Patienten bei der Prävention begleiten

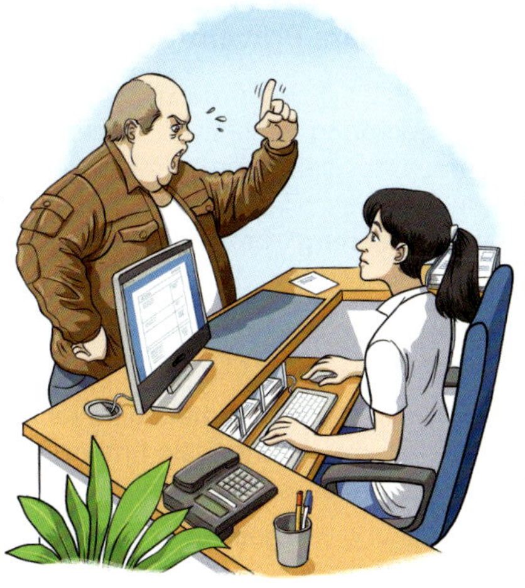

Praxisfall: Gesundheitsuntersuchung

Der 45-jährige Herr Wolfgang Anheimer steht besorgt an der Anmeldung. Er berichtet, dass sein Vater plötzlich an einem Herzinfarkt verstorben sei. Nun möchte er sich durchchecken lassen, damit er ausschließen kann, dass ihm Ähnliches passiert. Frau Dr. König schlägt die Durchführung einer Gesundheitsuntersuchung vor. Svenja misst bei dem Patienten einen Blutdruck von 150/95 mm Hg, ein Gewicht von 96 kg bei einer Körpergröße von 1,80 m. Frau Dr. König untersucht den Patienten und weist ihn auf zahlreiche Risikofaktoren hin. Sie rät dem Patienten, seine Ernährung umzustellen. Darauf reagiert Herr Anheimer mit Unverständnis. Er wolle doch nur wissen, ob sein Herz in Ordnung sei und nun würde nur an seinem Essverhalten herumkritisiert. Aus beruflichen Gründen habe er keine Zeit zum Kochen und sei auf Fastfood angewiesen. Frau Dr. König sollte lieber eine Ultraschalluntersuchung des Herzens bei ihm vornehmen.

1 Präventionsmedizin

Unter der **Prävention** versteht man allgemein alle vorbeugenden Maßnahmen, um ein unerwünschtes Ereignis zu verhindern. Die medizinische **Prävention** zielt darauf ab, Krankheiten zu verhindern, im Frühstadium zu erkennen oder Krankheitsfolgen abzumildern. Eine ältere Bezeichnung für die Vorbeugung von Krankheiten ist der aus dem Griechischen stammende Begriff **Prophylaxe.** Prävention bzw. Prophylaxe steht im Gegensatz zur **kurativen Medizin**, die auf Diagnostik und Therapie von Krankheiten ausgerichtet ist.

Merke

Prävention:	vorbeugende Maßnahmen zur Verhütung von Krankheiten
Prophylaxe:	anderer Begriff für Prävention
Kurative Medizin:	auf Heilung einer Krankheit ausgerichtete Maßnahmen

1.1 Präventionsformen

Es werden drei Formen von Prävention unterschieden: primäre, sekundäre und tertiäre Prävention.

1.1.1 Primäre Prävention

Die primäre Prävention dient der Gesunderhaltung des Menschen. Sie umfasst alle Maßnahmen, durch die das Auftreten von Krankheiten verhindert werden kann. Maßnahmen der primären Prävention sind

- Schutzimpfungen
- gesundheitliche Aufklärung (Bild 1)
- Hygiene
- vorbeugende medikamentöse Maßnahmen

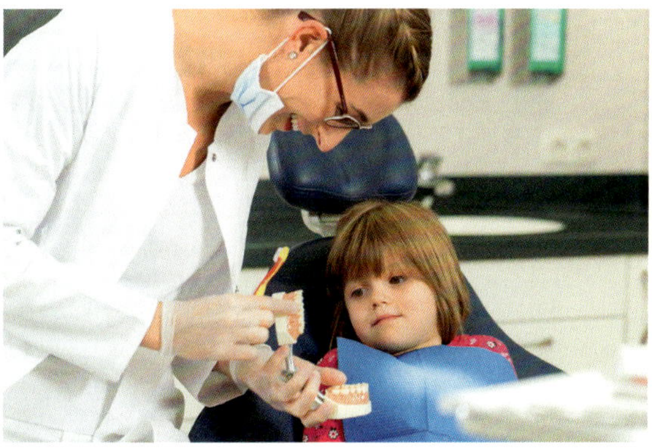

Bild 1 *Gesundheitliche Aufklärung zur Zahnhygiene*

1.1.2 Sekundäre Prävention

Viele Krankheiten können durch ein möglichst **frühzeitiges Erkennen** effektiver behandelt werden. Maßnahmen der sekundären Prävention dienen der gezielten Suche nach bestimmten Erkrankungen, was auch als **„Screening"** bezeichnet wird. Hierzu gehören:

- Früherkennung von Risikoschwangerschaften und Risikogeburten
- Früherkennung von Krankheiten im Kindes- und Jugendalter, die eine normale Entwicklung des Betroffenen gefährden können
- Früherkennung von gesundheitsgefährdenden beruflichen Faktoren oder berufsbedingten Erkrankungen
- Früherkennung von Herz-Kreislauf-Erkrankungen, Nierenerkrankungen und Diabetes
- Krebsfrüherkennung (Bild 1)
- zahnärztliche Früherkennung

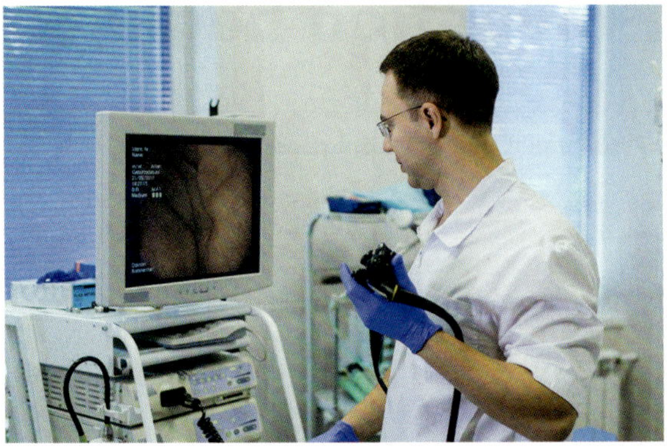

Bild 1 *Eine Koloskopie im Rahmen der Krebsvorsorge gehört zur sekundären Prävention.*

1.1.3 Tertiäre Prävention

Durch die tertiäre Prävention sollen Rezidive (Rückfälle) oder Folgeschäden durch bereits eingetretene Erkrankungen verhindert bzw. abgemildert werden. Maßnahmen der tertiären Prävention ergänzen die Therapie einer Krankheit und werden deshalb der **kurativen Medizin** zugerechnet. Zur tertiären Prävention gehören:

- Rehabilitation (Wiedereingliederung) nach überstandener Krankheit
- Tumornachsorgeprogramme
- Disease-Management-Programme
- Selbsthilfegruppen

Die einzelnen Formen der Prävention greifen ineinander (Bild 2). Die Vorsorgeuntersuchung, die eine Maßnahme der sekundären Prävention ist, wird durch eine Beratung über Risikofaktoren für bestimmte Erkrankungen ergänzt. Diese Beratung dient der primären Prävention.

Ebenso gehen präventive und kurative Medizin ineinander über. Werden bei den Früherkennungsuntersuchungen Befunde erhoben, gehören weitere Diagnostik und Therapie in der Regel zur kurativen Medizin.

Im engeren Sinn werden somit nur Maßnahmen am **Gesunden** als **präventive medizinische Leistungen** verstanden. Dazu zählen die primäre Prävention und die Diagnostik zur Früherkennung von Krankheiten.

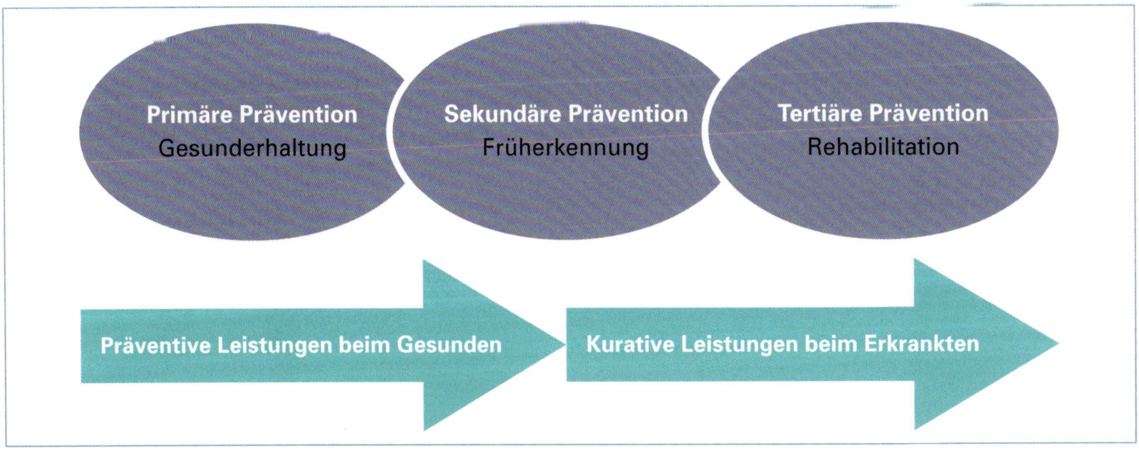

Bild 2 *Präventionsformen*

1.2 Präventive Pflichtleistungen der gesetzlichen Krankenkassen

Der **Gemeinsame Bundesausschuss** (G-BA) legt fest, welche Leistungen der medizinischen Versorgung von den **gesetzlichen Krankenkassen** erstattet werden. Der G-BA ist das oberste Beschlussgremium der Ärzte, Zahnärzte, Psychotherapeuten, Krankenhäuser und Krankenkassen in Deutschland. Er bestimmt in Form von **Richtlinien** den Leistungskatalog der gesetzlichen Krankenversicherung. Gesetzlich Krankenversicherte haben nur Anspruch auf präventive Leistungen, die in den Richtlinien des Gemeinsamen Bundesausschusses festgelegt sind. Dazu zählen vorrangig Leistungen aus dem Bereich der sekundären Prävention. Aus dem Bereich der primären Prävention gehören Schutzimpfungen und teilweise mit einer Früherkennung verbundene Beratungen zur Krankheitsvermeidung dazu.

Merke

Der Gemeinsame Bundesausschuss (G-BA) legt fest, welche präventiven Leistungen bei gesetzlich Krankenversicherten erstattet werden. Dazu gehören bestimmte Schutzimpfungen und Früherkennungsuntersuchungen.

Die Teilnahme an den Maßnahmen der Prävention ist **kostenlos und freiwillig,** allerdings kann eine Nichtteilnahme unter Umständen finanzielle Auswirkungen haben. Versäumt beispielsweise ein Versicherter die regelmäßige Kontrolluntersuchung beim Zahnarzt, muss er für eventuell notwendige Zahnersatzleistungen **höhere Zuzahlungen** leisten.

1.3 Präventive Satzungsleistungen der gesetzlichen Krankenkassen

Neben den gesetzlich vorgeschriebenen Pflichtleistungen können die gesetzlichen Krankenkassen weitere präventive Leistungen auf **freiwilliger Basis** anbieten. Im Gegensatz zu den Pflichtleistungen entscheidet jede Krankenkassen nach eigenem Ermessen, welche Leistungen das sind. Da solche freiwilligen Zusatzleistungen in die Satzung der jeweiligen Krankenkasse mit aufgenommen werden, spricht man auch von **Satzungsleistungen**. Als Körperschaft des öffentlichen Rechts darf jede Krankenkasse ihre Satzung individuell gestalten. Satzungsänderungen müssen allerdings vom Bundesversicherungsamt genehmigt werden. Alle Versicherten der jeweiligen Krankenkasse haben ein **Rechtsanspruch** auf die Satzungsleistungen ihrer Krankenkasse.

Als **präventive Satzungsleistungen** bieten die Krankenkassen beispielsweise folgende Maßnahmen an:
- U 10-Grundschulcheck im Alter von 7 bis 8 Jahren
- U 11-Untersuchung im Alter von 9 bis 10 Jahren
- J 2-Jugendgesundheitsuntersuchung im Alter von 16 bis 17 Jahren
- Infektionsscreening bei Schwangerschaft
- Reiseschutzimpfungen
- HPV-Impfung bei weiblichen Versicherten im Alter von 18 bis 26 Jahren

Mit Satzungsleistungen möchten die gesetzlichen Krankenkassen einerseits ihre Attraktivität steigern und andererseits ihre Ausgaben reduzieren. Vorbeugung von Krankheiten wird, auf längere Sicht hin gesehen, kosten günstiger sein als die Behandlung von schweren und chronischen Erkrankungen.

Merke

Satzungsleistungen bieten die Krankenkassen freiwillig an. Welche Leistungen das sind, legt jede Kasse individuell fest. Die Versicherten der jeweiligen Krankenkassen haben einen Rechtsanspruch auf diese Satzungsleistungen.

11

1.4 Individuelle Gesundheitsleistungen (IGeL)

Präventive Leistungen, die nicht von den gesetzlichen Krankenkassen übernommen werden, können den Patienten als Wunschleistungen angeboten werden. Im heutigen Sprachgebrauch hat sich für diese Art von Leistungen die Bezeichnung **„Individuelle Gesundheitsleistungen"** (IGeL) durchgesetzt. Die Kosten dafür trägt der Patient selbst. Er muss über die Höhe des Honorars vor der Durchführung der Untersuchung aufgeklärt werden.

Über Notwendigkeit und Nutzen von Individuellen Gesundheitsleistungen wird kontrovers diskutiert. Maßnahmen, die sich als sinnvoll erweisen, werden häufig in den Leistungskatalog der gesetzlichen Krankenkassen aufgenommen. Folgende Auflistung nennt **Beispiele von Individuellen Gesundheitsleistungen** aus dem Bereich der Prävention:

- zusätzliche Gesundheitsuntersuchungen („Intervall-Check")
- fachbezogene Gesundheitsuntersuchung auf Wunsch des Patienten („Facharzt-Check")
- umfassende ambulante Vorsorgeuntersuchung („General-Check")
- sonographischer Check-up der inneren Organe („Sono-Check")
- Doppler-Sonographie der hirnversorgenden Gefäße bei fehlenden anamnestischen oder klinischen Auffälligkeiten
- Lungenfunktionsprüfung (z. B. im Rahmen eines „General-Checks", Bild 2)
- Untersuchung zur Früherkennung des Prostata-Karzinoms mittels transrektaler Sonographie
- Untersuchung zur Früherkennung von Schwachsichtigkeit und Schielen im Kleinkind- und Vorschulalter
- Glaukomfrüherkennung mittels Perimetrie, Ophthalmoskopie und/oder Tonometrie

Bild 1 zeigt eine **Mustervereinbarung** für Individuelle Gesundheitsleistungen.

Vereinbarung
über die Inanspruchnahme Individueller Gesundheitsleistungen

Ich ______________________________
(Name und Vorname des/der Patienten/in)

erbitte von______________________________
(Name des behandelnden Arztes/der behandelnden Ärztin)

die Erbringung nachstehender Individueller Gesundheitsleistung(en):

______________________ voraussichtliche Kosten: ______ €

______________________ voraussichtliche Kosten: ______ €

______________________ voraussichtliche Kosten: ______ €

Ich wurde darüber unterrichtet, dass diese von mir gewünschten ärztlichen Leistungen nicht zum Leistungskatalog der gesetzlichen Krankenversicherung (GKV) gehören und daher von meiner Krankenkasse keine durch diese Leistungen entstehenden Kosten übernommen werden. Die aufgeführten Leistungen werden daher von mir persönlich gezahlt. Der Arzt/die Ärztin wird mir diese Leistungen nach den Vorschriften der Gebührenordnung für Ärzte (GOÄ) unmittelbar in Rechnung stellen.

______________	______________	______________
(Ort, Datum)	(Unterschrift Patient/in)	(Unterschrift Arzt/Ärztin)

Bild 1 *Schriftliche Vereinbarung über Individuelle Gesundheitsleistungen*

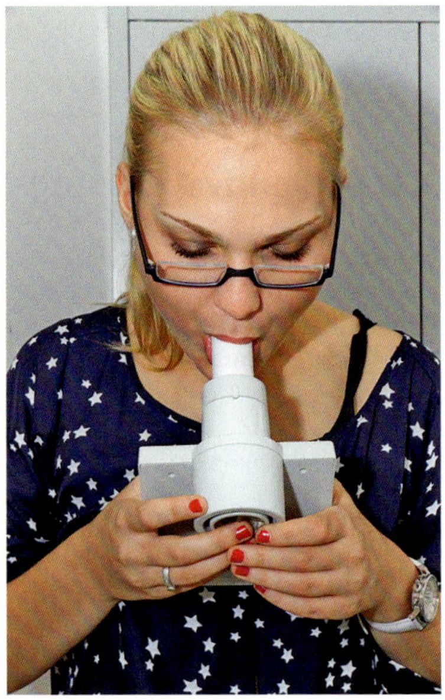

Bild 2 *Lungenfunktionsprüfung im Rahmen eines „General-Checks"*

Merke

Individuelle Gesundheitsleistungen werden nicht von den gesetzlichen Krankenkassen übernommen. Sie müssen vom Patienten selbst gezahlt werden.

2 Früherkennungsuntersuchungen während der Schwangerschaft und nach der Geburt

Die **Mutterschaftsvorsorge** ist eine der ältesten Maßnahmen der Präventionsmedizin in Deutschland. Heute wird die Vorsorge nach den **Mutterschaftsrichtlinien des Gemeinsamen Bundesausschusses** (G-BA) vorgenommen.

Die Richtlinien „dienen der Sicherung einer nach den Regeln der ärztlichen Kunst und unter Berücksichtigung des allgemein anerkannten Standes der medizinischen Erkenntnisse ausreichenden, zweckmäßigen und wirtschaftlichen ärztlichen Betreuung der Versicherten während der Schwangerschaft und nach der Entbindung" (Quelle: Mutterschaftsrichtlinien des Gemeinsamen Bundesausschusses).

Ziel der ärztlichen Betreuung während der Schwangerschaft ist es, mögliche **Gefahren für Mutter und Kind rechtzeitig zu erkennen und zu behandeln.** Bei Risikoschwangerschaften werden die Basismaßnahmen durch eine intensivere Betreuung ergänzt.

Die folgende Tabelle listet die Maßnahmen zur Früherkennung bei Schwangeren (Bild 1) laut G-BA auf:

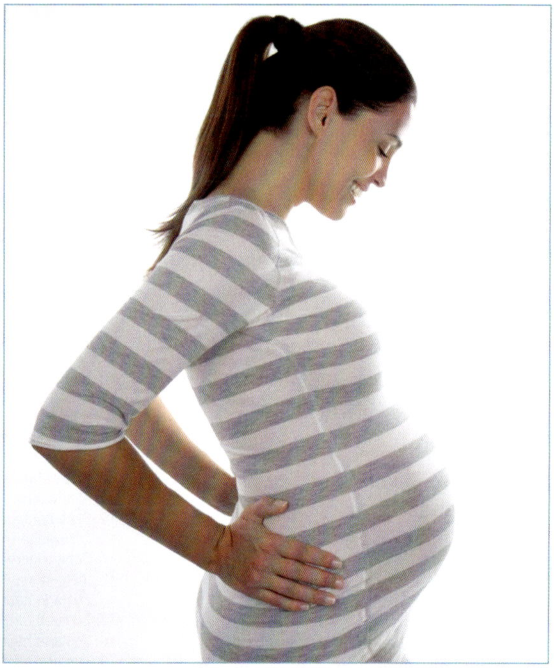

Bild 1 *Schwangere Frau*

Früherkennungsuntersuchungen in der Schwangerschaft laut G-BA
• regelmäßige Untersuchung der Schwangeren in festgelegten Abständen
• drei Ultraschalluntersuchungen jeweils im 3., 6. und 8. Schwangerschaftsmonat
• Wahlmöglichkeit zwischen erweiterter Basis-Ultraschalluntersuchung oder Basis-Ultraschalluntersuchung im Rahmen der 2. Ultraschalluntersuchung
• HIV-Testung
• Screening auf Schwangerschaftsdiabetes im 6. bis 7. Schwangerschaftsmonat
• weitere Untersuchungen auf eine genitale Chlamydien-Infektion, auf Syphilis und Hepatitis B

Alle Maßnahmen der Mutterschaftsvorsorge werden im **Mutterpass** (Bild 2) dokumentiert, den die Schwangere im Rahmen der Erstuntersuchung beim Gynäkologen erhält.

Die werdende Mutter sollte den Mutterpass ständig bei sich tragen, damit in Notfällen zielgerichtet reagiert werden kann.

Der Mutterpass bietet Platz zum Eintragen für maximal zwei Schwangerschaften. Die Dokumentation kann auch in einem elektronischen Mutterpass erfolgen. Der **elektronische Mutterpass** ist Teil der elektronischen Patientenakte, die von den Krankenkassen kostenlos zur Verfügung gestellt werden. Sie können als APP auf einem mobilen Endgerät (z. B. Smartphone) heruntergeladen werden.

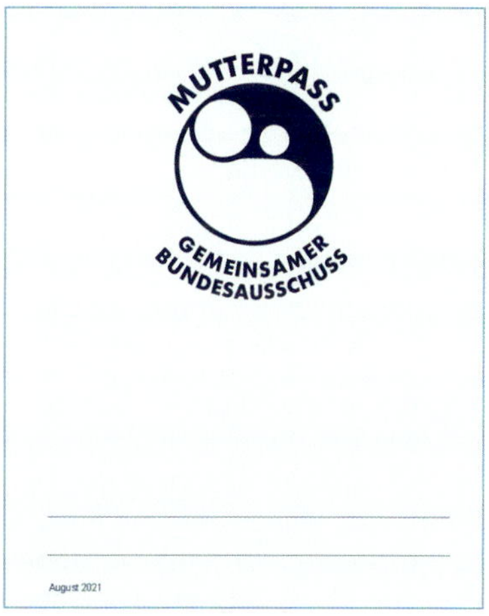

Bild 2 *Mutterpass*

2.1 Untersuchungen im Rahmen der Richtlinien

Im Verlauf der Schwangerschaft finden verschiedene Untersuchungen statt. Zu den Leistungen gemäß den Mutterschaftsrichtlinien gehören klinische Untersuchungen, die im festgelegten Abstand wiederholt werden, sowie das Ultraschall-Screening und spezielle Laboruntersuchungen.

Liegt möglicherweise eine Schwangerschaft vor, sollte die **Erstuntersuchung** frühzeitig erfolgen. Mithilfe eines Tests, der auf dem Nachweis des Hormons **HCG** im Urin oder Blut basiert, kann eine Schwangerschaft sicher nachgewiesen werden.

2.1.1 Anamnese

Die Erstuntersuchung beginnt mit einer ausführlichen **Anamnese,** um festzustellen, ob eine **Risikoschwangerschaft** vorliegt. Nach den Mutterschaftsrichtlinien gehören beispielsweise folgende Kategorien zu einer Risikoschwangerschaft:

- schwere Allgemeinerkrankungen
- vorausgegangene Kinderwunschbehandlung, Frühgeburten, Fehlgeburten
- Zwillinge

Die Anamnese wird im Mutterpass (Bild 1) dokumentiert.

Neben der Bezeichnung **„Gravida"** wird in römischen Ziffern eingetragen, um die wievielte Schwangerschaft es sich handelt. Ebenfalls mit römischen Ziffern wird neben der Bezeichnung **„Para"** angegeben, wie viele Geburten die Schwangere bereits hatte. Bei einer Erstschwangerschaft werden beispielsweise die Angaben „Gravida I" und „Para 0" gemacht.

Alter ________ Jahre Gewicht vor SS-Beginn ________ kg Größe ________ cm
Gravida ________ Para ________

A. Anamnese und allgemeine Befunde/Erste Vorsorge-Untersuchung

	ja		nein
1. Familiäre Belastung (z.B. Diabetes, Hypertonie, Fehlbildungen, genetische Krankheiten, psychische Krankheiten ________)	❑	1.	❑
2. Frühere eigene schwere Erkrankungen (z.B. Herz, Lunge, Leber, Nieren, ZNS, Psyche) ggf. welche ________	❑	2.	❑
3. Blutungs-/Thromboseneigung	❑	3.	❑
4. Allergie, z.B. gegen Medikamente ________	❑	4.	❑
5. Frühere Bluttransfusionen	❑	5.	❑
6. Besondere psychische Belastung (z.B. familiäre oder berufliche)	❑	6.	❑
7. Besondere soziale Belastung (Integrationsprobleme, wirtsch. Probleme)	❑	7.	❑
8. Rhesus-Inkompatibilität (bei vorangegangenen Schwangerschaften)	❑	8.	❑
9. Diabetes mellitus	❑	9.	❑
10. Adipositas	❑	10.	❑
11. Kleinwuchs	❑	11.	❑
12. Skelettanomalien	❑	12.	❑
13. Schwangere unter 18 Jahren	❑	13.	❑
14. Schwangere über 35 Jahren	❑	14.	❑
15. Vielgebärende (mehr als 4 Kinder)	❑	15.	❑
16. Zustand nach Sterilitätsbehandlung	❑	16.	❑
17. Zustand nach Frühgeburt (vor Ende der 37. SSW)	❑	17.	❑
18. Zustand nach Mangelgeburt	❑	18.	❑
19. Zustand nach 2 oder mehr Fehlgeburten/Abbrüchen	❑	19.	❑
20. Totes/geschädigtes Kind in der Anamnese	❑	20.	❑
21. Komplikationen bei vorausgegangenen Entbindungen ggf. welche ________	❑	21.	❑
22. Komplikationen post partum ggf. welche ________	❑	22.	❑
23. Zustand nach Sectio	❑	23.	❑
24. Zustand nach anderen Uterusoperationen ggf. welche ________	❑	24.	❑
25. Rasche Schwangerschaftsfolge (weniger als 1 Jahr)	❑	25.	❑
26. Andere Besonderheiten ggf. welche ________	❑	26.	❑
Nach ärztlicher Bewertung des Kataloges A liegt bei der Erstuntersuchung ein Schwangerschaftsrisiko vor	❑		

Bild 1 *Dokumentation der Anamnese im Mutterpass*

2.1.2 Körperliche Untersuchung

Im Rahmen der Erstuntersuchung wird das voraussichtliche Geburtsdatum errechnet und ein **Ganzkörperstatus** erhoben. Die **gynäkologische Untersuchung** dient dazu, die Lage der Gebärmutter und den Zustand des Muttermundes zu überprüfen. Außerdem kann ein Zervixabstrich für eine Krebsfrüherkennungsuntersuchung entnommen werden.

Nach der Erstuntersuchung finden **Kontrolluntersuchungen** alle 4 Wochen statt, ab der 32. Woche alle 14 Tage. Bei Schwangerschaften, die länger als 40 Wochen dauern, erfolgen alle 2–3 Tage Kontrolluntersuchungen. Innerhalb der ersten Woche und 6–8 Wochen nach der Geburt wird die Wöchnerin ebenfalls untersucht. Liegt eine Risikoschwangerschaft vor, sind weitere Kontrolluntersuchungen möglich.

Bei den Untersuchungen werden das **Körpergewicht** und der **Blutdruck** bestimmt. Die Gewichtszunahme in der Schwangerschaft ist abhängig vom Ausgangsgewicht. Sie liegt durchschnittlich bei 12–13 Kilogramm. Eine deutlich größere Zunahme des Gewichts, insbesondere mit Bildung von Beinödemen, und eine Erhöhung des Blutdrucks weisen auf eine Präeklampsie (EPH-Gestose) hin. Bei der gynäkologischen Kontrolle wird der Muttermund untersucht und die **Höhe der Gebärmutter** bestimmt. Im Verlauf der Schwangerschaft werden auch die Lage sowie die Herzaktion des Kindes kontrolliert.

Die Untersuchungsergebnisse werden im **Gravidogramm** (Bild 1) dokumentiert.

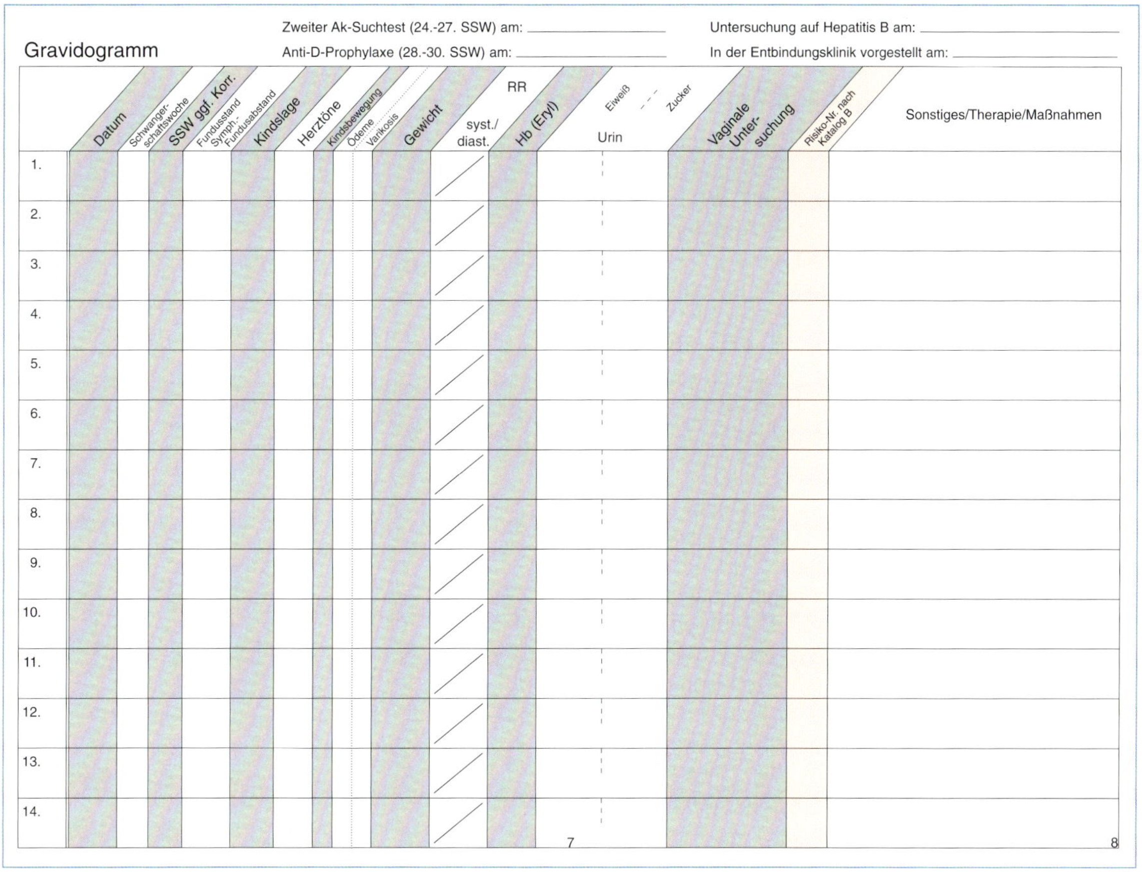

Bild 1 *Gravidogramm*

2.1.3 Urinuntersuchungen

Bei jeder Mutterschaftsvorsorge wird der Urin mithilfe eines **Teststreifens** auf Glukose und Eiweiß untersucht (Bild 2). Eine Untersuchung auf Bakterien erfolgt nur, soweit es erforderlich erscheint.

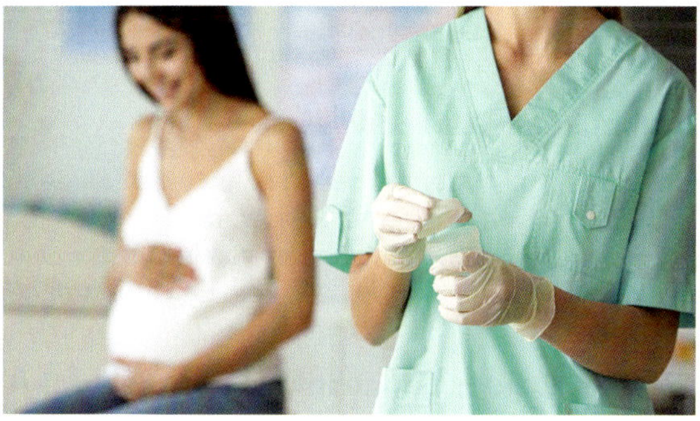

Bild 2 *Urinuntersuchung im Rahmen der Mutterschaftsvorsorge*

Glukose

Der Nachweis von Glukose kann auf einen Diabetes hinweisen. Allerdings spiegelt der Glukosewert im Urin nicht unbedingt den Blutglukosewert wider, da die Nieren in der Schwangerschaft manchmal die Glukose schon bei normalen Blutzuckerwerten ausscheiden.

Eiweiß

Der Nachweis von Eiweiß im Urin kann viele Ursachen haben. Insbesondere kann er durch Stress, Kälte oder körperliche Aktivitäten auftreten. Zudem könnte er auf einen Harnwegsinfekt hinweisen. In der Spätschwangerschaft kann die Proteinurie durch eine Präeklampsie (EPH-Gestose) bedingt sein.

Bakterien

In der Schwangerschaft kommt es leichter zu Harnwegsinfekten. Unbehandelt können diese zu frühzeitigen Wehen führen. Deshalb ist eine konsequente antibiotische Behandlung von Harnwegsinfekten notwendig.

2.1.4 Blutuntersuchungen

Im Verlauf der Schwangerschaft wird bei der Schwangeren wiederholt Blut abgenommen. Es wird untersucht auf die Blutgruppe und Blutgruppenantikörper sowie auf das Hämoglobin (Hb-Wert).

Blutgruppe, Rhesusfaktor und Antikörpersuchtest

Bei der Erstuntersuchung wird die Blutgruppe einschließlich des Rhesusfaktors bestimmt und es wird ein Antikörpersuchtest durchgeführt (Bild 1). Zu Komplikationen kann es kommen, wenn eine **Rhesus-negative Frau ein Rhesus-positives Kind** erwartet. Besitzt sie Antikörper gegen den Rhesusfaktor, können diese in den kindlichen Kreislauf übergehen und die kindlichen Erythrozyten zerstören. Da sich die Antikörper gegen den Rhesusfaktor erst nach einem Kontakt mit Rhesus-positivem Blut bilden, ist im Serum eines Rhesus-negativen Menschen nicht zwangsläufig der Antikörper gegen den Rhesusfaktor vorhanden.

Insbesondere ist die **erste Schwangerschaft** einer Rhesus-negativen Frau in der Regel unproblematisch. Zu einer Vermischung von mütterlichem und kindlichen Blut kann es in der Schwangerschaft beispielweise durch eine Fruchtwasseruntersuchung oder im Rahmen der Geburt kommen. Der **Antikörpersuchtest** wird zwischen der 24. und 27. Schwangerschaftswoche wiederholt. Ist er negativ, erhalten Rhesus-negative Schwangere in der 28. Woche und nach der Geburt eine Anti-D-Prophylaxe, um die Bildung von Antikörpern gegen den Rhesusfaktor zu verhindern. Sind Antikörper vorhanden, ist eine Schutzmaßnahme nicht mehr möglich.

Da aber nicht jede Rhesus-negative Schwangere ein Rhesus-positives Kind erwartet, besteht die Möglichkeit, den **Rhesusfaktor des Kindes aus dem mütterlichen Blut zu bestimmen**. Das ist frühestens ab der 11. Schwangerschaftswoche möglich. Die Anti-D-Prophylaxe ist nicht notwendig, wenn das Kind Rhesus-negativ ist.

Name: ____
Vorname: ____ geb. am: ____
Wohnort: ____

Bei Namensänderung: Name: ____
Wohnort: ____

Laboruntersuchungen und Rötelnschutz

Blutgruppenzugehörigkeit
ABO

RhD-Status der Schwangeren, RhD-positiv/RhD-negativ *)

*) RhD-positiv bzw. RhD-negativ wörtlich eintragen

Diese Eintragungen entbinden den behandelnden Arzt nicht von seiner Sorgfaltspflicht (z.B. Kreuzprobe)

Datum der Untersuchung: ____

Protokoll-Nr. des Laboratoriums: ____

Antikörper-Suchtest
negativ ☐ positiv, Titer 1: ____
Datum der Untersuchung: ____
Protokoll-Nr. des Laboratoriums: ____

Röteln-Impfung
Nachweis über zwei erfolgte Rötelnimpfungen liegt vor: ja ☐ nein ☐

Röteln-Antikörpertest
negativ ☐ positiv, Titer 1: ____
bzw. ☐ IE/ml: ____
Immunität anzunehmen ja ☐ nein ☐
Datum der Untersuchung: ____
Protokoll-Nr. des Laboratoriums: ____
ggf. ergänzende serologische Untersuchungen: ____

Influenza-Impfung in der Schwangerschaft ja ☐ nein ☐

Pertussis-Impfung in der Schwangerschaft ja ☐ nein ☐

2 Stempel des Arztes Unterschrift des Arztes

Bild 1 *Dokumentation der Blutgruppe, des Antikörper-Suchtestes und des Rötelnantikörper-Suchtestes*

Hämoglobin-Wert (Hb-Wert)

Der Hämoglobin-Wert ist häufig durch einen Eisenmangel erniedrigt. In diesen Fällen steht auch dem werdenden Kind zu wenig Eisen zur Bildung der Erythrozyten zur Verfügung. Die damit verbundene Sauerstoffunterversorgung des Kindes führt zu **Entwicklungsstörungen.** Der Hämoglobinwert sollte über 11,2 g/dL liegen. Bei niedrigeren Werten werden auch die Erythrozyten gezählt.

2.1.5 Infektionsdiagnostik im Rahmen der Richtlinien

Da Infektionskrankheiten der Mutter auf das Ungeborene übertragen werden können, werden im Verlauf der Schwangerschaft verschiedene Tests durchgeführt.

Lues-Suchreaktion (LSR)

Bei der Lues-Suchreaktion (Bild 2) wird das Blut der Schwangeren auf **Antikörper gegen Syphilis** (Lues) getestet. Bei einer Übertragung der Erreger auf das ungeborene Kind kann dessen Entwicklung gestört werden, bei der Geburt zeigen sich Hautveränderungen und vergrößerte Organe. Wird der Erreger der Syphilis bei der Mutter nachgewiesen, wird sie mit Penicillin behandelt.

Nachweis von Chlamydia trachomatis-DNA aus einer Urinprobe mittels Nukleinsäure-amplifizierendem Test (NAT)
negativ ☐ positiv ☐
Datum der Untersuchung: ____
Protokoll-Nr. des Laboratoriums: ____
Stempel und Unterschrift des Arztes

LSR durchgeführt
am: ____
Protokoll-Nr.: ____
Stempel und Unterschrift des Arztes
(ggf. Ergebnisse weiterer serologischer Untersuchungen siehe Seite 4)

Bild 2 *Dokumentation der Chlamydien-Untersuchung und der Lues-Suchreaktion*

Überprüfung der Rötelnimmunität

Eine Rötelninfektion der Mutter während der Schwangerschaft kann zu massiven Schäden beim ungeborenen Kind führen. Die **Rötelnembryopathie** zeigt sich durch schwere Herzfehler, Taubheit und getrübte Augenlinsen. Bei starker Schädigung kann es zu einer Fehlgeburt kommen. Gegen Röteln ist eine Impfung möglich. Diese muss jedoch vor Beginn einer Schwangerschaft stattfinden, da Impfungen mit einem Lebendimpfstoff in der Schwangerschaft verboten sind. Ein Test auf Rötelnantikörper wird nur durchgeführt, wenn die Schwangere keinen Nachweis über zwei erfolgte Rötelnimpfungen vorlegen kann.

HIV-Test

Eine HIV-positive Mutter kann die Viren während der Schwangerschaft oder der Geburt auf ihr Kind übertragen. Deshalb müssen die Kinder per **Kaiserschnitt** geboren werden. Infizierte Ungeborene bleiben in ihrem Wachstum zurück oder entwickeln sich so schlecht, dass es zu einer Fehlgeburt kommen kann. Da die Viren **in der Muttermilch nachweisbar** sind, dürfen HIV-positive Mütter nicht stillen. Nach der Geburt entwickeln die meisten HIV-infizierten Kinder eine starke Immunschwäche, knapp die Hälfte von ihnen stirbt bis zum Alter von vier Jahren. Durch eine Behandlung von HIV-positiven Schwangeren soll eine Infektion beim Kind verhindert werden. Der Bluttest wird nur nach Beratung und mit Zustimmung der Schwangeren durchgeführt.

Chlamydiennachweis

Der Nachweis von Chlamydien erfolgt im Rahmen der Erstuntersuchung durch eine Urinprobe. Die Infektion mit Chlamydien ist die **häufigste sexuell übertragbare Infektionserkrankung.** Sie verläuft häufig unbemerkt, eventuell treten eitriger Ausfluss, Schmerzen beim Sex oder Wasserlassen auf. Unbehandelt steigen die Erreger über die Gebärmutter bis in die Eileiter auf. In der Schwangerschaft lösen sie einen frühzeitigen Blasensprung oder eine Frühgeburt aus. Die Gefahr einer Ansteckung unter der Geburt ist für das Neugeborene sehr groß. Es kommt bei ihnen zu einer Augenentzündung, Atemstörungen und Lungenentzündung. Da es sich um eine bakterielle Erkrankung handelt, werden zur Therapie Antibiotika eingesetzt.

Hepatitis-B-Infektion

Bereits in der **Frühschwangerschaft** wird das Blut auf eine Infektion mit dem Hepatitis-B-Virus (HBV) getestet. Nicht geimpften Schwangeren mit einem erhöhten Ansteckungsrisiko wird zudem eine Impfung empfohlen. Während der Schwangerschaft und der Geburt kann das Hepatitis-B-Virus auf das Kind übertragen werden. Die betroffenen Kinder entwickeln häufig eine chronische Hepatitis. Das Übertragungsrisiko sinkt, wenn die Mutter frühzeitig antiviral behandelt wird. Das Kind wird nach der Geburt sowohl aktiv als auch passiv gegen Hepatitis B geimpft.

2.1.6 Impfungen

Schwangere, Ungeborene und Säuglinge in den ersten Lebensmonaten sind besonders gefährdet, an Infektionskrankheiten zu erkranken oder sogar zu versterben. Impfungen vor oder während der Schwangerschaft (Bild 1) können dieses Risiko reduzieren.

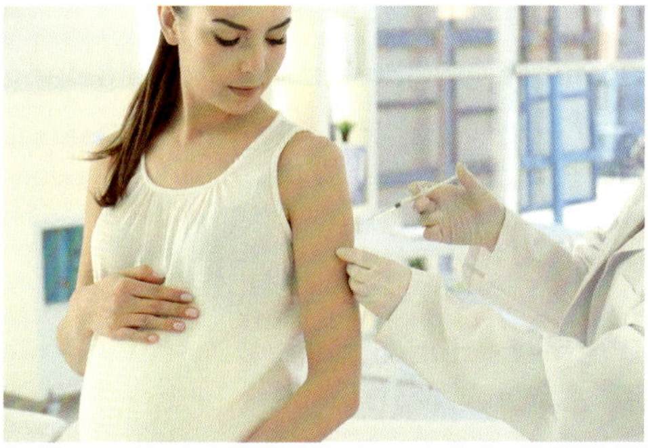

Bild 1 *Grippeimpfung während der Schwangerschaft*

Während der Schwangerschaft sind Impfungen mit einem **Lebendimpfstoff**, wie beispielsweise gegen Röteln, Masern-Mumps-Röteln (MMR) oder Varizellen **verboten**. Nach einer Impfung mit einem Lebendimpfstoff sollte eine Schwangerschaft für einen Monat vermieden werden. Bei fehlendem Immunschutz wird empfohlen, diese Impfungen vor einer geplanten Schwangerschaft durchführen zu lassen.

Für **Totimpfstoffe**, wie z. B. gegen Influenza, Tetanus, Diphtherie, Pertussis, Hepatitis A und B, stellt eine Schwangerschaft keine Kontraindikation dar. Im ersten Trimenon sollten allerdings nur dringend erforderliche Impfungen durchgeführt werden. Eine Impfung gegen **Covid-19** mit einem Vektor- oder mRNA-Impfstoff ist im ersten Schwangerschaftsdrittel grundsätzlich verboten.

Gegen bestimmte Erreger wird eine **Impfung in der Schwangerschaft** ausdrücklich **empfohlen**. Folgende Tabelle nennt diese Impfungen und deren empfohlener Impfzeitpunkt in der Schwangerschaft.

Influenza	einmalig **ab 2. Trimenon** (bei Vorerkrankungen wie Asthma oder Diabetes schon ab dem 1. Trimenon)
Covid-19	**ab dem 2. Trimenon**, ausschließlich mit dem mRNA-Impfstoff Comirnaty® von BioNTec/Pfizer
Pertussis	**ab dem 3. Trimenon** mit einem Kombinationsimpfstoff, bei bekanntem Frühgeburtsrisiko ab dem 2. Trimenon

2.1.7 Untersuchungen bei Risikoschwangerschaften

Neben den Maßnahmen, die bei allen gesunden Schwangeren durchgeführt werden, sind bestimmte Untersuchungen nur bei Risikoschwangerschaften im Rahmen der Richtlinien vorgesehen. Dazu gehören die Kardiotokographie, die Fruchtwasseruntersuchung und die Spiegelung der Fruchtblase.

Kardiotokographie (CTG)

Die kardiotokographische Untersuchung erfolgt bei drohender Frühgeburt ab der 26. bzw. bei auffälligen kindlichen Herztönen oder bei Verdacht auf vorzeitige Wehen ab der 28. Schwangerschaftswoche. Mithilfe des sogenannten **„Wehenschreibers“** werden sowohl die kindlichen Herztöne als auch die Kontraktionen der Gebärmutter (Wehen) registriert. Dazu werden mithilfe eines Gürtels zwei Messfühler am Bauch der Mutter platziert. Das CTG zeigt, wie das Kind auf die Wehen reagiert (Bild 1). Bei einem Abfall der Herzfrequenz während einer Wehe könnte eine verminderte Versorgung des Kindes mit Sauerstoff vorliegen.

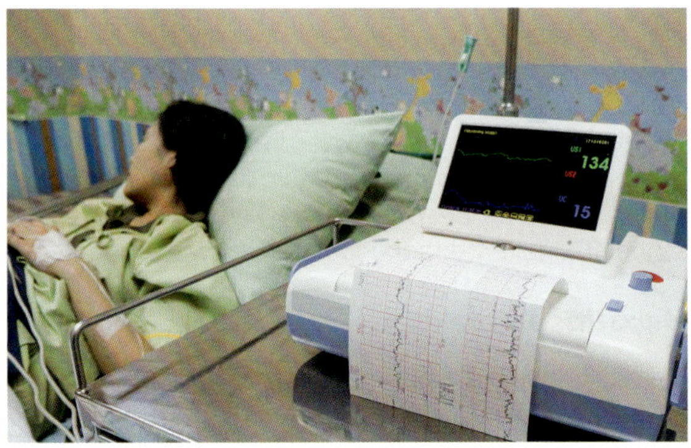

Bild 1 *CTG*

Hier geht e
zum Video
Anlegen eines CTGs

Fruchtwasseruntersuchung

Zur Gewinnung von Fruchtwasser wird unter **Ultraschallkontrolle** durch die Bauchdecke der Schwangeren die Fruchtblase punktiert. Das Fruchtwasser enthält Zellen des Kindes, die auf Chromosomenveränderungen untersucht werden. So kann beispielsweise eindeutig festgestellt werden, ob bei dem Kind eine Trisomie 21 (Down-Syndrom) vorliegt. Die Fehlgeburtsrate durch eine Fruchtwasseruntersuchung liegt bei 0,3–1 %.

Amnioskopie (Fruchtwasserspiegelung)

Die Amnioskopie ist vor allem in der **Spätschwangerschaft** von Bedeutung. Dabei wird ein Endoskop durch den leicht geöffneten Muttermund geschoben. Durch die Eihäute kann die Farbe des Fruchtwassers beurteilt werden. Grünes Fruchtwasser bedeutet, dass das Ungeborene unter Stress steht und die Schwangerschaft beendet werden muss.

Bluttest auf Trisomien

Ein Bluttest, der sogenannte „**nicht invasive Pränataltest (NIPT)**“, kann Hinweise auf Trisomien beim ungeborenen Kind geben. Zur sicheren Abklärung ist bei einem auffälligen Ergebnis des Tests immer eine Fruchtwasseruntersuchung nötig.

Der Test kann ab der 10. Schwangerschaftswoche aus dem Venenblut der Mutter durchgeführt werden. Das im Blut der Mutter befindliche kindliche Erbgut lässt sich auf die Trisomien 13, 18 und 21 untersuchen. Diese Trisomien sind seltene genetische Veränderungen, die die körperliche und geistige Entwicklung unterschiedlich beeinflussen. Am bekanntesten ist die Trisomie 21 (Down-Syndrom).

Der Test wird unter bestimmten Voraussetzungen von den gesetzlichen Krankenkassen gezahlt. Falls der Test infrage kommt, muss der Arzt vorher ausführlich aufklären und zu den möglichen Konsequenzen beraten.

2.1.8 Untersuchungen in der Schwangerschaft als IGe-Leistungen

Zum Ausschluss von **Gendefekten** oder weiteren **Infektionserkrankungen** werden den Schwangeren zahlreiche IGe-Leistungen angeboten. Teilweise werden diese von den Krankenkassen als Satzungsleistungen übernommen. Bei begründetem Verdacht auf Toxoplasmose oder andere Infektionserkrankungen werden serologische Untersuchungen auch zulasten der gesetzlichen Krankenkassen durchgeführt.

Toxoplasmosetest

Ein **Screening auf Toxoplasmose** erfolgt im Rahmen der Erstuntersuchung und wird im Verlauf der Schwangerschaft **drei Mal** wiederholt. Während die Infektion für die Mutter meist ohne Symptome verläuft, kommt es beim Kind möglicherweise zu schwerwiegenden Folgen wie entzündliche Veränderungen an den Augen, Hörschäden, Organschäden an Gehirn, Leber und Milz sowie Fehl- oder Totgeburt. Durch die Blutuntersuchung auf Antikörper lässt sich eine akute Infektion nachgewiesen und medikamentös therapieren. Da der Toxoplasmoseerreger durch **rohes Fleisch** und **Katzenkot** übertragen wird, sollten Schwangere, die keinen Toxoplasmosetest durchführen lassen, beides meiden.

Zytomegalietest

Das Zytomegalie-Virus gehört zur Gruppe der **Herpesviren** und wird durch Schmierinfektion übertragen. Eine Infektion tritt vor allem bei **Kleinkindern** auf, die zumeist symptomlos bleiben, den Erreger aber über Speichel, Tränen, Urin und andere Körperflüssigkeiten ausscheiden. Bei einer Infektion der Schwangeren kann der Erreger auf das ungeborene Kind übergehen und bei ihm zahlreiche Schäden verursachen wie Schwerhörigkeit, Fehlbildungen oder Frühgeburt. Lassen sich keine Zytomegalieantikörper im Serum der Schwangeren nachweisen, muss sie auf besondere Hygiene beim Umgang mit Kleinkindern achten. Bei bestimmten Berufsgruppen wie Erzieherinnen ist der Arbeitgeber verpflichtet, für die Kosten des **Zytomegalietests** aufzukommen. Bei einem negativen Test erhalten Schwangere dieser Berufsgruppen Berufsverbot. Kommt es während der Schwangerschaft zu einer Infektion, gibt es zurzeit noch keine Therapiemöglichkeiten.

Ringelröteln

Ringelröteln werden durch **Viren** verursacht. Die Übertragung erfolgt durch **Tröpfchen- oder Schmierinfektion** und hinterlässt eine lebenslange Immunität. Eine Infektion verläuft häufig unbemerkt, nur bei jedem Fünften tritt ein typischer **Hautausschlag** auf (Bild 1). Auch wenn die Krankheit bei der Schwangeren symptomlos verläuft, überträgt sie den Erreger auf das Ungeborene. Die Erreger befallen die blutbildenden Zellen des Kindes, was zu einer **Blutarmut** führt. Im schlimmsten Fall kommt es zur Fehl- oder Frühgeburt. Da es keine Impfung gegen Ringelröteln gibt, müssen Schwangere sich an die Hygieneregeln halten und den Kontakt mit Kleinkindern vermeiden. Schwangere, die mit Kleinkindern arbeiten, erhalten Berufsverbot, wenn sie keinen Immunschutz nachweisen können.

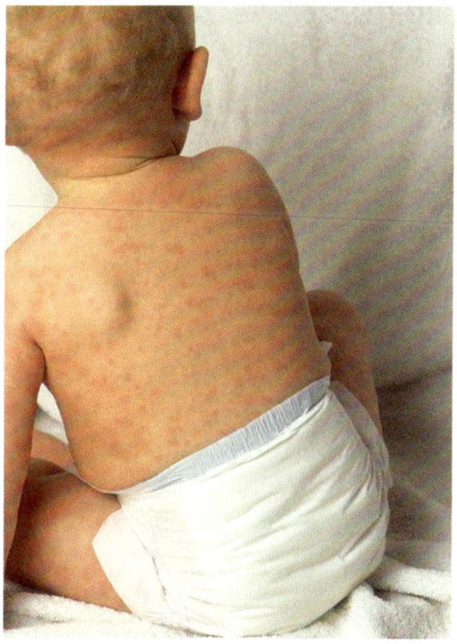

Bild 1 *Ringelröteln*

Varizellen

Eine Infektion mit dem **Varizella-Zoster-Virus** ist für das Ungeborene bis zur 24. Woche gefährlich. Es kommt zur Fehlgeburt oder zu Missbildungen an den Extremitäten, am Auge, dem Gehirn und der Haut. Nach der 24. Woche ist die werdende Mutter durch eine besonders schwer verlaufende Lungenentzündung betroffen. Bei einer Erkrankung kurz vor der Geburt kann sich das Kind anstecken und lebensbedrohlich erkranken. Eine Impfung gegen Varizellen sollte vor einer Schwangerschaft erfolgen. Im Rahmen der Erstuntersuchung können die Antikörper gegen Varizellen bestimmt werden. Bei nachgewiesenem Immunschutz besteht für das Kind keine Gefahr, selbst wenn die Mutter an der Gürtelrose erkrankt. Sollte kein Immunschutz vorliegen, kann **ggf. eine passive Immunisierung** durchgeführt werden.

Listeriose

Listerien sind **Bakterien**, die vor allem durch **Lebensmittel** übertragen werden. Die Erreger können während der Schwangerschaft oder der Geburt auf das Kind übertragen werden. Die Erkrankung führt zu vorzeitigen Wehen, zur Früh- oder Totgeburt. Beim Neugeborenen kommt es zur Hirnhautentzündung oder zur Blutvergiftung.

Die Untersuchung auf Listerien erfolgt im Rahmen der Erstuntersuchung der Schwangeren. Bei einer nachgewiesenen Infektion, die bei der Mutter häufig unbemerkt abläuft, wird mit Antibiotika therapiert. Zur Vermeidung einer Listeriose wird den Schwangeren geraten, nur durchgegarte Lebensmittel zu verzehren und insbesondere auf folgende Lebensmittel zu verzichten:

- Rohmilchkäse
- Rohe Fleisch- und Wurstprodukte
- Ungewaschener Salat
- Meeresfrüchte und Sushi

Streptokokkenabstrich

Die Schleimhaut der Genitalien oder dem Mastdarm kann bei einer Schwangeren mit Streptokokken der Gruppe B besiedelt sein ohne Symptome zu verursachen. Solange die Fruchtblase geschlossen ist, besteht keine Gefahr für das Kind. Öffnet sich die Fruchtblase im Rahmen der Geburt, kann sich das Kind infizieren. Es kommt bei ihm zur Lungenentzündung, Hirnhautentzündung oder zur Sepsis. Ein **Streptokokkenabstrich der Vagina und des Analbereichs kurz vor dem errechneten Geburtstermin** kann eine Infektion nachweisen. Bei einer Besiedelung mit Streptokokken erhält die Mutter eine hochdosierte Antibiotikatherapie, wodurch Mutter und Kind gleichermaßen behandelt werden. Die gesetzlichen Krankenkassen zahlen die Untersuchung bei bestimmten Risikoschwangerschaften.

Ersttrimesterscreening

Das Ersttrimesterscreening findet in der 9.–12. Schwangerschaftswoche statt. Es dient dazu, das Risiko auf das Vorliegen einer **Trisomie 21 (Down-Syndrom)** oder eines anderen Gendefektes einzuschätzen. Es ist eine kombinierte Untersuchung bestehend aus einer **Blutuntersuchung** auf zwei Schwangerschaftshormone (PAPP-A und freies β-HCG) sowie einer **Ultraschalluntersuchung** mit Messung der **fetalen Nackentransparenz.** Weisen die Untersuchungen auf ein erhöhtes Risiko für eine genetische Erkrankung hin, kann nur durch eine Fruchtwasseruntersuchung eindeutig nachgewiesen werden, ob ein Gendefekt vorliegt.

AFP-Bestimmung

Zwischen der 15. und 18. Schwangerschaftswoche wird im **Serum der Mutter** das **Alpha-1-Fetoprotein (AFP)** bestimmt. Sehr hohe Werte weisen auf Vorliegen einer Missbildung des Kindes hin, z. B. auf einen offenen Rücken (Spina bifida). Liegt ein zu niedriger Wert vor, könnte ein Gendefekt wie eine Trisomie 21 bestehen. Durch eine Fruchtwasseruntersuchung muss das Ergebnis bestätigt werden.

2.2 Ultraschalluntersuchungen

Nach den Mutterschaftsrichtlinien werden in der Schwangerschaft drei Ultraschalluntersuchungen durchgeführt. Ergeben sich bei diesen Screeninguntersuchungen Auffälligkeiten, dürfen weitere notwendige Ultraschalluntersuchungen durchgeführt werden. Medizinisch nicht notwendige Ultraschalluntersuchungen sind grundsätzlich verboten.

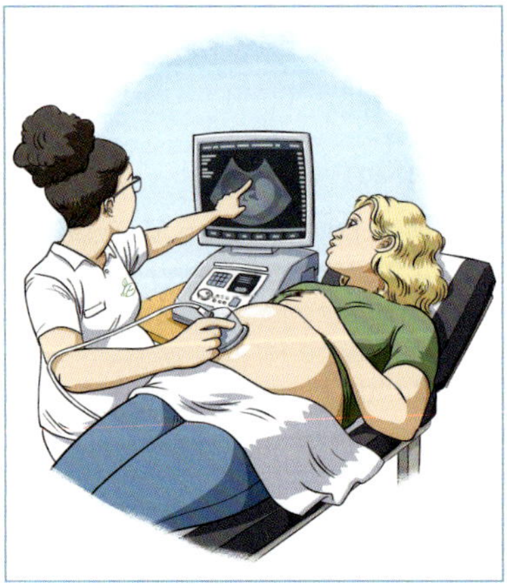

Bild 1 *Ultraschalluntersuchung in der Schwangerschaft*

2.2.1 Ultraschallscreening nach den Richtlinien

Nach den Richtlinien der Mutterschaftsvorsorge sind bei einer normal verlaufenden Schwangerschaft **drei Ultraschalluntersuchungen** vorgesehen (Hinweis: Die Ergänzung + 6 bedeutet, dass es einen Toleranzbereich von 6 Tagen zusätzlich gibt):

1. Screening: mit 8 + 0 bis 11 + 6 Schwangerschaftswochen
2. Screening: mit 18 + 0 bis 21 + 6 Schwangerschaftswochen
3. Screening: mit 28 + 0 bis 31 + 6 Schwangerschaftswochen

Im Rahmen der **ersten Ultraschalluntersuchung** können die korrekte Lage des Kindes in der Gebärmutter festgestellt und Mehrlingsschwangerschaften ausgeschlossen werden. Mit der Biometrie werden Größe und

Proportionen des Kindes beschrieben. Das Ultraschall-Screening ermöglicht die genaue Bestimmung des Kindsalters und der kindlichen Entwicklung. Bild 1 zeigt die Dokumentation der Ultraschalluntersuchungen im Mutterpass.

ULTRASCHALL-UNTERSUCHUNGEN

Bemerkungen: (z.B. Ergebnisse aus vorausgegangener Ultraschalluntersuchung)

Datum	SSW (LR)	SSW korrigiert	I. Screening 8 + 0 bis 11 + 6 SSW		FS	SSL	BPD	Biometrie I
			Intrauteriner Sitz: O ja O nein Embryo darstellbar: O ja O nein Herzaktion: O ja O nein Mehrlinge: O nein O ja monochorial: O nein O ja Auffälligkeiten: O ja O nein O Kontrolle	Zeitgerechte Entwicklung: O ja O nein O Kontrolle Konsiliaruntersuchung veranlasst: O nein O ja				Bemerkungen:

Datum	SSW (LR)	SSW korrigiert	II. Screening 18 + 0 bis 21 + 6 SSW		BPD	FOD/KU	ATD	APD/AU	FL
			a) Einling: O ja O nein Herzaktion: O ja O nein Plazentalok./-struktur: O normal O Kontrolle Kommentar: Zeitgerechte Entwicklung: O ja O nein O Kontrolle b) **Kopf:** Ventrikelauffälligkeiten O ja O nein Auffälligkeiten der Kopfform O ja O nein Darstellbarkeit des Kleinhirns O ja O nein **Hals und Rücken:** Unregelmäßigkeiten der dorsalen Hautkontur O ja O nein	**Thorax:** Auffällige Herz/Thorax-Relation (Blickdiagnose) O ja O nein Linksseitige Herzposition O ja O nein Persistierende Arrhythmie im Untersuchungszeitraum O ja O nein Darstellbarkeit des Vier-Kammer-Blicks O ja O nein **Rumpf:** Konturunterbrechung an der vorderen Bauchwand O ja O nein Darstellbarkeit des Magens im linken Oberbauch O ja O nein Darstellbarkeit der Harnblase O ja O nein					**Kontrollbedürftige Befunde hinsichtlich** Fruchtwassermenge: O nein O ja körperl. Entwicklung: O nein O ja Konsiliaruntersuchung veranlasst: O nein O ja Bemerkungen: Biometrie II

Datum	SSW (LR)		III. Screening 28 + 0 bis 31 + 6 SSW	Kontrollbedürftige Befunde hinsichtlich	BPD	FOD/KU	ATD	APD/AU	FL
			Einling: O ja O nein Kindslage: Herzaktion: O ja O nein Plazentalok./-struktur: O normal O Kontrolle Kommentar: Zeitgerechte Entwicklung: O ja O nein O Kontrolle	Fruchtwassermenge: O nein O ja körperl. Entwicklung: O nein O ja Konsiliaruntersuchung veranlasst: O nein O ja					Bemerkungen: Biometrie III

10 11

Bild 1 *Dokumentation des Ultraschall-Screenings im Mutterpass*

Beim **zweiten Ultraschall** darf die Schwangere entscheiden, ob sie eine **Basis-Ultraschalluntersuchung** oder eine **erweiterte Basis-Ultraschalluntersuchung** durchführen lassen möchte. Bei der erweiterten Untersuchung werden bestimmte Körperteile des Kindes genauer untersucht, z. B. Herz und Bauchorgane. Die Ergebnisse der Ultraschalluntersuchungen sind nicht immer eindeutig. Auffälligkeiten können Ängste und Sorgen verursachen, die sich teilweise als unnötig herausstellen.

Merke

Der Gemeinsame Bundesausschuss (G-BA) legt fest, welche Maßnahmen im Rahmen der Mutterschaftsvorsorge von den gesetzlichen Krankenkassen übernommen werden. Darüber hinausgehende Leistungen muss die Schwangere selbst zahlen.

2.2.2 Ultraschalluntersuchungen als IGe-Leistungen

Medizinisch begründbare Ultraschalluntersuchungen dürfen als IGe-Leistungen angeboten werden. Dazu zählen die Nackenfaltenmessung im Rahmen des **Ersttrimesterscreenings**, der Feindiagnostik- oder Organultraschall und die Doppler-Sonographie.

Nackenfaltenmessung

Bei der Nackenfaltenmessung wird mithilfe der Ultraschalluntersuchung auf ein **Lymphödem im Bereich des Nackens des Kindes** geachtet. Ein vergrößertes Ödem kommt bei Gendefekten wie einer **Trisomie 21** gehäuft vor. Die Untersuchung sollte in der 12. Schwangerschaftswoche durchgeführt werden.

Feindiagnostik- oder Organultraschalluntersuchung

Diese Untersuchung wird mit einem **hochauflösenden Ultraschallgerät** in speziellen Zentren oder Praxen durchgeführt. Dabei können viele Organe genauer untersucht werden, insbesondere auch das Herz. Die Maßnahme wird ab der 13. Woche angeboten, eventuell wird eine weitere Untersuchung in der 20. bis 22. Woche empfohlen.

Doppler-Sonographie

Mit diesem Verfahren wird die **Blutströmung in mütterlichen und kindlichen Gefäßen** kontrolliert. Eine verminderte Durchblutung des Kindes durch eine **Plazentainsuffizienz** kann das Wachstum des Kindes verzögern. Bei Verdacht auf eine Plazentainsuffizienz übernehmen die Krankenkassen die Kosten. Der Doppler-Ultraschall wird ab der 20. Schwangerschaftswoche empfohlen.

2.3 Screening auf Schwangerschaftsdiabetes

Im Zeitraum zwischen 24 + 0 und 27 + 6 Schwangerschaftswochen wird ein Suchtest zur Diagnostik des **Schwangerschaftsdiabetes** (Gestationsdiabetes) zulasten der gesetzlichen Krankenkassen angeboten. Das Screening läuft folgendermaßen ab:

Die Schwangere erhält eine Trinklösung mit **50 g Glukose.** Für die Untersuchung muss die Schwangere **nicht nüchtern** sein. Der nach einer Stunde gemessene Blutzuckerwert sollte unter **135 mg/dL** liegen.

Liegt der Blutzuckerwert eine Stunde nach dem Suchtest zwischen 135 und 200 mg/dL, wird ein **oraler Glukosetoleranztest** durchgeführt. Dazu muss die Schwangere seit mindestens acht Stunden **nüchtern** sein. Gemessen werden der Nüchternwert und die Werte des Blutzuckers eine und zwei Stunden nach der Einnahme einer Trinklösung mit 75 g Glukose. Als Grenzwerte gelten folgende Blutzuckerwerte:

- nüchtern: **≤ 92 mg/dL**
- nach einer Stunde: **≤ 180 mg/dL**
- nach zwei Stunden: **≤ 153 mg/dL**

Wenn nur **ein** Grenzwert erreicht bzw. überschritten wird, liegt ein Schwangerschaftsdiabetes vor. Zur weiteren Behandlung wird die Schwangere an einen Diabetologen überwiesen.

Meist kann durch Umstellung der Ernährung und durch mehr Bewegung der Blutzuckerspiegel gesenkt werden. Ziel sind Blutzuckerwerte von 90 mg/dL nüchtern und 120 mg/dL zwei Stunden nach dem Essen.

Nur bei wenigen Frauen mit Schwangerschaftsdiabetes reichen Lebensstilveränderungen zur Senkung des Blutzuckerspiegels nicht aus. Sie müssen dann mit **Insulin** behandelt werden (Bild 1), inzwischen sind aber auch orale Antidiabetika zugelassen.

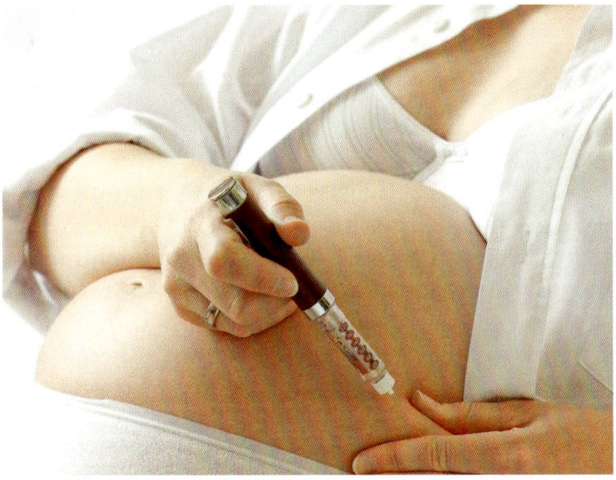
Bild 1 *Insulin-Injektion bei Schwangerschaftsdiabetes*

Einige Gynäkologen bieten den Schwangeren statt des Vortestes sofort den oralen Glukosetoleranztest als IGe-Leistung an.

2.4 Beratungen

Nach den jeweiligen Untersuchungen informiert der Arzt die Schwangere über ihren Zustand und den ihres Kindes, denn laut Mutterschaftsrichtlinien soll eine Schwangere nicht nur untersucht, sondern auch ausreichend beraten werden. Die Beratung wird im Mutterpass dokumentiert.

Beim Erstgespräch erläutert der Arzt der Schwangeren den **Zeitplan und den Nutzen der Vorsorgeuntersuchungen.** Er klärt sie über die körperlichen und psychischen Veränderungen auf, die eine normale Schwangerschaft mit sich bringt. Insbesondere klärt der Arzt die Schwangere über den **Sinn eines HIV-Tests** auf.

Zudem soll die Schwangere über die **Influenza-Impfung** ab dem 2. Trimenon aufgeklärt werden.

Darüber hinaus informiert der Arzt über die Bedeutung der **Mundgesundheit** bei Mutter und Kind. Er weist auf den Zusammenhang zwischen Ernährung und Kariesrisiko hin (Bild 1).

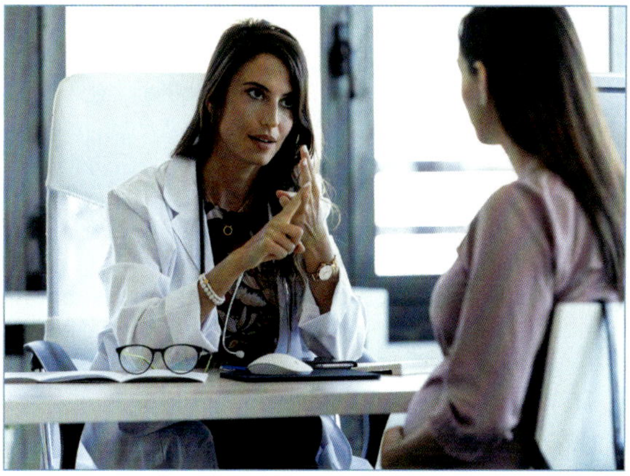

Bild 1 *Schwangerschaftsberatung*

Zudem leitet er die werdende Mutter zu einem **gesundheitsbewussten Verhalten** in der Schwangerschaft an. Eine gesunde Lebensweise und ausgewogene Ernährung sind sowohl für die Schwangere als auch für das Kind sinnvoll. Die Schwangere muss bedenken, dass viele Substanzen, die sich in ihrem Blut befinden, ins kindliche Blut übertreten. Aus diesem Grund ist es wichtig, auf Alkohol, Nikotin und entbehrliche Medikamente während der Schwangerschaft zu verzichten. Eine ausgewogene Mischkost enthält alle Nährstoffe, die Mutter und Kind benötigen. Der Arzt informiert die Schwangere darüber, welche Substanzen sie auf jeden Fall zu sich nehmen muss, damit keine Mangelerscheinungen beim Kind auftreten:

- **Jod:** Jodmangel beeinträchtigt die kindliche Entwicklung. In der Regel ist eine zusätzliche Zufuhr von 100 bis 200 µg Jodid pro Tag notwendig.
- **Folsäure:** Folsäuremangel erhöht das Risiko für eine Anämie und für einen offenen Rücken (Spina bifida) des Kindes.
- **Eisen:** Fehlen von Eisen führt zur Eisenmangelanämie.

Bei fehlender oder unbekannter Immunität gegenüber Toxoplasmose sollte eine Schwangere kein rohes Fleisch verzehren und den Umgang mit Katzen möglichst vermeiden. Zur Vermeidung einer Infektion mit Listerien soll die Schwangere nur durchgegarte Lebensmittel verzehren und insbesondere Rohmilchkäseprodukte und rohen Fisch vermeiden.

Der Arzt unterrichtet die Schwangere über ihren Rechtsanspruch auf **Beratung nach dem Schwangerenkonfliktgesetz**. Hier wird die Schwangere über Möglichkeiten und Alternativen zum Schwangerschaftsabbruch beraten.

Ergeben sich im Rahmen der Mutterschaftsvorsorge Hinweise für ein genetisch bedingtes Risiko, kann die Schwangere eine **humangenetische Beratung** und ggf. eine humangenetische Untersuchung in Anspruch nehmen.

3 Früherkennungsuntersuchungen bei Kindern und Jugendlichen

Die Früherkennungsuntersuchungen bei Kindern und Jugendlichen dienen dazu, Entwicklungsstörungen und Krankheiten in einem Frühstadium zu diagnostizieren und zu therapieren. Die Untersuchungen, die von den gesetzlichen Krankenkassen getragen werden, sind in den Richtlinien des Gemeinsamen Bundesausschusses beschrieben.

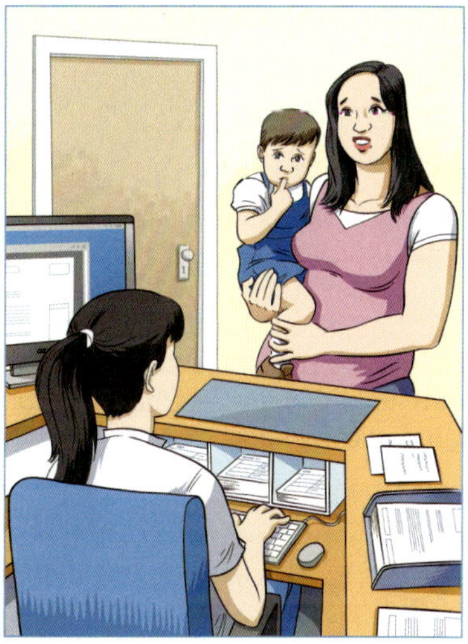

Bild 2 *Kinderfrüherkennungsuntersuchungen*

Die „Kinder-Richtlinien" umfassen zehn Untersuchungen bis zur Vollendung des 6. Lebensjahres (U1–U9, einschließlich U7a). Geplant ist eine weitere Untersuchung U10 für Kinder bis zum neunten Lebensjahr. Die **Kinderfrüherkennungsuntersuchungen** werden ebenso wie die zahnärztlichen Befunde im **Untersuchungsheft für Kinder** (Bild 1 auf der nächsten Seite) dokumentiert, das die Eltern im Rahmen der ersten Untersuchung des Kindes erhalten. Statt des gelben Untersuchungshefts in Papierform kann auch **ein elektronisches Heft** genutzt werden. Wie auch der elektronische Mutterpass ist das elektronische Kinderuntersuchungsheft Teil der elektronischen Patientenakte, die als App auf dem Smartphone heruntergeladen werden kann.

Die ersten Untersuchungen bei Neugeborenen werden durch **spezielle Früherkennungsuntersuchungen** ergänzt:
- erweitertes Neugeborenen-Screening
- Screening auf Mukoviszidose
- Hüftsonographie-Screening
- Früherkennung von Hörstörungen
- Screening auf kritische angeborene Herzfehler mittels Pulsoxymetrie

Die Richtlinie zur **Jugendgesundheitsuntersuchung** (J1) beinhaltet eine Untersuchung im Alter von 12 bis 14 Jahren. Mädchen und Frauen unter 25 Jahren haben zudem Anspruch auf ein **Chlamydien-Screening**.

Zur **Verhütung von Zahn-, Mund- und Kieferkrankheiten** bei Kindern und Jugendlichen hat der gemeinsame Bundesausschuss zahnärztliche Richtlinien herausgegeben.

Da bei den Untersuchungen alterstypische Tests durchgeführt werden, sind sie an einen festgelegten Terminplan gebunden. Tabelle 1 auf der nächsten Seite nennt die vorgesehenen Zeitpunkte für die jeweilige Untersuchung einschließlich der vorgeschriebenen Toleranzgrenzen sowie die dabei vorgesehenen Maßnahmen.

In einigen Bundesländern sind Gesetze in Kraft getreten, die durch Datenübermittlungen zwischen Meldebehörden und Kinderärzten die Teilnahme an den Vorsorgeuntersuchungen sicherstellen sollen. In Nordrhein-Westfalen sind die U5 bis U9 meldepflichtig an eine zentrale Meldestelle. Wird die Untersuchung nach einem Erinnerungsschreiben an die Eltern nachgeholt, dürfen die Toleranzgrenzen überschritten werden.

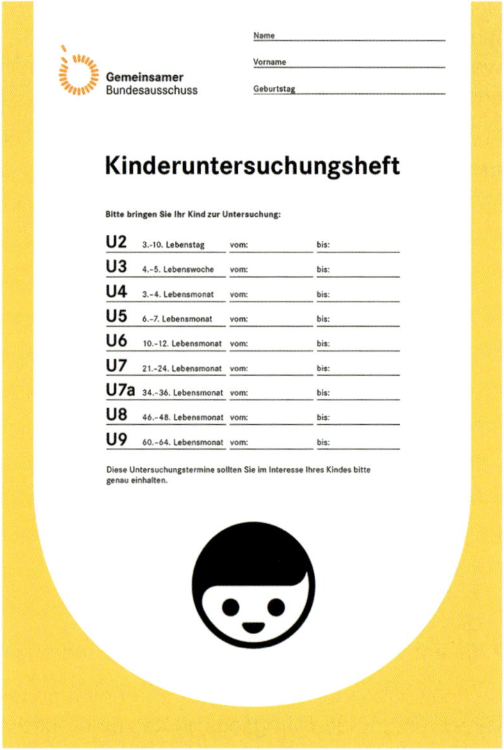
Gemeinsamer Bundesausschuss
Name
Vorname
Geburtstag
Kinderuntersuchungsheft
Bitte bringen Sie Ihr Kind zur Untersuchung:
U2 3.-10. Lebenstag vom: bis:
U3 4.-5. Lebenswoche vom: bis:
U4 3.-4. Lebensmonat vom: bis:
U5 6.-7. Lebensmonat vom: bis:
U6 10.-12. Lebensmonat vom: bis:
U7 21.-24. Lebensmonat vom: bis:
U7a 34.-36. Lebensmonat vom: bis:
U8 46.-48. Lebensmonat vom: bis:
U9 60.-64. Lebensmonat vom: bis:
Diese Untersuchungstermine sollten Sie im Interesse Ihres Kindes bitte genau einhalten.

Bild 1 *Kinderuntersuchungsheft*

Weitere Untersuchungen bei Kindern und Jugendlichen sind als U10, U11 und J2 beschrieben. Sie werden von vielen gesetzlichen Krankenkassen im Rahmen von Selektivverträgen oder als Satzungsleistungen angeboten oder müssen als Wunschleistung von den Versicherten selbst gezahlt werden. Die Termine für diese Leistungen sind hier in Tabelle 1 aufgelistet.

Untersuchung	Termin
U10	7–8 Jahre
U11	9–10 Jahre
J2	16–17 Jahre

Tabelle 1 *Termine für weitere Kinderfrüherkennungsuntersuchungen*

Der Berufsverband der Kinder- und Jugendärzte e.V. hat für die drei Untersuchungen ein eigenes, **grünes Checkheft** (Bild 2) herausgebracht, in dem die Ergebnisse der Untersuchung dokumentiert werden können.

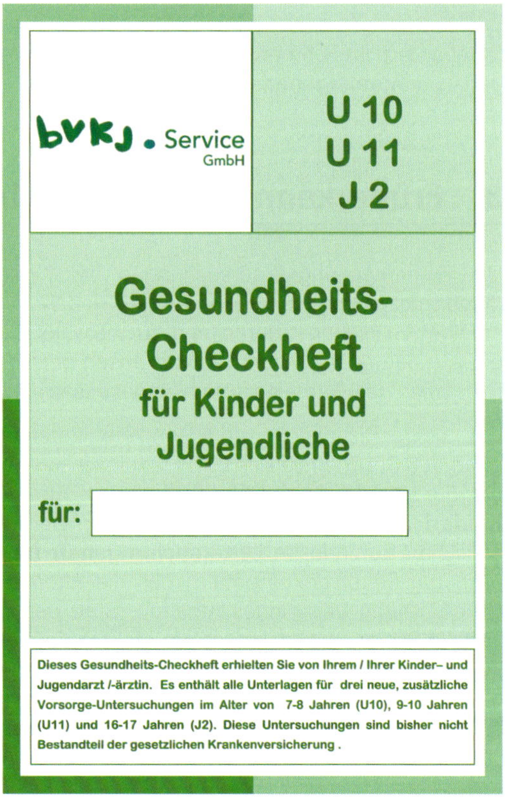
bvkj. Service GmbH
U 10
U 11
J 2
Gesundheits-Checkheft
für Kinder und Jugendliche
für:
Dieses Gesundheits-Checkheft erhielten Sie von Ihrem / Ihrer Kinder- und Jugendarzt /-ärztin. Es enthält alle Unterlagen für drei neue, zusätzliche Vorsorge-Untersuchungen im Alter von 7-8 Jahren (U10), 9-10 Jahren (U11) und 16-17 Jahren (J2). Diese Untersuchungen sind bisher nicht Bestandteil der gesetzlichen Krankenversicherung.

Bild 2 *bvkj-Gesundheits-Checkheft*

Merke

Das Einhalten der Termine zu den Kinderfrüherkennungsuntersuchungen ist wichtig, damit die alterstypische Entwicklung eines Kindes beurteilt werden kann.

Überblick über die Untersuchungen bei Kindern und Jugendlichen laut G-BA		
	Termin (Toleranzgrenze)	Maßnahmen
U1	Neugeborenen-Erstuntersuchung	Kontrolle von Hautfarbe, Atmung, Muskeltätigkeit, Herzschlag und Reflexen, Screening auf kritische angeborene Herzfehler, Screening zur Früherkennung von angeborenen Störungen des Stoffwechsels, des Hormon-, des Blut-, des Immunsystems und des neuromuskulären Systems sowie Mukoviszidose, Hörscreening zur Erkennung beidseitiger Hörstörungen ab einem Hörverlust von 35 dB
U2	3.–10. (3.–14.) Lebenstag	Untersuchung von Organen, Sinnesorganen und Reflexen
U3	4.–5. (3.–8.) Lebenswoche	Prüfung der altersgemäßen Entwicklung der Reflexe, der Motorik, des Gewichts und der Reaktionen, Untersuchung der Organe und der Hüften, Abfrage des Trinkverhaltens
U4	3.–4. (2.–4 ½) Lebensmonat	Untersuchung der Organe, Sinnesorgane, Geschlechtsorgane und der Haut, von Wachstum, Motorik und Nervensystem
U5	6.–7. (5.–8.) Lebensmonat	Untersuchung der Organe, Sinnesorgane, Geschlechtsorgane und der Haut, von Wachstum, Motorik und Nervensystem. Ab dem 6. Lebensmonat auch zahnärztliche Früherkennungen (Z1–Z6).
U6	10.–12. (9.–14.) Lebensmonat	Kontrolle der geistigen Entwicklung, der Sinnesorgane und der Bewegungsfähigkeit
U7	21.–24. (20.–27.) Lebensmonat	Test der sprachlichen Entwicklung, Feinmotorik und Körperbeherrschung
U7a	34.–36. (33.–38.) Lebensmonat	frühzeitige Erkennung von Sehstörungen und sonstigen Auffälligkeiten
U8	46.–48. (43.–50.) Lebensmonat	Intensive Prüfung der Entwicklung von Sprache, Aussprache und Verhalten, um eventuelle Krankheiten und Fehlentwicklungen im Vorschulalter gezielt behandeln zu können.
U9	60.–64. (58.–66.) Lebensmonat	Prüfung der Motorik und Sprachentwicklung, um eventuelle Krankheiten und Fehlentwicklungen vor dem Schuleintritt zu erkennen und zu heilen.
	0–6 Jahre	Früherkennungsuntersuchungen auf Zahn-, Mund- und Kieferkrankheiten: sechs Untersuchungen ab dem 6. Lebensmonat, Beratung und Aufklärung der Betreuungspersonen unter anderem zu Kariesrisiken und zur richtigen Mundhygiene des Kindes, Auftragen von Fluoridlack zur Schmelzhärtung bzw. bei hohem Kariesrisiko.
	6–18 Jahre	Maßnahmen zur Verhütung von Zahnerkrankungen: Ab dem 12. Lebensjahr werden die jährlichen Untersuchungen in ein Bonusheft eingetragen. Diese Eintragungen dienen später als Nachweis für den Anspruch auf erhöhte Zuschüsse zum Zahnersatz.
J1	13–14 (12–14) Jahre	Jugendgesundheitsuntersuchung

Tabelle 1 *Termine und Maßnahmen der Kinderfrüherkennungsuntersuchungen*

3.1 Neugeborenen-Erstuntersuchung

Die erste Untersuchung (U1) soll **innerhalb der ersten 30 Minuten nach der Geburt** des Kindes (Bild 1) vom Arzt, in Ausnahmefällen auch von der Hebamme, vorgenommen werden. Diese Untersuchung hat im Wesentlichen zum Ziel, lebensbedrohliche Zustände zu erkennen, augenfällige Schäden festzustellen und ggf. notwendige Sofortmaßnahmen einzuleiten.

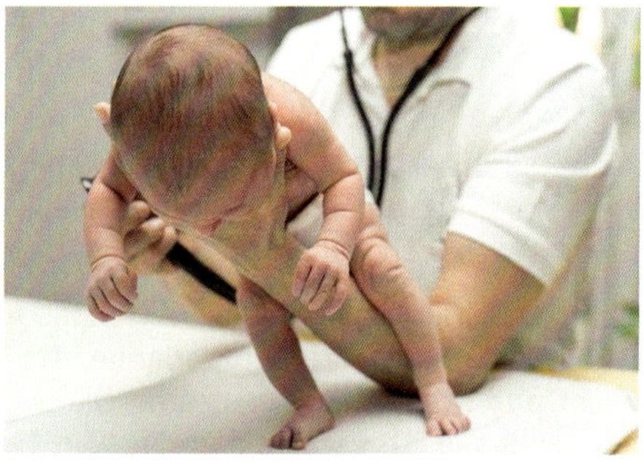

Bild 1 *Untersuchung direkt nach der Geburt*

Die Untersuchung unterteilt sich in Anamnese und körperliche Untersuchung. Die Schwangerschafts- und Geburtsanamnese dient dazu, Informationen mit Bedeutung für die Gesundheit und Entwicklung des Kindes zu berücksichtigen. Im Rahmen der körperlichen Untersuchung ist auf Kolorit (Hautfarbe), Atmung, Tonus (Muskelspannung), Reflexe beim Absaugen, Herzschläge, den Asphyxie-Index (APGAR-Wert), auf Gelbsucht, Ödeme, die Reife sowie auf sofort behandlungsbedürftige Missbildungen des Neugeborenen zu achten, insbesondere nach einer Risikoschwangerschaft.

11

Der Asphyxie-Index wird nach dem sogenannten **APGAR-Schema** bestimmt. Der Begriff Asphyxie stammt aus dem Griechischen und bedeutet „Pulslosigkeit". Die Untersuchung nach dem APGAR-Schema wurde 1952 von der amerikanischen Anästhesistin Viginia Apgar entwickelt und nach ihr benannt.

Insgesamt besteht eine **Untersuchung nach dem Apgar-Schema** aus 5 Merkmalen, die mit Punkten bewertet werden:

- 0 Punkte: Merkmal fehlt
- 1 Punkt: Merkmal schwach ausgeprägt
- 2 Punkte: Merkmal gut ausgeprägt

Die fünf Merkmale, die bei der Untersuchung erfasst werden, können leicht mit dem Namen Apgar verbunden werden: **A**tmung, **P**uls, **G**rundtonus, **A**ussehen, **R**eflexe. Tabelle 1 stellt das APGAR-Schema genauer vor.

Merkmal	0 Punkte	1 Punkt	2 Punkte
Atmung	fehlend	unregelmäßig/flach	regelmäßig, Kind schreit
Puls	fehlend	unter 100/min	über 100/min
Grundtonus (Muskelspannung)	schlaff	leichte Beugung der Extremitäten	aktive Bewegungen der Extremitäten
Aussehen (Hautkolorit)	blass/blau	Stamm rosig, Extremitäten blau	ganzer Körper rosig
Reflexe (Reaktion auf das Absaugen)	keine	Grimassen	kräftiges Schreien

Tabelle 1 *Bewertung der Apgar-Untersuchung*

Das Untersuchungsergebnis nach dem APGAR-Schema ergibt sich aus der Addition der ermittelten Punkte. Der Höchstwert von **10 Punkten** liegt vor, wenn alle 5 Merkmale jeweils 2 Punkte erhalten haben. Dieser Wert gilt als optimal für ein gesundes Neugeborenes. Auch bei Werten zwischen **6 bis 9 Punkten** besteht keine unmittelbare Gefahr, hier wird das Kind genauer beobachtet. Werte zwischen **0 und 5 Punkten** gelten als problematisch, die Kinder benötigen eine intensivmedizinische Betreuung. Das Kind wird zweimal, 5 Minuten und 10 Minuten nach der Geburt, nach dem APGAR-Schema untersucht.

Neben der Untersuchung nach dem APGAR-Schema führt der Arzt eine kurze **körperliche Untersuchung** durch und saugt das Fruchtwasser aus der Luftröhre ab. Aus der durchtrennten Nabelschnur wird Blut abgenommen und der pH-Wert sowie die Basenabweichung („Base Excess") bestimmt. Ein **pH-Wert** von 7,3 gilt als normal, darunterliegende Werte sprechen für eine Unterversorgung mit Sauerstoff während der Geburt.

Jedes Kind bekommt **Vitamin-K-Tropfen,** um eine Unterversorgung und damit eine Gerinnungsstörung zu vermeiden.

Im Rahmen der U1 werden beim Neugeborenen zum ersten Mal **Körperlänge, Gewicht und Kopfumfang** bestimmt. Die Daten werden in die **Perzentilkurven** (Bild 1), die sich auf den hinteren Seiten des Kinderuntersuchungsheftes befinden, eingetragen.

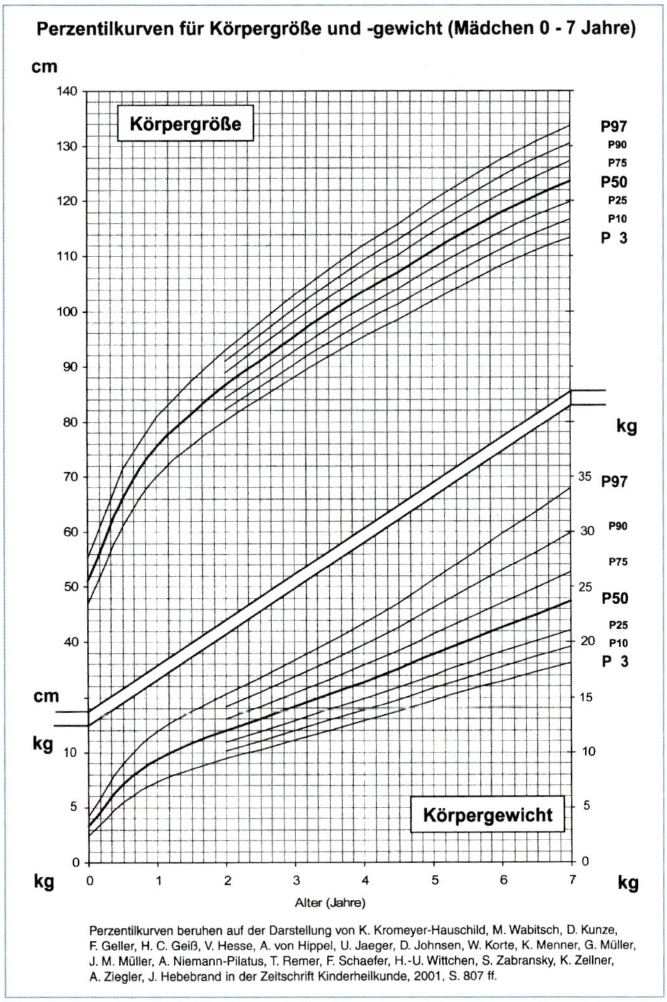

Bild 1 *Kinderuntersuchungsheft Perzentilkurve Körpergewicht Mädchen*

Eine dort vorgegebene Perzentilkurve gibt an, wie viel Prozent der Kinder in einem bestimmten Alter unterhalb der angegebenen Größe liegen.

Die Perzentilkurve P3 der Körpergröße besagt beispielsweise, dass 3 Prozent der Kinder kleiner als die hier angegebene Größe sind.

94 Prozent aller Kinder haben eine Körperlänge bzw. ein Gewicht zwischen den Perzentilkurven P3 und P97. Aus den Perzentilkurven lässt sich ermitteln, ob ein Kind auffällig groß, klein, schwer oder leicht ist.

Merke

Die Neugeborenen-Erstuntersuchung (U1) wird direkt nach der Geburt nach dem APGAR-Schema durchgeführt.

3.2 Screening auf angeborene schwere Herzfehler durch Pulsoxymetrie

24 bis 48 Stunden nach der Geburt erfolgt mithilfe eines **Lichtsensors** am Füßchen des Neugeborenen **die Bestimmung des Sauerstoffgehalts im Blut** (Bild 1). Die Untersuchung ist für die Kinder schmerzfrei und ohne Nebenwirkungen. Ein zu niedriger Sauerstoffgehalt kann auf das Vorliegen eines schweren Herzfehlers hinweisen. Dabei gelten Werte über 96 % als unauffällig. Bei einem Wert zwischen 90 und 96 % wird die Messung innerhalb von zwei Stunden wiederholt. Liegt der Wert dann wieder unter 96 % erfolgt eine weitere Diagnostik beispielsweise durch eine Echokardiographie. Werte unter 90 % sind grundsätzlich abklärungsbedürftig.

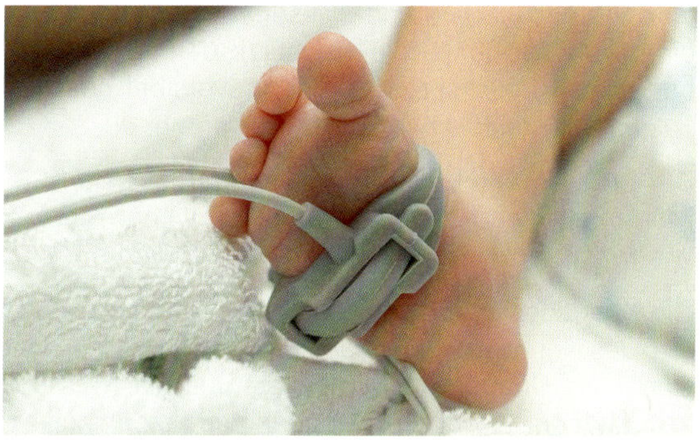

Bild 1 *Pulsoxymetrie beim Neugeborenen*

Etwa 7 000 Babys werden in Deutschland jährlich mit einem Herzfehler geboren, davon sind 10 % schwere Herzfehler wie beispielsweise die Transposition der großen Gefäße. Bei diesem Herzfehler fließt das sauerstoffarme Blut der rechten Herzhälfte direkt in die Aorta und wird in der Lunge nicht mit Sauerstoff angereichert. Ohne Therapie versterben die Kinder an Organversagen aufgrund des Sauerstoffmangels.

Die **Chancen und Risiken der Untersuchung** werden den Eltern mit einer Informationsbroschüre erläutert. Darin wird folgendes Flussdiagramm vorgestellt (Bild 2):

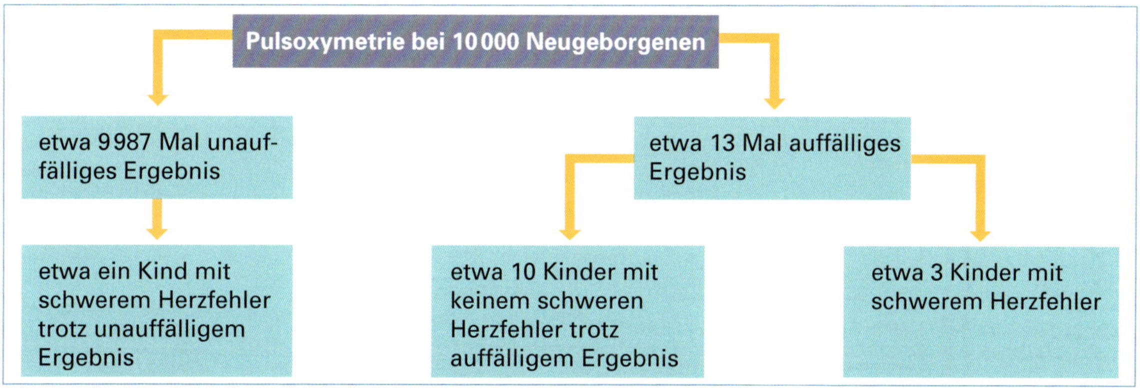

Bild 2 *Ergebnisse der Pulsoxymetrie bei Neugeborenen (Quelle: G-BA/Elterninformation zum Pulsoxymetrie-Screening beim Neugeborenen)*

Aus der Grafik geht hervor, dass bei 10 000 Untersuchungen 13 Mal eine weitere Abklärung erfolgen muss. Für die Eltern ist das eine belastende Situation. Bei 10 von diesen 13 Kindern findet sich anschließend kein Herzfehler. Drei der 10 Kinder haben tatsächlichen einen schweren Herzfehler, der sonst erst später auffällig geworden wäre. Somit kann eine frühzeitige Behandlung stattfinden. Es kann aber nicht ausgeschlossen werden, dass bei einem Kind ein schwerer Herzfehler vorliegt, obwohl die Untersuchung unauffällig war.

3.3 Erweitertes Neugeborenen-Screening und Mukoviszidose-Screening

Das erweiterte Neugeborenen-Screening ist eine **Blutuntersuchung** des Kindes auf **angeborene Störungen** des

- Stoffwechsels
- des Hormonsystems,
- des Blutes,
- des Hormonsystems und
- des neuromuskulären Systems.

Die Früherkennung umfasst insgesamt 23 Erkrankungen, darunter die Mukoviszidose, die Schilddrüsenunterfunktion (Hypothyreose) und der Vitamin-B_{12}-Mangel.

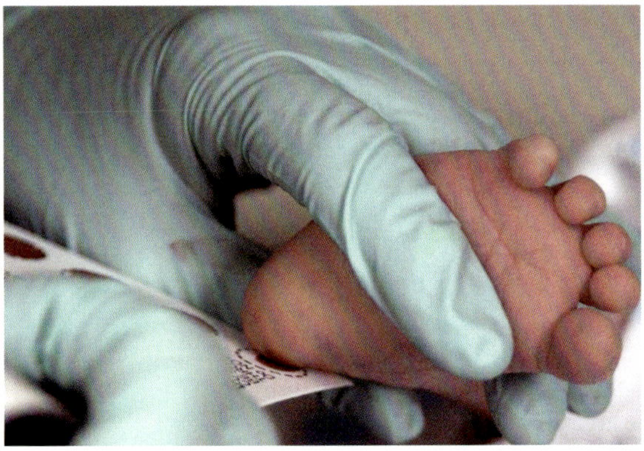

Bild 1 *Fersenblut wird auf Filterpapierkarte getropft (Quelle: http://de.academic.ru/pictures/dewiki/80/Phenylketonuria_testing.jpg)*

Circa 200 Neugeborene kommen jährlich mit **Mukoviszidose**, auch zystische Fibrose genannt, zur Welt. Bei dieser unheilbaren Erbkrankheit kommt es durch eine Störung im Salz- und Wasserhaushalt zur Bildung eines zähflüssigen Schleims, durch den Organe wie Lunge und Bauchspeicheldrüse irreversibel geschädigt werden. Durch eine frühzeitige Therapie können die Folgen der Krankheit verlangsamt werden.

Der **angeborene Vitamin-B_{12}-Mangel** ist selten. Er kann verursacht sein durch eine vegane Ernährung der Mutter, aber auch durch Gendefekte. Unbehandelt führt der Vitamin-B_{12}-Mangel zu neurologischen Ausfällen wie Muskelschwäche, Kampfanfällen und Zittern sowie zur Blutarmut (perniciöse Anämie).

Die Untersuchungen werden in den ersten Lebenstagen des Kindes durchgeführt. Zunächst klärt der Arzt die Eltern des Neugeborenen über Sinn, Zweck und Ziel der Screenings auf und überreicht ihnen ein **Informationsblatt.** Durch ihre Unterschrift willigen die Eltern in die Durchführung der Untersuchungen ein. Es besteht die Möglichkeit, statt des erweiterten Neugeboren-Screenings nur das Screening auf Mukoviszidose durchführen zu lassen.

Für die Tests ist **Venen- oder Fersenblut** (Bild 1) geeignet. Das Blut wird auf eine speziell dafür vorgesehene Filterpapierkarte (Bild 2) getropft und bei Raumtemperatur getrocknet. Die Probenentnahme, die Angaben zum Neugeborenen und das Datum der Versendung der Blutprobe müssen auf der Filterpapierkarte und auch im Kinderuntersuchungsheft dokumentiert werden. Die Filterpapierkarte mit der Blutprobe wird an ein geeignetes Labor versendet. Dort wird das Blut untersucht.

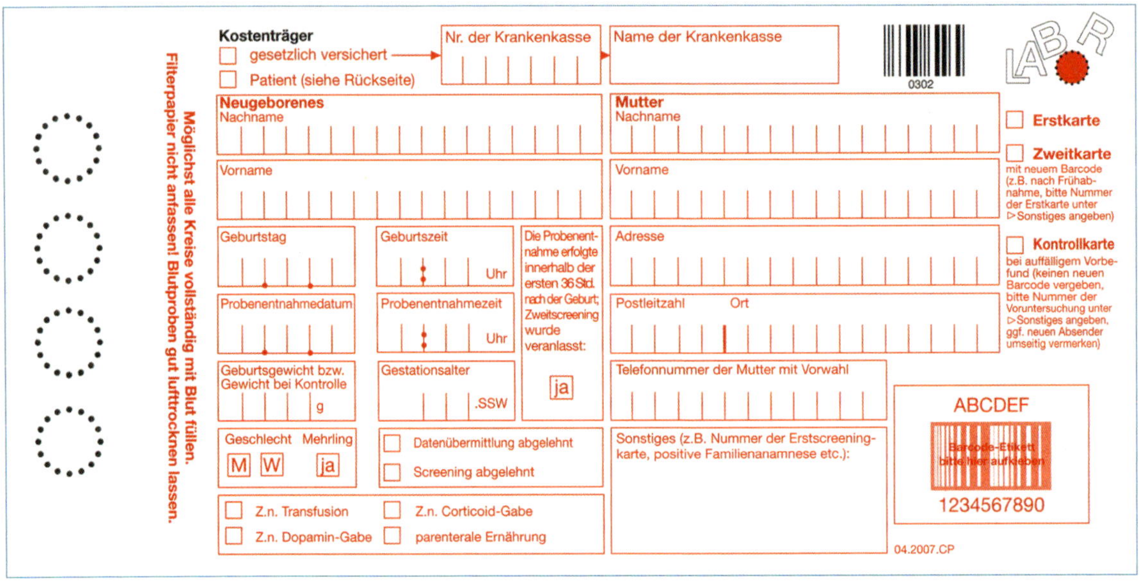

Möglichst alle Kreise vollständig mit Blut füllen.
Filterpapier nicht anfassen! Blutproben gut lufttrocknen lassen.

Kostenträger
☐ gesetzlich versichert
☐ Patient (siehe Rückseite)
Nr. der Krankenkasse
Name der Krankenkasse
0302
LABR

Neugeborenes
Nachname
Vorname
Geburtstag
Geburtszeit Uhr
Probenentnahmedatum
Probenentnahmezeit Uhr
Die Probenentnahme erfolgte innerhalb der ersten 36 Std. nach der Geburt; Zweitscreening wurde veranlasst: ja
Geburtsgewicht bzw. Gewicht bei Kontrolle g
Gestationsalter SSW
Geschlecht M W Mehrling ja
☐ Datenübermittlung abgelehnt
☐ Screening abgelehnt
☐ Z.n. Transfusion ☐ Z.n. Corticoid-Gabe
☐ Z.n. Dopamin-Gabe ☐ parenterale Ernährung

Mutter
Nachname
Vorname
Adresse
Postleitzahl Ort
Telefonnummer der Mutter mit Vorwahl
Sonstiges (z.B. Nummer der Erstscreening-karte, positive Familienanamnese etc.):

☐ Erstkarte
☐ Zweitkarte mit neuem Barcode (z.B. nach Frühabnahme, bitte Nummer der Erstkarte unter ▷Sonstiges angeben)
☐ Kontrollkarte bei auffälligem Vorbefund (keinen neuen Barcode vergeben, bitte Nummer der Voruntersuchung unter ▷Sonstiges angeben, ggf. neuen Absender umseitig vermerken)

ABCDEF
Barcode-Etikett bitte hier aufkleben
1234567890
04.2007.CP

Bild 2 *Filterpapierkarte*

3.4 Neugeborenen-Hörscreening

Die angeborene Schwerhörigkeit tritt bei zwei bis drei von 1 000 Neugeborenen auf. Sie ist die häufigste Sinnesstörung und beeinträchtigt die Entwicklung des Kindes. Nur wenn das Kind hören kann, lernt es auch zu sprechen. Je später der Hörverlust diagnostiziert wird, desto schwieriger wird es für das Kind, den Rückstand aufzuholen. Durch die moderne Hörgeräte-Technologie können die Schwierigkeiten vermieden werden.

Das **Hör-Screening** (Bild 1) soll in den ersten Lebenstagen, spätestens bis zum Ende des 3. Lebensmonats, durchgeführt werden. Für die Untersuchung stehen zwei verschiedene Untersuchungsmethoden zur Verfügung, die „transistorisch evozierten otoakustischen Emissionen" (OAE) und die Hirnstammaudiometrie (AABR).

Bei der Untersuchung der **otoakustischen Emissionen** erhält das Kind eine kleine Sonde in den Gehörgang, die leise Klick-Geräusche abgibt. Bei intakten Hörsinneszellen werden Schallwellen im Innenohr produziert, die zur Sonde zurückgelangen und dort registriert werden.

Durch die **Hirnstammaudiometrie** lässt sich feststellen, ob die Übertragung der Schallsignale ins Gehirn richtig funktioniert. Über eine Sonde oder einen Kopfhörer werden ebenfalls Klick-Geräusche ins Ohr gesendet. Auf die Kopfhaut des Kindes werden kleine Elektroden geklebt, die die Hirnströme messen. Sie registrieren, ob Impulse aus dem Innenohr an das Gehirn weitergeleitet und verarbeitet werden.

Die Durchführung des Screenings wird im Kinderuntersuchungsheft dokumentiert.

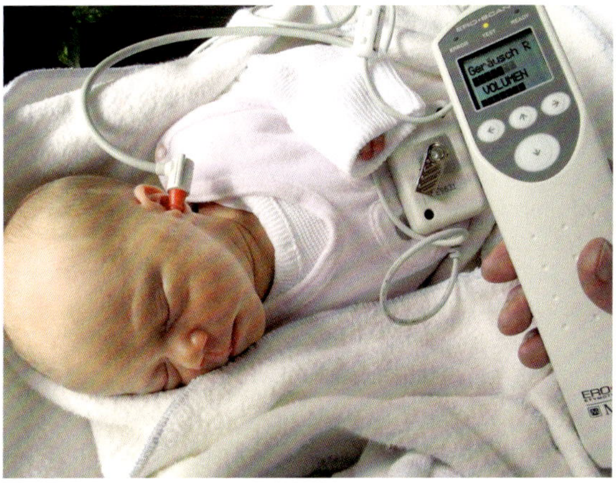

Bild 1 *Neugeborenen-Hörscreening*

3.5 Neugeborenen-Basisuntersuchung

Drei bis zehn Tage nach der Geburt wird die **Neugeborenen-Basisuntersuchung** (U2) durchgeführt. Zunächst werden **Gewicht, Körperlänge und Kopfumfang** erneut ermittelt und in die Perzentilkurven übertragen.

Im Rahmen der U2 wird das Kind eingehend untersucht. Die Organe werden abgetastet, Wirbelsäule und Hüften kontrolliert, die Sinnesorgane, Motorik bzw. Reflexe (Bild 2) und Nervensystem genau geprüft. Dabei überprüft der Arzt in erster Linie die sogenannten Neugeborenen- oder Primitivreflexe (Bild 2), die innerhalb der ersten Lebensmonate wieder verschwinden. Auch die Geschlechtsorgane und der Darmausgang werden untersucht. Der Arzt wird auch noch einmal die exakte Vorgeschichte des Neugeborenen zusammentragen und die Mutter eingehend nach Schwangerschaftsrisiken, Geburtsverlauf sowie nach Schwierigkeiten des Säuglings beim Schlucken oder Trinken befragen. Das Kinderuntersuchungsheft enthält eine **Stuhlfarbenkarte**, mit deren Hilfe die Eltern feststellen können, ob die Stuhlfarbe des Babys auffällig hell ist. Ursache eines blassen Stuhl könnte eine Lebererkrankung sein, die so schnell erkannt und therapiert werden kann.

Das Kind erhält erneut Vitamin K. Insgesamt wird die **orale Vitamin-K-Prophylaxe** drei Mal durchgeführt, nämlich im Rahmen der U1, U2 und U3.

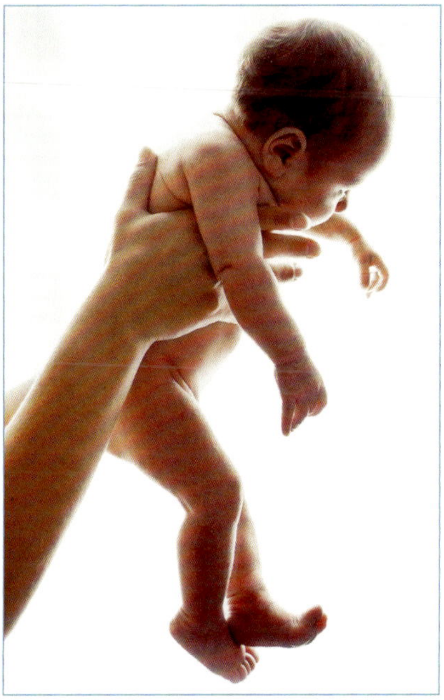

Bild 2 *Reflexprüfung beim Neugeborenen*

Bei der U2 werden die Eltern über die Notwendigkeit der **Rachitis- und Kariesprophylaxe** aufgeklärt. Die **Rachitisprophylaxe** erfolgt durch eine orale Verabreichung von **Vitamin D** bis zum zweiten erlebten Sommer. Zur **Kariesprophylaxe** wird **Fluorid** empfohlen, bis zum Durchbruch des 1. Milchzahns in Tablettenform, danach können fluoridhaltige Zahncremes verwendet werden.

3.6 Hüftsonographie-Screening

Die hüftsonographische Screening-Untersuchung bei Säuglingen wird in der **4. bis 5. Lebenswoche** in zeitlichem Zusammenhang mit der dritten Früherkennungsuntersuchung durchgeführt. Mit der Untersuchung soll eine mögliche **Hüftgelenksdysplasie** frühzeitig diagnostiziert werden.

Etwa drei Prozent aller Kinder werden mit der Erkrankung geboren. Damit ist das Krankheitsbild relativ häufig. Die Untersuchung erfolgt schmerzlos und ohne Strahlenbelastung. Der Arzt vermisst mithilfe von Ultraschallbildern bestimmte Winkel, die zeigen, ob die Hüfte in Ordnung ist.

Bei einer Hüftgelenksdysplasie ist das Dach der Gelenkpfanne im Hüftgelenk nicht richtig ausgebildet. Die Erkrankung tritt bei Mädchen häufiger auf als bei Jungen. Zur Therapie wird eine Hüftschale verordnet oder zu breitem Wickeln geraten.

Mit den Maßnahmen heilt die Erkrankung in der Regel folgenlos aus. Ohne Behandlung kann es zu einer Hüftgelenksluxation kommen, sobald das Kind sich aufrichtet. Zudem ist das Risiko höher, frühzeitig eine Hüftgelenksarthrose zu entwickeln. Die Untersuchung wird im Kinderuntersuchungsheft dokumentiert (Bild 1).

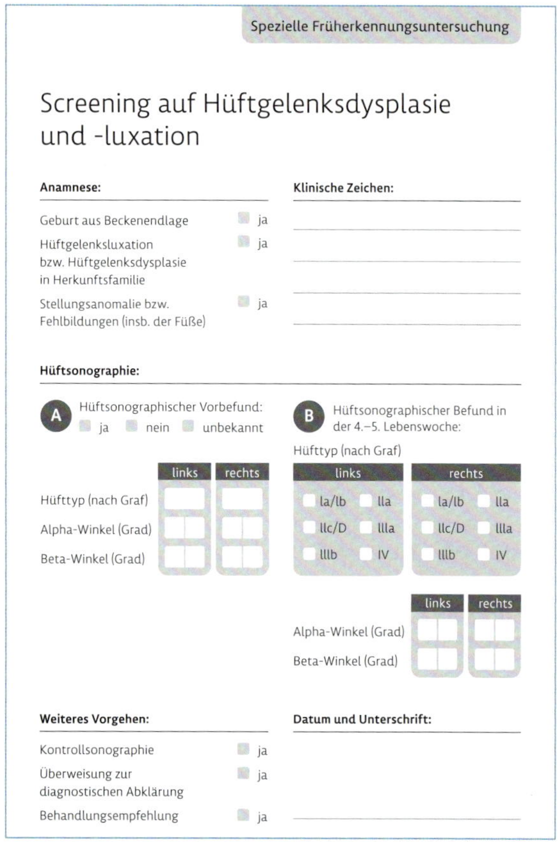
Spezielle Früherkennungsuntersuchung

Screening auf Hüftgelenksdysplasie und -luxation

Anamnese:

Geburt aus Beckenendlage ja
Hüftgelenksluxation bzw. Hüftgelenksdysplasie in Herkunftsfamilie ja
Stellungsanomalie bzw. Fehlbildungen (insb. der Füße) ja

Klinische Zeichen:

Hüftsonographie:

A Hüftsonographischer Vorbefund: ja nein unbekannt

	links	rechts
Hüfttyp (nach Graf)		
Alpha-Winkel (Grad)		
Beta-Winkel (Grad)		

B Hüftsonographischer Befund in der 4.–5. Lebenswoche:

Hüfttyp (nach Graf)

links		rechts	
Ia/Ib	IIa	Ia/Ib	IIa
IIc/D	IIIa	IIc/D	IIIa
IIIb	IV	IIIb	IV

	links	rechts
Alpha-Winkel (Grad)		
Beta-Winkel (Grad)		

Weiteres Vorgehen:

Kontrollsonographie ja
Überweisung zur diagnostischen Abklärung ja
Behandlungsempfehlung ja

Datum und Unterschrift:

Bild 1 *Dokumentation des Hüftsonographie-Screenings*

3.7 Weitere Kinderfrüherkennungsuntersuchungen U3 bis U11

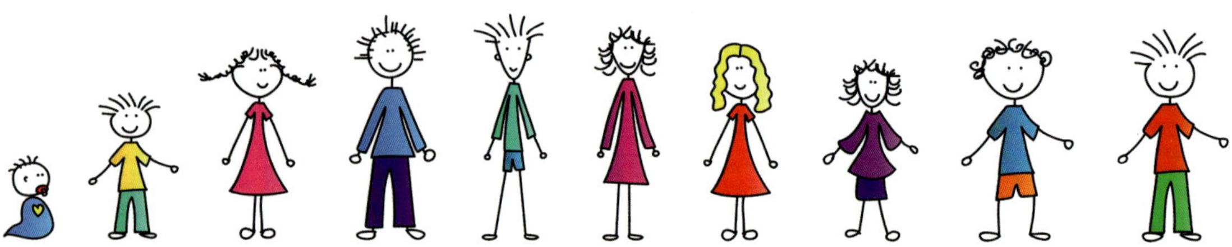

In den folgenden Untersuchungen wird die zeitgerechte Entwicklung des Kindes weiter kontrolliert. Die Untersuchungen laufen, wie die U2, jeweils nach einem vorgegebenen Schema ab. Zunächst werden die Eltern zum Entwicklungsstand des Kindes befragt. Anschließend führt der Arzt eine eingehende Ganzkörperuntersuchung durch, die auch eine neurologische Untersuchung beinhaltet. Die Körpermaße werden bis einschließlich U9 in die Perzentilkurven übertragen. Bei den Untersuchungen werden die Eltern auch über notwendige Impfungen aufgeklärt und der **Impfstatus** wird kontrolliert.

Im Jahr 2008 wurde die **U7a** in den Leistungskatalog für gesetzlich Krankenversicherte aufgenommen. Bei dieser Untersuchung, die kurz vor Vollendung des 3. Lebensjahres durchgeführt wird, kann die Kindergartentauglichkeit des Kindes beurteilt werden. Schwerpunkte der U7a sind das Erkennen und Behandeln von Sehstörungen, Sozialisations- und Verhaltensstörungen, Übergewicht, Sprachentwicklungsstörungen, Zahn-, Mund- und Kieferanomalien.

Besondere Bedeutung hat auch die **U9,** da sie im Jahr vor der Einschulung des Kindes stattfindet. Sie beinhaltet Tests auf Beweglichkeit, Koordinationsfähigkeit, Sprachverständnis sowie Hör- und Sehvermögen.

In einigen Bundesländern unterliegen die Kinderfrüherkennungsuntersuchungen teilweise einer **Meldepflicht.** In Nordrhein-Westfalen sind die **U5 bis U9** meldepflichtig. Der Arzt meldet die Kinder, die an einer Untersuchung teilgenommen haben, einer **zentralen Meldestelle** (Bild 1). Von dort erhalten alle Eltern, die nicht mit ihrem Kind zur Vorsorgeuntersuchung gegangen sind, ein Erinnerungsschreiben. Reagieren die Eltern nicht auf das Schreiben, suchen Mitarbeiter des Jugendamtes die Familie auf, um sich über den Gesundheitszustand des Kindes zu informieren.

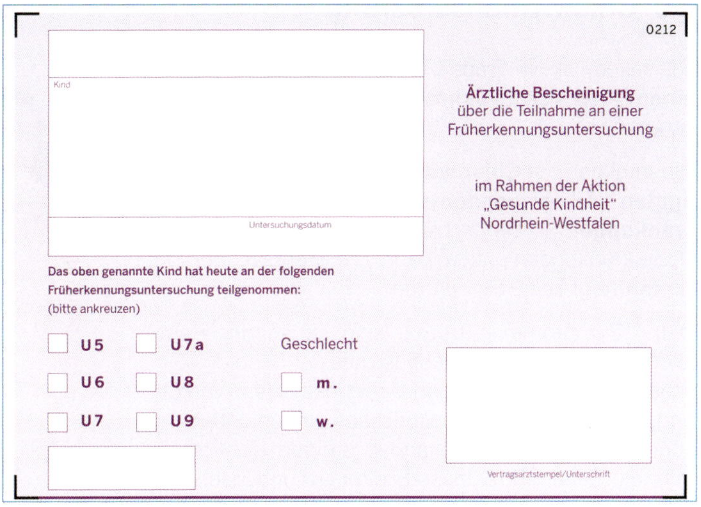
0212

Kind

Untersuchungsdatum

Ärztliche Bescheinigung
über die Teilnahme an einer Früherkennungsuntersuchung

im Rahmen der Aktion „Gesunde Kindheit"
Nordrhein-Westfalen

Das oben genannte Kind hat heute an der folgenden Früherkennungsuntersuchung teilgenommen:
(bitte ankreuzen)

☐ U5	☐ U7a	Geschlecht
☐ U6	☐ U8	☐ m.
☐ U7	☐ U9	☐ w.

Vertragsarztstempel/Unterschrift

Bild 1 *Ärztliche Bescheinigung über die Teilnahme an einer Früherkennungsuntersuchung in Nordrhein-Westfalen*

Die **U10 und U11** dienen dazu, die schulische Entwicklung des Kindes zu untersuchen. Schulleistungsschwierigkeiten können beispielsweise durch ADHS, Lese-/Rechtschreibschwäche, Rechenschwäche oder gesundheitsschädliches Medienverhalten verursacht sein. Hier können entsprechende Gegenmaßnahmen wie Ernährungs-, Bewegungs-, Stress-, Sucht- und Medienberatung eingeleitet werden. Zurzeit prüft der gemeinsame Bundesausschuss (G-BA), ob die U10 für Kinder zwischen 9 und 10 Jahren in der Katalog der Pflichtleistungen mit aufgenommen wird.

Merke

Die **Kinderfrüherkennungsuntersuchungen U5 bis U9** sind in Nordrhein-Westfalen **meldepflichtig**, um die Vernachlässigung eines Kindes auszuschließen.

3.8 Jugendgesundheitsuntersuchungen J1 und J2

Die **Jugendgesundheitsuntersuchung J1** ist im Alter zwischen 12 und 14 Jahren vorgesehen. Im Rahmen der Untersuchung wird die körperliche, seelische und schulische Entwicklung des Jugendlichen (Bild 2) erfasst. Bei der Anamnese spricht der Arzt gezielt gesundheitsgefährdendes Verhalten, wie Rauchen, Alkohol- und Drogenkonsum an. Weiterhin wird untersucht, ob bereits chronische Erkrankungen wie Hypertonie, Hypercholesterinämie oder Adipositas vorliegen. Nach der Untersuchung erläutert der Arzt dem Jugendlichen seine Befunde und berät ihn bezüglich seines individuellen Risikoprofils. Insbesondere zeigt er ihm Hilfemöglichkeiten zur Vermeidung von gesundheitsgefährdendem Verhalten auf. Bei der J1 wird der Impfstatus des Jugendlichen überprüft und kann eventuell ergänzt werden. Insbesondere kann der Arzt auf die HPV-Impfung aufmerksam machen, die bereits ab 9 Jahren sowohl Mädchen als auch Jungen angeboten wird. Hier bietet sich auch an, mit den Jugendlichen über Arten der Kontrazeption zu sprechen. Die Jugendgesundheitsuntersuchung J1 wird auf einem speziellen **Berichtsvordruck** dokumentiert, der fünf Jahre in der Praxis aufbewahrt werden muss.

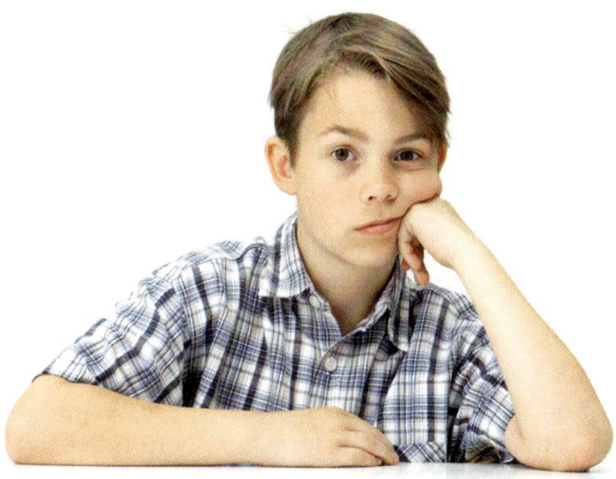

Bild 2 *Jugendlicher*

Die **Jugendgesundheitsuntersuchung J2** findet im Alter von 16 bis 17 Jahren statt. Standardmäßig werden bei dieser Untersuchung die Dinge geprüft, die schon Bestandteil der Jugendgesundheitsuntersuchung J1 waren. Der Jugendliche hat hier die Möglichkeit, mit dem Arzt Fragen bezüglich der individuellen Lebensführung zu erörtern. Dazu gehören Themen wie Berufsorientierung, Sexualität, Drogen oder Medienkonsum.

3.9 Chlamydienscreening

Für sexuell aktive Frauen wird einmal jährlich **bis zu einem Alter von 25 Jahren** ein Chlamydienscreening angeboten.

Die Infektion mit **Chlamydien** gehört zu den am **häufigsten vorkommenden sexuell übertragbaren Erkrankungen**. In Deutschland geht man von 300000 Neuerkrankungen pro Jahr aus. Die Mehrzahl der Infizierten zeigt keine Symptome.

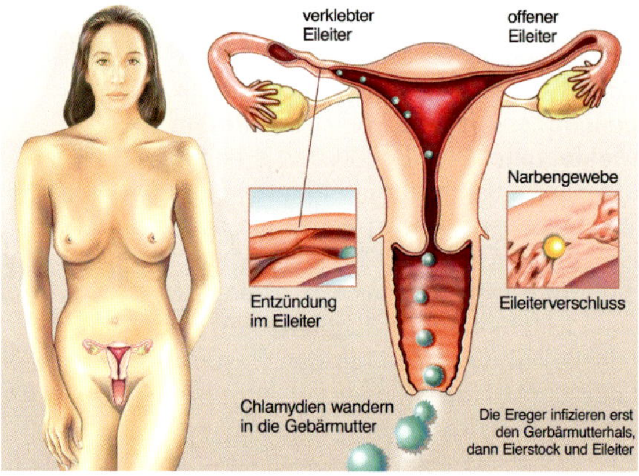

Bild 1 *Chlamydieninfektion*

Wenn Symptome auftreten, sind sie in der Regel leicht. Ungewöhnlicher Ausfluss aus der Scheide, Zwischenblutungen, Blutungen direkt nach dem Verkehr und Schmerzen beim Wasserlassen sollten unbedingt abgeklärt werden. Unbehandelt steigen die Erreger über die Gebärmutter in die Eileiter auf und lösen dort Entzündungen aus. In der Folge können die Eileiter verkleben und dazu führen, dass die Betroffene nicht schwanger werden kann. Bild 1 zeigt die möglichen Folgen einer Chlamydieninfektion.

Zur Durchführung des Tests wird eine **Urinprobe** benötigt, um die Chlamydien-DNA mittels NAT (Nukleinsäureamplifizierter Test) zu bestimmen. Wichtig ist, dass die **erste** Urinportion aus dem Morgenurin verwendet wird und kein Mittelstrahlurin. Man spricht hier vom **„Erststrahlurin"**. Im Gegensatz zum Mittelstrahlurin wird hier die erste Urinportion aufgefangen, der Rest in die Toilette gelassen.

Im Falle eines positiven Tests erhält die betroffene Frau ein Antibiotikum. Auch ihr Partner sollte sich behandeln lassen, da sonst eine erneute Infektion nach Abschluss der Therapie droht.
Zur Vermeidung von Chlamydieninfektionen empfiehlt sich die Verwendung von Kondomen.

4 Arbeitsmedizinische Untersuchungen

4.1 Jugendarbeitsschutzuntersuchung

Das **Jugendarbeitsschutzgesetz** (§ 32) schreibt vor, dass ein Jugendlicher, der in das Berufsleben eintritt, nur dann beschäftigt werden darf, wenn er innerhalb der letzten vierzehn Monate von einem Arzt untersucht worden ist. Dem Arbeitgeber muss die Bescheinigung über die Erstuntersuchung vor Arbeitsbeginn vorliegen. Jugendlicher im Sinne dieses Gesetzes ist, wer 15, aber noch nicht 18 Jahre alt ist.

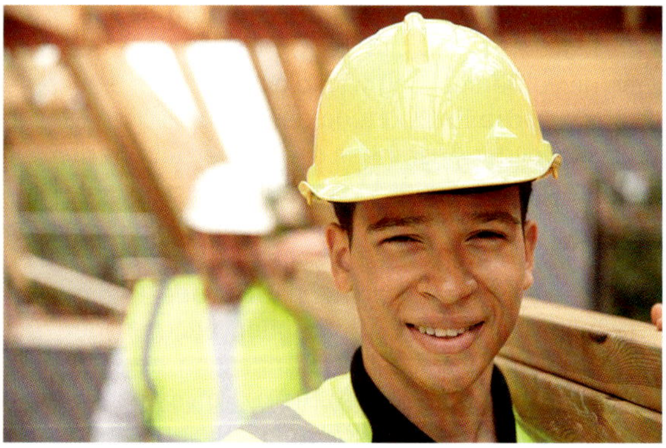

Bild 2 *Auszubildender mit bescheinigter gesundheitlicher Eignung*

Im Rahmen der **Erstuntersuchung** erhebt der Arzt zunächst eine ausführliche **Anamnese.** Anschließend führt er eine **Ganzkörperuntersuchung** durch, bei der auch das Seh- und Hörvermögen getestet wird. Der **Urin** wird mittels Teststreifen geprüft. Durch die Untersuchung soll die **gesundheitliche Eignung** des Jugendlichen für den erwählten Beruf festgestellt werden (Bild 2). Der Arzt teilt dem Arbeitgeber ggf. mit, welche Tätigkeiten mit einer Gesundheitsgefährdung für den Jugendlichen verbunden sind. Bei auffälligen Befunden können **fachärztliche Ergänzungsuntersuchungen** veranlasst werden. Der Jugendliche erhält die Bescheinigung in diesem Fall erst, wenn alle fachärztlichen Untersuchungen abgeschlossen sind. Übersieht der Arzt eine Schwäche, z. B. die Rot-Grün-Schwäche bei einem Auszubildenden zum Elektriker, kann er unter Umständen dafür haftbar gemacht werden. Zur Untersuchung bringt der Jugendliche einen **Untersuchungsberechtigungsschein** mit, den er **online** oder bei der Stadtverwaltung erhält. Die **Dokumentation** der Untersuchung erfolgt auf einem speziellen Vordruck, der dem Untersuchungsberechtigungsschein beiliegt.

Ein Jahr nach Aufnahme der Beschäftigung muss dem Arbeitgeber eine Bescheinigung über die Durchführung der **ersten Nachuntersuchung** vorliegen. Spätestens nach Ablauf von 14 Monaten darf der Jugendliche ansonsten nicht weiter beschäftigt werden.

Alle Untersuchungen sind für den Jugendlichen **kostenfrei**, die Kosten werden vom jeweiligen Bundesland getragen.

Merke

Vor Vollendung des 18. Lebensjahres müssen Jugendliche vor Arbeitsbeginn und ein Jahr nach Arbeitsbeginn zur Jugendarbeitsschutzuntersuchung. Ansonsten darf der Arbeitgeber sie nicht bzw. nicht weiter beschäftigen.

4.2 Arbeitsschutz

Nach dem Arbeitsschutzgesetz ist jeder Arbeitgeber verpflichtet, Maßnahmen des Arbeitsschutzes durchzuführen, um die Sicherheit und Gesundheit des Beschäftigten zu schützen. Zu den Maßnahmen gehört die Einhaltung der **Unfallverhütungsvorschriften**, die von den Berufsgenossenschaften vorgegeben werden. Eine Medizinische Fachangestellte, die z. B. in einer radiologischen Praxis arbeitet, ist verpflichtet, eine Röntgenplakette zu tragen, mit der in regelmäßigen Abständen die Strahlenbelastung überprüft werden kann.

Beim Umgang mit Gefahrstoffen sind spezielle **arbeitsmedizinische Vorsorgeuntersuchungen** vorgeschrieben. Ohne unbedenkliche Untersuchungsergebnisse darf der Arbeitnehmer nicht an einem Arbeitsplatz mit Gefahrstoffen beschäftigt werden.

Der Umfang und die Häufigkeit der Untersuchungen sind abhängig von den gesundheitlichen Risiken, die am Arbeitsplatz herrschen. Die Untersuchungen werden von Betriebsärzten oder Arbeitsmedizinern durchgeführt.

5 Gesundheitsuntersuchung

Die **Gesundheitsuntersuchungs-Richtlinie** des Gemeinsamen Bundesausschusses (G-BA) legt Ziele und Maßnahmen im Rahmen der Gesundheitsuntersuchungen fest. Grundsätzlich geht es darum, bevölkerungsmedizinisch bedeutsame Erkrankungen rechtzeitig zu diagnostizieren und durch eine gezielte Beratung gesundheitsschädliche Verhaltensweisen eines Patienten zu ändern. Die Richtlinie gilt grundsätzlich für gesetzlich Krankenversicherte, in der Gebührenordnung für Ärzte (GOÄ) findet sich aber eine vergleichbare Abrechnungsnummer für Privatpatienten.

Die Gesundheitsuntersuchung entsprechend der Richtlinie gliedert sich in **drei Bereiche**:

I. Allgemeine Gesundheitsuntersuchung
II. Ultraschallscreening auf Bauchaortenaneurysmem
III. Screening auf Hepatitis-B- und Hepatitis-C-Virusinfektion

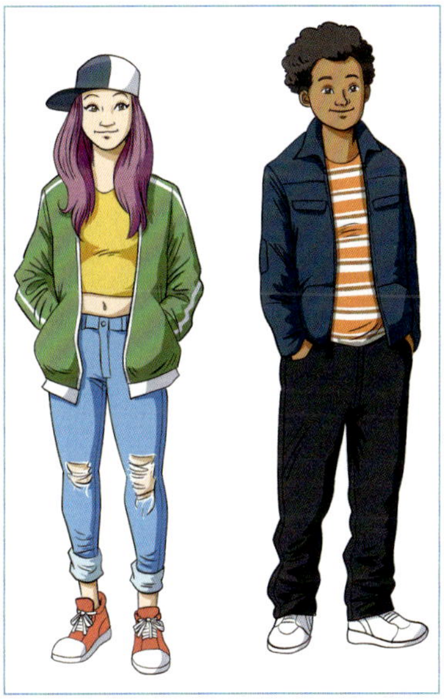

Bild 1 *Präventive Gesundheitsuntersuchung zwischen 18 und 35 Jahren – einmalig.*

5.1 Allgemeine Gesundheitsuntersuchung

Die allgemeine Gesundheitsuntersuchung kann ab 18 Jahren einmalig bis zu einem Alter von 35 Jahren wahrgenommen werden. Ab 35 Jahren besteht der Anspruch alle 3 Jahre. Das bedeutet, in den auf das Untersuchungsjahr folgenden zwei Kalenderjahren ist keine allgemeine Gesundheitsuntersuchung abrechenbar.

Die folgende Tabelle nennt die möglichen Termine für die nächste allgemeine Gesundheitsuntersuchung nach den Richtlinien, wenn man mit 18 bzw. 35 Jahren zur Untersuchung geht.

Gesundheitsuntersuchung im Alter von	Nächste mögliche Gesundheitsuntersuchung nach den Richtlinien
18 Jahren	mit 35 Jahren
35 Jahren	am 2.1. des Jahres, in dem der Patient 38 Jahre alt wird (Hinweis: Der 1.1 ist ein Feiertag)

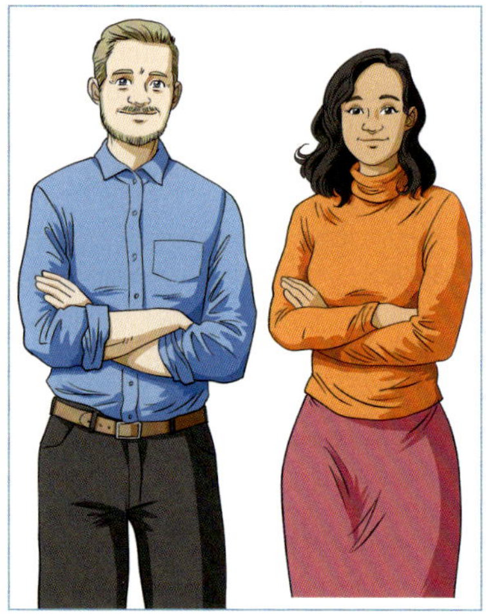

Bild 1 *Präventive Gesundheitsuntersuchung ab 35 Jahre alle 3 Jahre.*

Die Untersuchungen dienen der Früherkennung von Krankheiten, die sich in einem Vor- oder Frühstadium gut diagnostizieren lassen. Dazu gehören insbesondere **Nierenerkrankungen, Herz-Kreislauf-Erkrankungen und Diabetes mellitus.** Herz-Kreislauf-Erkrankungen gehören zu den häufigsten Todesursachen in Deutschland (siehe Infokasten).

Die **Gesundheitsuntersuchung** gliedert sich in
- Anamnese,
- klinische Untersuchung,
- Laboruntersuchungen aus dem Blut und dem Urin
- Überprüfung des Impfstatus und
- Beratung über die erhobenen Befunde.

Folgende Tabelle listet die Maßnahmen der allgemeinen Gesundheitsuntersuchung auf.

Anamnese	Klinische Untersuchung	Laboruntersuchungen
Befragung zu folgenden Erkrankungen bzw. Vorgeschichte: • Hypertonie • koronare Herzkrankheit • sonstige arterielle Verschlusskrankheit • Diabetes mellitus • Hyperlipidämie • Nierenkrankheiten • Lungenkrankheit • Krebserkrankungen unter Berücksichtigung einer familiären Belastung • sonstige Krankheiten • persönliche Risikofaktoren wie Bewegungsmangel, Adipositas und Alkoholabusus	Erhebung eines Ganzkörperstatus insbesondere: • Inspektion des Brustkorbs • Herzauskultation • Lungenauskultation • Abdomenpalpation einschließlich Nierenlager • Fußpulse • Karotisauskultation • Bewegungsapparat • Haut • Sinnesorgane • Nervensystem • Psyche • Blutdruck (Bild 2) • Größe und Gewicht	bis zur Vollendung des 35. Lebensjahres bei Risikopatienten • Bestimmung der Nüchternplasmaglukose und des Lipidprofils ab 35 Jahren bei jedem Patienten • Bestimmung der Nüchternplasmaglukose und des Lipidprofils (Gesamtcholesterin, LDL-Cholesterin, HDL-Cholesterin und Triglyceride) • Urinteststreifenuntersuchungen auf Eiweiß, Glukose, Erythrozyten, Leukozyten und Nitrit

Tabelle 1 *Maßnahmen der allgemeinen Gesundheitsuntersuchung*

Häufigste natürliche Todesursachen in Deutschland

1. Herz-Kreislauf-Erkrankungen
2. Krebsleiden
3. Lebererkrankungen
4. Lungenerkrankungen
5. Infektionen

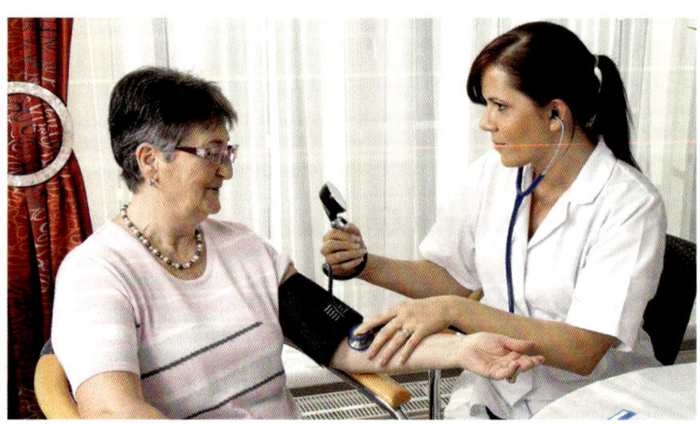

Bild 2 *Blutdruckmessung im Rahmen der Gesundheitsuntersuchung*

Der Patient soll zur allgemeinen Gesundheitsuntersuchungen seinen Impfausweis mitbringen und **nüchtern** erscheinen, damit Nüchternblutwerte bestimmt werden können. Es wird die Blutglukose bestimmt und ein Lipidprofil erstellt. Der Blutzuckerspiegel wird mithilfe eines speziellen Röhrchens im Blutplasma bestimmt. Das **Glukoseröhrchen** (Bild 1) enthält eine Mischung aus Citrat und Natriumfluorid, wodurch einerseits die Gerinnung und andererseits der Selbstabbau der Glukose verhindert wird. Zum Lipidprofil gehören: Triglyceride, Gesamtcholesterin, HDL- und LDL-Cholesterin. Die Urinteststreifenuntersuchung (Bild 2) erfolgt erst ab 35 Jahren und beinhaltet die Untersuchen auf Eiweiß, Glukose, Erythrozyten, Leukozyten und Nitrit.

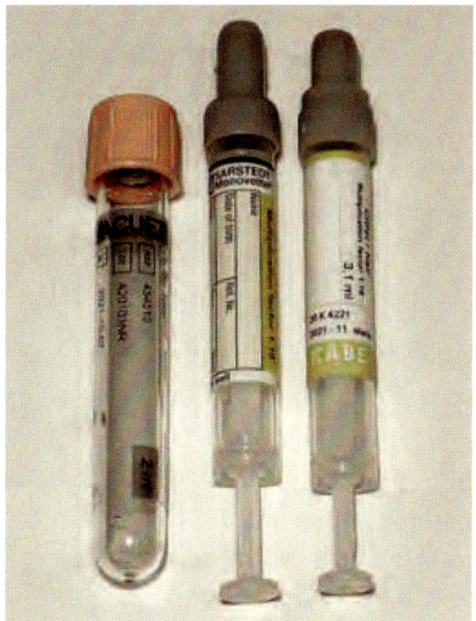

Bild 1 *Blutentnahmeröhrchen zur Glucosebestimmung*

Nach Abschluss der Untersuchungen informiert der Arzt den Patienten im Rahmen eines **Beratungsgesprächs** über das **Ergebnis** der durchgeführten Gesundheitsuntersuchung und erläutert ihm die möglichen **Auswirkungen** im Hinblick auf die weitere Lebensgestaltung. Er verdeutlicht dem Patienten das individuelle **Risikoprofil** und gibt ihm Hilfestellung, um gesundheitsschädigende Verhaltensweisen abzubauen. Nach der Kontrolle des Impfausweises kann der Arzt ggf. auf notwendige Impfungen hinweisen. Über das Ergebnis erhält der Patient auch eine schriftliche Präventionsempfehlung.

Ergeben die Untersuchungen das Vorliegen oder den Verdacht auf das Vorliegen einer **Krankheit,** so trägt der Arzt dafür Sorge, dass die betroffenen Patienten im Rahmen der Krankenbehandlung einer weitergehenden, gezielten **Diagnostik und ggf. Therapie** zugeführt werden.

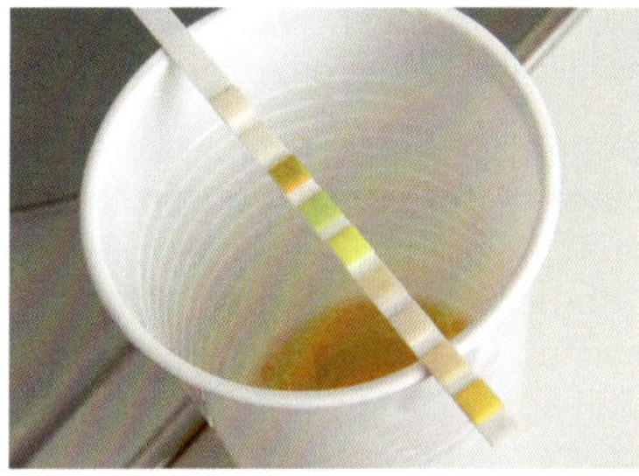

Bild 2 *Urinteststreifenuntersuchung*

Der Arzt ist verpflichtet, die Ergebnisse der Anamneseerhebung, die Untersuchungsergebnisse, neue Diagnosen/Verdachtsdiagnosen, veranlasste Maßnahmen, das Ausstellen von Präventionsempfehlungen sowie durchgeführte Beratungen zu dokumentieren.

5.2 Ultraschallscreening auf Bauchaortenaneurysmen

Bei einem **Aneurysma** handelt es sich um eine **krankhafte Erweiterung bzw. Ausbuchtung einer Arterie** (Bild 3). Die Gefäßwand ist an dieser Stelle sehr dünn, mit zunehmender Größe besteht die Gefahr eines Risses und damit verbunden einer inneren Blutung. Infolge dessen kommt es zu einem Volumenmangelschock, der zum Tode führen kann. Ungefähr 80 % der Betroffenen sterben, wenn ein Aneurysma reißt.

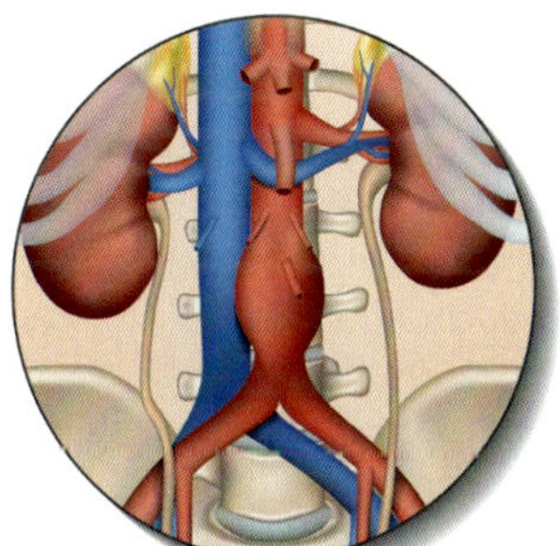

Bild 3 *Bauchaortenaneurysma*

Hauptursache von Aneurysmen ist die **Arteriosklerose,** die durch folgende **Risikofaktoren** begünstigt wird:

- Rauchen
- genetische Veranlagung
- Alter
- Übergewicht
- Hypertonie
- männliches Geschlecht
- Diabetes mellitus
- erhöhte Blutfette

Grundsätzlich können Aneurysmen an allen Gefäßen vorkommen, selbst am Herzen. Am häufigsten findet man sie im Bereich der Bauchaorta, vor allem bei Männern über 65 Jahren.

In der Regel verursacht ein Bauchaortenaneurysma **keine Beschwerden** und bleibt unbemerkt, bis es reißt. Plötzliche heftige Beschwerden im Bauch, verbunden mit einer **Schocksymptomatik** können Anzeichen einer Blutung sein. Die Gefahr eines Risses wächst mit der Größe des Aneurysmas.

Gesetzlich krankenversicherte **Männer ab einem Alter von 65 Jahren** haben einmalig die Möglichkeit, an einer vorsorglichen **Ultraschalluntersuchung** der Bauchaorta teilzunehmen. Bei ungefähr 2 % der Untersuchten zeigt sich ein Aneurysma, davon ist jedes zweite harmlos. Betroffene werden regelmäßig wieder untersucht.

Ab einer **Ausbuchtung von 5,5 cm** empfehlen die Ärzte eine **Operation.** Dabei wird ein künstliches Stück Gefäß oder ein Röhrchen in die Aorta eingesetzt. Die Operation kann zu schwerwiegenden Komplikationen wie Lungenentzündung oder Schlaganfall führen. Ungefähr 2 bis 4 % der Operierten verstirbt an den Folgen der Operation.

Um den Patienten über Chancen und Risiken der Untersuchung zu informieren, findet vor dem Ultraschallscreening ein **Aufklärungsgespräch** statt, bei dem der Patient auch eine **Informationsbroschüre** erhält.

Merke

Ab einem Alter von 65 Jahren haben Männer einmalig Anspruch auf ein Bauchaortenscreening zum Ausschluss eines Aneurysmas. Aneurysmen sind „tickende Zeitbomben": Sie verursachen keine Schmerzen und sind zumeist tödlich, wenn sie plötzlich reißen.

5.3 Screening auf Hepatitis-B- und Hepatitis-C-Virusinfektion

Infektionen mit dem Hepatitis-B-Virus (HBV) oder Hepatitis-C-Virus (HCV) (Bild 1) können **chronisch** verlaufen und zu **schwerwiegenden Folgekrankheiten** wie eine Leberzirrhose oder ein Leberkarzinom führen. Häufig verläuft die Infektion ohne Symptome und die Betroffenen wissen nichts von ihrem Risiko. Mithilfe des Screenings können Virusträger erkannt und gezielt behandelt werden, wodurch Folgeschäden möglicherweise verhindert werden können.

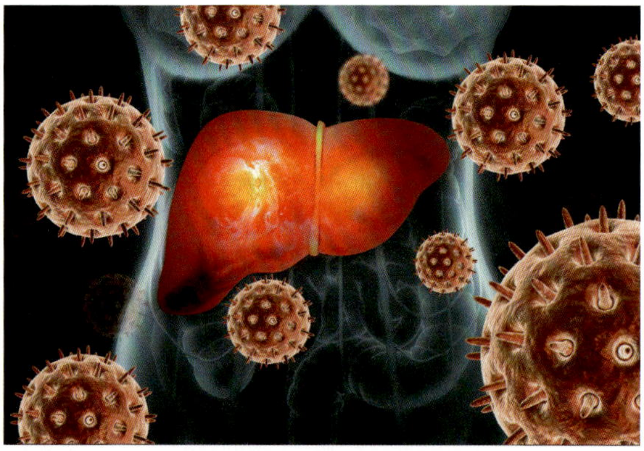

Bild 1 *Leber und Heptitis-Viren*

Gesetzlich Krankenversicherte haben **einmalig ab einem Alter von 35 Jahren** Anspruch auf das Hepatitis-Screening. Der Arzt berät den Betroffenen im Rahmen einer allgemeinen Gesundheitsuntersuchung darüber und nimmt für die Untersuchung Blut ab.

Die Untersuchung des Blutes erfolgt stufenweise im **Speziallabor**. Auf dem Anforderungsschein (Muster 10) muss unbedingt das Feld „präventiv" markiert werden. Zunächst wird das Serum auf das HBs-AG (Oberflächen-Antigen des Hepatitis-B-Virus) und auf HCV-Antikörper untersucht. Bei einem positiven Ergebnis einer oder beider Untersuchungen erfolgt die Bestätigungsdiagnostik durch eine HBV-DNA-Bestimmung bzw. einen HCV-RNA-Nachweis. Für den Bestätigungstest wird EDTA-Blut benötigt. Deshalb muss bei einer Gesundheitsuntersuchung mit Hepatitis-Screening neben dem Serum- und Citrat/Fluorid-Röhrchen auch ein **EDTA-Röhrchen** abgenommen werden.

Die Gesundheitsuntersuchung kann durch **Individuelle Gesundheitsleistungen (IGeL)** ergänzt werden. Dazu gehören üblicherweise: Ultraschalluntersuchungen der Bauchorgane (Bild 2) und der Schilddrüse, Ruhe-EKG, Belastungs-EKG, Langzeit-EKG, Spirometrie, Gefäßdoppler und weitere Blutuntersuchungen.

Als **Intervall-Check** bezeichnet man die erneute Durchführung der Gesundheitsuntersuchung außerhalb des vorgesehenen Abstands. Diese Untersuchung wird als Wunschleistung (IGeL) angeboten.

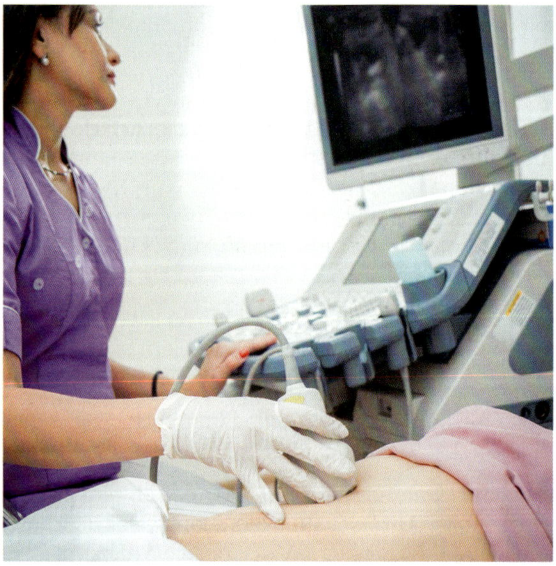

Bild 2 *Sonographie der Bauchorgane, IGeL im Rahmen der Gesundheitsuntersuchung*

Merke

Die Gesundheitsuntersuchung findet einmal zwischen 18 und 35 Jahren, ab 35 Jahren alle drei Jahre statt und dient der Früherkennung von Diabetes, Herz-Kreislauf-, Atemwegs- und Nierenerkrankungen.

6 Früherkennung von Krebserkrankungen

Der Gemeinsame Bundesausschuss hat in Richtlinien festgelegt, welche Maßnahmen zur **Krebsfrüherkennung** zum Leistungsanspruch der gesetzlich Krankenversicherten gehören. Ziel der Krebsfrüherkennung ist, „Gefahren für die Gesundheit der Versicherten dadurch abzuwenden, dass aufgefundene Verdachtsfälle eingehend diagnostiziert und erforderlichenfalls rechtzeitig behandelt werden können." Art und Umfang der Maßnahmen sind alters- und geschlechtsabhängig.

Derzeit werden folgende Untersuchungen angeboten:

Untersuchung auf	Maßnahmen	Anspruchsalter	Untersuchungsintervall
Brustkrebs	Tastuntersuchung	ab 30 Jahren	jährlich
	Mammographiescreening	zwischen 50 und 75 Jahren (geplant: ab 45 Jahren)	alle 2 Jahre
Darmkrebs	Test auf okkultes Blut (nur wenn keine Koloskopie erfolgt)	ab 50 Jahren	alle 2 Jahre
	Koloskopie	zwischen 50 und 74 Jahren	einmalige Wiederholung frühestens nach 10 Jahren
Gebärmutterhalskrebs	klinische Untersuchung	Frauen ab 20 Jahren	jährlich
	Zellabstrich auf veränderte Zellen (Pap-Test)	Frauen zwischen 20 und 34 Jahren	jährlich
	Zellabstrich auf veränderte Zellen (Pap-Test) und HPV-Test	Frauen ab 35 Jahren	alle 3 Jahre
Hautkrebs	Hautkrebsscreening	geplant: nur noch für Risikopatienten	alle 2 Jahre
Prostatakrebs	Tastuntersuchung	ab 45 Jahren	jährlich
Lungenkrebs	Niedrigdosis-CT	starke Raucher zwischen 50 und 75 Jahren	jährlich

Tabelle 1 *Überblick über die Untersuchungen zur Krebsfrüherkennung*

Die Teilnahme an den Untersuchungen ist **freiwillig**, eine Nichtteilnahme ist mit keinen finanziellen Nachteilen für die Versicherten verbunden.

Vor der Durchführung bestimmter Krebsfrüherkennungsuntersuchungen sind **Beratungsgespräche** vorgesehen (Bild 1). Dabei informiert der Arzt den Versicherten über Chancen und Risiken der anstehenden Untersuchungen. Für gesetzlich versicherte Frauen, die nach dem 1. April 1987 geboren wurden, und Männer, die nach dem 1. April 1962 geboren wurden, gibt es für bestimmte Früherkennungsuntersuchungen eine **einmalige Beratungspflicht** durch bestimmte Fachärzte. Sie gilt für:

- das Mammographie-Screening
- die Darmkrebs-Früherkennung
- die Früherkennung von Gebärmutterhalskrebs

Die **Nichtteilnahme** an einem solchen Beratungsgespräch ist mit **finanziellen Konsequenzen** verbunden. Kann ein Betroffener im Erkrankungsfall keine Bescheinigung über das Beratungsgespräch vorweisen, darf er die **Chronikerregelung** nicht in Anspruch nehmen. Spätestens zwei Jahre nach Beginn des Anspruchsalters muss die Beratung erfolgt sein, um die geringere Belastungsgrenze im Krankheitsfall geltend machen zu können.

Chronikerregelung

Schwerwiegend chronisch Kranke müssen **maximal ein Prozent** ihres Jahresbruttoeinkommens an Zuzahlung für medizinische Leistungen tragen. Die Belastungsgrenze liegt ansonsten bei zwei Prozent des Jahresbruttoeinkommens.

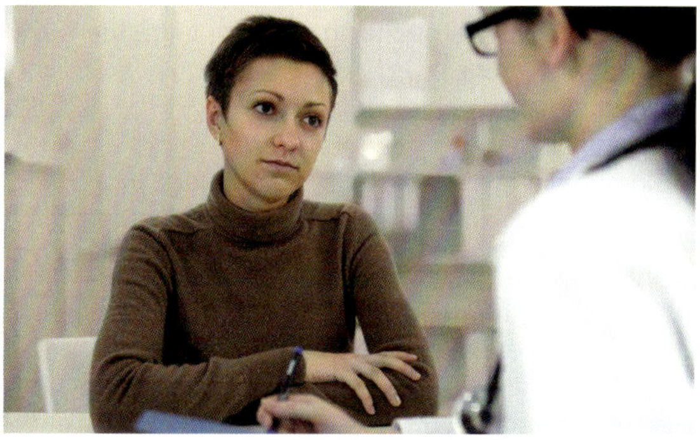

Bild 1 *Beratungsgespräch*

11

Ausgenommen von der Beratungspflicht sind Versicherte mit schweren psychischen Erkrankungen oder mit schweren geistigen Behinderungen sowie Versicherte, die bereits an der zu untersuchenden Krankheit leiden.

Merke

Vor bestimmten Krebsfrüherkennungsuntersuchungen besteht **Beratungspflicht.** Eine Nichtteilnahme an den Beratungen führt dazu, dass die **Chronikerregelung** im Krankheitsfall nicht in Anspruch genommen werden kann.

Grundsätzlich sollen möglichst viele Menschen zur Teilnahme an den Früherkennungsuntersuchungen motiviert werden. Dazu dienen die **organisierten Früherkennungsprogramme**, die bereits für Darmkrebs- und Gebärmutterhalskrebsuntersuchungen existieren. Wesentliche Bestandteile der organisierten Früherkennungsprogramme sind

- regelmäßige **Einladung** (alle 5 Jahre) der Versicherten zu den Früherkennungsuntersuchungen,
- Informationen über Organisation und Ablauf der Früherkennungsuntersuchung sowie über deren Nutzen und Risiken,
- Qualitätsanalyse.

Die systematische Erfassung der Krebsfrüherkennungsuntersuchungen dient der Überwachung und Verbesserung der Qualität der Maßnahmen. Insbesondere werden die Teilnahmeraten an der Untersuchung bestimmt, das Auftreten von Intervall-Karzinomen, der Anteil der falsch positiven Diagnosen und die Sterblichkeit an der Krebserkrankung. Der Patient wird im Rahmen der Einladung zur Untersuchung ausdrücklich auf sein Widerspruchsrecht zur Weiterleitung personenbezogener Daten hingewiesen.

6.1 Früherkennung auf Gebärmutterhalskrebs

Ab einem Alter von 20 Jahren können Frauen jährlich eine Früherkennungsuntersuchung auf Gebärmutterhalskrebs in Anspruch nehmen. Gesetzlich krankenversicherte Frauen im Alter zwischen 20 und 65 Jahren erhalten alle 5 Jahre von ihrer Krankenkasse ein Anschreiben mit Informationen zum organisierten Früherkennungsprogramm. Darin werden die Untersuchungen vorgestellt und über Nutzen und Risiken aufgeklärt. Die Untersuchungen können aber auch ohne das Anschreiben und über das 65. Lebensjahr hinaus in Anspruch genommen werden.

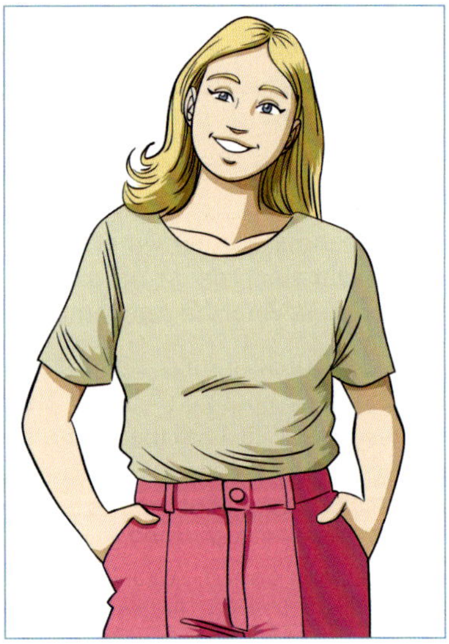

Bild 1 *Krebsfrüherkennung ab 20 Jahre.*

6.1.1 Untersuchungen im Rahmen der Richtlinien

Die Maßnahmen zur Früherkennung auf Gebärmutterhalskrebs finden sich in der Krebsfrüherkennungsrichtlinie und in der Richtlinie für organisierte Früherkennungsprogramme. Bei den Untersuchungen unterscheidet man eine klinische Untersuchung und Untersuchungen aus einem Zellabstrich.

Die **klinische Untersuchung** umfasst folgende Maßnahmen:

- gezielte Anamnese
- Inspektion der genitalen Hautregion
- Spiegeleinstellung der Portio
- bimanuelle gynäkologische Tastuntersuchung
- Befundmitteilung mit anschließender diesbezüglicher Beratung

Im Rahmen der Untersuchung kann der Arzt mithilfe eines Spatels oder einer Bürste **Zellen von der Portio-Oberfläche und aus dem Zervix-Kanal** entnehmen. Die Zellen können auf **Zellveränderungen** und auf **HPV** untersucht werden. Eine Untersuchung auf Zellveränderungen wird bei Frauen zwischen 20 und 34 Jahren jährlich, bei Frauen ab 35 Jahren als Ko-Untersuchung zusammen mit dem HPV-Test im Abstand von 3 Jahren durchgeführt. Je nach Ergebnis können sich weitere Untersuchungen anschließen wie beispielsweise eine **Kolposkopie**. Darunter versteht man die mikroskopische Untersuchung der Scheide und des Gebärmutterhalses. In den beiden Jahren außerhalb des Drei-Jahre-Rhythmus können Frauen ab 35 Jahren jährlich eine klinische Untersuchung ohne Abstrichuntersuchung durchführen lassen.

Untersuchung auf Zellveränderungen

Die zytologische Auswertung kann vom Arzt, der das Untersuchungsmaterial entnommen hat, nur dann selbst vorgenommen werden, wenn er eine entsprechende Qualifikation dafür hat. Die meisten Gynäkologen übersenden das Untersuchungsmaterial an einen autorisierten Zytologen. Die mikroskopische Beurteilung des Zellabstrichs erfolgt nach einem Verfahren, das auf den **griechischen Arzt George Papanicolaou** zurückgeht (daher „Pap-Test"). Die Befunde werden in die folgenden fünf Kategorien eingeteilt:

- **Pap I:** Normalbefund
- **Pap II:** entzündliche oder degenerative Zellveränderungen
- **Pap III:** kontrollbedürftige, nicht einschätzbare Zellveränderung
- **Pap IV:** Zellen mit schwerwiegenden Krebsvorstufen
- **Pap V:** Zellen eines malignen Tumors

Befunde der Kategorie Pap III müssen engmaschig kontrolliert werden. Beim Vorliegen von Zellen nach Pap IV oder V muss der Befund genauer abgeklärt werden. Die weitere Diagnostik erfolgt durch eine Biopsie oder **Konisation,** bei der bereits ein kegelförmiger Teil des Muttermundes entfernt und histologisch untersucht wird.

Eine Weiterentwicklung des zytologischen Pap-Abstrichs ist die **Dünnschichtzytologie**. Vor der mikroskopischen Untersuchung werden die Zellen zunächst aus dem Zellverband gelöst und von Blut- und Schleimhautbeimengungen getrennt. Im Anschluss daran wird eine dünne Schicht der Zellen auf den Objektträger gegeben und mikroskopisch untersucht. Diese Art der Untersuchung ist inzwischen in den Leistungskatalog der gesetzlichen Krankenkassen mit aufgenommen worden.

HPV-Test

Humane Papillomaviren (HPV) sind ein Risikofaktor für die Entstehung eines Gebärmutterhalskrebses. Der HPV-Test wird mit demselben Zellmaterial durchgeführt wie der Pap-Test. Ein positiver HPV-Test ist allerdings kein Beweis für das Vorliegen eines Gebärmutterhalskrebses, sondern ein Anlass für intensivere Untersuchungen. HPV-Infektionen können auch spontan wieder verschwinden.

Klinische und zytologische Befunde im Rahmen der gynäkologischen Früherkennungsuntersuchung werden auf einem speziellen dreiteiligen Berichtsvordruck dokumentiert. Die Durchschläge des Berichtsvordrucks müssen fünf Jahre aufbewahrt werden, zytologische Präparate und Befunde zehn Jahre.

Merke

Gynäkologische Früherkennungsuntersuchungen finden jährlich ab dem Alter von 20 Jahren statt. Im Alter zwischen 20 und 34 Jahren wird jährlich ein Zellabstrich auf Zellveränderungen untersucht, ab 35 Jahren wird der Zellabstrich alle drei Jahre auf Zellveränderung untersucht und ein HPV-Test vorgenommen.

6.1.2 Ergänzende individuelle Gesundheitsleistungen

Neben den gesetzlich vorgeschriebenen Leistungen zur Krebsfrüherkennung bieten Gynäkologen in der Regel zahlreiche **Wunschleistungen** an. Dazu zählen insbesondere **Ultraschalluntersuchungen.**

Ultraschalluntersuchungen

Zur Diagnostik eines Gebärmutter- oder Eierstockkrebses wird die **vaginale Ultraschalluntersuchung** der Beckenorgane angeboten. Da allerdings nicht mit Sicherheit Karzinome in den Bereichen ausgeschlossen werden können, gehört die Ultraschalluntersuchung nicht zum Leistungskatalog der gesetzlichen Krankenkassen.

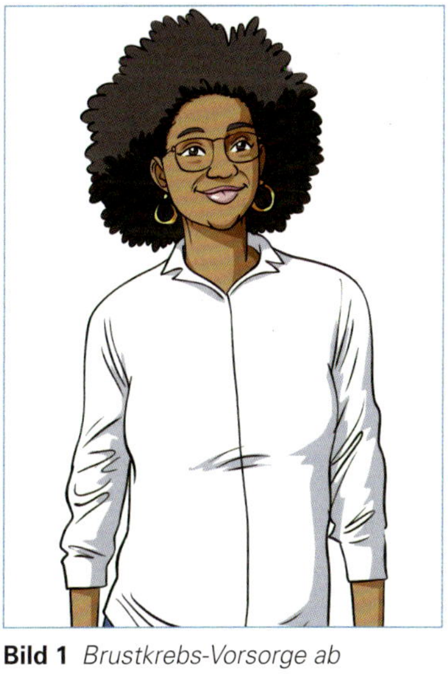

Bild 1 *Brustkrebs-Vorsorge ab 30 Jahre.*

6.2 Früherkennung auf Brustkrebs

Die Früherkennung auf Brustkrebs erfolgt bei Frauen ab 30 Jahren durch eine jährliche **Tastuntersuchung** und zusätzlich bei Frauen zwischen 50 und 75 Jahren alle 2 Jahre durch das **Mammographiescreening**.

6.2.1 Tastuntersuchung

Im Rahmen der jährlichen gynäkologischen Untersuchung wird bei Frauen ab 30 Jahren auch die Brust untersucht. Die Untersuchung gliedert sich in
- Inspektion der entsprechenden Hautregionen,
- Abtasten der Brustdrüsen einschließlich der regionalen Lymphknoten,
- Anleitung zur regelmäßigen Selbstuntersuchung (siehe Exkurs).

Exkurs: Anleitung zur Selbstuntersuchung der Brust

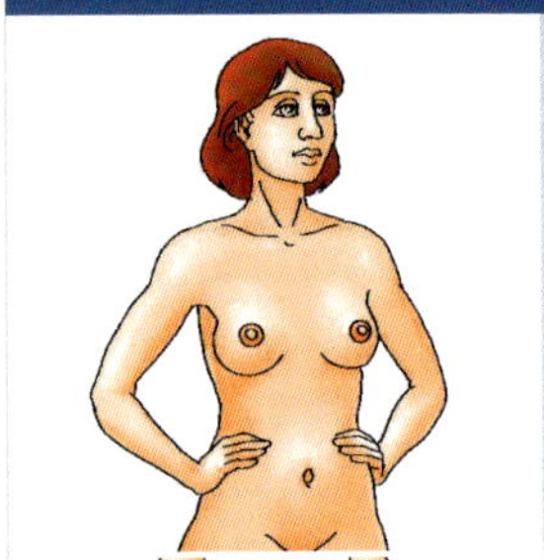

Vor den Spiegel stellen. Arme seitlich anlegen und die Brust kontrollieren: Haben sich Größe, Form und Haut der Brust oder die Brustwarzen verändert?

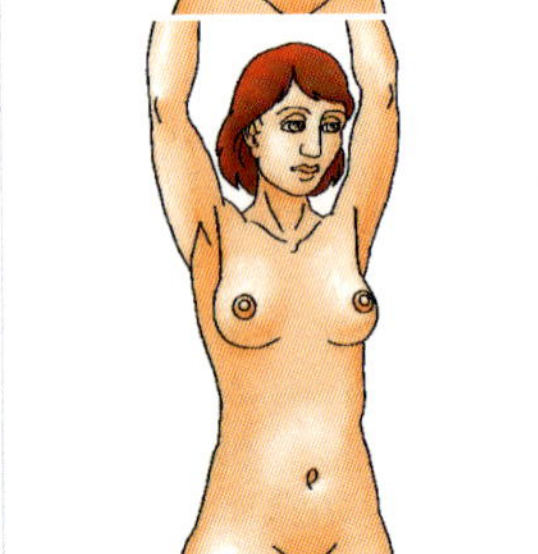

Die Arme hochheben und beide Brüste, jeweils von vorne und von beiden Seiten, auf Veränderungen prüfen.

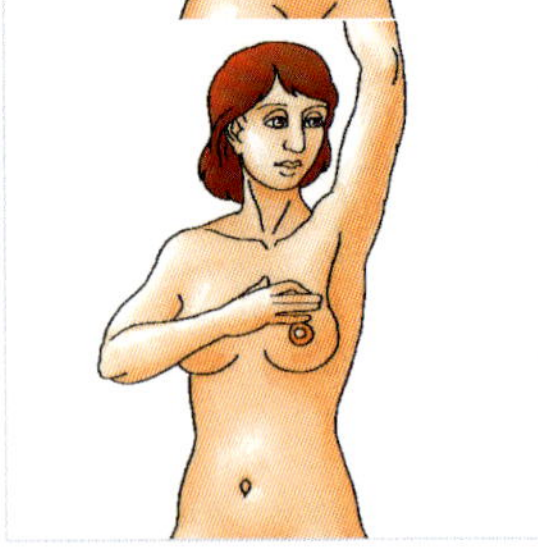

Im Stehen die Hand flach auf die Brust legen. Mit allen Fingern der rechten Hand die linke Brust abtasten, dann mit der linken Hand die rechte Brust.

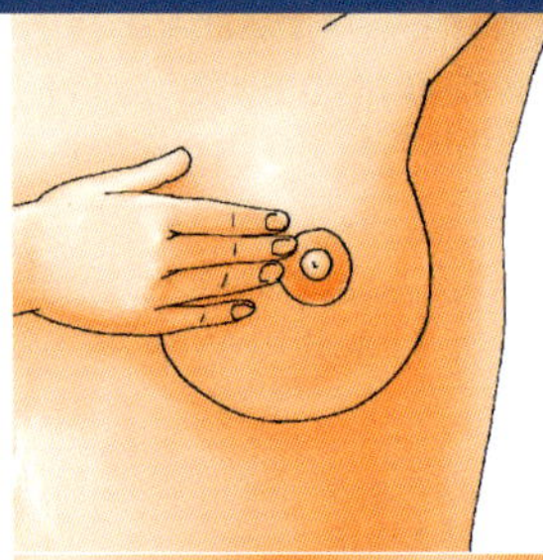

Jeweils ein Viertel der Brust sorgfältig abtasten. Im oberen äußeren Drittel ist das Gewebe einer gesunden Brust bei den meisten Frauen dichter.

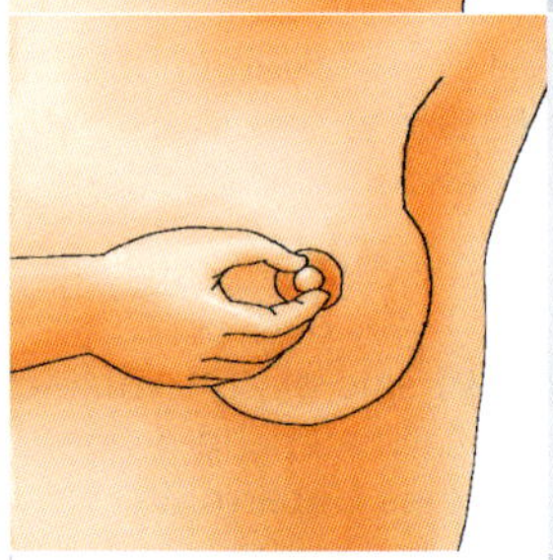

Die Brustwarze vorsichtig zwischen Daumen und Zeigefinger drücken. Tritt Flüssigkeit aus, auf deren Farbe und Beschaffenheit achten.

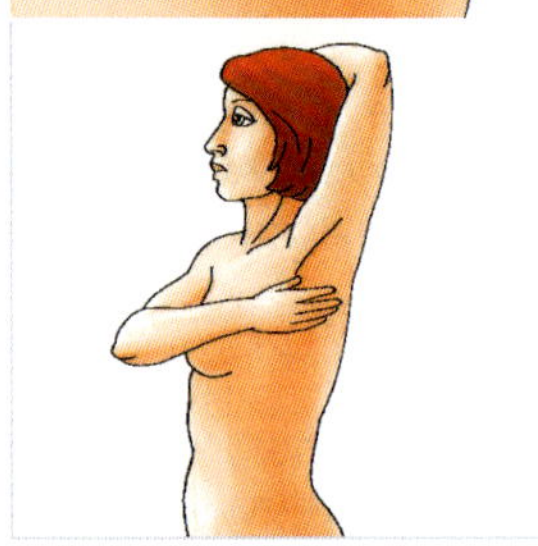

Zum Schluss jede Achselhöhle mit flacher Hand abtasten und auf Knotenbildungen achten.

6.2.2 Mammographie-Screening

Frauen im Alter von **50 bis 75 Jahren** haben alle zwei Jahre Anspruch auf Untersuchungen im Rahmen des Mammographie-Screening-Programms. (Bild 1). Geplant ist die Absenkung der unteren Altersgrenze auf 45 Jahre noch im Jahr 2026. Das Mammographie-Screening hat zum Ziel, die Sterblichkeit an Brustkrebs deutlich zu senken. Mithilfe der Untersuchung können Tumore nachgewiesen werden, die noch nicht tastbar sind. Je kleiner der Tumor, desto schonender kann er operiert werden und desto höher sind die Heilungsaussichten.

Der Nutzen der Maßnahme ist wissenschaftlich nachgewiesen, doch ist die Untersuchung auch mit Risiken verbunden. Über die Risiken werden die Frauen vor der Untersuchung aufgeklärt. Im Evaluationsbericht des deutschen Mammographie-Screening-Programms werden die in Tabelle 1 auf der nächsten Seite vorgestellten Werte genannt.

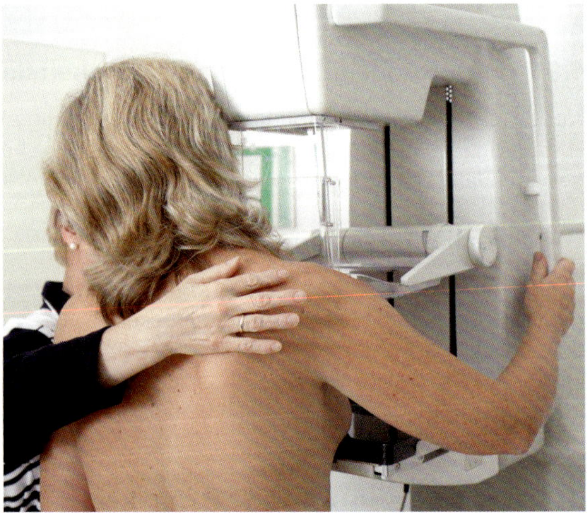

Bild 1 *Erstellung einer Mammographie*

Ein Befund im Mammographie-Screening ist noch kein Beweis für das Vorliegen von Brustkrebs. Die Werte zeigen, dass sich bei 24 Patientinnen der Verdacht auf Brustkrebs durch weitere Untersuchungen nicht bestätigte. Manche Frauen werden durch das Mammographie-Screening somit unnötig verunsichert. Zudem können nicht alle Brustkrebsfälle durch das Mammographie-Screening diagnostiziert werden, insbesondere solche, die sehr schnell wachsen und in dem 2-Jahres-Intervall plötzlich auftreten.

Um sichere Ergebnisse zu erhalten werden an die Durchführung des Mammographie-Screenings hohe Anforderungen gestellt. Es darf nur von **Radiologen** durchgeführt werden, die über eine entsprechende **fachliche Qualifikation** verfügen. Jede Röntgenaufnahme wird durch **zwei Radiologen,** unabhängig voneinander, beurteilt.

Teilnehmerinnen	1 000
positive Befunde	30
falsch positive Befunde	24
durch Mammographie diagnostizierte Brustkrebsfälle	6

Tabelle 1 *Evaluationsbericht des deutschen Mammographie-Screening-Programms*

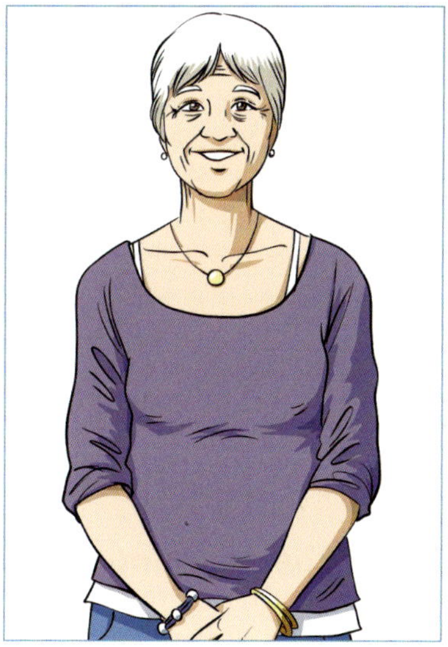

Bild 1 *Mammographie-Screening ab 50 Jahre.*

Hohes Risiko für Brust- und Eierstockkrebs

In der Familie …
- sind drei Frauen an Brustkrebs erkrankt
- sind zwei Frauen an Brustkrebs erkrankt, eine davon vor dem 51. Geburtstag
- ist eine Frau an Brustkrebs und eine an Eierstockkrebs erkrankt
- sind zwei Frauen an Eierstockkrebs erkrankt
- sind ein Mann und eine Frau an Brustkrebs erkrankt
- ist eine Frau an Eierstockkrebs und ein Mann an Brustkrebs erkrankt
- ist eine Frau vor dem 36. Geburtstag an Brustkrebs erkrankt
- ist eine Frau an beiden Brüsten an Brustkrebs erkrankt (Ersterkrankung vor dem 51. Geburtstag)
- ist eine Frau an Brust- und Eierstockkrebs erkrankt

Das **Mammographie-Screening** umfasst folgende **Leistungen:**
- Einladung mit Informationsbroschüre
- Anamnese
- Röntgenaufnahmen von beiden Brüsten in zwei Ebenen
- Befundung und Befundmitteilung
- ggf. Abklärungsdiagnostik

Die **Einladung** zum Mammographie-Screening erfolgt durch eine **zentrale Stelle.** Der Frau werden Zeitpunkt und Ort der Untersuchung mitgeteilt. Zusammen mit der Einladung erhält die Frau ein Informationsblatt über Hintergründe, Ziele, Inhalte und Vorgehensweise des Früherkennungsprogramms.

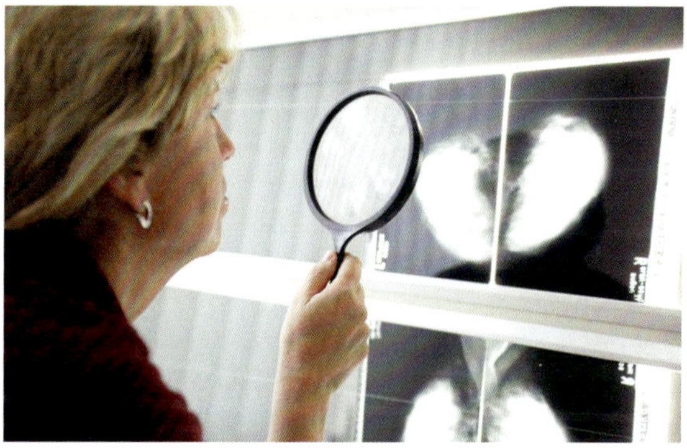

Bild 2 *Auswertung einer Mammographie*

Vor der Röntgenuntersuchung erhebt der Radiologe eine Anamnese mithilfe eines standardisierten Fragebogens. Nachdem zwei Ärzte die Aufnahmen begutachtet haben (Bild 2), erfährt die Frau innerhalb von einer Woche das Ergebnis der Untersuchung. Bei einem auffälligen Befund wird sie zu einem Gespräch eingeladen und über die weiteren notwendigen Schritte zur Abklärung des Befundes beraten. Zur Abklärungsdiagnostik gehören weitere gezielte Röntgenaufnahmen, die Brustsonographie oder die Biopsie. Die Dokumentation der Maßnahmen erfolgt auf standardisierten Dokumentationsbögen.

6.2.3 Ergänzende Individuelle Gesundheitsleistungen

Durch eine **Ultraschalluntersuchung der Brust** lassen sich leicht **Zysten und Tumore** voneinander unterscheiden. Insbesondere jüngeren Frauen mit dichterem Drüsengewebe wird diese Untersuchung angeboten, da bei ihnen Tumore durch Tastuntersuchung schwer zu finden sind. Die Ultraschalluntersuchung der Brust wird von den gesetzlichen Krankenkassen nur im Rahmen der Abklärungsdiagnostik bei auffälligem Mammographie-Befund übernommen.

Merke

Ab dem Alter von 30 Jahren wird im Rahmen der gynäkologischen Vorsorge auch eine Tastuntersuchung der Brust vorgenommen. Im Alter zwischen 50 und 75 Jahren wird alle zwei Jahre das Mammographie-Screening durchgeführt.

6.3 Früherkennung auf Prostatakrebs

Ab dem Alter von **45 Jahren** haben Männer im Rahmen der Prävention Anspruch auf folgende klinische Untersuchungen zur Krebsfrüherkennung:

- gezielte Anamnese
- Inspektion und Palpation des äußeren Genitals einschließlich der entsprechenden Hautareale
- Abtasten der Prostata vom After aus (Bild 2)
- Palpation regionärer Lymphknoten
- Befundmitteilung mit anschließender diesbezüglicher Beratung

Anamnese und Befund werden in der **Patientenakte** dokumentiert.

Die Bestimmung des **Tumormarkers PSA** (Prostataspezifisches Antigen) im Blut zur Früherkennung eines Prostatakarzinoms gehört **nicht** zum Leistungskatalog der gesetzlichen Krankenkassen. Zurzeit prüft der gemeinsame Bundesausschuss (G-BA), ob die Krankenkassen die PSA-Wert-Bestimmung und eine MRT-Untersuchung in den Leistungskatalog zur Früherkennung eines Prostatakarzinoms mit aufnehmen.

Merke

Spezielle Krebsfrüherkennungsuntersuchungen für Männer erfolgen jährlich ab dem Alter von 45 Jahren. Dabei werden Prostata und äußeres Genital abgetastet.

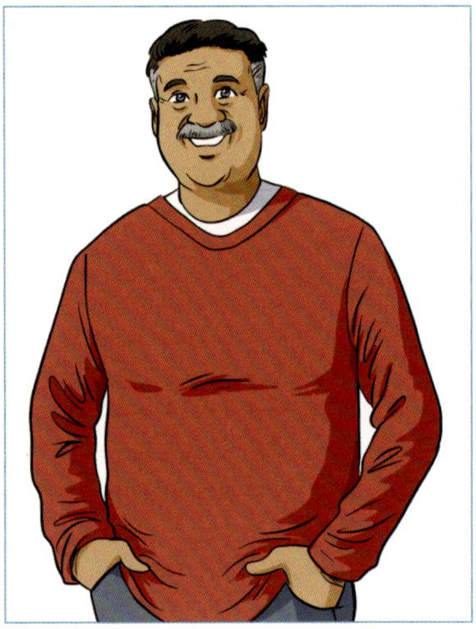

Bild 1 *Prostatakrebs-Vorsorgeuntersuchung ab 45 Jahre.*

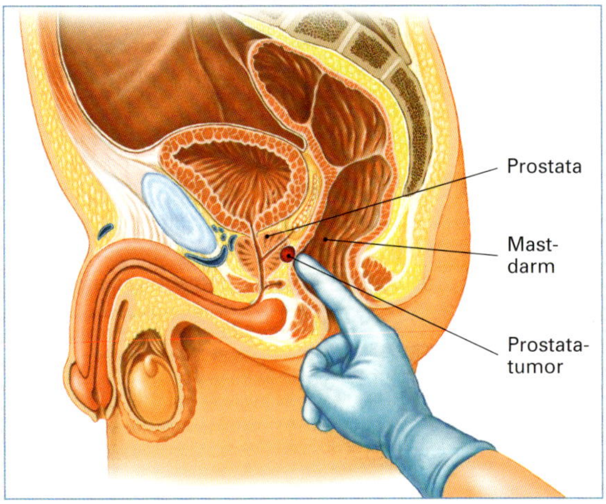

Bild 2 *Rektale Untersuchung der Prostata*

6.4 Früherkennung auf Hautkrebs

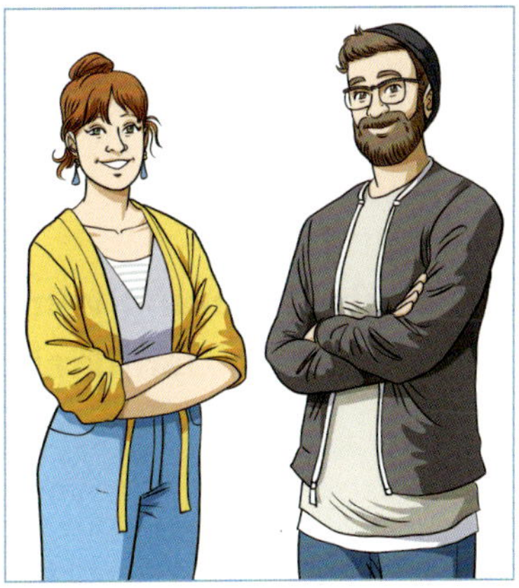

Bild 1 *Hautkrebs-Früherkennung ab 35 Jahre, zweijährlich.*

Gesetzlich Versicherte ab einem Alter von **35 Jahren** haben **alle zwei Jahre** Anspruch auf eine Früherkennungsuntersuchung auf Hautkrebs (Hautkrebs-Screening). Die Untersuchung kann zusammen mit der Gesundheitsuntersuchung durchgeführt werden. Das Hautkrebs-Screening darf nur von **Haus- oder Hautärzten** durchgeführt werden, die eine entsprechende Qualifikation vorweisen.

Ziel der Früherkennungsuntersuchung auf Hautkrebs ist die frühzeitige Entdeckung des malignen Melanoms, des Basalzellkarzinoms (Basaliom) sowie des spinozellulären Karzinoms (Plattenepithelkarzinom, Stachelzellkarzinom).

Zur **Untersuchung** gehören:
- gezielte Anamnese
- visuelle Ganzkörperinspektion der gesamten Haut (Bild 2) einschließlich des behaarten Kopfes sowie aller Intertrigines (Hautfalten)
- Befundmitteilung mit diesbezüglicher Beratung
- Dokumentation

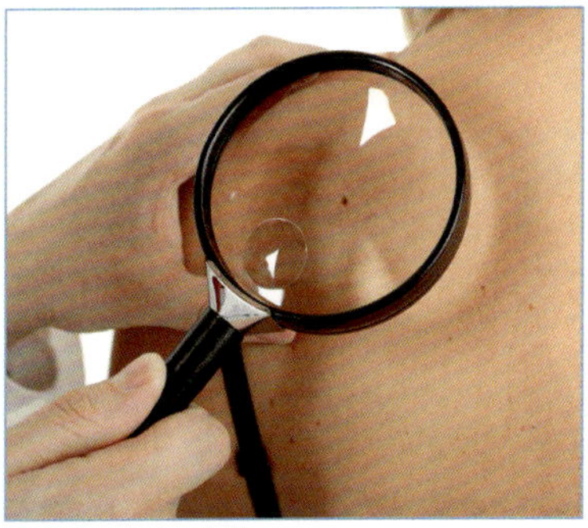

Bild 2 *Visuelle Ganzkörperinspektion der Haut*

Die Untersuchung kann durch die Verwendung eines Auflichtmikroskops (Dermatoskop) ergänzt werden. Auflichtmikroskope ermöglichen eine 10-fache Vergrößerung, wodurch die Beurteilung von Hautveränderungen erleichtert wird.

Ergibt sich aus der Untersuchung durch den Hausarzt der Verdacht auf eine bösartige Hautveränderung, muss der Patient an einen **Hautarzt** überwiesen werden, der eine erneute Ganzkörperinspektion durchführt und die auffälligen Befunde der Voruntersuchung überprüft. Der Hautarzt entnimmt ggf. Gewebeproben und versendet sie zur Beurteilung an einen qualifizierten Pathologen. Die Maßnahmen der durchgeführten Untersuchung und ggf. die Abklärungsdiagnostik müssen in elektronischer Form dokumentiert und aufbewahrt werden.

Hautärzte empfehlen die regelmäßige **Selbstkontrolle** von Muttermalen nach der **ABCDE-Regel:**
- **A steht für Asymmetrie:** Sehen die beiden Hälften des Muttermals ungleich aus, kann es sich möglicherweise um ein Melanom handeln.
- **B steht für Begrenzung:** Während gutartige Nävi in der Regel rund oder oval sind, können zungenförmige Ausläufer und Einbuchtungen, unscharfe Grenzen zur umgebenden Haut und eine raue Oberfläche auf ein Melanom hindeuten.
- **C steht für Color (Farbe):** Melanome sind typischerweise unregelmäßig und uneinheitlich gefärbt, manchmal von tiefschwarz bis hautfarben.
- **D steht für Durchmesser:** Der Verdacht auf ein Melanom besteht bei Hautveränderungen mit einem Durchmesser von mehr als fünf Millimetern. Die meisten „normalen" Nävi sind kleiner.
- **E steht für Erhabenheit:** Wenn das Muttermal mehr als einen Millimeter über das Hautniveau hinausragt und die Oberfläche rau oder schuppend ist, kann dies ebenfalls Zeichen von Hautkrebs sein (Bild 3).

Hautkrebs-Screenings bei Personen, die jünger als 35 Jahre alt sind, oder die Wiederholung des Hautkrebs-Screenings bereits nach einem Jahr wird von einigen gesetzlichen Krankenkassen als **Satzungsleistung** angeboten. Anderenfalls muss das Hautkrebs-Screening außerhalb der gesetzlichen Vorgaben von den Versicherten selbst gezahlt werden.

Eine weitere Wahlleistung ist die **Fotodokumentation**. Die Fotos ermöglichen eine Verlaufsbeobachtung der Nävi.

Im Zuge der Gesundheitsreform zur Kostensenkung im Gesundheitswesen soll das **Hautkrebsscreening nur noch für Risikopatienten** als Leistung der gesetzlichen Krankenkassen angeboten werden.

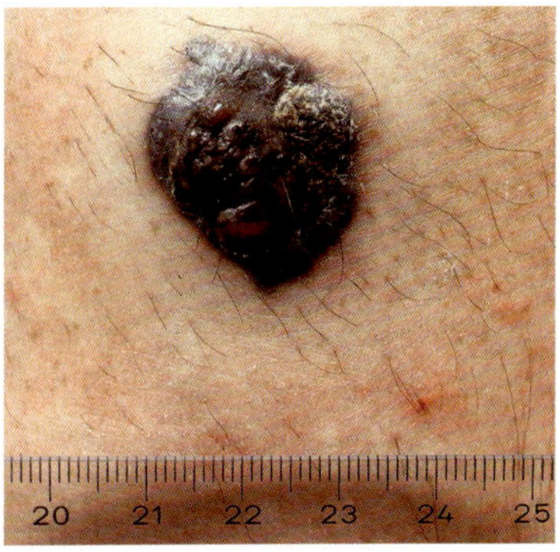

Bild 3 *Malignes Melanom*

11

Merke

Ab 35 Jahren findet alle zwei Jahre ein Hautkrebs-Screening statt. Es dient der Früherkennung von malignen Melanomen, Basaliomen und anderen Hautkarzinomen.

6.5 Früherkennung von Dickdarm- und Mastdarmkrebs

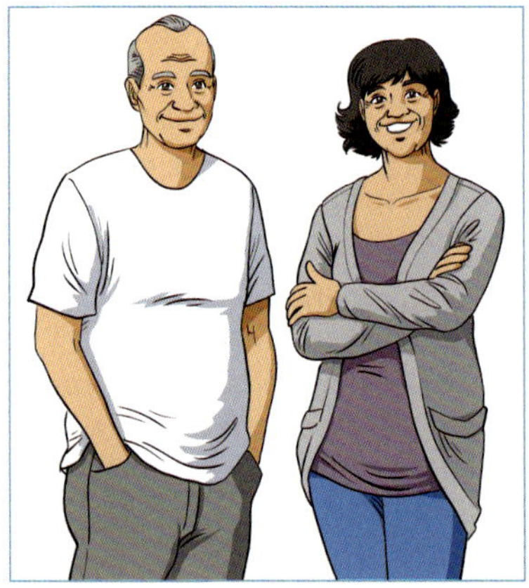

Bild 1 *Darmkrebs-Früherkennung ab 50 Jahre*

Nach den Richtlinien des gemeinsamen Bundesausschusses haben gesetzlich Versicherte ab dem Alter von **50 Jahren** Anspruch auf Leistungen zur Früherkennung von Dickdarm- und Mastdarmkrebs (kolorektales Karzinom). Zum organisierten Früherkennungsprogramm gehören auch regelmäßige Einladungen zur Untersuchung und das Beratungsgespräch.

Die Einladungen zu den Untersuchungen auf Darmkrebs erfolgen im Alter von 50, 55, 60 und 65 Jahren. Das Beratungsgespräch ab dem Alter von 50 Jahren informiert den Patienten über Ziel und Zweck der Maßnahmen, insbesondere über
- die Häufigkeit und das Krankheitsbild,
- die Ziele und die zugrunde liegende Konzeption der Früherkennungsuntersuchungen,
- die Effektivität und die Wirksamkeit der jeweiligen Früherkennungsuntersuchungen,
- die Nachteile (Belastungen, Risiken) der jeweiligen Früherkennungsuntersuchungen und
- die Vorgehensweise bei einem positiven Befund.

Zu den **Leistungen** im Rahmen der Früherkennung des kolorektalen Karzinoms gehören, abhängig vom Alter des Patienten, folgende, tabellarisch aufgeführten Maßnahmen:

Maßnahme	Anspruchsalter
Beratungsgespräch	ab 50 Jahren
1. Koloskopie	zwischen 50 und 64 Jahren
maximal eine Folgekoloskopie (frühestens 10 Jahre nach der 1. Koloskopie)	zwischen 60 und 74 Jahren
Test auf okkultes Blut im Stuhl alle 2 Jahre (anstelle der Koloskopie)	ab 50 Jahren

Tabelle 1 *Leistungen zur Früherkennung des kolorektalen Karzinoms*

Möchte der Patient keine Koloskopie durchführen lassen, kann er stattdessen den Stuhltest auf okkultes Blut durchführen. Wird dabei Blut im Stuhl festgestellt, besteht im Rahmen des Früherkennungsprogramms der Anspruch auf Abklärung durch eine Koloskopie. Ist die Koloskopie unauffällig, ist eine Untersuchung auf okkultes Blut in den nächsten 10 Jahren nicht erforderlich.

6.5.1 Test auf okkultes Blut im Stuhl

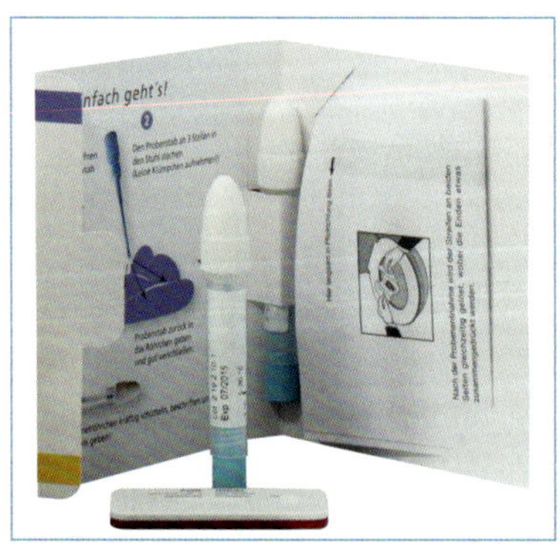

Bild 2 *iFOB-Test*

Zur Untersuchung des Stuhls auf nicht sichtbares (okkultes) Blut sind nur Tests zugelassen, die menschliches Blut **immunologisch** nachweisen (iFOB-Test). Die Abkürzung **iFOBT** steht für „immunologischer Okkultbluttest“. Mithilfe des Testes wird ausgeschlossen, dass ein positives Ergebnis durch Genuss von tierischem Fleisch herrührt. Eine spezielle Vorbereitung des Patienten ist somit nicht nötig. Allerdings sollte der Test nicht während und bis zu drei Tagen nach der Menstruation durchgeführt werden. Dasselbe gilt für Zahnfleischbluten oder blutige Hämorrhoiden.

Für den Test wird dem Patienten ein **Probenentnahmesystem** ausgehändigt (Bild 2). Die Stuhlentleerung erfolgt auf einem Stück Papier. Zunächst sticht der Patient das Entnahmestäbchen an 4 Stellen des Stuhls ein, anschließend streicht er kreuzweise über die Oberfläche.

Das Entnahmestäbchen wird mit der anhaftenden Stuhlmenge in das Röhrchen zurückgesteckt, das Röhrchen verschlossen und mehrmals geschwenkt. Nachdem die Praxis das Röhrchen entgegengenommen hat, muss sie es an ein **Speziallabor** zur Auswertung verschicken.

Mithilfe des Testes wird **menschliches Blut im Stuhl** nachgewiesen. Welche Ursache der blutige Stuhl hat, kann nur durch eine Koloskopie geklärt werden. Neben bösartigen Tumoren können auch Polypen, Hämorrhoiden oder Darmentzündungen zu Blutungen führen. Allerdings blutet nicht jeder bösartige Tumor. Deshalb kann auch bei einem negativen Test eine Krebserkrankung nicht ausgeschlossen werden.

6.5.2 Koloskopie

Die Koloskopie darf nur von **Fachärzten mit entsprechender Qualifikation** durchgeführt werden. Im Rahmen der Aufklärungspflicht informiert der Arzt mindestens 24 Stunden vor der Untersuchung den Patienten über die Untersuchung und die Prämedikation. Der Arzt erläutert dem Patienten, dass ggf. im Rahmen der präventiven Koloskopie auch Polypen entfernt werden, wenn es medizinisch notwendig erscheint.

Voraussetzung für die Durchführung der Untersuchung ist eine geeignete Darmreinigung durch den Patienten. Zur Untersuchung müssen ein **aktueller Gerinnungswert und ein kleines Blutbild** vorliegen.

Der Arzt ist verpflichtet, eine Bilddokumentation anzufertigen. Die Untersuchung muss elektronisch dokumentiert und der KV übermittelt werden.

Merke

Zur **Früherkennung eines kolorektalen Karzinoms** wird ab dem **Alter von 50 Jahren zwei Mal alle 10 Jahre eine Vorsorgekoloskopie** angeboten. Wer an der Vorsorgekoloskopie nicht teilnehmen möchte, kann den Stuhltest auf okkultes Blut alle 2 Jahre durchführen.

6.6 Lungenkrebsscreening für Raucher

Menschen mit einem starken Zigarettenkonsum haben ein hohes Risiko, an Lungenkrebs zu erkranken. Die Diagnose erfolgt oft erst spät, weil der Lungenkrebs im Anfangsstadium keine Beschwerden macht. Mithilfe einer **Niedrigdosis-Computertomographie (Low-Dose-CT, kurz LDCT)** kann man den Lungenkrebs frühzeitiger erkennen, was die Überlebenschancen des Betroffenen erhöht. Die **Auswahl der Risikopatienten** übernehmen **Hausärzte und Internisten. Anspruchsberechtigt** für die Untersuchung sind Menschen mit folgenden Kriterien: Alter zwischen 50 und 75 Jahren, aktiver oder ehemaliger starke Raucher, deren Rauchstopp weniger als 10 Jahre zurückliegt, medizinische Eignung, die ein Vertragsarzt feststellt.

7 Disease-Management-Programme

Seit dem Jahr 2002 bieten die gesetzlichen Krankenkassen sogenannte **Disease-Management-Programme** (DMP) an. **Ziel** der Disease-Management-Programme (Bild 1) ist die verbesserte medizinische Versorgung von chronisch Kranken durch

- kontinuierliche Betreuung und Überwachung,
- koordinierte Zusammenarbeit von Ärzten und medizinischen Einrichtungen,
- Behandlungsmaßnahmen, die auf wissenschaftlich gesicherten Erkenntnissen beruhen, auch **„evidenzbasierte Medizin“** genannt.

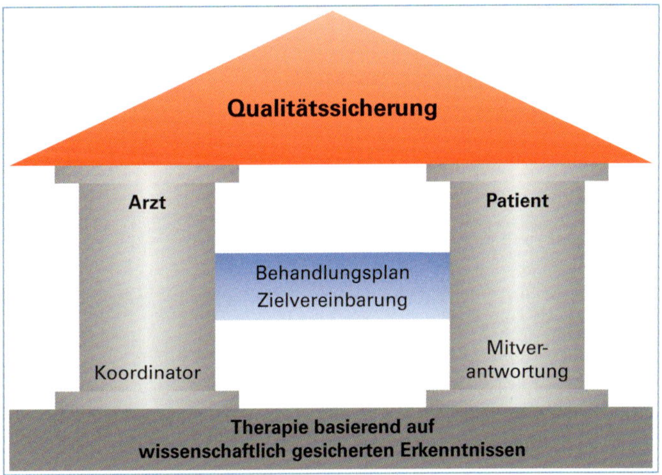

Bild 1 *Aufbau der DMP-Maßnahmen*

11

Der Gemeinsame Bundesausschuss (G-BA) hat für folgende chronische Krankheiten DMP-Richtlinien entwickelt:

- Adipositas
- Brustkrebs
- Chronischer Rückenschmerz
- Depressionen
- Koronare Herzkrankheit
- Rheumatoide Arthritis
- Asthma bronchiale
- Chronische Herzinsuffizienz
- COPD
- Diabetes mellitus Typ 1 und Typ 2
- Osteoporose

Welche Programme davon den Versicherten angeboten werden, variiert je nach Bereich der Kassenärztlichen Vereinigungen. Im Bereich der Kassenärztlichen Vereinigung Nordrhein werden beispielsweise die DM-Programme Diabetes Typ 1 und 2, Brustkrebs, Koronare Herzkrankheit, Asthma bronchiale, COPD und Osteoporose angeboten.

Die Teilnahme an DMP ist sowohl für Ärzte als auch für Patienten **freiwillig.** Ärzte, die DMP anbieten wollen, müssen bestimmte **persönliche und apparative Voraussetzungen** erfüllen. Auf Antrag bei der zuständigen Kassenärztlichen Vereinigung werden Ärzte zur Durchführung von DMP zugelassen.

Auch Patienten, die teilnehmen möchten, müssen bestimmte **Voraussetzungen** erfüllen: Die Diagnose muss bei ihnen gesichert sein und sie müssen in der Lage sein, aktiv an der Erreichung der persönlichen Therapieziele mitzuwirken.

Vor einer Teilnahme klärt der Arzt den Patienten umfassend über die Inhalte und Ziele des DMP-Vertrags auf und informiert ihn über seine Mitwirkungspflicht. Anschließend willigt der Patient schriftlich in die Teilnahme am DMP ein. Der Arzt wird nun zum **koordinierenden Arzt** des Patienten bezogen auf seine chronische Erkrankung.

Hauptaufgaben des koordinierenden Arztes sind:

- Durchführung von regelmäßigen Untersuchungen
- Erstellung eines individuellen Therapieplans
- Durchführung von Patientenschulungen
- Überweisung zur Mitbehandlung an andere Leistungserbringer wie Fachärzte, Krankenhäuser, Rehabilitationseinrichtungen
- regelmäßige Dokumentation der Maßnahmen und Übermittlung der Daten an eine zentrale Datenstelle

Die Medizinische Fachangestellte unterstützt den Arzt darin, dafür zu sorgen, dass alle Untersuchungen zum vorgesehenen Zeitpunkt stattfinden. Zudem entlastet sie den Arzt, indem sie an der Vorbereitung und Durchführung bestimmter Teile der Erst- und Folgeuntersuchung mitwirkt. Die Untersuchungen sind abhängig vom DMP und werden im Folgenden exemplarisch für das **DMP Diabetes mellitus Typ 2** vorgestellt:

Untersuchung	Häufigkeit	Durchführung durch
Blutdruck	vierteljährlich, mindestens halbjährlich	Hausarzt bzw. MFA
Nieren zur Früherkennung von Funktionsstörungen der Nieren werden ermittelt: • Berechnung der geschätzten glomerulären Filtrationsrate (eGFR) anhand des Serum-Kreatinin-Wertes • Urin-Albumin-Ausscheidung	mindestens 1 × jährlich abhängig vom persönlichen Risikofaktoren, z. B. Dauer des Diabetes, Alter, weitere Begleiterkrankungen	Eintragung durch die MFA
HbA1c (Blutzuckerlangzeitwert)	vierteljährlich, mindestens halbjährlich	Untersuchung und Besprechung durch den Hausarzt
Füße Inspektion einschließlich klinischer Prüfung auf Neuropathie und Prüfung des Pulsstatus Untersuchung der Füße bei erhöhtem Risiko einschließlich Kontrolle des Schuhwerks	ab vollendetem 18. Lebensjahr mindestens 1 × jährlich mindestens viertel- oder mindestens halbjährlich je nach Befund	

Untersuchung	Häufigkeit	Durchführung durch
Überprüfung, ob eine **psychische Begleiterkrankung** (z. B. Depression) vorliegt und eine Behandlung bei einem Spezialisten erforderlich ist	keine Vorgaben – möglichst bei jedem Arztbesuch	Hausarzt
Augenhintergrund zur Früherkennung von Netzhauterkrankungen (diabetische Retinopathie)	ein- oder zweijährig, bei erhöhtem Risiko auch häufiger	Augenarzt
Spritzstellen (bei insulinpflichtigen Diabetikern)	vierteljährlich, mindestens halbjährlich	Hausarzt

Tabelle 1 *Untersuchungen im DMP Diabetes mellitus Typ 2*

Ein Kernelement der DMP ist die **Qualitätssicherung.** Daten werden in standardisierter Form erhoben, bei einer zentralen Stelle gesammelt und unter der Aufsicht des Bundesversicherungsamtes evaluiert (ausgewertet). Über Feedbackberichte erhält der Arzt eine Qualitätsanalyse seiner Maßnahmen im Vergleich zum Durchschnitt aller teilnehmenden Ärzte (Bild 1).

Letztendlich sollen alle Beteiligten vom DMP profitieren (Bild 2):

- Die **Krankenkassen** erhalten für ihre Patienten, die in DMP eingeschrieben sind, **höhere Zuwendungen** aus dem Gesundheitsfonds. Zudem erhoffen sie sich **Kosteneinsparungen** durch weniger unnötige Untersuchungen und durch das Vermeiden von Folgekrankheiten beim Patienten, die mit hohen Kosten verbunden wären.
- Der **Arzt** erhält für Maßnahmen im Rahmen eines DMP ein festgelegtes, extrabudgetäres **Honorar.**
- Der **Patient** profitiert durch Aufklärung, Überwachung und evidenzbasierte Medizin. Durch das Vermeiden von Folgekrankheiten steigen seine Lebensqualität und seine Lebenserwartung.

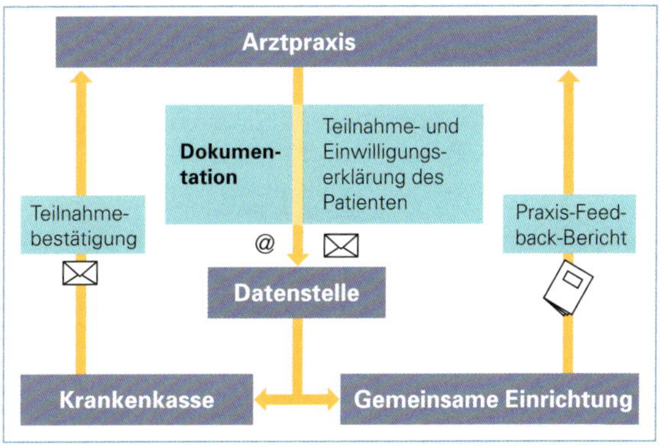

Bild 1 *Datenfluss bei DMP (Quelle: AOK)*

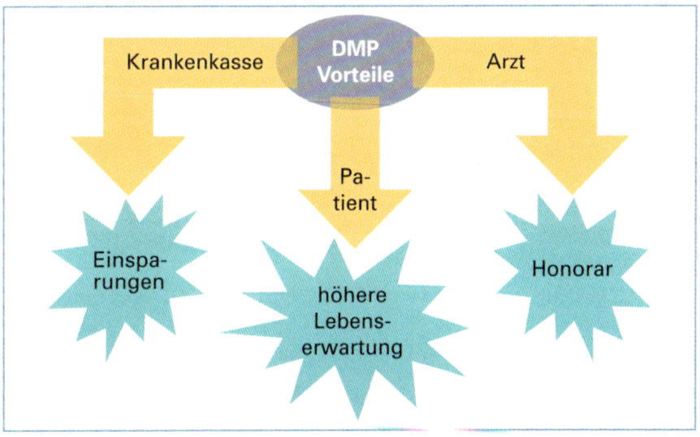

Bild 2 *Vorteile von DMP*

Merke

Disease-Management-Programme (DMP) dienen der Behandlung von chronischen Erkrankungen nach standardisierten Vorgaben. Sie sollen die Versorgung der Betroffenen verbessern und Kosten im Gesundheitswesen reduzieren.

8 Selbsthilfegruppen

Selbsthilfe umfasst alle Maßnahmen, die ein Betroffener ausnutzt, um aus eigener Kraft seine Krankheit zu überwinden, ohne dabei professionelle Hilfe von außen anzunehmen. Typisch ist Selbsthilfe bei leichteren Erkrankungen wie grippalen oder Magen-Darm-Infekten, die ohne Arztbesuch evtl. mithilfe von bekannten Hausmitteln überwunden werden.

Doch auch bei schweren und chronischen Krankheiten ist Selbsthilfe erforderlich, z. B. wenn ein Patient erfährt, dass die professionelle Medizin sein Leiden nicht heilen, sondern allenfalls lindern kann. Diese Erfahrung kann entmutigend sein, die Betroffenen fühlen sich hilflos und mit ihren Problemen allein gelassen.

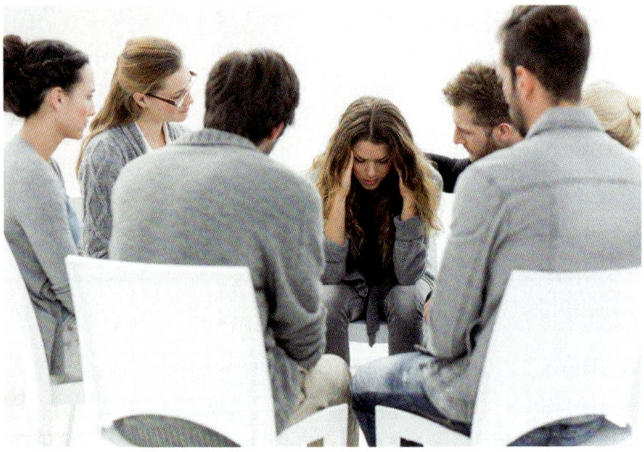

Bild 1 *Vertrauliche Gespräche im Stuhlkreis*

In **Selbsthilfegruppen** begegnen sich Menschen mit gleichen Problemen, um sich gegenseitig Hilfestellung zu geben (Bild 1). Bekannt sind Selbsthilfegruppen für Herzkranke, Rheuma, Depression, Alkoholkranke, Krebs, Alzheimer, Mobbing und viele andere Krankheiten bzw. psychische Probleme.

Der Fachverband Deutsche Arbeitsgemeinschaft Selbsthilfegruppen e.V. definiert den Begriff „Selbsthilfegruppen" folgendermaßen: „Selbsthilfegruppen sind **freiwillige,** meist lose Zusammenschlüsse von Menschen, deren Aktivitäten sich auf die **gemeinsame Bewältigung** von Krankheiten, psychischen oder sozialen Problemen richten, von denen sie – entweder selbst oder als Angehörige – betroffen sind."

Kennzeichen für Selbsthilfegruppen sind:

- Sie haben keine finanziellen Gewinnabsichten.
- Sie wollen die Lebensumstände der Betroffenen verändern.
- Die Mitglieder sind untereinander gleichberechtigt.
- Sie werden nicht von professionellen Helfern geleitet, wobei Experten bei bestimmten Fragestellungen hinzugezogen werden können.
- Die Gruppen treffen sich aus eigener Initiative in regelmäßigen Abständen.
- Art, Inhalt und Dauer der Treffen liegt im Ermessen der einzelnen Gruppen.
- Gruppeninhalte und Gesprächsthemen werden in allen Gruppen streng vertraulich behandelt.
- Die Ziele von Selbsthilfegruppen sind auf die Mitglieder und nicht auf Außenstehende gerichtet.

In Deutschland gibt es ca. 100 000 Selbsthilfegruppen, wobei das Angebot ortsabhängig ist. Es ist sinnvoll, in der Praxis mithilfe von Broschüren oder Plakaten auf diese aufmerksam zu machen. Bei der **Nationalen Kontakt- und Informationsstelle zur Anregung und Unterstützung von Selbsthilfegruppen** (NAKOS) findet man umfassende Informationen zu Selbsthilfegruppen. Hier kann man beispielsweise erfahren, wie eine neue Selbsthilfegruppe gegründet werden kann.

Merke

Selbsthilfegruppen sind freiwillige Zusammenschlüsse von Personen mit gleichem Anliegen zur gegenseitigen Unterstützung.

9 Sucht und Suchtprävention

Unter **Sucht** versteht man ein **zwanghaftes Verlangen,** eine bestimmte Substanz zu konsumieren oder bestimmte Handlungen durchzuführen. Nicht selten sind Verhaltensweisen mit Suchtcharakter der Einstieg in die substanzabhängige Sucht.

Tabelle 1 stellt verschiedene Handlungen und Substanzen mit Suchtcharakter vor.

Handlungssucht	Substanzsucht
• Internetsucht • Spielsucht • Sportsucht • Kaufsucht • Esssucht • Magersucht	• Alkoholsucht (Bild 1) • Zigarettensucht • Medikamentensucht • Drogensucht

Tabelle 1 *Beispiele für Substanz- und Handlungssucht*

Sucht

Der Begriff „Sucht" leidet sich von „siechen" ab und steht für „Krankheit". Diese Bedeutung findet sich noch in Begriffen wie „Gelbsucht" oder „Fallsucht". Die Bezeichnung „Alkoholsucht" für „Alkoholkrankheit" hat zum Bedeutungswandel des Begriffs „Sucht" im Sinne von „Abhängigkeitssyndrom" geführt. Die WHO hat die Bezeichnung „Sucht" durch den Begriff „Abhängigkeit" ersetzt, im Sprachgebrauch werden beide Begriffe synonym verwandt.

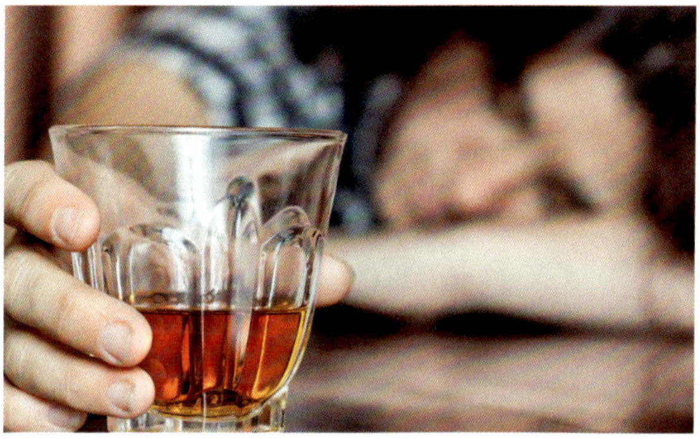

Bild 1 *Gefährliche Alkoholsucht*

Sind Suchtkranke nicht nur von einer Substanz abhängig sondern von mehreren, spricht man von einer Mehrfach- oder Mischabhängigkeit **(Polytoxikomanie).**

Bei Substanzen mit Suchtpotenzial, auch **Drogen** genannt, unterscheidet man legale und illegale Stoffe. Tabelle 2 nennt Beispiele für beide Arten.

Legale Drogen	Illegale Drogen
• Alkohol • Nikotin • Koffein • Cannabis (zum Teil) • Schnüffelstoffe (z. B. Klebstoff oder Verdünnung) • verordnete Medikamente	• Opiate, z. B. Heroin • Kokain • Halluzinogen, z. B. LSD • synthetische Drogen, z. B. Ecstasy • nicht verordnete Medikamente

Tabelle 2 *Legale und illegale Drogen*

Sucht führt zur psychischen (seelischen) und evtl. auch zur physischen (körperlichen) Abhängigkeit. Kennzeichen der **psychischen Abhängigkeit** sind:

- starkes und teilweise unbezwingbares **Verlangen,** eine Substanz zu konsumieren mit dem Ziel, positive Empfindungen herbeizuführen oder unangenehme Empfindungen zu vermeiden
- Schwierigkeiten, den Konsum zu kontrollieren
- ständige **Suche** nach Möglichkeiten und Gelegenheiten zum Substanzkonsum
- **Vernachlässigung** sozialer, familiärer oder beruflicher Verpflichtungen
- **Fortsetzung** des Konsums trotz aufgetretener schädlicher Folgen
- **Verstöße** gegen gesellschaftliche Normen, z. B. Alkoholkonsum am Morgen

11

Zu den Kriterien der **körperlichen Abhängigkeit** werden gezählt:

- Entwicklung einer **Toleranz:** der Betroffene muss immer mehr von einer Substanz einnehmen, um die gleiche Wirkung zu erzielen. Die Dosis wird immer mehr gesteigert.
- Körperliche **Entzugserscheinungen,** wenn das Suchtmittel abgesetzt wird. Die Entzugserscheinungen sind je nach Substanz unterschiedlich.
- Einnahme der Substanzen, um **Entzugserscheinungen zu vermeiden** oder zu lindern.

Die **Folgen** einer Sucht können nicht nur für den Betroffenen, sondern auch für sein Umfeld gravierend sein. Freunde wenden sich ab, durch **Arbeitsplatzverlust** und **Schulden** gerät die Familie in Schwierigkeiten. Nicht selten rutschen die Betroffenen in die **Kriminalität** ab. Drogensucht erhöht die **Krankheitsanfälligkeit** des Körpers und führt zu chronischen **Schäden an den inneren Organen.** Bei Überdosierung besteht akute **Lebensgefahr.** Auch **psychische Schäden** wie Depression, Schlaflosigkeit, Konzentrationsstörungen, Delir bis hin zur vollständigen Zerstörung der Persönlichkeit kommen gehäuft vor.

Der Weg in die Sucht ist ein prozesshaftes Geschehen und entsteht nicht von einem Tag auf den anderen, sondern über einen längeren Zeitraum, oft schleichend. Die Übergänge sind fließend und für Angehörige und Betroffene schwer erkennbar. Bild 1 kennzeichnet die wichtigsten Faktoren einer Suchtentwicklung.

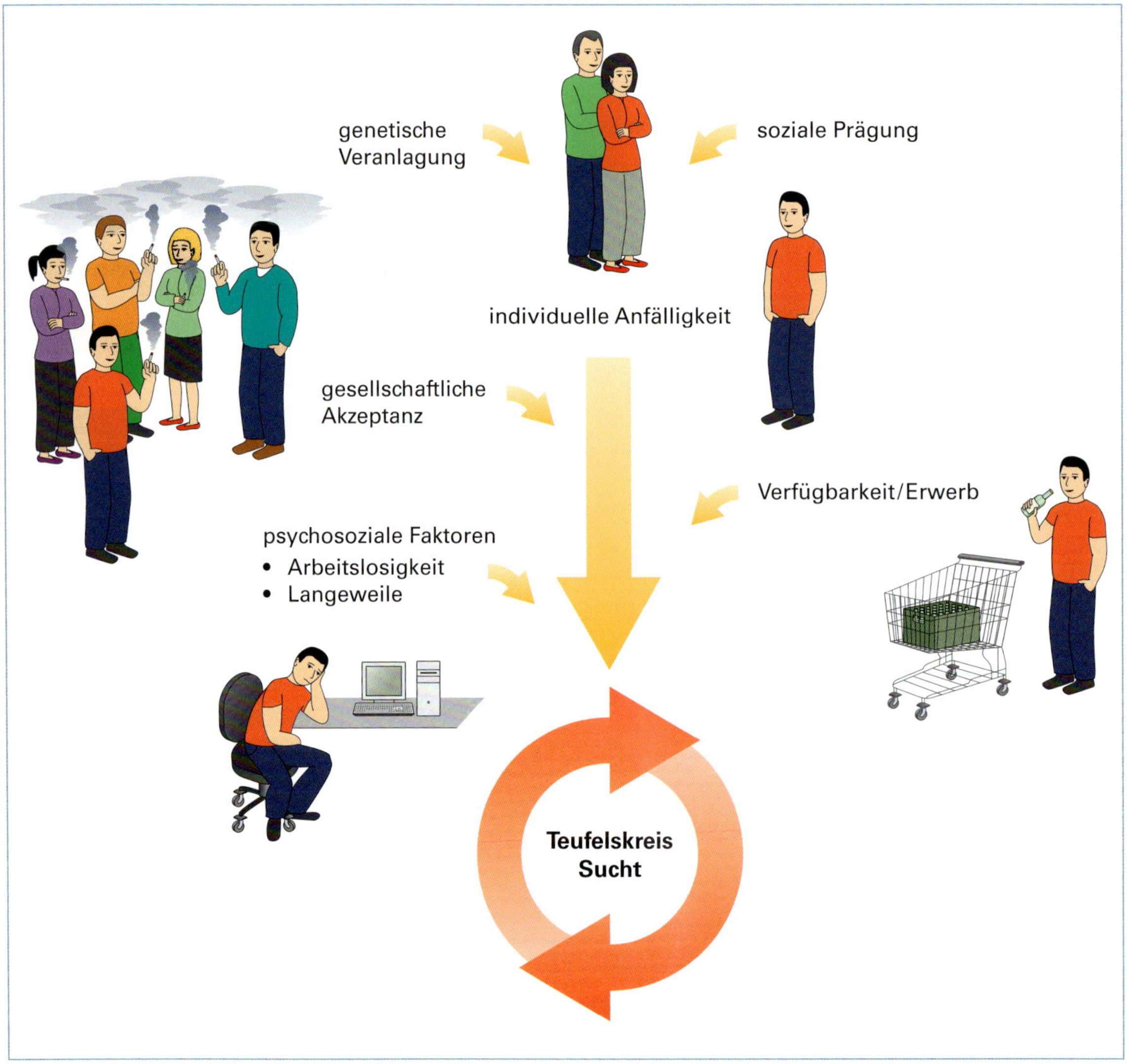

Bild 1 *Der Weg in die Sucht*

Ist der Betroffene erst einmal im **Teufelskreis** angekommen, läuft die Sucht von selbst weiter und lässt sich von außen nur noch wenig beeinflussen. Wissenschaftliche Experimente legen den Schluss nahe, dass der Substanzkonsum durch ein komplexes **Belohnungssystem im Gehirn** gesteuert wird. Der Effekt beruht auf der Ausschüttung des **Botenstoffs Dopamin,** der auch bei Stimulationen wie Nahrungsaufnahme, Verliebtheit, Sex oder Erfolgserlebnissen ausgeschüttet wird. Es entwickelt sich das Verlangen auf Wiederholung des Effektes. Entsprechend schwierig sind nun der **Weg aus der Sucht** und der langfristige Erfolg einer Entwöhnung.

Ein erster Schritt aus der Abhängigkeit ist das eigene **Suchteingeständnis** und der Wunsch aufzuhören. Erfahrungsgemäß ist es besser, sich für das Vorhaben **Unterstützung** zu suchen. Sinnvoll kann ein Gespräch in einer **Beratungsstelle** sein, wo vertraulich die persönliche Situation erörtert und das weitere Vorgehen geplant wird (Bild 1). Hierüber können beispielsweise Kontakte zu **Selbsthilfegruppen** geknüpft werden. Bei schwerer körperlicher und psychischer Abhängigkeit ist eine **längere stationäre Psychotherapie** unvermeidlich.

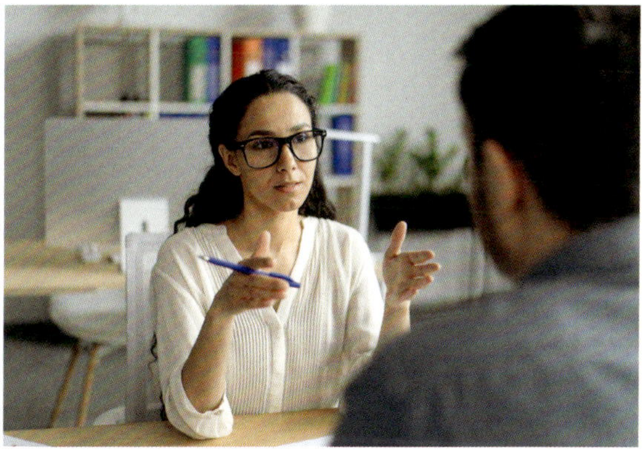

Bild 1 *Suchtberatung*

Die **Suchtprävention** hat in den letzten Jahren an Bedeutung gewonnen, zumal Suchtkrankheiten kein Problem von Randgruppen sind, sondern in allen gesellschaftlichen Schichten auftreten können. Die Maßnahmen beginnen bereits im Kindergartenalter und ziehen sich durch alle Entwicklungsphasen der Kinder und Jugendlichen.

Zur Suchtprävention gehört die **Aufklärung** über die Folgen einer Suchtkrankheit (Bild 2), doch kann **Abschreckung** allein nicht viel ausrichten. Staatliche Regulationen wie Werbeverbote, Verkaufsverbote an Jugendliche, Besteuerung und Kriminalisierung zeigen das gemeinschaftliche Interesse an der Suchtprävention.

Die besten Maßnahmen zur Suchtprävention befassen sich mit den **Ursachen von Suchtverhalten.** Wer beispielsweise weiß, wie er mit seiner eigenen Frustration sinnvoll umgehen kann, benötigt möglicherweise keine Drogen.

Suchtprävention setzt auf die **Stärkung der Persönlichkeit eines Menschen.** Wenn sich ein Mensch seiner Stärken bewusst wird, kann er auch zu seinen Schwächen stehen. Oft hilft die Erkenntnis, dass man aus Fehlern lernen kann und dass auch die Mitmenschen nicht fehlerlos sind. Kinder müssen frühzeitig lernen, mit Erfolgen und Misserfolgen umzugehen. Nur so sind sie gefestigt, inneren und äußeren Druck auszuhalten.

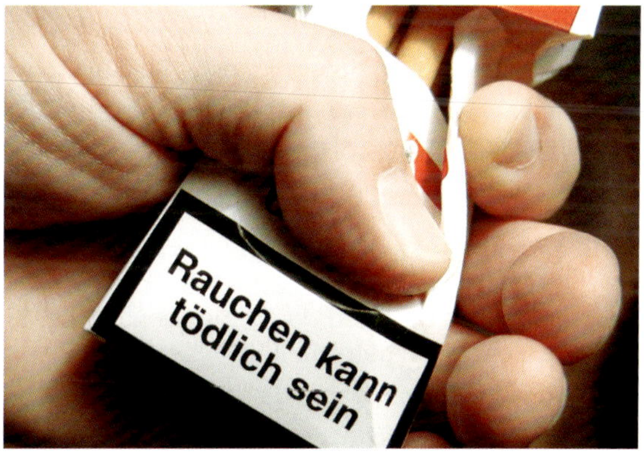

Bild 2 *Suchtprävention durch Abschreckung*

Merke

Die beste Suchtprävention ist die Stärkung der Persönlichkeit.

11

10 Übungsaufgaben (die Lösungen finden Sie in der Europathek)

Präventionsmedizin

1. Unterscheiden Sie präventive und kurative Medizin.
2. Unterscheiden Sie primäre, sekundäre und tertiäre Prävention.
3. Wer bestimmt, welche präventiven Maßnahmen zum Leistungskatalog für gesetzlich Krankenversicherte gehören?
4. Was versteht man unter den Satzungsleistungen einer gesetzlichen Krankenkasse?
5. Welche Risikofaktoren finden sich bei Herrn Anheimer (siehe Praxisfall)?
6. Erklären Sie Herrn Anheimer (siehe Praxisfall), warum eine Gesundheitsuntersuchung bei ihm sinnvoll ist.
7. Nehmen Sie Stellung zur Bitte von Herrn Anheimer (siehe Praxisfall), Dr. König solle eine Ultraschalluntersuchung des Herzens bei ihm durchführen.

Füherkennungsuntersuchungen in der Schwangerschaft

1. Nennen Sie die Ziele der Mutterschaftsvorsorge.
2. Wo werden die Untersuchungsergebnisse der Mutterschaftsvorsorge dokumentiert?
3. Aus welchem Grund wird im Rahmen der Erstuntersuchung eine ausführliche Anamnese durchgeführt?
4. Nennen Sie Beispiele für Risikoschwangerschaften.
5. Welche Bedeutung hat die Einstufung „Risikoschwangerschaft"?
6. Nennen Sie Untersuchungen, die im Rahmen der Richtlinien bei Schwangeren durchgeführt werden.
7. Nennen Sie Laboruntersuchungen, die im Rahmen der Richtlinien bei Schwangeren durchgeführt werden.
8. In welchen Abständen erfolgen die Kontrolluntersuchungen im Rahmen der Mutterschaftsvorsorge?
9. Nennen Sie Infektionskrankheiten, die zu Schäden beim Ungeborenen führen können.
10. Bei welcher Blutgruppe wird eine Anti-D-Prophylaxe durchgeführt?
11. Wie viele Ultraschalluntersuchungen werden im Verlauf einer normalen Schwangerschaft durchgeführt und wann finden diese statt?

Früherkennung bei Kindern und Jugendlichen

1. Welche Maßnahmen der Früherkennung bei Kindern und Jugendlichen werden von den gesetzlichen Krankenkassen getragen?
2. Wo werden die Ergebnisse der Kinderfrüherkennungsuntersuchungen dokumentiert?
3. Warum ist es wichtig, die Toleranzgrenzen der Früherkennungsuntersuchungen bei Kindern und Jugendlichen einzuhalten?
4. Wann wird die U1 durchgeführt?
5. Nach welchem Schema wird die U1 durchgeführt?
6. Warum wird beim Neugeborenen eine Pulsoxymetrie durchgeführt?
7. Was versteht man unter dem „erweiterten Neugeborenen-Screening"?
8. Wo wird Blut beim Kind für das erweiterte Neugeborenen-Screening abgenommen?
9. Unterscheiden Sie die beiden Möglichkeiten, mit denen das Neugeborenen-Hörscreening durchgeführt werden kann.
10. Aus welchen Gründen wird im Rahmen der U3 das Hüftsonographie-Screening durchgeführt?
11. Die Durchführung der Früherkennungsuntersuchungen U5 bis U9 wird in Nordrhein-Westfalen einer zentralen Stelle gemeldet. Was geschieht, wenn bei der zentralen Stelle keine Meldung eingeht?
12. Welche Ziele verfolgen die Jugendgesundheitsuntersuchungen J1 und J2?

Arbeitsmedizinische Untersuchungen

1. Wer gilt im Sinne des Gesetzes als Jugendlicher?
2. Wann müssen Jugendliche zur Jugendarbeitsschutzuntersuchung?
3. Warum werden Jugendarbeitsschutzuntersuchungen durchgeführt?
4. Welchen Schein muss ein Jugendlicher vorlegen, bei dem eine Jugendarbeitsschutzuntersuchung durchgeführt werden soll? Woher erhält der Jugendliche diesen Schein?
5. Welche Konsequenzen kann es haben, wenn der Arzt im Rahmen der Jugendarbeitsschutzuntersuchung eine Beeinträchtigung beim Jugendlichen übersieht?
6. Dr. König stellt beim 16-jährigen Timo im Rahmen der Jugendarbeitsschutzuntersuchung eine Sehschwäche fest. Timo möchte eine Ausbildung zum Mechatroniker beginnen. Wie muss Dr. König vorgehen?
7. Die 17-jährige Carina ist bereits seit einem Jahr in der Ausbildung zur MFA. Was muss ihr Arbeitgeber beachten, wenn Carina weiter bei ihm beschäftigt bleibt?
8. Wer trägt die Kosten einer Jugendarbeitsschutzuntersuchung?
9. Wer führt die Arbeitsschutzuntersuchungen durch?

Gesundheitsuntersuchung

1. Nennen Sie die drei Bereiche der Gesundheitsuntersuchung.
2. Ab welchem Alter und in welchen Abständen haben gesetzlich Krankenversicherte Anspruch auf eine Gesundheitsuntersuchung?
3. Welche Krankheiten sollen im Rahmen der Gesundheitsuntersuchung frühzeitig diagnostiziert werden?
4. Welche Laboruntersuchungen werden im Rahmen der Gesundheitsuntersuchung durchgeführt?
5. Herr Wehner möchte, dass im Rahmen der Gesundheitsuntersuchung seine Leber genauer untersucht wird. Dr. König schlägt eine Ultraschalluntersuchung und die Bestimmung der Leberwerte im Blut vor. Wer kommt für die Kosten der Leberdiagnostik auf?
6. Im Rahmen der Gesundheitsuntersuchung fällt bei Frau Becker eine Hypercholesterinämie auf. Erläutern Sie der Patientin, warum die Hypercholesterinämie ein Risikofaktor ist.
7. Warum wird das Hepatitis-B- und Hepatitis-C-Virus-Screening durchgeführt?
8. Ab welchem Alter und wie oft wird das Hepatitis-Screening durchgeführt?
9. Welche Blutröhrchen müssen Sie für das Hepatitis-Screening herauslegen?
10. Was versteht man unter einem Aneurysma?
11. Warum sind Aneurysmen gefährlich?
12. Wo kommen Aneurysmen vor?
13. Hauptursache von Aneurysmen ist die Arteriosklerose. Nennen Sie Risikofaktoren für Arteriosklerose.
14. Warum wird das Screening auf Bauchaortenaneurysmen bei Männern ab 65 Jahren durchgeführt und nicht bei Frauen?
15. Nennen Sie Vor- und Nachteile des Ultraschallscreenings.

Krebsfrüherkennung

1. Nennen Sie die unteren Altersgrenzen folgender Krebsfrüherkennungsuntersuchungen:
   a) weibliche Genitalien
   b) weibliche Brust
   c) Mammographie-Screening
   d) männliche Genitalien
   e) Hautkrebs-Screening
   f) Früherkennung des kolorektalen Karzinoms
2. Vor einigen Krebsfrüherkennungsuntersuchungen besteht Beratungspflicht. Welche Konsequenzen kann es haben, wenn ein Versicherter die Beratung nicht wahrnimmt?
3. Frau Kristin ist 25 Jahre alt. Erläutern Sie ihr, welche Maßnahmen im Rahmen der gynäkologischen Krebsfrüherkennungsuntersuchung bei ihr durchgeführt werden.
4. Der zytologische Befund wird bei Frau Kristin als „Pap II" angegeben. Welche Information enthält der Befund „Pap II"?
5. Frau Kristin hat gelesen, dass die Dünnschicht-Zytologie eine bessere Abstrichuntersuchung sein soll. Nehmen Sie Stellung.

Krebsfrüherkennung

6. Erläutern Sie der 35-jährigen Patientin Frau Wirths die sechs Schritte zur Selbstuntersuchung der Brust.
7. Die 50-jährige Frau Heimrath hat eine Einladung zum Mammographie-Screening erhalten. Sie bittet Sie, ihr die Vor- und Nachteile der Untersuchung zu erläutern.
8. Warum wird die Röntgenaufnahme im Rahmen eines Mammographie-Screenings von zwei Ärzten, unabhängig voneinander, begutachtet.
9. Was geschieht, wenn im Rahmen des Mammographie-Screenings ein auffälliger Befund erhoben wird?
10. Welche Maßnahmen gehören zur Krebsfrüherkennungsuntersuchung der männlichen Genitalien?
11. Welche Krebserkrankungen sollen im Rahmen des Hautkrebs-Screenings erkannt werden?
12. Vor den Früherkennungsuntersuchungen auf ein kolorektales Karzinom wird ein Patient zweimal beraten. Welche Inhalte hat das Beratungsgespräch?
13. Ab welchem Alter können gesetzlich krankenversicherte Männer und Frauen eine Vorsorge-Koloskopie in Anspruch nehmen?
14. In welchem zeitlichen Abstand erfolgt die Folgekoloskopie?
15. Auf wie viele präventive Koloskopien haben gesetzlich Krankenversicherte maximal Anspruch?
16. Nennen Sie Vor- und Nachteile der Vorsorge-Koloskopie.
17. Welche Früherkennungsuntersuchungen auf ein kolorektales Karzinom kann ein Versicherter in Anspruch nehmen, der keine Koloskopie bei sich durchführen lassen möchte?
18. In welchem zeitlichen Abstand wird ein präventiver IFOBT zulasten der gesetzlichen Krankenkassen angeboten?

Disease-Management-Programme (DMP)

1. Nennen Sie Krankheiten, für die DMP angeboten werden.
2. Unter welchen Voraussetzungen dürfen Ärzte DMP anbieten?
3. Welche Aufgaben muss ein koordinierender Arzt erfüllen?
4. Welche Patienten können an DMP teilnehmen?
5. Welches Ziel verfolgen DM-Programme?
6. Erläutern Sie den Vorgang der Qualitätssicherung im Rahmen eines DMP.
7. Nennen Sie die Vorteile von DMP für Krankenkassen, Ärzte und Patienten.
8. Welche Maßnahmen werden beim DMP Diabetes mellitus Typ 2 regelmäßig wiederholt?

Selbsthilfegruppen

1. Was versteht man unter Selbsthilfe?
2. Welche Bedeutung hat Selbsthilfe bei schweren und chronischen Erkrankungen?
3. Welche Vorteile haben Selbsthilfegruppen?
4. Nennen Sie verschiedene Kennzeichen von Selbsthilfegruppen.

Sucht und Suchtprävention

1. Unterscheiden Sie legale und illegale Drogen, geben Sie jeweils Beispiele an.
2. Was versteht man unter einer Sucht?
3. Nennen Sie Beispiele für Verhaltensweisen mit Suchtcharakter.
4. Woher stammt die Bezeichnung „Sucht"?
5. Nennen Sie Kennzeichen der psychischen und physischen Abhängigkeit.
6. Nennen Sie Beispiele für körperliche, psychische und soziale Langzeitfolgen durch eine Suchtkrankheit.
7. Nennen Sie Faktoren, die eine Suchtentwicklung beeinflussen.
8. Warum kommt man aus dem „Teufelskreis der Sucht" nur schwer wieder heraus.
9. Nennen Sie Möglichkeiten, um aus einer Sucht wieder herauszufinden.
10. Stellen Sie Maßnahmen der Suchtprävention vor und beurteilen Sie diese.

Anhang

1 Maßeinheiten

In der ärztlichen Praxis wird bei Patienten unter anderem die Körpergröße, das Körpergewicht oder die Blutzuckerkonzentration bestimmt. Alle diese **Messergebnisse** bestehen immer aus einem **Zahlenwert** in Verbindung mit einer **Einheit**. Der Patient wiegt 70 Kilogramm, ist 1,85 Meter groß und seine Blutzuckerkonzentration beträgt 95 Milligramm pro Deziliter Blut.

Messgröße	Einheit	Symbol
Länge	Meter	m
Zeit	Sekunde	s
Masse	Kilogramm	kg
Temperatur	Kelvin	K
elektrische Stromstärke	Ampere	A
Stoffmenge	Mol	mol
Lichtstärke	Candela	cd

Tabelle 1 *SI-Basiseinheiten*

1.1 SI-Basiseinheiten

Um bei allen Messergebnissen einen weltweiten Vergleich zu ermöglichen, wurde ein internationales System von Maßeinheiten, das **Système Internationale d'Unités (SI),** geschaffen. In der nebenstehenden Tabelle sind die **sieben SI-Basiseinheiten** aufgeführt. Daraus werden weitere Einheiten, wie z. B. der Druck, das **Pascal** (Pa), abgeleitet. 1 Pa = 1 kg · m^{-1} · s^{-2}. Der Blutdruck wird jedoch innerhalb der EU in der Einheit **mm Hg,** Millimeter Quecksilbersäule, angegeben.

1.2 Vielfache und Teile von Einheiten

Damit die Zahlenwerte der Einheiten in einer überschaubaren Größenordnung angewendet werden können, stellt man, zur Bezeichnung **dezimaler Vielfacher** und **Teile,** den Einheiten **Vorsilben** voran. Sie ersetzen das **Zahlwort** oder die **Zehnerpotenz**. Tabelle 2 zeigt eine Liste dieser Vorsilben und Anwendungsbeispiele aus der Praxis.

Merke

Der Zahlenwert einer Messgröße darf nie ohne seine Einheit angegeben werden!

Vorsilbe	Symbol	Zehnerpotenz	Anwendungsbeispiel
Tera	T	10^{12}	4,0 T Ery/L (4 000 000 000 000 Ery pro Liter Blut)
Giga	G	10^{9}	5,0 G Leuko/L (5 000 000 000 Leuko pro Liter Blut)
Mega	M	10^{6}	4,0 M Ery/µL (4 000 000 Ery pro Mikroliter Blut; üblicherweise wird die Abkürzung des Zahlwortes verwendet: 4,0 Mio Ery/µL)
Kilo	k	10^{3}	kg = Kilogramm = 1000 g
Hekto	h	10^{2}	hL = Hektoliter = 100 L
Deka	da	10^{1}	Dag = Dekagramm = 10 g
Dezi	d	10^{-1}	dL = Deziliter = Zehntelliter = 0,1 L
Zenti	c	10^{-2}	cm = Hundertstelmeter = 0,01 m
Milli	m	10^{-3}	mL = Milliliter = Tausendstelliter (Volumen eines Würfels mit einer Kantenlänge von 1 cm) = 0,001 L
Mikro	µ	10^{-6}	µL = Mikroliter = Millionstelliter (Volumen eines Würfels mit einer Kantenlänge von 1 mm = 1 mm^3) = 0,000 001 L
Nano	n	10^{-9}	nm = Nanometer (z. B. Angabe der Wellenlänge des verwendeten Lichtes bei der Fotometrie) = 0,000 000 001 m
Piko	p	10^{-12}	pg = Billionstelgramm (z. B. Masse des Hämoglobins in einem Erythrozyten = 0,000 000 000 001 g)
Femto	f	10^{-15}	fL = Femtoliter (z. B. Angabe des Volumens eines Erythrozyten) = 0,000 000 000 000 001 L

Tabelle 2 *Dezimale Vielfache und Teile von Einheiten*

A

1.3 Abgeleitete und sonstige Einheiten

In der Medizin werden außerdem Einheiten verwendet, die komplizierte Vorgänge wie die **Enzymaktivität** in einer weiteren Einheit zusammenfassen. So wurde 1961 die **Unit,** englisch für Einheit, Symbol **U**, eingeführt. Sie ist definiert als die Enzymmenge, die unter standardisierten Bedingungen in einer Minute ein µmol Substrat umsetzt. Diese Einheit wird immer noch verwendet, obwohl 1972 das **Katal**, Symbol **kat**, als SI-Einheit für die **Enzymaktivität** festgelegt wurde.

Eine weitere geläufige Einheit ist die **internationale Einheit** (IE), englisch: **international unit** (IU). Sie beschreibt die **Wirkung** von Präparaten wie Heparin oder Insulin und nicht deren Stoffmenge.

Impftiter werden entweder mit derjenigen Verdünnungsstufe, bei der gerade noch Antikörper nachweisbar sind angegeben, beispielweise 1 : 64, oder ebenfalls in IU.

2 Referenzwerte in der Labordiagnostik

Referenzwerte bilden den **Maßstab**, um Ergebnisse von Laboruntersuchungen beurteilen zu können. Sie werden durch die Untersuchung einer als gesund angenommenen Personengruppe ermittelt. Dabei wird der Bereich als **normal** festgelegt, in den die Werte von **95 %** dieser Personen fallen. Das heißt, dass 5 % der Personen zwar gesund sind, ihre Laborwerte jedoch unter- bzw. oberhalb des festgelegten Bereiches liegen, also fälschlicherweise als pathologisch angesehen werden.

Die Festlegung der Referenzbereiche ist aus verschiedenen Gründen problematisch. Da die Referenzwerte unter anderem auf ein bestimmtes **Alter, Geschlecht** oder auf die **ethnische Zugehörigkeit** bezogen werden, muss dies bei der Auswahl der Vergleichspersonengruppe berücksichtigt werden.

Außerdem sind Referenzwerte bzw. -bereiche abhängig von der angewandten **Methode,** mit der die Laboruntersuchung durchgeführt wird, sowie vom **Probenmaterial,** aus dem der Parameter bestimmt wird. Beispielsweise wird der Referenzbereich des Nüchternglukosewerts, der im venösen Vollblut nasschemisch ermittelt wird, mit 60 bis 100 mg/dL angegeben, der Nüchternglukosewert, trockenchemisch aus venösem Plasma bestimmt, jedoch mit 60 bis 109 mg/dL. Deshalb orientiert sich der Arzt an den Referenzwerten des jeweiligen Labors in dem die Werte ermittelt wurden.

Hinweis

Die meisten in SI-Einheiten angegebenen Laborergebnisse werden auf die Volumeneinheit Liter bezogen. Um eine Verwechslung des kleinen „l" mit dem Großen „I" zu verhindern, ist es zulässig, Liter mit einem großen „L" abzukürzen.

2.1 Referenzbereiche für Blutbestandteile

Nachfolgend sind von den in einer Allgemeinpraxis häufig vorkommenden und in diesem Buch erklärten Laborparametern, die Referenzbereiche für Erwachsene in **konventionellen** und/oder **SI-Einheiten** in alphabetischer Reihenfolge in Tabellen zusammengestellt. Tabelle 1 zeigt die Werte im Vollblut, Serum und Plasma. Neben sonstigen **Bemerkungen** wird erwähnt, welches **Probenmaterial** für die Laboruntersuchung verwendet werden kann.

Parameter	Konventionelle Einheit	SI-Einheit	Mögliches Probenmaterial, Bemerkungen
alkalische Phosphatase gesamt	♀ 20–50 Jahre: < 98 U/L ♂ 20–50 Jahre: < 128 U/L	♀: < 1,64 µkat/L ♂: < 2,14 µkat/L	Serum, 37 °C IFCC
Alpha-Amylase	< 100 U/L	< 1,67 µkat/L	Serum, 37 °C
Bilirubin gesamt	< 1,2 mg/dL	< 21 µmol/L	Serum
Bilirubin direkt (konjugiert)	< 0,25 mg/dL	< 4,3 µmol/L	Serum

Tabelle 1 *Referenzbereiche im Vollblut/Serum/Plasma*

Parameter	Konventionelle Einheit	SI-Einheit	Mögliches Probenmaterial, Bemerkungen
Blutkörperchensenkungsgeschwindigkeit (BSG)	1-Stunden-Wert in mm < 50 Jahre: ♀: < 20, ♂: < 15 > 50 Jahre: ♀: < 30, ♂: < 20	–	Citratblut In Großlabors mit speziellem Gerät aus EDTA-Blut
BNP (B-Typ Natriuretisches Peptid)	< 100 pg/dL	–	Serum, EDTA-, Heparinblut oder EDTA-Plasma, methodenabhängig
cardiales Troponin T (cTnT)	< 0,1 ng/mL	< 0,1 µg/L	kapillares oder venöses Vollblut, Serum, Plasma; methodenabhängig
Chlorid	95–105 mval L	95–106 mmol/L	Serum
Cholesterin gesamt	< 200 mg/dL	< 5,2 mmol/L	Serum
CRP	< 0,5 mg/dL	< 47,6 nmol/L	Vollblut, Serum, Plasma; methodenabhängig
Differenzialblutbild	stabkernige neutrophile Granulozyten: 3– 5 % segmentkernige neutrophile Granulozyten: 50–70 % eosinohile Granulozyten: 2– 4 % basophile Granulozyten: 0– 1 % Lymphozyten: 25–40 % Monozyten: 2– 8 %		Kapillar- oder EDTA-Blut
D-Dimere	< 3 mg/dL	< 0,3 mg/L	Citratplasma, methodenabhängig
Eisen	♀: 37–145 µg/dL ♂: 59–158 µg/dL	♀: 6,6–26 µmol/L ♂: 11–28 µmol/L	Serum, alters- und tagesrhythmusabhängig
Eiweiß, gesamt	6,6 – 8,3 g/dL	66 – 83 g/L	Serum
Elektrophorese **Albumin** **α1 Globulin** **α2 Globulin** **β Globulin** **γ Globulin**	 55–69 % 1,6–5,8 % 5,9–11 % 7,9–14 % 11–18 %	–	Serum
Erythrozyten (Ery)	♀: 4,00–5,00 Mio/µL ♂: 4,50–5,50 Mio/µL	♀: 4,00–5,00 T/L ♂: 4,50–5,50 T/L	Kapillar- oder EDTA-Blut
Ferritin	♀ 20–300 µg/L ♂ 35–440 µg/L	♀ 42 – 633 pmol/L ♂ 74 – 928 pmol/L	Serum/methodenabhängig
Fibrinogen	180–350 mg/dL	1,8–3,5 g/L	Citratblut oder -plasma
Gamma-GT	♀: < 40 U/L ♂: < 60 U/L	♀ < 0,67 µkat/L ♂ < 1,00 µkat/L	Serum, 37 °C
GLDH	♀: < 5 U/L ♂: < 7 U/L	♀ < 80 nkat/L ♂ < 120 nkat/L	Serum, 37 °C
Glukose nüchtern	< 100 mg/dL	< 5,6 mmol/L	Kapillarblut, Serum, Plasma; abhängig von der Methode und dem Messgerät
Glukose 2 Stunden postprandial	< 140 mg/dL	< 7,8 mmol/L	

Parameter	Konventionelle Einheit	SI-Einheit	Mögliches Probenmaterial/ Bemerkungen
GOT	♀: < 35 U/L ♂: < 50 U/L	♀ < 0,60 µkat/L ♂ < 0,85 µkat/L	Serum, 37 °C
GPT	♀: < 35 U/L ♂: < 50 U/L	♀ < 0,60 µkat/L ♂ < 0,85 µkat/L	Serum, 37 °C
Hämatokrit	♀: 35–47 % ♂: 40–52 %	♀: 0,35–0,47 L/L ♂: 0,40–0,52 L/L	Kapillar- oder EDTA-Blut
Hämoglobin (Hb)	♀: 12,0–16,0 g/dL ♂: 14,0–18,0 g/dL	♀: 7,5–9,9 mmol/L ♂: 8,7–11,2 mmol/L	Kapillar- oder EDTA-Blut
Harnsäure	♀: 2,4–5,7 mg/dL ♂: 3,4–7,0 mg/dL	♀: 143–339 µmol/L ♂: 202–416 µmol/L	Serum
Harnstoff	17–43 mg/dL	2,8–7,2 mmol/L	Serum
HbA1c	 < 6 % < 7 % > 8 %	 < 47,5 mmol/mol 47,5–58,5 mmol/ mol > 58,5 mmol/mol	EDTA-Blut, gut – eingestellter Diabetes melllitus grenzwertig schlecht
HDL-Cholesterin	♀ > 65 mg/dL ♂ > 55 mg/dL	♀ > 1,68 mmol/L ♂ > 1,45 mmol/L	Serum
INR	1,3–0,8 therapeutischer Bereich abhängig von der Grunderkrankung: 2,0–3,0		Citratblut oder -plasma
Kalium	3,5–5,1 mEq/L	3,5–5,1 mmol/L	Serum
Kalzium	8,6–10,3 mg/dL	2,15–2,58 mmol/L	Serum
Kreatinin	♀: 0,51–0,95 mg/dL ♂: 0,67–1,17 mg/dL	♀ > 45–84 µmol/L ♂ > 59–104 µmol/L	Serum
Kreatinkinase gesamt (CK gesamt)	♀: < 170 U/L ♂: < 190 U/L	♀: < 2,85 µkat/L ♂: < 3,20 µkat/L	Serum, 37 °C
Kreatinkinase MB	< 24 U/L	< 0,40 µkat/L	Serum, 37 °C (CKMB)
LDH	< 250 U/L	< 4,2 µkat/L	Serum, 37 °C IFCC
LDL-Cholesterin	< 155 mg/dL	< 4 mmol/L	Serum
Leukozyten	4000–10000 /µL	4–10 G/L	Kapillar- oder EDTA-Blut
Lipase	< 60 U/L	< 1,00 µkat/L	Serum, turbinimetrisch
Magnesium	1,6–2,6 mg/dL	0,65–1,05 mmol/L	Serum
MCH	27,0–33,0 pg/Ery	1,67–2,04 fmol/Ery	–
MCV	80–96 µm³/Ery	80–96 fL/Ery	–
MCHC	33–36 g/100 mL Ery	20–22 mmol Hb/L Ery	–
Natrium	134–145 mEq/L	134–145 mmol/L	Serum
Pankreas-Amylase	< 53 U/L	< 0,9 µkat/L	Serum; 37 °C, IFCC Methode
Phosphat	2,7–5,2 mEq/L	0,87–1,67 mmol/L	Serum

Parameter	Konventionelle Einheit	SI-Einheit	Mögliches Probenmaterial, Bemerkungen
partielle Thromboplastinzeit (PTT)	26–36 s	–	Citratblut oder -plasma, reagenzabhängige Werte
Prothrombinzeit/ Thromboplastinzeit (TPZ) nach Quick	70–120 %; therapeutischer Bereich abhängig von der Grunderkrankung	Citratblut oder -plasma	
Retikulozyten	5–15 ‰	–	Kapillar- oder EDTA-Blut
saure Phosphatase	♀: < 6,5 U/L ♂: < 6,6 U/L	♀: < 0,108 µkat/L ♂: < 0,110 µkat/L	Serum
TSH basal	0,27–4,2 µU/mL	0,27–4,2 mU/L	Serum
TSH stimuliert		nach 30 min. 2–25 mU/L	Serum
Transferrin	Erwachsene 2,0–3,6 g/L	Erwachsene 25–45µmol/L	Serum/turbimetrisch
Thrombozyten	150 000–400 000/µL	150–400 G/L	Kapillar- oder EDTA-Blut
Triglyceride	< 200 mg/dL	< 2,3 mmol/L	Serum

2.2 Referenzbereiche für Harn

Eine Harnprobe kann auf vielfältige Weise untersucht werden. Am Anfang steht die eigene Beobachtung ohne Hilfsmittel, nur mit Auge und Nase. Daran können sich chemische, mikroskopische, bakteriologische und immunologische Methoden anschließen (siehe Tabelle 2).

Allgemeine Parameter	
Menge	1000 bis 2000 mL/24 h
Geruch	fade, nicht ekelerregend
Farbe und Durchsichtigkeit	hell- bis mittelgelb und klar
Mikroskopische Bestandteile	**Bestandteil/Blickfeld**
Erythrozyten	0 bis 1
Leukozyten	0 bis 4
Plattenepithelien	bis 10
Übergangs- und Nierenepithelien	keine
hyaline Zylinder	0 bis 1
alle anderen Zylinder	keine
pathologische Kristalle	keine
physiologische Kristalle	geringe Mengen sind nahrungsbedingt
Bakterien, Hefe, Trichomonaden	keine

Bakteriologische Parameter	
Erwachsene	< 10^5 Keime/mL
Kinder	< 10^4 Keime/mL
Chemisch bestimmte Parameter	
pH-Wert	4,8 bis 7,5
Nitrit	negativ
Dichte (Teststr.) • Spontanharn • 24-h-Harn	 • 1003 bis 1040 • 1012 bis 1030
Eiweiß	negativ
Keton	negativ
Glukose	normal oder negativ (je nach Teststreifenhersteller)
Urobilinogen	normal
Bilirubin	negativ
Blut (Ery)	negativ
Leuko	negativ
Immunologisch bestimmter Parameter	
Albumin	< 20 mg/L

Tabelle 2 *Referenzbereiche für Harn*

3 Hepatitis-B-Diagnostik

Bei der Hepatitis-B-Diagnostik sind die verschiedenen Bestandteile des Hepatitis-B-Virus (HBV) Gegenstand der Diagnostik:

- **HBsAG,** das Oberflächenantigen (engl. surface: Oberfläche, daher der kleine Buchstabe „s")
- **HBcAG,** das Kernantigen (engl. core: Kern, daher das „c")
- **HBeAG,** ein vom HBcAG produziertes Hüllenantigen (engl. envelope: Hülle)
- **Hepatitis-B-Virus-DNS** (Das HBV ist ein DNS-Virus)
- **DNS-Polymerase** (ein Enzym, das bei der Synthese von Virusteilchen eine Rolle spielt)

Die Virusteile (Antigene) rufen im Körper die Bildung von **Antikörpern** (AK) hervor. Diese Antiköper sind Plasmaeiweiße und zwar **Globuline** (Immunglobuline). Die **Immunglobuline** (Ig) werden ihrerseits in fünf Klassen unterteilt, wovon die Immunglobuline der **Klasse G** (IgG) und **M** (IgM) für die Hepatitisdiagnostik von Bedeutung sind.

- **IgM** lässt auf eine frische Infektion schließen.
- **IgG** beweist eine abgelaufene Infektion bzw. eine erfolgreiche aktive Immunisierung.

Die Bezeichnung des Antikörpers setzt sich aus der Vorsilbe „Anti" und dem Antigen, gegen das sich der Antiköper richtet, zusammen. Wenn nichts weiter angegeben wird, handelt es sich immer um Immunglobuline der Klasse G. Spielen beide Immunglobulinklassen bei der Diagnostik eine Rolle, so werden sie als IgM bzw. IgG gekennzeichnet:

- Anti-HBs
- Anti-Hbc (IgG)
- Anti-Hbc (IgM)
- Anti-Hbe

In der folgenden Tabelle 1 werden einige Laborparameter der **Hepatitis-B-Diagnostik** aufgeführt und ihre Bedeutung erläutert.

Laborparameter	Interpretation
HBsAG	• akute oder chronische HBV-Infektion • absinkende Konzentration von HBsAG zeigt Heilung an
HBeAG	• Viren werden neu gebildet • der Patient ist hochinfektiös
HBV-DNS	• Beweis für Infektiosität
Anti-HBs (Antikörper gegen HBs, IgG)	• Nachweis für Immunität durch Impfung oder nach ausgeheilter Krankheit
Anti-HBc (IgG)	• Nachweis für abgelaufene HBV-Infektion
Anti-HBc (IgM)	• Nachweis für akute Hepatitis B • Marker für die Verlaufsbeobachtung von chronischer Hepatitis B

Tabelle 1 *Hepatitis-Diagnostik*

Um festzustellen, ob eine **Hepatitis-B-Impfung** beim medizinischen Personal einen ausreichenden Schutz bietet, sollte nach der dritten Impfung der **Impftiter** bestimmt werden. Als Messwert dient der **Anti-HBs-Titer**.

- Bei **< 20 IU/L** besteht **keine Immunität**. Eine Nachimpfung wird empfohlen.
- Bei einem Titer zwischen **20 und 100 IU/L** ist eine **Immunität anzunehmen**. Die STIKO empfiehlt eine sofortige Nachimpfung, eine Titerkontrolle und eine Nachimpfung nach einem Jahr.
- Bei **> 100 IU/L** geht man von einer **Immunität** auS. Eine Titerkontrolle und Nachimpfung nach zehn Jahren wird empfohlen, bei Werten unter **< 1000 IU/L** sollte die Nachimpfung bereits nach drei bis fünf Jahren durchgeführt werden.

4 Krebsdiagnostik

Krebs ist eine Sammelbezeichnung für Krankheiten von Organen oder Strukturen, denen **bösartiges Wachstum** gemeinsam ist. Manche maligne entarteten Gewebe produzieren Substanzen, die im Serum nachgewiesen werden können, die **Tumormarker**.

Tumormarker eignen sich nicht zum **Screening**, das heißt dazu, dass sich alle Menschen im Rahmen von Krebsfrüherkennungsuntersuchungen daraufhin testen lassen. Sie eignen sich, wenn der Verdacht auf eine Krebserkrankung besteht, zur Diagnose und zur Verlaufskontrolle nach der Therapie.

Bei erfolgreicher Behandlung des Tumors sinken sie in der Regel wieder auf Normalniveau. Ein Ansteigen zeigt ein erneutes Tumorwachstum bzw. das Auftreten von Metastasen an. In Tabelle 1 werden einige Tumormarker und die durch sie gekennzeichneten Organtumore aufgezählt.

Tumormarker	Betroffene Organe
CEA (Carcinoembryonales Antigen)	Dickdarm, Brust, Lunge, Bauchspeicheldrüse, Magen
CA 15-3 (Carbonhydrat-Antigen 15-3)	Brust
CA 19-9	Bauchspeicheldrüse, Dickdarm, Magen, Leber, Gallenwege, Ovar
CA 125	Ovar
SCC (Squamous carcinoma Antigen)	Uterus
PAP/PSA (Prostata acid phosphatase/ Prostata-spezifisches Antigen)	Prostata
AFP (Alpha-Fetoprotein)	Leber, Ovar, Hoden
HCG (Humanes Choroingonadotropin)	Ovar (bei nicht schwangeren Frauen), Hoden

Tabelle 1

5 Übungsaufgaben (die Lösungen finden Sie in der Europathek)

Maßeinheiten

1. Welche Messgrößen benötigen Sie zur Berechnung des BMI-Wertes?
2. Bei einem Patienten, der eine Zytostatikatherapie bekommt, werden 2550 Leukozyten/µL Blut gezählt. Welcher Leukozytenzahl entspricht dies in der SI-Einheit?
3. Auf einer Pipette finden Sie die Volumenbezeichnungen 0,05 mL und 0,1 mL (Bild 1). Rechnen Sie die Angaben in Mikroliter und in Liter um.

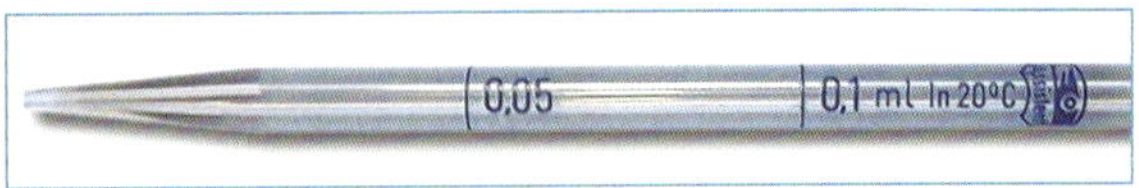

Bild 1 *Pipette*

Referenzwerte in der Labordiagnostik

1. Wozu dienen Referenzwerte in der Labordiagnostik?
2. Wie werden die Referenzbereiche ermittelt?
3. Worauf muss bei der Festlegung der Referenzbereiche geachtet werden?
4. Svenjas Großmutter lebt in einem Land, in dem die Blutzuckerkonzentration in mmol/L angegeben wird. Svenja sind die Angaben in der Massenkonzentration mg/dL geläufiger. Um einschätzen zu können, ob die Blutzuckerkonzentration von 10,5 mmol/L zwei Stunden nach dem Essen in Ordnung ist, rechnet sie sich den Wert in mg/dL um. Wie viel mg/dL entsprechen 10,5 mmol/L?
5. Nennen Sie den Referenzbereich des Hämoglobins in konventionellen und in SI-Einheiten.
6. Welcher Zehnerpotenz entsprechen die Vorsilben: Tera, Mega, Milli und Mikro?
7. Erklären Sie, was unter 29 pg beim MCH-Wert zu verstehen ist.

A

6 Geschichte der Medizin im Überblick

Krankheiten gehören zum Menschsein, ebenso wie die Bemühungen, Krankheiten zu heilen oder zu lindern. Funde aus der Steinzeit und Zeugnisse der alten Kulturen aus Babylon und Ägypten geben Hinweise darauf.

Lange Zeit war die Medizin ein reines Buchwissen, das auf religiösen und weltanschaulichen Vorstellungen beruhte. Erst allmählich lernte man, die Natur zu beobachten und nach Ursache und Wirkung zu forschen. Der berühmte Arzt Paracelsus setzte im 16. Jahrhundert erstmalig sein Erfahrungswissen gegen überkommene Lehrmeinungen. Im 19. Jahrhundert erfuhr die Naturwissenschaft einen gewaltigen Schub. In dieser Zeit wurden die Grundlagen der modernen Medizin gelegt. Die Namen Rudolf Virchow und Robert Koch stehen für diese Epoche.

Entdeckungen werden von Individuen gemacht, oder sie werden diesen zugeschrieben. Der Fortschritt entsteht aber auch durch viele kleine Schritte von Menschen, deren Namen wir heute nicht mehr kennen.

In diesem Sinne ist die folgende Tabelle zu lesen. Sie beschreibt einige Stationen auf der erstaunlichen Reise der Menschheit vom magischen Denken zur modernen Medizin.

Zeitrahmen	Entdeckung oder Erfindung
ca. 460–ca. 375 v. Chr.	Hippokrates von Kos erklärt die Entstehung von Krankheiten als ein Ungleichgewicht der vier Körpersäfte Blut, Schleim, gelbe und schwarze Galle. Im Eid des Hippokrates werden ethische Maßstäbe für ärztliches Handeln formuliert.
330 v. Chr.–255 v. Chr.	Herophilus von Chalkedon benutzt zur Pulsmessung eine Taschenwasseruhr. Er führt Obduktionen durch und unterscheidet Arterien und Venen.
129–199 n. Chr.	Galen von Pergamon, ein bedeutender Arzt der Antike, beschreibt u. a. die fünf Zeichen der lokalen Entzündung. Seine Schriften sind bis in das 17. Jahrhundert das wichtigste medizinische Lehrwerk.
1213–1288	Ibn al-Nafis, arabischer Arzt und Gelehrter, geht in seinen Schriften davon aus, dass es einen Lungenkreislauf geben müsse.
1499–1541	Paracelsus sammelt bei ausgedehnten Reisen ein reiches medizinisches Erfahrungswissen. Er ist der berühmteste Arzt seiner Zeit.
1514–1564	Andreas Vesalius, Leibarzt Karls V. und Philipp II. von Spanien, erforscht systematisch die Anatomie des Menschen und führt öffentliche Sektionen durch. Sein Lehrbuch „De humanis corporis fabrica" ist die Grundlage der modernen Anatomie.
1628	William Harvey entdeckt und beschreibt den Blutkreislauf.
1632–1723	Antoni van Leeuwenhoek baut ein einfaches Mikroskop, mit dem er Bakterien und Protozoen beobachtet.
1796	Edward Jenner impft erstmalig einen Menschen gegen Pocken mithilfe des Kuhpockenvirus.
1816	René Théophile Laennec erfindet das Stethoskop.
1821–1902	Rudolf Virchow, Begründer der Zellularpathologie, lehrt, dass alle Krankheiten durch Veränderungen von Zellen hervorgerufen werden.
1839	Jan Evangelista Purkinje, Physiologe in Prag, untersucht die erregungsleitenden Fasern des HerzenS. Nach ihm sind die Purkinje-Fasern benannt.
1842	William Crawford Long führt die erste Äthernarkose durch.
1847	Ignaz Semmelweis erkennt, dass mangelnde Hygiene die Ursache des Kindbettfiebers ist und führt hygienische Maßnahmen im Krankenhaus ein.
1849	Hermann Helmholtz entwickelt den Augenspiegel zur Untersuchung des Augenhintergrundes.
1879	Maximilian Nitze baut ein starres Zystoskop und begründet die Endoskopie.
1896	Scipione Riva-Rocci konstruiert ein Blutdruckmessgerät, mit dem der systolische Druck gemessen werden kann.

Zeitrahmen	Entdeckung oder Erfindung
1898	Friedrich Loeffler und Paul Frosch weisen zum ersten Mal ein Virus nach.
1898	Der Pathologe Camillo Golgi entdeckt eine Struktur der Zelle, die an der Sekretbildung beteiligt ist und nach ihm Golgi-Apparat genannt wird.
1901	Emil von Behring erhält den Nobelpreis für die Behandlung von Diphtherie durch Immunglobuline (Serumtherapie).
1905	Nikolai Korotkow führt das Stethoskop in die Blutdruckmessung ein. Er beschreibt die Korotkowschen Geräusche, die den systolischen und den diastolischen Druck anzeigen.
1901	Wilhelm Conrad Röntgen erhält den Nobelpreis für die Entdeckung und Anwendung von Röntgenstrahlen.
1905	Robert Koch erhält den Nobelpreis für die Entdeckung des Tuberkelbakteriums.
1924	Willem Einthoven erhält den Nobelpreis für die Entwicklung des EKGs.
1924	Georg Haas führt erstmalig am Menschen eine Hämodialyse durch.
1929	Werner Forßmann erfindet den Herzkatheter und führt einen erfolgreichen Selbstversuch durch. 1956 wird ihm dafür der Nobelpreis verliehen.
1930	Karl Landsteiner erhält den Nobelpreis für die Entdeckung der Blutgruppen.
1931	Ernst Ruska und Max Knoll bauen das erste Elektronenmikroskop.
1933	Thomas Hunt Morgan erhält den Nobelpreis für die Entdeckung, dass Chromosomen die Träger der Vererbung sind.
1942	Gerhard Küntscher führt den Marknagel zur Behandlung von Knochenfrakturen ein und begründet die Osteosynthese.
1945	Alexander Fleming erhält den Nobelpreis für die Entdeckung des Penicillins.
1951	Carl Djerassi und Luis Miramontes synthetisieren das erste Gestagen, das 1961 in Deutschland als Antibabypille auf den Markt kommt.
1954	Joseph Edward Murray gelingt weltweit die erste Nierentransplantation. Er führt die Organtransplantation als therapeutische Behandlungsmethode in die klinische Praxis ein.
1962	Francis Crick, James Watson und Maurice Wilkins erhalten den Nobelpreis für die Darstellung der räumlichen Struktur der DNS.
1980	Kurt Semm führt an der Universitätsklinik Kiel erstmalig eine Blinddarmoperation auf laparoskopischem Wege durch und legt damit den Grundstein zur minimal-invasiven Chirurgie.
1986	Ernst Ruska bekommt den Nobelpreis für die Entwicklung des Elektronenmikroskops.
2000	Einsatz von Operationsrobotern bei minimalinvasiven Eingriffen
2003	Paul Lauterbur und Peter Mansfield erhalten den Nobelpreis für die Erfindung der Magnetresonanztomographie (MRT).
2003	Abschluss des internationalen Humangenomprojektes, das die vollständige Abfolge der Basenpaare in der menschlichen DNS geklärt hat.
2005	Barry Mashall und Robin Warren erhalten den Nobelpreis für die Entdeckung, dass das Bakterium Helicobacter pylori das Magen- und das Zwölffingerdarmgeschwür verursacht.
2008	Harald zur Hausen erhält den Nobelpreis für die Entdeckung, dass das Humane Papillomvirus (HPV) das Zervixkarzinom verursacht.
2009	Williard Boyle und George Smith erhalten den Nobelpreis für die Erfindung des CCD-Sensors, dieser ist die Voraussetzung für das digitale Röntgen.

Sachwortverzeichnis

A

A

A

H

A

L

A

S

A

A

A

Bildquellenverzeichnis

Aden, Patricia, Dr. med., Essen: S. 69/1

Adobe Systems Software Irland Ltd., Adobe Stock, IRL-Dublin: S. 17/1 © Henner Damke, S. 17/2 © ISO K° Photography, S. 22/1 © Yuri Arcurs, S. 22/2 © Picture-Factory, S. 22/3 © Bergringfoto, S. 22/4 © Kurhan, S. 24/2 © Whyona, S. 24/3 © Stephan Morrosch, S. 25/1 © Yuri Arcurs, S. 31/1 © WavebreakMediaMicro, S. 33/1a © Gina Sanders, S. 33/1b © BestPhotoStudio, S. 43/1 © Bup Pixel, S. 46/2 © fotofrank, S. 47-1 © Anke Thomass, S. 48/1 © Richard Villalon, 48/2 © Jürgen Fälchle, S. 49/1 © lukasvideo, S. 50/1 © fizkes, S. 56/2a © Yuri Arcurs, S. 58/2 © Sagittaria, S. 60/1 © Kateryna_Kon, S. 63/1 © Dan Race, S. 63/2 © Mediteraneo, S. 63/4 © Ste2.0, S. 64/1 © Photographee.eu, S. 67/1 © velirina, S. 68/2 © Reinhold Stansich, S. 70/1 © Sergej Khackimullin, S. 71/2a © sil007, S. 71/2b © redhorst, S. 72/1 © Matthieu, S. 74/1 © Pradeep, S. 75/1 © pikselstock, S. 77/1 © uwimages, S. 78/1 © comzeal, 78/2 © Mediteraneo, S. 82/1 © Jan H. Andersen, S. 83/1 © kolirko_tanya, S. 86/1 © m. schuckart, S. 89/1 © Luftbildfotograf, S. 91-2 © Kletr, S. 97/1 © Africa Studio, S. 103/1 © Africa Studio, S. 104/1 © RRF, S. 109/1 © Olena, S. 111/2 © creative studio, S. 111/3 © Kzenon, S. 112/1 © Darren Baker, S. 112/2 © Rio-Patuca Images, S. 113/1 © PhotoSG, S. 113/2 © carmakoma, S. 114/1 © Yakobchuk Olena, S. 115/2 © Darren Baker, S. 116/1 © auremar, S. 117/2 © Tyler Olson, S. 122/1 © wip-studio, S. 123/1 © Alterfalter, S. 124/1 © Tyler Olson, S. 132/2 © drouk, S. 132/3 © andrey gnochar, S. 133/1 © Zebor, S. 136/1 fotohansel, S. 138/1 © Igorzvencom, S. 139/4 © IcemanJ, S. 140/2 © Nekrasov, S. 141/1 © Igorzvencom, S. 157/1 © Science RF, S. 168/3 © Convit, S. 169/1 © lichtmeister, S. 173/1 © Kurhan, S. 175/1 © Pixelwolf2, S. 175/2 © Richman Photo, S. 180/2 © Pitchy, S. 182/1 © Tyler Olson, S. 183/1 © RFBSIP, S. 184/2 © samunella, S. 188/1 © Nadege Petrucci, S. 189/1 © Andre Bonn, S. 189/2 © Horst Bingemer, S. 189/3 © tibanna79, S. 191/1 © fovito, S. 191/2 © ag visuell, S. 191/3 © Magalice, S. 191/4 © Henne-Design, S. 195/1 © st-fotograf, S. 195/2 © PeJo, S. 196/1 © Gina Sanders, S. 196/3 © Kadmy, S. 198/1 © Mihai Simonia, S. 198/2 © blauviolette, S. 199/3 © Sven Weber, S. 200/2 © Csak Istvan, S. 201/2 © Syda Productions, S. 201/3 © romaset, S. 204/2 © mabie, S. 205/1 © dermatzke, S. 213/1 © Navid Hekmat, S. 214/1 © Vinicius Tupinamba, S. 215/1 © andrey gonchar, S. 227/1 © MurielleB, S. 241/1 © Monkey Business, S. 245/2 © ivanmateev, S. 246/2 © hedgehog94, S. 250/4 © romaset, S. 251/2 © T. Michel, S. 252/1 © Pepermpron, S. 255/1 © klickerminth, S. 259/1 © ArTo, S. 261/1 © Acronym, S. 261/2 © Ocskay Bence, S. 261/3 © Photo Sesaon, S. 264/2 © Alexander Raths, S. 265/2 © Klaus Eppele, S. 266/1 © Klaus Eppele, S. 268/1 © Kadmy, S. 270/2 © Whyona, S. 275/1 © detailblick, S. 276/1 © DPix Center, S. 276/2 © Dan Race, S. 277/1 © Arpad Nagy-Bagoly, S. 278/1 © perfectmatch, S. 279/2 © muratart, S. 281/1 © Victor Koldunov, S. 283/1 © RFBSIP, S. 283/2 © Gerhard Seybert, S. 283/3 © © Klaus Eppele, S. 284/1 © rh2010, S. 286/1 © Roman Bilz, S. 286/2 © AK-DigiArt, S. 286/3 © Егор Кулинич, S. 287/1 © Cristiano Pugno, S. 305/1 © Eisenhans, S. 325/1 © Frank Gärtner, S. 326/2 © WavebreakMediaMicro, S. 327/1 © © inspiring.team, S. 328/1 © Heiko Rothe, S. 329/1 © wip-studio, S. 329/2 © JPC-PROD, S. 330/1 © Andrey Popov, S. 332/1 © astrosystem, S. 338/1 © xolibu, S. 341/2 © Alexilusmedical, S. 342/1 © bilderzwerg, S. 348/2 © photophonie, S. 349/3 © LVDESIGN, S. 349/4 © photocrew, S. 350/2 © volff, S. 352/1 © Alterfalter, S. 352/2 © Andreas F., S. 352/3 © alinamd, S. 353/1 © Subbotina Anna, S. 354/1 © Smileus, S. 363/3 © ghazii, S. 365/1 © Sagittaria, S. 370/1 © openlens, S. 371/1 © Juan Gärtner, S. 373/2 © Juan Gärtner, S. 373/3 © DOC RABE Media, S. 374/1 © Pavle, S. 375/2 © © Pranav, S. 376/1 © Klaus Eppele, S. 378/1 © peterjunaidy, S. 380/1 © Boyarkina Marina, S. 381/1 © Robert Kneschke, S. 382/1 © ittipol, S. 383/1 © fovito, S. 385/1 viperagp, S. 386/1 © Bernhard Schmerl, 386-2 © Picture-Factory, S. 388/1 © science photo, S. 392/1 © Kzenon, S.395/2 © photo_pw, 395/3 © alexmak, S. 396/1 © Reicher, S. 397/1 © Jurgen Falchle, 397/2 © anoli, S. 398/2 © wildworx, S. 398/3 © Farina3000, S. 399/1 © olavs, S. 399/2 © gabrielejasmin, S. 399/3 © rufar, S. 404/1 © chanawit, S. 404/2 © emeraldphoto, S. 404/3 © Tobilander, S. 405/1 © kittipong, S. 406/1 © grobborg, S. 406/2 © RRF, S. 406/4 © OlegD, S. 411/2 © Gabees, S. 412/1 © romankosolapov, S. 414/2 © Jürgen Fälchle, S. 415/1 © drubig-photo, S. 417/2 © Pixel-Shot, S. 419/1 © Africa Studio, S. 420/1 © Watthana, S. 424/1 © fovlto, S. 425/1 © nenetus, S. 427/1 © S.Kobold, S. 329/1 © praisaeng, S. 430/1 © Microbiology, S. 431/1 © Stefan Grothues, S. 431/2 © S.Kobold, S. 432/2 © VRD, S. 433/2 © helix, S. 434/1 © Henrie, S. 434/2 © Monkey Business, S. 436/2 © Gina Sanders, S. 437/2 © Klaus Eppele, S. 437/3 © bilderzwerg, S. 438/1 © Crystal light, S. 438/2 © romaset, S. 439/1 © Mangostock, S. 442/1 © Sven Bähren, S. 443/2 Sven Bähren, S. 445/2 © fovito, S. 450/1 © styleuneed, S. 451/1 © Kmiragaya, S. 453/1 © Prostock-studio, S. 453/2 © Sven Weber

Alamy Ltd., UK-Abingdon, Oxon: S. 421/1 © Loisjoy Thurstun

Dr. Ausbüttel & Co. GmbH, Witten-Annen: S. 187/2

Bayer Vital GmbH, Leverkusen: S. 235/1-6

Becton Dickinson Diagnostics, Heidelberg: S. 222/Tabelle 1

Berufsgenossenschaft für Gesundheitsdienst und Wohlfahrtspflege (BGW), Hamburg: S. 133/2

Bode Chemie GmbH, Hamburg: S. 115/1, S. 121/1

Bundesministerium für Gesundheit, Berlin: S. 15/1

BVKJ-Service GmbH, Köln: S. 426/2

Deutsche Gesetzliche Unfallversicherung e.V. (DGUV), Berlin: S. 133/3, S. 134

Deutscher Kinderschutzbund Landesverband NRW e.V., Wuppertal: S. 34/2

Deutsches Grünes Kreuz e.V., Marburg: S. 68/1

Diagnostik Nord GmbH, Schwerin: S. 73/2

Dietrich, Karin, Dr., Schwetzingen: S. 73/1

Dietrich, Wieland, Dr., Essen: S. 399/4, S. 400/1a+1b, S. 407/2

DocCheck Medical Services GmbH, Köln: S. 39-1, S. 56/2b, S. 74/2, S. 77/2a, S. 80/1, S. 248/1+3, S. 253/1, S. 258/2, S. 259/2, S. 279/1, S. 280/1, S. 374/2, S. 379/1, S. 385/2

dpa Picture-Alliance GmbH, Frankfurt: S. 64/1 © dpa – Fotoreport, S. 87/1 © dpa/Bo/Schakow, S. 331/1 © dpa, S. 445/3 © picture-alliance / OKAPIA KG, Germany | Neufried

Ein Unternehmensbereich der Image Professionals GmbH, München: S. 139/3 © Science Photo Library / MEDI-CIMAGE

Eitzenberger-Wollring, Helga, Dr., Mülheim an der Ruhr: S. 14/2, S. 20/1, S. 23/1, S. 24/1, S. 26/1, S. 93/2, S. 129/2, S. 192, S. 196/2, S. 437/1

Faust, Steffen, Berlin: S. 33-2, S. 37/1-2, S. 38/1, S. 40/1-2, S. 41/1-2, S. 44/2, S. 45/1-2, S. 46/1, S. 54/1, S. 55/1-2, S. 56/1, S. 57/1-2, S. 58/1, S. 59/1, S. 61/1-2, S. 62/1, S. 96/1, S. 99/1, S. 148/1, S. 149/1-2, S. 151/1-3, S. 152/1-3, S. 154/1-2, S. 155/1-4, S. 156/1-2, S. 158/1, S. 159/1-2, S. 160/1-2, S. 161/1-2, S. 162/1-2, S. 163/1-2, S. 164/1-2, S. 165/1-2, S. 167/1-3, S. 168/1, S. 172/1-2, S. 176/1, S. 177/1, S. 197/1-2, S. 199/1-2+4, S. 200/1, S. 201/1, S. 206/1, S. 207/1, S. 209/2, S. 213/2, S. 220/1-10, S. 221/1-8, S. 237/1-2, S. 238/2, S. 239/1, S. 240/1, S. 241/2-3, S. 242/1, S. 243/1, S. 244/1-2, S. 245/1, S. 246/1, S. 248/2, S. 254/1, S. 260/2, S. 264/1, S. 265/1+3, S. 268/3-4, S. 269/1, S. 270/1, S. 271/1-2, S. 272/1-2, S. 273/1-2, S. 285/1, S. 288, S. 298/2, S. 299/1-2, S. 302/1-2, S. 306/1, S. 320/1, S. 321/1-2, S. 322/1, S. 323/1-2, S. 326/1, S. 333/1, S. 335/1-2, S. 338/2, S. 339/1, S. 332/1a, S. 356/2, S. 357/1, S. 358/1-2, S. 359/1, S. 360/1-2, S. 361/1, S. 362/1-2, S. 363/1, S. 364/1-2, S. 368/2, S. 372/1-3, S. 373/1, S. 375/1, S. 378/2, S. 379/2, S. 380/2, S. 396/2, S. 397/3, S. 398/1, S. 401/1-2, S. 402/1-3, S. 403/1+4, S. 407/1, S. 442 Exkurs, S. 444/2, S. 447/1

Gabmed GmbH, Köln: S. 231/1-5, S. 232/1-5

Gemeinsamer Bundesausschuss, Berlin: S. 415/2, S. 416, S. 417/1, S. 423, S. 426/1, S. 432/1

Gesundheitsamt Essen, Essen: S. 19

Gieseking, Friederike, Dr. med., Hamburg: S. 334/1

Paul Hartmann AG, Heidenheim: S. 307/1

Andreas Hettich GmbH & Co KG, Tuttlingen: S. 224/1-2

Institut für Rechtsmedizin im Universitätsklinikum Schleswig-Holstein, Kiel: S. 35/1

iStock by Getty Images, München: S. 102/1 © SilverV

Kassenärztliche Vereinigung Nordrhein, Düsseldorf: S. 27/1

Landeszentrum Gesundheit Nordrhein-Westfalen, Bielefeld: S. 433/1

Langmack, Bernd, Dr., Essen: S. 267/1, S. 268/2, S. 390/1

Lohmann & Rauscher GmbH & Co. KG, Neuwied: S. 188/2, S. 189/4, S. 408/1-3, S. 409/1-4

Mechling, Robert: S. 187/1

Medtronic GmbH, Meerbusch: S. 129/2, S. 251/1

MELAG Medizintechnik oHG, Berlin: S. 122/2

MEV Verlag GmbH, Augsburg: S. 193/2

Montag, Michael, Dr., Essen: S. 180/1

OKAPIA KG Michael Grzimek & Co., Frankfurt: S. 71/1 © OKAPIA/Neufried, S. 76/1 © Lowell Georgia/Science Source/OKAPIA, S. 79/1 © OKAPIA/CMSP, S. 84/1 © Dr. med. J. P. Müller/OKAPIA, S. 368/1 © Manfred & Christina Kage/OKAPIA

Pflügner, Matthias, Berlin: S. 13, S. 14/1, S. 21, S. 29, S. 53/1, S. 111/1, S. 147/1, S. 171/1, S. 204/1, S. 217/1, S. 260/1, S. 298/1, S. 348/1, S. 382/2, S. 395/1, S. 406/3, S. 411/1, S. 422/1, S. 425/2, S. 435/1, S. 436/1, S. 440/1, S. 441/1, S. 444/1, S. 445/1, S. 446/1

Philips GmbH, Hamburg: S. 184/1

Hampel, Monika, Priv.-Doz., Düsseldorf: S. 93/3

Ratiopharm GmbH, Ulm: S. 190/1

Rauhut, Anneliese, Dr., Essen: S. 36/1, S. 258/1, S. 387/1, S. 391/1-2, S. 393/1

Robert-Koch-Institut/Fotoabteilung, Berlin: S. 15/2, S. 105/1

Roche Deutschland Holding GmbH, Grenzach-Wyhlen: S. 77/2b, S. 91-1, S. 305/2, S. 312/5

Sarstedt AG und Co. KG, Nümbrecht: S. 222/Tabelle 1, S. 224/3, S. 230/1-6

Schaulies, Frank, Essen: S. 389/2, S. 392/2

SCHILLER Medizintechnik GmbH, Feldkirchen: S. 267/1

Schmidt, Armin, Dr., Mülheim an der Ruhr: S. 174/1, S. 181/1

Servoprax GmbH, Wesel: S. 388/2

Shutterstock, Inc., USA-New York: S. 63/3 © Topolszczak, S. 94/1 oben © Nau Nau, S. 94/1 © enuengneng, S. 100/1 In The Light Photography, S. 101/1 © Mediteraneo

Siemens AG, München: S. 181/2

Sifin, Berlin: S. 212

Stöckmann, Axel, Dr., Münster: S. 263/1

SUTURA® Einsatzbekleidung GmbH, Schnaittach: S. 290

Synlab Holding Deutschland, Augsburg: S. 218/1, S. 219/5

Teutotechnik, Medizinische Geräte-, Produktions- und Vertriebs-GmbH, Bad Iburg: S. 292

Universität Heidelberg, Heidelberg: S. 53/1

Verband medizinischer Fachberufe e.V., Bochum: S. 27/2

Verlag Europa-Lehrmittel, Haan-Gruiten: S. 50/2, S. 62/2, S. 325/2

Wikipedia Creative Commons 3.0: S. 93/1

Wolf, Edeltraud, Nürtingen (Medizinisches Labor, Europa-Nr.: 66612): S. 87/2, S. 88, S. 218/2, S. 219/1-5, S. 219/6, S. 222/1-2, S. 223/1-5, S. 225/1-2, S. 226/1-2, S. 227/2, S. 229/1-9, S. 233/1-3, S. 247/2, S. 308/1-3, S. 309/1, S. 312/1-4, S. 313/1-3, S. 315/1-6, S. 316, S. 317, S. 318, S. 319/1-4

Wollring, Ludger, Dr. med., Essen: S. 18/1, S. 23/2, S. 41/3, S. 43/2, S. 44/1, S. 113/3, S. 116/2, S. 118/ Tabelle 1, S. 121/2-3, S. 129/1, S. 130/1-3, S. 131/1-3, S. 132/1

World Health Organization/Christian Gapp, Bonn: S. 16/2

Wörner Medizinprodukte und Logistik GmbH, Reutlingen: S. 446/2

Zeichenbüro des Verlag Europa-Lehrmittel, Ostfildern: S. 179/1, S. 186/1-2, S. 211/1, S. 313/4

Bilder im Lehrbuch ohne Bildquellenangabe wurden von den Autoren und dem Zeichenbüro des Verlags Europa-Lehrmittel, Ostfildern, erstellt und bearbeitet.